Maßnahmen im Notfall

! **Bitte achten Sie in den entsprechenden Kapiteln auf das schwarze Ausrufezeichen.**

Wiederbelebungsmaßnahmen	**Seite 54 ff.**
Herzmassage	Seite 55
Mund-zu-Mund-Beatmung	Seite 55
Plötzliche Leblosigkeit/Kindstod	Seite 54 ff., 56
Bewusstlosigkeit	**Seite 61 f.**
Schock	Seite 61, 62
Kollaps	Seite 61 f.
Wegschreien (Affektkrampf)	Seite 62
Luftnot	**Seite 58 ff.**
Erstickungsgefahr	Seite 59
Pseudokrupp	Seite 96 und 97
Krupp (Diphtherie)	Seite 177
Kehldeckelentzündung (Epiglottitis)	Seite 95
Ertrinkungsunfall	**Seite 60**
Hirnhautentzündung (Meningitis)	**Seite 28**
Akute Bauchschmerzen	**Seite 46**
Blinddarmentzündung	Seite 43
Leistenschmerz	Seite 45
Krampfanfall (Fieberkrampf)	**Seite 76**
Verbrühung, Verbrennung	**Seite 64**
Verätzung	**Seite 62**
Vergiftung	**Seite 62 f.**

AF640173

Dr. med. Michaela Glöckler | Dr. med. Wolfgang Goebel | Dr. med. Karin Michael

Kindersprechstunde

Im Gedenken an den Arzt und Waldorfpädagogen *Eugen Kolisko* (1893–1939) und den Pionier der anthroposophischen Kinderheilkunde *Wilhelm zur Linden* (1896–1972).

Dr. med. Michaela Glöckler
Dr. med. Wolfgang Goebel
Dr. med. Karin Michael

Kinder Sprechstunde

Ein medizinisch-pädagogischer Ratgeber

- Erkrankungen
- Bedingungen gesunder Entwicklung
- Erziehungsfragen aus ärztlicher Sicht

Urachhaus

Wichtiger Hinweis: Sämtliche Angaben und Empfehlungen in diesem Buch wurden sorgfältig überprüft und in Übereinstimmung mit dem neuesten Wissensstand erarbeitet. Bei Arzneimittel- oder Therapie-Empfehlungen handelt es sich um eine Auswahl ohne Anspruch auf Vollständigkeit, in der sich die Verordnungspraxis der Autoren spiegelt.
Die Nennung von Handelsnamen oder Warenbezeichnungen geschieht im Rahmen der allgemeinen Pressefreiheit ohne Rücksicht auf Erzeugerinteressen; eine Werbeabsicht ist damit keinesfalls verbunden.
Angaben zu Medikamenten und therapeutischen Maßnahmen erfolgen mit der Einschränkung, dass Dosierungs- und Anwendungshinweise durch neue Erkenntnisse in der Forschung, klinische Erfahrungen und das sich verändernde Angebot an Präparaten dem Wandel der Zeit unterworfen sein können. Da auch menschliche Irrtümer und Druckfehler nie ganz auszuschließen sind, wird für Anwendungs- und Dosierungshinweise sowie für die Wirkung der Präparate keine Gewähr übernommen.
Jeder Benutzer wird dringend aufgefordert, die Angaben in diesem Buch anhand der Herstellerinformationen auf dem Beipackzettel auf ihre Richtigkeit zu überprüfen und die dort gegebenen Empfehlungen für die Dosierung und Kontraindikationen zu beachten. In Zweifelsfällen sollte immer ein Arzt oder ein Angehöriger der Heilberufe aufgesucht werden, insbesondere wenn die Beschwerden über mehrere Tage andauern. Die Angaben in diesem Buch sind weder dazu bestimmt noch geeignet, einen notwendigen Arztbesuch zu ersetzen.
Trotz sorgfältiger inhaltlicher Kontrolle übernehmen Verlag und Autoren keine Haftung für die Inhalte externer Links. Für den Inhalt der verlinkten Seiten sind ausschließlich deren Betreiber verantwortlich.
Eine Haftung vonseiten der Autoren oder des Verlages für Personen-, Sach- und Vermögensschäden ist ausgeschlossen.

ⓔ auch als eBook erhältlich
ISBN 978-3-8251-7928-1

24. Auflage 2025
486.–488. Tausend
Unveränderter Nachdruck der 22. Auflage 2024

Erschienen 2025 im Verlag Urachhaus
Landhausstraße 82, 70190 Stuttgart
www.urachhaus.de

© 2015 Verlag Freies Geistesleben & Urachhaus GmbH, Stuttgart
Alle Rechte, auch die des auszugsweisen Nachdrucks und der fotomechanischen Wiedergabe, vorbehalten.
Bei Fragen zur Produktsicherheit wenden Sie sich bitte an info@urachhaus.com
Layout und Satz: Janine Weikert
Umschlagbilder: © Shutterstock (Minnikova Mariia): Buchtitel,
Shutterstock (Vanessa Nel): Buchrücken
Gesamtherstellung: GCC Grafisches Centrum Cuno, Calbe
Printed in Germany

Inhalt

Vorwort 20

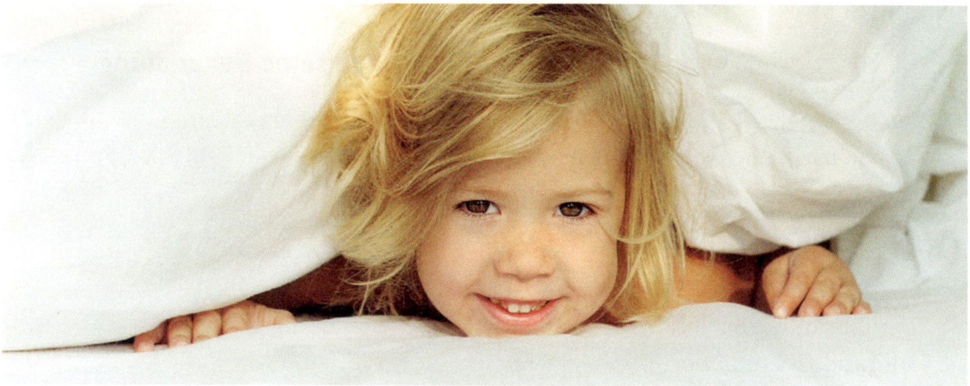

Erkrankungen im Kindesalter und ihre Symptome

Schmerzzustände 24

Kopfschmerzen 26
- Beim Fieberanstieg 26
- Bei Hirnhautreizung und -entzündung 26
- Beim Lesen 28
- Kopfschmerzen ohne Fieber 29
- Spannungskopfschmerz und Migräne 29

Zahnungsschmerzen 30

Ohrenschmerzen (Otitis media) 31

Augenschmerzen 34
- Die Bindehautentzündung 34

Halsschmerzen 35
- Entzündungen im Mund- und Rachenraum 35
- Virusbedingte Mandelentzündung 36
- Eitrige Mandelentzündung 37
- Mandelabszess 38
- Halslymphknotenentzündung 38
- Muskelhartspann 39

Brustschmerzen 39
- Schmerzen beim Atmen und Husten 39
- Schmerzen in der Brustwand 40
- Linksseitige Brustschmerzen 40
- Vom Herzen ausgehende Schmerzen 40
- Rippenfellentzündung 40
- Seitenstechen 41

Bauchschmerzen 41
- Blähungen und Dreimonatskoliken 41
- »Blinddarmentzündung« 43
- Würmer 43
- Harnwegsinfekte 44
- Der Leistenbruch 45
- »Akuter Bauch« 46

Bauchschmerzen bei grippalen Infekten 46
Bauchschmerzen bei Nahrungsmittelunverträglichkeiten 47
Bauchschmerzen anderer Ursachen 48
Seelisch bedingte oder psychosomatische Bauchschmerzen 48

Schmerzen bei Bewegungen 49
Der Schlüsselbeinbruch des Neugeborenen 50
Der muskuläre Schiefhals 50
Hinkende Kleinkinder 50
Prellungen, Zerrungen, Verstauchungen 51

Phimose – Wasserbruch – Hodenhochstand 51
Vorhautenge (Phimose) 51
Wasserbruch (Hydrocele testis) 52
Der Hodenhochstand 52

Einiges aus dem Bereich von Erster Hilfe und Unfallverhütung 54
Maßnahmen zur Wiederbelebung – Reanimation im Kindesalter 54
Plötzliche Leblosigkeit und plötzlicher Kindstod (SIDS) 56
Plötzliche Luftnot, drohendes Ersticken 58
Ertrinkungsunfall 60
Verhalten bei Verkehrsunfällen 60
Allergische Schocksymptome 61
Kollapszustände 61
Wegschreien/Affektkrämpfe 62
Vergiftungen und Verätzungen 62
Verbrühungen und Verbrennungen 64
Die kleineren Verletzungen, Unfälle und Überraschungen 64

Seelische Schmerzen 67

Fieber und seine Behandlung 70

Typische Fieberverläufe 71

Wann tritt Fieber auf? 72

Fiebermessen 72

Fieberzeichen und die Behandlung je nach Fieberverlauf 73
Der Fieberanstieg 73
Das Fieber 74
Die Entfieberung und Rekonvaleszenz 76

Der Fieberkrampf 76
Der unkomplizierte Fieberkrampf 78
Der komplizierte Fieberkrampf 79

Vom Sinn des Fiebers 79

Behinderungen der Atmung 84

Schnupfen 85

Erkältungskrankheiten – katarrhalische und grippale Infekte 87

Infektanfälligkeit im Kleinkindalter 89

»Polypen« (adenoide Vegetationen), Paukenergüsse und große Mandeln 90
Zu den Operationen 91

Heuschnupfen, allergische Rhinitis (Schnupfen) und Konjunktivitis (Bindehautentzündung) 92

Krankhafte Atemgeräusche und Husten 93

Der Pseudokrupp, akute Kehlkopfentzündung 95

Bronchitis, obstruktive Bronchitis und Asthma bronchiale 97

Lungenentzündung (Pneumonie) 102

Atmung als Ausdruck seelischer Regsamkeit 104

Erbrechen, Durchfall und Verstopfung 106

Erbrechen und Durchfall 107

Gelegentliches Erbrechen im Säuglingsalter 107

Der Magenpförtnerkrampf (Pylorushypertrophie) im ersten Vierteljahr 108

Häufiges Erbrechen im Schwall (Reflux) im ersten Vierteljahr 108

Einfache Magen-Darm-Infekte/ Durchfall 109

Flüssigkeitsersatz und Nahrungsaufbau 110

Das acetonämische Erbrechen 111

Erbrechen mit neurologischer Ursache 112

Akute und chronische Verstopfung 113

Verdauen lernen 114

Hauterscheinungen und Hautkrankheiten 118

Hauterscheinungen 119

Feuermale 119

Blutschwämme (Hämangiome) 119

Pigmentflecken 119

Gelbfärbung (Ikterus)/ »Gelbsucht« 120

Marmorierte Haut und Blaufärbung der Haut 120

Wangenrötungen 121

Blässe 122

Sonnenbrand und Sonnenstich 122

Schuppen 124

Hautveränderungen bei Neugeborenen und Säuglingen 124

Neugeborenen-Akne 124

Neugeborenen-Ausschlag (Erythema toxicum neonatorum) 125

Milien (Milia neonatorum) 125

Wangenpickel in den ersten Lebenswochen 125

Eiterpusteln und Bläschen beim jungen Säugling (Staphylodermie) 126

Neugeborenen-Ikterus 127

Nabelentzündung und Nabelgranulom 127

Was tun bei Wundsein? 127

Geeignete Waschmittel 128

Pilzerkrankungen 129

Soor in Mund- und Windelbereich 129

Der Fußpilz (Tinea pedis) 130

Nagelpilz 131

Bakterielle Hauterkrankungen 131
Wundrose (Erysipel) 131
Ansteckende Hautvereiterung (Impetigo contagiosa) 132
Haarbalgentzündungen (Follikulitis) 133
Furunkel und Karbunkel 133
Phlegmone 134
Entzündungen der Zehen und Finger (Panaritien und Paronychien) 134
Die sogenannte »Blutvergiftung« (Lymphangitis) 135

Virale Hauterkrankungen 136
Herpes labialis (Fieberbläschen) 136
Warzen 137
Virusexantheme 137

Insektenstiche und Hautparasiten 138
Bienen- und Wespenstiche 138
Mückenstiche 138
Krätze (Scabies) 138
Flohbisse 139
Kopfläuse 139
Zeckenbiss 141

Akute allergische und toxische Hautreaktionen 141
Kontaktekzeme 141
Allergische Reaktionen 141
Nesselsucht (Urtikaria) 142
Wiesendermatitis 143
Strophulus infantum (Prurigo simplex acuta) 143

Chronische allergische Hauterkrankungen 144
Seborrhoisches Ekzem und Kopfgneis 144
Milchschorf 144
Chronisches endogenes Ekzem, atopische Dermatitis oder Neurodermitis 145
Das Hand- und Fußekzem/dyshidrotisches Ekzem 151
Schuppenflechte (Psoriasis) 152

Allergische Reaktionsbereitschaft – eine pädagogisch-medizinische Herausforderung 154

Immunreaktion als Lernprozess 155

Lernfähigkeit als Gesundheitsvorsorge 156

Bekannte Infektionskrankheiten 160

Die sogenannten Kinderkrankheiten 161

Masern 162
Zu den Komplikationen 165

Röteln 167
Röteln in der Schwangerschaft 167

Scharlach 168
Fragen zur Therapie 171
Entwicklungen nach Scharlach 171
Zu den Nacherkrankungen 171

Dreitagefieber 173

Ringelröteln 174

Andere Infekte mit Hautausschlägen 175

Diphtherie 175

Pfeiffer'sches Drüsenfieber 177

Windpocken 178
Nach den Windpocken 180

Mundfäule 181

Mumps 182

Keuchhusten 184

Wie sieht ein typischer Keuchhustenanfall aus? 186

Infektiöse Gelbsucht Typ A (Hepatitis A) 188

Infektiöse Gelbsucht Typ B (Hepatitis B) 189

Borreliose (Lyme-Borreliose) 191

Behinderungen, akute Ausnahmesituationen und besondere Krankheitsprobleme 194

Das Kind im Krankenhaus 195

Begleitung 195

Gespräch über die Krankheit 195

Beschäftigung 196

Vom Umgang mit behinderten und chronisch kranken Kindern 196

Die Entwicklungschance sehen lernen 196

Aus Erfahrung lernen 198

Gesellschaftliche Aufgabe 199

Diabetes mellitus im Kindesalter – »Ich bin nicht krank! Ich habe nur Diabetes.« 201

Insulinpflichtiger Typ-1-Diabetes 201

Kinder mit Diabetes können heute wie andere Kinder aufwachsen 204

Diabetes mellitus Typ 2, Metabolisches Syndrom und Übergewicht (Adipositas) 206

Heileurythmie bei chronischen Erkrankungen 208

Krebserkrankungen im Kindesalter 208

Wie erkennt man eine Krebserkrankung bei einem Kind? 209

AIDS – Krankheit und Aufgabe unserer Zeit 211

Zum Umgang mit AIDS 212

Sinnfindung – Krankheit als unbewusste spirituelle Erfahrung und Initiation 213

Wie real ist die Idee der Wiederverkörperung? Warum muss mein Kind so leiden? 214

Wiederverkörperung als Gnade? 217

Welchen Sinn haben die »Kinderkrankheiten«? 219

Ethische Fragen 227

Vorgeburtliche Diagnostik und Schwangerschaftsabbruch 229

Zu spät geboren? Von der Realität des vorgeburtlichen Lebens 232

Was ist eine Konstitutionsbehandlung? 234

Krankheitsvorbeugung und Gesundheitsförderung – Aufgaben von Präventivmedizin und Salutogenese 238

Salutogenese – Wie entsteht und erhält sich Gesundheit? 240

Gesundheitsförderung auf seelischer und geistiger Ebene 241

Motivation und Meditation 241

Gesundheitsförderung durch Kunst 243

Hygiene und Immunsystem 245
Hygienische Maßnahmen 245

Abhärtung, Klimawechsel, Sauna 246
Ist Abhärtung durch Kälteanwendung sinnvoll? 246

Beachtung und Pflege der Rhythmen 247
Was ist Rhythmus? 247
Der Tagesrhythmus 249
Der Wochenrhythmus 250
Der Monatsrhythmus 251
Der Jahresrhythmus 252

Die Impfungen 252
Was geschieht durch eine Impfung? 256
Mögliche Nachteile für das Immun- und Nervensystem 256
Gesichtspunkte zu einer individuellen Impfentscheidung 257
Die Impfstoffe – das Wichtigste über ihre Herstellung, Zusammensetzung und Zusatzstoffe 260
Mögliche Nebenwirkungen 263
Wundstarrkrampf-(Tetanus-)Impfung 263
Diphtherie-Impfung 265
Die Impfung gegen Haemophilus-influenzae-Typ-b-Bakterien 266
Keuchhusten-Impfung 266
Poliomyelitis-(Kinderlähmungs-)Impfung 267
Windpocken-Impfung 268
Röteln-Impfung 269
Mumps-Impfung 269
Masern-Impfung 271
Rotavirus-Impfung 272
RSV-»Impfung« 274
Tuberkulose-Impfung (BCG-Impfung) 274
Hepatitis-A-Impfung 275
Hepatitis-B-Impfung 276
Pneumokokken-Impfung 276
Meningokokken-Impfung 276
HPV-Impfung (Humanes Papilloma-Virus) 277
Grippe-(Influenza-)Impfung 278
Zecken-Enzephalitis-Impfung 279

Zahnkaries-Vorbeugung 280
Einflussfaktoren auf Zahnbildung und -gesundheit 280
Karies ist keine Fluoridmangelerkrankung 280
Fluorid 281
Gefahren einer Fluoridüberdosierung 281
Warum gibt es verschiedene Empfehlungen zur Karies-Prophylaxe? 282
Zahnpflege 283

Rachitis-Vorbeugung 284
Vitamin-D-Mangel-Rachitis 285
Zur Geschichte der Rachitis-Vorsorge 289

Vorbeugung schwerer Gerinnungsstörungen im frühen Säuglingsalter (Vitamin-K-Prophylaxe) 290
Wirkung und Funktion von Vitamin K 290
Vitamin-K-Mangel-Blutungen 291

Allgemeine Empfehlung zur Vitamin-K-Prophylaxe in Deutschland 291
Modifizierte Formen der Vitamin-K-Prophylaxe 292
Fragen zur Vitamin-K-Gabe 292

Äußere Anwendungen in der häuslichen Krankenpflege 294
Allgemeines 295
Wahl des Wickeltuchs 295
Kamillensäckchen auf das Ohr 295
Zwiebelsäckchen/ Zwiebelwatte für das Ohr 296
Halswickel mit Eukalyptuspaste 296
Halswickel mit Salben 297
Halswickel mit Zitronensaft, kühl 297
Halswickel mit Zitronensaft, heiß 298
Halswickel mit Zitronenscheiben 298
Halswickel mit Magerquark 299
Brustwickel mit Senfmehl 299
Brustwickel mit Ingwer 301
Brustkompresse mit Bienenwachs 302
Brustwickel mit ätherischen Ölen 302
Brusteinreibung mit ätherischen Ölen 303
Brusteinreibung mit Dampfkompresse 303
Brustwickel mit Schachtelhalmtee 304
Brustwickel mit Magerquark 304
Herzsalbenlappen 304
Bauchkompressen 305
Leberkompresse 306
Nierenkompresse 306
Blaseneinreibung mit Dampfkompresse 306
Blasenkompresse 306
Heiße Pulswickel mit Arnika-Essenz 307
Wadenwickel 307
Körperwarme Abwaschungen 308
Senfmehl-Fußbad 308
Senfmehl-Kompressen unter den Fußsohlen 309
Ingwer-Salz-Fußbad 309
Kühle Kompressen 309
Kompresse mit Magerquark 310
Warme Ölkompresse 311
Kompresse mit Schachtelhalmtee 311
Abwaschungen 311
Schwitzpackung 312
Dampf-Inhalation 312
Bäder mit Zusätzen 313
Bäder mit Essenzen 314
Bäder mit Meersalz 314
Öldispersionsbäder 314
Einlauf 315

Filmclips mit Anleitungen zu den wichtigsten Wickeln und äußeren Anwendungen finden Sie unter www.kindersprechstunde.com.

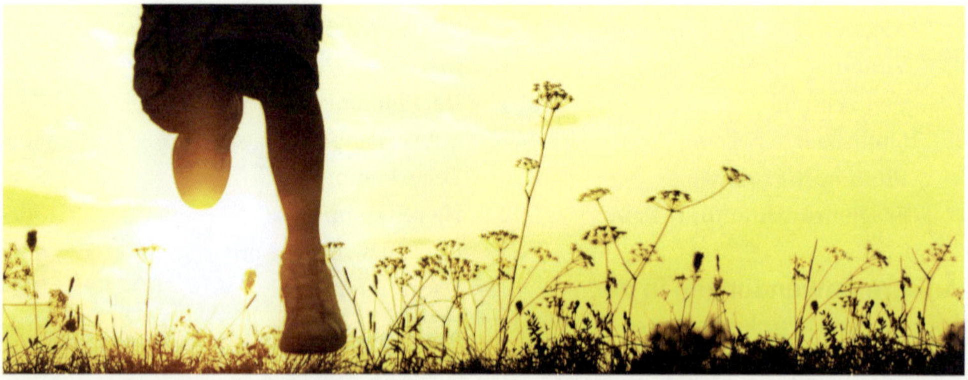

Grundbedingungen einer gesunden Entwicklung

Die ersten Lebensmonate 318

Rund um die Geburt 319
- Wo soll entbunden werden? 319
- Erste Maßnahmen 320
- Zu früh Geborene und kranke Neugeborene 320
- Eindrücke nach der Entbindung 322

Die Vorsorgeuntersuchungen U1 bis J2 324

Zur Pflege der ersten Sinneswahrnehmungen 328
- Geräusche und Töne 328
- Atemluft, Luftfeuchtigkeit und Gerüche 329
- Sonnenlicht 330
- Wärme und Kälte 331
- Schwerkraft: Zur Lagerung des Säuglings 333

Spontane Bewegungsentwicklung des Kindes 334

Beobachtungen und Unterstützung beim Trinken und Ausscheiden des jungen Säuglings 335
- Das Aufstoßen nach dem Trinken (»Bäuerchen«) 335
- Der Schluckauf 336
- Beschaffenheit und Frequenz des Stuhlgangs 336
- Die Urinausscheidung 337
- Schwitzen 337

Rund um den Wickeltisch 338
- Wickeltechniken 338
- Waschen, Baden, Pflegemittel 339
- Spaß auf dem Wickeltisch 341

Wiege, Kinderbett und Schleier 342

Geeignete Transportmittel 342
- Zum Autofahren 343

Vom Säugling zum Kleinkind 344

Ausscheidungen und Sauberkeitserziehung 346
- Verdauungsprobleme im zweiten Lebensjahr 346
- Sauberkeitserziehung 346

Kleidung und erste Schuhe 347
- Schuhe 347
- Kleidung 348

Laufstall und Gitterbett 349

Zur Gestaltung des Kinderzimmers 351

Wohin in den Ferien? 352
Zum Thema Sonnenbrille 353

Altersentsprechendes Spiel und Spielzeug 354

Sinnestätigkeit – das Fundament für Welt- und Selbsterleben 357
Der Tastsinn 358
Der Lebenssinn 359
Der Eigenbewegungssinn 360
Der Gleichgewichtssinn 361
Der Geruchssinn 361
Der Geschmackssinn 362
Der Sehsinn 363
Der Wärmesinn 364
Der Hörsinn 365
Der Wortsinn 366
Der Gedankensinn 367
Der Ich-Sinn 367
Sinnespflege durch Achtsamkeit und Selbstschulung beim Erwachsenen 368

Ernährung im Säuglings- und Kindesalter 372

Stillen 373
Praktische Fragen 375

Beikost des gestillten Kindes 380

Ernährung nicht gestillter Kinder 384
Milchzubereitungen 389
Zufüttern von Gemüse, Obst und Brei 392
Übergang zum zweiten Lebensjahr 394

Qualitätsfragen 394
Komposition der Ernährung 394
Lebensbedingungen und Verarbeitungsprozesse 396

Einzelne Nahrungsmittel ab dem Kleinkindalter 397
Geeignete Tees und Getränke 397
Milch 398
Fette 399
Getreide 400
Kartoffeln 401
Gemüse und Salate 402
Obst 403
Zucker, Honig und andere Süßungsmittel 404
Eier, Fleisch und Fisch 406
Salz und Mineralwasser 408

Ernährung und Denktätigkeit 408

Qualität der Nahrung und biologisch-dynamische Landwirtschaft 411

Kindliche Entwicklung und soziales Umfeld 414

Wie »normal« entwickelt ist mein Kind? – Die Frage nach den Meilensteinen 415

Die Meilensteine gesunder Entwicklung 415

Etappen der kindlichen Entwicklung 418
Das Sehenlernen 419
Bewegungsentwicklung und Gehenlernen 424
Das Sprechenlernen 435
Das Denkenlernen 440

»Leben« ist »intelligent« – Die Metamorphose von Lebenstätigkeit in reine Gedankentätigkeit 445
Gehen-, Sprechen-, Denkenlernen – Entwicklungsschritte in der Kindheit und im Erwachsenenalter 446
Kindliche Phantasie und Märchen 448
Von der Familie ins soziale Umfeld 450

»Familie werden« und »zu Hause sein« – Worauf kommt es an? 458

Mutter und Vater werden: Rollenverständnis und Lebensrealität 459
Erziehungszeit, Elternzeit 460
Zum Rollentausch 461
Allein erziehen 462
Wenn die Mutter arbeiten will 462
Adoptiv- und Pflegekinder 465
Wie kommt es zum »harmonischen Familienleben«? 467
Muttersein ist ein vollgültiger Beruf 468
Wenn Kinder zeitweise weggegeben werden müssen 469
Wohnprojekte 470
Vererbung, Milieu, Individualität und helfende Erziehung 471

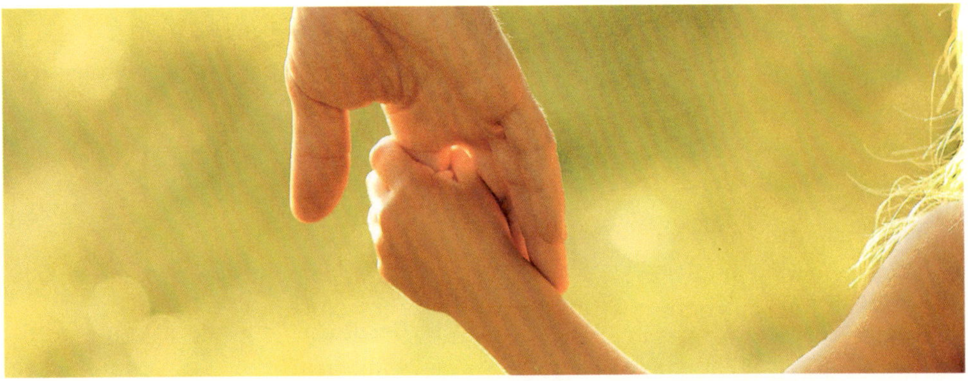

Gesundheit durch Erziehung

Förderung der Entwicklung im ersten Lebensjahr 477

Förderung durch Spiel und Eigentätigkeit in der Kindergartenzeit 479

Was hemmt eine gesunde Entwicklung in den ersten Jahren? 484

Was fördert die Entwicklung im Vorschulalter und den ersten Schuljahren? 484

Was fördert die Entwicklung im Schulalter bis zur Pubertät? 492

Altersgerechtes Lernen in der Waldorfschule 492

Das Rubikon-Erleben in der Mitte der Kindheit 496

Förderung im Jugendalter 497

Drei bestimmende Faktoren 499

Lebensvorgänge und Denktätigkeit 500

Erkennen und Pflegen des kindlichen Temperaments 506

Die vier Temperamente 507

Das cholerische Temperament 508

Das sanguinische Temperament 509

Das phlegmatische Temperament 509

Das melancholische Temperament 510

Zum pädagogischen Umgang mit den Temperamenten 511

Selbstschulung des Erwachsenen 513

Warum brauchen Kinder eine religiöse Erziehung? 514

Das kleine Kind *ist* religiös 515

Wie kann der Erwachsene wieder zu einem Verstehen und Erleben der geistigen Welt kommen? 516

Religiöse Erziehung in der Praxis 519
- Die Jahresfeste 520
- Das Abendgebet 521
- Der Schutzengel 522

Vom Umgang mit dem Tod 523
- Wenn ein Kind mit dem eigenen Tod konfrontiert wird 524

Motivation und Willenserziehung 526

Drei Beispiele für Erziehungsstile 527

Wie erlangen wir Sicherheit im Erziehungsalltag? 529
- Beispiele aus dem Erziehungsalltag 530

Wie kann man den Willen erziehen? 533
- Hilfen für den Erwachsenen zur Unterstützung der Willensentwicklung 534

Die drei Etappen der Willensentwicklung in Kindheit und Jugend 536
- Schulung von Konzentration und Aufmerksamkeit 537
- Ruhe und Besonnenheit 538
- Aggressivität 538
- Freude am Tun 539

Erziehung im Spannungsfeld von »Nein« und »Ja« – von »Strafe« und »Belohnung« 540
- »Nonverbale Erziehung« im Vorschulalter 541
- »Verbale Erziehung« im Schulalter 542
- Auf dem Weg zu bewusster Selbsterziehung im Jugendalter 543
- Beispiele positiver Verstärkung, Bestätigung und »Belohnung« 544

Aufklärung 548

Wann ist der richtige Zeitpunkt? 549

Im Gespräch mit Kindern und Jugendlichen 550
- Blick in eine große Familie 550
- Doktorspiele im Kindergartenalter 550
- Pubertätszeit 551
- Zur Verhütungspraxis 552

Gibt es die kindliche Sexualität? 553

Zur Homosexualität 554

Sexueller Missbrauch 555
- Wie können Eltern auf einen eventuellen Missbrauch aufmerksam werden? 556
- Mögliche Symptome bei betroffenen Kindern 557
- Wenn der Verdacht gegeben ist 558
- Zur Vorbeugung 558
- Missbrauch als gesellschaftliches Phänomen und die Frage nach einer primären Prävention 560

Individuelle Freiheit und soziale Verantwortung 561

Sexualität als Gestaltungselement in der menschlichen Beziehung 562

Körperliche und seelische Unterschiede bei Mann und Frau 563

Multimedia und die Kinder 566

Natürliche vor technischen Eindrücken! 567

Zur technischen Entwicklung vor dem Internet 568

Wenn Kinder medienmündig werden – Gesundheitsrisiken bleiben 569

Warum ist Fernsehen »nichts für Kinder«? 570

- Unphysiologischer Sehvorgang und Desintegration der Sinnestätigkeiten 571
- Förderung aggressiv-unruhigen Verhaltens 572
- Weitere Symptome und Erfahrungen in der Kindersprechstunde 572
- Fernsehfrei erzogene Kinder sind beliebte Spielkameraden 573
- Wie sag ich's meinem Kind? 573
- Hilfen für einen menschenwürdigen Umgang mit der Multimedia-Kultur 575

Auch Computerspiele sind nicht harmlos 577

Comics und die Welt der Bilder 578

- Warum sind Zeichentrickfilme und Comics so beliebt? 579

Hilfen bei der Überforderung der Sinne 580

Intellektuelles Frühtraining und Früheinschulung 581

Schlafstörungen, Essprobleme und andere Sorgen 582

Schlafstörungen 583

- Durchschlafstörungen 583
- Einschlafstörungen – wenn Kinder nicht zur Ruhe kommen 587
- Was tun bei Schlafstörungen im Schulalter? 588

Nachtwandeln (Somnambulismus) 588

»Mein Kind isst nichts« 589

Einnässen und Bettnässen (Enuresis diurna und nocturna) 591

- Psychische Ursachen 591
- Konstitutionelle Ursachen und physiologisch verzögerte Reifung 591

Einkoten (Enkopresis) und Stuhlschmieren 595

Daumenlutschen, Schnuller 595

Nägelkauen und -knibbeln 598

Harmlose Zwänge 598

Kissenklopfen und Schaukeln 599

Kindliche Tics und Bewegungsunruhe 599

Onanieren 601

Frechheit 602

Fettsucht (Adipositas) 604

Magersucht (Anorexia nervosa) 605

Angst 606

Schulprobleme 610

Aufmerksamkeitsstörung (ADS) und konstitutionelle Bewegungsunruhe (hyperkinetisches Syndrom) 611

Ursachen 611

Zur Therapie 612

Therapie mit den Mitteln der Pädagogik und Heilpädagogik 613

Die Lese- und Rechtschreibschwierigkeit (LRS) 620

Symptome erkennen 620

Individuell fördern: mit Optimismus, Geduld und langem Atem 621

Zur Vorbeugung 622

Hilfen in der Schule 623

Zur Wirkungsweise der Heileurythmie 625

Heileurythmie bei Lese-Rechtschreibschwierigkeit 626

Zum Umgang mit der Linkshändigkeit 626

Schreibenlernen und das Sprachzentrum 627

Die Qualitäten von rechts und links 628

Regelmäßiges Üben stärkt den Willen 629

Der Schicksalsaspekt 630

Empfehlung zur individuellen Entscheidung 631

Praktische Hilfen 632

Sucht verstehen – Drogen meiden 636

Drogen- und Suchtprobleme als Teil unserer Lebenswelt 637

Sucht verstehen 637

Wie kommt es zum Griff nach der Droge? 638

Erfahrungen und Folgeschäden der wichtigsten Drogen 638

Alkohol 638

Nikotin 639

Opium und sein wichtigster Bestandteil Morphium sowie Heroin und andere Opiate 639

Cannabis und seine Verarbeitungsprodukte Marihuana und Haschisch 639

LSD (Lysergsäurediethylamid/ Mutterkorn-Alkaloide) 640

Kokain und Amphetamine (Speed) 640

Ecstasy (XTC) und psychoaktive Substanzen (»Designer-Drogen«) 640

Vorbeugung und Therapie 640

Umweltschadstoffe, Umweltkrankheiten, Umweltschutz 644

Was sind umweltbedingte Krankheiten? 645

Umweltschutz »von innen« 645

Schadstoffe im Boden, im Wasser und in der Luft 646

Schadstoffe im Boden 646

Schadstoffe im Wasser 646

Schadstoffe in der Luft 646

Zur radioaktiven Umweltbelastung 648

Möglichkeiten, den Schädigungen durch Radioaktivität entgegenzuwirken 649

Mobilfunk und Elektrosmog: ein dauerhaft aktuelles Thema! 650

Gesundheitliche Auswirkungen 651

Was können wir tun? 654

Anhang

Bündnisse für die Zukunft – das notwendige Engagement der Zivilgesellschaft 656

Haus- und Reiseapotheke – Arzneimittel für die Selbstmedikation 658

Sind Nebenwirkungen möglich? 658

Allgemeine Gesichtspunkte zur Dosierung 659

Streukügelchen/Globuli 659

Tabletten auf Milchzuckerbasis von Weleda 659

Tropfen (Dilution) 659

Verreibung (Trituration) 660

Zäpfchen (Suppositorium) 660

Augentropfen 660

Salben, Gelees 660

Arzneimittel-Liste zur Selbstmedikation 661

Gewichtstabelle 666

»Overall« für Ekzemkinder 667

Adressen und Bezugsquellen 669

Anmerkungen 676

Literatur 688

Verzeichnis der Arznei- und Pflegemittel 698

Register 703

Vorwort

Seit ihrem ersten Erscheinen Ostern 1984 hat sich die *Kindersprechstunde* kontinuierlich weiterentwickelt – im Dialog mit den Eltern, ihren Kindern und den sich ändernden Zeit- und Lebensumständen. Auch für die jetzt vorliegende 21. Auflage wurden wieder einige Aktualisierungen und Präzisierungen vorgenommen. Dankbar blicken wir auf die jetzt schon 34-jährige Zusammenarbeit mit unseren Leserinnen und Lesern zurück in dem Bemühen, den heranwachsenden Kindern und Jugendlichen die bestmögliche medizinische und pädagogische Unterstützung zu geben.

Dazu gehört auch, dass sich unser geschätzter Kollege und Altmeister der Kinderheilkunde am Gemeinschaftskrankenhaus in Herdecke, Wolfgang Goebel, inzwischen aus der redaktionellen Mitverantwortung zurückgezogen hat. An seine Stelle trat die neue Leiterin der Kinderambulanz, Karin Michael, als Co-Autorin.

Wir freuen uns, dass die seit der 20. Auflage optimierte Ausstattung und neue Gliederung des Buches viel Anklang gefunden hat. Die vielseitigen Therapieempfehlungen für die jeweiligen Krankheitssituationen und Fragestellungen sind leicht zugänglich und ermöglichen vor allem im akuten Krankheitsfall Entscheidungssicherheit und rasches Vorgehen. Der bewährte Grundaufbau des Buches ist jedoch geblieben, ergänzt durch zahlreiche Anmerkungen und weiterführende Literaturhinweise.

Im ersten Teil steht die Beschreibung der vielfältigen Krankheitssituationen im Mittelpunkt mit ihren Symptomen und Behandlungsvorschlägen. Hier finden sich auch eine Zusammenstellung hilfreicher äußerer Anwendungen in Form von Umschlägen, Wickeln, Einreibungen, Essenzen und Bädern sowie Anregungen für die Hausapotheke. Auf der Internetseite *www.kindersprechstunde.com* finden Sie außerdem Filmclips zu den wichtigsten Wickeltechniken und äußeren Anwendungen.

Im zweiten Teil werden die Etappen der kindlichen Entwicklung dargestellt und Anregungen gegeben, wie diese am besten begleitet und gefördert werden können. Dabei ist es uns ein besonderes Anliegen, nicht nur die Ergebnisse der modernen Entwicklungsforschung einzubeziehen, sondern auch die Einsichten aus der anthroposophischen Menschenkunde Rudolf Steiners. Dadurch wird der Zusammenhang leiblicher, seelischer und geistiger Entwicklungsfaktoren verständlicher – und auch, welchen Einfluss Erziehungsstil, Ernährungsweise und Vorbildfunktion der Erwachsenen darauf haben.

Im dritten Teil geht es um Erfahrungen und Möglichkeiten einer gesundheitsfördernden Erziehung. Hier finden sich auch entscheidende Hinweise, warum Multimedia und der allgegenwärtige Bildschirm etwas für ältere Jugendliche und Erwachsene sind, sich jedoch negativ auf die Gehirnentwicklung und die Ausbildung der sensomotorischen Fähigkeiten von Kindern und Jugendlichen bis zum 15./16.Lebensjahr auswirken. Entwicklung braucht Zeit – und das Gehirn zu seiner Reifung vor allem eines: dass Kinder die Möglichkeit bekommen, aus eigenem Antrieb tätig zu werden – im Entdecken, Nachahmen, Spielen, Ausprobieren, Kontakt mit der Umwelt Aufbauen sowie im realen Dialog mit Menschen in der analogen Welt.

Die *Kindersprechstunde* hat durch Übersetzungen ihren Weg in viele Länder und Kulturkreise gefunden. Nichts ist so international wie die Kindheit – und nichts so umfassend und notwendig wie Menschlichkeit. Entwicklungsbedingungen zu schaffen, die die zentralmenschlichen Werte – Wahrhaftigkeit, Liebe, Freiheit – fördern, ist für jedes Land, für jede Familie eine große Herausforderung. Auch die Frage nach dem Sinn einer Erkrankung im Schicksal von Kindern und Erwachsenen gehört hierher. Kann sie positiv beantwortet werden, so trägt dies oft entscheidend zur Heilung oder zumindest Besserung bei.

Vielen Kollegen, Eltern und Freunden sowie dem persönlichen Familienumkreis danken wir herzlich für Anregungen, Hilfe und Unterstützung bei der Arbeit. Ein besonderer Dank geht an unsere jungen Kolleginnen Sofia Schwarze und Anna-Sophia Werthmann, die uns mit wertvollen Anregungen unterstützt haben. Dörte Hilgard, Kinderdiabetologin und -endokrinologin, danken wir für die fachliche Beratung und Mitautorschaft beim Kapitel »Diabetes mellitus im Kindesalter«, Genn Kameda, Kinderarzt und -onkologe, beim Kapitel »Krebserkrankungen im Kindesalter« sowie Petra Kühne, Ernährungswissenschaftlerin, beim Kapitel »Ernährung im Säuglings- und Kindesalter«. Petra Lange danken wir wiederum für die bewährte Überarbeitung der äußeren Anwendungen in der häuslichen Krankenpflege. Unserer Lektorin Christine Christ vom Verlag Urachhaus danken wir für ihre Geduld und die nun schon viele Jahre währende stets konstruktive Begleitung und kritische Hilfestellung. Auch den anderen Mitarbeitern im Verlag Urachhaus und den vielen hier nicht mehr Genannten, die uns im Verlauf der Jahre bei der Arbeit an diesem Buch geholfen und auch in technischer Hinsicht unterstützt haben, sei herzlich gedankt.

Wir freuen uns über weiterführende Anregungen aus dem Umkreis unserer Leserinnen und Leser. Ihnen und ihren Kindern ist das Buch gewidmet.

Herdecke und Dornach, Ostern 2018
Michaela Glöckler und Karin Michael

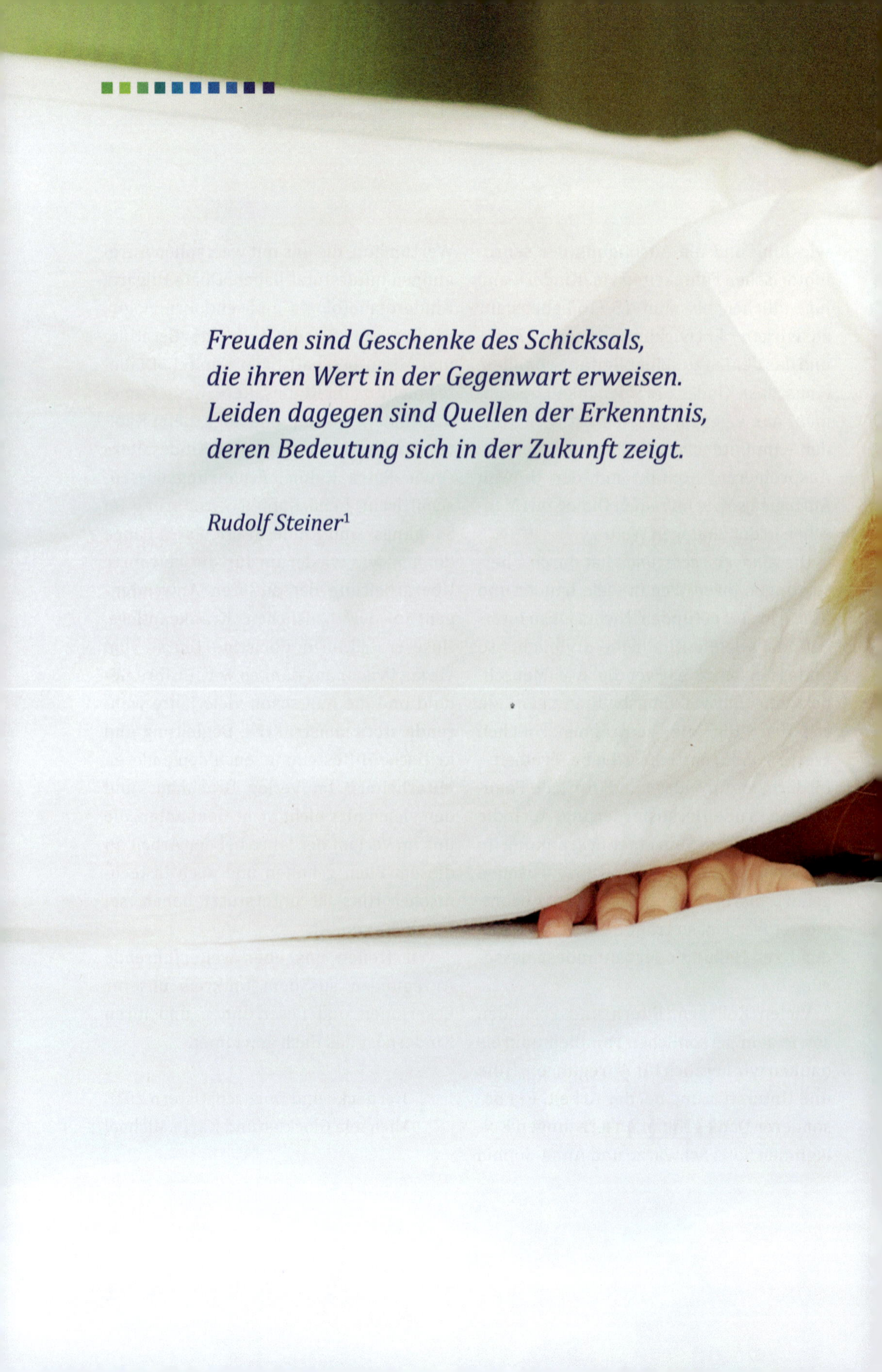

Freuden sind Geschenke des Schicksals,
die ihren Wert in der Gegenwart erweisen.
Leiden dagegen sind Quellen der Erkenntnis,
deren Bedeutung sich in der Zukunft zeigt.

Rudolf Steiner[1]

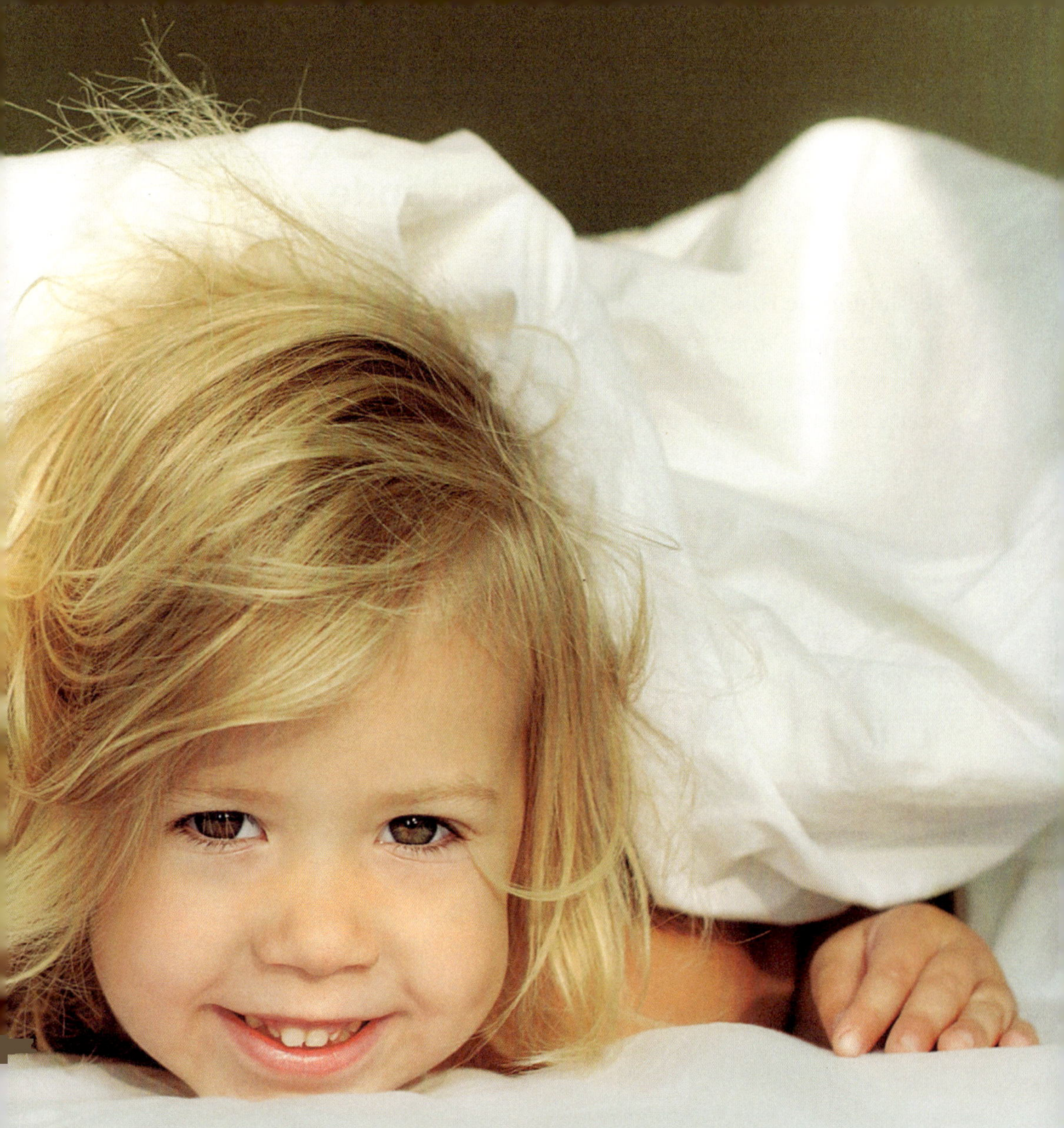

Erkrankungen im Kindesalter und ihre Symptome

Schmerzzustände

Je kleiner die Kinder sind, umso schwerer ist es herauszufinden, wo es ihnen wehtut. Daher wollen wir die häufig vorkommenden schmerzhaften Erkrankungen im Zusammenhang besprechen und dabei zeigen, inwieweit Eltern die möglichen Ursachen erkennen können.

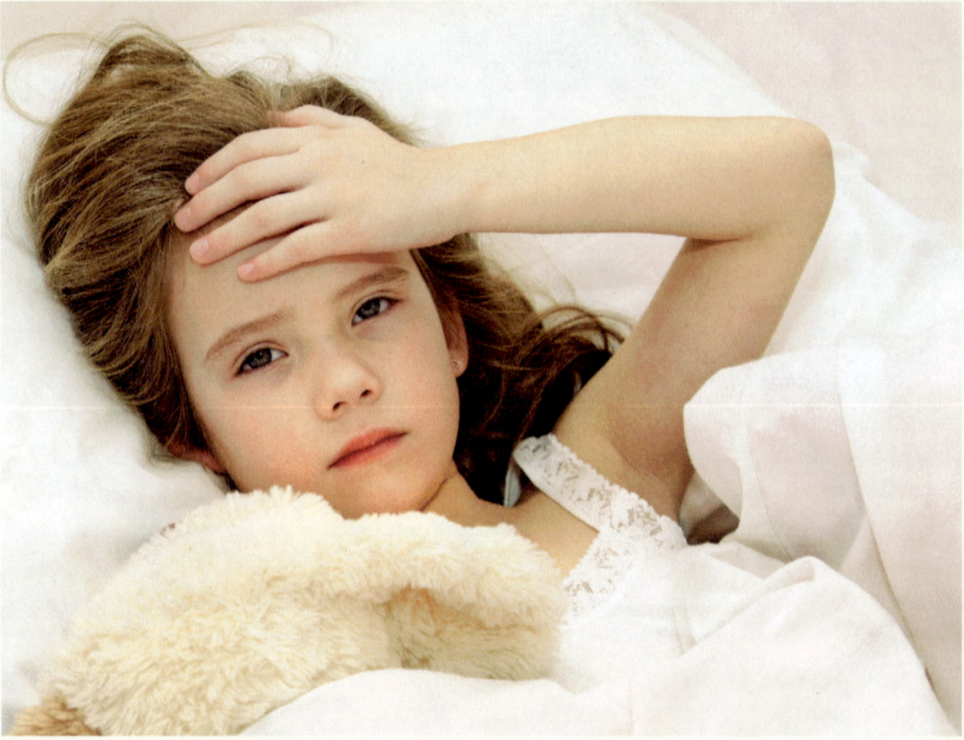

Um das Wesentliche für den Umgang mit kindlichen Schmerzzuständen zu charakterisieren, seien zwei typische Beispiele an den Anfang gestellt.

- Ein Kind ist hingefallen und hat sich an Knien und Händen übel geschürft. Mit zusammengebissenen Zähnen wankt es von den Spielkameraden weg in Richtung Heimat und beschleunigt seinen Schritt, je näher es der Wohnung kommt. Unter den Augen der Mutter fängt es dann lauthals zu schluchzen an. Es schüttet buchstäblich seine kleine Seele aus. Die Mutter nimmt das Kind in den Arm, geht auf die Schmerzen ein, summt oder singt ein »Heile, heile Segen«, später einen lustigen Reim oder Ähnliches und widmet sich, nachdem Stille eingetreten ist, der Wundversorgung (siehe Seite 66).

- Ein fünf Monate alter Säugling war tagsüber schon etwas unruhig, hatte schlecht getrunken und fängt nun abends beim letzten Hinlegen zu schreien an. Das hat die Mutter bisher noch nicht erlebt, der Kleine hatte sich immer ruhig hinlegen lassen. Sie nimmt ihn wieder hoch, um das Bäuerchen noch einmal zu locken – spärliches Ergebnis. Die Windel – mit normalem Stuhl – ist bereits gewechselt. Obwohl das Kind sich nicht heiß anfühlt, misst die Mutter vorsichtshalber noch die Temperatur im After und stellt etwas mehr als 38° Fieber fest. Hingelegt, fängt der Kleine sofort wieder lauthals zu schreien an. Nun wird die Sorge der Mutter vordergründig – vielleicht hat er noch Durst? Der angebotene süße Tee wird verweigert. Sie wiegt das Kind im Arm hin und her – auch das hilft nicht. Beunruhigt macht sich die Mutter schließlich auf den Weg zum Arzt und übergibt ihm zögernd und hoffnungsvoll ihr schreiendes Baby. An eine Untersuchung ist im Augenblick nicht zu denken. Hier hilft erst einmal, das Kind auf dem Arm, mit ruhigem Schritt durchs Zimmer zu gehen, fast im Rhythmus des eigenen Atems. Langsam weicht die Spannung, auch bei der Mutter. Das Geschrei verstummt. Die gestaute Luft entweicht als großes Bäuerchen. Ermattet sinkt das Köpfchen. Noch ein paar Schluchzer und ein tiefer Seufzer. Vorsichtig kann nun der Bauch durchgetastet werden. Keine schmerzhafte Reaktion – ebenso wenig an den Ohren. Die übrigen infrage kommenden Organe werden kurz untersucht – ohne krankhaftes Ergebnis. Erfahrene Eltern hätten wahrscheinlich gleich den Kiefer abgetastet, wo sich vorne hinter der Unterlippe am Unterkiefer eine etwas geschwollene Stelle findet.

  Nachts wiederholt sich noch zweimal das Geschrei, doch bleibt die Mutter jetzt ruhig. Morgens schlafen beide ein wenig länger. Beim Wickeln ist alles wieder wie sonst – nur: Die Mutter freut sich über den eben sichtbar gewordenen ersten Zahn!

Beide Beispiele zeigen, dass Schmerzäußerungen eines Kindes auch von der Umgebung abhängig sind, in der sie sich darstellen. Als Erwachsene sind wir deshalb aufgerufen, mit Ruhe und Zuversicht dem Kind beizustehen. Können wir das Geschehen tragen, so hält das Kind die Schmerzen anders aus, als wenn wir in

Panik geraten. Wortreich geäußertes Mitleid, Unruhe und Ängstlichkeit übertragen sich auf das Kind und verstärken seine Schmerzempfindungen.

Kopfschmerzen

Beim Fieberanstieg

Symptome

- Abgeschlagenheit,
- Appetitlosigkeit,
- Gliederschmerzen,
- Unwohlsein,
- oft mit Frösteln,
- Kopfschmerzen.

Ein häufiger Fall: Ein Kindergartenkind klagt am Vormittag über Kopfschmerzen und fühlt sich nicht wohl. Am Abend hat es dann 39,5° Fieber. Hier treten Kopfschmerzen vor oder während eines Fieberanstieges als vorübergehendes Symptom auf. Das kann im Rahmen eines grippalen Infektes oder einer anderen Krankheit geschehen. Ist das Fieber auf seinem Höhepunkt angelangt, so klingen sie meist ab. Allgemeine Mattigkeit, Frösteln, Gliederschmerzen, Bauchschmerzen und Brechreiz können zusätzlich auftreten.

So können Sie helfen

- Das noch fröstelnde Kind sollte gut gewärmt werden, besonders von den Füßen her, z. B. mit Wollsocken.
- Schaffen Sie eine reizarme Umgebung.
- Geben Sie warmen, ggf. leicht gesüßten Tee. Hierfür eignet sich beispielsweise *Melisse*.
- Essen muss ein auffieberndes Kind nicht. Wenn es danach verlangt, wählen Sie leichte Kost.
- Manche Kinder lieben eine nicht zu warme Hand, ein leichtes Seidentuch oder einen feuchten Waschlappen auf der Stirn.

Medikamente nach Verordnung des Arztes, z.B.

- *Apis/Belladonna* Globuli velati (Wala), bis zu stündlich 5 Globuli, bei Temperaturen über 39 °C,
- *Gelsemium comp.* Globuli velati (Wala), anfangs bis zu stündlich 5 Globuli, dann 3- bis 6-mal täglich 5 Globuli bis zum Abklingen der Symptome, wenn die Ursache ein grippaler Infekt ist.

Bei Hirnhautreizung und -entzündung

Symptome

Wie oben beschrieben, nur intensiver und zusätzlich

- anhaltende, sehr starke Kopfschmerzen,
- Übelkeit, Erbrechen,
- Überstreckungstendenz, feststellbar durch das Dreifuß- oder Kniekuss-Zeichen (siehe Text und Bilder auf den folgenden Seiten),
- Nackensteifigkeit,

- ggf. Krampfanfall, Bewusstseinstrübung und weitere neurologische Symptome.

Bleiben die Kopfschmerzen über den Fieberanstieg hinaus bestehen und treten Übelkeit oder Erbrechen hinzu, so ist Folgendes zu überprüfen:

- Kann sich das Kind im Bett mit ausgestreckten Beinen aufsetzen und dabei die Arme vor sich in die Luft strecken oder muss es sich fortwährend nach hinten abstützen? Dieser Test wird »Dreifuß-Zeichen« genannt (siehe die Abbildungen).
- Kann das Kind im Sitzen mit seinem Mund das angezogene Knie berühren? Dies ist das sogenannte »Kniekuss-Zeichen« (siehe die Abbildung auf der folgenden Seite).

Kann es beides, dann ist eine **Hirnhautentzündung** sehr unwahrscheinlich. Schafft es eine der Proben nicht oder ist es zu klein für diese Untersuchungen, so muss man den Arzt anrufen. Fehler in der Beurteilung können auftreten, wenn die Eltern dem Kind diese Aufgaben zu ängstlich drängend oder zu wortreich stellen. In solchen Fällen kann das Kind blockieren, d.h. weinen und sich sträuben, als könne es das nicht.

In Zweifelsfällen wird immer der Arzt aufgesucht, der dann feststellt, ob es sich um einen **Reizzustand der Hirnhäute** bei hohem Fieber handelt oder ob der Verdacht auf eine Hirnhautentzündung besteht. Auch eine **Entzündung der Halslymphknoten** oder ein **Muskelhartspann** können sich hinter dieser Symptomatik verbergen.

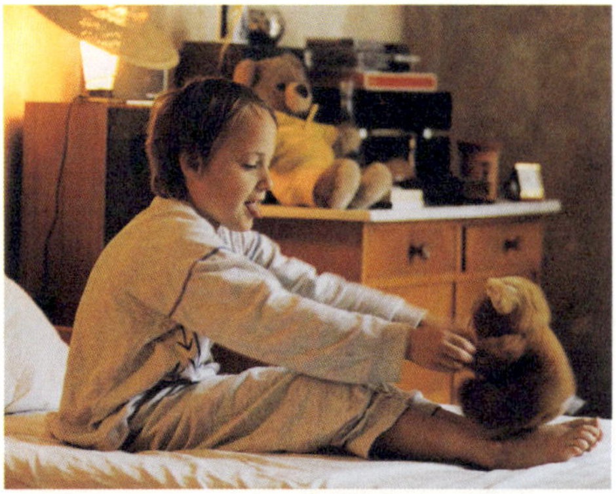

Dieses Kind hat wohl kaum eine Hirnhautentzündung: Es kann mit gestreckten Knien, gebeugten Hüften und nach vorne gekrümmtem Rücken die Arme ohne Schmerzen vorstrecken.

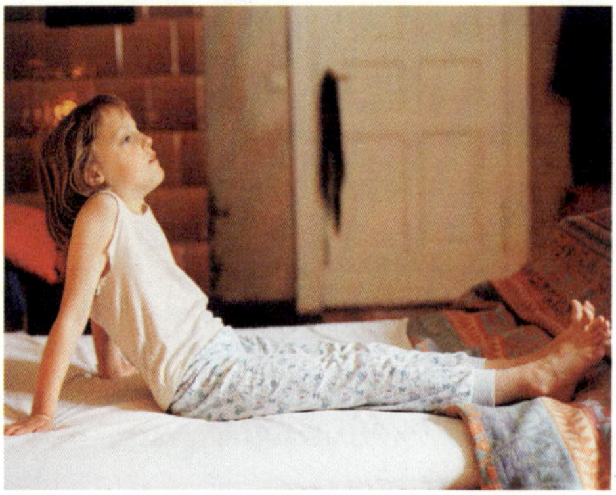

Nach der Aufforderung, sich hinzusetzen, stützt sich das Kind bei gestreckten Knien hinten ab und behält den Kopf etwas nach hinten gestreckt. Es gelingt ihm auch nicht ohne Rücken- und Kopfschmerzen, die Arme nach vorn zu bringen. Hier ist eine Hirnhautentzündung wahrscheinlich.

Eine von Viren[2] hervorgerufene Hirnhautentzündung (die sogenannte aseptische Meningitis) wie z.B. beim Mumps

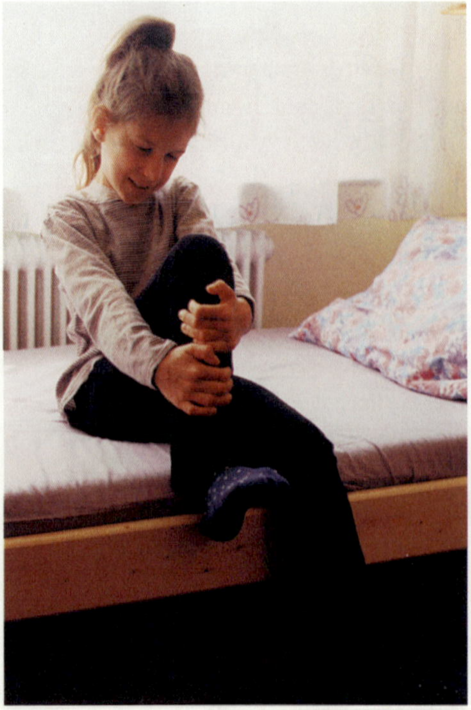

Nach der zusätzlichen Aufforderung, ein Knie an das Kinn zu bringen oder das Knie zu küssen, gelingt dies trotz Armhilfe nicht wegen der auftretenden Rücken- und Kopfschmerzen. Die Hirnhautentzündung oder wenigstens -reizung ist noch wahrscheinlicher und eine ärztliche Untersuchung rasch angezeigt.

ist zwar für das Kind unangenehm, aber meist harmlos und nicht zu verwechseln mit den durchaus schwereren Verläufen von viralen Hirnentzündungen wie z.B. bei Masern. Beim Verdacht auf eine eitrige, d.h. bakterielle Hirnhautentzündung muss möglichst ohne Zeitverlust in einer Klinik Rückenmarksflüssigkeit (Liquor) für weitere notwendige Untersuchungen entnommen werden (Lumbalpunktion). Daraufhin kann die rasche und gezielte antibiotische Behandlung erfolgen, die bleibende Schäden in der Regel verhütet. Auch diese Behandlung ist Sache der Klinik.

So können Sie helfen

- Bei begründetem Verdacht sollte man keine Zeit verlieren und das Kind so schnell wie möglich einem Arzt vorstellen! !
- Die akute Behandlung ist Sache der Klinik, die Begleitung der Eltern ist jedoch unentbehrlich!
- Ist eine Hirnhautentzündung ausgeschlossen, bietet man dem Kind schluckweise *Tee mit Traubenzucker* an und handelt in der Folge so, wie es bei der Behandlung des Fiebers besprochen wird (siehe Seite 73 ff.).

! **Länger als acht Stunden anhaltende Kopfschmerzen oder Erbrechen ohne Besserungstendenz sollten in jedem Fall mit dem Arzt besprochen werden.**

Beim Lesen

Symptome

- Wiederkehrende Kopfschmerzen beim Lesen,
- ggf. ermüdende Augen, verschwommenes Sehen.

So können Sie helfen

- Vorstellung beim Augenarzt, um eine Fehlsichtigkeit ausschließen zu können.

Kopfschmerzen ohne Fieber

Kopfschmerzen ohne Fieber gehören zu den häufigsten Beschwerden bei Schulkindern und Jugendlichen. In den letzten Jahrzehnten haben sie insgesamt und vor allem auch bei jüngeren Kindern deutlich zugenommen.[3] Grundsätzlich sind sie vieldeutig und bedürfen ärztlicher Abklärung.

Spannungskopfschmerz und Migräne

Symptome von Spannungskopfschmerzen

- Kopfschmerzen meist vom Nacken ausgehend,
- verhärtete Nackenmuskulatur,
- dumpfer, drückender Kopfschmerz im Stirnbereich.

Symptome einer Migräne

- Zyklisch wiederkehrende eher halbseitige heftige Kopfschmerzen,
- ggf. beginnend mit sogenannter »Aura«, d.h. Sehstörungen, Fehlempfindungen,
- ggf. Empfindlichkeit auf Sinnesreize wie Licht, Gerüche, Geräusche,
- Übelkeit und Erbrechen,
- bei Kindern auch nur Bauchsymptome möglich.

Die meisten Fälle von »wiederkehrendem Kopfweh« sind unter den Begriffen Spannungskopfschmerz und Migräne einzuordnen. Spannungskopfschmerzen sind am häufigsten. Sie beginnen meist im Nacken oder über der Stirn und haben einen dumpf drückenden bis ziehenden Charakter.

Eine kindliche Migräne äußert sich als heftige Schmerzattacke in unregelmäßigen Abständen mit oder ohne Begleitsymptome wie Übelkeit, Erbrechen, Licht-, Lärm- sowie Geruchsempfindlichkeit. Sie verläuft ausgesprochen individuell. Ihre Behandlung sollte durch den Arzt angeleitet werden. Dabei gibt ein Kopfschmerztagebuch wichtige Hinweise, wo im Einzelfall mögliche Auslöser zu finden sind und entsprechend vermieden oder eingeschränkt werden können (siehe unten).

So können Sie helfen

Beim akuten Anfall
- Ausschlafen im abgedunkelten Zimmer,
- möglichst wenig Lärm ringsum,
- eventuell eine *kühlende Kompresse* auf Stirn und Nacken mit verdünnter *Arnika-Essenz.*

Bei Spannungskopfschmerz
- Einreibung im Nacken mit *Aconit Schmerzöl* und Wärme.
- Ab dem Schulalter können Sie wenige Tropfen *Pfefferminzöl* an den Schläfen verreiben. Wenden Sie Pfefferminzöl keinesfalls bei Säuglingen an, hier besteht die Gefahr von Erstickungsanfällen!
- Geben Sie Ihrem Kind nichts zu essen, allenfalls etwas trockenes Knäckebrot und Tee mit ein wenig Zitrone.
- Geduld und Ruhe helfen in jeder Beziehung.

Medikamente

- *Ferrum/Sulfur comp.* Globuli velati (Wala) oder *Secale/Quarz* Globuli velati (Wala), 6-mal täglich 5 bis 7 Globuli,
- *Gentiana Magen Globuli velati* (Wala), bis zu stündlich 5 Globuli bei Übelkeit.

Zur Konstitutionsbehandlung der Migräne

- *Kephalodoron®* 0,1 % oder 5 % Tabletten (Weleda), kurmäßig über mindestens 3 Monate täglich morgens und mittags 2 Tabletten vor dem Essen. Jugendlichen empfehlen wir stattdessen *Ferrum-Quarz-Kapseln*, 3-mal täglich 2.
- Alternativ *Secale/Quarz* Globuli velati (Wala), 3-mal täglich 5 bis 7 Globuli.
- In jedem Fall zusätzlich *Gentiana Magen Globuli velati*, vor jeder Mahlzeit 5 bis 7.

Weitere Hilfen

- Regelmäßiger, nicht überlanger Schlaf und gleiche Aufstehzeiten, auch sonntags,
- ausreichende körperliche Aktivitäten ohne Überanstrengung,
- nicht zu lange sitzen,
- viel frische Luft.
- Längere Arbeit oder längeres Spiel am Computer sollte als potenzieller Auslöser gemieden werden (siehe auch Seite 566 ff.)!
- Ernährung: Lieber fünf kleinere als drei große Mahlzeiten, möglichst regelmäßig. An Omega-3-Fettsäuren reiche Öle (oder Leinsamen), nicht zu viel Eiweiß, reichlich Gemüse und Salat. Morgens Müsli, später Schulbrot mit Obst, eventuell auch Joghurt. Vorsicht mit Süßigkeiten, insbesondere mit Schokolade, Limonaden und Cola-Getränken.
- Achten Sie auf regelmäßigen Stuhlgang und die Behandlung möglicher Blähungen (siehe auch Seite 113 f.).
- Anzustreben ist ein rhythmischer Tages- und Wochenablauf, auch im Hinblick auf Aktivitäts- und Ruhephasen (siehe Seite 247 ff.).
- Führen Sie gemeinsam mit dem Kind 4 bis 8 Wochen lang einen Beschwerdekalender.[4]
- Achten Sie auf mögliche Schwierigkeiten im zwischenmenschlichen Bereich, zu Hause, in der Schule und bei anderen Gelegenheiten. Manchmal ist dann eine fachkundige familientherapeutische Beratung angezeigt.
- Nicht zu unterschätzen sind regulierende Maßnahmen wie Heileurythmie, Musiktherapie oder auch autogenes Training!

Zahnungsschmerzen

Symptome

- Unleidlichkeit,
- Unruhe,
- Schmerzäußerungen beim Hinlegen,
- gehäuftes Greifen an ein Ohr ohne Mittelohrentzündungszeichen, wenn Backenzähne die Beschwerden verursachen,

- die Zahnleiste ist verstärkt durchblutet, ggf. geschwollen oder durchschimmernder Zahn sichtbar,
- eventuell erhöhte Temperatur oder Fieber.

Schmerzäußerungen beim Hinlegen des Säuglings und allgemeine Unleidlichkeiten deuten meist auf Zahnungsbeschwerden, Ohren- oder Kopfschmerzen hin. Diese werden im Liegen durch die vermehrte Füllung der venösen Blutgefäße im Kopf ausgelöst. Die beiden ersten Diagnosen kann man durch Untersuchung bestätigen, die Kopfschmerzen nach Ausschluss anderer Ursachen nur vermuten. Fieber kann bei allen drei Ursachen bestehen und ist bei einer Mittelohrentzündung die Regel.

Eine durchgehend helle Schleimhautkante an der Zahnleiste schließt Zahnungsschmerzen aus. Die Zähne kommen häufig in der Reihe des Alphabets im Schema:

G	E	F	C	B	B	C	F	E	G
G	E	F	D	A	A	D	F	E	G

Dabei stehen A und B für die mittleren Schneidezähne, C und D für die seitlichen Schneidezähne, F für die Eckzähne und E und G für die Mahl- oder Backenzähne. Für den Arzt, der ein Interesse an der Gesamtentwicklung seines Patienten hat, ist es für manche Fragestellungen im späteren Leben auch wichtig zu wissen, in welchem Alter welcher Zahn gekommen ist und ob Stellungs- und Bildeanomalien bestanden. Wir haben deshalb dem Buch einen Gesundheitspass mit Zahnschema beigefügt, der von Eltern geführt und von Zahnärzten ergänzt werden kann.

So können Sie helfen

- *Fieber- und Zahnungszäpfchen* (Weleda), 1- bis 3-mal täglich, bevorzugt zum Schlafen. Diese Zäpfchen haben auch beruhigende Wirkung.
- *Belladonna comp.* Zäpfchen für Kinder (Wala), 1- bis 3-mal täglich, bei Zahnung mit höherem Fieber und Unruhe,
- *Nicotiana comp.* Globuli velati (Wala), 3- bis 6-mal täglich 5 Globuli, besonders bei begleitenden Bauchbeschwerden.
- Lassen Sie Ihr Kind auf einer sogenannten *Veilchenwurzel* herumbeißen.

Ohrenschmerzen (Otitis media)

Symptome

- Bei Säuglingen Unleidlichkeit, stärker als bei Zahnung,
- Schmerzäußerungen beim Hinlegen verstärkt,
- »Tragus-Schmerz«: Bei Druck auf den vorderen Ohrknorpel reagiert das Kind abwehrend (siehe die Abbildung auf der folgenden Seite),
- Infektzeichen wie Schnupfen und Fieber,
- im Verlauf ggf. eitriger Ausfluss aus dem Gehörgang,

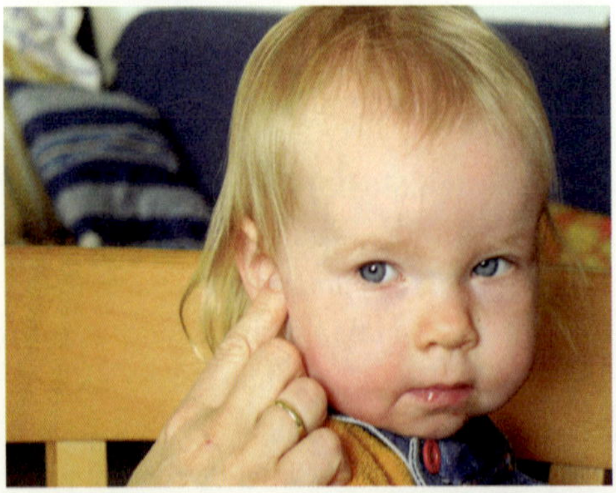

Der Druck auf den vorderen Ohrknorpel erzeugt keinen Schmerz: Eine Mittelohrentzündung ist unwahrscheinlich.

- Schwellung und Rötung hinter dem Ohr als seltene Komplikation.

Besonders heftig sind die Schmerzen bei der **Grippe-Otitis**, bei der sich in kurzer Zeit Blasen auf dem Trommelfell bilden. Wenn diese aufplatzen, fließt ein Tropfen Sekret aus, oft blutig verfärbt. Die Schmerzen dauern etwa einen Tag an.

Bei der **eitrigen Mittelohrentzündung** kann es zu einem Eiterdurchbruch nach außen kommen. Dies geschieht in etwa 10 bis 20 % der Fälle. Nach dem Durchbrechen des Eiters hören die Schmerzen rasch auf. Ohne Durchbruch verschwinden sie meistens nach ein bis zwei Tagen. Halten sie länger an, so ist oft das zweite Ohr nachträglich betroffen.

Das Fieber sollte innerhalb von drei Tagen deutlich sinken. Hält es länger an oder treten andere Symptome hinzu, so untersucht der Arzt erneut, um Komplikationen auszuschließen.

Mittelohreiterungen nach außen dauern meist fünf bis zehn Tage. Auch länger »laufende« Ohren brauchen keinen bleibenden Hörschaden nach sich zu ziehen. Regelmäßige ärztliche Kontrollen sind aber selbstverständlich notwendig.

Manchmal fängt bei einem Säugling ein Ohr ohne Vorzeichen an zu laufen und heilt ebenso wieder ab. Auch hier sind sorgfältige Nachuntersuchungen angezeigt und warme Kleidung und Mützchen zu empfehlen, da es beim Säugling leicht zu Rückfällen mit weniger gutem Ausgang kommen kann.

Ohren, die zu rasch trocken werden, neigen eher zu Rückfällen, und zwar dann, wenn eine Verklebung eintritt und der Eiter sich dahinter staut. In solchen Fällen steigt die Temperatur meist wieder über 38 °C an, und der Arzt sollte aufgesucht werden. Interessant ist, dass drei Monate voll gestillte Kinder seltener und Kinder, die ständig am Schnuller nuckeln, häufiger Mittelohrentzündung haben.[5]

Erbrechen, Schwellung und Schmerzen unter der Ohrmuschel gehören nicht zur einfachen Mittelohrentzündung und sind ein Grund, den Arzt aufzusuchen.

Ein Loch im Trommelfell heilt in der Regel wieder gut zu. Ein **harmloses »laufendes Ohr«** ergibt sich, wenn Tränen oder Waschwasser in den Gehörgang gelangen und das Ohrenschmalz so aufweichen, dass es läuft und wie Eiter aussieht. Ebenso ist ein bräunlich-»blutiger« Fleck auf dem Kopfkissen manchmal nur ein aufgeweichter Ohrschmalzpfropf.

Bei den seltenen Ausnahmen, wenn es zu chronisch laufenden Ohren kommt, liegt meist eine angeborene Schwäche der Schleimhäute vor.

! Beim Ohrenreinigen sollten mit dem Wattestäbchen nur die Ohrmuscheln und der sichtbare Teil des Gehörganges ausgewischt werden. Tieferes Eindringen stört den Selbstreinigungsvorgang des Gehörgangepithels, d.h. der obersten Zellschicht im Gehörgang, das vom Trommelfell weg nach außen wandernd wächst und das alte Ohrenschmalz mit befördert.

Wird das Ohrenschmalz zu fest, reicht zur Auflösung meist ein Tropfen Salatöl täglich in den Gehörgang in Seitenlage.

So können Sie helfen

- Schmerzlinderung in allen genannten Fällen mit *Kamillen- oder Zwiebelsäckchen* bzw. *Zwiebelwatte* (Seite 295 f.),
- *Meersalz-* bzw. *NaCl-0,9 %-Nasenspray* oder *-Nasentropfen* anfangs bis zu stündlich,
- Zur *Vorbeugung von Ohrenentzündungen*: immer auf warme Füße und in der kälteren Jahreszeit auf eine Mütze achten. *Wichtig:* Ein Stirnband kann durch die ungleiche Wärmeverteilung am Kopf sogar leichter zu Ohrenentzündungen führen.

Therapie durch den Arzt

Die Behandlung einer Mittelohrentzündung ist immer Aufgabe des Arztes. Dabei werden die oberen Luftwege bzw. der Schnupfen oder vorhandene »Polypen«, d.h. adenoide Vegetationen bzw. drüsenähnliche Wucherungen der Rachenmandeln, mitbehandelt. Bei gehäuften und langwierigen Mittelohr- und Tubenkatarrhen mit Schwerhörigkeit sind vom Ohrenarzt eingesetzte Paukenröhrchen oft eine gute Hilfe (die »Tube« ist der Verbindungsgang zwischen oberem Rachen und Mittelohr).

Medikamente akut

- *Levisticum* Rh D3 (Weleda), stündlich 10 Tropfen, sowie *Erysidoron® 1* (Weleda), das Apis D3 und Belladonna D3 enthält, 4- bis 6-mal täglich je nach Alter 5 bis 10 Tropfen verdünnt,
- alternativ: *Apis/Levisticum I* (Wala), stündlich 5 Globuli,
- *Aconitum e tubere* D6 (Wala), 4- bis 6-mal täglich 5 Globuli, vor allem bei einer Entzündung nach Kälteeinwirkung bzw. stechenden Schmerzen,
- fiebersenkende Mittel sind für die Heilung nicht sinnvoll.

Behandlung für chronische Fälle

- *Levisticum* (Liebstöckel) aus der Wurzel als Kur: 1 Teelöffel getrocknete Wurzel (Levistici radix Droge) zerdrücken und aufbrühen, fünf Minuten ziehen lassen, eine Tasse täglich schluckweise über den Tag verteilt,
- *Barium comp.* (Weleda), 3-mal täglich 1 Messerspitze Pulver für 4 bis 6 Wochen, besonders bei lymphatischer Konstitution, begleitet durch eine Kur mit abendlichen *Senfmehl-* oder *Ingwer-Salz-Fußbädern* (siehe Seite 308 f.).

Es gibt aber auch andere bewährte Behandlungsweisen. Drei bis vier Wochen nach Ende der Krankheit ist eine ärztliche Nachuntersuchung angezeigt.

Die unkomplizierte Mittelohrentzündung bedarf nur ausnahmsweise einer antibiotischen Behandlung.[6] Auch eine Trommelfelldurchstechung zur Eiterentleerung (Paracentese) ist unserer Erfahrung nach nur selten notwendig. Hilft man dem Organismus durch geeignete Mittel, sich aktiv mit der Krankheit auseinanderzusetzen, so hat dies eine allgemeine Kräftigung zur Folge. Rezidive, d.h. Krankheitswiederholungen, treten seltener auf.

Augenschmerzen

Die Bindehautentzündung

Symptome

- Rötung der Bindehaut, d.h. der über das Weiße der Augen und die Innenseite der Lider ziehenden Schleimhaut,
- verstärkter Tränenfluss oder eitrige Absonderungen,
- Verkleben der Lider,
- Lichtscheu,
- Fremdkörpergefühl,
- eventuell Juckreiz.

! Starke Schmerzen gehören nicht zur Bindehautentzündung und sind ein Anlass, gleich zum Augenarzt zu gehen.

Die Entstehungsursachen der Bindehautentzündung sind vielfältig: kalter Wind, Allergien, Infekte, Masern etc. Beim Neugeborenen folgt die Entzündung meist der mancherorts noch üblichen Gonorrhoe-Prophylaxe nach Credé mit 1 Tropfen Argentum-nitricum-Lösung in jedes Auge. Eine gesetzliche Pflicht zu dieser Maßnahme gibt es jedoch in Deutschland seit 1986 nicht mehr. Wegen der durch die Silbernitratlösung verursachten unerwünschten Nebenwirkungen wie Augenbrennen und Rötung, vor allem aber auch wegen der nur noch äußerst selten auftretenden Gonoblennorrhoe wurde diese Form der Prophylaxe immer seltener durchgeführt und durch verträglichere Alternativen ersetzt, teils auch vollkommen weggelassen. Augenärzte fordern gleichwohl auch heute noch wegen ihrer hohen Wirksamkeit eine Durchführung dieser Maßnahme.[7]

So können Sie helfen

Die Behandlung ist je nach Art der Bindehautentzündung unterschiedlich.

Ein- oder beidseitige eitrige Entzündungen bei Neugeborenen werden unter fachkundiger Anleitung und ärztlicher Kontrolle behandelt:

- 4- bis 6-mal täglich säubert man die Lider von außen hin zum Lid-Innenwinkel mit sterilem Mulltupfer und abgekochtem, lauwarmem Wasser, noch besser mit steriler 0,9 %iger Kochsalzlösung aus der Apotheke. Verwenden Sie keine Kamille, da reizende Schwebestoffe im Tee vorhanden sind und Allergiegefahr besteht!

- Danach geben Sie jeweils 1 Tropfen *Calendula* D4 Augentropfen (Weleda) oder *Mercurialis* Augentropfen (Wala) in jedes Auge.
- Bewahren Sie die Augentropfen im Kühlschrank auf und achten Sie unbedingt auf die begrenzte Haltbarkeit nach Anbruch der Packung! Näheres dazu finden Sie auf dem Beipackzettel.

Tränenfluss, ständig über viele Wochen, stammt von Verklebungen des zur Nase ziehenden Tränenganges. Oft treten Eitertröpfchen im nasenseitigen Augenwinkel aus:
- Gelegentlich helfen vorsichtige Druckmassagen mit dem sauberen kleinen Finger in der Gegend des dort verlaufenden Tränennasenweges.
- *Echinacea Quarz comp.* Augentropfen (Wala), 3-mal täglich 1 Tropfen.
- Selten sind Sondierungen dieses feinen Ganges durch den Augenarzt notwendig.

Beidseitige Rötung mit eitriger Absonderung nach der Neugeborenen-Periode, Verklebungsneigung der Lider, starke Rötung der Bindehaut und Lichtscheu:
- Säubern Sie die Lider wie oben beschrieben.
- *Calendula* D4 Augentropfen (Weleda) oder *Echinacea Quarz comp.* Augentropfen (Wala), stündlich 3 bis 4 Tropfen in jedes Auge. Hierbei wird auch der Durchspüleffekt genutzt.
- Wenn nach 2 bis 3 Tagen keine Besserung eintritt, sollten Sie zum Augenarzt gehen.

Beidseitige Rötung und Tränenfluss ohne eitrige Absonderung: Meist handelt es sich um Empfindlichkeiten gegen Wind, Staub oder Rauch oder eine Begleiterscheinung des Heuschnupfens:
- *Euphrasia* Augentropfen (Weleda/Wala), stündl. 3 bis 4 Tropfen in jedes Auge,
- bei Heuschnupfen: *Gencydo®* 0,1 % Augentropfen (Weleda) oder *Echinacea Quarz comp.* Augentropfen (Wala), je 1 Tropfen mehrmals täglich.

Einseitige Rötung mit oder ohne Eiterung
- Hier ist Vorsicht geboten, da es sich um Fremdkörper oder Begleiterscheinungen einer Entzündung der Hornhaut handeln kann. Am besten geht man damit gleich zum Augenarzt.

Halsschmerzen

Entzündungen im Mund- und Rachenraum

Ein fieberndes Kleinkind liegt weinerlich im Bett. Auf die Frage, wo es wehtut, deutet es auf den Bauch. Es hat heute nichts gegessen und nur wenige Schlucke Tee getrunken.

Symptome

Die Symptome sind vielfältig und werden daher bei der jeweilig ursächlichen Erkrankung beschrieben (siehe unten).

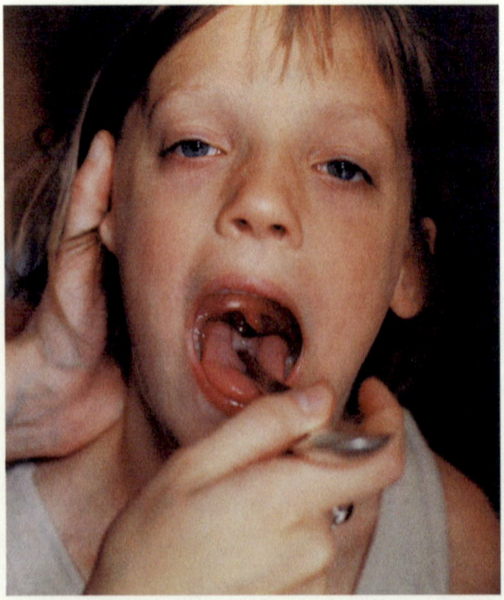

Einblick in den Rachen: Bei fiebernden Kindern können die Eltern vor dem Anruf beim Arzt in den Mund schauen. Ist die Zunge belegt, sind auf den Schleimhäuten Fleckchen, Bläschen oder Beläge sichtbar? Schließlich lässt man »A« sagen oder drückt mit einem Löffelstiel etwa zwei Drittel der Zunge kurz und kräftig nach unten. Durch den momentanen Würgereiz werden die Mandeln und die Rachenhinterwand kurz sichtbar. Sind sie gerötet oder belegt oder nur verschleimt? Bei fehlender Stimme oder Luftnot und bei schwerkranken Kindern überlässt man diese Untersuchung dem Arzt.

Untersuchung

Bei allen Schmerzen mit Nahrungsverweigerung untersuchen die Eltern nach dem Bauch zunächst mittels Löffelstiel oder Finger den ganzen Mund und Rachen, soweit sie es sich zutrauen.

Dabei kann man den Würgereflex geschickt zum Anschauen des Rachens und der Mandeln nutzen, wenn man kurz und energisch mit dem Löffelstiel oder Holzspatel den hinteren Teil der Zunge nach abwärts drückt. Man muss nur schnell wieder loslassen!

Halsentzündungen sind die häufigsten Ursachen des oben beschriebenen Zustandes. Sie können ganz unterschiedlich aussehen und verlaufen.

Virusbedingte Mandelentzündung

In den meisten Fällen handelt es sich bei Halsschmerzen um eine von Viren ausgelöste Mandelentzündung. Diese Infekte sind in der Regel harmlos.

Symptome

- Glasig rote Stippchen am Gaumenrand,
- mehr oder weniger gerötete Mandeln,
- Fieber bis über 40 °C,
- belegte Zunge,
- Neigung zu Erbrechen.

So können Sie helfen

- Legen Sie Ihrem Kind *kühle Zitronenhalswickel* bzw. *Halswickel mit Zitronenscheiben* an (siehe Seite 297 f.).
- Später sind ggf. *Quarkhalswickel* sinnvoll (siehe Seite 299), besonders bei zusätzlich geschwollenen Halslymphknoten.
- Bei leichteren Verläufen wenden Sie am besten *»heiße« Zitronenwickel* an (siehe Seite 298).
- Geben Sie Ihrem Kind schlückchenweise gut warmen *Salbeitee mit Honig und Zitrone.*

- Lassen Sie Ihr Kind mit starker *Salbeitee-Abkochung* gurgeln.
- Bei wenig fiebrigem Verlauf können Sie ggf. eine Schwitzpackung anwenden (siehe Seite 312).
- Eine chemische Munddesinfektion ist sinnlos.
- Wenden Sie *Echinacea Mund- und Rachenspray* an oder lassen Sie Ihr Kind 3- bis 5-mal täglich mit *Bolus Eucalypti comp.* Pulver gurgeln.
- Bei chronischen oder häufigeren Mandelentzündungen ist eine 6- bis 8-wöchige Kur mit *Senfmehl-Fußbädern* sinnvoll (siehe Seite 308 f.).
- Innere Medikamente sollten je nach Untersuchungsergebnis vom Arzt verordnet werden. Solange diese Möglichkeit fehlt, empfehlen wir:
- *Zinnober comp.* (Weleda, rezeptpflichtig), 4- bis 8-mal täglich 1 Messerspitze oder *Apis/Belladonna cum Mercurio* (Wala, ohne Rezept erhältlich), 4- bis 8-mal täglich 5 bis 7 Globuli.

Eitrige Mandelentzündung

(sogenannte Angina lacunaris oder »Stippchen«-Angina)

Symptome

- Hinterer Gaumen und Mandeln hochrot, eventuell mit weißen Stippchen besetzt,
- übrige Symptome wie bei der viralen Entzündung (siehe oben).

! Achtung: Dickere Beläge auf hochroten Mandeln sollten von einem Arzt rasch abgeklärt werden. Meist steckt ein Pfeiffer'sches Drüsenfieber (siehe Seite 177 f.), sehr selten eine Diphtherie (siehe Seite 175 ff.) dahinter.

Zur Therapie mit Antibiotika

Die beteiligten Bakterien[8] sind meistens Streptokokken. Glücklicherweise nimmt diese Krankheit heute in der Regel einen milderen Verlauf als früher. Als Komplikationen sind Mittelohrentzündungen (siehe Seite 31 ff.), eine Abszessbildung um die Mandel und die Impetigo contagiosa (siehe Seite 132 f.) bekannt, selten gibt es eine Nierenentzündung (Glomerulonephritis), sehr selten ein akutes Gelenkrheuma mit Herzentzündung (Karditis; siehe das Kapitel über Scharlach, Seite 168 ff.). Für die Mehrzahl der Ärzte sind diese immer noch die Gründe, strikt auf der Verwendung von Antibiotika zu bestehen und es als Kunstfehler anzusehen, wenn sie nicht eingesetzt werden, obwohl die antibiotische Behandlung inzwischen auch von der Deutschen Gesellschaft für Pädiatrische Infektiologie nicht mehr zwingend empfohlen wird. Es wird dort im Gegenteil inzwischen sogar explizit darauf hingewiesen, dass die ungerechtfertigte Antibiotikatherapie oberer Atemwegsinfektionen, einschließlich der akuten Tonsillopharyngitis, eine bedeutende Rolle bei der Entstehung neuer Antibiotikaresistenzen spielt.[9] Zu bedenken ist jedoch, dass die Halsbeschwerden vor den genannten – seltenen – Komplikationen oft nur gering sind oder ganz fehlen und dass diese auch nach früher und regelrecht durchgeführter Antibiotikagabe auftreten können, wie Berichte aus den USA über Rheumaerkrankungen trotz Penicillinbehandlung nahelegen. Der einzige in zehn Jahren bei uns vorgestellte Patient mit einer Herzentzündung war jedenfalls auch antibiotisch vorbehandelt worden.

Interessant ist auch, dass Streptokokken auf den Mandeln vieler Personen im Umfeld eines Kranken gefunden werden, ohne dass diese erkranken oder andere anstecken. Zum Beispiel fand man bis zu 30 % Streptokokken-positive Abstriche bei gesunden Kindergartenkindern. Rechnet man deren Geschwister- und Erwachsenenumgebung hinzu und die möglichen Neubesiedlungen der Tonsillen (Mandeln) mit Streptokokken kurz nach Ende einer antibiotischen Behandlung, dann wird klar, dass die Auslösung einer Streptokokken-bedingten Komplikation durch eine noch so breit gestreute Penicillinbehandlung nicht mit Sicherheit verhindert werden kann.

Wir befürworten deshalb auch hier individuelle Entscheidungen der Eltern mit dem behandelnden Arzt und in jedem Fall eine sorgfältige und schonende Behandlung und Betreuung der Erkrankten

- *Bettruhe* bis mindestens 3 Tage über den Fieberabfall hinaus,
- alle 2 bis 3 Tage Kontakt mit dem behandelnden Arzt bis zur Entfieberung des Kindes,
- Kontrolle des Ergehens 2 bis 3 Wochen nach Abklingen der Krankheitserscheinungen und bei mangelhafter Erholung.
- Die Mehrzahl der von uns Behandelten brauchte keine Antibiotika.

So können Sie helfen

- Die Hilfsmaßnahmen sind dieselben wie bei der viralen Mandelentzündung siehe Seite 36 f.).

Mandelabszess

Hierbei handelt es sich um eine im Rahmen einer Angina sehr selten vorkommende auf, hinter oder unter den Mandeln sitzende Eiteransammlung.

Symptome

- Hohe, oft schwankende Temperaturen,
- starkes Krankheitsgefühl,
- Unfähigkeit, den Mund richtig zu öffnen (Kieferklemme),
- einseitig viel stärkere Schwellung, die eventuell das Zäpfchen verdrängt.

Der Mandelabszess gehört rasch in ärztliche Behandlung. Diese erfolgt chirurgisch und mit Antibiotika.

Halslymphknotenentzündung

(Lymphadenitis colli, im Volksmund Halsdrüsenentzündung)

Symptome

- Man tastet eine knollige, druckschmerzhafte Schwellung ein- oder beidseitig am Hals,
- eventuell Fieber,
- Auftreten im Rahmen anderer entzündlicher Erkrankungen im Halsbereich.

Man hat hier durchaus Zeit, zunächst zu beobachten.

So können Sie helfen

- *Halswickel* z.B. mit *Quark, Eukalyptuspaste* oder *Archangelica comp.* Salbe (Weleda), (siehe Seite 299 und 296 f.),
- *Archangelica comp.* Globuli velati (Wala), 3- bis 6-mal täglich 5 bis 10 Globuli.

Es gibt zwei Heilungsverläufe: Oft geht die Knotenbildung langsam zurück und hinterlässt monatelang tastbare, etwas derbere Lymphknoten, die allmählich kleiner werden. In anderen Fällen bemerken die Eltern eine täglich zunehmende Vergrößerung und Verhärtung der schmerzhaften Knoten, schließlich auch eine Rötung der darüberliegenden Haut mit »Verbackung« der Lymphknoten. Das ist ein Anzeichen dafür, dass sich ein Lymphknotenabszess gebildet hat, der entweder spontan aufgehen wird oder aber chirurgisch eröffnet werden muss. Dabei bleibt nur eine feine kleine Narbe zurück.

Bei beiden genannten Heilverläufen ist es der Organismus selbst, der aktiv die Heilung besorgt. Das hat zur Folge, dass die Kinder meist für den Rest ihrer Kindheit gegenüber eitrigen Erkrankungen eine gute Abwehrlage gewonnen haben. Daher lohnt es sich unserer Erfahrung nach, die Erkrankung ohne antibiotische Therapie zu behandeln. Dieser Weg muss jedoch von einem entsprechend erfahrenen Arzt eng begleitet werden.

Fast bei jedem Kind sind kleinere Halslymphknoten tastbar, die im Rahmen von harmlosen Infekten oder auch ohne jede Krankheitssymptomatik auftreten können. Hiermit geht man nur zum Arzt, wenn eine zunehmende schmerzlose Vergrößerung über Wochen festgestellt wird.

Muskelhartspann

Schmerzen im Nacken und Halsbereich können auch von einem Hartspann (verspannte Muskelpartie) herrühren. Eine Nackensteife bei Hirnhautentzündung (siehe Seite 26 ff.) sollte ausgeschlossen werden.

Symptome

- Schmerzen und Verhärtungen im Bereich der Hals- und Nackenmuskulatur.

So können Sie helfen

- Wärmeanwendungen mit *Lavendelöl* 10 %, *Aconit Schmerzöl* (Wala) oder *Solum Öl* (Wala).

Brustschmerzen

Schmerzen beim Atmen und Husten

Schmerzen beim Atmen und Husten, besonders bei bellendem Husten, beruhen meist auf einer Reizung der Luftröhrenschleimhaut oder des Kehlkopfes (siehe auch das Kapitel über Pseudokrupp auf Seite 95 ff.).

So können Sie helfen

- Inhalationen mit *Kochsalzlösung* (NaCl 0,9 %),
- *Hustentee* mit *Honig*,
- *Warme Ölwickel* um die Brust mit 5- bis 10 %igem *Lavendel-* oder *Eukalyptusöl* (siehe Seite 302 f.).

! Man kann die Öle selber herstellen, indem man reines ätherisches Öl mit neun Teilen Olivenöl verdünnt.

Schmerzen in der Brustwand

Schmerzen in der Brustwand beim Atmen können auftreten, wenn es im Rahmen besonderer grippaler Erkrankungen zu lokalisierten Muskelreizungen kommt. Der Beginn ist meist plötzlich, der Schmerz stechend. Die Patienten können nicht richtig durchatmen, haben aber genug Luft und auch keinen Husten. Oft sprechen die Patienten auch von Herzschmerzen, die jedoch im Kindesalter selten sind. Im Unterschied zu Schmerzen, die vom Herzen herrühren, ist meist ein druckschmerzhafter Bereich an der Brustwand zu finden.

So können Sie helfen

- *Warme Ölwickel* um die Brust mit 5- bis 10 %igem *Lavendel-* oder *Eukalyptusöl* (siehe Seite 302 f.).

Linksseitige Brustschmerzen

Eine andere Art von Brustschmerzen beim Durchatmen beruht auf einer Luftansammlung im Darm unter der linken Zwerchfellkuppe. Auch hier können die Patienten schlecht durchatmen, haben aber auch zwischendurch einen dumpfen Druck auf der linken Seite in der Herzgegend.

So können Sie helfen

- *Kümmeltee* und andere entblähende Maßnahmen (siehe Seite 41 f.).
- Tasten Sie mit warmer Hand im Uhrzeigersinn den Leib durch und versuchen Sie, die angestaute Luft in Bewegung zu bringen.
- Manchmal lassen sich die Schmerzen mithilfe der Bauchpresse vom Patienten selbst wegdrücken.

Vom Herzen ausgehende Schmerzen

Diese sind im Kindesalter äußerst selten. Eine schwere Allgemeinstörung, eine schwere Vorkrankheit, Pulsrasen oder Sich-Hinkauern sowie die Neigung, sich hinzulegen, sind Anzeichen einer ernsten Störung und immer ein Grund, den Arzt aufzusuchen.

Rippenfellentzündung

Schmerzen im Brustkorb mit hohem Fieber und »anstoßender«, stufenförmiger Ausatmung sind selten, aber deutliche

Hinweise für eine Rippenfellentzündung. Meist geht diesem Zustand eine Lungenentzündung voran.

Die Behandlung wird in der Klinik durchgeführt.

Seitenstechen

Seitenstechen kommt meist von einer Verkrampfung der seitlichen Bauchwandmuskulatur beim Gehen mit vollem Bauch.

So können Sie helfen

- Man kann die Verkrampfung lösen, indem man die Luft anhält, den Druck zur Bauchpresse steigert, mit den Unterarmen quer in den Oberbauch drückt und gleichzeitig in die Hocke geht.

Bauchschmerzen

Gerade im Säuglingsalter führen unterschiedlichste Beobachtungen der Eltern zu dem Verdacht auf Bauchschmerzen: »Mein Kind verkrampft sich so«, »Es schreit immer wieder, zwischendurch ist es ruhig«, »Der Bauch ist so prall und hart«, »Es sieht so blass aus«, »Im Bauch gluckst es so«, »Es hat schon zweimal erbrochen«, »Es will nichts essen«, »Es hatte seit gestern keinen Stuhlgang« usw. Fragen dieser Art führen oft in die Sprechstunde. Wenn die Eltern jedoch in aller Ruhe einige Untersuchungen durchführen, können sie oft die harmlosen Störungen von den gefährlichen unterscheiden lernen und sich in vielen Fällen selbst helfen.

Blähungen und Dreimonatskoliken

Beispiel
Ein Säugling im Alter von wenigen Wochen schreit nach jeder Mahlzeit, seltener während des Trinkens. Wenn er nicht zu wenig oder zu viel getrunken hat, die Nahrung nicht zu kalt und nicht zu dick für den Sauger war und das Bäuerchen ausgiebig gekommen ist, dann sind meist **Blähungen** oder eine überstarke Darmbewegung die Ursache.

Symptome

- Etwas Spucken,
- ein etwas prallerer Bauch,
- ein angestrengtes Auspressen des festen, normalen oder spritzenden Stuhles mit Luft.

So können Sie helfen

- In diesen Fällen ist *Wärme* wichtig! Wärmen Sie den Bauch Ihres Kindes lokal mittels angewärmtem Tuch oder feucht-warmer *Bauchkompresse mit Kamillen-, Schafgarben- oder Melissentee* (siehe Seite 305 f.).
- Auch *Einreibungen* des Bauches im Uhrzeigersinn mit *Melissen-, Kamillen-* oder *Kümmelöl* 10 %, eventuell 1:2 verdünnt, können helfen.
- Ziehen Sie Ihrem Kind Schafwollunterhemden an, die über den Bauch reichen.

- Wenden Sie eine wärmere Wickeltechnik an.
- Legen Sie Ihrem Kind ein gewärmtes Kirschkernsäckchen auf den Bauch.
- Halten Sie auch Knie und Füße Ihres Kindes gut warm.
- Innerlich sind einige Teelöffel gut warmen *Fencheltees* direkt vor der Mahlzeit sinnvoll. Sogenannte Carminativa, d.h. pflanzliche Mittel gegen Blähungen, in Form von Tropfen helfen meist nicht besser.
- Tragen Sie Ihr Kind nach dem Bäuerchen zehn Minuten im Tragetuch.
- Sie können eine *Fußmassage* durchführen: Man setzt das satte Kind rittlings auf den Oberschenkel, seinen Rücken an die eigene Brust gelehnt, und macht eine leichte Knet-Massage der Füße, Fersen und der Unterschenkel, indem man die Füße des Kindes mit jeweils einer Hand umfasst. Oft beruhigen sich die Kinder auch schon, wenn ihre Füße beim Strampeln in der Hand des Erwachsenen auf Widerstand treffen.
- Kontrollieren Sie die Nahrungsmenge (siehe Seite 388 ff.).
- Alltagshetze, Examensstress, eiliges Essen, ständiges Abgelenktwerden oder Unzufriedenheit der Mutter wirken sich verstärkend auf die Beschwerden des Säuglings aus.
- Zur Ernährung der stillenden Mutter: nicht zu viel Vollkornbrot, zu frisches Hefe- und Sauerteigbrot, Hülsenfrüchte, frische Haferflocken, zu scharfe Gewürze, Zwiebeln und Kohl essen.
- Bei nicht gestillten Kindern sollte der Versuch einer Nahrungsumstellung mit dem Arzt besprochen werden (siehe auch Seite 384 ff.).
- Wenn beim Säugling Schnupfen die Ursache für vermehrtes Luftschlucken ist, hilft häufigeres Absetzen, Beruhigen und Wiederanlegen. Geben Sie Ihrem Kind *Kochsalz-Nasentropfen* (NaCl 0,9 %) vor jedem Stillen.

Hilfreiche Medikamente sind z.B.

- *Nicotiana comp.* Globuli velati (Wala), bis zu stündlich 3 Globuli bei krampfartigen Schmerzen, ansonsten 3-mal täglich 3 Globuli,
- *Chamomilla Cupro culta, Radix* Rh D3 (Weleda), 5 Tropfen vor jeder Mahlzeit. Diese Tropfen sollten Sie im Kühlschrank aufbewahren.

Zum Trost sei vorausgesagt: Nach acht bis zwölf Wochen verschwinden solche Bauchschmerzen fast immer von alleine.

Die sogenannte »Schreistunde« abends zwischen 17 und 21 Uhr (bitte Anmerkung 10 auf Seite 676 beachten!) hat nichts mit Blähungen zu tun. Hier spielen unterschiedliche Faktoren zusammen – insbesondere die Tatsachen der noch unreifen Verdauungsorgane des Säuglings und dass der betreuende Erwachsene zu dieser Zeit nicht mehr »frisch und munter« ist. Die Behandlung ist symptomatisch und reicht vom geduldigen »Schreienlassen« über das nochmals liebevolle Hochnehmen, die Füßchen Massieren (siehe oben) bis hin zum rhythmisch ruhigen Auf- und Abgehen mit dem Säugling und ggf. leisen Melodiensummen, bis dieser einschläft.

Ebenfalls nicht zu Blähungen gehören Erbrechen (d.h. mehr als ein bis zwei Mund voll), ein blasses Gesicht, praller Bauch, Durchfall (d.h. mehrere dünne Stuhlentleerungen zwischen den einzelnen Mahlzeiten), Gedeihstörungen oder plötzlich auftretendes vernichtend-schmerzhaftes Schreien. Diese Vorkommnisse müssen in jedem Fall ärztlich abgeklärt werden.

»Blinddarmentzündung«

(Appendizitis)

Symptome

- Über Stunden langsam zunehmende Dauerschmerzen, die sich immer mehr in den rechten Unterbauch des Kindes konzentrieren,
- Unlust, Unwohlsein,
- Appetitlosigkeit, Übelkeit, Erbrechen,
- belegte Zunge,
- eindrucksvolle Abneigung gegen eine angebotene Wärmflasche,
- Schmerzen beim Gehen und Hüpfen,
- Fieber mit einer Temperaturdifferenz von über 0,5 °C zwischen axillär und rektal (d.h. unter der Achsel und im After gemessen),
- im fortgeschrittenen Stadium: »akuter Bauch« (siehe Seite 46)

Maßnahmen

!

- Halten Sie das Kind nüchtern, geben Sie ihm auch nichts zu trinken.
- Messen Sie seine Temperatur unter der Achsel, und zwar fünf Minuten lang. Kontrollieren Sie den Sitz des Thermometers und legen Sie Ihrem Kind eine Decke über die Schulter. Anschließend sollten Sie eineinhalb Minuten lang die Temperatur im After messen. Notieren Sie beide Werte (siehe Seite 72 f.).
- Suchen Sie dann einen Arzt auf.

Blinddarmentzündungen treten meist erst vom Kleinkindalter an auf und sind bei diesen dann oft noch schwer zu beurteilen. Sie bieten gelegentlich nur geringe und uncharakteristische Krankheitszeichen oder gleich den hochdramatischen »akuten Bauch«. Auch für Ärzte ist die Diagnose oft nicht einfach, möchte man doch eine unnötige Operation vermeiden.

! Warnen müssen wir vor dem Rat, anstelle der Operation eine Behandlung mit kalten Abgüssen und Medikamenten durchzuführen. Dieses Vorgehen ist lebensgefährlich und kann auch bei Überleben zu schweren Schäden führen. Angebliche Erfolge einer operationsfreien Behandlung beruhen sicher überwiegend auf einer Verwechslung mit den unzähligen fraglichen oder wahrscheinlichen Reizungen des Wurmfortsatzes oder der Bauchlymphknoten.

Würmer

Madenwürmer (Oxyuren) sind ca. 1 bis 2 cm lange fadendünne, leicht zerstörbare Tierchen, die im Enddarm hausen und nachts ihre Eier vor dem After ablegen. Die Übertragung erfolgt über Rohkost, Fingernägel und Handtücher auf andere Kinder. Der Nachweis der Eier gelingt leicht vom morgens noch ungewaschenen After mittels Tesafilm-Abklatsch auf Objektträgerglas und anschließender mikroskopischer Untersuchung.

Symptome

- Juckreiz, manchmal mit Ekzem am After,
- ggf. nächtliche Bauchschmerzen,
- ggf. sind feine weiße Fädchen auf dem Stuhl sichtbar.

Spulwürmer (Askariden) sind bei uns schon erheblich seltener. Sie haben eine Länge von etwa 20 cm, wobei die Männchen deutlich kleiner als die Weibchen sind, und können Bauchschmerzen verursachen. Die Übertragung geschieht durch Salate und Rohgemüse, das mit Abortjauche gedüngt wurde. Die Larven entwickeln sich 30 bis 40 Tage im Ei, gelangen nach Aufnahme in den Darm erst einmal über Pfortader, Leber und Herz in die Lunge, wo sie nach acht Tagen durch die Lungenbläschen durchbrechen und über die Bronchien und den Rachen endgültig wieder den Darm erreichen, um dort heranzuwachsen. Bei dieser komplizierten Wanderung können vielfältige – auch allergische – Symptome entstehen. Wurmeier sind erst nach Abschluss dieses Entwicklungszyklus im Stuhl nachweisbar.

Symptome

Die Symptome sind je nach Entwicklungszyklus unterschiedlich:

- Husten, Atemnot, blutiger Auswurf,
- bei Kindern mit Allergieneigung sind asthmatische Beschwerden möglich,
- Erbrechen, Übelkeit, kolikartige Bauchschmerzen,
- selten Entzündungen in Leber und Gallenwegen.

Therapie

- Die meisten Eltern bevorzugen heute eine chemische Eintagestherapie.

So können Sie zusätzlich helfen und Rückfälle vermeiden

- *Allium/Cuprum sulfuricum comp.* (Weleda), je nach Alter 3-mal täglich 5 bis 10 Tropfen verdünnt,
- bei Spulwürmern zusätzlich *Quarz* 50 %, 3-mal täglich eine Messerspitze bis zu $^1/_3$ Teelöffel,
- sorgfältige Handwaschhygiene mit Seife, Nagelbürste und eigenen Handtüchern für jede Person.

Der Erfolg ist nach etwa drei Wochen am Fehlen von Wurmeiern in einer vom Arzt untersuchten Stuhlprobe erkennbar.

Harnwegsinfekte

Symptome

- Bauch- oder Rückenschmerzen mit oder ohne Fieber,
- Blässe, allg. Schwäche, Appetitlosigkeit,
- ggf. Einnässen,
- Brennen beim Wasserlassen.

Dabei kann es sich entweder um eine **Blasen-** oder aber um eine **Nierenbeckenentzündung** handeln.

Das Brennen ist manchmal so stark, dass die Kinder den Urin zurückhalten. Hier ist es wichtig zu wissen, dass im Krankheitsverlauf das Brennen schneller verschwindet als die Entzündung.

Bei derlei Beschwerden sollte der Urin untersucht werden. Auch leichtere Harnwegsinfekte sind aus der Urinuntersuchung zu erkennen. Allerdings täuschen manchmal Verunreinigungen oder äußere Entzündungen im Genitalbereich einen krankhaften Befund vor.

Wenn Harnwegsinfekte häufiger oder chronisch auftreten, können sie schwere Folgeschäden für die Niere nach sich ziehen. Aus diesem Grund ist die Beurteilung und Behandlung aller Harnwegsinfekte stets Sache des Arztes.

So können Sie helfen

- Warme *Blasenkompressen* mit *Eukalyptusöl* 10 % (siehe Seite 306 f.).
- *Cantharis Blasen Globuli* velati (Wala), 4- bis 8-mal täglich 5 Globuli bei akutem Harnwegsinfekt,
- *Berberis/Quarz* Globuli velati (Wala), 4-mal 5 Globuli, bei Reizblase,
- *Argentum nitricum comp.* Globuli velati (Wala), 3-mal täglich 5 bis 10 Globuli für mindestens einen Monat, bei wiederholten Harnwegsinfekten.
- Achten Sie auf warme Füße, reiben Sie diese ggf. mit *Solum Öl* (Wala) ein.
- Geben Sie Ihrem Kind reichlich warme Getränke (*Nieren-Blasentee*, z.B. mit Schachtelhalmkraut, Riesengoldrutenkraut, Birkenblättern, Hauhechelwurzel, Brennnesselkraut, Melissenblättern und Ringelblumenblüten).

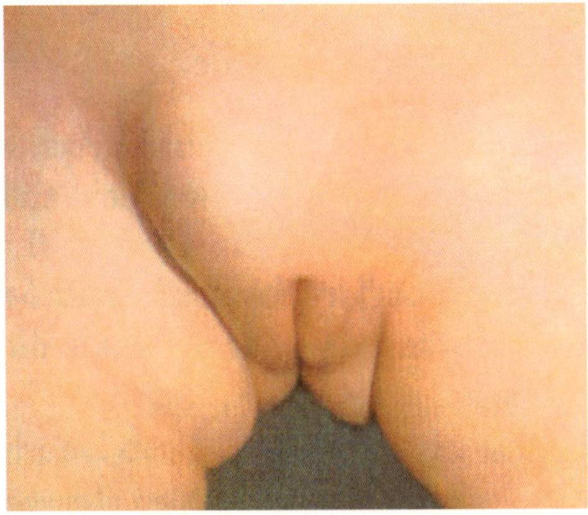

Leistenbruch: Man sieht die leichte Vorwölbung über der rechten Leistenbeuge. Beim Mädchen schlüpft oft ein Eierstock in den Bruchsack. Deshalb ist die Operation auch ohne Beschwerden hier bald angezeigt.

Der Leistenbruch

Symptome

- Haselnuss- bis apfelsinengroße Vorwölbung in der Leistengegend. Sie enthält meist ein Stück Darm.
- Beim Jungen kann der Bruch bis in den Hodensack reichen.
- Ggf. Schmerzen in der Leistengegend,
- ggf. Stuhlverhalt.

Jede schmerzhafte Schwellung in diesem Bereich bedarf sofortiger ärztlicher Beurteilung: Neben einer Einklemmung des Bruches kommen z.B. auch eine Hodendrehung oder -entzündung infrage! !

So können Sie helfen

- Das mehr oder weniger schwierige Zurückschieben eines Bruches sollte man sich vom Arzt zeigen lassen.

Therapie

Im Unterschied zu den Nabelbrüchen, die sich meist von alleine zurückbilden – auch ohne Pflaster –, ist bei Leistenbrüchen die Heilung ohne Operation selten (zum Wasserbruch siehe Seite 52).

»Akuter Bauch«

Symptome

- Kolikartige oder kontinuierlich heftige Bauchschmerzen,
- Übelkeit und Erbrechen,
- Blässe und schlechter Allgemeinzustand,
- Tastbefund: »brettharter Bauch«.
- Auch ein unvermittelt plötzlicher heftiger Schmerz mit entsprechendem Schreien und häufig auch Erbrechen ohne harten Bauch und mit scheinbarer Besserung innerhalb von Stunden gehört hierher. Es besteht dann der Verdacht auf eine **Invagination**, d.h. eine Darm-in-Darm-Einstülpung.

Die Erkrankungen, die mit einem harten Bauch einhergehen, sind vielfältig. Neben der genannten Invagination ist eine durchgebrochene **Blinddarmentzündung** möglich, ebenso eine **Leistenbrucheinklemmung**, eine **Bauchspeicheldrüsenentzündung**, **Nieren-** oder **Gallensteine** und anderes. Die Verwechslung mit dem harmloseren **acetonämischen Erbrechen** ist möglich, solange man dieses bei einem Kind noch nicht erlebt hat (siehe Seite 111 f.).

So können Sie helfen

Diese Kinder bedürfen unverzüglich einer qualifizierten ärztlichen Beurteilung. Am besten steuert man gleich eine Klinik an, bei der die Möglichkeit kinderchirurgischer Eingriffe gewährleistet ist. **!**

Bauchschmerzen bei grippalen Infekten

Symptome

- Bauchschmerzen neben typischen Grippesymptomen,
- Frösteln,
- Unwohlsein, gelegentlich sogar Erbrechen,
- Kopf- und Gliederschmerzen.

Meist verschwinden die Schmerzen nach einem kräftigen Fieberanstieg. Der Unterschied zur Appendizitis (der sogenannten Blinddarmentzündung) ist folgender: Es besteht kein lokalisierter Druckschmerz im Bauchraum, der Temperaturunterschied zwischen After und Achsel beträgt nicht mehr als 0,5 °C. Ein rascher Fieberanstieg auf mehr als 38,5 °C ist untypisch für eine Blinddarmentzündung. Kühle Arme und Beine deuten darauf hin, dass der Fieberanstieg noch nicht zu Ende ist.

So können Sie helfen

- Ein warmes Kirschkernsäckchen auf dem Leib wird als angenehm empfunden. Bei einer Appendizitis ist dies dagegen weder vom Kind erwünscht noch medizinisch erlaubt (siehe Seite 43).

Medikamente

- *Agropyron* Globuli velati (Wala), 3- bis 6-mal täglich 5 Globuli.

Bauchschmerzen bei Nahrungsmittelunverträglichkeiten

Immer häufiger beobachten wir Nahrungsmittelunverträglichkeiten schon im frühen Kindesalter. Man kann folgende drei Formen unterscheiden:

Nahrungsmittelallergien

Häufig allergene Lebensmittel sind z.B. Milch, Weizen, Soja, Nüsse, Ei, Tomaten, Erdbeeren, Zitrusfrüchte, Schweinefleisch. Neben Bauchbeschwerden führen sie gerade bei Kleinkindern oft zu allergischen Ekzemen (siehe Seite 145 ff.).

Nahrungsmittelintoleranzen

Bei der Laktose-, Fruktose- oder Saccharoseintoleranz handelt es sich um einen Mangel an bestimmten Verdauungshelfern, den entsprechenden Zucker-zersetzenden Enzymen. Dieser Mangel kann genetisch veranlagt sein, z.B. vertragen erwachsene Mittel- und Südasiaten kaum Laktose. Zum Teil tritt er auch vorübergehend bei hormonellen Veränderungen auf, z.B. in der Schwangerschaft oder Pubertät. Schließlich können Erkrankungen des Verdauungstraktes wie z.B. Entzündungen, Parasitenbefall oder Allergien Auslöser sein.

Zöliakie

Diese Autoimmunerkrankung führt zu einer Unverträglichkeit des Getreideklebers Gluten (siehe Seite 387 f.).

Symptome

- Bauchschmerzen,
- Blähungen,
- dünne oder massige Stühle,
- bei Nahrungsmittelallergien Ekzeme,
- ggf. Übelkeit und Erbrechen,
- ggf. Gedeihstörung.

So können Sie helfen

- Beobachten Sie sorgfältig die oben genannten Symptome im Zusammenhang mit der Aufnahme bestimmter Nahrungsmittel. Wenn Sie hierzu einige Zeit ein Tagebuch führen, erleichtert das dem Arzt die Diagnose.
- Die jeweiligen Nahrungsmittel wegzulassen ist erst nach einer Abklärung durch den Arzt sinnvoll. Hat ein Nahrungsmittel allerdings eine eindeutige akute allergische Reaktion hervorgerufen, meidet man es sofort und je nach Schwere der Reaktion auch sehr streng!

Medikamente z.B.

- *Cichorium e planta tota* 5 % Globuli velati (Wala), 3- bis 6-mal täglich 5 Glo-

buli vor den Mahlzeiten, bei Ekzemen durch Nahrungsmittelunverträglichkeit und dünnen Stühlen,
- *Gentiana Magen Globuli* velati (Wala), 3 bis 5 Globuli vor jeder Mahlzeit für mindestens 1 Monat, bei Nahrungsmittelintoleranzen.

Bauchschmerzen anderer Ursachen

■ Muskelkater der Bauchdecken nach sportlicher oder spielerischer Überanstrengung,

■ Bauchschmerzen mit Durchfällen (siehe Seite 109 ff.).

■ Es wird über Bauchschmerzen geklagt. Ein Blick in den Mund zeigt oft eine Mandelentzündung (siehe Seite 36 ff.). Die Kinder projizieren den Schmerz in den Bauch, oder sie sind im Fieberanstieg, oder die Lymphknoten des Bauchraumes sind auch geschwollen.

■ Kolikartige Leibschmerzen können Stunden bis halbe Tage lang vor dem Ausbruch eines acetonämischen Erbrechens auftreten (siehe Seite 111 f.).

■ Bei unbegründetem Durst und vermehrter Urinausscheidung über mehrere Tage mit und ohne Bauchschmerzen besteht der Verdacht auf Zuckerkrankheit (Diabetes mellitus, siehe Seite 201 ff.).

Seelisch bedingte oder psychosomatische Bauchschmerzen

Bauchschmerzen vor oder in der Schule deuten auf eine Überanstrengung oder auf seelische Spannungen hin, die zuerst mit dem Lehrer besprochen werden sollten. Manchmal kann der Arzt zur Aufklärung des Problems beitragen oder durch harmlose Maßnahmen helfen. Chemische Beruhigungsmittel oder Schmerzmittel sind in der Regel nicht angezeigt.

Seelische Bedingungen, die zu Bauchschmerzen führen können, sind

■ Kindergeburtstage mit ihren Torten und Aufregungen,

■ ein Wutausbruch bzw. unverarbeitete oder überwältigende Wut,

■ Ängste, z.B. vor Versagen, vor Mitmenschen, vor Auftritten, vor Prüfungen, aber auch vor unbestimmten Dingen,

■ familiär belastende Situationen wie Konflikte, Trennung, ein Todesfall, finanzielle Sorgen u.a.,

■ Stress oder Überforderung eines Elternteiles oder Lehrers,

■ zu wenig Zeit der Bezugspersonen, das Kind mit physischer und seelischer Wärme und warmem Interesse zu umgeben,

■ nervöse Ungeduld,

■ Ehrgeiz und Eifersucht des Kindes und Ähnliches.

Es empfiehlt sich, den Tageslauf des Kindes daraufhin durchzugehen, inwieweit man selbst in das Zustandekommen von Bauchschmerzen mit einbezogen ist.

Kinder sagen: »Ich hab Bauchweh«, aber ihr Inneres meint: »Du hast mich heute noch nicht richtig wahrgenommen«, oder: »Du arbeitest so hastig und lustlos«, oder: »Ich weiß nicht, was ich tun soll«, oder aber: »Du baust eine Mauer auf.«

Die Frage, ob das Kind die Bauchschmerzen nur »vortäuscht«, kann man mit gutem Gewissen mit Nein beantworten, außer wenn das Kind früh Vorbilder unehrlichen Verhaltens kennengelernt hat. Die Kinder erleben ihre Umwelt so stark, dass sich seelische »Unverdaulichkeiten« direkt körperlich niederschlagen können, wenn ein gewisses Maß überschritten ist. Ob die vorhandenen Schmerzen dann mehr oder weniger bewusst benutzt werden, um etwas zu erreichen, hängt ganz von der Umgebung ab, in der die Probleme »gedeihen«. Moralisch zu werten sind sie jedenfalls nicht.

So können Sie helfen

- In vielen Fällen ist durch das Erkennen der Zusammenhänge eine Lösung leicht zu finden. Zum unbefangenen Anschauen derselben ist jedoch manchmal ein Außenstehender sehr hilfreich, beispielsweise der Arzt der Familie, der Kinderarzt, ein guter Freund, ein Vertrauenslehrer, ggf. auch ein Kinder- und Jugendpsychiater oder -psychologe.
- Für unvermeidbare Belastungen sollte man rechtzeitig Unterstützung suchen.

Stützende Elemente sind

- Positivität und Optimismus (positive Verstärkung),
- Wärme und Interesse,
- Sicherheit. Beispielsweise kann auch ein klar und verlässlich strukturierter Tag Sicherheit vermitteln.
- Rhythmus,
- ggf. Ablenkung,
- ausreichend Ruhe und Erholung.

Bei schulischer Belastung

- Schaffen Sie einen Ausgleich zu den intellektuellen Anforderungen, z.B. indem Sie Zeit für Freunde, Spiel, Sport oder ggf. Entspannungsübungen einräumen.
- Hilfreich ist eine künstlerische Betätigung, sowohl aktiv als auch passiv.
- Vermeiden Sie (Leistungs-)Druck, versuchen Sie stattdessen Begeisterung und Interesse zu fördern.
- Entwerfen Sie einen realistischen Plan, ob und wie ein Ziel zu erreichen ist, ggf. mithilfe spezieller Fördermaßnahmen.

Weitere Anregungen finden Sie in dem Kapitel »Seelische Schmerzen«, Seite 67 ff.

Schmerzen bei Bewegungen

Ursachen und Erscheinungsformen sind so unterschiedlich, dass wir hier nur wenig Allgemeingültiges vermitteln können. Unabhängig davon, ob ein Unfall vorgelegen hat oder die Schmerzen spontan aufgetreten sind, ist es entscheidend, dass sich die Eltern über die Vorgeschichte ein möglichst vollständiges Bild zu machen versuchen. Wichtig ist die Feststellung neu auftretender oder vorübergehender Schwellungen oder Überwärmungen in den schmerzhaften Bezirken. Fieber sowie Art und Zeitpunkt des Auftretens dieser Erscheinungen können für den später untersuchenden Arzt nützliche Hinweise sein. Handelt es sich doch bei diesen Symptomen oft um schwerwiegende Grunderkrankungen wie Rheuma, Knochenmarksentzündung (Osteomyelitis) u.a. Diese Krankheiten werden hier nicht besprochen, da ohnehin eine gründliche ärztliche Untersuchung nötig ist und sie glücklicherweise nicht zu den häufigen Erkrankungen gehören.

Der Schlüsselbeinbruch des Neugeborenen

Symptome

- Schmerzhafte Reaktion beim Umkleiden, Umlegen oder Bewegen der Schultern,
- ggf. ist eine Stufe oder Schwellung am schmerzenden Schlüsselbein tastbar.

Der Befund kann einer ärztlichen Untersuchung anfangs entgehen, wird jedoch später durch eine Schwellung im Bereich der Heilungszone deutlich sichtbar. Der Knochen heilt fast immer von alleine wieder zusammen. Die Beschwerden sind nach wenigen Tagen vorbei.

So können Sie helfen

- Führen Sie nur die nötigsten Bewegungen vorsichtig durch.
- Wenden Sie die Wechsellagerung an, damit das Köpfchen sich nicht verformt (siehe Seite 333 f.).

Medikamente

- *Arnica, Planta tota* Rh D3 (Weleda) 3- bis 6-mal täglich 5 Tropfen. Bewahren Sie die Tropfen im Kühlschrank auf.
- *Symphytum comp.* Globuli velati (Wala), 3-mal täglich 3 Globuli.

Der muskuläre Schiefhals

Hierbei handelt es sich um einen anlässlich der Geburt entstandenen kleinen Einriss im Muskel.

Symptome

- Der Säugling hält den Kopf immer zu einer Seite geneigt und hat sein Kinn etwas zur Gegenseite gedreht.
- Es besteht eine kleine Schwellung im Kopfnickermuskel der Neigungsseite.
- Beim stärkeren Dehnen des Muskels treten Schmerzen auf.

Behandlung

- Eine vorsichtige ärztliche oder krankengymnastisch überwachte Dehnungsbehandlung führt meist zum Ausgleich. Ohne Behandlung kommt es zur Kopfverformung (siehe Seite 333).
- *Arnika-Salbe* 10 % (Weleda), lokal 1- bis 2-mal täglich.

Hinkende Kleinkinder

Ehe der Arzt aufgesucht wird, sollte man sich die Füße des kleinen Kindes selbst ansehen. Vielleicht findet sich eine Schwiele, Druckstelle oder eine Verletzung am Fuß, vielleicht hat sich ein Nagel durch die Sohle des Schuhs gebohrt oder Ähnliches.

Möglicherweise gibt es auch einen geliebten Menschen in der Umgebung, den das Kind nachahmt? Auch ein Muskelkater nach ungewohnter Belastung kann Ursache für das Hinken sein.

Schließlich kann es bei bzw. kurz nach Infekten zu einer entzündlichen Reizung der Hüftgelenke kommen, die sich meist rasch wieder zurückbildet. Hierbei handelt es sich um den sogenannten **Hüftschnupfen** (Coxitis fugax). Reizlindernd wirken hierbei *Rhus toxicodendron comp.* 3- bis 6-mal täglich 5 Globuli und *Stannum metallicum* 0,4 % Salbe, 2-mal täglich dünn in der schmerzenden Leistengegend aufgetragen. Die richtige Schonung halten die Kinder schmerzbedingt von selbst ein.

Wenn man sich nicht sicher ist, dass das Hinken eine harmlose Ursache hat, sollte das Kind dem Arzt vorgestellt werden.

Prellungen, Zerrungen, Verstauchungen

Bei solchen Verletzungen ist zunächst der Ausschluss von Bänderrissen oder Knochenbrüchen Sache des Arztes.

So können Sie helfen

- *Arnika*-Umschläge oder Einreibungen,
- *Arnica e planta tota* D3 Globuli velati (Wala), 4-mal täglich 5 bis 10 Globuli.

Phimose – Wasserbruch – Hodenhochstand

Die folgenden Befunde am männlichen Genitale bereiten nur ausnahmsweise Schmerzen. Dennoch gewähren wir ihnen hier einen Platz, da sie zum Teil einer chirurgischen Behandlung bedürfen.

Vorhautenge (Phimose)

Symptome

- Die Vorhaut lässt sich nicht über die Eichel zurückstreifen,
- ggf. ist auch die Vorhaut mit der Eichel verklebt.

Komplikationen

- Wenn sich Talg der Vorhautdrüsen und abschilfernde Zellen sammeln, kommt es zu einem Smegma-Stau,[11]
- schmerzhafte Vorhautentzündungen (Balanitis),
- Vernarbungen, entstanden durch unsachgemäßes Dehnen, chronische Reizungen oder Entzündungen,
- selten Harnverhalt.

Eine Vorhautverengung als normale physiologische Verklebung ist bei 89 % der Jungen mit Vollendung des 2. Lebensjahres gelöst. Allerdings liegt bei 8 % der Knaben im 6. bis 7. Lebensjahr und bei etwa 1 % der 16- bis 18-Jährigen noch eine behandlungsbedürftige Vorhautenge vor.[12]

Die regelmäßige Reinigung der Eichel empfehlen wir erst zur Zeit der Pubertät oder wenn sich beträchtlich Smegma bildet. Ansonsten reicht die Reinigung von außen.

Behandlung

Bei unkomplizierten Verläufen wird zunächst einfach abgewartet.

Maßnahmen bei anhaltender deutlicher Vorhautenge und Vorhautverklebungen
- Vorsichtiges Bewegen der Vorhaut im warmen Bad,
- *Rosatum Heilsalbe,* 2-mal täglich lokal.

Die folgende Therapie bei Komplikationen oder sich nicht auswachsenden Befunden darf nur durch den Arzt vorgenommen werden
- Behandlung mit Östrogen- oder Cortison-haltigen Salben,
- ggf. Lösen von Verklebungen mit einer Knopfsonde,
- Beschneidung, d.h. Verkürzung oder Entfernung der Vorhaut (Zirkumzision) in angemessener Narkose.

Gelegentliche Erektionen mit und ohne Phimose gibt es schon vom Säuglingsalter an. Manchmal berichten die Kinder von Schmerzen oder Spannungsgefühlen. Mit Onanieren (siehe Seite 601 f.) haben sie primär nichts zu tun. Sie treten besonders morgens im Schlaf auf.

Wasserbruch (Hydrocele testis)

Symptome

- Flüssigkeitsgefüllter Hodensack.

Beim vorgeburtlichen Abstieg der Keimdrüsen aus dem Bauchraum des Kindes durch den Leistenkanal in den Hodensack nimmt der Hoden das »Bauchfell« mit, d.h. die feine Auskleidung des Bauchinnenraums. Bevor diese Ausstülpung ganz verwächst, können noch blasenartige Reste erhalten bleiben, die sich dann bei Reizungen mit Flüssigkeit füllen.

So können Sie helfen

- Im Säuglingsalter verschwinden diese »Hydrozelen« meist von alleine.
- Eine möglichst geringe Manipulation fördert die spontane Rückbildung.

Therapie

- Eine Operation erfolgt im Kleinkindalter bei bleibender Flüssigkeitsansammlung, besonders wenn gleichzeitig ein Leistenbruch vorhanden ist.

Der Hodenhochstand

Symptome

- Der Hoden ist nicht im Hodensack tastbar.
- Eventuell kann der Hoden in der Leistenregion ertastet werden.

Wenn der Hoden im warmen Bad nach unten in den Hodensack sinkt und nur bei Kälte oder beim Waschen hinaufrutscht, handelt es sich um einen sogenannten Pendelhoden, der keiner Operation bedarf.

Therapie

- Operation.

Wir empfehlen vorher über mindestens 2 Monate eine Konstitutionsbehandlung mit

- *Argentum metallicum praep.* D6 Trituration (Weleda), 3-mal täglich 1 Messerspitze, ergänzt durch eine äußerliche *Salbeneinreibung* der Leistengegend abends vor dem Schlafen mit *Argentum metallicum praep.* 0,4 % Salbe (Weleda).

Dazu:

- *Epiphysis/Plumbum* Globuli velati (Wala), morgens und abends 5 Globuli im wöchentlichen Wechsel mit
- *Hypophysis/Stannum* Globuli velati (Wala), morgens und abends 5 Globuli.*

Den Versuch mit einer Hormonbehandlung empfehlen wir nicht (siehe unten).

Auch wenn die Daten für das optimale Operationsalter noch nicht wissenschaftlich erhärtet sind, empfiehlt die aktuelle Leitlinie den Abschluss der Behandlung vor dem ersten Geburtstag, da sonst das Risiko für eine reduzierte Fruchtbarkeit steigt. Andererseits stellt eine frühe Operation auch einen Eingriff in das leiblich-seelische Gefüge des Kindes dar, dessen Auswirkungen unterschiedlich sind. Daher sollte in jedem Fall die Mitaufnahme der Mutter oder des Vaters in die Klinik gewährleistet sein. Im Einzelfall kann durchaus auch ein etwas späterer Termin in Betracht gezogen werden.

Von vielen Kinderärzten und Chirurgen wird vor einer Operation eine Hormonbehandlung empfohlen, bei jüngeren Knaben meist mit GnRH-Nasentropfen, bei älteren auch mit hCG-Spritzen. Diese Behandlung bewirkt eine hormonelle Anregung der Fortpflanzungsorgane, die derjenigen ähnlich ist, die vom Organismus in der Vorpubertät selber eingeleitet wird. Daher geht diese Behandlung auch mit seelischen Veränderungen einher, die bis zu aggressiven Wesensveränderungen führen können. Die erhoffte Verbesserung der Fertilitätschancen, d.h. der späteren Fruchtbarkeit, durch die Hormonbehandlung ist noch nicht ausreichend belegt, in geringen Fallzahlen zeigten sich sogar Schädigungen der Keimzellen unter einer frühen Hormonbehandlung. Der Hodenabstieg in den Hodensack wird zwar gefördert, zumindest wenn nicht mechanische Gründe wie Taschenbildungen im Gewebe ihn behindern, doch ist dieser Abstieg oft nur von kurzer Dauer. Das ganze Gewebe wird gelockert, was manche Operateure als erleichternd für eine dennoch notwendige Operation ansehen. Der Penis wird meist etwas größer und bildet sich nach der Behandlung nicht mehr auf die

* Wir danken für eine positive Rückmeldung an die Verlagsadresse, wenn mit dieser Konstitutionsbehandlung eine Operation vermieden werden konnte.

ursprüngliche Größe zurück. Wir empfehlen diese Behandlungsweise nicht, da es sich um einen unnötigen Eingriff in die hormonelle Regulation handelt mit Nebenwirkungen für die leibliche und seelische Verfassung des Kindes.[13]

Einiges aus dem Bereich von Erster Hilfe und Unfallverhütung

Unfälle im Kleinkindalter ereignen sich zumeist dann, wenn das Kind seiner Entdeckungsfreude nachgeht. Das oft schockierte Kind findet in Gegenwart eines die Situation sachlich überschauenden Erwachsenen jedoch schnell wieder zu sich. Rasches Handeln und ruhiges Verhalten sind die wichtigsten Voraussetzungen, um wirksam helfen zu können. Vorwürfe oder übertriebene Mitleidsäußerungen erschweren dem Kind die Lage. Sie sind auch dann in der akuten Situation nicht angebracht, wenn beim älteren Kind Unachtsamkeit oder gar Vorsätzlichkeit mit im Spiel waren.

Wir empfehlen an dieser Stelle den Leserinnen und Lesern, an einem Erste-Hilfe-Kurs – z.B. beim Roten Kreuz – teilzunehmen. Die in diesem Buch gegebenen Ratschläge können einen solchen Kurs nicht ersetzen, weil dort die Möglichkeit geboten wird, die beschriebenen Hinweise auch zu üben.

Zu weiteren Notfallsituationen siehe die Hinweise im vorderen Einbanddeckel.

Maßnahmen zur Wiederbelebung – Reanimation im Kindesalter

!

Keine Atmung, keine Reaktion

↓

Hilfe rufen

↓

Atemwege frei machen

bei ausbleibender Atmung

↓

5 Beatmungen

keine Reaktion / Kreislaufstillstand

↓

Reanimation – alleine oder zu zweit

1. alleine: 30 : 2
30 Thoraxkompressionen |
2 Beatmungen

2. zu zweit: 15 : 2
15 Thoraxkompressionen (erste Person) |
2 Beatmungen (zweite Person)

(Die Kompressionen laut zählen!)

! Rufen Sie nach einer Minute den Notarzt, wenn Sie alleine sind, bzw. lassen Sie ihn rufen, wenn noch jemand da ist (Tel. 112). Dabei sind folgende Angaben notwendig (die 5 W's!):

- *Wer* ruft an?
- *Was* ist passiert?
- *Wo* ist es passiert?
- *Wie* viele Betroffene?
- *Warten* auf Rückfragen!

Durchführung von Sofortmaßnahmen

- Liegt das Kind ohne sichtbare Zeichen

der Atmung blass und reglos im Bett, so hält man es kurz **mit dem Kopf nach unten**, damit Schleim oder Erbrochenes aus dem Mund abfließen können. Eventuell klopft man zur Unterstützung vorsichtig mit den Fingern auf den Rücken.

- Suchen Sie nach restlichem Erbrochenen oder festerem Schleim im Mund, der die Atemwege verlegen kann. **Wischen Sie den Mund- und Rachenraum** mit dem kleinen Finger **unverzüglich aus.**
- **Betten Sie das Kind** so rasch wie möglich **auf eine harte Unterlage**, z.B. einen Tisch, eine Bank, auf den Boden.
- ! Beginnen Sie sofort mit der **Beatmung von Mund zu Mund** und der anschließenden **Herzmassage.**
- Bei der **Atemspende** drücken Sie den Kiefer des Kindes nach vorne oben (ist es unter einem Jahr, sollte der Kopf dabei gerade, ansonsten aber leicht überstreckt sein), umschließen Sie den offenen Mund des größeren Kindes und halten Sie die Nase zu (Mund-zu-Mund-Beatmung), beim Säugling umschließen Sie Mund und Nase (Mund-zu-Mund-und-Nase-Beatmung) mit den eigenen Lippen, und blasen Sie fünfmal behutsam, sodass sich der Brustkorb unter der Beatmung fünfmal leicht dehnt und wieder zusammenzieht. Sollte der Mund verletzt oder nicht behebbar verlegt sein, kann man auch von Mund zu Nase beatmen (Mund-zu-Nase-Beatmung).
- ! Die **Herzmassage** wird folgendermaßen durchgeführt: Bei größeren Säuglingen und Kindern gibt man mit dem Handballen, bei kleineren Säuglingen mit den beiden nebeneinandergelegten Daumen kurze kräftige Druckstöße auf das Brustbein, und zwar etwa zwei Stöße pro Sekunde, die der Elastizität des Säuglingsbrustkorbes angemessen sind, d.h. ca. 4 cm tief bei Säuglingen, ca. 5 cm tief, wenn das Kind älter als ein Jahr ist. Bei den Kompressionen sollte man laut mitzählen.

Erfolgreich können diese Bemühungen nur sein, wenn der Eintritt des Atemstillstands noch nicht lange zurückliegt. Sobald der Herzschlag oder der Puls tastbar werden, macht man nur noch mit der Atemspende weiter, so lange, bis die Spontanatmung wieder einsetzt. **Für die Überprüfung, ob der Herzschlag wieder tastbar ist, sollte aber keine unnötige Zeit verstreichen!**

Der Wiederbelebungsversuch wird dadurch erleichtert, dass zwei Menschen sich in die Herzmassage und in die Atemspende teilen (siehe das obige Schema).

! Voraussetzung für sicheres, effektives Helfen ist jedoch, dass man die Technik der Beatmung und gegebenenfalls auch der Herzmassage in einem Erste-Hilfe-Kurs gelernt hat. Dennoch sollte auch derjenige, der sie nicht gelernt hat, es sogleich versuchen, weil es die einzige Chance für das Kind ist, wieder ins Leben zurückzukehren. In Situationen äußerster Gefahr – wie der genannten – tut jeder das ihm Mögliche in eigener Verantwortung.

Eine mögliche Komplikation kann sein, dass sich der Magen mit aufbläht, weil

Luft über die Speiseröhre in den Magen gelangt. In diesem Fall sollte man zwischendurch versuchen, die Luft mit der Hand aus dem Oberbauch wieder herauszudrücken.

Andere Komplikationen können ein Lungenriss infolge zu kräftiger Beatmung oder aber Rippenbrüche infolge zu kräftig durchgeführter Herzmassage sein.

Dass solche Komplikationen auftreten können, darf jedoch nicht davon abhalten, den Wiederbelebungsversuch zu wagen, wenn keine Aussicht besteht, dass der Notarzt gleich zur Stelle sein kann.

Atmet das Kind noch schnappend oder unregelmäßig, so sollte man wie im Kapitel »Plötzliche Luftnot, drohendes Ersticken« (siehe Seite 58 ff.) beschrieben vorgehen.

In jedem Fall, auch bei rascher Besserung und Rückkehr des normalen Zustandes, sollte so bald wie möglich fachliche Beratung hinzugezogen werden.

Plötzliche Leblosigkeit und plötzlicher Kindstod (SIDS)

Bei etwa einem Drittel aller Todesfälle vom Ende des ersten Lebensmonats bis zum Abschluss des ersten Lebensjahres handelt es sich in Ländern mit niedriger Säuglingssterblichkeit um den sogenannten plötzlichen Kindstod (international: Sudden Infant Death-Syndrome – SIDS). In der Mehrzahl der Fälle werden die Kinder leblos im Bett aufgefunden.

Mögliche Ursachen und Bedingungen

Neuere Untersuchungen in vielen Ländern der Welt ergaben eine Reihe statistisch erfasster Risiken in der Vorgeschichte der Kinder:

- zu enge Wohnverhältnisse,
- rauchende Erwachsene in der Schwangerschaft und nach der Geburt,
- nicht gestillte Kinder,
- Frühgeburt vor der 33. Schwangerschaftswoche,
- Geschwister, die an SIDS verstarben,
- vorausgegangene plötzliche Leblosigkeit (ALTE),
- Anwendung der Bauch- oder Seitenlage (siehe auch Seite 334),
- Schlafen im elterlichen Bett (besonders wenn die Eltern Raucher sind),
- Überwärmung des Zimmers und warme Mützen im Schlaf, stark wärmestauende Decken (z.B. Daunen),
- Decken und Kissen, unter die das Kind rutschen kann,
- Unterkühlung.

So können Sie helfen

- Vermeiden Sie mögliche Ursachen (siehe oben)!
- Liegen bestimmte Risikofaktoren vor, ist besondere Aufmerksamkeit wichtig, eventuell sogar eine Monitorüberwachung.

!

Beginnen Sie sofort mit den »Maßnahmen zur Wiederbelebung« (siehe Seite 54 f.), wenn Sie Ihr Kind leblos vorfinden!

Wenn ein Kind durch Wiederbelebungsmaßnahmen oder auch von allein wieder zu atmen anfängt und überlebt, so spricht man nicht von SIDS, sondern von einer plötzlichen Leblosigkeit (englische Abkürzung ALTE = Acute Life Threatening Event).

In der Annahme, dass für SIDS eine besondere Veranlagung in Form von Atemregulationsstörungen oder anfallsartigen Ereignissen zugrunde liege, wurden aufwendige Speziallabors eingerichtet, in denen gleichzeitig Herz, Atmung, Hirnströme, Blutgaswerte und anderes über 24 Stunden untersucht werden (sogenannte Polysomnografie). Bei Verdacht auf gelegentliche überlange Atempausen kann in einer Klinik die Atmung elektronisch einige Tage überwacht werden, was eine gewisse Aussage ermöglicht. Solche Untersuchungen werden heute bei allen Kindern durchgeführt, die ein medizinisches Risiko tragen oder eine plötzliche Leblosigkeit überstanden haben.

Es ist aber zu bedenken, dass nur etwa 10 bis 15 % der Kinder, die am plötzlichen Kindstod verstorben sind, solche medizinischen Risiken zeigen. Das heißt, dass die Gruppe der polysomnografisch untersuchten Kinder nur zum kleinen Teil mit denen übereinstimmt, die tatsächlich Risikokinder sind. Auch kommt es vor, dass trotz unauffälliger Polysomnografie ohne und mit anschließender konsequenter Monitorüberwachung ein plötzlicher Kindstod eintritt.

Allein die Aufklärung der Bevölkerung über das Risiko der Bauchlage hat in Nordrhein-Westfalen bereits zu einem Rückgang der plötzlichen Todesfälle um etwa 50 % geführt. Konsequenzen, die sich daraus für die Lagerung des Säuglings ergeben, finden sich auf Seite 334. In Holland führt man die niedrige SIDS-Rate auf die dortige Gewohnheit zurück, Kinder in Rückenlage im bis unter die Achseln reichenden Schlafsack schlafen zu lassen.

Es gibt auch statistische Untersuchungen, die darauf schließen lassen, dass ein Teil der Kinder, die an SIDS gestorben sind, an einem beginnenden unerkannten Keuchhusten litten.

Gedanken zum Umgang mit diesen Ereignissen

Eine Mutter, deren Sohn gerettet werden konnte, schrieb uns Folgendes: »Nachdem unser damals zwei Monate alter Sohn dieses Ereignis überlebt hatte, kamen bei uns Eltern viele Gedanken und Fragen auf, die sich auf das Schicksal und den Weg dieses Kindes bezogen. Eine befriedigende medizinische Erklärung gibt es für diese Sache ja wohl nicht. Sie ist vielmehr in anderen Bereichen zu suchen. Es wird uns immer klarer, dass die Todesnähe und das Zurückkommen in den eigenen Leib für diesen Menschen sicher von großer Bedeutung sind und sein Leben in gewisser Weise auch prägen werden. Unser Kind hat sich seitdem positiv verändert. Wachheit und Klarheit seines Gesichtsausdruckes und die große Ausstrahlung, die es seitdem verbreitet, vermittelten uns den Eindruck, als sei es ein zweites Mal geboren. Die Sorge um dieses Kind verflog langsam und wurde durch (technische) Sicherheit ersetzt.«

Die Mutter hatte dieses Kind leblos im Bett aufgefunden und die Atmung selber nicht wiederherstellen können. Diese setzte jedoch auf dem Transport zum Krankenhaus wieder ein, und das Kind konnte nach einer 14-tägigen Behandlung auf der Intensiv- und Säuglingsstation nach Hause entlassen werden. Seither wird es mit Monitor überwacht. Es ist dies einer der leider seltenen Fälle, bei denen eine plötzliche Leblosigkeit nicht zum Tode führt, sondern wieder ins Leben zurückweist.

Wer sein Kind jedoch durch ein solches Ereignis verliert, steht vor Fragen, die nur auf geistiger Ebene weiterführend bearbeitet werden können. Warum hat das Kind seinen Leib wieder verlassen?

Wer den Lebenswillen von Säuglingen (und auch Frühgeborenen) kennt und erlebt hat, mit welchen Schwierigkeiten sie fertig werden können, steht vor einem Rätsel. War es ein bloßer Inkarnationsversuch? Zeigte sich, dass aus irgendeinem Grund die so weit aufgebaute Körperlichkeit doch nicht »tauglich« war für das geplante Erdenleben, weswegen ein neuer Start notwendig ist?

Es gibt Mütter, die ein Kind durch plötzlichen Kindstod verloren haben und kurz darauf wieder schwanger werden. Einige davon haben das deutliche Empfinden, dass es »dasselbe Kind« ist.

Wir wissen noch sehr wenig über das vorgeburtliche Leben (siehe auch Seite 232 f.). Vielleicht können uns diese Kinder wachrufen, auf diese Schwelle zur geistigen Welt, wo Geburt und Tod sich die Hand reichen, mehr zu achten.

Es gibt eine Vielzahl ergreifender Gedichte auf den Tod von kleinen Kindern, beispielsweise in dem Buch von Arie Boogert (siehe unten). Diese Kinder hinterlassen Fragen an uns, an die Welt und insbesondere an jene Welt, in der sich die Verstorbenen und Ungeborenen begegnen. An diesen Fragen zu arbeiten vertieft und bereichert unser Leben. Dies zu empfinden ist zugleich auch ein wesentlicher Teil des Dankes für die kurze Zeit gemeinsamen Lebens, mit der uns diese Kinder beschenkt haben.

Empfohlene Literatur

- Arie Boogert, *Beim Sterben von Kindern. Erfahrungen, Gedanken und Texte zum Rätsel des frühen Todes,* Stuttgart [2]1998.
- Simon Flem Devold, *Morten, 11 Jahre. Gespräche mit einem sterbenden Kind,* Stuttgart 2002.
- Stellungnahme zum Thema »Vermeidbare Risikofaktoren für den plötzlichen Säuglingstod«, in: *Kinder- und Jugendarzt,* 31. Jg. 2000, Nr. II, Seite 987 f.

Plötzliche Luftnot, drohendes Ersticken

Mögliche Ursachen

- Wenn Erbrochenes in die Luftröhre kommt (sogenannte Aspiration). Dies tritt meist nur beim jungen Säugling oder beim bewusstseinsgetrübten Kind auf,
- wenn Spielzeugteilchen oder Nussstückchen (besonders Erdnüsse!) von Kleinkindern »verschluckt« werden, d.h. wenn sie in die Luftröhre statt in

die Speiseröhre geraten – selten auch bei Säuglingen, wenn sie von ihren Geschwistern »gefüttert« werden.

Symptome

- Plötzliches starkes Husten,
- Würgen,
- Atemnot, erschwerte Atmung,
- Atemnebengeräusche,
- das Kind verfärbt sich blau,
- bei weniger akutem Reiz anhaltender Reizhusten oder gar Lungenentzündung möglich (sogenannte Aspirationspneumonie).

So können Sie helfen

Solange das Kind Luft bekommt
- Nicht klopfen oder in Kopftieflage bringen!
- Nicht selber zum Arzt bzw. ins Krankenhaus fahren,
- Ruhe bewahren,
- Notarzt rufen (112),
- mit dem Rettungswagen zeitnah ins Krankenhaus fahren,
- nichts mehr zu essen oder zu trinken geben.

! Bei akuter Erstickungsgefahr (das Kind ist tiefblau, hat stärkste Atemnot bzw. Atemstillstand)
- Notarzt rufen (112),
- bei Bewusstsein: 5 Rückenschläge (in Kopftieflage), dann 5 Kompressionen (Brustkorb bei Säuglingen, Bauch bei Kindern über 1 Jahr),
- bei Bewusstlosigkeit: Atemwege frei machen, 5 Beatmungen, Kardiopulmonale Reanimation (Siehe Seite 54 f.).

Zur Durchführung bei akuter Erstickungsgefahr
Handelt es sich bei der akuten Erstickungsgefahr um einen runden (nicht spitzen!) Fremdkörper, so führt man nacheinander folgende Handgriffe aus:

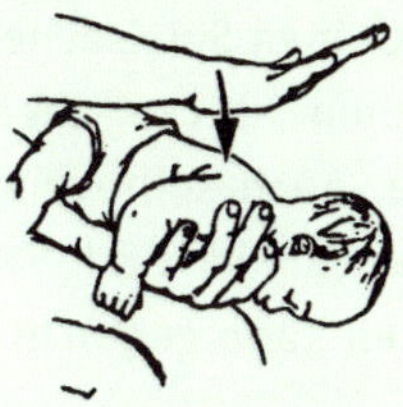

Das Kleinkind bäuchlings auf den Unterarm legen, die tragende Hand hält den Kopf.

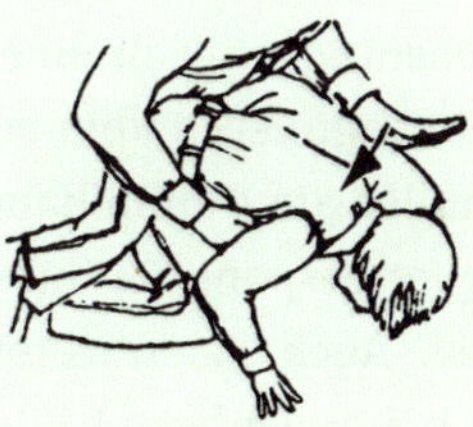

Das größere Kind bäuchlings über die Knie legen, eine Hand stützt den Kopf.

Rumpf und Kopf sind deutlich geneigt. Mit der freien Hand werden vier flache Schläge auf den Rücken zwischen den Schulterblättern gegeben.

Wenn der Fremdkörper nicht herausfällt, dreht man das Kind vorsichtig bei gleicher Neigung auf den Rücken. Dann gibt man wieder vier flache Schläge mit der Hand auf den vorderen Brustkorb. Anschließend sucht man im Mund vorsichtig nach dem Fremdkörper und lässt ihn herausfallen oder entfernt ihn mit einem Löffel.

Bei größeren Kindern umgreift man eventuell im Stehen den Brustkorb von hinten und presst ihn mit einem kräftigen Ruck zusammen; oder man presst den Brustkorb in Bauch- oder Rückenlage mit beiden Händen mehrfach ruckartig.

Vorbeugung
Kleinkindern sollte man nur gemahlene Nüsse zu essen geben und keine Erdnüsse bis zum Alter von fünf Jahren. Lassen Sie das Kind nur mit großen Murmeln spielen und nicht mit kleinen Spielsachen oder solchen, von denen Stücke abgebissen werden können. Auch sollte man beim Essen nicht zu sehr albern und Witze machen. Verschlucken kann gefährlich werden.

Außerdem sollte man wissen, dass kleine Kinder sich versehentlich mittels einer Schnur oder Kette strangulieren können, z.B. mit einem Schnuller am Gummiband oder Spielzeug am quer gespannten Gummiband im Bettchen. Auch Plastiktüten sind kein Spielzeug, bei ihnen besteht Erstickungsgefahr.

! Wichtig: Verbote und Ermahnungen reizen nur zur Ausführung. Bleiben Sie selbst wachsam und sichern Sie die Umgebung entsprechend. Geben Sie die Verantwortung nicht durch Ermahnungen an das Kind ab.

Ertrinkungsunfall

! Lassen Sie durch Kopftieflage kurz das Wasser ablaufen. Wenn jedoch die Spontanatmung nicht gleich wieder einsetzt, dürfen Sie keine Zeit damit verlieren, sondern sollten sogleich Mund-zu-Mund-Beatmung (siehe Seite 54 f.) und so schnell wie möglich eine reine Sauerstoffbeatmung durchführen. Eventuell ist eine Herzmassage nötig (siehe Seite 55). Die Technik hierfür lernt man in einem Erste-Hilfe-Kurs, aber auch der noch nicht geschulte Ersthelfer sollte diese Maßnahmen sofort anwenden.

Vorgehen

Siehe Seite 54 f.: »Maßnahmen zur Wiederbelebung«.

Verhalten bei Verkehrsunfällen

Ansprechbare Verletzte
Atmet der Verletzte noch, spricht oder bewegt er sich, so legt man ihn warm eingehüllt auf die Seite und bleibt bei ihm, bis Hilfe kommt. Meist bestehen Blässe und eventuell Erbrechen durch Schock.

Bewusstlose Verletzte
Ist der Verletzte bewusstlos, atmet jedoch noch, so lässt man ihn liegen, wo er ist, bis geschulte Helfer zur Stelle sind. Man deckt ihn an der Unfallstelle warm zu und bleibt – wenn immer möglich – bei ihm.

Nicht atmende Verletzte
Sie werden sofort durch Mund-zu-Mund-Beatmung versorgt. Ist auch der Puls- oder Herzschlag nicht tastbar, wird außerdem eine Herzmassage durchgeführt, sofern man die Technik beherrscht. Vorgehen: siehe Seite 54 f. »Reanimation im Kindesalter«. !

Blutungen

Spritzende oder fließende Blutungen werden mit möglichst sauberen Tüchern abgedrückt, nicht abgebunden. Kleinere Blutungen hören von alleine auf.

Stark schmerzende Körperteile

Man lässt sie in der Stellung, in der sie sind, insbesondere bei Rückenschmerzen. Eine Verlagerung kann schaden.

In harmloseren Fällen fordert man das Kind zur eigenen Bewegung aller Gliedmaßen auf und hilft vorsichtig dabei. So bekommt man am schnellsten heraus, wo etwas verletzt ist.

! In allen geschilderten Fällen ist für einen raschen Transport in die nächste Unfall-Klinik zu sorgen.

Allergische Schocksymptome

Auslöser

- Medikamente,
- Nahrungsmittel,
- Insektenstiche und andere Tierallergene.

Warnzeichen

- Übelkeit, Erbrechen,
- Hauterscheinungen (Nesselsucht), Schleimhautschwellung, -trockenheit oder -kribbeln,
- asthmatische Beschwerden.

Symptome

- Steigerung der Warnzeichen,
- Blässe,
- Atemnot,
- Bewusstlosigkeit,
- Kreislaufstillstand.

Maßnahmen

- Rufen Sie den Notarzt! (112) **!**
- Falls vorhanden bei entsprechenden Risikokindern: Notfallset mit Adrenalin enthaltenden Autoinjektoren benutzen (z.B. *Anapen®).*
- Falls erforderlich: Wiederbelebungsmaßnahmen (siehe Seite 54 f.).

Kollapszustände

Auslöser

- Langes Stehen,
- stickige Luft,
- Schmerzen,
- Anblick von Blut.

Warnzeichen

- Blässe,
- vertiefte Atmung,
- ggf. Schweißausbruch.

Symptome

- Zusammensinken,
- Ohnmacht.

So können Sie helfen

!
- Legen Sie den Bewusstlosen auf den Boden, die Beine hochgelagert.
- Lockern Sie beengende Kleidung und Gürtel.
- Sorgen Sie für frische Luft, auch belebender Duft kann helfen (z.B. *Rosmarin*).
- Legen Sie einen kühlen Waschlappen auf die Stirn.
- Sobald das Kind wach genug ist zum sicheren Schlucken, geben Sie ihm *Cardiodoron*® (Weleda), 5 bis 10 Tropfen in etwas Wasser.

Wegschreien/Affektkrämpfe

Es gibt Kinder, die sich bei Schmerz oder Ärger für kurze Zeit »wegschreien« und bewusstlos werden.

So können Sie helfen

!
- Streichen Sie dem Kind mit einem kalten Waschlappen über das Gesicht.
- Wichtig ist, dass der Erwachsene innerlich ruhig bleibt und nicht in Panik gerät (kontrollierte »Vernachlässigung«). Je mehr er sich aufregt, umso eher wiederholt sich das Ereignis, weil das Kind instinktiv spürt, welchen Eindruck es auf den Erwachsenen macht.
- Ist ein Affektkrampf der eindeutige Auslöser der Atempause, ist eine Mund-zu-Mund-Beatmung nicht erforderlich, da das Kind von selber wieder zu atmen beginnt.
- Ein Arztbesuch ist bei mehrfacher Wiederholung angezeigt.

Vergiftungen und Verätzungen

!

Augenverätzungen mit Säuren oder Laugen (z.B. Kalkspritzer)

Spülen Sie das Auge bei gut geöffnetem Lidspalt erst unter schwach fließendem Wasser ca. 10 Minuten von der Nase zum Ohr. Den Kopf des Patienten auf die betroffene Seite kippen, damit die kontaminierte Augenspüllösung nicht in das gesunde Auge fließen kann. Gehen Sie dann sofort in die Augenklinik.

Hautverätzungen

Entfernen Sie rasch die Kleidung. Spülen Sie die betroffenen Hautpartien gründlich unter fließendem Wasser ab. Behandeln Sie anschließend wie bei einer Verbrennung (siehe Seite 64).

Säuren und Laugen

Wurde Säure verschluckt (Toilettenreiniger, Schwefelsäure, Salzsäure ...) oder Lauge (Ammoniak, Natronlauge, Bleichmittel, Waschmittel, Geschirrspülmittel, Batterien, Rohrreiniger), darf kein Erbrechen herbeigeführt werden, da die ätzende Flüssigkeit sonst ein zweites Mal die Speiseröhre schädigt. Dies gilt auch für Polituren, Spritzmittel, Benzin. In diesen Fällen gibt man sofort reichlich Wasser oder Tee zur Verdünnung zu trinken!

Auf keinen Fall sollte man dem Kind Milch geben, denn sie kann durch ihren Fettgehalt viele Stoffe aufnehmen und schneller ins Blut treten lassen. Fahren Sie sofort in eine Klinik.

Medikamente, Alkohol und nicht ätzende Gifte

Bei Medikamenten oder Alkohol und allen nicht ätzenden Giften wird so schnell wie möglich Erbrechen ausgelöst. Nur wenn die nächste Klinik nicht rasch zu erreichen ist, sollte man es zu Hause versuchen.

Gehen Sie dabei folgendermaßen vor

- Geben Sie dem Kind reichlich (½ bis 1 l) Wasser zu trinken, zur Geschmacksverbesserung können Sie das Wasser – wenn greifbar – mit Himbeer- oder Fruchtsaft vermischen.
- Kleine Kinder legt man zum Erbrechen über das Knie, größere bringt man in Seitenlage.
- Pressen Sie mit der einen Hand die Wange zwischen die Zähne und berühren Sie mit dem Zeigefinger der anderen Hand oder einem Löffelstiel den Gaumen- und Rachenring, bis Erbrechen eintritt.

! Bei ungewöhnlicher Schläfrigkeit oder Erregung muss immer auch an eine Vergiftung gedacht werden! Bei entsprechendem Verdacht fährt man am besten so schnell wie möglich in die Klinik oder ruft zumindest den Arzt an.

Hinweis

Alle Giftnotrufzentralen Deutschlands sowie Giftinformationszentralen in Österreich und der Schweiz sind verzeichnet unter: www.kindergesundheit-info.de/fileadmin/user_upload/kindergesundheit-info.de/Download/Unfallverhuetung/Notfall-Infos/Infoblatt-Vergiftungsunfaelle_BZgA_kindergesundheit-info.pdf.

Über Giftpflanzen und -tiere informiert Horst Altmann in: *Giftpflanzen – Gifttiere. Merkmale, Giftwirkung, Erste Hilfe*, München [8]2011.

! **Notrufzentralen** für Vergiftungserscheinungen sind 24 Stunden erreichbar und können direkt angerufen werden (regionale Zuständigkeit):

- In Deutschland wählt man in den folgenden Städten immer die Telefonnummer 192 40 nach jeweiliger Vorwahl:
  Berlin (030) 192 40, Bonn (0228), Freiburg (0761), Göttingen (0551), Homburg/Saar (06841), Mainz (06131) und München (089),
- in Österreich: Wien (01) 406 43 43,
- in der Schweiz: einheitliche Telefonnummer 145.

In jedem Fall sucht man die Umgebung nach leeren oder angebrochenen Medikamentenpackungen, Flaschen mit Lösungsmitteln, unbekannten Pflanzenteilen und Ähnlichem ab. Dies sowie Erbrochenes nimmt man mit in die Klinik.

Vorbeugung

Bewahren Sie gefährliche Flüssigkeiten, Gifte und Medikamente gut verschlossen außer Reichweite von Kindern auf!

Verbrühungen und Verbrennungen

Typisches Beispiel

Ein 1 bis 3 Jahre altes Kind zieht eine Tasse heißen Tee vom Tisch oder den Wasserkocher an der Schnur von der Arbeitsfläche und verbrüht sich dabei Gesicht und Brust (»Latzverbrühung«).

So können Sie helfen

! - Gießen Sie sofort kühles Wasser über die betroffenen Körperpartien. Das Wasser sollte nicht kälter als 15 °C sein und nicht länger als 10 bis 20 Minuten über die Verbrennung fließen!
- Entfernen Sie die Kleidungsstücke, wenn sie nicht an der Haut festkleben. Besonders bei heißem Öl empfiehlt sich eine Entfernung vor dem Kühlen!
- Bei sehr großflächigen Verbrennungen (über 15 % der Körperoberfläche) rufen Sie direkt den Notarzt an, da die Folgen einer Unterkühlung schlimmer sein können als die Verbrennungen selber!

Wenn man Glück hat und schnell handelt, können mithilfe des Wassers die Folgen einer Verbrühung wie Blasenbildung und Gewebszerstörung vermindert werden.

Therapie größerer Verbrennungen und Verbrühungen

- Bei Verbrennungsflächen von mehr als 5 % der Körperoberfläche ist im Kindesalter eine Behandlung im Krankenhaus erforderlich, da es im Verlauf der nächsten Tage zu Allgemeinstörungen kommen kann.
  Zur Orientierung: Die Handfläche des Kindes entspricht etwa 1 % seiner Körperoberfläche.
- Entstandene Blasen deckt man mit sterilen oder gebügelten Tüchern ab, dann sucht man den Arzt auf.

Therapie kleiner Verbrennungen

- Sind empfindliche Körperpartien betroffen wie z.B. das Gesicht oder die Augen, zeigt man diese immer gleich dem Arzt!
- Halten Sie die Wunde konstant feucht mit *Wund- und Brandgel* (Wala) oder *Combudoron*® Gel (Weleda). Blasen nicht öffnen.
- Nach 1 bis 2 Tagen lässt man die Wunde an der Luft trocknen und bindet sie ggf. trocken ein.

Die kleineren Verletzungen, Unfälle und Überraschungen

Geringfügiger Sturz, Schädelprellung

Was tun, wenn ein Säugling vom niederen Bett der Mutter auf den Teppichboden rollt oder das Kind sich den Kopf anstößt?

Symptome

- Das Kind schreit sofort,
- kein Erbrechen,
- eine flache, kissenartige Schwellung beim Abtasten des Kopfes (sofort und nach ½ Stunde),
- nach Überwindung des Schreckens ist das Kind wieder ganz munter.

So können Sie helfen

- Hier ist nicht unbedingt ein Arztbesuch notwendig.
- Drücken Sie sofort den Handballen oder einen kalten Waschlappen 5 Minuten lang fest auf die betroffene Stelle.
- Kühlen Sie ggf. die kleine Beule mit *Arnika-Essenz* bzw. *Arnika-Gelee* oder tragen Sie 10%ige *Arnika-Salbe* auf.
- Geben Sie Ihrem Kind *Arnica e planta tota* D6 Globuli velati (Wala), eine einmalige Gabe von 5 Globuli.

Sturz aus größerer Höhe

Anders müssen Sie dagegen vorgehen, wenn der Sturz vom Wickeltisch, Kinderstühlchen oder von einem Schemel mit dem Kopf auf Stein oder einen anderen harten Fußboden erfolgt.

Maßnahmen

- Diese Kinder sollte man sicherheitshalber immer dem Arzt zeigen.
- Tritt eine auch nur kurze Bewusstlosigkeit, Erbrechen – als Hinweis auf eine Gehirnerschütterung – oder gar eine flache Schwellung im Bereich des Schädels auf – was den Verdacht auf einen Schädelbruch begründet –, so sollte man gleich in die nächste Klinik fahren.

Eingeklemmter Fingernagel

Den eingeklemmten oder gequetschten Finger- oder Zehnagel usw. hält man 3 bis 5 Minuten unter fließendes kaltes Wasser. Je nach Schweregrad versorgt man ihn dann mit einem *Arnika-Essenz*-Feuchtverband oder zeigt ihn dem Arzt.

Nasenbluten

So können Sie helfen

- Lassen Sie das Kind angelehnt, aber mit leicht nach vorn gebeugtem Kopf sitzen und pressen Sie die beiden Nasenflügel mit zwei Fingern und ggf. einem kühlen Waschlappen fest aufeinander, und zwar in dem unteren Bereich, wo kein Knochen tastbar ist.
- Nach 5 Minuten (Uhr!) lassen Sie los, lassen das Kind vorsichtig schneuzen und warten ab, ob es erneut zu bluten beginnt. In diesem seltenen Fall wiederholt man den Vorgang.
- Ist die Blutung innerhalb von 10 Minuten nicht zum Stehen gekommen, muss man unbedingt den Arzt aufsuchen.
- Das Aufsuchen eines HNO-Arztes ist sinnvoll, wenn die Blutung durch einen Sturz auf die Nase entstanden ist, der Nasenrücken dabei anschwillt oder eine Verformung der Nase auftritt.

Vollständig herausgebrochene Zähne

Gehen Sie sofort mit dem Kind *und dem Zahn* zum Zahnarzt. Der Zahn sollte in steriler Kochsalzlösung oder in kalter H-Milch transportiert werden. Berühren Sie die Bruchstelle und die Zahnwurzel dabei möglichst nicht.

Weitere Verletzungen

■ Eine **Wundstarrkrampfprophylaxe** ist bei nicht geimpften Kindern mit tiefen verschmutzten Wunden angezeigt. Näheres dazu sollte in dem Kapitel über die Tetanus-Impfung nachgelesen werden (Seite 263 ff.).

- Bei **klaffenden Wunden** oder **Stichwunden** oder **Tier- und besonders Menschenbissen** suchen Sie grundsätzlich sofort den Arzt auf.
- Bei **Insektenstichen im hinteren Mund- und Rachenbereich** gibt man kalte Getränke oder Eis und fährt sofort zum Arzt.

Kleinere blutende Wunden

- Lassen Sie die Wunde ggf. zunächst etwas bluten.
- Spülen Sie sie mit lauwarmem Wasser aus.[14]
- Verbinden Sie sie mit einem sterilen Pflaster oder Mull oder lassen Sie sie offen trocknen.

Das abgeschürfte Knie

Reinigen Sie das Knie vorsichtig mit lauwarmem Wasser,[15] eventuell unter Zuhilfenahme von sterilem Verbandsmaterial oder einem gebügelten Tuch. Davor sollte man selber die Hände gut waschen und mit einem frischen Handtuch abtrocknen.

Man lässt die Schürfwunde möglichst an der Luft trocknen.

Bei Bedarf kann man Wundpuder, z.B. *Wecesin*® (Weleda) oder *Argan-Tonerde-Lotion* (Pekur) auftragen.

Zum Schutz vor reibender Kleidung oder vor erneuter Verletzung wird meist ein Verband benötigt, der nach Bedarf gewechselt wird.

Leicht nässende Wunden

Tragen Sie Wundpuder, z.B. *Wecesin*® (Weleda) oder *Argan-Tonerde-Lotion* (Pekur) auf.

Stark nässende Wunden

Behandeln Sie die Wunde vorübergehend mit einem zweimal täglich gewechselten Wund-Salben-Bett (z.B. mit *Calcea-Creme)*, um das Kleben der Wunde am Verbandmaterial und Infektionen zu vermeiden.

Splitter, Stacheln und Zecken

Sie sollten so bald wie möglich aus der Haut entfernt werden. Bei Zecken empfiehlt es sich, sie mittels einer Zecken-Pinzette, wie man sie in der Apotheke erwerben kann, herauszudrehen oder mit einem spitzen, sauberen Metallgegenstand herauszuhebeln.[16] Gelingt eine Entfernung nicht vollständig, sucht man den Arzt auf (siehe auch die Kapitel zur FSME-Impfung, Seite 279 f., und Borreliose, Seite 191 ff.).

Verschluckte Fremdkörper

Wenn Fremdkörper wie z.B. Murmeln, Münzen oder Büroklammern verschluckt wurden, geschieht in der Regel nichts, jedoch sollte nach ihnen in den folgenden Tagen sorgfältig im Stuhl gefahndet werden. Dazu löst man den Stuhl im Topf mit etwas Wasser auf.

Gegenstände ab der Größe einer Euromünze bleiben häufig stecken, meistens in der Speiseröhre, schlimmerenfalls noch im Kehlkopfbereich mit Verlegung der Atemwege. Spitze oder scharfe Gegenstände können zu Verletzungen führen. Verschluckte Kleinbatterien können starke

Verätzungen des Magens bewirken, deshalb sollte man in diesem Fall auch ohne Symptome direkt einen Arzt aufsuchen.

Symptome

- Würgen, Schluckbeschwerden,
- vermehrter Speichelfluss,
- Brechreiz, Erbrechen,
- Bauchschmerzen.

Maßnahmen

- Bei Symptomen erfolgt immer sofort die Vorstellung beim Arzt.
- Bei Hinweisen auf eine Verlegung der Atemwege wird der Notarzt gerufen und ggf. vorgegangen wie bei der akuten Erstickungsgefahr (siehe Seite 58 ff.).

Kindergarten- und Schulunfall

Beim Kindergarten- und Schulunfall müssen vom behandelnden Arzt der öffentlichen Unfallversicherungen wegen bestimmte Formalitäten erfüllt werden. Der Erwachsene, der das Ganze beobachtet hat, sollte sich sachlich und ruhig verhalten - ohne Vorwürfe zu erheben - und den Hergang dokumentieren. Solch eine Selbstbeherrschung ist wohltuend und wirkt als Vorbild.

Seelische Schmerzen

Kinder aller Altersstufen erleben seelische Schmerzen, und mit ihnen beginnt der Teil der Biografie, der sich wie ein Schatten den frohen und guten Erlebnissen zugesellt.

Es gibt Kinder, die bitterlich weinen oder Angst haben, wenn sie merken, dass die Eltern abends noch ausgehen wollen. Andere Kinder erleben Ungerechtigkeiten und Züchtigungen oder leiden unter Konflikten zwischen den Eltern. Wieder andere sehen sich in Kindergarten oder Schule zum Außenseiter werden und in die vorhandenen Freundschaften und Gruppen nicht aufgenommen. Das kann so weit gehen, dass sie regelrechten Peinigungen und Mobbing seitens solcher Gruppen ausgesetzt sind. Auch das Gehänseltwerden wegen Kleidung, Aussehen oder Unfähigkeiten gehört hierher. Bei älteren Kindern können Gewissensqualen, Schamgefühle, abgrundtiefe Traurigkeit, Hoffnungslosigkeit und Verzweiflungszustände auftreten. All dies sind seelische Schmerzen.

Schmerz deutet immer auf ein Getrenntsein von etwas hin. Die Seele wird daran gehindert, sich harmonisch in die Umwelt einzugliedern, sich freudig den ihr verbundenen Menschen gegenüber aufzuschließen.

Schmerzen wirken im Kindesalter viel tiefgreifender als bei Erwachsenen, die ja zuweilen meinen, Kinder hätten noch keine wirklichen Probleme. Das Gegenteil ist der Fall. Ist doch der Erwachsene in der Lage, sich von den Problemen auch distanzieren zu können, sie zu durchdenken, sie zu bearbeiten. Anders die Kinder! Je kleiner sie sind, umso mehr sind sie den Ereignissen unmittelbar preisgegeben. Ihr Leid ist von einer besonderen Tiefe, weil sie es

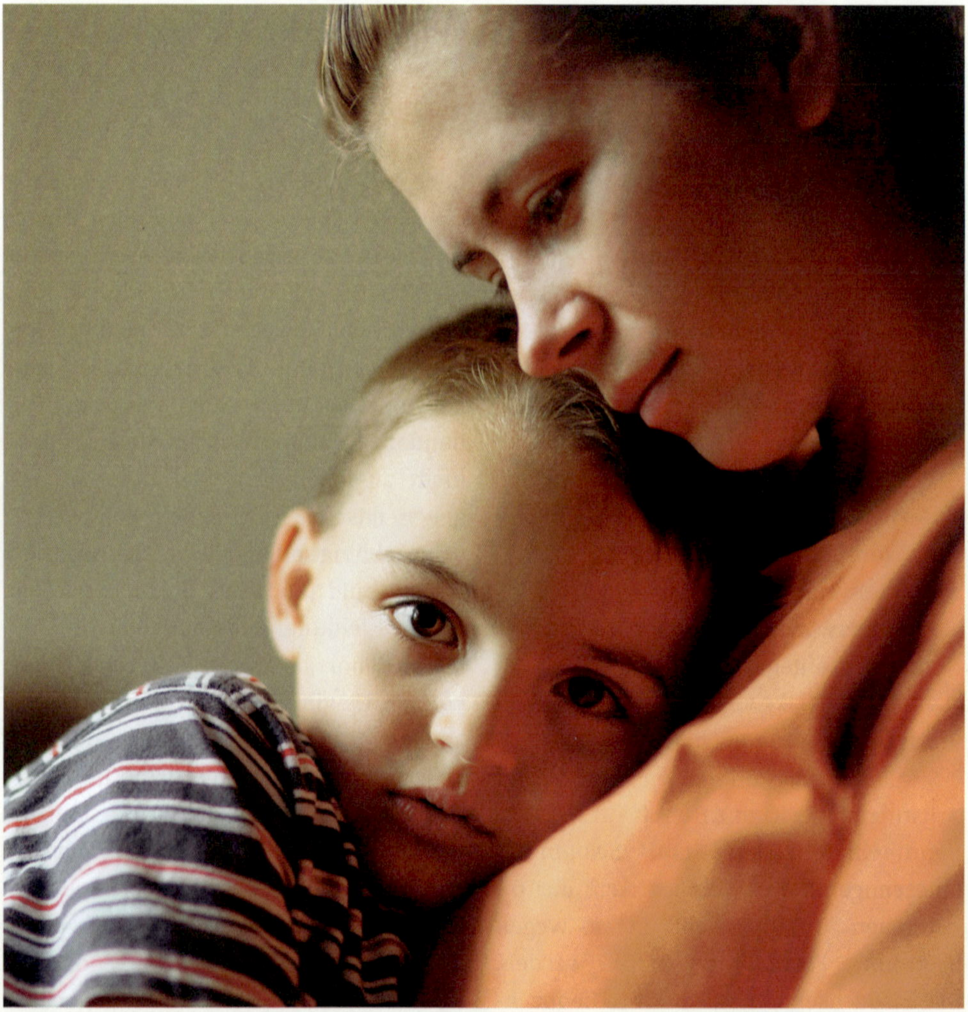

Gut, wenn immer jemand da ist, der den Schmerz eines Kindes wahrnimmt.

nicht wirklich durchschauen und verstehen und sich nicht davon lösen können. Ist solches Leid mit Verletzung und Gewalterfahrung verbunden, kann es zu weitreichenden Traumatisierungen kommen. Hier hat die Traumatherapie, die sich seit den 70er-Jahren weltweit etabliert hat, schon viel an Aufklärung leisten können.

Besonders aufmerksam muss man werden, wenn die Kinder immer stiller werden. Ihnen hilft zunächst nur das Abgelenkt-Werden und das Vergessen.

Bei älteren Kindern kann das Gespräch mit dem Erwachsenen bei der Verarbeitung helfen. Von seiner Haltung dem Ereignis gegenüber hängt dann sehr viel ab. Einseitige Mitleidsäußerungen oder Schimpfen über das Ereignis, das den Schmerz auslöste, helfen nicht, wohl aber, wenn der Erwachsene dem Kind mit oder ohne Worte zu verstehen gibt, dass er den tiefen Kummer wahrgenommen hat und ganz ernst nimmt (siehe auch das Kapitel über den Umgang mit chronisch kranken Kindern, Seite 196 ff.).[17]

Vor dem zehnten Lebensjahr ist ein Kind zu bewusster Verarbeitung seelischer Not und den Folgen traumatischer Ereignisse noch nicht in der Lage. Erlebt es aber, dass der Erwachsene mit dem Problem umgeht, es annimmt und nicht verdrängt, so hat es das unbestimmte Gefühl, dass sein Schmerz doch irgendeinen Sinn hat und gleichsam eine Aufgabe bedeutet. Es empfindet, dass solch schlimme Dinge zwar vorkommen können, dass sie aber in einem größeren Lebensatem aufgehoben sind und der Erwachsene sie kennt und damit umgehen kann und man das später auch können wird. Erlebt ein angstgequältes Kind z.B. einen Erwachsenen, der sich ein tiefes Schicksalsvertrauen errungen hat, so pflanzt sich bewusst oder unbewusst in der Seele des Kindes die Sehnsucht ein, auch so zu werden. Es wird später leichter lernen, an seiner ängstlichen Einstellung zur Welt zu arbeiten.

Auch hier gilt, was wir schon beim Umgang mit körperlichen Schmerzen gemerkt haben: Dem Erwachsenen fällt die Aufgabe zu, anstelle des Kindes den Teil der Last in sein Bewusstsein aufzunehmen, zu bewältigen und zu verarbeiten, den das Kind noch nicht erfassen kann. Letztlich ist das Universalheilmittel für alle seelischen Schmerzen das warme, echte Interesse für den Betroffenen, d.h. Verständnis und Liebe.

Empfohlene Literatur

- Michael Dobe, Boris Zernikow, *Rote Karte für den Schmerz. Wie Kinder und ihre Eltern aus dem Teufelskreis chronischer Schmerzen ausbrechen,* Heidelberg 2012.

Fieber und seine Behandlung

Bei vielen Krankheiten, bei denen der Körper herausgefordert ist, etwas zu überwinden und zu verarbeiten, ist Fieber die entscheidende Hilfe, dieses Ziel zu erreichen. Andere Körperfunktionen wie Essen, Verdauen, Sinneswahrnehmung, Interesse für die Umwelt, Spiel usw. werden zugunsten der Fiebererzeugung herabgedämpft bzw. eingeschränkt.

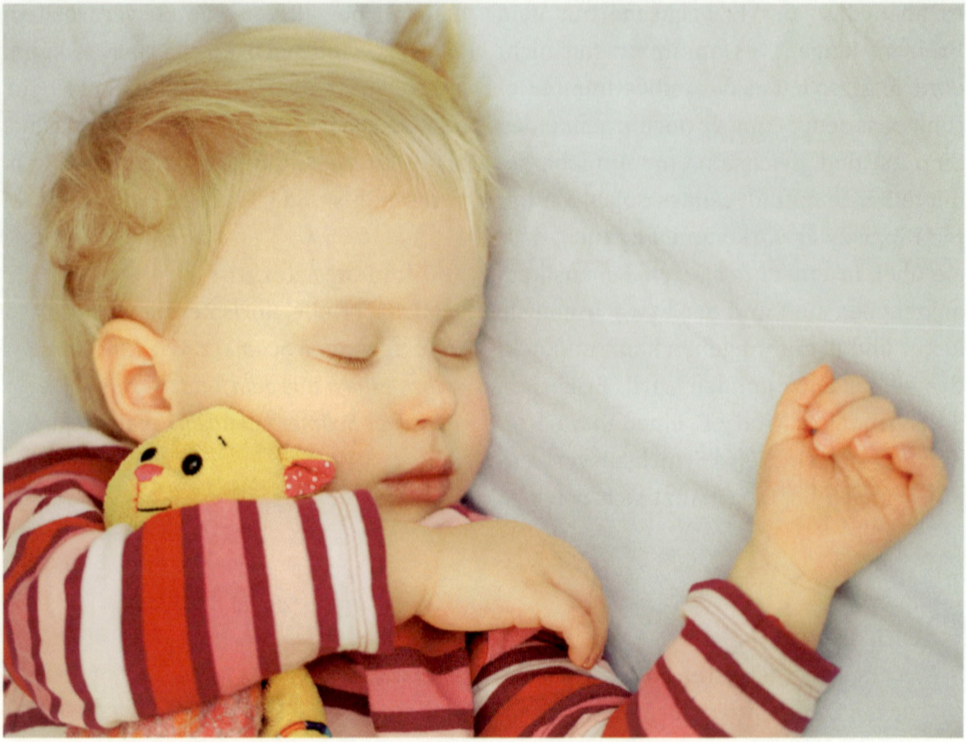

Typische Fieberverläufe

Den ganzen Tag war der Vierjährige noch draußen und hat gespielt. Als die Mutter ihm abends die Jacke auszieht, bemerkt sie, dass der Kleine kühle Hände hat und etwas blass ist. Zum Abendbrot isst er wenig und geht ausnahmsweise gern ins Bett. Gegen 21 Uhr schläft er etwas unruhig und wälzt sich in den Kissen.

Als die Eltern gegen 23 Uhr nochmals nachsehen, merken sie, dass er »glühend« heiß ist. Er spricht sogar im Schlaf, wird aber schnell wach und schaut etwas verwundert, als er ins große, kühle Bett der Eltern darf. Das Fieberthermometer klettert auf 40 °C. Einige Fragen der Eltern beantwortet er anders als sonst, als ob er schon ein wenig älter und reifer wäre. Die Stimme ist ganz lieb, aber dünner und etwas vibrierend.

Die Eltern kennen den Zustand schon, auch, dass das Kind leicht ins Phantasieren kommt.

Es laufen die üblichen Prozeduren ab: kühle Wadenwickel, etwas Tee. Dann legen sich alle zur Ruhe. Der Junge schläft sofort ein. Im günstigsten Fall hat sich das Fieber bis zum Morgen ausgetobt und ist wieder gefallen.

Ein anderes Kind fühlte sich schon am Tag nicht wohl, es war quengelig, fror und erbrach schließlich das Mittagessen, das es einige Stunden zuvor mit Genuss gegessen hatte. Jetzt hat es Kopf- und Leibschmerzen und verlangt selbst nach der Wärmflasche auf den Bauch. Ein solches Kind schläft dann vielleicht ein wenig und hat anschließend 38,5° Fieber. Jetzt friert es nicht mehr und fühlt sich etwas besser. Vom angebotenen Tee nimmt es einige Schlucke, sonst will es nichts. Am nächsten Tag steigt das Fieber auf 39 °C. Der Mutter fällt dann beim Arzt ein, dass das Kind schon drei Tage lang nicht so wie sonst war. Es sei so weinerlich gewesen. Ein leichter entzündlicher Befund im Hals wird festgestellt, fiebersenkende Mittel und Antibiotika sind unnötig. Das Fieber dauert noch zwei Tage. In der nächsten Woche darf das Kind wieder in den Kindergarten (siehe Seite 89).

Wieder ein anderes Kind hatte zwei Tage zunehmend gehustet und am dritten Tag einen steilen Fieberanstieg. Es ist kurzatmig, die Nasenflügel bewegen sich mit dem Atmen. Der Arzt hört das Kind ab. Er bespricht die Krankheit mit den Eltern und macht seine Verordnungen. Er beurteilt den Ausgang der Krankheit in diesem Fall günstig und kommt – so hoffen er und die Eltern – ohne Antibiotika aus. Das Fieber dauert noch zwei bis fünf Tage. Schließlich hustet das Kind viel Schleim ab. Dann erholt sich der kleine Patient zusehends.

In der Erinnerung bleibt diese Krankheit als besonderes Ereignis im Leben des Kindes stehen. Die Eltern fühlten sich ganz schön strapaziert durch die vielen Brust- und Wadenwickel, die sie zusätzlich zur medikamentösen Therapie durchführen mussten. In der Karte des Arztes steht als Diagnose: Lungenentzündung (siehe hierzu auch Seite 102 f.).

- Ein anderes Kind hat plötzlich Leibkoliken in fast regelmäßigen Abständen. Dann beginnt es zu erbrechen, und das wiederholt sich, bis schließlich nach einem Tag hohes Fieber diesen Zustand ablöst. Kopfschmerzen hat es nicht, und auch eine Nackensteifigkeit können die Eltern ausschließen. Jetzt behält es auch den angebotenen Tee mit Traubenzucker und wird etwas munterer. Es handelte sich um einen grippalen Infekt mit acetonämischem Erbrechen (siehe Seite 111 f.).

Wann tritt Fieber auf?

- Bei Infektionskrankheiten (häufigste Ursache),
- Zahnung,
- Austrocknung,
- Überwärmung, Hitzestau,
- bei intensiver Bewegung,
- Sonnenstich.

Am häufigsten veranlassen Infektionskrankheiten den Organismus zur Fieberbildung. Dabei stellen die meist harmlosen grippalen, Luftwegs-, Rachen- und Ohreninfekte die große Mehrheit der Fieber erzeugenden Krankheiten im Kindesalter dar. Schwerere Infektionen zu erkennen ist Sache der Erfahrung und oft auch der gefühlsmäßigen Einschätzung. Sie erfordern ärztliche Begleitung.

Fieber kann auch andere Ursachen haben. Es kann durch Überwärmung bzw. Hitzestau auftreten: beim Säugling z.B. durch zu warme Decken und Mützchen in geheizten Räumen, Schlaf in der Sonne oder im sonnenbeschienenen Auto. Auch im elterlichen Bett schlafend kann ein Säugling in einen Hitzestau geraten (vgl. Seite 56). Austrocknung führt ebenfalls zum Anstieg der Körpertemperatur, insbesondere bei Durchfall und Erbrechen (siehe Seite 106 ff.). Bei Fieber wiederum ist der Flüssigkeitsbedarf deutlich erhöht, sodass im Krankheitsfall immer auf eine ausreichende Flüssigkeitszufuhr geachtet werden muss. Bei Kindern mit Erbrechen muss man allerdings trotz Fieber etwas vorsichtig mit dem Trinken sein, damit sie nicht unmittelbar nach dem Trinken erbrechen und in ein unstillbares Erbrechen hineinkommen (siehe unter »Durchfall und Erbrechen« auf Seite 110). Hier hilft es, sehr langsam, d.h. Schluck für Schluck zu trinken und die Flüssigkeit länger im Mund zu behalten, bevor sie hinuntergeschluckt wird. Schließlich erhöht auch reichliche Bewegung die Körpertemperatur. In Ruhe normalisiert sie sich in einer halben Stunde wieder.

Fiebermessen

Bei Kindern misst man die Körpertemperatur im After. Man achtet darauf, dass das Kind bequem auf der Seite liegt und die Spitze des Thermometers vollständig im After verschwindet. Damit kann ein sehr zuverlässiges Messergebnis erreicht werden. Säuglinge und Kleinkinder liegen auf dem Rücken. Eine Hand hält die gebeugten Beine sanft an den rückwärtigen

Oberschenkeln fest, die andere hält das Thermometer wie einen Löffel und stützt sich mit der Außenseite des kleinen Fingers am Po des Kindes ab. So kann das Thermometer bei unbedachten Bewegungen das Kind nicht verletzen.

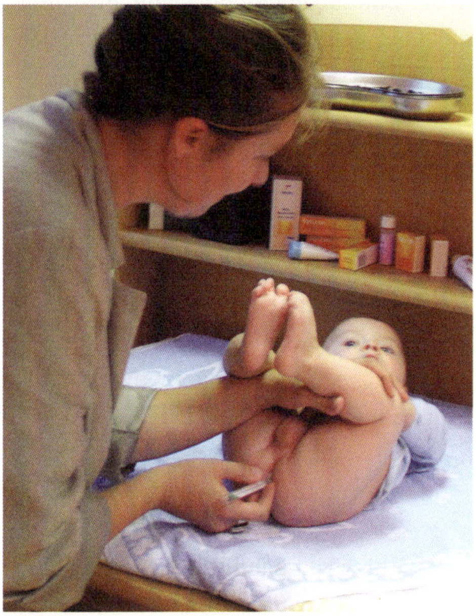

Die messende Hand stützt die Mutter am Po des Kindes ab. Ihre andere Hand hindert die Oberschenkel am Strampeln.

Jugendliche und Erwachsene messen gerne im Mund unter der Zunge. Wir empfehlen dann ein zweites extra bezeichnetes Thermometer im Haushalt. Bei richtiger Handhabung entspricht die Genauigkeit der Messung im After.

Wir empfehlen ein qualitativ hochwertiges digitales Thermometer. Diese messen schnell und zuverlässig. Ohrthermometer sind nach wie vor qualitativ sehr unterschiedlich zu bewerten und insbesondere bei Ohrentzündungen unzuverlässig. Infrarot-, Schläfen- und Stirnthermometer sind meist zu ungenau.

Fieberzeichen und die Behandlung je nach Fieberverlauf

Die oben angeführten Beispiele haben uns einige typische Fieberverläufe vor Augen geführt. Ist ein Kind anders als sonst, »gefällt es einem nicht«, so beobachtet man es genauer: seine Bewegungen, Augen, Mimik, Nasenflügel und Atmung. Ist die Zunge trocken? Haben die Augen dunkle Ringe? Man fühlt die Wärme an Stirn, Nacken, Leib und Gliedmaßen. Man betastet den Leib. Man misst das Fieber wie beschrieben. Wenn man den beobachteten Zustand nicht kennt oder Sorge hat, sucht man den Arzt auf oder fragt telefonisch um Rat.

Wichtig ist vor allem Erfahrung und Sicherheit in der Beurteilung der Fieberzustände. Wenn man unsicher ist, sollte man sich deshalb vom Arzt beraten lassen. Eines der befriedigendsten Erlebnisse in der kinderärztlichen Tätigkeit ist, zu sehen, wie die Sicherheit bei den Eltern im Laufe der Zeit wächst und sie den ärztlichen Rat immer seltener benötigen.

Der Fieberanstieg

Durch erhöhte Stoffwechselaktivität in der gesamten Körpermuskulatur sowie die Drosselung der Hautdurchblutung bildet der Körper die Wärme des Fiebers.

Symptome beim Fieberanstieg

- Blasses Hautkolorit,
- kühle Gliedmaßen,
- Schüttelfrost,
- Unruhe,
- Unwohlsein, eventuell mit Kopf-, Glieder- oder Leibschmerzen bzw. Erbrechen.

So können Sie helfen

- In der Phase des Fieberanstiegs kann der Körper noch keine Wärme an die Peripherie abgeben, deshalb darf man jetzt *auf keinen Fall kühle Wadenwickel anlegen!* Waden und Füße werden erst heiß, wenn der Fieberanstieg vorbei ist und der Körper von sich aus Wärme abgeben möchte.
- Ruhe,
- Wärme, besonders an den Füßen, z.B. mithilfe eines Kirschkernsäckchens und einer Einreibung mit *Solum Öl* (Wala),
- warme Getränke, z.B. warmer *Melissentee*, ggf. auch etwas gesüßt,
- essen muss ein Kind in dieser Phase nicht, da ihm unter Umständen sogar unwohl ist,
- *»heiße« Pulswickel* mit *Arnika-Essenz* (Weleda oder Wala), (siehe Seite 307),
- *Infludoron*® (Weleda), 1- bis 2-stündlich 5 Globuli bis etwa gegen 16 Uhr (später könnte es das Kind am Einschlafen hindern).
- *Aconitum/China comp.* Kinderzäpfchen (Wala) können den Fieberanstieg regulierend unterstützen.

Das Fieber

In der nun folgenden Phase hat das Fieber die vom Organismus angestrebte Höhe erreicht.

Symptome im Fieber

- Rote Wangen,
- glänzende Augen,
- heißer Kopf,
- warme Hände und Füße,
- Schwäche, Abgeschlagenheit,
- ggf. Phantasieren.

So können Sie helfen

- Unruhige Kinder, die sich trotz des Fiebers ständig aufdecken, aufstehen oder herumtoben wollen, brauchen immer wieder einen beruhigenden Erwachsenen, der singt, summt, Geschichten erzählt oder still etwas tut. Hilfreich ist z.B. ein fahrbares Bett, das die Mutter oder der Vater bei ihren bzw. seinen Tätigkeiten in der Wohnung mitnehmen kann. Dem älteren Kind kann ein Tageslager auf dem Sofa im Wohnzimmer eingerichtet werden. Zum Spielen sollte man einfache Gegenstände bevorzugen, die der Phantasie Raum lassen (siehe Seite 354 ff.).
- Leichte Kleidung, dünne Decke,
- frische Luft im Zimmer, jedoch kein Luftzug,

- ausreichendes Trinken, z.B. von Sauerkirsch-, Schlehen- oder Zitrussaft halb verdünnt, lau oder kühl,
- leichte Kost mit wenig Kartoffeln, Fett und Eiweiß, keine Nüsse, Schokolade o. Ä. Das Kind kann in dieser Phase nicht zunehmen. Was es abnimmt, holt es später schnell wieder auf.
- *Apis/Belladonna* Globuli velati (Wala), bis zu halbstündlich 5 Globuli bei sehr hohem Fieber,
- *Fieber- und Zahnungszäpfchen* (Weleda) oder *Viburcol*®-Zäpfchen, maximal 6-stündlich in akuten Phasen, später insbesondere zur Nacht.
- *Wadenwickel*: Fühlt sich die Haut heiß an bis zu den Waden, so sind bei Temperaturen über 39 °C *Waden-* oder *Beinwickel* oder *körperwarme bis angenehm kühle Abwaschungen* möglich und insbesondere bei fieberbedingtem Kopfschmerz oder ausgeprägter Schwäche hilfreich. Sie unterstützen dadurch den Körper in seinem Bestreben, überschüssige Wärme über die Haut abzugeben (siehe Seite 307 f.). Diese Maßnahme sollte jedoch nur angewandt werden, wenn sie dem Kind angenehm ist.

In der Regel lässt sich das Fieber mit diesen Maßnahmen zwischen 39 und 40 °C halten, was von Kindern gut toleriert wird. **Die Gabe von Paracetamol und Ibuprofen zur Fiebersenkung ist in der Regel nicht sinnvoll.** Sie verschlechtern die Arbeit des Immunsystems (siehe Seite 79 f.). Es ist besser, das Fieber auf dem vom Körper angestrebten Niveau zu halten, als starke medikamentös bedingte Temperaturschwankungen zu erzeugen, die den Kreislauf belasten. Im seltenen Fall eines zu schlechten Allgemeinzustandes oder einer notwendigen Schmerzbehandlung ist der Einsatz von Ibuprofen oder Paracetamol angezeigt. Hier ist auch ein Arztbesuch notwendig, um mögliche gravierende Komplikationen auszuschließen.

Alter/Gewicht	Ibuprofen	Paracetamol
< 5 Monate / 3–4 kg	nicht empfohlen	75 mg-Zäpfchen, max. 12-stündlich
< 5 Monate / 4–5 kg	nicht empfohlen	75 mg-Zäpfchen, max. 8-stündlich
< 5 Monate / 5–6 kg	nicht empfohlen	75 mg-Zäpfchen, max. 6-stündlich
5–8 Monate	60 mg-Zäpfchen, max. 8-stündlich	Paracetamol wird ab dem 6. Lebensmonat und einem Gewicht von 8 kg durch Ibuprofen ersetzt, da dies nach aktuellem Kenntnisstand weniger zur Entwicklung von Allergien beiträgt.
9–24 Monate	60 mg-Zäpfchen, max. 6-stündlich	
1–3 Jahre / 10–15 kg	100 mg = 5 ml Saft (2 %), max. 8-stündlich	
4–6 Jahre / 16–20 kg	150 mg = 7,5 ml Saft (2 %), max. 8-stündlich	
7–9 Jahre / 21–29 kg	200 mg = 5 ml Saft (4 %), max. 8-stündlich	
10–12 Jahre / 30–39 kg	200 mg = 5 ml Saft (4 %), max. 6-stündlich	
>12 Jahre / >40 kg	200–400 mg = 5–10 ml Saft (4 %) max. Tagesdosis 1200 mg = 30 ml Saft (4 %)	

Fiebersenkende Schmerzmittel nach Alter und Gewicht des Kindes.

- Nicht mehr empfohlen wird die Gabe von fiebersenkenden Mitteln zur Verhinderung von Fieberkrämpfen, da diese insbesondere im schnellen Fieberanstieg auftreten und weniger bei stabil-hoher Temperatur.

Die Entfieberung und Rekonvaleszenz

Ist die Aufgabe des Fiebers erfüllt, beginnt der Körper mit der Entfieberung. Es kommt zu einer deutlichen Wärmeabgabe am gesamten Körper.

Symptome der Entfieberung und der Rekonvaleszenz

- Abblassen der geröteten Wangen, Blässe,
- Schwitzen,
- oft noch anhaltende Erschöpfung.

So können Sie helfen

- Bei starkem Schwitzen 1 Tasse *Salbeitee* morgens.
- Achten Sie auf ausreichende Wärme, eine zu frühe Kälte- oder Nässe-Exposition kann zu Rückfällen führen.
- Sorgen Sie für ausreichend lange Schonung und umsichtige Wiederaufnahme der Aktivitäten.
- Dazu je nach Konstitution z.B. *Meteoreisen* Globuli velati (Wala) oder *Roseneisen* Globuli velati (Wala), 3-mal täglich 5 bis 10 Globuli für ca. 4 Wochen.

Wann wird die Rücksprache mit einem Arzt oder eine ärztliche Vorstellung empfohlen?

- Immer bei Säuglingen unter 3 Monaten mit Fieber über 38 °C, wenn er nicht trinkt oder schlecht aussieht sogar ohne Verzögerung,
- bei einem Fieberkrampf (siehe unten),
- bei jedem Fieber, bei dem das Befinden des Kindes stark beeinträchtigt ist: starke Benommenheit, Kopfschmerzen, Nackensteife, andere unklare oder starke Schmerzen, deutlich erschwerte Atmung, nennenswerter Flüssigkeitsverlust durch Durchfall, Erbrechen oder wenn das Kind nichts mehr trinken möchte,
- wenn das Fieber über 40 °C steigt und sich die Haut immer noch kühl anfühlt,
- bei Fieber, das (ohne chemische Fiebersenkung) mehr als 1,5 °C ab und auf schwankt,
- wenn das Kind schließlich trotz fiebersenkender Maßnahmen weiterhin deutlich beeinträchtigt ist.

Der Fieberkrampf

! Jede erstmalige anfallsartige Bewusstlosigkeit mit oder ohne Krampf ist ein Grund, den Arzt anzurufen und bei Fortbestehen schnellstmöglich zu ihm oder in die Klinik zu fahren (siehe auch »Kollapszustände« und »Wegschreien/Affektkrämpfe«, Seite 62).

Beispiele

- Ein zweijähriges Kind spielt wie üblich draußen. Vielleicht hat der Wind an diesem Tag gedreht. Vielleicht war es auch zu dünn angezogen. Auf dem Nachhauseweg wird es plötzlich blass, bewusstlos und steif. Die besorgte Mutter beobachtet einige Schmatzbewegungen mit dem Mund und trägt es schnell ins Haus. Da ist das Kind bereits wieder entspannt, behält aber noch die auffällige Blässe. Dann kommt es wieder zu sich. Es scheint zu frieren und schläft warm eingewickelt in seinem Bett schnell ein. Am Telefon sagt die Mutter dem Hausarzt, dass der Kleine kalt gewesen sei, also kein Fieber haben könne. Auf Anraten misst sie doch und wundert sich über die Temperatur von 39 °C. Im Auto, auf dem Weg zum Arzt, schläft er wieder ein. Da dies der erste Fieberkrampf war, wird er eine Nacht im Krankenhaus beobachtet. Bei diesem Kind ist kein Hirnstrombild (EEG) nötig, sicherheitshalber wird ein krampflösendes Medikament für den Fall einer Wiederholung des Krampfes verordnet. Dies kann die Mutter anwenden, sollte der Krampf nicht in 3 bis 5 Minuten von selbst aufhören.

- Ein anderes Kind hat schon mehr als 40 °C Fieber, als es plötzlich steif wird. Die Mutter bemerkt, dass sein Gesicht zu zucken anfängt, beim genauen Hinsehen zuckt der ganze Körper. Das Bewusstsein erlischt. Für die Eltern ein erschreckender Anblick. Aufatmen können sie, wenn sich der Krampfanfall nach 1 bis 5 Minuten von alleine löst oder wenn er mithilfe eines schon früher verordneten Medikamentes 5 Minuten später aufhört. Daraufhin erfolgt eine Rücksprache mit dem behandelnden Arzt.

- Wieder ein anderes Kind hat einen fieberhaften Infekt. Als die Mutter beim Zubettgehen noch einmal nach ihrem Sohn schaut, bemerkt sie ein Zucken der rechten Hand und des rechten Armes. Nach wenigen Augenblicken breitet sich dies über den ganzen Körper aus. Auch dieses Kind verliert das Bewusstsein. Die Eltern rufen den Notarzt, der schnell kommt. Er gibt dem Kind ein krampflösendes Zäpfchen und bringt die Familie ins Krankenhaus. Der Krampf ist bei der Ankunft im Krankenhaus bereits vorüber, trotzdem wird das Kind über Nacht im Krankenhaus beobachtet. Da die Symptome einseitig begonnen haben, handelt es sich um einen komplizierten Fieberkrampf. Mit den Eltern wird das weitere Vorgehen besprochen. Sie bekommen ein krampflösendes Medikament verordnet, und es wird ein Termin zur Hirnstrommessung (EEG) vereinbart. Zum Zeitpunkt der Untersuchung sollte das Kind fieberfrei sein.

Der Fieberkrampf in den ersten Lebensjahren ist kein seltenes Ereignis, 2 bis 5 % der Kinder zwischen einem halben und dem fünften Lebensjahr sind davon betroffen.[18] Das kindliche Gehirn reagiert aufgrund seiner Unreife noch wesentlich empfindlicher auf Temperaturerhöhungen als später. Die sogenannte Krampfschwelle ist im Kindesalter niedriger.

Bei einem Drittel der Kinder, die einen Fieberkrampf erleiden, tritt ein weiterer Fieberkrampf auf. Doch nur bei 2 von 100 Kindern, die einmal einen Fieberkrampf hatten, ist dieser ein erstes Symptom einer späteren Anfallskrankheit.[19] Unmittelbar nach dem Fieberkrampf kann das Hirnstrombild (EEG) zwar Veränderungen zeigen, diese bilden sich jedoch vollständig zurück, sodass diese Untersuchung nicht akut durchgeführt wird.

! Fieberkrämpfe erzeugen keine Epilepsie! Es ist nur so, dass bei der Veranlagung zu einer Anfallskrankheit diese sich auch durch einen Fieberkrampf erstmals ankündigen kann.

! Fieberkrämpfe alleine hinterlassen keine bleibenden Schäden, auch keine Verhaltens- oder Entwicklungsstörungen, und stehen auch nicht mit dem plötzlichen Kindstod in Verbindung. Erst bei wiederholten Fieberkrämpfen (mehr als vier), einer bekannten Epilepsie in der Familie oder komplizierten Fieberkrämpfen steigt das Risiko, eine Epilepsie zu entwickeln.

Der unkomplizierte Fieberkrampf

Symptome eines unkomplizierten Fieberkrampfes

- Seitengleiches rhythmisches Zucken der Extremitäten,
- Steifwerden am ganzen Körper,
- Fieberanstieg,
- Dauer unter 15 Minuten,
- Alter des Kindes: 1 bis 5 Jahre.

So können Sie helfen

- Ruhig bleiben.
- Achten Sie auf die Dauer des Fieberkrampfes.
- Halten Sie das Kind nicht gewaltsam fest und schieben Sie ihm nichts zwischen die Zähne.
- Bringen Sie das Kind in die stabile Seitenlage, wenn die Gefahr besteht, dass es sich verschluckt.
- Halten Sie Rücksprache mit dem Arzt.

Zur Vorbeugung von Fieberkrämpfen bei fieberhaften Infekten empfehlen wir folgendes Vorgehen

- Unterstützen Sie die Wärmeregulation Ihres Kindes! In der Fieberanstiegsphase sind die Füße und Unterschenkel kalt und bedürfen der Wärmezufuhr (siehe Seite 74). Wenn der Kopf zu glühen anfängt, kühlen Sie Stirn und Schläfen mit einem nassen Waschlappen.
- Wichtig dabei ist: Das Kind braucht eine ruhige, behagliche Atmosphäre! D.h. vermeiden Sie Stress, Ängstlichkeit und unnötige Sinnesreize (keine digitalen Medien, das Nervensystem braucht Ruhe!).
- *Belladonna* Rh D6 Dilution (Weleda), im Fieberanstieg 5 Tropfen alle 15 Minuten oder 20 Tropfen in einem Becher Tee über 1 Stunde schluckweise.

- *Belladonna comp.* Kinderzäpfchen (Wala), maximal 6-stündlich, oder *Belladonna* Rh D6 Dilution (Weleda), halbstündlich 5 Tropfen bei hohem Fieber.
- Mit einem entsprechenden Konstitutionsmittel anthroposophischer oder homöopathischer Herkunft kann der erfahrene Kinderarzt Einseitigkeiten in der Reaktionslage des Organismus beeinflussen.
- Fiebersenkende Mittel können weder einen Fieberkrampf verhindern noch einer Epilepsie vorbeugen.[20]

Der komplizierte Fieberkrampf

Symptome eines komplizierten Fieberkrampfes

- Der Anfall dauert länger als 15 Minuten,
- die Symptome sind einseitig oder an einer Stelle beginnend,
- der Anfall wiederholt sich innerhalb von 24 Stunden,
- er tritt außerhalb des typischen Alters auf.

Maßnahmen

- Falls für das Kind schon vorhanden: *Diazepam*-Rectiole verabreichen.
- **Rufen Sie den Notarzt, wenn der Anfall nicht nach 3 Minuten aufhört.**
- Ansonsten müssen Sie mit dem Kind immer umgehend einen Arzt oder die nächste Klinik aufsuchen.
- Ein solcher Anfall sollte durch weitere Untersuchungen wie ein Hirnstrombild (EEG) genauer abgeklärt werden.

Vom Sinn des Fiebers

Fieber stellt eine krisenhafte Veränderung im Wärmegefüge des Organismus dar. Hierfür gibt es ganz verschiedene Anlässe. Bei Kindern können es z.B. Geburtstagsfeste, lange Reisen, eine Wetterfront, eine vorausgegangene Unterkühlung oder ein durchbrechender Zahn sein. All dies kann den Organismus beeinträchtigen und auch die Ansiedlung und das Eindringen von Krankheitserregern begünstigen. So wurde im Tierversuch festgestellt, dass Viren und Bakterien ein Temperaturoptimum zwischen 33 und 35 °C brauchen, d.h. eine Untertemperatur, um sich gut zu vermehren und den Organismus zu schädigen. Aus diesem Grunde ist es auch berechtigt, von »Erkältungen« zu sprechen. Demgemäß gibt es für den Organismus ein Fieberoptimum (meist zwischen 39 und 40 °C), bei dem er die ihn beeinträchtigenden Viren und Bakterien am besten an ihrer Vermehrung hindern und abtöten kann.[21]

Fieber wirkt in umfassender Weise immunstimulierend, indem es eine Vielzahl körpereigener Abwehrreaktionen in Gang setzt. Z.B. regt es die Aktivität der Abwehrzellen des Immunsystems an, hemmt die Vermehrung von Krankheitserregern und schützt die eigenen Körperzellen vor den Abwehrstoffen, die die

Immunzellen ausstoßen. Entsprechend ungünstig ist die abrupte Senkung des Fiebers. Z.B. führt diese bei Masern zu einem deutlichen Anstieg der Komplikationsrate.[22] Das Gleiche gilt bei einer nicht erkannten Blutvergiftung, einer Sepsis, bei der sich Bakterien im Blut ausbreiten und alle Organe des Körpers angreifen.[23] Die Senkung des Fiebers führt auch zu einer messbaren Einschränkung der Nierenfunktion. Eine internationale Studie mit 205.487 Kindern aus 31 Ländern hat sogar gezeigt, dass die Gabe von Paracetamol im ersten Lebensjahr mit einer wesentlichen Erhöhung der Fälle von Asthma bronchiale im sechsten bis siebten Lebensjahr einhergeht.[24]

Darüber hinaus zeigt sich die segensreiche Wirkung fieberhafter Infekte noch in anderer Hinsicht. So ist eindeutig bewiesen, dass fieberhafte Infekte in der frühen Kindheit vor Allergien schützen. Je mehr solcher Infekte in der Kindheit durchgemacht wurden, umso geringer ist die Allergierate.[25] Interessanterweise sinkt auch das Krebsrisiko bei durchgemachten fieberhaften Erkrankungen in gleicher Weise.[26] In Bezug auf fieberhafte Kinderkrankheiten konnte gezeigt werden, dass insbesondere nach Masern, Röteln und Windpocken das Krebsrisiko signifikant niedriger liegt.[27]

Nicht nur die medikamentöse Fiebersenkung ist von Nachteil für den Organismus, auch die Gabe von Antibiotika kann die Eigenaktivität des Organismus beim Fieber unterbrechen. Diese sollten nur dann eingesetzt werden, wenn der Organismus der Infektion alleine nicht standhalten kann. Abgesehen davon sind Antibiotika gegen die häufiger beteiligten Viren nicht wirksam.

! Fieber ist eine hochwirksame Reaktion des Körpers, um Krankheiten zu überwinden und anschließend einen stabileren Gesundheitszustand zu veranlagen.

Fieber und Wärmeregulation haben auch eine seelisch-geistige Seite. Wärme zeigt sich nicht nur als etwas, das mit dem Thermometer gemessen werden kann, sondern erscheint beim Menschen auch als Ausdruck seelischer und geistiger Aktivität. Es wird uns »warm«, wenn wir einen guten Freund treffen, eine vertraute Landschaft sehen, wenn wir einer Sache »entgegenfiebern«. Ebenso kann uns beim Aufblitzen einer guten Idee oder in der Begeisterung für ein Ideal die Wärme förmlich in die Glieder schießen. Im Schreck und in der Angst hingegen, ja schon im Umkreis von Hass, Neid, Unzufriedenheit oder auch bei schwerer Sorge »stockt« uns der Blutkreislauf förmlich in den Adern. Wir sprechen wohl auch von »eisiger Stimmung« oder sagen »mich friert«.

So wie eine behagliche Körpertemperatur von 37 °C unsere körperliche und seelisch-geistige Leistungsfähigkeit begünstigt und unterstützt, so können auch ein freudiges Erlebnis oder starke innere Konzentration und meditative Arbeit sich harmonisierend auf die Durchwärmung des Organismus auswirken. Der Blutkreislauf und seine Organversorgung reagieren empfindlich auf das Gefühls- und

Gedankenleben – nicht nur auf körperliche Bewegung und Ernährung. Und so unterscheiden wir mit Recht körperliche, seelische und auch geistige Wärme – obwohl es auf allen drei Ebenen immer dieselbe Wärme ist –, entweder mehr innerlich oder mehr äußerlich wirksam.

Die einheitliche Natur der Wärme bewirkt, dass der Mensch sich geistig-seelisch und körperlich in seiner Wärme als in sich geschlossenes Wesen fühlen kann. Daher können wir auch den Wärmeorganismus insgesamt als physischen Träger unseres Selbst, des menschlichen »Ich« ansprechen. Da jede Krankheit auch mit einer Veränderung im Wärmeorganismus einhergeht, ist dieses Ich, unser Selbst, stets direkt mit betroffen und mit »engagiert«.

Wir verdanken es den menschenkundlichen Forschungen Rudolf Steiners, diesen Zusammenhang erkannt und für Pädagogik und Medizin fruchtbar gemacht zu haben. Es ändert sich die Einstellung zur Krankheit, wenn diese mit der Eigenaktivität und dem Eigenwollen des Kindes, d.h. seinem Ich, in Zusammenhang gesehen wird. So gibt es z.B. die Eigenarten: das eine Kind, das »nie« Fieber hat, das andere Kind mit längeren, leichten Fieberanstiegen und das Kind mit den kurzen, hochfieberhaften Attacken. Es gibt

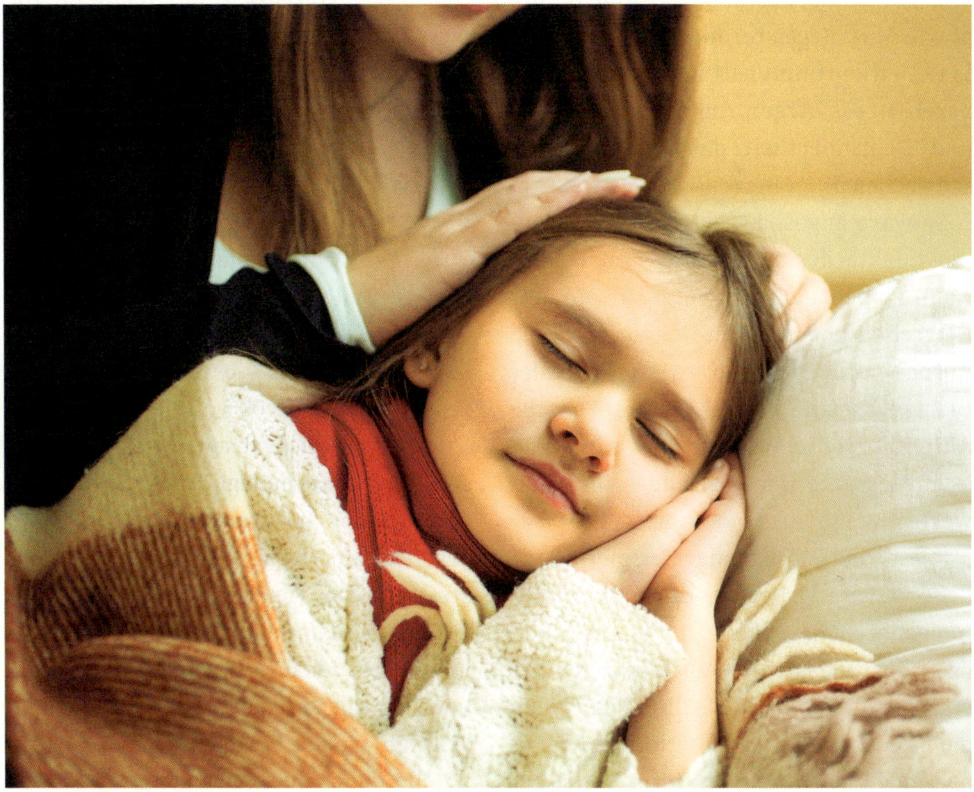

Fieber hilft dem Organismus, Krankheiten zu überwinden.

ganze Familien, deren Kinder regelmäßig als Erste »auf der Nase« liegen, während die Nachbarskinder noch in den Pfützen spielen. Dann tauschen sie die Rollen, und manchmal macht der später Erkrankte den Infekt besonders gründlich durch.

Bei den Erwachsenen gibt es noch andere Eigenheiten. So hat möglicherweise jemand, der hart, aber im Rhythmus und gern arbeitet, viel seltener einen grippalen Infekt als einer, der öfters einmal »ausspannen« muss. Starke Ich-Beteiligung und Arbeitsfreude wirken anregend auf den Wärmeorganismus und damit auch »immunisierend«. Inzwischen wurde dies auch durch die psycho-neuroimmunologische Forschung bestätigt: Positive Gefühle wie Mut, Begeisterung, Vertrauen und Liebe wirken immunstimulierend, wohingegen Stress, Ärger, Angst, Lustlosigkeit und Deprimiertheit das Immunsystem schwächen.[28]

So wäre angesichts der hochfieberhaften Infekte des Kindesalters zu fragen: Kann Fieber auch der Versuch sein, das Eingreifen des Seelisch-Geistigen in den Körper vorübergehend zu stärken oder Ersatz zu schaffen für zu wenig seelische Aktivität? Diese Frage erfährt durch viele interessante Beobachtungen ihre Antwort.

Sprechend ist folgendes Beispiel: »Ganz der Großvater!«, heißt es angesichts eines Neugeborenen. Später stellt man vielleicht fest, dass es »jetzt aber mehr der Mutter ähnlich sieht«. Schließlich finden die Eltern nach einer fieberhaften Krankheit einen neuen Zug an ihrem Kind, der sich nicht mehr in der Verwandtschaft wiederfinden lässt. Sie freuen sich, jetzt die Eigenpersönlichkeit ihres Kindes deutlicher zu sehen. Das Fieber hilft dem Ich, dem Eigenwesen des Kindes, sich selbst den ererbten Leib »passender« zu machen, sodass es sich durch ihn besser zum Ausdruck bringen kann.

Es ist auch bekannt, dass veranlagte Erkrankungen wie beispielsweise das Säuglingsekzem oder Asthma nach einer schweren fieberhaften Erkrankung besser werden können. Physiologisch mag dem unter anderem zugrunde liegen – das haben immunologische und genetische Forschungen der letzten beiden Jahrzehnte gezeigt –, dass das Erbgut in Form der Gene keine statische Größe darstellt, wie man früher noch annahm, sondern eine dynamische, die sich unter verschiedenen Umständen auch verschieden äußern kann.

Inzwischen ist längst erforscht, dass das System unserer Gene und ihrer Funktionen nicht nur dem Immunsystem gegenüber offen ist und zeitlebens beeinflussbar bleibt, sondern auch seelisch-geistigen und psychosozialen Prozessen gegenüber.[29]

Rein äußerlich gesehen zeigt das rasche Wiederaufholen des fieberbedingten Gewichtsverlustes an, dass hier ein organischer Umbau des eigenen Körpers stattfand. Das Kind hat etwas von seinem vererbten Körper abgebaut und unter der Eigenregie seiner Wärmeorganisation und Regulation neu wieder aufgebaut. Wir haben diese Erfahrung in der Sprechstunde ungezählte Male gemacht. Sie hat uns gezeigt, wie eine hochfieberhafte

Grippe, eine sorgfältig behandelte Lungenentzündung oder gar die Masern eine neue, stabilere Phase in der kindlichen Entwicklung eingeleitet haben. In den selteneren umgekehrten Fällen einer längeren Krankheitsreihe zeigt sich, dass noch eine weitere Aufgabe zu lösen ist.

! Die Wirkung des Fiebers im Körper ist mit einer guten Pädagogik vergleichbar: Das Kind hat durch eigenes Bemühen etwas gelernt. Unpädagogisch wäre es z.B., ständig zu sagen: »Tu dies, tu das – lass das sein, das darfst du nicht.« Leider wird immer noch zu häufig bei den fiebrigen Infekten ebendies getan: Kaum steigt die Temperatur über 38,5 °C, bekommt das Kind ein Zäpfchen. Und wenn ein entzündlicher Befund festgestellt wird, kommt gleich noch ein Antibiotikum dazu. So bleibt dem Organismus für einen eigenen Umgang mit der Krankheit nur wenig Möglichkeit, sich ungehindert zu engagieren. Hinzu kommt, dass einem solcherart manipulierten Organismus im Ernstfall die »Elastizität« und »Übung« fehlen, mit schwereren Aufgaben fertig zu werden, als es die fieberhaften Infekte des Kindesalters sind.[30]

Dass es bei Krankheiten dramatisch überschießende Reaktionen geben kann, wie die beschriebenen Fieberkrämpfe, und dass es auch Krankheitsverläufe gibt, die bleibende Schäden zurücklassen können, ist bekannt. Diesen Verläufen rechtzeitig entgegenzutreten ist das eigentliche Anliegen der Medizin. Um die – seltenen – Komplikationen rechtzeitig zu erkennen, bedarf es der Begleitung durch den Arzt.

Empfohlene Literatur

– Das Merkblatt *Fieber im Kindes- und Jugendalter* der Gesellschaft Anthroposophischer Ärzte in Deutschland kann eingesehen werden unter www.gaed.de/informationen/merkblaetter/fieber-im-kindes-und-jugendalter.html.

Behinderungen der Atmung

Behinderungen der Atmung sind häufig ein Anlass, den Kinderarzt aufzusuchen. Eine gute und nachhaltige Behandlung zielt nicht nur auf die unmittelbar betroffene Lunge ab, sondern auf den ganzen Organismus des Kindes – einschließlich seiner seelischen Befindlichkeit. Dies gilt insbesondere für die Behandlung der chronischen Erkrankungen wie Asthma bronchiale oder wiederkehrende Bronchitiden. Gerade bei diesen so häufigen Erkrankungen des Kindesalters ist es wichtig, die wertvollen Behandlungsansätze einzubeziehen, die die Zusammenhänge mit der Ernährung, der Verdauung, dem Wärmehaushalt und der notwendigen Bewegung berücksichtigen.

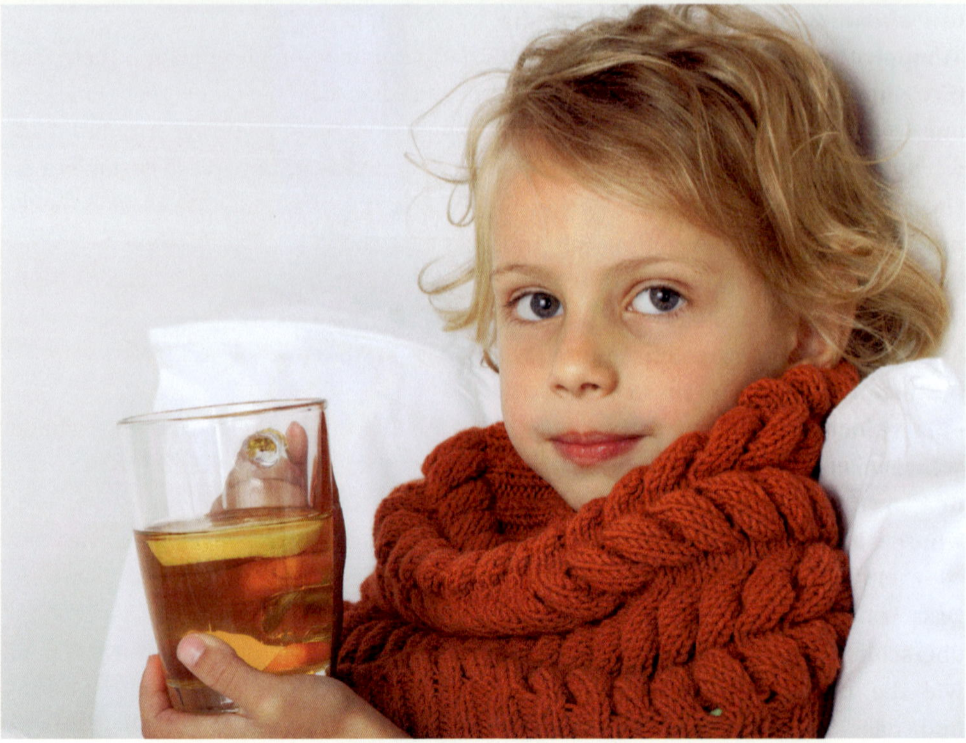

Schnupfen

Wehret den Anfängen: Ein einfacher Schnupfen erscheint harmlos und vernachlässigbar, ist jedoch eine typische Ausgangserscheinung für fast alle Infekte im Bereich der Atemwege und Ohren und damit maßgeblich für jede Früherkennung, Prophylaxe und Therapie!

Der **Schnupfen bei ganz jungen Säuglingen** ist nicht harmlos und wird deshalb vom Arzt kontrolliert und behandelt.

Da die Kinder etwa in den ersten drei bis vier Wochen noch nicht gelernt haben, durch den Mund zu atmen, sondern bei verstopfter Nase nur im Schreien durch den Mund zu Luft kommen, kann ein Schnupfen zu schweren Atembehinderungen führen bis hin zur bläulichen Verfärbung der Haut (Zyanose). Die Nase muss deshalb frei gemacht werden.

Beispiel
Die ganze Familie ist erkältet. Der drei Wochen alte Säugling hat »nur« einen Schnupfen. Er wird gestillt, hungrig beginnt er zu saugen, verschluckt sich am Nasenschleim, macht erfolglose Atembewegungen und wird blau. Er lässt die Brustwarze los, schreit – wird dadurch wieder rosig, fasst erneut zu usw., bis er ganz erschöpft aufgibt, obwohl er erst ganz wenig getrunken hat.

Symptome

- Behinderte Nasenatmung,
- ggf. bei Säuglingen Trinkprobleme und Zeichen von Atemnot,
- die Nasenschleimhaut ist geschwollen und gerötet,
- das Sekret ist klar bis gelb-grün, flüssig bis trocken-borkig,
- ggf. gerötete Nasenflügel.

Ursachen

- Allergien (Sekret meist klar und flüssig),
- Staub (Sekret klar mit Schmutzpartikeln),
- Viren (Sekret klar bis weißlich, flüssig),
- Bakterien (Sekret gelb bis grünlich, zähschleimig bis borkig),
- selten chemische oder mechanische Reizung.

Oft kommen mehrere Ursachen und Symptome nebeneinander vor. Eine Reizung z.B. durch Allergien oder Kälte bahnt Erregern den Weg. Besonders typisch sind daher die wiederkehrenden Luftwegsinfekte im Winter bei einer Hausstaubmilbenallergie.

So können Sie helfen

- Achten Sie auf angefeuchtete frische Zimmerluft. Anfeuchten können Sie die Luft, indem Sie feuchte Tücher aufhängen, evtl. können Sie etwas Lavendel-Badezusatz zugeben. Lüften Sie ausreichend, packen Sie dabei aber besonders Säuglinge sehr warm ein und bedecken Sie immer Kopf und Ohren!
- Streichen Sie *Muttermilch* oder *Engelwurzbalsam* auf die gereizte Nasenschleimhaut des Säuglings. Die Eiweiße und Fette der Muttermilch pflegen die

Nasenschleimhaut und vermitteln ihr einen Antikörperschutz.

- **Zur Schleimlösung und zum milden Abschwellen der Nasenschleimhaut reicht bei Säuglingen und Kleinkindern** oft eine vorsichtige tropfenweise *Nasenspülung* mit 1 %iger bzw. physiologischer *Kochsalzlösung* aus, die man selbst herstellen kann: Man nimmt einen Teelöffel Kochsalz (ca. 4,5 g) auf ½ l Wasser, kocht die Lösung ab und gibt davon etwas in ein sauberes Gläschen. Diese Lösung ist etwa zwei Tage haltbar; die Pipette sollte man täglich auskochen. In der Apotheke gibt es entsprechende fertige Lösungen.

Nicht immer lassen sich abschwellende Nasentropfen vermeiden. Man sollte jedoch darauf achten, dass sie für Säuglinge bestimmt sind und kein Ephedrin enthalten. Sie sollten nicht länger als einige Tage benützt werden.

Bei älteren Kindern

- Führen Sie im akuten Stadium *Inhalationen* durch (siehe Seite 312 f.).
- Für *Nasenspülungen* können Sie entweder eine Nasendusche käuflich erwerben oder aus einer Tasse mit lauwarmer, etwa 2 %iger *Kochsalzlösung* (2 g Kochsalz auf 100ml abgekochtes Wasser) die Flüssigkeit durch die Nase aufziehen und durch den Mund ausspucken lassen. Da die Salzlösung konzentrierter ist als der Nasenschleim, werden die Schleimhäute auf natürliche Weise zum Abschwellen gebracht und die Eingänge zu den Nasennebenhöhlen gereinigt. Dies ist zwar nicht ganz angenehm, hat jedoch eine außerordentlich gute Wirkung.
- Bei trockener und wunder Haut und Schleimhaut am Naseneingang verwendet man *Nasenbalsam* (Wala), *Engelwurzbalsam* oder *Majoranbutter.* Diese erleichtern und beruhigen die Atmung.

Medikamente z.B.

- *Berberis/Quarz* Globuli velati (Wala), 3- bis 6-mal täglich 5 Globuli, bei klarem Fließschnupfen,
- *Sambucus comp.* Globuli velati (Wala), 3- bis 6-mal täglich 5 Globuli, bei eitrigem Schnupfen,
- *Silicea comp.* Globuli velati (Wala), 3- bis 6-mal täglich 5 Globuli, bei Schnupfen mit Fieber und mittelohrentzündungsanfälligen Kindern.

Vorbeugende Maßnahmen

- Achten Sie auf die Wärme, halten Sie insbesondere Kopf, Ohren und Füße warm! Eine »Erkältung« ist buchstäblich zu verstehen!
- Verschaffen Sie Ihrem Kind Bewegung an der frischen Luft.
- Bei (Hausstaub-)Allergien ist es sinnvoll, die oben beschriebene Nasenspülung über längere Phasen durchzuführen.

Manchmal bleibt nach dem ersten Schnupfen eines Säuglings ein monatelang anhaltendes Schniefen und Schnorcheln bestehen. Wenn das Kind dadurch nicht behindert ist, kann man das auf sich beruhen lassen. Es verschwindet mit der Zeit von alleine.

Durch Niesen befreit sich der junge Säugling von Krümeln und Borken. Es hat im Allgemeinen nicht die Bedeutung des beginnenden Schnupfens – im Gegensatz zu später. Solche trockenen Borken in der Nase rühren oft weniger von Entzündungen der Schleimhäute als von aufgestoßener Muttermilch oder trockener Zimmerluft her.

Insbesondere bei älteren Kindern ist die Verwendung von schleimhautabschwellenden Tropfen fragwürdig: Ein Schnupfen hat seine Ursache, seinen gesetzmäßigen Verlauf und sollte in Ruhe ausheilen. Das medikamentös bewirkte Zusammenziehen der Schleimhautgefäße mit anschließender Erschlaffung stört den natürlichen Verlauf der Heilung. Die häufige Anwendung solcher Tropfen kann zudem zur Austrocknung und Schädigung der Nasenschleimhaut führen, was später Ursache einer sogenannten Stinknase (Ozaena) sein kann.

Erkältungskrankheiten – katarrhalische und grippale Infekte

Der Schnupfen ist wie oben beschrieben typisches erstes Anzeichen dieser Erkältungserkrankungen. Der sogenannte katarrhalische Infekt (Katarrh heißt »Herabfluss«) ist eine erste Ausweitung, zum grippalen Infekt gibt es fließende Übergänge. Dazu kann eine **Nebenhöhlenentzündung (Sinusitis)** treten: Dann sind die Siebbeinzellen, Kieferhöhlen und Stirnhöhlen, die sich erst im Schulalter bilden, betroffen und akut sehr schmerzhaft. Die Paukenhöhlen (siehe die Kapitel »Paukenergüsse«, Seite 90 ff. und »Mittelohrentzündung«, Seite 31 ff.) oder gelegentlich die Felsenbeinknochen hinter den Ohren können ebenfalls von den oberen Atemwegsinfekten in Mitleidenschaft gezogen werden.

Immer ist der Rachen mit seinem »lymphatischen Apparat« beteiligt (siehe Seite 35 ff.): den Mandeln am Gaumen und oben im Rachen sowie den lymphatischen Geweben an der Rachenseiten- und -hinterwand. Diese lymphatischen Organe sind wichtige Orte der Auseinandersetzung zwischen Körper und Umwelt.

Unter den vielen grippalen Infekten fallen in der Kindersprechstunde die echten Influenza-Erkrankungen kaum auf. Manchmal sind sie an ihrem etwas intensiveren Verlauf zu erkennen (siehe auch das Kapitel über die Grippe-Schutzimpfung, Seite 278 f., nicht zu verwechseln mit Hib-Erkrankungen, siehe Seite 266).

Symptome

- Schnupfen,
- Halsschmerzen,
- ggf. Husten und Heiserkeit, dies ist typisch bei katarrhalischen Infekten,
- Kopf- und Gliederschmerzen, typischerweise am Beginn eines grippalen Infekts,
- Fieber,
- ggf. bei Nebenhöhlenentzündungen Druck oder starker Schmerz in den

Nebenhöhlen, der sich bei der Neigung nach vorne verschlimmert.

Wann sollte man zum Arzt gehen?

- Bei Fieber über 38,5 °C, das drei Tage oder länger anhält, muss man daran denken, dass der ursprüngliche Infekt in eine ernstere Erkrankung übergegangen ist.
- Bei quälendem oder anhaltendem Husten, der tiefere Atemwegsabschnitte zu betreffen scheint, sollte man einen Arzt aufsuchen.

So können Sie helfen

Eltern sollten wissen, dass die allermeisten dieser katarrhalischen Infekte bei guter Pflege ohne jede Behandlung in wenigen Tagen komplikationslos abklingen. Alle Behandlungsarten, die während solcher Tage die Symptome nur unterdrücken, wie Fiebermittel, Hustendämpfer, Schnupfenmittel und Antibiotika gegen mögliche Keimbesiedlung, bedeuten eine unnötige, zusätzliche Belastung für den Organismus. Ein sonst gesundes Kind wird mit Infekten dieser Art selbst fertig und baut sich dadurch für die nächste Zeit seinen eigenen Infektionsschutz auf (siehe auch Seite 79 f.).

- Sorgen Sie für frische, nicht zu trockene Luft im Zimmer. Hängen Sie eventuell feuchte Tücher auf.
- Spritzen Sie im Zimmer des Patienten etwas *Eukalyptusöl, Babix®* Inhalat oder *Olbas®* auf ein Tuch oder auf eine Untertasse und legen bzw. stellen Sie diese/s auf die Heizung. Verwenden Sie diese Substanzen aber nicht im Bett des Säuglings oder Kleinkindes und nicht bei Asthma (siehe Seite 100 ff.)!
- Zur Behandlung des Schnupfens siehe Seite 85 ff.
- Wenn Ihr Kind Husten hat, können Sie *Rumpfeinreibungen* z.B. mit 10 %igem *Lavendel-* oder *Malvenöl* oder *Brusteinreibungen* mit oder ohne *Dampfkompressen* (siehe Seite 303) durchführen.
- Halten Sie das Kind warm, wenn es fröstelt, bringen Sie es eventuell mit »heißem« Tee und dickem »Einmummeln« ausgiebig zum Schwitzen. Ziehen Sie es danach wieder trocken an.
- Bei Nebenhöhlenentzündungen sollte der Schnupfen intensiv behandelt werden (siehe Seite 85 ff.). Außerdem können Sie die Stirn- und Kieferhöhlenregion mit *Cochlearia armoracia* 10 % Salbe (Weleda) einreiben. Das Kind sollte sehr viel trinken.
- Kranke Kinder dürfen viel schlafen und sollten keine Aufregungen haben.
- Ein Püppchen oder ein Zwerg, der unter der Decke hervorguckt oder auf der Decke Bergsteiger spielt, reicht als Spielmaterial für Stunden aus.

Medikamente z.B.

- *Gelsemium comp.* Globuli velati (Wala), bis zu halbstündlich 5 Globuli bei Grippe mit Kopfschmerzen,
- *Infludoron®* (Weleda; früher unter dem Namen *Ferrum phosphoricum comp.* erhältlich), bis zu stündlich 5 Globuli bei beginnender Erkältung. Abends sollte

man diese Globuli nicht mehr geben, da sie Einschlafstörungen verursachen können. Reizhusten und asthmatische Beschwerden können verstärkt werden!

- *Angocin®*, 3-mal täglich 1 bis 2 Tabletten bei Beteiligung der Nebenhöhlen.
- Bei Husten haben sich *Thymiantee mit Honig* oder folgende Hustensäfte bewährt: *Flechtenhonig* Sirup (Weleda), *Hustenelixier* (Weleda) und *Pulmonium-Hustensaft* (Wala).
- Weitere Medikamente je nach Symptomen bzw. Komplikationen.
- In vielen Familien ist es Brauch, noch ein bewährtes Hausmittel einzusetzen. Wir empfehlen, sich mit dem Arzt darüber zu verständigen.

Vorbeugende Maßnahmen

Neben den im Kapitel »Schnupfen« genannten Maßnahmen (siehe Seite 85 ff.) kann man die körpereigenen Abwehrkräfte z.B. mit *Echinacin-Saft,* 3-mal täglich ½ bis 1 Teelöffel über 4 Wochen, anregen.

Infektanfälligkeit im Kleinkindalter

Geradezu typisch ist die Klage der Eltern von Kindergarten-Neulingen: »Nur ein paar Tage im Kindergarten – und schon liegt er wieder auf der Nase!« Hier sei zum Trost gesagt: Einen Winter und vielleicht auch noch den nächsten geht das so – dann aber können die Kinder sich weitgehend selber schützen und brauchen die Infekte nicht mehr in diesem Maße und in dieser Häufigkeit durchzumachen. Ihr Immunsystem, das ihnen die Möglichkeit zur Abwehr von Infekten gibt, hat sich gekräftigt. Es spielt sich dadurch ein körperlicher Lernprozess in Richtung Immunkompetenz und gesundheitlicher Stabilität ab.

Daher ist es sinnvoll, den Kindern nach der akuten Infektsituation eine ausreichend lange Erholungsphase zu gönnen, bevor sie wieder in den Kindergarten gehen.

Aus einem solchen »Infektwald« ragen die bekannten Kinderkrankheiten wie ein paar besonders kräftige Bäume heraus. Bisweilen können sie auch eine Folge von Infekten zum Abschluss bringen.

Jüngere Geschwister werden zu Hause oft mit angesteckt. Das gibt manchmal Anlass zur Sorge, weil diese Kinder noch wenig Abwehrkräfte besitzen. Tatsächlich sind sie jedoch später oft die Stabileren, Gesünderen, weil sie sich besonders intensiv mit den Infekten auseinandergesetzt haben. Jeder, der drei oder mehr Kinder hat, kann das bestätigen.

Als Infekursache müssen allerdings nicht nur Abwehrschwäche und Ansteckungsmöglichkeit gelten. Kinder erkranken oft am Tag nach einem Treppensturz, einem Kindergeburtstag, einer längeren Autofahrt oder einem Kinobesuch. Im ersten Fall fragen die Eltern oft besorgt, ob das miteinander zusammenhängen könne. In der Mehrzahl der Fälle handelt es sich tatsächlich um die Antwort des Organismus auf ein Erlebnis, das ihn zunächst überfordert hat. Er »ergreift« dann die Krankheit, »steckt sich an«, um dieses Erlebnis in Ruhe zu verarbeiten und auszugleichen.

Normalerweise lebt das Kleinkind mit allen Sinnen an seine Umgebung hingegeben, mit ihr in Übereinstimmung und sich mit ihr identifizierend. Wird das unterbrochen durch ein unerwartetes Ereignis, so können Infekte hier für den nötigen Ausgleich sorgen.

Jedes der oben genannten Erlebnisse, auch ein Zornausbruch oder eine zu harsche unkontrollierte Zurechtweisung, stößt das Kind schmerzvoll auf sich selbst zurück. Dies strapaziert das seelische Erleben im Leib, es bedeutet eine Einengung, die zu einem »seelischen Frieren« führt, dem die kindliche Konstitution nicht gewachsen ist. Körperliches und seelisches »Anwärmen« sind für solche Situationen in gleicher Weise heilsam.

Jede Maßnahme, die dem Kind zum Einklang mit der Umgebung und körperlichem Wohlbehagen verhilft, unterstützt seine Sympathie zur Umwelt. So wirkt ein liebevolles Zugehen auf das Kind auch körperlich erwärmend und kräftigend. Durch ein solches Verständnis können wir an die Behandlung der Infekte »ganzheitlich« herangehen: Die Symptome werden nicht medikamentös unterdrückt, sondern der Krankheitsverlauf wird lindernd begleitet. Das Geschehen wird als Aufforderung verstanden, etwas zur Kräftigung und Harmonisierung der körperlich-seelischen Konstitution des Kindes zu tun.

»Polypen« (adenoide Vegetationen), Paukenergüsse und große Mandeln

Die chronische Luftnot im hinteren Nasenbereich ist im Vorschulalter meist Folge einer Wucherung des lymphatischen Gewebes am Rachendach, auch als »Polypen« bekannt.

Symptome

- »Adenoide Facies«: offener Mund, hängender Unterkiefer, träumender Gesichtsausdruck,
- behinderte Nasenatmung,
- das Kind schnarcht (bis hin zu Atemaussetzern),
- dadurch ist es häufiger unausgeschlafen.

Diese lymphatischen Wucherungen und auch die vergrößerten Gaumenmandeln haben die Neigung, später von selbst kleiner zu werden, doch bewirken sie oft, dass die erhoffte Stabilität gegenüber Infekten im Alter von fünf Jahren nicht erreicht wird. Das schlecht belüftete Gebiet und der immer offene Mund sind für weitere Infekte die besten Vorbedingungen.

Komplikationen

- Paukenergüsse: Im Mittelohr, d.h. hinter dem Trommelfell, sammelt sich Flüssigkeit an,
- Hörstörungen,
- ggf. Sprachentwicklungsverzögerung,

- Mittelohrentzündungen,
- Nasennebenhöhlenentzündungen,
- Bronchitiden.

So können Sie helfen

Ein konservativer Behandlungsversuch lohnt sich immer.

- Führen Sie 2- bis 3-mal wöchentlich *Meersalz-* oder *Solebäder* durch.
- Wenden Sie 2-mal täglich eine *Dampfinhalation* oder *Nasendusche* an.
- Geben Sie dem Kind 3-mal täglich eine Tasse *Schachtelhalmtee* zu trinken.
- Legen Sie *Senf-Kompressen* auf die Fußsohlen (siehe Seite 309) oder
- bereiten Sie dem Kind abends *Senfmehl-Fußbäder* (siehe Seite 308 f.) oder
- *Ingwer-Salz-Fußbäder* (siehe Seite 309).
- Versuchen Sie die Belüftung mit langsam steigendem Druck zu verbessern. Lassen Sie das Kind zuerst eine leicht aufzublasende Papierpfeife immer wieder aufblasen. Führen Sie dies später mit Spielballons oder *Otobar®* fort.
- Manchmal ist es hilfreich, dem Kind erst einmal keine Milch mehr zu geben, um weniger Eiweiß zuzuführen. Werden jedoch Milchprodukte über längere Zeit ganz weggelassen, muss man bei jüngeren Kindern für ausreichend andere Kalzium- und Eiweißquellen sorgen. Gesäuerte Milchprodukte wie Joghurt, Quark und Käse führen weniger zu Verschleimungen als Vollmilch. Auch Bananen können die Verschleimungstendenz verstärken.
- Lassen Sie Ihr Kind viel singen und summen.
- Oft wirkt auch ein Ferienaufenthalt an der See heilsam.

Das Ganze führt man 4 bis 6 Wochen lang durch. Ist keine Besserung zu beobachten, sollte man den Arzt hinzuziehen.

Medikamente z.B.

- *Citrus e fructibus/Cydonia e fructibus* 10 % Lösung (Sonderanfertigung der Apotheke an der Weleda[31]): Geben Sie 7 Tropfen dieser Lösung in 5 ml NaCl 0,9 % und wenden Sie diese Verdünnung als Nasenspray an, und zwar 4- bis 5-mal täglich für mindestens 6 Wochen,
- *Calcium Quercus* Globuli velati (Wala), 3-mal täglich 5 bis 10 Globuli, bei gleichzeitiger allergischer Disposition,
- *Berberis/Quarz* Globuli velati (Wala), 3-mal täglich 5 bis 10 Globuli, bei reichlich fließendem Schnupfen,
- *Archangelica comp.* Globuli velati (Wala), 3-mal täglich 5 bis 10 Globuli, bei »adenoider Konstitution«,
- *Barium comp.* (Weleda), 3-mal täglich 1 Messerspitze Pulver, bei Paukenergüssen.

Zu den Operationen

In ausgeprägten Fällen ist die Operation der Polypen nicht zu umgehen. Sie ist immer angezeigt, wenn die Beschwerden das Kind körperlich und seelisch beeinträchtigen, vor allem wenn es Anzeichen für eine Schwerhörigkeit oder Sprachentwicklungsverzögerung gibt. Dieser Eingriff wird in der Regel ambulant durchgeführt. Die gleichzeitige operative Einlage von Paukendrainagen (»Röhrchen«) durch das Trommelfell in das Mittelohr sollte nicht routinemäßig erfolgen, sondern im Einzelfall besprochen werden.

Gelegentlich kommt es zum Nachwachsen der Wucherungen, besonders wenn die Operation vor dem dritten Geburtstag durchgeführt wird. Wichtig ist, nach der Operation mit dem Kind viel zu summen, damit der Mund geschlossen bleibt und es lernt, durch die Nase zu atmen.

Die Gaumenmandeln als wichtige Organe der Abwehr sollte man nur in wirklich zwingenden Fällen mit entfernen lassen und sich nicht wegen einiger Mandelentzündungen ängstigen.

Heuschnupfen, allergische Rhinitis (Schnupfen) und Konjunktivitis (Bindehautentzündung)

Häufige Auslöser

- Blühende Gräser, Bäume oder Blumen,
- Tierhaare,
- Ausscheidungen der Hausstaubmilbe,
- Pilze.

Symptome

- Klarer Fließschnupfen,
- geschwollene, gerötete und eventuell juckende Nasenschleimhaut,
- behinderte Nasenatmung,
- gerötete und juckende Bindehäute.

Die oftmals sehr geplagten Träger dieses lästigen Schnupfenreizes sind – besonders bei zusätzlichen asthmatischen Beschwerden – bestrebt, Behandlungen mit nachhaltigem Erfolg zu erhalten.

So können Sie helfen

- Bekannt ist die gute Wirkung der allergenarmen Seeluft. Bei wiederholten Aufenthalten am Meer wirkt sie auch allgemein kräftigend.
- Oft hilft die tägliche Gabe von einem Löffel *Honig* – möglichst Rohhonig aus natürlichen Bienenwachswaben – aus der Gegend des Wohnsitzes, über das ganze Jahr.
- Spülen Sie die Nase des Kindes 2-mal täglich mit physiologischer *Kochsalzlösung* (NaCl 0,9 %). Zur Durchführung siehe Seite 86.
- Ab dem 10. Lebensjahr können Sie regelmäßig einen Extrakt aus Zitrone und Quitte einspritzen oder inhalieren lassen, und zwar als *Gencydo®* 0,1 % (Weleda) oder *Citrus e fructibus/Cydonia e fructibus* D2/2 (Wala).
- Ab dem Schulalter ist bei Bindehautentzündung die Anwendung von *Gencydo®* 0,1 % Augentropfen (Weleda), mehrmals täglich, hilfreich.
- *Echinacea Quarz comp.* Augentropfen (Wala), mehrmals täglich lokal angewendet, dienen zur Reizlinderung und auch Entzündungsbekämpfung bei aufgesetzter Infektion.

- Weleda *Heuschnupfenspray,* 2- bis 3-mal täglich.
- Nach ärztlicher Verordnung kann eine konstitutionelle Zusatzbehandlung erfolgen, z.B. mit *Cupro Stibium* D6 (Weleda), 3-mal täglich 1 Messerspitze Pulver; *Gentiana Magen Globuli* velati (Wala), 3 Globuli vor jeder Mahlzeit; *Quercus*, ethanol. Decoctum D1, morgens 5 Tropfen, und *Veronica officinalis*, ethanol. Decoctum D1, abends 5 Tropfen; *Calcium Quercus* Globuli velati (Wala), 3-mal täglich 5 bis 10 Globuli; *Conchae* D6 (Weleda), 3-mal täglich 1 Messerspitze Pulver.

Viele Patienten profitieren schon bald von diesen Therapien. Man muss sie allerdings einige Jahre durchführen, um die erlebte Besserung noch zu festigen.

Es empfiehlt sich, mit der *Gencydo*®-Behandlung schon im frühen Frühjahr zu beginnen, um dem Auftreten der Symptome vorzubeugen.

Eine von uns selten empfohlene Behandlung ist die *Hypo- oder Desensibilisierung.* Sie besteht aus regelmäßigen Einspritzungen von speziell hergestellten Allergen-Extrakten, die in steigender Dosis in die Hautoberfläche eingebracht werden. Der Patient wird zuvor getestet, wogegen er allergisch ist. Ganz gute Wirkungen erreicht man bei definierten Pflanzenallergien, nicht so gute bei mehreren Allergenen oder dem unvermeidlichen Hausstaub. Ein Nachteil dieser mindestens über drei Jahre durchzuführenden Behandlung ist das häufige Spritzen und ein gewisses Risiko, dass der Patient darauf stark allergisch reagiert. Auch kommt es häufig vor, dass während oder nach der erfolgten Hyposensibilisierung ein Allergenwechsel eintritt, d.h. die Symptome kehren wieder, weil man gegen etwas anderes allergisch geworden ist.

Interessanterweise konnte inzwischen nachgewiesen werden, dass ein »anthroposophischer Lebensstil« – der die Waldorfpädagogik ebenso beinhaltet wie die biologisch-dynamische Ernährung, ländliche Umgebung bzw. viel Aufenthalt und Spielen in der Natur sowie die Pflege eines gesunden Wach-/Schlafrhythmus – zur Prävention von Allergien beiträgt.[32]

Krankhafte Atemgeräusche und Husten

Der Husten ist eine Abwehrreaktion des Körpers gegen Schleim, entzündliche Reizungen in Luftröhre oder Bronchien und selten einmal auch gegen einen eingeatmeten Fremdkörper (siehe Seite 58 ff. und 66 f.).

! **Husten, der länger als zwei Wochen besteht, bedarf der Überwachung.** Es sollte während einer Woche morgens und abends die Temperatur gemessen und dann bei unverändertem Fortbestehen der Arzt zurate gezogen werden.

Zunehmend anfallsartiger Husten

Husten, der zunehmend anfallsartig auftritt mit einer Dauer von etwa einer halben Minute und länger als halbstündigem Abstand ist verdächtig auf Keuchhusten (siehe Seite 184 ff.).

Husten bei Masernverdacht

Husten, Schnupfen und etwas Temperatur zehn bis dreizehn Tage nach einer möglichen Ansteckung mit Masern spricht aller Voraussicht nach dafür, dass das Kind ebenfalls Masern bekommt. Daher sollte man es mit anderen masernempfänglichen Kindern nur dann zusammenkommen lassen, wenn diese älter als ein Jahr sind und wenn es deren Eltern in eigener Verantwortung ausdrücklich wünschen.

Besuche beim Arzt sollten Sie in diesem Fall unter Nennung des Masernverdachts vorher anmelden.

Nächtlicher Reizhusten

Bei stundenlangem Husten, oft nur nachts und ohne weitere Beeinträchtigung, handelt es sich oft nur um leichte Reizzustände der Luftröhre. Diese kann man durch Luftanfeuchtung (siehe Seite 85) behandeln, im Übrigen geht man wie bei Erkältungskrankheiten vor (siehe Seite 88). Den Kindern geht es dabei oft besser als den in ihrem Schlaf gestörten Erwachsenen.

Husten durch Fremdkörper

Ein plötzlicher Hustenanfall, besonders tags ohne Vorboten, eventuell mit Würgereiz, Luftnot, juchzender Einatmung oder Geräusch beim Ein- und Ausatmen bzw. spastischem Fiepen besonders beim Ausatmen legt den Verdacht auf eine Fremdkörper-Einatmung nahe (siehe Erste-Hilfe-Behandlung, Seite 58 f.). Bei dem Verdacht, dass sich ein Fremdkörper in der Lunge befindet, ruft man immer die nächste Kinderklinik an!

Bellend juchzender Husten

Ein solcher Husten kann – verbunden mit Luftnot und juchzender Einatmung (Stridor) infolge einer Schwellung im Stimmlippenbereich – den sogenannten **Pseudokrupp** des Kehlkopfes anzeigen (siehe Seite 95 ff.).

Beim Einatmen juchzendes Geräusch mit Luftnot, Einziehung der Zwischenrippenräume und des mittleren Halsgrübchens

– nach Verschlucken (siehe Seite 58 f.) heißt, dass kleine Nahrungsteile die Stimmlippen zu reflektorischem Verschluss bringen: Man beruhigt das Kind und klopft ihm auf den Rücken.
– **Pseudokrupp** (siehe Seite 95 ff.).
– **Kalziummangel bei Rachitis**. Dieser ist selten und tritt meist im Alter von drei Monaten bis eineinhalb Jahren auf (siehe Seite 284 ff.; siehe auch Tetanie, Seite 286).

Bei dem Verdacht auf einen Kalziummangel ist ein Arztbesuch oder eine Vorstellung in der Kinderklinik immer dringend, nach Verschlucken und bei Pseudokrupp je nach Verlauf.

»Kloßiges« Geräusch beim Ein- und Ausatmen (Epiglottitis)

Tritt dieses Symptom bei luftarmer Stimme, hohem Fieberanstieg und schwerem Krankheitsgefühl auf, oft mit Halsschmerzen, Speichelfluss und Unfähigkeit zu schlucken sowie bald auftretender Blaufärbung von Lippen und Nägeln, so liegt eine **entzündliche Schwellung des Kehldeckels** vor (siehe auch Seite 266). **Rufen Sie unverzüglich den Notarzt, oder fahren Sie sofort in die nächste Kinderklinik!** Das Kind darf dabei sitzen, wenn es so besser Luft bekommt. Ein Frühzeichen kann eine plötzliche schmerzbedingte Nahrungsverweigerung sein.

Heiserkeit bis zur Stimmlosigkeit

Eine entzündliche Reizung der Stimmbänder kann im Rahmen von Luftwegsinfekten entstehen, aber auch durch eine Überanstrengung der Stimme, z.B. im Kindergarten.

Chronische Heiserkeit kann durch Stimmbandknötchen entstehen und wird vom HNO-Arzt diagnostiziert.

Schnarchendes Geräusch beim Einatmen

Die erschlaffte Zunge liegt auf dem unteren Rachen (meist in tiefem Schlaf), das Symptom verschwindet in Seitenlage.

Schnorchelnde, schleimige Geräusche beim Einatmen

Diese sind harmlos, wenn nicht hohes Fieber und »Nasenflügeln« (siehe rechts) gleichzeitig bestehen. Es hat sich irgendwo im Rachen Schleim angesammelt.

Feines, singend-fiependes Geräusch bei der Ausatmung

Wenn dies mit einer Verlängerung der Ausatmung gegenüber der Einatmung verbunden ist, handelt es sich um eine »spastische« bzw. obstruktive oder Asthma-ähnliche Bronchitis (siehe Seite 97 ff.).

»Nasenflügeln«

Die seitlichen Nasenbegrenzungen blähen sich beim Einatmen auf und gehen bei Ausatmung zusammen: Dies bedeutet Luftmangel, d.h. die Zufuhr von Luft ist behindert oder Teile der Lunge sind durch irgendwelche Krankheiten von der Atmung ausgeschaltet. Im Zusammenhang mit vertiefter Atmung, hohem Fieber, Husten und dunklen Lippen bei Fehlen besonderer Atemgeräusche ist das Nasenflügeln oft ein Hinweis auf eine **Lungenentzündung** (siehe Seite 102 f.).

Abgeschwächte Atembewegung des Brustkorbes mit Luftnot

Abgeschwächte Atembewegungen mit hohem Fieber und »Nasenflügeln« (siehe oben) sprechen für eine **Lungen-** oder **Rippenfellentzündung**. Bei Letzterer fällt außerdem oft eine anstoßende Ausatmung auf.

Auch ein eingeatmeter Fremdkörper kann zur einseitigen Abschwächung der Atembewegung und Luftnot führen.

Eine ärztliche Behandlung ist in allen Fällen angezeigt!

Der Pseudokrupp, akute Kehlkopfentzündung

Der Name Pseudokrupp sagt aus, dass es sich um einen »falschen Krupp« handelt, womit früher eine Unterscheidung zu dem gefürchteten Diphtherie-Krupp (siehe Seite 175 ff.) getroffen wurde. Beteiligt daran sind Grippe- oder andere Viren. Vorausgegangen sind manchmal Ostwind-Spaziergänge, Aufregungen oder ein Wetterumschwung. Im November häufen sich in unseren Breiten die Krankheitsfälle. Besonders sind Kinder zur Zeit des Sprechenlernens betroffen, was unter dem Gesichtspunkt der starken Beanspruchung ihres Sprachorganes verständlich ist.

Symptome

- Typischer Pseudokrupp-Husten: laut bellender Husten mit »Juchzen« beim Einatmen (Stridor) als Zeichen einer entzündlichen Schwellung der an die Stimmlippen anschließenden Schleimhaut,
- Beginn meist aus dem Schlaf heraus zwischen 23 und 1 Uhr nachts, seltener am Tag,
- wegen der erschwerten Atmung bekommt das Kind Angst.

Stadieneinteilung zur Beurteilung der Schwere des Zustandes

- *Stadium 1*: bellender Husten.
- *Stadium 2*: leichter Stridor, d.h. »Juchzen« beim Einatmen, in Ruhe, stärker bei Aufregung.
- *Stadium 3*: stärkerer Stridor in Ruhe, »Nasenflügeln« (siehe Seite 95), Einziehungen im mittleren Halsgrübchen und zwischen den Rippen, Anspannung der Atemhilfsmuskulatur.
- *Stadium 4*: Die Symptome von Stadium 1 bis 3 haben zugenommen, hinzu kommt eine starke Unruhe des Kindes, eine Blauverfärbung der Lippen und Fingernägel, ein Pulsanstieg auf 150 Schläge pro Minute oder höher, eventuell Kollaps, das Kind erscheint dann ruhiger, trotz schwerer Atemnot.

So können Sie helfen

- Da die Angst die Luftnot verstärkt, ist die allererste Maßnahme, dass man das Kind auf den Arm nimmt und beruhigt. !
- Eine zweite vielfach bewährte Hilfe ist, das Kind sofort und in eine Decke gehüllt an das Fenster oder auf den Balkon zu bringen und es die kalte Nachtluft einatmen zu lassen. Dadurch wird in den meisten Fällen die Atmung leichter und das Kind ruhiger.
- Wenn man zu zweit ist, holt der andere inzwischen feuchte Tücher, die er um das Bett hängt, einen Topf heißes Wasser, den er an sicherer Stelle auf den Boden stellt, oder einen Wasserverdampfer.
- Auch die im Bad aufgedrehte heiße Dusche kann vorübergehend als Dampferzeuger dienen.

Medikamente, falls vom Arzt schon verordnet

- *Bryonia Spongia comp.* (Weleda), 10 Tropfen in etwas warmem Tee mit Honig schluckweise trinken lassen.

Diese Maßnahme reicht oft schon aus. Wenn nicht:

- eine *Epinephrin*-Pumpspray-Anwendung in hartnäckigeren oder schwereren Fällen, oder
- einmalig 1 Cortison-Zäpfchen (z.B. *Rectodelt®*).

- Danach bietet man Tee oder verdünnten Saft an.
- Schließlich legt man das Kind wieder ins Bett. Ein Erwachsener schläft in dieser Nacht im selben oder angrenzenden Zimmer bei offener Tür.

Wann sollte man zum Arzt gehen?

!

- *Tritt ein solcher Pseudokrupp-Anfall zum ersten Mal auf, packt man das Kind am besten ins Auto und fährt zur nächsten Kinderklinik oder zum Arzt.*
- Stadium 1 und 2 kann man bei entsprechender Erfahrung und mit vorangehend verordneten Medikamenten unbedenklich zu Hause behandeln.
- Im fortbestehenden Stadium 3 muss unverzüglich der Notarzt gerufen und/oder eine nahe Kinderklinik angerufen bzw. angesteuert werden. So kann dort im Stadium 4 sofort intubiert werden, d.h. in Narkose wird ein Plastikröhrchen durch Nase oder Mund in die Luftröhre gesteckt und dadurch die Enge überwunden.
- *Bei der auf Seite 95 beschriebenen Kehldeckelentzündung muss dieser Eingriff jedoch sofort durchgeführt werden, weil die Gefährdung sonst zu groß ist.*
- Es ergibt sich aus der Brisanz dieser Erkrankung, dass telefonische Beratung und Behandlung hier noch weniger zu verantworten sind als in anderen Fällen. Der Arzt kann aber mit etwas Übung auch am Telefon aus der Atmung und dem Husten des Kindes am anderen Ende der Leitung gut erkennen, ob es sich um einen gefährlichen Zustand handelt, der klinische Behandlung erfordert. Wenn man mithilfe der übrigen Krankheitsschilderung durch Mutter oder Vater eine längere Autofahrt mitten in der Nacht vermeiden kann, hat sich der Anruf schon gelohnt. Wahrscheinlich werden sich aber nur erfahrene Kinderärzte bei ihnen auch sonst bekannten Patienten zu einer solchen Beratung am Telefon bereiterklären. Eine Rachitis müsste mit Sicherheit ausgeschlossen sein (siehe Tetanie bei Rachitis, Seite 284 ff.).

Bronchitis, obstruktive Bronchitis und Asthma bronchiale

Hat mein Kind Asthma oder spastische Bronchitis? Diese berechtigte Frage begegnet einem häufig in der Sprechstunde, wenn ein Kind viel hustet oder häufig Bronchitiden hat.

Bronchitis

Die Bronchitis ist eine häufige Fortsetzung eines der beschriebenen oberen Atemwegsinfekte, weshalb deren sorgfältige Behandlung als Vorbeugung gelten kann (siehe Seite 87 f).

Symptome

- Vorhergehende einfache Erkältungskrankheit,
- Anhalten der Symptome des oberen Luftwegsinfektes (siehe Seite 87 ff.),
- ggf. erneutes Auffiebern,
- tiefsitzender, länger anhaltender und zunehmend rasselnder Husten.

So können Sie helfen

- Setzen Sie die Behandlung des oberen Luftwegsinfektes fort (siehe Seite 88 f.).
- Lassen Sie das Kind mit physiologischer *Kochsalzlösung* (NaCl 0,9 %) inhalieren bzw. führen Sie *Dampf-Inhalationen* durch (siehe Seite 312 f.).
- Wenden Sie mittags *Ingwermehl-* oder *Honig-Brustwickel* an (Beschreibung der Wickel siehe Seite 301 f. und 302).
- Legen Sie Ihrem Kind zur Nacht *Brustwickel* mit *Lavendelöl* 5 bis 10 % oder *Thymianöl* an.
- Nach dem 1. Lebensjahr können Sie Ihrem Kind reichlich warmen *Thymian- oder Salbeitee mit Honig* zu trinken geben.

Ggf. können Sie die Medikation erweitern, z.B. mit

- *Tartarus stibiatus comp.* (Weleda), 3- bis 6-mal täglich 1 Messerspitze Pulver, bei sehr zähem Schleim,
- *Bryonia* D4, 3- bis 6-mal täglich 5 Tropfen in etwas Tee, bei reichlich gelöstem Schleim, oder
- *Bronchi Plantago* Globuli velati (Wala), 3- bis 6-mal täglich 5 Globuli.

Obstruktive (spastische) Bronchitis und Bronchiolitis

Die sogenannten spastischen bzw. obstruktiven Bronchitiden treten zumeist im Säuglingsalter auf und klingen im Kleinkindalter ab. Meist handelt es sich um Virusinfekte, die ebenfalls in der Regel in den oberen Atemwegen beginnen. Die erschwerte Atmung wird hervorgerufen durch eine vorübergehende Schleimhautschwellung und verstärkte Schleimbildung in den kleinsten Verzweigungen des Bronchialbaums. Im gleichen Alter können selbst ohne besondere Infektbereitschaft des Kindes auch ein harmloser Husten, das Zahnen oder ein Wetterwechsel solche Symptome hervorrufen – ohne bleibende Folgen. Meist verschwindet diese Art Bronchitis nach ein bis zwei Jahren.

Symptome

- Die Kinder atmen angestrengt mit verlängerter Ausatmung bei geblähtem Brustkorb und »Nasenflügeln« (siehe Seite 95).
- Vor der Nase ist ein Gemisch von fiependen und feinstblasigen Geräuschen (Giemen) zu hören, ähnlich siedendem Wasser oder dem Asthma alter Menschen (englisch: »wheezy bronchitis«).
- Trockener bis zähschleimiger Reizhusten, manchmal bis zum Erbrechen.
- Manche der Kinder erscheinen munter und vergnügt, obwohl sie angestrengt arbeiten, andere wirken schwerkrank.
- Fieber besteht eher in der Phase der einfachen Bronchitis.
- Ggf. schwerere Atemnot bei Beteiligung der kleinsten Bronchien (Bronchiolitis).

So können Sie helfen

- Die erste einfache obstruktive Bronchitis sollte ärztlich beurteilt und behandelt werden. Die schwerste Variante der obstruktiven Bronchitis, eine Bronchiolitis, bedarf immer und rasch klinischer Behandlung.

- Wichtigstes Hausmittel: der *Ingwer-* oder *Senfmehl-Brustwickel.*
  Wer einmal deren wohltuende Wirkung erlebt hat, scheut die Mühe nicht, sie durchzuführen. Sie sind eine intensiv wirkende Maßnahme, die nur angewendet werden sollte, wenn die Technik der Anwendung beherrscht wird und der behandelnde Arzt damit einverstanden ist. Infrage kommen dabei Kinder ab dem vierten Lebensmonat, deren Haut nicht zu empfindlich ist. Die Wirkung des Senf- oder Ingwermehl-Wickels beruht auf einer starken Durchblutungsanregung der Haut des Brustkorbes. Daraus erfolgt reflektorisch Atemanregung mit Sekretverflüssigung, nach welcher leichter abgehustet werden kann. Es kommt zu einer allgemeinen Durchwärmung, die auch zu einer Entkrampfung der Bronchialmuskulatur beiträgt. Dabei wird Ingwer milder und nachhaltiger wärmend empfunden als Senf. Eine Beschreibung der Wickel finden Sie auf Seite 301 f. und 299 ff.
- Legen Sie Ihrem Kind zur Nacht *Brustwickel* mit *Lavendelöl* 5 bis 10 % oder *Thymianöl* an.
- Frische Luft ist wichtig, oft ist auch eine Freiluftbehandlung sehr nützlich, wenn das Kind entsprechend warm eingepackt ist und gut beobachtet wird.
- Achten Sie auf Beruhigung, Wärme und Entspannung.

Feuchtinhalationen können Sie durchführen mit

- *NaCl* 0,9 % 1 ml und *Tabacum Cupro cultum* Rh D3 Dilution 1 ml, 3- bis 6-mal täglich, bei milden Formen,
- *NaCl* 0,9 % 2 ml und Zusatz von *Salbutamol* nach Anordnung des behandelnden Arztes, wenn keine Besserung mit den oben genannten Maßnahmen und Inhalationen erreicht werden konnte.

Medikamente

- Wie bei der Bronchitis (siehe Seite 98), zusätzlich z.B.:
- *Cuprum aceticum* D4, 3- bis 6-mal täglich 5 Globuli. Diese Behandlung können Sie ggf. auch zur Rekonvaleszenz und Stabilisierung fortsetzen.
- *Nicotiana comp.* Globuli velati (Wala) 3 bis 5 Globuli bis zu halbstündlich, bei spastischem Reizhusten,
- *Bryonia comp.* Globuli velati (Wala), 3- bis 6-mal täglich 5 Globuli, bei Fieber und eher viel Schleimbildung.

Diese Bronchitisarten gelten nicht zwingend als Vorläufer eines Asthmas, schließen es aber auch nicht aus. Die Kinder mit einem frühkindlichen Asthma verbergen sich unter denen mit einer vorübergehenden Neigung zur obstruktiven Bronchitis. Sie zeigen allerdings häufiger Allergien in der eigenen Vorgeschichte (atopische Ekzeme) und in der Familienanamnese (Heuschnupfen, Asthma bronchiale). Zunehmend spricht man auch von einem hyperreagiblen Bronchialsystem, wenn ein Kind aus jedem Schnupfen eine obstruktive Bronchitis entwickelt, die Zuordnung zu einer Asthma-Diagnose aber noch verfrüht wäre.

Im Vergleich zur schulmedizinischen Behandlung erzielte die anthroposophische Behandlung hausärztlicher Patienten mit akuten Atemwegs- oder Ohrenbeschwerden günstigere Krankheitsverläufe, deutlich geringere Antibiotika-Verschreibungsraten und weniger Arzneimittelnebenwirkungen bei höherer Patientenzufriedenheit.[33]

Asthma bronchiale

Das typische Erscheinungsbild des Asthmas ist dem der obstruktiven Bronchitis zunächst ganz ähnlich, hat aber eine andere »Spielbreite«: Es gibt Kleinkinder, die bei genauerem Zusehen ohne erkennbaren Grund angestrengt atmen, oder Schulkinder, die sich jede Nacht in den Schlaf husten und morgens müde und zerschlagen aufwachen. Sie sind häufiger krank als »durchschnittliche« Kinder und nehmen – obwohl vielleicht sportlich – ungern am Sport teil. Besonders im Winter, z.B. beim Schlittenfahren, werden sie schnell lustlos und müde. Alle diese Kinder können als Ursache Asthma haben, d.h. es besteht eine Schwellung der Schleimhaut in den kleinen Atemwegen (Bronchiolen) auch in äußerlich »gesunden« Zeiten. Diese Schwellung ist mittels einer Lungenfunktionsprüfung etwa ab dem fünften Lebensjahr nachweisbar. Im Kleinkindalter wird die Diagnose anhand der typischen Symptome und allergischer Zeichen gestellt.

Auslöser der Beschwerden sind z.B. Allergien gegen Hausstaubmilben bzw. deren Kot, Blütenpollen, Schimmelpilze bzw. deren Sporen und Tierhaare. Verschlechterungen in der Kälte, im Nebel, durch Staub oder Tabakrauch und bei körperlichen Anstrengungen sind die Regel, manchmal auch bei seelischen Konflikten. Eher selten kommt es zum typischen Atemnotanfall. Meist schont sich das Kind, wenn eine entsprechende Anstrengung gefordert wird, was von den Eltern manchmal als »Faulheit« verkannt wird. Von einer Zunahme der Symptome in den frühen Morgenstunden wird öfters berichtet. Manche Patienten erleben zu Beginn ihres Anfalls ein Schweregefühl und dann die Bedrängnis, ihre Luft nicht mehr locker abgeben und annehmen zu können. Hin und wieder verschwindet Asthma in der Pubertät (vgl. auch Seite 155).

Symptome

- Trockener, quälender Reizhusten,
- pfeifende Atmung,
- Einziehungen zwischen den Rippen,
- angestrengte Atmung bis zur akuten Atemnot,
- im Anfall nach vorn aufgestützte aufrechte Haltung zum Einsatz der Atemhilfsmuskulatur,
- Unruhe und Angst,
- ggf. rasche Ermüdung.

So können Sie helfen

- Bei akuten Symptomen können Sie zunächst alle Maßnahmen wie bei der obstruktiven Bronchitis ergreifen (siehe Seite 98 f.).

Als Begleitbehandlung, die oft auch bewirkt, dass andere Medikamente eingespart werden können, haben sich bewährt

- *Senf-* oder *Ingwermehl-Wickel,* besonders bei den durch Infekte ausgelösten Anfällen (siehe Seite 99).
- Bei den anderen Anfällen können *Lavendelölwickel* eventuell mit *Dampfkompressen* oder *»heiße« Schachtelhalmtee-Wickel* versucht werden (siehe Seite 303 f.).
- Geben Sie Ihrem Kind bei Anfällen reichlich Flüssigkeit in Form von Tee. Kohlensäurehaltige Getränke wirken belastend, da das Kind ohnehin meist Luft in den Bauch zieht. Kalte Getränke können als zusätzlicher Reiz wirken.
- Massagen wie z.B. *Atemabstriche, Leib-* und *Wadenmassagen* nach Wegman sind bei gekonnter Anwendung im Anfall sehr hilfreich.[34] Die Atemabstriche kann man selber durchführen, indem man sich dem Atemrhythmus des Kindes anpasst und auf die Einatmung die Arme und Hände erhebt und auf die Ausatmung die Hände sanft beidseits der Wirbelsäule mit leichtem Druck nach unten führt. Dabei sitzt das Kind etwas nach vorn gebeugt und hat Kopf und Arme vor sich auf den Tisch gestützt oder gelegt.
- Förderlich sind Ruhe, Wärme und Entspannung, körperlich und seelisch.
- Kurmäßig hilft bei manchen Kindern die abendliche Auflage einer *Kupfersalben-Nierenkompresse* mit *Cuprum metallicum praep.* 0,1 % Salbe (Weleda) oder *Kupfersalbe rot* (Wala). Zur Durchführung siehe Seite 306.

Ebenso haben sich über längere Zeit bewährt

- morgens etwas gerbstoffhaltiger *Eichenrinden-* oder *Salbeitee* bzw. *Quercus* oder *Salvia officinalis* D1, 10 Tropfen, als Konstitutionshilfe für das Aufwachen,
- abends etwas bitterer *Veronicatee* bzw. *Veronica officinalis*, ethanol. Decoctum D1 (Weleda), 10 Tropfen, als Konstitutionshilfe für das Einschlafen. **Tipp**: Wenn die Mutter mitmacht und sich lachend schüttelt, wenn sie den Tee schluckt – der am Anfang noch relativ stark verdünnt sein soll –, wollen es die Kleinen der Mutter gleichtun. Viele Kinder nehmen diese Tees auch ausgesprochen gerne.

Zur Therapie

Die medikamentöse Akut- und Dauerbehandlung ist Sache des Arztes. Er muss entscheiden, ob er die heute in der Kinderheilkunde übliche antiasthmatische Stufentherapie mit Bronchospasmolytica, Steroiden u.a.[35] und/oder homöopathische oder anthroposophische Arzneimittel einsetzt. Nicht selten begegnet man einer Übertherapie mit der Gefahr hormoneller Nebenwirkungen oder chronischer Herz-Kreislauf-Belastung. In anderen Fällen werden die Symptome heruntergespielt aus Angst oder Unlust gegenüber der Behandlung.

In den letzten Jahren hat die sogenannte *Asthmaschulung* einen hohen Rang in der Behandlung erreicht: Kinder und Eltern lernen die Schwere der Symptomatik und die jeweils notwendigen Maßnahmen zu beurteilen. Ziel ist ein möglichst unbehindertes Zusammenleben in der Gemeinschaft mit normaler körperlicher Belastung.

Im Gespräch mit dem vertrauten Kinderarzt oder in einer Schulungsgruppe ist eines der wichtigsten Elemente, mit der Angst umgehen zu lernen. Das gilt ganz besonders auch für die Umgebung des Kindes. Denn so wie eine starke seelische Erregung ebenso wie eine Erkältungskrankheit einen Asthmaanfall auslösen kann, so können Beruhigung und vom Kind selbst erlernte Atem- und Entspannungsübungen Entscheidendes zur Linderung eines Asthmaanfalls beitragen. Gelingt es ihm, im Annehmen und Umgehen mit dem Leiden diesen inneren »Sieg« über die Krankheit zu erringen, trägt dies entscheidend zur Besserung der Beschwerden bei.

Zur Kräftigung der Atmung und zur seelischen Stabilisierung dienen auch ein unter fachkundiger Anleitung ausgeführter Asthmasport in Gruppen sowie therapeutische Bewegungsübungen wie die Heileurythmie (siehe Seite 625 f.).

Lungenentzündung (Pneumonie)

Eine Lungenentzündung entwickelt sich häufig aus einer vorbestehenden Erkältung oder Bronchitis, kann jedoch auch ohne Vorerkrankung akut auftreten. Diese Diagnose hat für die Eltern meist noch viel Beängstigendes an sich, obwohl die Krankheit schon im Kindergartenalter und auch später in der Mehrzahl der Fälle keineswegs besonders gefährlich verläuft. Bei Säuglingen und geschwächten Kindern ist erhöhte Vorsicht geboten.

Symptome

- Zunächst oft typische Erkältungssymptome,
- anhaltendes oder wieder ansteigendes Fieber,
- Verschlechterung des Allgemeinzustandes,
- Husten anfangs oft hart, im Verlauf schleimig und gelöst,
- Kurzatmigkeit, ggf. Einsatz der Atemhilfsmuskulatur (siehe Asthma, Seite 100 ff.),
- »Nasenflügeln« (siehe Seite 95),
- ggf. dunkelrote Lippen oder in schweren Fällen Blaufärbung (Zyanose),
- Blässe.

So können Sie helfen

- Als Haustherapie kommen dieselben Maßnahmen infrage wie bei den Erkältungskrankheiten, jedoch abgestimmt auf das geschwächte Allgemeinbefinden (siehe Seite 87 ff.).
- Wenn der Husten im Vordergrund steht, haben sich besonders bei dünnen Kindern *Öleinreibungen* des Brustkorbes mit dem schon mehrfach erwähnten 10 %igen *Lavendel-* oder *Thymianöl* bewährt oder Balsame, die andere ätherische Öle wie *Kampfer, Eukalyptus* oder Ähnliches enthalten, z.B. *Bronchialbalsam* (Weleda) oder *Plantago Bronchialbalsam* (Wala).
- Bei starker Flüssigkeitsansammlung

im Lungenbereich sind *feuchtwarme Wickel* z.B. mit *Schachtelhalmtee* oder aber dicke *Quarkwickel* angezeigt (siehe Seite 304).

- Besteht zusätzlich eine spastische Atmung im Sinne des vorangehend Geschilderten oder sehr zäher Schleim, so sind *Senfmehl-* oder *Ingwermehl-Brustwickel* hilfreich (siehe Seite 299 ff.).
- Nach Abklingen der Akutsymptome ist eine sorgfältige Weiterbetreuung in der bis zu 4 Wochen reichenden Erholungsphase wichtig.

Zur Therapie

Diagnose und Behandlung sind immer Sache des Haus- oder Kinderarztes.

Bei gefährdeten Kindern oder Unsicherheiten in der Pflege wird dieser die Aufnahme in die Klinik empfehlen. Wenn der behandelnde Arzt die entsprechende Erfahrung hat, wird er in vielen Fällen ohne Antibiotika auskommen. In der Klinik und bei ambulanter Behandlung verwenden wir seit vielen Jahren Antibiotika nur bei erhöhten Risiken oder schweren Verläufen.

Nach unserer Erfahrung hat die Antibiotika-freie Behandlung der Lungenentzündung den Vorteil, dass es kaum zu Wiederholungen der Krankheit kommt. Das Ziel ist, dass der Organismus durch eine solche Krankheit eine neue Stabilität erringt und auf Umwelteinflüsse elastischer reagieren kann als bisher. Durch das rasche Abblocken des normalen Krankheitsverlaufes mithilfe der antibiotischen Behandlung wird dem Organismus die intensive Auseinandersetzungsmöglichkeit mit seinen eigenen Kräften genommen, sodass dieser nach Abklingen der Krankheitserscheinungen nicht gestärkt gegenüber neuen Infekten dasteht. Manchmal versucht es der Organismus dann nach einiger Zeit noch einmal mit derselben Krankheit.

Wer in einer Krankheit nur etwas sieht, das möglichst schnell zu beseitigen ist, der wird die antibiotische Behandlung vorziehen. Wer jedoch in einer Krankheit einen Lernvorgang des Organismus anerkennen kann, den dieser selbst herbeiführt, um seine Kräfte anzuspannen und die Auseinandersetzung zu üben, der wird zunächst eine den Krankheitsverlauf begleitende und lindernde, nicht aber eine ihn unterdrückende Behandlung wählen. Solch eine begleitende Behandlung hat die Qualität der späteren Gesundheit im Auge und die Individualität des Kindes, dessen Kräfte und Möglichkeiten dann Hand in Hand mit der Behandlung gehen.[36]

Medikamente

- *Pneumodoron® 1 und 2* (Weleda), anfangs stündlich 5 Tropfen im Wechsel als Basismittel, Nr. 2 nicht mehr am Abend wegen möglicher Schlafstörung,
- *Pulsatilla* D12, 3- bis 6-mal täglich 5 Globuli, bei seelischer Verstimmung,
- *Apis/Belladonna* Globuli velati (Wala), 3- bis 6-mal täglich 5 Globuli, nur bei hohem Fieber,
- *Roseneisen* oder *Roseneisen/Graphit* Globuli velati (Wala), 3-mal täglich 5 bis 10 Globuli für ca. 4 Wochen, zur Rekonvaleszenz.

Atmung als Ausdruck seelischer Regsamkeit

Schon bei Säuglingen und Kleinkindern lassen sich im Einschlafen die weite Ausatmung und Erschlaffung und im Aufwachen die tiefe Einatmung erkennen. Im täglichen Leben der Kinder finden wir den Wechsel von verkrampfendem Schmerz, jauchzender Freude, hoffnungsvollem Aufatmen, erschlaffender Resignation, behänder Lebendigkeit, plötzlichem Erstarren – alles getragen von der Atmungsschwingung mit einer sich den feinsten Seelenregungen anpassenden Dynamik. Nichts gibt uns so deutlichen Aufschluss über das augenblickliche seelische Befinden eines anderen, wie wenn wir seine Atmung beobachten. Im Wachen lebt die Seele eingezogen in den Körper, bereit zu Empfindung und Bewegung, Erlebnis, Tatendrang, Liebe und Hass. Im Schlafen lässt sie einen friedlich ruhenden »Rest« zurück: Erschlafft und schwer liegt der Körper da, die Atmung vollzieht sich nur noch als Teil der Lebensvorgänge in sanftem Auf und Ab. Sie trägt kein bewusstes Seelenleben mehr und vermittelt keine seelischen Äußerungen.

Betrachten wir die im Vorigen geschilderten Möglichkeiten krankhafter Veränderung der Atmung, so haben wir Luftbewegungsstörungen vor uns, die die Seele an ihrem freien Wechselspiel mit der Umgebung hindern. Am eindrucksvollsten ist dies beim Asthma gegeben (siehe Seite 100 ff.).

Daneben gibt es aber auch noch andere Störungen, die die Atmung beeinflussen, z.B. feine Säuerungen oder Alkalisierungen des Blutes meist im Zusammenhang mit Herz-, Lungen- oder Nierenkrankheiten. Schädigungen am Nervensystem oder auch Medikamente können den Atemtyp verändern, wie z.B. Barbiturate, die abflachend auf die Atmung wirken.

So wie wir von einem Wärmeorganismus im Zusammenhang mit der Ich-Tätigkeit sprechen konnten (vgl. Seite 81 ff.), so können wir den über die Atmung regulierten Luftorganismus im direkten Zusammenhang mit dem Seelenleben betrachten. Er steht einerseits über den Gasaustausch und verschiedene Puffersysteme des Blutes in Verbindung mit dem gesamten Stoffwechsel. Auf der anderen Seite gibt er dem Seelenleben des Menschen die Möglichkeit, sich körperlich auszudrücken. Gehört es doch zum Wesen des seelischen Erlebens, rhythmisch hin- und herzupendeln zwischen dem Für-sich-sein-Wollen und dem Sich-wieder-Öffnen für die Belange der Umgebung. Die Gesetze seelischen Lebens und seelischer Regsamkeit im Spannungsfeld von Sympathie und Antipathie, Freude und Schmerz, Lachen und Weinen entsprechen der Dynamik und Eigengesetzlichkeit der Luft: Druck und Sog, Konzentration und Verdünnung, die Tendenz, sich allseitig auszubreiten und bei entsprechenden Druckverhältnissen auch wieder konzentrieren zu lassen. Dadurch kann die gesunde Atmung die freie seelische Äußerung unterstützen. Ebenso kann ein ruhiges Gespräch, positiver seelischer Einsatz sowie das Erleben von Ruhe und Geborgenheit eine gestörte Atmung regulieren helfen.

Auch den Pendelschlag zwischen Wachen und Schlafen finden wir im Kleinen in jedem Atemzug wieder: in der hingebenden Ausatmung das Einschlafen und in der Einatmung, die die Luft aus dem Umkreis heraus gleichsam isoliert, das Wachen. Auch den großen Wechsel zwischen Geburt und Tod sehen wir an die Atmung gebunden: Mit dem ersten Atemzug zieht das Bewusstsein tragende Seelenleben in den zuvor noch schweren, dunkleren, eben geborenen Körper des Kindes ein. Im selben Moment wird die Haut rosig, die Augen öffnen sich, der erste Schrei ertönt. In der letzten unsäglich zarten und lang auslaufenden Ausatmung des Sterbenden erleben wir dessen endgültigen Auszug aus dem unbrauchbar gewordenen Leib.

Erbrechen, Durchfall und Verstopfung

Das Verdauungssystem des Säuglings und Kleinkindes entwickelt sich im Laufe der ersten Jahre und erhält erst allmählich seine volle Funktionsfähigkeit. So baut sich die für jeden Menschen individuelle Darmflora in den ersten drei Lebensjahren auf. Das ist eine physiologische Entwicklungsleistung – denn eine gesunde Verdauung bedeutet die vollständige Verwandlung der aufgenommenen Nahrung in körpereigene Substanz. Es kann zu kurzfristigen Verdauungsproblemen kommen, die beachtet werden müssen, damit keine langfristigen Störungen entstehen. Auch seelisch belastende, unverdaute Erlebnisse können zu Verdauungsbeschwerden führen.

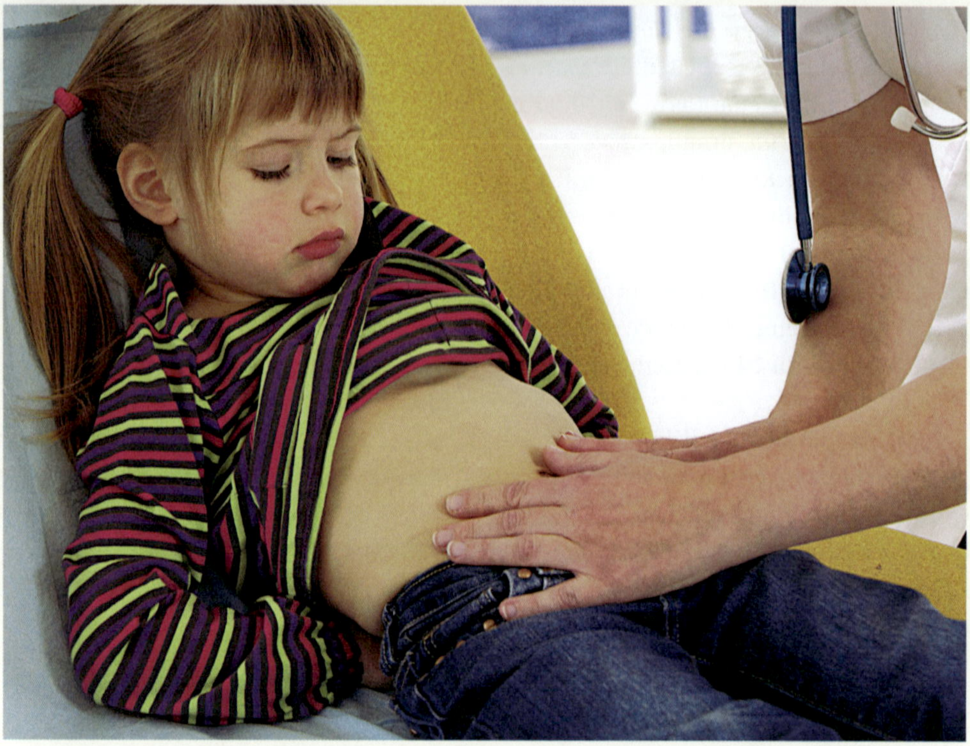

Für die häusliche Beurteilung von Störungen am Verdauungstrakt sind die Symptome Erbrechen, Durchfall und Verstopfung die wichtigsten. Daher stellen wir eine kurze Übersicht voran, bevor die verschiedenen Krankheitszustände im Einzelnen beschrieben werden.

Erbrechen

Von der aufgenommenen Nahrung wird mindestens ein Viertel schwallartig wieder herausbefördert. Beim *Spucken* dagegen laufen nur ein bis zwei Mundvoll der aufgenommenen Nahrung wieder heraus.

Durchfall

Hierbei interessieren die *Häufigkeit:* z.B. sechs- bis zehnmal täglich, die *Menge:* einige Spritzer oder eine Tasse voll, die *Farbe:* gelb, grau, grün, braun, schwarz, blutig etc. und die *Konsistenz:* dünnflüssig, schleimig, zerfahren, breiig. So handelt es sich z.B. bei zwei weichen Stühlen am Tag nicht um einen Durchfall. Bei gestillten Säuglingen ist eine Häufigkeit von 1-mal in 10 Tagen bis zu 10-mal täglich normal.

Erbrechen und Durchfall können wichtige Selbstheilungsversuche sein, die den Organismus vor schädlichen Einflüssen bewahren wollen. Beide gehen aber mit Flüssigkeits- und Salzverlusten einher, sodass die Ursache der Störung bald erkannt und behandelt werden muss.

Verstopfung

Eine Verstopfung besteht, wenn der Stuhlgang in seiner Häufigkeit auf weniger als alle 3 Tage reduziert ist und bei erschwertem Absetzen von festerem bis kotsteinförmigem Stuhlgang. Sie ist sehr belastend und steht im chronischen Fall auch in Wechselwirkung mit der seelischen Stimmungslage.

Solange ein Kind gestillt wird, kommt es nur sehr selten zu einer behandlungsbedürftigen Verstopfung (siehe Seite 336).

Erbrechen und Durchfall

Gelegentliches Erbrechen im Säuglingsalter

Ursachen

- Zu viel und zu hastige Nahrungsaufnahme,
- zu viel Luft im Bauch,
- Aufregung,
- Genuss zu lange gelagerter Nahrung,
- Schnupfen, Gaumen-Rachen-Reizung, Zahnen und Ähnliches,
- Beim Zahnen wird manchmal einfach weniger Nahrung als sonst vertragen, was das Gedeihen nicht nachhaltig gefährdet.

So können Sie helfen

- entblähende Maßnahmen (siehe Seite 41 f.).
- Bei oberen Luftwegsinfekten können Sie Ihrem Kind vor dem Stillen bzw. Füttern *Kochsalz-Nasentropfen* (NaCl 0,9 %) geben.

- Bei Mundschleimhautreizungen kann man den Mund des Kindes nach Verordnung des Arztes ca. 15 Minuten vor der Nahrungsaufnahme mit verdünntem *Mundbalsam flüssig* (Wala) auspinseln.
- Beim nicht gestillten Kind ist es hilfreich, ggf. etwas *Fencheltee* mit 5 % Traubenzucker nachzufüttern.

Der Magenpförtnerkrampf (Pylorushypertrophie) im ersten Vierteljahr

Symptome

- Auftreten am häufigsten zwischen der 2. und 4. Lebenswoche,
- Erbrechen in hohem Bogen bzw. im Strahl,
- zunehmende Symptomatik im Verlauf,
- in ausgeprägten Fällen kommt es zu einem Gewichtsverlust,
- kein Durchfall und kein Fieber.

So können Sie helfen

- Führen Sie 2- bis 3-mal wöchentlich Gewichtskontrollen durch.
- Geben Sie Ihrem Kind häufigere kleinere Mahlzeiten.
- Der Mutter sollte viel Ruhe im Tagesablauf eingeräumt werden.
- Lassen Sie dem Kind Zeit, wenn es sein »Bäuerchen« machen soll.
- Legen Sie *warme Bauchwickel* mit *Kamillen-* oder *Melissentee* an.
- Auch *Bauchwickel* mit *Oxalis-Essenz* (Wala) sind sinnvoll.
- Hilfreich ist auch ein warmes Kirschkernsäckchen auf dem Bauch.
- Führen Sie sanfte *Einreibungen* mit *Kupfersalbe rot* (Wala) im Bereich des Magenausgangs durch.
- *Chamomilla Cupro culta, Radix* Rh D3 (Weleda), 5 Tropfen vor jeder Mahlzeit.
- Bei einem Gewichtsstillstand bzw. einer Gewichtsabnahme darf die Vorstellung beim Arzt nicht mehr aufgeschoben werden. Manche Kinder benötigen Medikamente oder bedürfen letztlich doch einer Operation, die zum Glück kein großer Eingriff ist.

Häufiges Erbrechen im Schwall (Reflux) im ersten Vierteljahr

Beim sogenannten Reflux schwappt die Nahrung mit der Peristaltik, d.h. den Bewegungen des Magens, in die Speiseröhre zurück. Die Funktion des Mageneingangs bzw. der unteren Speiseröhre reift meist im Laufe einiger Wochen bis Monate nach.

Symptome

- Häufigeres Spucken oder gar Erbrechen im breiten Schwall in den ersten Lebenswochen,
- Spucken schon während des Trinkens und ggf. noch länger nach der Mahlzeit und dem »Bäuerchen«, besonders im flachen Liegen.

So können Sie helfen

- Geben Sie dem Kind viel Zeit beim Trinken, lassen Sie es in kleinen Abschnitten trinken und nehmen Sie es zwischendurch hoch.

- Lassen Sie dem Kind genügend Zeit nach den Mahlzeiten, um das »Bäuerchen« zu machen. Die Nahrung kann angedickt werden, z.B. mit Johannisbrotkernmehl oder mit Reisschleim.
- Nach Anweisung des Arztes kann man den Oberkörper des Kindes ca. im 30°-Winkel hochlagern. *Wichtig:* Es darf dabei nicht unter die Decke rutschen!
- Durch entblähende Maßnahmen (siehe Seite 41 f.) kann der Druck im Bauchraum vermindert werden: z.B. mit Wärme durch ein leichtes Körnerkissen und ggf. die Behandlung einer Verstopfung.

Medikamente z.B.

- Vor jeder Mahlzeit *Chamomilla Cupro culta, Radix* Rh D3 (Weleda), 5 Tropfen, oder *Nicotiana comp.* Globuli velati (Wala), 3 Globuli.
- Bei Erbrechen von bräunlichen Blutfäden – nicht mit Bananenfasern verwechseln – oder mangelnder Gewichtszunahme ist die Rücksprache mit einem Arzt angezeigt. Denn diese Symptomatik spricht für eine entzündliche Veränderung der Speiseröhre, die vom Magensaft bereits etwas angegriffen wurde.
- Stärkere Medikamente, die die Produktion von Magensäure verringern, oder gar eine Operation sind nur selten notwendig.

Einfache Magen-Darm-Infekte/ Durchfall

Ursachen

- Zu lange gestandene Milch,
- andere verdorbene Nahrungsmittel,
- lokale und allgemeine Unterkühlungen,
- Virusinfekte,
- bakterielle Infekte.

Obwohl als Ursache für eine Durchfallerkrankung Viren – z.B. Rotaviren, Noroviren, Adenoviren – oder Bakterien – z.B. besondere Coli-Keime oder Salmonellen – infrage kommen, ist es nur in besonderen Fällen oder bei Komplikationen erforderlich, diese namentlich zu kennen, d.h. eine Stuhluntersuchung zu veranlassen. Durch Erbrechen und Durchfall entledigt sich der Körper der fremden »Eindringlinge« meist von selbst.

Entscheidend ist der Gesamteindruck des Kindes. Wirkt es nur wenig krank oder ist es geschwächt und verändert?

Symptome

- Erbrechen, meist zu Beginn,
- eventuell schon einige Stunden vorher Unwohlsein und Blässe,
- Durchfall, kommt mitunter erst nach 1 bis 2 Tagen hinzu,
- leichtes bis höheres Fieber,
- Bauchschmerzen.

! Warnsymptome, die einen sofortigen Klinikbesuch erforderlich machen

- Auffallend ruhiges oder sogar apathisches Kind, körperlicher Schwächezustand,
- Austrocknungszeichen: dunkle Ringe um die Augen, trockene Lippen, belegte Zunge, Bauchhaut beim festen Darüberstreichen faltig, Nachlassen der Urinausscheidung, eingefallene Fontanelle beim Säugling,
- hohes Fieber um 40 °C,
- blutige Durchfälle,
- blutiger Urin nach Durchfall.

Je nach Zustand des Kindes entscheidet der Arzt, ob die weitere Behandlung zu Hause erfolgen kann oder für ein paar Tage eine Infusionstherapie in der Kinderklinik notwendig ist.

Flüssigkeitsersatz und Nahrungsaufbau

■ Stufe 1

Wird sofort nach jedem Schluck erbrochen, ist eine völlige Trink- und Nahrungspause von 2 bis 4 Stunden angezeigt, wenn keines der oben beschriebenen Warnsymptome auftritt.

■ Stufe 2

Wichtig ist, dass die Flüssigkeit in kleinsten Portionen, d.h. teelöffelweise und später schluckweise verabreicht wird. Zu große Mengen kann der Magen oft noch nicht auf einmal annehmen.

Gestillte Säuglinge bekommen am besten weiterhin Muttermilch, nicht mit Muttermilch ernährte Säuglinge bekommen bei leichten Durchfällen die bisherige Nahrung auf die halbe Konzentration verdünnt.

Zusätzlich wird Tee angeboten. Für Säuglinge ist *Fencheltee* am geeignetsten, im zweiten Halbjahr auch schon dünner Tee aus *Kamille, Melisse, getrocknete Apfelschalen, Heidelbeere (getrocknete Früchte)* und/oder *Brombeerblättern*. Manche Kinder mögen lieber gekühlten Tee oder stilles Wasser statt Tee. Gewohnte Säfte oder Milch sollten allenfalls als »optischer Anreiz« in sehr kleiner Menge beigemischt sein.

Am ehesten toleriert und vertragen wird folgende Tee-Traubenzucker-Salz-Mischung: 250 ml Tee (1 große Tasse oder 1 Babyfläschchen) + 5 g Traubenzucker (1 Teelöffel = 3 bis 6 g) + 1 Prise Salz.

Die optimale Zusammensetzung enthalten die in der Apotheke erhältlichen Fertiglösungen wie z.B. *Oralpädon 240 neutral*. Sie schmecken aber süß-salzig und werden von vielen Kindern nicht toleriert.

■ Stufe 3

Wird der Tee vertragen, können nach wenigen Stunden beim Säugling flaschenfähiger Reisbrei und bei Kleinkindern Zwieback, Salzstangen oder Hafersuppe angeboten werden. Für Reisbrei nimmt man 3 bis 4 g Reispulver auf 100 ml Wasser und 1 Teelöffel Traubenzucker sowie eine kleine Prise Salz.

Stufe 4 ab dem 2. bis 3. Tag
Wenn das Erbrechen aufgehört hat, können folgende Nahrungsmittel angeboten werden: Möhrengemüse, geriebener Apfel, zerquetschte Banane, Weißbrot, weiße Brötchen, Knäckebrot, Kartoffelbrei ohne Milch, Nudeln ohne Ei, Heidelbeersaft. Bei Karottengaben sollten die Stühle gebundener aussehen, wobei typischerweise die Karotten »so herauskommen, wie sie hineinkamen«. Ohne Karotten bleiben die Stühle meist noch zerfahren und etwas schleimig und haben wenig Substanz (sogenannte Hungerstühle).

Stufe 5 ab dem 4. bis 5. Tag
Wenn sich der Durchfall gebessert hat, fährt man mit einer fettarmen Diät fort: Natur-Joghurt, Quark, verdünnte Milch, wenig Butter. Besonders gut ist Joghurt, da durch die Laktobazillen die Regulierung der Darmflora unterstützt wird.

Medikamentöse Unterstützung je nach Alter und Symptomen

- Bei Erbrechen und Übelkeit: *Nux vomica e semine* D6 oder D12 Globuli velati (Wala), anfangs bis zu halbstündlich 5 Globuli,
- für etwas ältere Kinder: *Bolus alba comp.* Pulver (Wala), ½ bis 1 Teelöffel in ½ Tasse Tee gelöst, schluckweise 1- bis 2-mal täglich,
- für Säuglinge geeignet: *Geum urbanum* Rh D3 (Weleda), 5 Tropfen etwa so häufig wie die Durchfälle pro Tag,
- bei blassen, kühlen Kindern mit Bauchkrämpfen: *Veratrum e radice* D6 Globuli velati (Wala), 3- bis 6-mal täglich 5 Globuli,
- besonders bei Bauchkrämpfen: *Nicotiana comp.* Globuli velati (Wala), bis zu halbstündlich 5 Globuli,
- im weiteren Verlauf eventuell auch *Birkenkohle comp.* Kapseln (Weleda), mit Tee aufgeschwemmt für ältere Kinder.

Das acetonämische Erbrechen

Aus unbekannter Ursache kommt es bei dazu veranlagten Kindern im Alter von etwa 2 bis 10 Jahren zu einer vorübergehenden Störung des Fettabbaues, bei der u.a. Aceton entsteht. Vehementes Erbrechen ist die Folge. Menschen mit feiner Nase riechen das »Apfelartige« schon, wenn sie ins Zimmer kommen.

Beim ersten Mal ist dringend ein Arzt aufzusuchen. Später können die Eltern den Zustand selbst beurteilen, dennoch braucht das Kind auch dann bei Austrocknungszeichen (siehe die Warnsymptome bei Magen-Darm-Infekten, Seite 110) noch oft eine Infusionstherapie im Krankenhaus.

Symptome

- Anfallartiges Erbrechen bis zu 50-mal pro Tag,
- weiche, nicht druckschmerzhafte Bauchdecken,
- eventuell starke kolikartige Bauchschmerzen, manchmal Stunden vor dem Erbrechen,
- relativ wenig Darmbewegung.

So können Sie helfen

- Geben Sie dem Kind alle 10 Minuten schluckweise Tee mit einem Zusatz von 5 % Traubenzucker, d.h. 1 Teelöffel auf 100 ml Tee. Geeignet sind *Fenchel-, Kamillen-* oder *dünner Apfeltee,* weniger geeignet Malven- oder Pfefferminztee.
- Zwieback kann gegeben werden, sobald das Erbrechen aufgehört hat. An den folgenden Tagen ist eine leichte fettfreie Kost erlaubt.
- Hilfreich sind warme *Kamillen-* oder *Oxalis-Bauchwickel* (zu den Wickeltechniken siehe Seite 305 f.).

! Bei anhaltendem Erbrechen ist eine rechtzeitige Vorstellung in einer Klinik zur Infusionsbehandlung angezeigt!

Medikamentöse Unterstützung
- Akut *Nux vomica e semine* D12 Globuli velati (Wala), halbstündlich 5 Globuli,
- ggf. konstitutionell *Gentiana Magen Globuli velati* (Wala) oder *Chelidonium/ Colocynthis* Globuli velati (Wala), 3-mal täglich 5 bis 10 Globuli vor dem Essen für mindestens einen Monat.

Der Zucker im Tee ist das Heilmittel für acetonämisches Erbrechen, mit dem der Stoffwechsel wieder ins Gleichgewicht kommt.

Erbricht das Kind noch einige Male, braucht man sich deshalb keine Sorgen zu machen. Man beruhigt das Kind und sagt, es werde jetzt bald besser werden, es solle nur schon langsam den nächsten Teelöffel Tee nehmen. Etwas behält das Kind nämlich doch davon. Nach 1 bis 2 Stunden kann die Trinkmenge langsam gesteigert werden, bis der Traubenzuckertee tassenweise vertragen wird. Statt des reinen Traubenzuckertees kann man stilles Wasser mit Traubenzucker verwenden oder ein entsprechendes Fertigpräparat als Tee-Salz-Zucker-Gemisch aus der Apotheke, das den Vorteil hat, den Salz- und Mineralverlust des Körpers auszugleichen.

Vielfach üblich ist die Gabe von Coca Cola und Salzstangen. Wir empfehlen dies nicht.

Coca Cola ist durch seinen Phosphat- und Koffeingehalt als stimulierendes Getränk für Kinder nicht geeignet, insbesondere für solche, die zum acetonämischen Erbrechen neigen und ohnehin schon vegetativ labiler sind als andere.

Erbrechen mit neurologischer Ursache

Erbrechen nach Sturz oder anderem Stoßen und Erschüttern des Kopfes

Dies ist immer ein Anlass, sofort die Klinik aufzusuchen.

Erbrechen nach Schreck

Beruhigen Sie das Kind und halten Sie es warm. In schweren Fällen sollte man zum Arzt gehen.

Gelegentliches Erbrechen

Tritt das Erbrechen eher zunehmend und zusammen mit Kopfschmerzen auf, macht dies eine neurologische Untersuchung durch den Arzt notwendig.

Akute und chronische Verstopfung

Symptome

- Reduzierte Stuhlhäufigkeit, d.h. weniger als alle 3 Tage, und zusätzlich
- erschwertes Absetzen von festerem bis kotsteinförmigem Stuhl,
- gehäuft Blähungen, vorgewölbter Bauch,
- möglicherweise Risse am After,
- seelische Verstimmung als Begleiterscheinung.

Bei wiederholter langzeitiger Stuhlverhaltung, eventuell mit Schmierspuren in der Hose, ist eine Vorstellung beim Kinderarzt notwendig.

Zu den Ursachen

- Ernährungsfaktoren: ballaststoffarme oder stopfende Kost wie Weißmehlprodukte, Schokolade, weißer Reis, Karotten, zu wenig gute, d.h. ungesättigte Öle, Margarine statt Butter,
- zu wenig Flüssigkeit,
- Veränderung von Rhythmus und Gewohnheiten, vor allem auf Reisen!
- Eine chronische Verstopfung ist auch beim Kleinkind oft die Folge von schmerzhaften Einrissen am After (Analfissuren).
- Konstitutionelle, selten auch organische und schließlich seelische Gründe müssen ebenfalls in Erwägung gezogen werden.

So können Sie bei der akuten, reisebedingten oder gewohnheitsmäßigen Verstopfung helfen

- Zunächst ist die Entleerung des verstopften Dickdarms wichtig:
  - am besten durch einen hohen *Einlauf mit Kamillentee* oder ein *Fertigklistier* (siehe Seite 315),
  - zur Not kann man auch *Mikroklistiere* oder *Zäpfchen* verwenden, die jedoch nicht immer zu der erwünschten Stuhlerweichung führen.
  - Wichtig ist, dass zunächst der ganze Dickdarm und nicht nur der Enddarm entleert wird. Durch Betasten des Bauches kann man sich selbst leicht von der Wirkung des Einlaufs überzeugen. *Da jede abführende Maßnahme von unten allmählich zur Gewöhnung werden kann, ist es gut, mit dem Arzt zu verabreden, wie oft abgeführt werden darf.*
- Sinnvolle Kostkombination mit genügend Getränken:
  - Manchmal helfen ein *Honigbrot* und *Pfefferminztee* anstelle der gewohnten Milch am Morgen,
  - ballaststoffreiche, vollwertige Kost mit *Obst, Gemüse, Müsli* und *Vollkornprodukten.*
- Bei schon vorhandener schlackenreicher Kost: vorübergehend *schlackenärmere Ernährung,* besonders dann, wenn Blähungen und Bauchschmerzen häufig sind.
- Viele Kinder brauchen mehr gute Fette in der Nahrung (siehe Seite 399).
- Meiden Sie stopfende Nahrungsmittel:

Kakao, Bananen, Karotten, Weißmehlprodukte, Schwarztee, Heidelbeeren, Margarine und ggf. Milch.
- Abführend wirken: Rhabarber, eingeweichte Dörrpflaumen, Feigen, Buttermilch, Joghurt und Dickmilch, Mineralwasser, Orangensaft, Milchzucker, Olivenöl und Leinsamen.
- Leinsamen, geschrotet (ganze Samen sind scharfkantig und begünstigen Risse am After!): Rühren Sie 2-mal täglich 1 Teelöffel mit ein wenig Wasser, Honig und 3 Tropfen Zitrone an oder reichen Sie sie in Dickmilch oder Suppe vor dem Essen.

Ein wichtiger Bestandteil der Behandlung liegt jedoch in der Beachtung der Familiensituation. Wo das Problem bereits aus der vorigen Generation bekannt ist, wirkt der erste ausbleibende Stuhl auf die Familie ganz anders, als wenn die Eltern dafür nicht sensibilisiert sind. In beiden Fällen gilt jedoch immer und uneingeschränkt: *Nichts wirkt verstopfender auf den Darm als die Sorge um den Stuhlgang! Dagegen wirkt das lebhafte Interesse an der Umwelt abführend.* Wenn also der Tag noch kein mit Spannung erwartetes Ziel verspricht, so sollte eines auftauchen, auch wenn es nur eine kleine Überraschung ist, die man jemand anderem bereiten will. Das gilt auch für den Säugling und das Kleinkind, nur sind Spannung und Überraschung hier mehr durch die Art der Zuwendung zu erreichen.

Bei mangelndem Erfolg muss ärztlicherseits nach der Ursache gesucht und behandelt werden.

Medikamente in Absprache mit dem Kinderarzt

- *Hepatodoron®* (Weleda), ½ bis 2 Tabletten abends, vor allem bei konstitutionell schwacher Leber,
- *Carpellum Mali comp.* (Weleda), 3- bis 6-mal täglich 1 Messerspitze Pulver,
- *Aquilinum comp.* Globuli velati (Wala), 3- bis 6-mal täglich 5 Globuli,
- bei Bedarf vorübergehend *Milchzucker*, ca. 3- bis 6-mal täglich 1 Teelöffel. Die Dosierung sollte immer individuell vorsichtig angepasst werden, da Milchzucker häufig Blähungen verursacht.

Verdauen lernen

Erde, die uns dies gebracht,
Sonne, die es reif gemacht –
liebe Sonne, liebe Erde,
euer nie vergessen werde.

Christian Morgenstern

Die besondere Anfälligkeit des kindlichen Magen-Darm-Traktes gegenüber Störungen zeigt, dass die Verdauungsorgane sich ihre Funktionstüchtigkeit erst erobern müssen.

Was muss dabei »gelernt« werden, was bewirkt die Verdauung? Sie muss alles vernichten können, was die Eigentümlichkeit eines Nahrungsmittels ausmacht; d.h. die Verdauung ist umso besser, je weniger dabei Eier oder Radieschen bleiben, was sie waren. Nur nach ihrer vollständigen Zerstörung können Nahrungsmittel zum

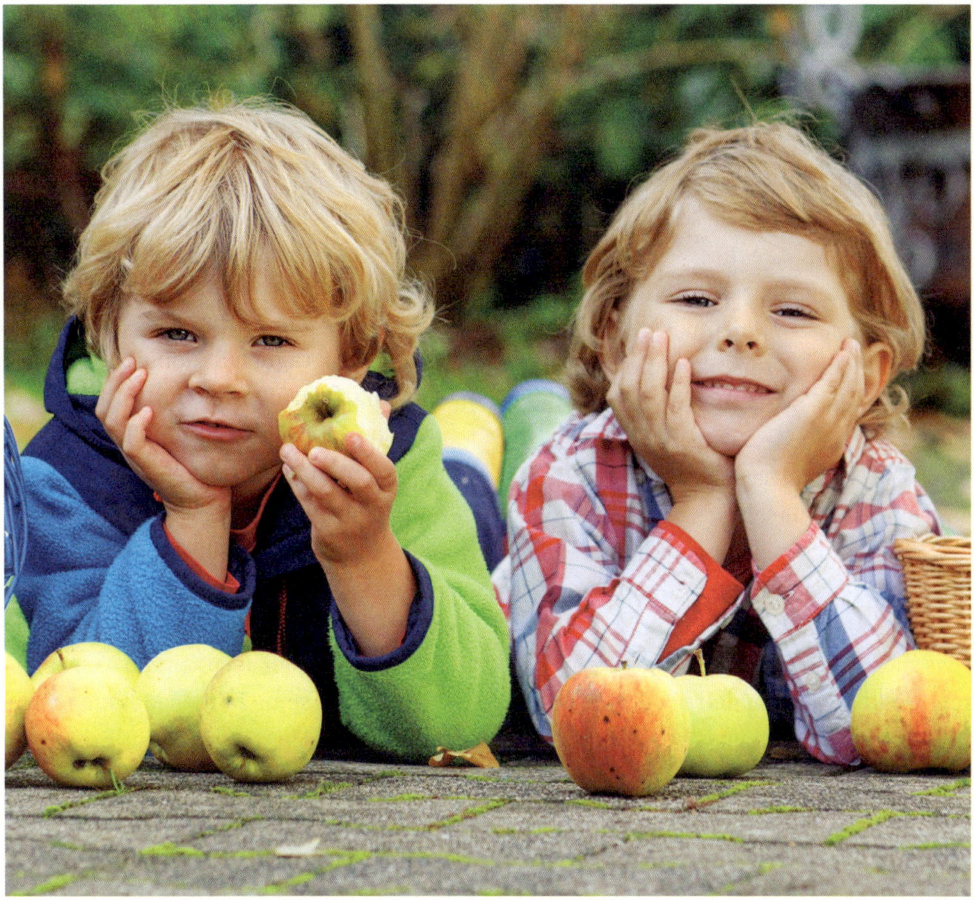

Im Laufe der Kindheit muss sich der junge Organismus die volle Funktionstüchtigkeit der Verdauungsorgane erst erwerben.

Aufbau menschlicher Substanz herangezogen werden. Sie müssen abgebaut werden, sozusagen »sterben«, damit sie dem Aufbau der körpereigenen Substanz dienen können. Gelangt z.B. nur ein wenig artfremdes Eiweiß in das menschliche Blut, reagiert der Körper darauf hochakut mit Fieber und allergischen Symptomen. Treten Nahrungsunverträglichkeiten auf wie z.B. gegen Getreide-Kleber, Milcheiweiß oder bestimmte Zucker, so ist der Organismus nicht mehr ausreichend in der Lage, den vollständigen Abbauprozess der Nahrungsmittel zu leisten und dieses Stück »Welt« in »Mensch«, d.h. in körpereigene Substanz umzuwandeln.

Vorbild für jede Diät ist der Weg, vom am leichtesten verträglichen Nahrungsmittel wieder hin zu den schwerer verdaulichen zu kommen. Es kann nötig sein, in bestimmten Krankheitsfällen gewisse Nahrungsmittel auszuschließen. Wo immer möglich sollte das Ziel jedoch sein, die vorübergehend gemiedenen Speisen später wieder verdauen zu lernen, denn je kompetenter die Verdauung, desto kräftiger kann sich auch die dadurch gestützte Willenstätigkeit entfalten.

Interessant ist, dass dieser körperlichen Verdauungsarbeit auch das Vermögen entspricht, »seelische« und »geistige« Verdauungsprozesse durchzuführen. Auch hier muss manchmal ein zunächst unverdauliches Problem oder eine schwer anzugehende Aufgabenstellung angepackt werden. Oder es gilt sich durch etwas »durchzubeißen«. Es ist kein Zufall, dass die Umgangssprache zwischen körperlicher und seelisch-geistiger Verdauung bzw. Verarbeitung Entsprechungen aufzeigt. Umso erstaunlicher ist daher, dass bei genauerem Hinsehen ein entscheidender Unterschied besteht:

Gesunde körperliche Verdauung verwandelt mineralische, pflanzliche und tierische Substanz in körpereigene um. Eine gesunde seelisch-geistige Verdauung hingegen beinhaltet, dass das Verarbeiten in Form von Verstehen-Lernen und Erkennen-Wollen nur in dem Maß gelingt, als man sich an das, was man verstehen und erkennen möchte, anpassen kann, es sozusagen selber innerlich nachschaffen kann. Ich muss mich dem Neuen gegenüber öffnen, mich an das hingeben, was ich verstehen will. Ich muss meine Beobachtung, meine Gedanken und Gefühle der Sache, um die es geht, voll zuwenden, mich darauf konzentrieren. Ich verstehe erst, wenn ich »in der Sache drin« bin. Beim Erkennen *muss ich mich verwandeln* – ich *werde* im Verstehen und Erkennen *eins mit dem*, was ich verstehen will. So wie bei der Nahrungsverarbeitung die Natur »Mensch« wird, so muss ich mich beim Erkennen in das zu Erkennende verwandeln, d.h. »Welt« werden. Ich muss mich selbst, d.h. meine persönlichen Gefühle, Meinungen und Vorlieben überwinden, wenn sie nicht in Übereinstimmung mit der Wirklichkeit sind, die ich erkennen und verstehen möchte.

In der Verdauung der Nahrungsmittel kommuniziert die Natur mit dem Menschen. Sie opfert sich gleichsam, damit der Mensch werden kann. In der Erkenntnisarbeit kommuniziert der Mensch seelisch-geistig mit seiner Umwelt und lernt diese in ihrer Existenz verstehen – so wie sie ist. Im Erkennen lernt er von sich abzusehen und ggf. seine irrigen Meinungen zu »opfern«: Der Mensch wird im Erkennen »Welt«, so wie die Nahrungsmittel aus der Welt »Mensch« werden. Beides zusammengenommen macht aber erst die volle menschliche Ernährung aus.

Geistige und physische Ernährung sind immer zugleich auch Verwandlung, die Entwicklung ermöglicht. Daher ist verständlich, warum in einer Religion wie der christlichen, die den Entwicklungsgedanken im Zentrum hat, zugleich auch der vollständige Ernährungsvorgang in seiner umfassendsten Bedeutung erscheint: in der heiligen Kommunion, in der die geistige und die physische Ernährung im Einklang sind.

Rudolf Steiner hat diesen Sachverhalt in einem Tischgebet formuliert, das auch Kinder gerne mitsprechen:[37]

Es keimen die Pflanzen in der Erdennacht
Es sprossen die Kräuter durch der Luft Gewalt
Es reifen die Früchte durch der Sonne Macht

So keimet die Seele in des Herzens Schrein
So sprosset des Geistes Macht im Licht der Welt
So reifet des Menschen Kraft in Gottes Schein.

Empfohlene Literatur

- Herbert L. Needleman, Philip J. Landrigan, *Umweltgifte: So schützen Sie Ihr Kind,* Stuttgart 1996.
- Harald Bresser, *Umweltkrank? Vorbeugen, entgiften, heilen,* Weinheim 1997.

Hauterscheinungen und Hautkrankheiten

Die Haut ist Ausdruck der Befindlichkeit des ganzen Menschen. Sie zeigt den Ernährungszustand an, den Grad des Ausgeschlafenseins, die Beschaffenheit des Wasserhaushalts sowie den Gesundheitszustand von Kreislauf, Leber, Nieren, Nebennieren, Schilddrüse und Nervensystem. Die Tätigkeiten des lebendigen Organismus, aber auch die seelisch-geistige Aktivität können wir an Symptomen der Haut oft unmittelbar ablesen oder zumindest vermuten. So ist bekannt, dass bei Stoffwechselstörungen von Niere und Leber Harnsäure und Bilirubin in der Haut abgelagert werden können, oft von Juckreiz begleitet. Ebenso zeigen sich Angst und Schreck, Scham und Trauer sowie die feine Röte, die das Gesicht bei besonders freudigen Erregungen überzieht.

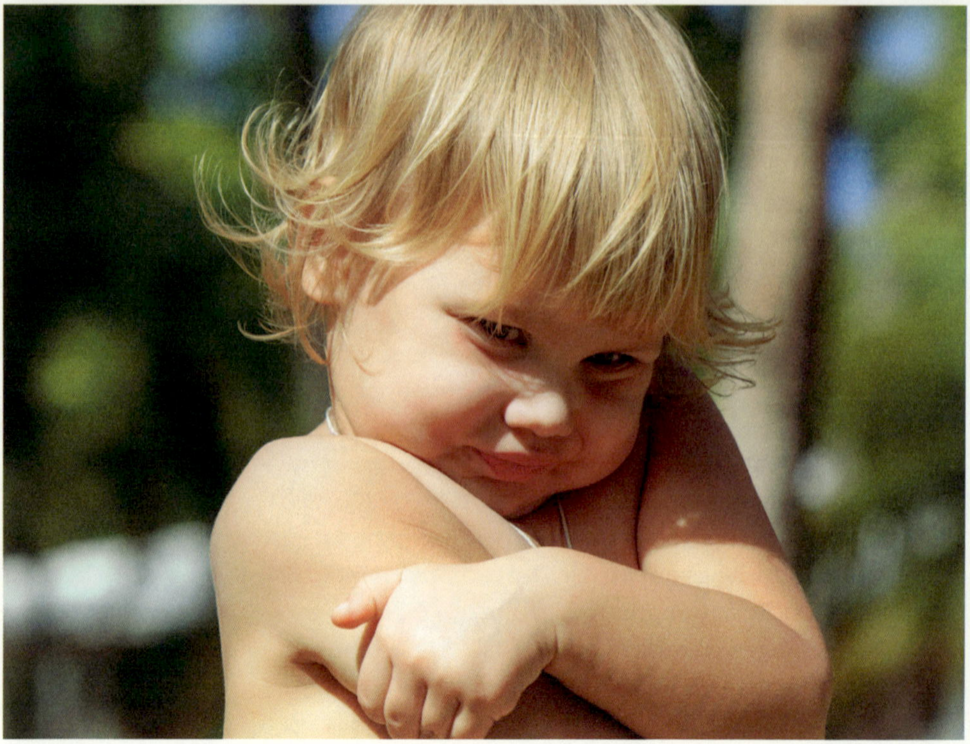

Hauterscheinungen

Feuermale

Sie entstehen durch eine Erweiterung und Vermehrung der feinen Blutgefäße direkt unter der Haut.

Die mittelständigen Feuermale sind harmlos und verschwinden meist im Laufe des ersten Lebensjahres. Dagegen bleiben die einseitigen Feuermale zeitlebens bestehen und können in wenigen Fällen mit Veränderungen weiterer Organe einhergehen, sodass eine Begutachtung durch den Arzt sinnvoll ist.

Symptome

- Angeborene flächenhafte Rötung im Hautniveau,
- entweder mittelständig an Stirn, Augenlidern, Augenbrauen oder im Nacken (dort auch »Storchenbiss« genannt) oder einseitig.

Blutschwämme (Hämangiome)

Blutschwämme entstehen und wachsen im Allgemeinen im ersten Lebensjahr. Die oberflächlichen verschwinden meist in den ersten Jahren langsam wieder. Treten sie im Gesicht auf, insbesondere in der Nähe der Augen, der Nase oder des Mundes sowie an störenden Lokalisationen wie über Gelenken, im Windelbereich oder an Händen und Füßen, werden sie in Absprache mit dem Kinderarzt behandelt.

Symptome

- Bei der Geburt fällt oft nur ein geröteter Fleck auf.
- Bei den oberflächlichen Blutschwämmen wird die Rotfärbung in den ersten Lebenswochen stärker und sie wachsen über das Hautniveau hinaus.
- Die tiefer gelegenen Blutschwämme bilden einen sich vorwölbenden Knoten, eventuell mit bläulichem Schimmer.
- Auftreten am ganzen Körper möglich.

Therapie

Sind Einschränkungen des Sehens oder eine erhöhte Verletzungsgefahr zu befürchten, wird eine frühzeitige Behandlung empfohlen. Diese ist durch Vereisung oder Lasertherapie, bei tiefergelegenen Hämangiomen in seltenen Fällen durch eine Operation möglich. Seit einiger Zeit gibt es auch die Möglichkeit einer medikamentösen Therapie mit Betablockern, die wir jedoch aufgrund der Wirkungen auf den gesamten Organismus nur in Ausnahmefällen empfehlen.

Pigmentflecken

Diese Hauterscheinungen bleiben zeitlebens bestehen. Besonders asymmetrische, unregelmäßig begrenzte, unterschiedlich gefärbte, erhabene oder an Größe zunehmende Pigmentflecken sollten einem Arzt vorgestellt werden.

Die gutartigen hellbraunen Café-au-lait-Flecken sind meist wenig auffallend, unterschiedlich groß, scharf begrenzt und nehmen bis zum Schulalter zu. Beobachtet man mehr als fünf Flecken dieser Art oder bedecken sie große Anteile der Haut, so sollten seltene damit verbundene Erkrankungen ärztlich ausgeschlossen werden.

Formen

- Muttermale oder Leberflecken (Lentigines),
- Sommersprossen (Epheliden),
- Café-au-lait-Flecken,
- Mongolenfleck (Naevus fusco-coeruleus).

Symptome

- Braune, bläuliche bis schwarze, zum Teil angeborene Flecken mit oder ohne Behaarung.

Gelbfärbung (Ikterus)/ »Gelbsucht«

Karottennahrung

Symptome

- Leichte Gelb-Orange-Färbung der Haut ohne Beteiligung des Weißen im Auge.

So können Sie helfen

- Normalbefund.

Neugeborenengelbsucht

Symptome

- Unterschiedlich ausgeprägte Gelbfärbung der Haut mit Beteiligung des Weißen im Auge, ggf. Trinkschwäche.
- Die Gelbsucht kommt bei fast allen Neugeborenen vor, da die Leber den nach der Geburt einsetzenden Abbau des fötalen Blutfarbstoffes verzögert bewältigt. Bei voll gestillten Kindern kann diese Gelbsucht einige Wochen anhalten und ist völlig harmlos.

So können Sie helfen

- Weiter stillen,
- bei knappen Trinkmengen zusätzlich Tee anbieten,
- *Cichorium Stanno cultum* Rh D3 (Weleda), 5 Tropfen vor jeder Mahlzeit.

Die Therapie besteht in ausgeprägten Fällen in einer Lichtanwendung (Phototherapie). Diese wird mit Speziallampen in einer Kinderklinik meist in Kombination mit einer Infusion durchgeführt. Eine Austauschtransfusion ist nur bei Blutgruppenunverträglichkeiten zwischen Mutter und Kind und bei sehr hohem Bilirubinanstieg notwendig.

Gallengangsfehlbildung mit Gallenstauung, Lebererkrankung

Symptome

- Gelbfärbung der Haut mit Beteiligung des Weißen im Auge,
- grauweiße Stühle,
- dunkel gefärbter Urin.

So können Sie helfen

- Sofortige ärztliche Abklärung.

Marmorierte Haut und Blaufärbung der Haut

Heller Hauttyp

Symptome

- Diskrete Marmorierung der Haut (melierte Röte oder Bläue ganzer

Körperregionen) nach größeren Mahlzeiten.

So können Sie helfen

- Meist Normalbefund.

Kälte

Symptome

- Blaufärbung der Lippen, Fingernägel und Füße,
- marmorierte Haut,
- rötliche, teigige Schwellungen, besonders in der Umgebung der Finger- und Zehengelenke: Erfrierungen!

So können Sie helfen

- Heißer *Tee mit Honig*,
- warme (Woll-)Kleidung,
- keine intensive Wärmeanwendung,
- kein Abreiben mit Schnee,
- bei Erfrierungen ärztliche Behandlung.

Fieberanstieg

Symptome / So können Sie helfen

- Siehe Seite 73 f.

Herz- und Lungenerkrankungen, Sepsis

Symptome

- Marmorierte Haut,
- ggf. mangelhafte Durchblutung,
- Blaufärbung der Lippen, Fingernägel und Füße,
- schnelle Atmung,
- zu schneller oder zu schwacher Puls,
- geschwächtes Allgemeinbefinden,
- erhöhte oder erniedrigte Temperatur (Sepsis).

So können Sie helfen

- Sofortige ärztliche Abklärung.

Wangenrötungen

frische Luft, Aufregung

Symptome

- Gerötete Wangen.

So können Sie helfen

- Normalbefund.

Fieber, Zahnen, Scharlach

Symptome / So können Sie helfen

- Siehe die entsprechenden Kapitel, Seite 70 ff., 30 f. und 168 ff.

Kälteeinwirkung z.B. bei einem längeren Spaziergang im Wind

Symptome

- Gerötete Wangen,
- überempfindliche Haut,
- tastbare Gewebsverdichtungen bei leichten Erfrierungen,
- tritt besonders bei pausbäckigen, etwa halbjährigen Säuglingen auf.

So können Sie helfen

- *Rosatum Heilsalbe* (Wala), am besten bereits vor der Kälteeinwirkung,
- *Fettsalbenklecks* auf die betroffenen Stellen als Hautschutz,
- ggf. etwas Mull.

Zahnbeschwerden, Speicheldrüsenentzündung, Mumps (siehe Seite 30 f. und 182 ff.)

Symptome

- Einseitige, zunehmende, schmerzhafte Schwellung, bei Mumps im Verlauf meist beidseitig.

So können Sie helfen

- Rasche ärztliche Abklärung.

Blässe

- **Heller Hauttyp**

  Symptome
  - Rosige Schleimhäute und Lidinnenseite,
  - rote Lippen,
  - rosige Ohrläppchen und Fingernägel.

  So können Sie helfen
  - Normalbefund, kein Handlungsbedarf.

- **Rekonvaleszenz**

  Symptome
  - Blässe und Schwäche nach schwereren Erkrankungen ohne Blutarmut.

  So können Sie helfen
  - Siehe das Kapitel über Fieber, Seite 70 ff.

- **Blutarmut, Eisenmangel, Leukämie (siehe Seite 384 und 208 ff.)**

  Symptome
  - Blasse Schleimhäute der heruntergezogenen Augenlider,
  - blasse Lippen, Ohrläppchen und Fingernägel,
  - Schwäche und Lustlosigkeit.

  So können Sie helfen
  - Vorstellung beim Arzt zur weiteren Diagnostik und Therapie erforderlich.

Sonnenbrand und Sonnenstich

Woran erkennt man die Grenze, an der das Licht zu viel wird? Diese Grenze kann ja noch unterhalb der Sonnenbrand- oder Sonnenstichschwelle liegen, besonders, wenn man ultraviolettfilterhaltige Creme verwendet hat.

Man sollte insbesondere wissen, wo die Intensität der Sonne besonders stark ist: z.B. auf dem Wasser, im Schnee, in großer Höhe, bei sehr klarem Wetter. Außerdem kann das eigene bewusste Körpergefühl Antwort geben. Man kennt ja beispielsweise das Gefühl, wie zu viel Sonne die geistige Regsamkeit mindert.

Es sollte alles getan werden, um einen Sonnenbrand und auch eine Überdosis an Licht zu vermeiden.

Die Schwellendosis für einen Sonnenbrand wird heute durch die dünnere Ozonschicht in der Stratosphäre schneller erreicht als früher, was besonders im Hochgebirge und an der See zu beachten ist. Die Sonnenempfindlichkeit der kindlichen Haut ist außerdem größer als die der Erwachsenen.

Unbedingt berücksichtigen muss man, dass es Medikamente und Pflanzen gibt, die die Sonnenempfindlichkeit der Haut über Wochen erheblich verstärken können, z.B. Johanniskrautöl, Bärenklau u.a. bei der sogenannten Wiesendermatitis (siehe Seite 143).

Auch Antibiotika und einzelne Hautcremes für Neurodermitis können ähnlich wirken. Dies können Sie in der Packungsbeilage nachlesen.

! Hautärzte warnen vor übermäßiger Sonnenbestrahlung im Kindes- und Jugendalter, da hierdurch die Anlage zu bösartigen Hautkrankheiten im späteren Lebensalter gefördert wird.

Symptome eines Sonnenbrandes

- Rötungen der Haut,
- Hitzegefühl,
- Juckreiz,
- Ödembildung,
- Blasenbildung bei schwerem Sonnenbrand,
- im Verlauf Schuppung der Haut,
- bei schwerem Verlauf Fieber, Kopfschmerzen und Schwäche.

So können Sie helfen

- *Nasse Umschläge* mit in abgekochtem Wasser verdünnter *Brandessenz* (Wala), wenn keine Arnika-Allergie besteht.
  Die nassen Umschläge sollten oft gewechselt oder die betroffenen Stellen immer wieder betupft werden.
- Ggf. *Quarkkompressen*, jedoch nicht bei Ekzemen und Kuhmilchallergie,
- *Combudoron*® Gel oder Spray (Weleda),
- *Calcium Quercus* Globuli velati (Wala) oder *Urtica comp.* Globuli velati (Wala), 3- bis 6-mal täglich 5 Globuli, insbesondere bei Überempfindlichkeit auf Sonnenlicht im Frühjahr.

Symptome eines Sonnenstiches

- Kopfschmerzen,
- Übelkeit und Erbrechen,
- Schwindel und Ohrensausen,
- Müdigkeit bis hin zu Benommenheit,
- Kreislaufkollaps,
- ggf. Schüttelfrost und Fieber bis zu 40 °C. Dies kommt meist bei gleichzeitiger körperlicher Überanstrengung in zu warmer Umgebung vor und wird dann im Volksmund »Hitzschlag« genannt.

So können Sie helfen

- Ein Sonnenstich kann meist schon durch das konsequente Tragen einer hellen Kopfbedeckung verhindert werden.
- Bringen Sie das Kind in den Schatten.
- Waschen Sie es kühl ab.
- Bieten Sie ihm reichlich Flüssigkeit an.
- Suchen Sie einen Arzt bzw. eine Klinik auf.

So können Sie der zu starken Sonneneinwirkung vorbeugen

- Ziehen Sie Ihrem Kind immer einen Sonnenhut oder ein Mützchen (siehe Seite 331 f.) sowie leichte Bekleidung zum Schutz an und lassen Sie es möglichst nicht nackt in der Sonne herumlaufen.
- Lassen Sie Kinder nie in der Sonne schlafen.
- Täglich kleinere Sonnenperioden sind günstiger als lange Phasen am Stück.
- Statt der bisherigen chemischen UV-Filter werden heute mineralische Mikropigmente (Titandioxid, Zinkdioxid) empfohlen, da sie rein physikalisch wirken und nicht allergen sind. Sonnencremes sollten nicht täglich angewandt werden, um die Bildung von Vitamin D über die Haut nicht zu verhindern.

- Kürzere Aufenthalte in der Sonne zur Bewegung draußen bei Lichtverhältnissen, an die man gut gewöhnt ist, schaden der Haut nicht.[38]
- Bei extremer Strahlung wie am Meer, auf dem Wasser, im Gebirge oder im Schnee ist eine UV-Schutzkleidung sinnvoll.[39]

Schuppen

Ursachen

- Empfindliche Kopfhaut,
- Folge eines Sonnenbrandes,
- Gras- bzw. Baummilben,
- Gneis bzw. Milchschorf (Seite 144 f.),
- Schuppenflechte (Psoriasis; siehe Seite 152 f.).

So können Sie helfen

- Pflegen Sie die Haare z.B. mit einem *Weidenteershampoo* und anschließender *Weizenkeimspülung*.[40]
- Bei ausgeprägter Schuppenbildung, z.B. bei Schuppenflechte, empfiehlt sich die Anwendung von *Hornhaut-Intensiv-Gel*, anschließend wäscht man die Haare mit *Shampoo bei juckender oder schuppiger Kopfhaut*. Beides wird von der Firma »Pekur« hergestellt.[41]
- Stellt sich keine Besserung ein, sollte man einen Arzt aufsuchen.

Hautveränderungen bei Neugeborenen und Säuglingen

Neugeborenen-Akne

Die Neugeborenen-Akne ist harmlos und gehört zu den normalen Anpassungserscheinungen des Neugeborenen. Mit einer Allergie oder gar Neurodermitis hat sie nichts zu tun. Allerdings gibt es heute Neugeborene, die so früh Ekzeme entwickeln, dass sich diese im Übergang von Neugeborenen-Akne oder -Ausschlag kaum abgrenzen lassen und erst im Verlauf als zweites Problem erkannt werden.

Ursachen

- Hormonelle Umstellung nach der Geburt.

Symptome

- Bläschenartiger, nicht juckender Ausschlag,
- in ausgeprägteren Fällen auch eitrige Pusteln,
- meist im Gesicht, seltener am Rücken beginnend,
- wechselnde Lokalisation im Verlauf,
- Dauer bis zu 3 Monate.

So können Sie helfen

- Vermeiden Sie Cremes.
- Nehmen Sie gelegentlich *Abwaschungen* oder *Bäder* mit *Thymiantee* vor.

- Auf stärker betroffene Stellen können Sie *Korianderöl* 1% in *Olivenöl* 2-mal täglich dünn auftragen.

Neugeborenen-Ausschlag (Erythema toxicum neonatorum)

Ursachen

- Hormonelle Umstellung nach der Geburt.

Symptome

- Verstreute, stecknadelkopfgroße Knötchen mit klarer Flüssigkeit und kleinem unregelmäßig begrenztem rotem Hof,
- wechselnde Lokalisation.

So können Sie helfen

- Vermeiden Sie Cremes oder Ähnliches.
- Der Ausschlag verschwindet von alleine nach einigen Tagen.

Milien (Milia neonatorum)

Milien – auch Hautgrieß genannt – entstehen an Talgdrüsenausgängen, bestehen jedoch nicht aus Talg, sondern enthalten einen Hornbestandteil (Keratin). Epstein-Perlen, d.h. Milien auf der Zahnleiste oder in dem Bereich zwischen hartem und weichem Gaumen, werden leicht mit Soorpilz verwechselt.

Symptome

- Stecknadelspitzgroße weiße, derbe Knötchen in der Haut von Neugeborenen,
- meist in Augennähe,
- als Epstein-Perlen auf der Zahnleiste oder an der Grenze zwischen knöchernem und weichem Gaumen.

So können Sie helfen

- Milien verschwinden meist von alleine wieder.
- Bei später auftretenden Milien, die hartnäckiger sein können, haben sich Abwaschungen mit *Salbeitee* bewährt.

Wangenpickel in den ersten Lebenswochen

Wangenpickel in den ersten Lebenswochen sind meist Ausdruck der hormonellen Umstellung ähnlich wie in der Pubertät, sie enthalten Talg und sind nicht eitrig oder ansteckend und häufig eine Erscheinung im Rahmen der sogenannten **seborrhoischen Dermatitis** (siehe Seite 144). Man muss sie von Eiterpustelchen unterscheiden.

Symptome

- Derbe Pickel auf einer verdickten Wangenhaut.

So können Sie helfen

- Pflegen Sie die betroffenen Hautpartien mit einer leicht abtrocknenden Creme, z.B. einer nicht parfümierten *Mandelölcreme*, bestehend aus Zinc. oxydat. 4,0; Paraffin subliquid. 5,0; Cera alba 20,0; Ol. amygdal. 80,0.

Eiterpusteln und Bläschen beim jungen Säugling (Staphylodermie)

Siehe auch Impetigo contagiosa, Seite 132 f.

Im Gegensatz zu den mehr spitzen, derben, gelblichen Knötchen bei der seborrhoischen Wangenveränderung fallen diese grünlichgelb gefüllten Bläschen in die Gruppe der eitrigen Hauterkrankungen. Wir handeln sie an dieser Stelle ab, weil sie im Säuglingsalter anders aussehen und zum Teil anders behandelt werden. Solche Hauterscheinungen treten nicht nur bei mangelhafter Hygiene auf, sondern auch bei Familien, die unnötig von Desinfektionsmitteln Gebrauch machen. Dadurch wird die normale Hautflora zerstört und eine erhöhte Anfälligkeit für Keimbesiedlungen hervorgerufen. Wichtig ist zu wissen, dass diese Krankheit infolge der natürlichen Abwehrschwäche bei Säuglingen sehr leicht auf andere junge Säuglinge übertragen werden kann. Außerdem kann es zu einer Brustdrüsenentzündung bei der Mutter kommen.

Symptome

- Meist wenige Millimeter große, grünlichgelb gefüllte Bläschen. In dem Eiter lassen sich Staphylokokken-Bakterien nachweisen.
- Die Pustelchen treten einzeln oder in Grüppchen meist an der harten Kopfhaut, unter den Achseln oder im Windelbereich auf, können jedoch auch an allen übrigen Körperstellen vorkommen.
- In seltenen Fällen können innerhalb von Stunden zentimetergroße Eiterblasen aufschießen.

So können Sie helfen

- Wichtig ist ein täglicher, vollständiger Wäschewechsel beim Kind und seiner Umgebung, einschließlich aller Handtücher, die die Eltern benutzen.
- Entnehmen Sie Salbe nur noch aus frischen Gefäßen mittels Holzspatel, den man anschließend wegwirft. Kaufen Sie eventuell eine neue Packung des Pflegemittels, da bei der alten die Gefahr der Keimverschleppung besteht.
- Achten Sie auch auf andere mögliche Keimverschleppungen im Zusammenhang mit den Pflegemitteln und schließen Sie eine solche aus.
- Waschen Sie Ihre Hände gründlich mit Seife und ggf. Bürste vor und nach der Pflege des Kindes.
- Achten Sie auf kurz geschnittene Fingernägel, um eine gründliche Reinigung zu ermöglichen.
- Passen Sie auf, dass Ihre Haare nicht

über das Kind streichen und so zu »Bakteriendepots« werden.
- Stellen Sie Ihr Kind dem Arzt vor, insbesondere wenn Fieber auftritt und sich die Symptome schnell entwickeln.
- Unter Anleitung des Arztes kommt man meist mit *Thymiantee* äußerlich angewandt aus. Gelegentlich werden zudem eine fusidinsäurehaltige Creme oder in schweren Fällen Antibiotika, oral oder als Infusion, benötigt.
- Geben Sie Ihrem Kind unterstützend *Calendula* D4 Globuli, 4-mal täglich 3 bis 5 Globuli.

Neugeborenen-Ikterus

(siehe »Gelbsucht«, Seite 120)

Nabelentzündung und Nabelgranulom

Symptome der Nabelentzündung

- Feuchter geröteter Nabel nach der 2. Lebenswoche,
- Reizpickelchen in der Umgebung,
- bei stärkerer Entzündung: Schwellung und Schmerzen.

So können Sie helfen

- Abtupfen des Nabels mit *Salbei-Tinktur* bei leichterer Reizung und nässendem Nabel,
- *Wecesin®* Pulver (Weleda) bei stärkerer Entzündung. Dann ist auch ein Arztbesuch nötig.

Symptome beim Nabelgranulom

- Bis erbsgroße entzündliche Wucherung (wildes Fleisch) am Nabelgrund,
- eventuell blutig-seröse Sekretion.

So können Sie helfen

- Gehen Sie mit Ihrem Kind zum Arzt: Er behandelt das Gewebe mit *Argentum nitricum* (Höllenstein).
- Bei noch nässendem Nabel kann eine Nachbehandlung mit *Salbei-Tinktur* sinnvoll sein.

Was tun bei Wundsein?

Wir bezeichnen damit alle entzündlichen Hauterscheinungen im Bereich der Windeln.

■ **Plötzliche, flammende Rötung (einfaches Wundsein) um den After, meist nicht über die Pofalte hinausgehend**

Ursachen
- Stuhlgang, der länger in der Windel lag,
- »schärferer« Stuhlgang, z.B. nach Orangensaft oder Äpfeln,
- leichtere Verdauungsstörungen, z.B. beim Zahnen,
- beginnender Durchfall.

So können Sie helfen
- Erst mit Wasser, dann mit *Mandel-* oder *Olivenöl*[42] reinigen,
- austrocknende, gut haftende, fettende Cremes verwenden, z.B. *Zinkpaste*

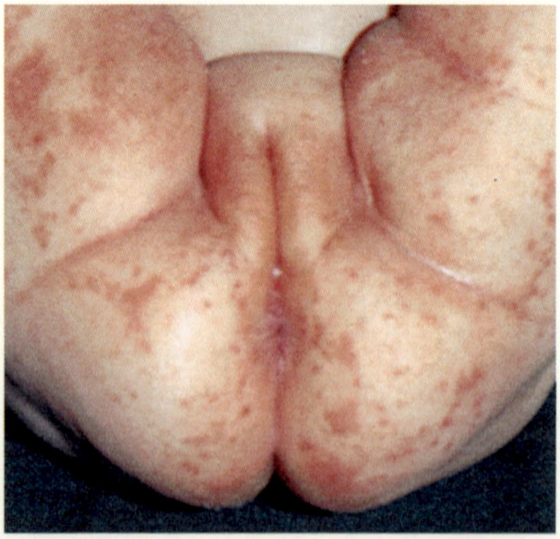

Wundsein im Windelbereich, schon länger bestehend.

mit Lebertran oder Kaufmanns *Haut- und Kindercreme* oder *Calendula Babycreme* (Weleda),
- häufig wickeln.

■ **Kleine rote Pickelchen mit einem feinen weißen Schuppenkranz am Rand,**
am After oder dem Genitale beginnend können sie den ganzen Windelbereich bis zum Nabel befallen,
z.T. rote nässende Flächen

Ursache / So können Sie helfen
- Soorpilzbefall (siehe die folgenden Seiten).

■ **gelblich-schuppende Hautrötung**

Ursache / So können Sie helfen
- Seborrhoische Dermatitis (siehe Seite 144).

■ **Hautreizung in den Leistenbeugen**

Ursache
- Ungenügendes Säubern,
- zu grobes Reinigen dieser noch zarten Hautstellen,
- scheuernde Windeln oder Gummis.

So können Sie helfen
- Mit viel Öl abtupfen und mit fetten, zusatzfreien Salben behandeln,
- kein Puder.

■ **Bandförmige Hautreizungen am Nabel oder an den Oberschenkeln**

Ursache
- Ränder der Einmalwindeln.

So können Sie helfen
- Behandlung mit trocknenden Salben und Wechsel der Windelsorte bzw. der Wickeltechnik (siehe Seite 338).

Geeignete Waschmittel

In den ersten Lebenswochen sieht man gelegentlich mehr oder weniger dichte rasenförmige Pickel oder bläschenförmige Ausschläge überwiegend im Windelbereich, jedoch auch am Oberkörper. Nicht immer lassen sie sich als eitrig oder pilzbedingt einordnen.

Es ist erfahrungsgemäß eine rasche Rückbildung zu erleben, wenn man nur das Weichspülmittel weglässt und die gesamte Wäsche noch einmal ohne dieses spült bzw. in den letzten Spülgang etwas Tafelessig gibt oder für Baumwollfasern, die direkten Hautkontakt haben, einen Trockner nutzt, weil dann die Fasern weicher werden. Insbesondere bei empfindlicher Haut und Allergieneigung hat sich das Weglassen von Weichspülmitteln und der Gebrauch von unparfümierten Waschmitteln bewährt.

Pilzerkrankungen

Pilzerkrankungen sind weltweit im Zunehmen begriffen. Zum einen treten sie vermehrt auf, weil durch die Gabe wirksamer Antibiotika eine Verdrängung bakterieller Entzündungen stattgefunden hat. Zum anderen haben der Siegeszug synthetischer Bekleidungsstoffe und eine übertriebene Wasch- und Pflegemittelhygiene dazu beigetragen, dass die naturgegebene Schutzfunktion der Haut den Eindringlingen gegenüber versagt. Was früher als Krankheit besonderer Berufe mit Nässebelastung oder sozial schwacher Schichten galt oder bei besonders geschwächten Patienten auftrat, ist heute eine ganz gewöhnliche, in jeder Familie bekannte Erscheinung, auch wenn man nicht gerne darüber spricht. Die moderne Lebensweise und Bekleidungspraxis – synthetische Strümpfe, zu enge Schuhe, zu häufiges Waschen bzw. nicht genügendes Abtrocknen – haben nahezu überall Eingang gefunden. Daran konnte auch der weltweit zunehmende Verbrauch antibiotischer Pilzmittel nichts ändern.

Es zeigt sich daran einmal mehr, dass symptomatisch wirkende Arzneimittel zwar die Symptome beseitigen können, solange sie angewendet werden. Für die Heilung jedoch braucht es die Erkenntnis, unter welchen Bedingungen die Krankheit entsteht und wie sie erst schwinden kann, wenn die Bedingungen für ihr Entstehen nicht mehr gegeben sind.

Soor in Mund- und Windelbereich

Der Soor-Pilz siedelt sich meist zuerst im Mund an und wandert dann durch den Darmtrakt in die Analregion. Er ist dementsprechend auch im Stuhl nachzuweisen. Bei einer gleichzeitigen Behandlung mit einem Breitbandantibiotikum, mit Cortison-haltigen Asthmasprays oder bei sehr geschwächten Kindern setzt er sich hier besonders hartnäckig fest. Die Stühle riechen dann eventuell nach Hefe. Ein weißer Zungenbelag allein ohne befallene Wangenschleimhaut beweist jedoch nicht, dass ein Soor vorliegt.

Symptome

- **Im Mund:** feine bis gröbere, netzförmige oder krümelige weiße Beläge, besonders an den Wangeninnenseiten und der Zunge, eventuell pelziger Belag bis an den Lippenschluss,
- **im Genitalbereich:** anfangs punktförmige, oft nässende Knötchen, die sich meist vom After rasch ausbreiten, teils zusammenfließen und an deren Rand sich feine Schuppenkränze zeigen.

So können Sie helfen

- Wir empfehlen die lokale Behandlung mit natürlichen Mitteln. Sie führt mit etwas Geduld meist zum Erfolg, auch wenn zuvor antimykotisch behandelt wurde – z.B. mit Nystatin oder Miconazol – und dies nur vorübergehend ein gutes Ergebnis hatte.

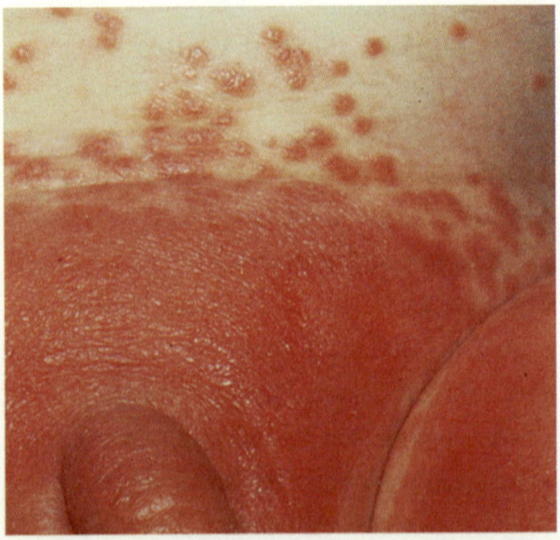

Windelwundsein mit Schüppchen spricht für Soorpilzbefall. Meist wachsen die Herdchen in die Breite.

- Im Mund empfehlen sich schleimhautstabilisierende »Pinselungen« mittels Watteträger, getränkt mit verdünntem *Mundbalsam flüssig* (Wala), mit denen man gleichzeitig einen Teil der Pilzbeläge herausstreift. Dass der Pilz infolge dieser Behandlung nicht so schnell verschwindet wie beim Einsatz eines Antimykotikums, ist kein Nachteil, denn die Rückfälle sind dafür seltener.
- Im Genitalbereich reinigen Sie die Haut zuerst mit Wasser, dann mit *Sonnenblumenöl* (in Bio-Qualität). Dieses ist in den benötigten Mengen meist billiger als das kommerzielle Babyöl und leistet denselben guten Dienst. *Mandel-* oder *Olivenöl* sind besonders hautfreundlich, jedoch teurer. Anschließend an diese Reinigung trägt man ein Öl auf, das ätherisches Öl enthält, wie z.B. 10 %iges *Lavendelöl, Calendulaöl* oder Mischungen davon. Von Thymianöl und Eukalyptusöl raten wir hier ab, da sie zu stark reizen. Darüber kommt dann eine abdeckende Creme (Rp. Sulfur praep. 3,0; Kamillosan 10,0; Ol. Jecoris 30,0; Zink. oxyd. 30,0; Adip. lanae ad 100,0).
- Wichtig ist, dass das Kind jetzt so oft wie möglich gewickelt wird, auch nachts ein- bis zweimal, damit es möglichst nicht lange feucht liegt. Denn die Feuchtigkeit des Urins und dessen Zersetzungsprodukte wirken den therapeutischen Bemühungen entgegen. Wir empfehlen Mullwindeln und zum Aufsaugen der Feuchtigkeit Windelhosen aus grob gestrickter, wenig vorbehandelter Schafwolle (siehe Seite 668).
- Das Kind sollte in dieser Zeit nur gewaschen und allenfalls kurz gebadet werden, damit die Haut nicht aufweicht und die Pilze keine Chance haben, tief einzudringen.
- Nach jeder Wasseranwendung muss die Haut sorgfältig abgetrocknet werden, eventuell vorsichtig mit dem Haarföhn nachgetrocknet. Anschließend wird gut eingeölt. Besserungen dürfen nach 3 bis 4 Tagen erwartet werden, auch wenn anfangs noch einige Herde neu aufschießen. Bis zur völligen Abheilung vergehen 2 bis 3 Wochen.

Der Fußpilz (Tinea pedis)

Symptome

- Krümelige oder lamellenartige Hautabschilferung besonders zwischen den Zehen,

- ähnlich aussehender trockener, zum Teil aber auch geröteter und Bläschen-bildender Befall des gesamten Fußes möglich.

So können Sie helfen

- Lassen Sie an die Füße so viel Luft und so wenig Wasser und Seife wie möglich kommen, aber so viel wie nötig, um Geruchsbelästigung zu vermeiden.
- Nach einem kurzen *Fußbad* in *Salbei-* oder *Eichenrindentee* werden die betroffenen Stellen und ihre Umgebung sehr gut abgetrocknet bzw. trockengeföhnt. Dann wird die Haut mit den oben genannten Ölen oder einfach einem Massageöl eingerieben, das keine Reizstoffe, sondern nur natürliche ätherische Ölzusätze enthält.
- Lassen Sie das Kind so oft wie möglich barfuß oder in offenen Sandalen gehen.
- Meiden Sie synthetisch gefütterte Schuhe oder Gummischuhe sowie Synthetikstrümpfe. Nehmen Sie stattdessen Socken aus Schaf- oder Baumwolle, die täglich gewechselt werden.
- In hartnäckigen Fällen ist eine symptomatisch wirkende konventionelle Pilzpaste, z.B. *Candio-Hermal®*-Softpaste oder *Canesten® extra Creme*, das Mittel der Wahl, um den Pilzbefall erst einmal zu stoppen, damit dieser nicht auf den Fußnagel übergreift. Die neue gesunde Hygiene- und Bekleidungspraxis sorgt dann dafür, dass der Pilz nicht wiederkommt.

Nagelpilz

Ursachen

- Schäden am Nagel, z.B. durch zu enge oder zu weite Schuhe, Verletzungen usw., verbunden mit einem Pilzbefall zwischen den Zehen.

Symptome

- Der oder die Fußnägel – selten auch die Fingernägel – sind verdickt und gelblich-bräunlich verfärbt. Die Veränderung beginnt am äußeren Nagelrand.
- Im Kleinkindalter eher selten, im Schulalter häufiger.

Therapie

Eine Nagelpilzbehandlung ist langwierig und dauert Monate bis Jahre. Sie sollte von einem Hautarzt begleitet werden.

Bakterielle Hauterkrankungen

Wundrose (Erysipel)

Hierbei handelt es sich um eine bakterielle Infektion, die sich aus einer kleinen Hautverletzung in die oberen Hautschichten und Lymphwege ausbreitet, nicht zu verwechseln mit der Phlegmone. Unterscheidungsmerkmale siehe Seite 134.

Symptome

- Scharf, aber unregelmäßig begrenzte, sich ausbreitende, hochrote heiße Fläche,
- im Verlauf zunehmende Schwellung, ggf. auch bläuliche Verfärbung und Blasenbildungen,
- Lokalisation am häufigsten am Fuß und Unterschenkel, aber auch im Gesicht, an den Armen und anderen Körperstellen.

Komplikationen

- Bei Fieber und Abgeschlagenheit muss sofort ein Arzt aufgesucht werden.

So können Sie helfen

- Im frühen Stadium können unter ärztlicher Beobachtung intensiv angewandte *Calendula-Essenz-Umschläge* zur Heilung führen.
- In der Abheilungsphase bei noch verbleibender teigiger Schwellung sind *Stannum metallicum* 0,4 % (Weleda) *Salbenlappen* hilfreich.
- Innerlich können z.B. *Apis mellifica* D30, *Lachesis comp.* Globuli velati (Wala), *Myristica sebifera comp.* Globuli velati (Wala) oder *Calendula* D4, je 4- bis 8-mal täglich 5 Globuli, sinnvoll sein.

Therapie

- Bei Komplikationen ist eine antibiotische Behandlung notwendig und sollte nicht verzögert werden.

Ansteckende Hautvereiterung (Impetigo contagiosa)

Diese meist durch Streptokokken und/ oder Staphylokokken ausgelöste oberflächliche Hautentzündung tritt vorwiegend bei Kleinkindern im Sommer auf, ist sehr ansteckend und ohne desinfizierende Behandlung schwer in den Griff zu bekommen.

Symptome

- Juckende einzelne Pusteln, die sich rasch flächig ausdehnen,
- meist mit dicken gelben Krusten belegt,
- beginnt meist an gereizten Hautstellen, z.B. bei Schnupfen unter der Nase,
- Ausbreitung und Verteilung durch Kratzen.

So können Sie helfen

- Nehmen Sie mehrmals täglich eine *Abwaschung* mit *Thymiantee* vor und betupfen Sie die betroffenen Hautpartien anschließend mit abtrocknender Lotion, z.B. mit *Tannolact®* Lotio oder *Argan-Tonerde-Lotion* von Pekur.
- Alternativ können Sie mehrmals täglich ein lokales Desinfektionsmittel, z.B. *Octenisept®*, auftragen.
- Verwenden Sie wenn irgend möglich keine antibiotikahaltige Salbe. Sie fördert die Resistenzentwicklung der Bakterien und erhöht die Gefahr einer Allergie.
- Kinder mit einer Impetigo contagiosa dürfen nach dem Infektionsschutz-

gesetz nicht in den Kindergarten oder in die Schule.
- Bei Rückfällen denke man auch an den – vielleicht alten – Sand im Sandkasten als mögliche Infektionsquelle.
- Eine ärztliche Behandlung ist in jedem Fall erforderlich.

Zum Gebrauch von Antibiotika und Desinfektionsmitteln
Wir setzen *Thymiantee* mit gutem Erfolg bei vielen bakteriellen Infektionen der Haut ein und vermeiden so das wachsende Problem der Resistenzentwicklung durch Desinfektionsmittel und Antibiotika.[43]

Haarbalgentzündungen (Follikulitis)

Ursachen

- Meist Staphylokokken,
- fettige Haut,
- vermehrtes Schwitzen,
- mangelnde Hygiene,
- unzweckmäßige Hautpflege,
- verminderte Abwehrlage,
- zu viel Fett in der Nahrung (Schweinefleisch und Wurst),
- Verdauungsunregelmäßigkeiten einschließlich Verstopfung,
- Pubertät.

Symptome

- Kleine Eiterpusteln, in deren Mitte manchmal ein Haar zu sehen ist.

So können Sie helfen

- Behandeln Sie die Ursachen (siehe die linke Spalte).
- Reinigen Sie die Haut mit *Thymiantee.*

Furunkel und Karbunkel

Etwas größere, tiefer in der Haut liegende eitrige Haarbalgentzündungen bezeichnet man als Furunkel, das Zusammenschmelzen mehrerer als Karbunkel. Tritt die Entzündung unter den Achseln an den Schweißdrüsen auf, so spricht man von Schweißdrüsenabszessen.

Symptome

- Wie bei einer Follikulitis beginnend (siehe die linke Spalte),
- im Verlauf stärkere Rötung und derbe Schwellung der Umgebung,
- bei Karbunkeln mehrere Schwellungen und zusammenfließende Rötung.

Komplikationen

- Bei spätem Behandlungsbeginn und Wundheilungsstörungen ggf. offene eitrige Geschwüre und absterbendes Gewebe.

So können Sie helfen

- Im frühen Stadium haben wir gute Erfolge mit *Calendula-Echinacea-Salben-Umschlägen* erzielt, z. B. mit *Calcea Wund- und Heilcreme* (Wala).

Therapie

- **Im akuten Fall:** *Echinacea* Saft, 3-mal täglich 1 Teelöffel, *Calendula* D4, 5- bis 8-mal täglich 5 bis 10 Globuli, *Hepar sulfuris* D6, 5- bis 8-mal täglich 5 bis 10 Globuli.
- Wenn sich eine Eiteransammlung gebildet hat, werden die dadurch entstandenen Abszesse meist vom Arzt eröffnet. Die Vorteile dieser Behandlung ohne Antibiotika wurden schon bei der Halslymphknotenentzündung beschrieben (siehe Seite 39).
- Treten jedoch Furunkel- und Abszessbildungen an mehreren Stellen auf oder kehren sie wieder, was häufiger im Kleinkind- und Schulalter der Fall ist, sollte eine Zuckerkrankheit ausgeschlossen werden. Ist dies geschehen, so kann die Neigung zu solchen Entzündungserscheinungen durch eine sogenannte Konstitutionsbehandlung (siehe Seite 234 ff.) gemildert bzw. überwunden werden. Diese erfolgt zunächst über mindestens 4 bis 6 Wochen. Bei Bedarf kann die Behandlung über weitere 2 Monate fortgesetzt werden, oder aber sie wird nach einem vierwöchigen Intervall wiederholt. Wir empfehlen: *Echinacea* Saft, 2-mal täglich 1 Teelöffel, *Calendula* D4, 3-mal täglich 5 bis 10 Globuli, *Hepar sulfuris* D6, 3-mal täglich 5 bis 10 Globuli.

Phlegmone

Die Phlegmone ist eine sich im Gewebe ausbreitende Entzündung. Im Gegensatz zu den oben beschriebenen Entzündungen bildet der Körper hierbei keinen abgrenzenden Schutzwall, in dem der Eiter eingeschlossen bleibt.

Symptome

in Abgrenzung zum Erysipel (siehe Seite 131 f.):

- Alle Gewebsschichten können betroffen sein.
- Die Ausbreitung der eitrigen und schmerzhaften Entzündung ist diffus und vollzieht sich schneller.
- Das Allgemeinbefinden ist schlechter.
- Fieber tritt früher und regelhafter auf.

So können Sie helfen

- Die Phlegmone ist selten, muss aber rasch in der Klinik behandelt werden.

Entzündungen der Zehen und Finger (Panaritien und Paronychien)

Durch besondere Gewebsspalten der Finger und des Handtellers ist dort leicht eine Ausbreitung einer hochakuten eitrigen Entzündung in die Tiefe möglich. Beim jungen Säugling treten von allein oder durch zu frühes Nägelschneiden leicht Nagelbettentzündungen auf. Sie heilen meist in einem Heilsalbenbett aus, doch sollte auch hier der Arzt rasch einen Blick darauf werfen, wenn sich die Entzündung ausbreitet.

Heftpflaster sind bei Säuglingen in diesem Alter nicht erlaubt, da es zur Abschnürung eines Fingers kommen kann oder zum Verschlucken des Pflasters. Auch im späteren Alter ist das Heftpflaster bei Eiterungen meist unzweckmäßig.

! Suchen Sie bei zunehmenden und klopfenden Entzündungen möglichst sofort den Chirurgen auf! Verzögerungen am ersten Tag können schon bleibende Schäden verursachen oder gar den Finger kosten.

Bei der fortschreitenden Nagelbettentzündung (Paronychie) verfährt man ebenso.

Symptome

- Rötung um Hand- oder Fußnägel,
- Schwellung und Druckempfindlichkeit,
- klopfende Schmerzen,
- Eiterbildung,
- bei kompliziertem Verlauf Fieber und Schüttelfrost.

So können Sie helfen

- Legen Sie einen *Heil-* oder *Calcea-Salbenverband* an: Auf den betroffenen Finger bzw. Zeh kommt ein Heilsalbenklecks. Dann wird über alle Finger/Zehen ein sauberes Mulltüchlein geschlagen und am Hand- bzw. Fußgelenk befestigt. Darüber kommt eine Art Handschuhsäckchen in Form einer übergestülpten Socke, das locker verknotet wird. Dieser Verband wird 1- bis 2-mal täglich erneuert.
- Bei jedem Verbandswechsel kann zusätzlich ein *Hand-* bzw. *Fußbad* mit *Thymiantee* gemacht werden.

Therapie

- Wenn sich die Entzündung ausbreitet, ist eine chirurgische Therapie notwendig.
- Innerlich sind z.B. *Myristica sebifera comp.* Globuli velati (Wala), 4- bis 6-mal täglich 5 Globuli, oder *Calendula* D4, 4- bis 6-mal täglich 5 Globuli, sinnvoll.

Die sogenannte »Blutvergiftung« (Lymphangitis)

Bei der sogenannten »Blutvergiftung« handelt es sich um eine eitrige Lymphgefäßentzündung (Lymphangitis). Sie entsteht meist nach einer kleinen Verletzung, die man nicht besonders beachtet hat, durch Bakterien, die in das Gewebe eindringen. In dieser Situation ist der Arztbesuch notwendig. Der Begriff »Blutvergiftung« ist jedoch missverständlich, da er auch für eine Sepsis verwendet wird.

Symptome

- Auftreten roter, schmerzhafter, überwärmter Streifen, z.B. an der Innenseite des Armes oder Beines,
- geschwollene und schmerzende Achsel- oder Leistenlymphknoten,
- ggf. Fieber.

So können Sie helfen

- Bei einer Lymphangitis ist ein Arztbesuch erforderlich.

Therapie

- Hilfreich sind feuchte *Calendula-Essenz-Umschläge.*
- Die betroffene Gliedmaße wird durch eine Schiene ruhiggestellt.
- Der Wundstarrkrampf-Impfschutz (Tetanus) muss überprüft und ggf. aufgebaut werden.
- Bei Fieber ist besondere Vorsicht geboten und ggf. eine Antibiotikagabe erforderlich.
- Die Eintrittspforte der Bakterien muss saniert werden.

Zusätzlich empfehlen wir
- Innerlich *Erysidoron® 1* (Weleda), stündlich bis zu 5 Tropfen mit etwas Wasser nehmen und vor dem Schlucken möglichst ein wenig im Mund behalten, oder *Myristica sebifera comp.* Globuli velati (Wala), 6- bis 8-mal täglich 5 Globuli langsam im Mund zergehen lassen.

Virale Hauterkrankungen

Herpes labialis (Fieberbläschen)

Herpes labialis wird von dem gleichen Virus verursacht, das auch die sogenannte Mundfäule hervorruft (siehe Seite 181 f.).

Symptome

- Leicht juckende Bläschen, gefüllt mit klarer Flüssigkeit, nicht eitrig,
- meist an den Lippen lokalisiert.

So können Sie helfen

- Tragen Sie austrocknende Pasten so dünn auf, dass man das Weiße nicht mehr sieht, z.B. *Zinkpaste.* Im »Notfall« hilft jede Zahnpasta.
- Alternativ können Sie eine entzündungshemmende Creme verwenden aus 1,0 g Azetylsalizylsäure auf 14,0 g Vaselinum album.
- *Akut Lippenpflege Labimint* (Dr. Hauschka Med) kann ebenfalls helfen und eignet sich – wie auch Echinacea-haltige Lippenstifte – zur Vorbeugung.
- Auch *LomaHerpan®* Creme mit Melissenextrakt kann die Symptome lindern.

! Besteht der Verdacht, dass sich ein Neugeborenes angesteckt hat, ist ein sofortiger Arztbesuch unerlässlich, um eine Hirnentzündung auszuschließen.

Zur Vorbeugung: Vermeiden Sie streng jeden engen Kontakt mit Sekretübertragung, d.h. desinfizieren Sie die Hände, küssen Sie Ihr Kind nicht und schmusen Sie nicht mit ihm. Die stillende Mutter muss einen Mundschutz tragen!

Warzen

Warzen sind gutartige Hautwucherungen, die von Viren ausgelöst werden. Daher sind sie ansteckend bzw. ihr Auftreten von der Abwehrlage abhängig. Gehäuft treten sie z.B. in der Pubertät auf, wenn die Abwehr vermindert ist und Köperkontakte zunehmen.

Man unterscheidet acht Warzenarten, von denen bei Kindern und Jugendlichen üblicherweise folgende vorkommen: juvenile Warzen, Flachwarzen, Dornwarzen, Pinselwarzen, Mosaikwarzen, Dellwarzen und vulgäre Warzen. Feigwarzen treten erst nach Geschlechtsverkehr im Genitalbereich auf.

Die Verbreitung geschieht durch Schmierinfektion und kleine Verletzungen, bei Dellwarzen (Schwimmbadwarzen) besonders in Schwimmbädern.

Symptome

- Bei erhabenen Warzen an den Fingern handelt es sich meist um vulgäre Warzen), bei flachen, aber zum Teil tiefreichenden, besonders stark verhornenden Warzen am Fuß häufig um Dornwarzen oder juvenile Warzen. Diese Warzen können aber auch an allen anderen Stellen auftreten, sind jedoch dort eher unscheinbar.
- Dellwarzen sind stecknadelkopfgroße, derbe, hornartige Knötchen mit zentraler Delle, die häufig in Gruppen an Rumpf, Oberarmen und Oberschenkeln auftreten.

Therapie

- *Bismutum/Stibium* Creme (Weleda) oder *Calcea* Creme (Wala), 2-mal täglich über 1 bis 3 Monate, darauf sprechen die meisten Warzen an.
- *Thuja-Essenz* (Wala) oder *Teebaumöl,* 1- bis 2-mal täglich. Wenn Rötungen auftreten seltener.
- Betupfen Sie die Warzen mit dem frischen Saft aus dem Stängel der Schöllkrautpflanze.
- Innerlich zur Immunstimulation über 4 bis 6 Wochen: *Thuja e summitatibus* D4 Globuli velati (Wala), 3-mal täglich 5 bis 10 Globuli, *Echinacin* Saft, 3-mal täglich ½ bis 1 Teelöffel.
- Hühneraugenpflaster helfen nicht, allerdings kann bei Dornwarzen die fußpflegerische Behandlung der Verhornung erforderlich sein, damit die Wirkstoffe die tieferen Schichten erreichen können.
- Oft wird eine chirurgische Entfernung oder Vereisung vorgenommen, wobei jedoch gerade beim Ausschaben von Dellwarzen häufig eine Verbreitung mit Rückfällen auftritt. Da wir gute Erfolge mit den erstgenannten Therapien haben, erübrigt sich in der Regel die chirurgische Entfernung.

Virusexantheme

Es gibt zahlreiche unspezifische Ausschläge bei Virusinfekten. Ihre Behandlung ist selten gezielt erforderlich. Die bekanntesten Virusexantheme gehören zu den Kinderkrankheiten (siehe Seite 160 ff.).

Insektenstiche und Hautparasiten

Bienen- und Wespenstiche

Wenn das Insekt in ein Blutgefäß gestochen hat oder eine Allergie besteht, können schwerwiegende Symptome auftreten wie Schleimhautschwellungen, Atemnot, Kreislaufprobleme bis hin zum allergischen Schock (siehe Seite 61). In diesem Fall geht man gleich zum Arzt bzw. bei Atemnot oder Kreislaufproblemen ruft man umgehend den Notarzt!

So können Sie helfen

- Entfernen Sie den Stachel möglichst rasch – egal wie –, damit sich kein weiteres Gift entleeren kann.
- Pressen Sie die Einstichstelle jedoch nicht aus, damit nicht noch mehr Gift ins Gewebe gedrückt wird!
- *Vorsicht*: Das Aussaugen der Einstichstelle mit dem Mund mit nachfolgendem Ausspucken des Giftes ist gefährlich, weil durch kleine Wunden im Zahnfleisch oder am Zahnhalteapparat das Gift in das Blut des Helfers gelangen und dort ebenfalls zur Wirkung kommen kann.
- Wenn vorhanden, sollte man schnell eine frisch aufgeschnittene *Zwiebel* auf den Stich drücken.
- Hilfreich sind feuchte Umschläge z.B. mit zerquetschten *Spitzwegerichblättern*, eventuell mit verdünntem *Brennnessel-Arnika-Extrakt*, z.B. *Combudoron*® (Weleda),
- *Apis mellifica* D30, 3- bis 6-mal täglich 5 Globuli.

Mückenstiche

So können Sie helfen

- Tupfen Sie die Stiche mit Spucke oder Wasser ab und tragen Sie anschließend etwas Seife auf. Der Juckreiz lässt sogleich nach.
- Therapeutisch, insbesondere bei starker lokaler Reaktion empfehlen wir *Combudoron*® (Weleda), das einen *Arnika-Brennnessel-Extrakt* enthält.

Zur Vorbeugung

- Hilfreich sind Zubereitungen aus ätherischen Ölen zur äußeren Anwendung, die in der Apotheke als Fertigpräparat in wässriger Emulsion erhältlich sind, z.B. *Zedan*, *Zanzarin*® oder Ähnliches.
- Für Säuglinge und Kleinkinder ist das Moskitonetz ein »Muss«.

Krätze (Scabies)

Die Krätze ist eine von Krätzmilben verursachte Hauterkrankung.

Symptome

- Starker Juckreiz,
- entzündlich veränderte Hautstellen mit erkennbaren millimeterlangen Gängen.
- Die Parasiten selbst sieht man fast nie.

- Meist sind auch andere Familienmitglieder von der Krankheit befallen.
- Oft bestehen die Ekzemherde durch Spuren des Milbenkotes wochenlang.
- Eine Verwechslung mit allergischen Ekzemen ist möglich.

So können Sie helfen

- Die Kleidung und Bettwäsche muss gekocht, chemisch gereinigt oder 4 Tage ins Freie gehängt werden.
- Die Behandlung erfolgt durch den Arzt. In Deutschland wird meist mit *Permethrin* 5 % Creme und *Jacutin®N* Spray oder *Jacutin® Pedicul* Spray behandelt.
- Bei juckendem Hautausschlag kann *Combudoron®* Gel oder Essenz (Weleda) Linderung verschaffen.
- Davon abzugrenzen ist der Stich durch Grasmilben, die meist von Gräsern nur kurze Zeit auf den Menschen gehen, Lymphe saugen und spontan wieder abfallen; der stark juckende Hautausschlag klingt nach etwa 10 Tagen spontan ab. Zur Linderung des Juckreizes ist ebenfalls *Combudoron®* (Weleda) hilfreich.

Flohbisse

Ursache

- Flöhe von Hunden, Katzen oder Igeln.

Symptome

- Kleine Stiche in Reihen, z.B. den Hosenbund entlang. Im Verlauf können gelegentlich auch entzündliche Veränderungen auftreten, die als stärkere Schwellung, Rötung und Sekretbildung erscheinen.

So können Sie helfen[44]

- *Combudoron®* Gel oder Essenz (Weleda),
- Bei Superinfektion können Sie die befallenen Stellen mit verdünnter *Calendula-Essenz* betupfen.
- Getragene Wäsche und Bettwäsche werden über der vollen Badewanne ausgeschüttelt.
- Bei akutem Flohbefall bzw. wenigen Flöhen tötet fossiles Plankton die Insekten durch Austrocknen und ist unschädlich für Tier und Mensch. Präparat: *Killgerid Gold* (Fa. MC).
- Bei hartnäckigem Flohbefall mit Larven braucht man eventuell ein auf beides wirkendes Präparat, z.B. *Neudo® Antifloh AF* der Firma Neudorff.

Kopfläuse

Kopfläuse sind in Kindergarten und Schule ein häufiges und lästiges Thema. Sie haben jedoch nichts mit Unsauberkeit zu tun (!) und übertragen keine ansteckenden Krankheiten.[45]

Symptome

- Juckreiz am behaarten Kopf,
- ca. 1 bis 3 cm vom Haaransatz entfernte festhaftende Nissen, d.h. Chitingehäuse der Läuseeier,

- eventuell sind Läuse in verschiedenen Größen bzw. Entwicklungsstadien sichtbar.

So können Sie helfen

- Empfohlen werden ölige Substanzen: *Nyda®* (Wirkstoff: Dimeticon), *Aesculo® Gel L* (Wirkstoff: Kokosöl), *Mosquito®* Läuseshampoo (Wirkstoffe: Sojaöl und Kokosölextrakte) oder *EtoPril®* (Dr. Wolff; Wirkstoff: Dimeticon). Diese Substanzen hüllen die Läuse mit Öl ein und verstopfen deren Atemwege, sodass sie absterben. Danach kann man die Läuse und Nissen auswaschen.
- Kämmen Sie möglichst alle Nissen entweder mit einem Nissenkamm aus Aluminium aus – was wehtun kann – oder schneiden Sie die noch nissenbesetzten Haare einzeln aus.
- Behandeln Sie die ganze Familie.
- Suchen Sie bei allen Familienmitgliedern nach Nissen. Sie finden sich bei kürzlichem Befall etwa 1 cm über dem Haarboden. Sind sie weiter als 3 cm entfernt, kann man sicher sein, dass sie alt oder leer sind. Im Zweifelsfall erkennt man das unter dem Mikroskop.
- Eine Alternative stellt die 30-minütige Behandlung mit heißer Luft dar, z.B. mit einer Haartrockenhaube, wobei Vorsicht walten muss, da die Gefahr von Verbrennungen besteht.
- Die früher empfohlenen natürlichen *Pyrethrum-* und *Neem-Extrakte* sind nach neueren Studien nicht mehr ausreichend wirksam, außerdem können sie Allergien auslösen.
- Andere chemische Mittel können wir wegen ihrer Toxizität für die Erstbehandlung nicht empfehlen.
- Kleidung, Bettwäsche und Spielsachen bzw. Kuscheltiere müssen nicht besonders gereinigt werden, sondern nur mindestens 24 Stunden vom Menschen entfernt bleiben, da Kopfläuse ohne regelmäßiges Blutsaugen nach 24 Stunden nicht mehr bewegungsfähig und nach ca. 55 Stunden tot sind. Die Nissen werden nur am Kopfhaar abgelegt.

Weitere Maßnahmen

■ Gleich nach der Entdeckung des Läusebefalls werden ungeniert die Eltern der Spielfreunde, der Kindergarten und der Klassenlehrer informiert mit der Bitte, dass alle nach weiteren Befallenen suchen. Nur durch solche Öffentlichkeit können die Ausbreitungswege gestoppt und Rückansteckungen vermieden werden, denn die eigenen Kinder sind zwar nach einer entsprechenden Behandlung nicht mehr ansteckend, aber sie können schon am nächsten Tag je nach Art der Behandlung aus Kindergarten oder Schule wieder eine Laus mit nach Hause bringen. Daher ist es so wichtig zu wissen, dass ein Läusebefall kein Zeichen von mangelnder Hygiene bzw. Unsauberkeit ist und Schamgefühle daher völlig unangebracht sind!

■ Gesetzlich ist vorgeschrieben, dass niemand, der verlaust ist, Gemeinschaftseinrichtungen betreten oder an entsprechenden Gemeinschaftsveranstaltungen teilnehmen darf. Sind ganze Kindergruppen oder Schulklassen betroffen, so sind

Sorgfalt, Ruhe und Humor gefragt, keinesfalls ein vorwurfsvolles Telefonat mit den Eltern der betroffenen Kinder.

Selten wird man gleich am nächsten Tag das Gesundheitsamt zur Kontrolle der Klasse herbeirufen können. Daher empfiehlt es sich, bereits vorbeugend anlässlich eines Elternabends einvernehmlich den Läusekontroll-Auftrag an einige erfahrene Eltern zu geben, die dann im Ernstfall sogleich kommen und die ganze Klasse bzw. Kindergartengruppe auf Läuse untersuchen können. Sind mehrere Kinder befallen, ist in Verbindung mit dem Gesundheitsamt auch an die vorübergehende Schließung der Klasse zu denken. Oder es gilt, wöchentlich alle Kinderköpfe zu kontrollieren, bis die Plage – für diesmal – ausgerottet ist.

■ Die betroffenen Kinder dürfen erst wieder in die Schule kommen, wenn sie eine Bescheinigung über »Nissenfreiheit« haben, d.h. wenn man auf ihren Köpfen keine Nissen mehr findet. Das ist zwar keine amtliche Vorschrift, aber aus folgendem Grund zweckmäßig: Ein Kind kann frei von Läusen sein, aber noch einige leere oder abgestorbene Nissen im Haar haben. Nach zwei Wochen gibt es neuen Läusealarm in der Klasse. Dann fällt erstens der Verdacht auf den Nissenträger, dass er die Läuse wieder eingeschleppt hat, und zweitens wissen (ohne Mikroskop) auch die Eltern dieses Kindes nicht, ob es noch die alten oder schon wieder neue Nissen sind.

Zeckenbiss

(siehe das Kapitel »Borreliose, Seite 191 ff.)

Akute allergische und toxische Hautreaktionen

(siehe auch Seite 154 ff.)

Die Vielzahl synthetischer Substanzen, die sich in Putzmitteln, Weichspülern, Handcremes, Kosmetika, Stoffimprägnierungen und anderem befinden, hat zu einer Fülle von Hautreaktionen geführt. Allerdings können solche Reaktionen auch durch Naturstoffe wie Pflanzenextrakte, Metalle etc. ausgelöst werden.

Kontaktekzeme

Kontaktekzeme entstehen durch direkte Reizungen am Ort der Anwendung bzw. Berührung.

Allergische Reaktionen

Allergische Reaktionen können am ganzen Körper, auf Haut und Schleimhäuten, in den Bronchien und als Kreislaufreaktionen auftreten, weil das Immunsystem in diesen Fällen überschießend reagiert (siehe auch das Kapitel »Allergischer Schock«, Seite 61). Allergien treten unabhängig von der Menge der Substanz auf – jedoch nur bei Menschen, die zu Allergien neigen.

Allergien sind in ihren Erscheinungsformen so vielgestaltig, dass es fast keine Hauterkrankung gibt, die von einem allergischen Geschehen nicht nachgeahmt werden könnte. Bei einem entsprechenden Verdacht testet man, ob die Hauterscheinungen durch das Weglassen einer bestimmten Substanz zurückgehen.

Eine besondere Gruppe von Hautallergien bilden diejenigen, die nach der Einnahme bestimmter Medikamente, insbesondere Antibiotika und sulfonamidhaltige Substanzen, eintreten. Sie werden zum Teil zu den urtikariellen Hautausschlägen gerechnet (siehe unten den Abschnitt »Nesselsucht«).

So können Sie helfen

- Baden Sie das Kind in *Schachtelhalmtee* (siehe Seite 313), bei Bläschenbildung auch in *Salbeitee*.
- Im akuten Zustand helfen *Urtica comp.* Globuli velati (Wala) oder *Calcium Quercus* Globuli velati (Wala), stündlich 5 Globuli.
- Längerfristig kann man bei entsprechender Veranlagung *Quarz* D12 Trit. (Weleda) geben, 3-mal täglich 1 Messerspitze.
- Je nach Gesamtbild können die Aktivität von Leber, Niere, Magen oder Darm durch ein Konstitutionsmittel angeregt werden. Dazu wäre der Arzt zu befragen.

Nesselsucht (Urtikaria)

Ursachen

- Häufig sind die Ursachen ungeklärt.
- Möglich sind überschießende Reaktionen z.B. auf Nahrungsmittel, Medikamente, Insektengift, Wärme, Kälte oder Druck auf die Haut,
- Begleitreaktionen auf immunologische Prozesse z.B. bei Virusinfektionen mit Durchfall oder anderen Funktionsstörungen der Magen-Darm-Tätigkeit,
- psychische Faktoren (Stress).
- Gelagerter Käse und Kakao fördern die Quaddelbildung aufgrund ihres Gehaltes an Histamin.

Eine Liste mit Angaben zur Verträglichkeit histaminhaltiger Nahrungsmittel kann unter: www.nahrungsmittel-intoleranz.com/histaminintoleranz-informationen/histamingehalte-von-lebensmitteln.html eingesehen werden.

Symptome

- Weißliche bis hellrote polsterartige Erhebungen der Haut (Quaddeln), ähnlich wie sie die meisten Menschen von den Brennnesseln oder einem »Bremsen«-Stich kennen,
- unregelmäßig verstreut, flüchtig, stark wechselnde Lokalisation,
- ausgeprägter Juckreiz, die Patienten kratzen jedoch kaum, sondern reiben eher,
- Dauer: Stunden bis Wochen.
- Eine seltene Ausnahme stellt die chronische Urtikaria dar, die einer Konstitutionsbehandlung durch den Arzt bedarf.

Komplikationen

In ausgeprägten Fällen können Schwellungen des Gesichts im Bereich der Mund- und Rachenschleimhaut sowie des Kehlkopfes auftreten (Quincke-Ödem).

! In diesem Fall ist eine sofortige ärztliche Vorstellung nötig, da es zu einer lebensbedrohlichen Atemnot kommen kann.

So können Sie helfen

- Auslöser meiden, ggf. histaminarme Ernährung.
- Bei leichteren Formen hilft *juckreizstillender Puder.*
- *Ammi visnaga* Urtinktur D1, bis stündlich 5 Tropfen mit etwas Wasser.

! Bei allgemeinem Krankheitsgefühl und Komplikationen ist eine rasche ärztliche Behandlung notwendig!

Wiesendermatitis

Die Wiesendermatitis ist eine fototoxische Hautreaktion nach manchmal unbemerkter Hautberührung bestimmter Doldengewächse wie z.B. dem einheimischen Wiesenbärenklau oder sehr stark durch den Riesenbärenklau mit anschließender Sonnenbestrahlung.

Symptome

- Verbrennungsähnliche Hautrötung und Blasenbildung nach Spaziergängen oder Gartenarbeit,
- bleibt unter Umständen über Wochen bestehen,
- dunkle Hautfärbung nach der Abheilung.

So können Sie helfen

- Die Behandlung entspricht der beim Sonnenbrand (siehe Seite 122 f.).
- Bedecken Sie die betroffenen Stellen durch Kleidung.

Strophulus infantum (Prurigo simplex acuta)

Ursachen

- Die Ursachen sind meist ungeklärt; zum Teil handelt es sich um nachvollziehbare gesteigerte Reaktionen, z.B. auf Milben oder Flohbisse.

Symptome

- Wenige Millimeter große, rötliche oder helle knötchenartige Erhebungen der Haut,
- gelegentlich Bläschenbildung,
- an Stamm und Streckseiten der Extremitäten lokalisiert.

So können Sie helfen

- Die Hilfsmaßnahmen sind dieselben wie bei den allergischen Reaktionen (Seite 141 f.) und der Nesselsucht (Seite 142 f.).
- *Combudoron*® Gel (Weleda).

Chronische allergische Hauterkrankungen

Seborrhoisches Ekzem und Kopfgneis

Das seborrhoische Ekzem ist eine Hautentzündung infolge unregelmäßigen Talgflusses. Es handelt sich um eine zu starke Lebenstätigkeit der Haut, die sich durch eine vermehrte Fettproduktion mit Schuppenbildung auszeichnet. Sie ist meist Ausdruck der hormonellen Umstellung nach der Geburt und heilt gewöhnlich bis zum vierten Lebensmonat ab.

Für den Arzt ist es nicht immer leicht, die Krankheit von einem Pilzbefall zu unterscheiden. Auch kann beim seborrhoischen Ekzem ein zusätzlicher Pilzbefall oder eine Vereiterung auftreten. Verwechslungen mit Milchschorf sind ebenfalls häufig.

Symptome

- Fettige, gelb-bräunliche, weiche Schuppen auf nicht bis leicht geröteter Haut,
- meist auf die Kopfhaut beschränkt (Kopfgneis),
- kann sich auf Gesicht, Achselfalten oder Windelbereich und in seltenen Fällen auf den ganzen Körper ausbreiten,
- erscheint etwa 1 Woche nach der Geburt,
- kaum Juckreiz.

So können Sie helfen

- Führen Sie *Ölbäder* mit *Mandelöl* durch: Verquirlen Sie hierzu 1 Teelöffel Mandelöl mit 1 Tasse Vollmilch und geben Sie das Gemisch ins Badewasser.
- Pflegen Sie die betroffenen Hautpartien mit *Mandelöl*, *Olivenöl* oder *Salbeiöl* (maximal 5 %ig).
  Wichtig: Bitte verwechseln Sie das empfohlene Mandelöl nicht mit Erdnussöl!

Milchschorf

Der Milchschorf wird meist mit dem Kopfgneis (siehe links) verwechselt. Er ist eine frühe Form des chronischen atopischen Ekzems und geht meist in dieses über.

Symptome

- Harte Schuppen und Krusten auf zum Teil deutlich geröteter, nässender, oft blutig gekratzter Haut,
- erscheint meist erst nach dem 3. Lebensmonat,
- zum Teil intensiver Juckreiz,
- gelegentlich beeinträchtigtes Allgemeinbefinden.

So können Sie helfen

- Tupfen Sie die betroffenen Stellen bei Juckreiz mit *Schachtelhalmtee* ab, bei starkem Nässen mit *Schwarztee*, bei Superinfektion, d.h. bei Nässen, Pusteln und gelblich-entzündlichen Krusten, mit *Thymiantee*.

- Bei gleichzeitigem Ekzem und Juckreiz hilft eine *»Kühlsalbe«*, die Sie in der Apotheke anfertigen lassen können. Rezeptur: Equisetum arvense decoct. Aquos. 70 g, Urea pura 10 g, Eucerinum anhydr. ad 200 g. Tragen Sie diese Salbe mehrmals täglich dünn auf.
- Ebenfalls hilfreich ist die Anwendung von *Hornhaut-Intensiv-Gel* (Pekur) oder *Olivenöl* vor einer milden Haarwäsche, z.B. mit dem *Schuppenshampoo* von Pekur.
- Lösen Sie die Schuppen erst dann vorsichtig mit einem Kamm ab, wenn sie sich von selbst zu lösen beginnen, da man sonst die Kopfhaut verletzt. Auch können so Entzündungen entstehen und die Schuppen rasch erneut erscheinen.

Chronisches endogenes Ekzem, atopische Dermatitis oder Neurodermitis

Diese drei Namen beziehen sich auf ein und dieselbe Krankheit, nämlich eine konstitutionelle Ekzembereitschaft. Es bestehen genetische Beziehungen zu Heuschnupfen und Asthma, d.h. es liegt eine erbliche Veranlagung vor. Die Ekzembereitschaft kann aber auch neu entstehen.

Diese Ekzemform hat in den letzten Jahrzehnten stark zugenommen, was nicht allein einzelnen Umweltbelastungen wie Giften, Reizstoffen oder bestimmten Nahrungsmitteln zuzuschreiben ist, sondern auch den veränderten Lebensbedingungen und -gewohnheiten insgesamt (vgl. Seite 154 ff.).

Ursachen und Auslöser

- Bei der Hälfte der Kinder liegt eine familiäre Belastung vor sowie häufig eine Allergiebereitschaft gegen Nahrungsmittel wie Milch sowie gegen Hausstaubmilben, Pollen, Pflegemittel und anderes.
- Achten sollte man auch auf seelische Faktoren wie z.B. Stress und Unruhe sowie auf wetterbedingte Zustände wie Kälte, Hitze und Wetterwechsel.

Symptome

- Hervorstechendes Merkmal ist der starke Juckreiz, der oft bis zum Blutigkratzen führt.
- Bei Säuglingen sind zunächst meist mehr der Kopf und der Schulterbereich betroffen, später mehr der Stamm- und Gliedmaßenbereich. Beim Vorschulkind schließlich bevorzugt das Ekzem die Beugen der großen Gelenke und die Handrücken.
- Die ganze Haut ist meist trocken.
- Typisch sind die derben juckenden Knötchen, teilweise in Gruppen und dadurch fleckig erhaben erscheinend. Sie können durch Flüssigkeitsaustritt wie wunde Haut aussehen oder verkratzt und dadurch krustig belegt sein.
- Neben dem starken Juckreiz ist für die Neurodermitis typisch, dass sich das Erscheinungsbild der Haut sehr rasch ändern kann. Morgens ist sie z.B. fast völlig wund und offen, am Abend sieht sie schon wieder viel besser aus, am nächsten Tag ist fast alles abgeheilt und

schuppig, um vielleicht am übernächsten wieder offen und nässend zu sein.

So können Sie helfen

- Beobachten Sie sorgfältig die Veränderungen der Haut, am besten mit einem kleinen Tagebuch, in das man Wetter, Nahrungsmittel, Stressfaktoren, auch Reisen stichwortartig notiert. Dieses Tagebuch kann man mit dem Haus- oder Kinderarzt besprechen, um dann zu entscheiden, worauf man achten sollte und welche Tests zur weiteren Abklärung sinnvoll sind.
- Die juckenden Stellen werden ganz mit Baumwollwäsche bedeckt, am besten in Form eines einteiligen Overalls, der auch die Hände mit einschließt und den die Mutter der Größe des Kindes entsprechend selbst anfertigt (siehe das Schnittmuster auf Seite 667). Dieses Kleidungsstück wird geliebt, weil es von der Mutter kommt. Wenn man es mit Sonne, Mond und Sternen bestickt – bitte mit einem weichen Baumwollfaden, um Juckreiz zu vermeiden – oder an den Handteilen freundliche Gesichter aufmalt, freuen sich die Kinder oder spielen stundenlang mit ihren »Handpuppen«, ohne weiter zu kratzen. Besonders wichtig ist dieses Kleidungsstück für die Nächte, in denen der Juckreiz am meisten stört.

! **Wichtig ist, dass es den Eltern gelingt, ruhig und gelassen zu bleiben.** Oft wird der starke Juckreiz zur Belastungsprobe für die ganze Familie. Die Mutter ist am Rande der Verzweiflung und am Ende ihrer Kräfte, weil sie keine Nacht mehr zur Ruhe kommt. Das Kind merkt, dass es mit dem Kratzen schließlich alles erpressen kann: Es schläft nicht mehr in seinem Bett, will immer das Gegenteil von dem, was die anderen wollen, und wird vom Augapfel der Familie zum Tyrannen. Hier hilft nur, gerade dieses Kind so »normal« wie möglich zu behandeln. Zum Beispiel werden die Maßnahmen zur Pflege in aller Ruhe nacheinander durchgeführt, und anschließend wendet man sich ohne weitere Sonderbeachtung dem Tagesablauf zu. Um dies zu lernen, kann eine Neurodermitis-Schulung nach den Richtlinien der Gesellschaft für Pädiatrische Allergologie und Umweltmedizin sehr hilfreich sein.[46]

! **Eine besonders sorgfältig zu überlegende Entscheidung ist der Umgang mit Windpocken:** Sie verlaufen bei Neurodermitis oft deutlich schwerer als bei anderen Kindern; nach Abheilung der Windpocken kann sich die Neurodermitis deutlich bessern, aber leider auch deutlich verschlechtern. Eine Windpocken-Impfung ist vorsorglich möglich, hat aber keinen bessernden Einfluss auf die Neurodermitis, Verschlimmerungen sind uns in Einzelfällen auch hier bekannt.

Auch ein zunächst harmloser Herpes-Infekt kann bei betroffenen Kindern einen schweren Verlauf nehmen.

Seelische Aspekte

Die Haut ist auch *das Grenzorgan* des Menschen. Die Haut des Kindes mit Ekzemneigung erscheint in ihrer Trockenheit einerseits unlebendiger und abgeschlossener, andererseits aber viel empfindlicher reagierend. Beim feuchten Ekzem ist sie eher zu lebendig und offen. In beiden Fällen ist die Grenzbildung einseitig zu stark oder zu schwach und nicht nach innen und außen geschlossen und offen zugleich.

Dies spiegelt sich auch seelisch wider. Gibt man diesen Kindern eine Hülle durch äußere Anwendungen, z.B. Umschläge oder Salben, und eine geeignete Kleidung und öffnet man sie seelisch, indem man ihr Interesse weckt an den Vorgängen der Außenwelt, so hilft man ihnen, sich von ihrem Leib ab- und seelisch mehr nach außen zu wenden. Lässt man sie dann auch in eindeutiger Weise »ihre Grenzen« erleben, d.h. treten die Eltern eindeutig, sicher und klar auf und wissen sie in dem betreffenden Augenblick, was zu tun ist, dann kann sich die Persönlichkeit des Kindes daran stärken und ihr Verhältnis zur Welt neu bestimmen. D.h. es ist hilfreich, weder durch Ärger, dass sich das Kind schon wieder kratzt oder Aufmerksamkeit verlangt, in antipathische Reaktionen hineinzusteigern, noch durch übermäßiges Mitleid eine übertrieben sympathische Position einzunehmen. Dieses Bemühen wirkt ebenfalls positiv auf den Verlauf der Krankheit ein und trägt auch deutlich zur Beruhigung der Hauterscheinungen bei.

Die Ernährung bei Neurodermitis

Ideal ist es, wenn das Kind mindestens vier, wenn möglich sogar sechs Monate voll gestillt werden kann. Als Anfangsnahrung eignen sich dann sehr gut Pastinake oder Kürbis.

Es sollte immer nur ein neues Nahrungsmittel probiert werden, um den Überblick über die Verträglichkeit zu behalten. Wichtig zu wissen ist, dass Hautreaktionen bis zu 72 Stunden verzögert auftreten können!

Sehr gute Erfahrungen haben wir mit dem Kostaufbau parallel zum Stillen. Besonders bei weniger gut verträglichen Nahrungsmitteln wie *Kuhmilch* ist der Beginn parallel zum Stillen empfehlenswert. *Zitrusfrüchte* wirken immer ekzemverstärkend, auch durch die stillende Mutter. *Bio- und besonders Demeter-Qualität ist grundsätzlich deutlich verträglicher als konventionelle Produkte.*

Die Tabelle auf der folgenden Seite enthält eine ausgewählte Übersicht zur Verträglichkeit einzelner Nahrungsmittel.

Hat sich beim Kind bei Kuhmilch-haltiger Ernährung im Laufe von Tagen nur ein gering ausgeprägtes Ekzem gebildet, bleibt es eine individuelle Entscheidung, ob diese Hautsymptome tolerierbar sind und Kuhmilch, z.B. in Form von mildem Joghurt, weiter gegeben oder auf teure Stuten- oder Ziegenmilch übergegangen wird.[47] Entsprechendes gilt, wenn nur die stillende Mutter Milch trinkt und der Säugling darauf reagiert.

Abraten möchten wir von ständigem Wechseln und Ausprobieren von Grundnahrungsmitteln! Bevor man sie fälschlicherweise verdächtigt, sollte man sicher sein, dass sie nicht vertragen werden. Oft kommt eine sehr anstrengende »Vermeidungsspirale« in Gang, die ihrerseits Unruhe er-

Sehr gut verträglich	wertvoll, weniger oft verträglich	häufig unverträglich
Pastinake	Kohlrabi	Tomate, Ketchup
Kürbis	rote Beete	Karotte, aber: Demeter-Karotten sind oft gut verträglich
Zucchini	Hafer	Paprika
Mangold	Reis	Weizen
Kartoffel	Mais	Soja
Quinoa	Gerste	Kuhmilch
Buchweizen	Dinkel	Ei
Hirse	Ziegenmilch	Schweinefleisch
Amarant	Joghurt	Wurst
Kalbfleisch	Käse, Sahne	Nüsse (Hasel-, Cashew-, Erdnuss)
Lammfleisch	Fisch	Zitrusfrüchte (Pseudoallergie)
Birne	Rindfleisch	Erdbeeren
milder Apfel	Mandeln, Mandelmus	Kiwi
Distel-, Olivenöl	Butter	(gewürzte) Fertigspeisen
	Honig	Kakao
	Ahornsirup	raffinierter Zucker

Die Verträglichkeit einzelner Nahrungsmittel.

zeugt und eher zu einer Verschlechterung führt.

Besteht in den ersten Monaten der begründete Verdacht auf eine Unverträglichkeit für Nahrungsmittel, so sollten diese für vier Wochen gemieden, dann aber nochmals gegeben werden – es sei denn, die Reaktion war ganz eindeutig oder ging sogar über Hautsymptome hinaus. Dies gilt auch, wenn die Mutter stillt und den Eindruck hat, durch ihr Essverhalten die Neurodermitis ihres Kindes zu verschlechtern. Besteht nach diesem Vorgehen ein gesicherter Allergieverdacht, sollte dieser vom Kinderarzt über einen Allergietest im Blut und eventuell eine Provokation abgeklärt werden.

Ist eine Allergie gegen Nahrungsmittel nachgewiesen, so wird unter ärztlicher Begleitung und ggf. nach einer Ernährungsberatung das Nahrungsmittel für sechs bis zwölf Monate konsequent gemieden, danach aber versuchsweise wieder gegeben. Nach starken allergischen Reaktionen mit Allgemeinsymptomen oder gar anaphylaktischem Schock wird es unter stationärer Überwachung wieder getestet. Nahrungsmittelallergien bilden sich im Laufe von Monaten meistens wieder zurück – im Gegensatz zu Pollen-, Tierhaar- und Hausstaub-Milben-Allergien.

Von den Allergien (siehe Seite 154 ff.) sind sogenannte toxische – d.h. auf Kontakt mit giftigen Substanzen beruhende – Reaktionen zu unterscheiden. Das sind Zeichen einer Reizung, die bei jedem Menschen in unterschiedlichem Maße auftreten. Die empfindliche Haut von Menschen mit Neurodermitis reagiert stärker auf solche Substanzen. Beispiele hierfür sind ätherische Öle wie Zitrusöle, Terpene in Farben, Eukalyptusöl u.a., Gewürze, Nahrungsmittelzusätze wie Phosphate, Geschmacksverstärker etc. *Diese Substanzen sollten bei einem Kind mit Neurodermitis gemieden werden.* Oft ist man sich dieser Zusatzstoffe nicht bewusst, fast jede nicht biologische Schokolade enthält eine Fülle solcher Stoffe.

Meist kann im Laufe des zweiten Lebensjahres mit einer deutlichen spontanen Besserung der nahrungsbedingten Ekzeme gerechnet werden. Dennoch reagieren viele dieser Kinder auch später noch empfindlich auf Zitrusfrüchte und überhaupt auf Saures, häufig auch auf Nüsse und gelegentlich auf Fisch und Ei. Sauermilchprodukte werden hingegen oft schon vertragen, wenn die frische Milch noch Ekzem-auslösend wirkt. Zucker, Honig und Süßigkeiten können das Ekzem verschlechtern, ohne dass eine echte Allergie gegen sie bestehen muss. Trotzdem ist gegen Süßigkeiten in Maßen nichts einzuwenden.

Die Pflege der Haut

Cortisonhaltige Salben empfehlen wir nicht. Wir verwenden sie nur, wenn die Eltern den zeitlichen Mehraufwand der alternativen Therapie nicht leisten können oder wenn in besonders verzweifelten Situationen mit stark juckender Haut und zu vielen schlaflosen Nächten kurzfristig Ruhe einkehren soll.

Die Pflege der Haut wird je nach Hautzustand auf das einzelne Kind abgestimmt, wie nachstehende Auflistung zeigt:

- **akut nässend**

  So können Sie helfen
  - *Feuchte Umschläge* mit *Schwarztee* (2 Teelöffel pro Liter, 15 Minuten ziehen lassen).

- **akut entzündlich-nässend**

  So können Sie helfen
  - Feucht abtupfen,
  - anfangs täglich baden mit *Thymiantee* (2 Teelöffel pro Liter, maximal 10 Minuten ziehen lassen),
  - Pekur *Spezialpflegecreme*, 1-mal täglich dünn auf die entzündlichen Stellen auftragen.

- **akut juckend**

  So können Sie helfen
  - Feucht abtupfen mit *Schachtelhalmtee* (1 gehäufter Esslöffel pro Liter, möglichst 12 Stunden kalt angesetzt, dann 15 Minuten gekocht),
  - zur Pflege z.B. Pekur *Intensivpflegelotion* sowie Pekur *Spezialpflegecreme*, 1-mal täglich, oder *Halicar*® Creme, die einen Cardiospermumextrakt, das »homöopathische Cortison«, enthält.

- **subakut gerötet**

  So können Sie helfen
  - Lotion oder wenig fettige Creme, z.B. Pekur *Basishautpflegecreme* Stufe 1 bis 3 oder *Halicar*® Creme,
  - 1-mal wöchentlich baden mit *Viola-tricolor-Tee* (2 Teelöffel pro Liter, 10 Minuten ziehen lassen).

- **chronisch gerötet**
  So können Sie helfen
  - Z.B. Pekur *Basishautpflegecreme* Stufe 4 bis 6 oder *Imlan*® Lotion,
  - 1-mal wöchentlich baden mit *Viola-tricolor-Tee* (2 Teelöffel pro Liter, 10 Minuten ziehen lassen).

- **chronisch trocken, verhornend**
  So können Sie helfen
  - Fettsalben, z.B. *»Kühlsalbe«* (Equisetum arvense Decoct. Aquos 10 % 70,0, Urea pura 10,0, Eucerinum anhydricum ad 200,0 M.D.), *Imlan*® Creme oder Pekur *Intensivpflegecreme*,
  - 1-mal wöchentlich baden mit *Viola-tricolor-Tee* (siehe oben).

Therapie

- Wir empfehlen eine konstitutionelle Therapie durch einen erfahrenen Haus- oder Kinderarzt. Dabei haben sich uns *Quarz* oder *Silicium-Verbindungen* als Basismittel für Haut und Sinnesorgane bewährt, z.B.
- *Quarz* D20, 3-mal täglich 1 Messerspitze Trituration, wenn die Sinne sehr wach, überreizt sind,
- *Quarz* D6, 3-mal täglich 1 Messerspitze Trituration, um die Aufbaukräfte des Sinnesorgans Haut zu stärken,
- *Equisetum arvense Silicea cultum* Rh D3, 3-mal täglich 5 bis 10 Tropfen, zur »Verlebendigung« der Haut,
- *Nontronit (Ferrum silicicum)* D6, 3-mal täglich 1 Messerspitze Trituration, zur Stärkung der Grenzbildung.

Sehr wichtig sind aber auch die Unterstützung und Regulierung bestimmter Stoffwechselfunktionen – je nach Konstitution des betroffenen Kindes, wodurch eine zusätzliche Symptomlinderung, insbesondere des Juckreizes, erzielt werden kann. Das richtige Mittel für das jeweilige Kind und die akute Problematik zu finden braucht Zeit und gute ärztliche Begleitung. Zu den Prinzipien der konstitutionellen Behandlung siehe auch Seite 234 ff.

Eine Stoffwechselregulation und Entgiftung kann man z.B. durch **folgende Maßnahmen** erzielen:

- Eine Symbioselenkung, d.h. Optimierung der Darmflora, insbesondere durch Laktobazillen, kann positive Effekte erzeugen.
- *Cichorium e planta tota* 5 % Globuli velati (Wala), 3- bis 6-mal täglich 5 Globuli, bei vielen dünnen säuerlichen Stühlen. **Achtung**: Eine zu hohe Dosis kann verstopfend wirken!
- *Hepatodoron*® (Weleda), abends 1 bis 2 Tabletten, zur Stärkung der Leberfunktion,
- *Cichorium Stanno cultum* Rh D3 Dil. (Weleda), 3-mal täglich 5 Tropfen, zur Unterstützung der Substanzaufnahme durch den Darm,
- *Lycopodium e planta tota* D12, 4- bis 8-mal täglich 3 Globuli, bei Blähungen,
- *Equisetum arvense Silicea cultum* Rh D3 (Weleda), 3-mal täglich 5 Tropfen, zur Stärkung der Nierenfunktion.

Zur Linderung des Juckreizes, z.B.

- *Calcium Quercus* Globuli velati (Wala), bis stündlich 3 Globuli,

- *Urtica comp.* Globuli velati (Wala), 3- bis 6-mal täglich 5 Globuli,
- *Bryophyllum* D5/*Conchae* D7 (Weleda), 1 Ampulle zur Nacht trinken,
- *Bryophyllum* 50 % Pulver (Weleda), 1- bis 2-mal abends bzw. nachts ½ Teelöffel,
- *Arsenicum album* D12, 3-mal täglich 5 Globuli.

Empfohlene Literatur

- Lüder Jachens, *Hautkrankheiten ganzheitlich heilen: Ein Ratgeber aus anthroposophischer Sicht*, Stuttgart ²2015.
- Rüdiger Szczepanski, Marion Schon, Thomas Lob-Corzilius, *Neurodermitis – das juckt uns nicht!*, Lengerich 2009.

Das Hand- und Fußekzem/ dyshidrotisches Ekzem

Das dyshidrotische Ekzem gehört zu den unspezifischen Ekzemen, also zu den Erscheinungen der »empfindlichen Haut«. Häufig findet man es bei Kindern oder Jugendlichen, die früher Neurodermitis hatten oder noch minimal haben.

Auslöser

- Schweiß,
- Stressfaktoren,
- bestimmte Ledergerbstoffe (Chromatgerbung!),
- Kunststoffschuhe,
- Salzwasser,
- Kontaktallergene wie z.B. Chrom, Nickel, Latex.

Symptome

- Zunächst Bläschen, dann nässende Stellen an Handinnenflächen, in Fingerzwischenräumen und Fußsohlen,
- in ausgeprägten Fällen sind die Handinnenflächen und Fußsohlen ganz offen,
- häufig starker Juckreiz,
- Häufung im Winter und im Sommer.

So können Sie helfen

- Führen Sie *Hand-* und *Fußbäder* mit einem Aufguss aus *alten Eichenblättern* durch.
  Im Frühjahr werden die braunen, letzten Blätter von Eichbäumen genommen, bevor diese neu ausschlagen. Diese Blätter übergießt man mit kochendem Wasser, lässt 5 bis 10 Minuten ziehen und dann abkühlen. Dann lässt man das Kind ca. 10 Minuten lang ein Fuß- bzw. Handbad nehmen.
- Bereiten Sie dem Kind *Hand-* und *Fußbäder* mit einem Aufguss aus *Salbeiblättern*.
- Geben Sie Ihrem Kind morgens eine Tasse *Salbeitee* zu trinken.
- Reiben Sie die Hände und Füße des Kindes über Nacht mit einer nicht zu fetten Creme ohne Wollwachs ein und bandagieren Sie sie. Hierfür können Sie z.B. Gehwohl med. *Lipidro-Creme* verwenden.
- Innerlich hat sich *Ammi visnaga* D1 (Weleda) bewährt, 3- bis 6-mal täglich 5 bis 10 Tropfen mit etwas Wasser.

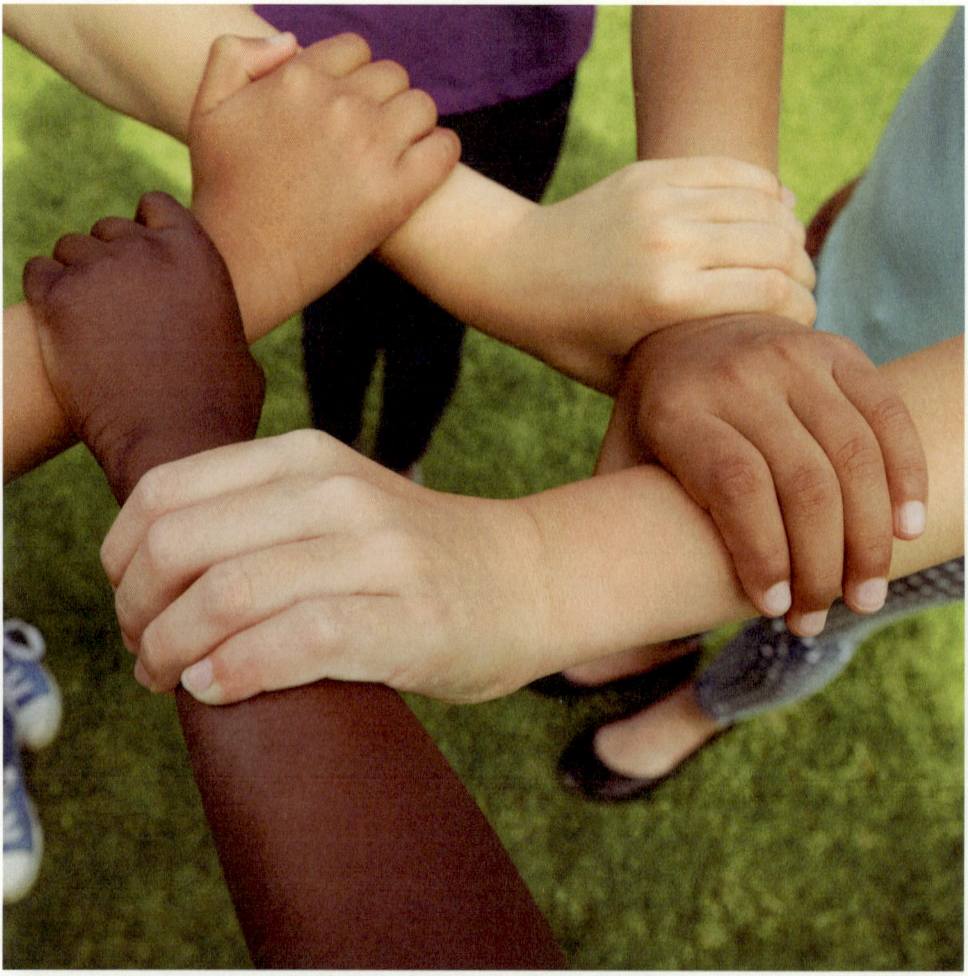

In Gesundheit und Krankheit Ausdruck der Individualität: die Haut.

Schuppenflechte (Psoriasis)

Die Schuppenflechte gehört zu den exanthematischen Krankheiten mit familiärer Häufung. Früher dachte man, dass sie nichts mit der Neurodermitis zu tun habe, heute weiß man, dass es den Wechsel von typischer Neurodermitis zur Psoriasis häufiger gibt. Die Ursachen sind noch nicht letztlich geklärt. Es werden Autoimmunprozesse diskutiert.

Symptome

- Es gibt sehr verschiedene Ausprägungsformen, nicht selten ist nur die Kopfhaut betroffen.
- Typisch sind rundliche, gut abgegrenzte, leicht erhabene, ziegelrote weiche Herde mit grober silbrig-weißer Schuppung,

- Lokalisierung besonders an den Streckseiten der Gelenke, am behaarten Kopf, im Gesicht und an Brust und Rücken,
- Nagelgrübchen, Nagelverdickungen,
- sehr häufig Juckreiz.
- Eine Psoriasis im Vorschulalter ist eher selten, im Schulalter und zu Beginn der Pubertät tritt sie häufiger als die klassische Neurodermitis auf.
- Gelenkbeteiligung möglich.

So können Sie helfen

- Meiden Sie Auslöser wie Verletzungen und mechanische Reizungen wie z.B. Tätowierungen, Kälte und Stress.
- Die »richtige« Ernährung ist ein wichtiger Baustein der Therapie: Gemieden werden sollten tierische Fette, Schweinefleisch, scharfe Gewürze und zu viel Süßigkeiten, besonders mit Farb- und Aromastoffen.
- Sonnenlicht trägt zur Besserung bei.
- Salzwasser ist hilfreich; abends ab und zu ein Bad mit Meersalz ist sinnvoll, ebenso Ferien am Mittelmeer.
- Eine zusätzliche Pflege ist wichtig, z.B. mit Pflegeprodukten für Psoriasis von Pekur.
- Medikamentös kommen sehr verschiedene (Konstitutions-)Mittel zum Einsatz, zum Teil ähnlich wie bei Neurodermitis (siehe Seite 145 ff.). *Cichorium/Pancreas comp.* Globuli velati (Wala) haben manchmal interessante Erfolge gebracht.

Allergische Reaktionsbereitschaft – eine pädagogisch-medizinische Herausforderung

Bei Allergien handelt es sich um eine komplexe Regulationsstörung des Immunsystems. Diese steht in unmittelbarem Zusammenhang mit anhaltendem Stress, allgemeiner Überempfindlichkeit gegenüber toxischen Einflüssen, Sinnesreizüberflutung und einem dadurch geschwächten körperlichen und seelischen Abgrenzungsvermögen gegenüber der Umwelt. So beruht die konstitutionelle Behandlung der allergischen Reaktionsbereitschaft auf einer Stabilisierung dieses mangelnden Abgrenzungsvermögens. Dies zu erreichen ist eine komplexe pädagogisch-medizinische Herausforderung.

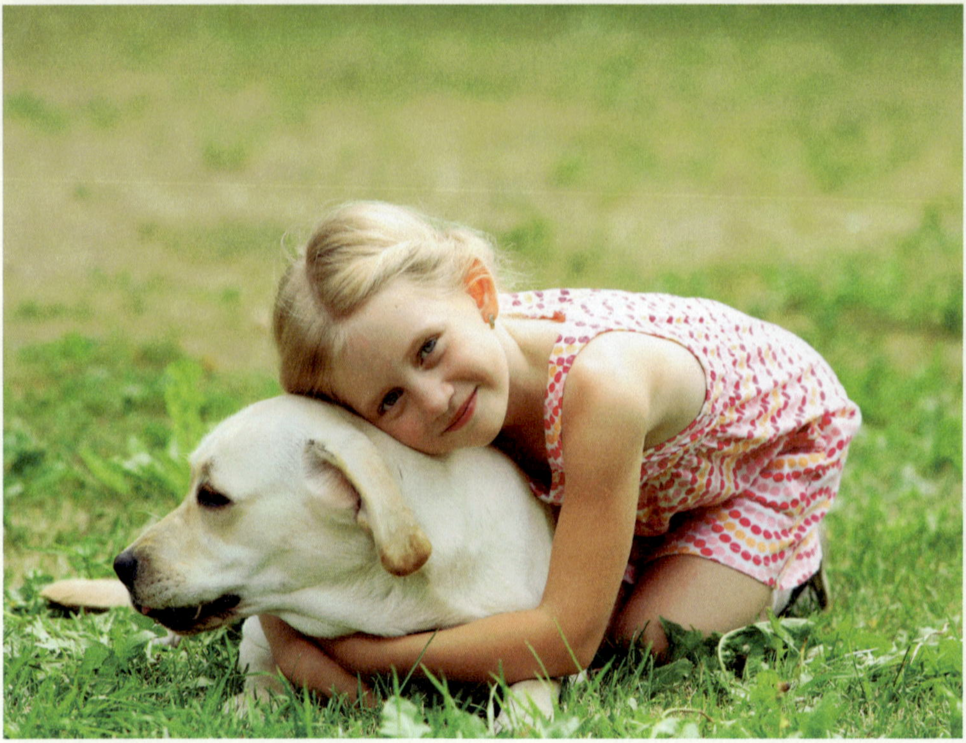

Immunreaktion als Lernprozess

Allergien und allergische Reaktionsbereitschaft nehmen weltweit zu. Die häufigsten allergischen Erkrankungen im Kindesalter sind das **chronische Ekzem** (siehe Seite 145 ff.), **Asthma** (siehe Seite 100 ff.) und **Heuschnupfen** (siehe Seite 92 f.).

Es gehört zu den gesunden Reaktionen des Körpers, sich an allen Oberflächen der Organe, auf den Wegen der Lymphe und des Blutes sowie insbesondere an den Kontaktflächen mit der Umwelt – Haut, Lunge, Darm – mit Abwehrfunktionen auszurüsten, die die Identität und Integrität des Körpers verteidigen und schützen. Die Summe all dieser Schutzfunktionen nennen wir Immunsystem. Gerät diese Schutzfunktion insbesondere an besagten Grenzflächen aus dem Gleichgewicht, so entsteht infolge einer »Überreaktion« auf bestimmte Stoffe die allergische Reaktion. Die körpereigene Abwehr tritt bei Kontakt mit Allergenen überempfindlich in Kraft.

Allergieauslösende Substanzen befinden sich in der Nahrung, in Medikamenten, in der Luft, oder man kommt mit ihnen beim Berühren von Pflanzen oder Tierhaaren in Kontakt. Statt die Verarbeitung bestimmter Stoffe zu »lernen«, erfolgt eine überschießende Abwehr des Organismus. So kommt es zu Ausschlägen auf der Haut, Juckreiz, einer Schwellung der Schleimhäute, Durchfall u.a. Im Blut oder an bestimmten Gewebszellen bilden sich spezifische und unspezifische »Antikörper« (Abwehrsubstanzen) gegen diese Allergene. Da sich die Antikörper – vom Blut getragen – überall im Organismus verteilen, können im Extremfall schon bei der bloßen Berührung eines allergieauslösenden Nahrungsmittels mit der Hand auch Schwellungen an den Lippen und Rötungen im Gesicht auftreten.

Was also bei den Infektionskrankheiten erwünscht ist und sich bei der sogenannten stillen Feiung unbemerkt vollzieht – die Antikörperbildung als Grundlage der Immunität –, wird bei Allergien zum Problem. Es kommt jedoch auch immer wieder vor, dass der Organismus den Umgang mit den Allergie auslösenden Stoffen im Laufe der Jahre doch lernt. Daher ist es uns ein besonderes Anliegen, durch die nachstehenden Hinweise Mut zu machen, den Organismus in seiner Wandlungsfähigkeit und Lernbereitschaft zu unterstützen.

Ursachen

Welche Ursachen sind bekannt für die kontinuierliche Zunahme von Allergien seit der Mitte des letzten Jahrhunderts?

- Der Gebrauch und die Verbreitung vieler neuer Stoffe in Umwelt, Nahrung, Kleidung,
- zu viel Hygiene, zu wenig Gewöhnung an Allergene von Pflanzen und Tieren bei Stadtkindern und in Ein-Kind-Familien (siehe Seite 245),
- zu kurzes – weniger als 4 Monate – oder fehlendes Stillen (siehe Seite 373 ff.),
- frühe Mehrfachimpfungen und ihre Begleitstoffe (siehe Seite 260 ff.),

- Nahrung aus konventionellem Anbau und ihre industrielle Weiterverarbeitung,
- unsachgemäße Fieberbehandlung, insbesondere der regelmäßige Gebrauch von Paracetamol (siehe Seite 75),
- der Einsatz von Antibiotika in Medizin und Lebensmittelindustrie,
- Hetze, Unruhe und Stress,
- ein Mangel an Identitätserleben und dem Gefühl, »angenommen« zu sein.

Unterstützende Maßnahmen aus Medizin und Pädagogik

- Klimakuren (mindestens 4 bis 6 Wochen), die vom Organismus eine Umstellung und Anpassung verlangen, wodurch es flexibler reagieren lernt,
- die das Immunsystem stimulierende Wirkung des Fiebers bei Infekten und Kinderkrankheiten unterstützen (siehe Seite 161 f.).
- Heileurythmische Bewegungsübungen und künstlerische Therapieverfahren fördern Eigeninitiative und Selbstwirksamkeit und deren positive Auswirkungen auf das Immunsystem.
- Gesunde, die Konstitution unterstützende Ernährung (siehe Seite 147 ff.),
- Leben in ländlicher Umgebung, Ferien auf dem Bauernhof,
- dem Kind das Gefühl vermitteln, dass es »so recht ist, wie es ist«, und die Krankheit möglichst wenig zum Thema machen,
- Förderung der Kreativität durch wenige Spielsachen, an denen viel gelernt werden kann (siehe Seite 354 ff.),
- Unterstützung der Aufmerksamkeit durch Pflege der Sinnestätigkeiten (vgl. Seite 357 ff.),
- Schaffung von Sicherheit und Vertrauen durch Rhythmus und Regelmäßigkeit im Tagesablauf und die Pflege religiöser Werte (siehe Seite 516 ff.),
- freundlich-bestimmtes Grenzen-Setzen (siehe Seite 526 ff.),
- Klarheit in der Entscheidung und im Einhalten familiärer Regeln bei gleichzeitiger Bereitschaft, sich an unerwartete Lebenssituationen flexibel anzupassen,
- Erarbeiten einer konstruktiven Lebenshaltung: Was auch immer geschehen mag – man kann daraus lernen und es für die eigene Entwicklung nutzen (siehe Seite 157).

Lernfähigkeit als Gesundheitsvorsorge

Es ist mehr als nur eine Analogie, wenn wir in der Medizin die immunologischen Vorgänge gewöhnlich mit Worten beschreiben, die den verschiedenen Schritten des Lernens entsprechen: »Wahrnehmen und Erkennen« von schädigenden Substanzen, »Auseinandersetzung« mit dem fremden Stoff, Unterscheiden von »Selbst« und »Nicht-Selbst«, immunologisches Gedächtnis und Ähnliches. Der Forschungszweig der Epigenetik hat in den letzten 30 Jahren vielfach bestätigt, dass das genetische Potenzial eines Menschen ein offenes System ist und nicht nur lebenslang Neues lernen kann, sondern von beiden Welten her stimuliert ist: von der Umwelt und von der menschlichen Innenwelt her – der Welt seiner Gedanken und Gefühle. Daher wirkt sich ein gesundheitlich ausgerichteter, ganzheitlicher Erziehungsstil positiv auf die Entwicklung des Immunsystems aus und kann auch einer bestehenden Allergiebereitschaft entgegenwirken.[48]

Es gehört zu den aktuellsten Forschungsergebnissen Rudolf Steiners, den Zusammenhang der immunologischen Vorgänge, der sogenannten Selbstregulierung und Selbstheilungskräfte des Organismus, mit der Gedankentätigkeit entdeckt zu haben. Er beschreibt, dass es dieselben Kräfte und Tätigkeiten sind, die der Mensch einerseits zur Unterhaltung seines Lebens braucht und die sich andererseits auch in seinem Denken finden. D.h. Steiner beschreibt, dass der ätherische Organismus des Menschen nicht nur der Träger der Selbstregulierung und Heilung, sondern auch des Gedankenlebens ist (siehe Seite 445). Körperleben und Gedankenleben – vergängliches und »ewiges« Leben hängen so unmittelbar zusammen und sind entsprechend auch psychosomatisch wirksam. Das erklärt auf andere Weise, wieso die Leistungsfähigkeit des Immunsystems nicht nur von der Vererbung abhängig ist, sondern im weitesten Sinn auch vom Lebensstil in Elternhaus und Schule sowie auch von der individuellen Lernbereitschaft und Begeisterungsfähigkeit.

Inzwischen basiert auch eine gute schulmedizinische Therapie bei chronisch allergischen Krankheiten nicht mehr nur auf der Gabe von Medikamenten. Die Schulung und individuelle Begleitung bis hin zur Beratung bei Schulfragen – wie kann ein Kind mit Heuallergie z.B. an einem Landwirtschaftspraktikum teilnehmen? – ist ein wesentlicher Teil geworden.

Darüber hinaus kann die Entwicklung von Immunkompetenz dadurch gefördert werden, dass das Kind von Anfang an zu Hause im täglichen Umgang an den Erwachsenen erlebt, wie diese Freude am Lernen haben – Freude am Lernen und die Bereitschaft, auch altvertrauten Dingen immer wieder neue Seiten abzugewinnen sowie negative Erfahrungen positiv zu verarbeiten.

Warum ist das so wichtig? Weil es identitätsstiftend wirkt, das Selbstbewusstsein des Kindes stärkt und ihm hilft zu verarbeiten, was auf es zukommt. Was Aaron Antonovsky »Kohärenzgefühl« nennt als Voraussetzung für die Gesunderhaltung bzw. Erlangung von stabiler Gesundheit, ist auch hier entscheidend: *Das Kind möchte erleben, dass die Welt verstehbar, sinnhaft, handhabbar ist. Es wird dadurch seelisch »immun«, stabil und weniger verletzlich.*

Die Lebensstilforschung wird auf der Basis salutogenetischer Konzepte in den kommenden Jahren noch vieles zum Verständnis von zivilisationsbedingten Krankheiten wie der allergischen Reaktionsbereitschaft beitragen. Es kann uns aber auch schon die aufmerksame Selbstbeobachtung sagen, unter welchen Umständen es uns besser geht und wo-

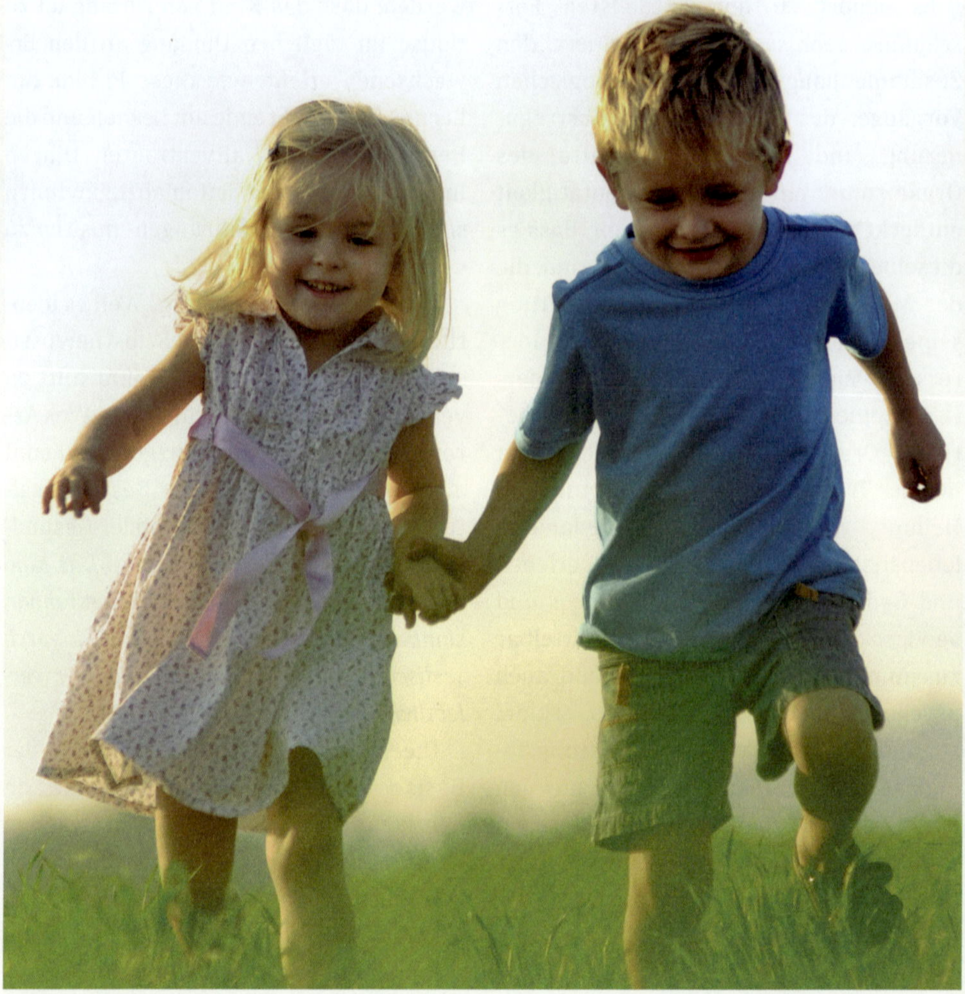

Freude und das Erleben einer sinnhaften, verstehbaren Welt lässt Kinder stabil und weniger verletzlich werden.

durch sich gesunde Sensibilität in eine Überempfindlichkeit verwandelt und selbstzerstörerische Verwundbarkeit zunimmt. Gegenwärtig lebt schon die dritte Generation mit den Herausforderungen, die durch Tatsachen wie Wertezerfall, Lebensangst, Zweifel am Sinn menschlicher Existenz und Entsetzen angesichts von Massenelend und Terrorismus gegeben sind. All diese Sorgen und Fragen deprimieren zunächst und schwächen eine gesunde Immunreaktion. Gelingt es jedoch, »trotzdem Ja zum Leben zu sagen« (Viktor Frankl), die positive Bewältigung, die Selbstannahme und das kulturell-kreative Engagement, so wirkt dies längerfristig und nachhaltig der allergischen Reaktionsbereitschaft entgegen.

Empfohlene Literatur

- Michaela Glöckler, *Kindsein heute. Schicksalslandschaft aktiv gestalten. Umgang mit Widerständen – ein salutogenetischer Ansatz,* Stuttgart 2003.
- Lüder Jachens, *Dermatologie. Grundlagen und therapeutische Konzepte der Anthroposophischen Medizin,* Berlin 2012.
- Lüder Jachens, *Hautkrankheiten ganzheitlich heilen,* Stuttgart [4]2015.
- Vreni de Jong, Edmond Schoorel, *Kinderernährung – gesund und lecker,* Stuttgart 1993.
- Udo Renzenbrink, *Ernährung unserer Kinder: Gesundes Wachstum, Konzentration, soziales Verhalten, Willensbildung,* Stuttgart [10]2004.
- *Neue Wege in der Allergieprävention bei Kindern,* hrsg. vom Arbeitskreis für Ernährungsforschung, Info Nr. 4/2009.
- Gisela Nickel, *Wenn mein Kind allergisch ist,* Freiburg i.Br. 1996.
- www.ak-ernaehrung.de.

Bekannte Infektionskrankheiten

Von den Erfahrungen im Umgang mit den ersten Infekten und Krankheitssymptomen hängt es ab, ob und wie das notwendige Vertrauen in die Selbstheilungskräfte des Kindes entsteht. Jeder weiß, dass es eine Kindheit ohne Infekte, Fieberschübe und andere Krankheiten nicht gibt. Und doch ist es zunächst erschreckend, wenn das eigene Kind betroffen ist: Es ist plötzlich verändert, empfindlich, reizbar, quengelig oder auch ungewöhnlich ernst und still – und es glüht im Fieber. Um im Umgang mit diesen Erscheinungen sicher zu werden, ist es hilfreich, die typischen Krankheiten im Kindesalter zu kennen und sich auch deren Sinnhaftigkeit klarzumachen. Dies gilt insbesondere für die sogenannten Kinderkrankheiten, die – anders als die »banalen«, d.h. harmlosen fieberhaften Infekte – nicht immer ohne Komplikationen verlaufen.

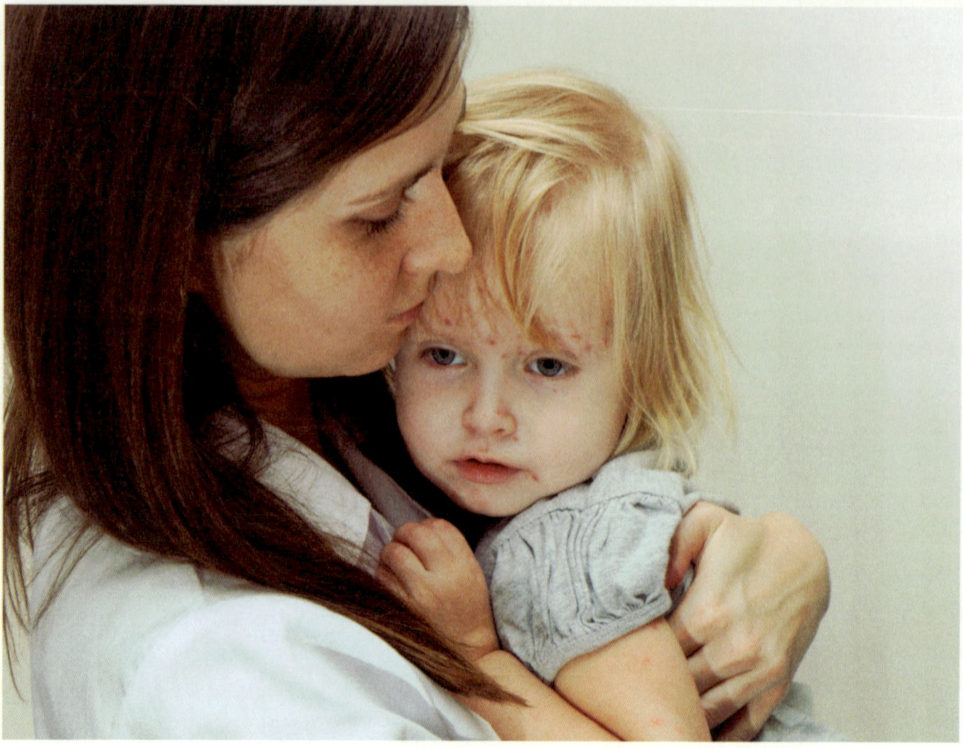

Die sogenannten Kinderkrankheiten

Im Gegensatz zu den allergischen Erkrankungen handelt es sich bei den Infektionskrankheiten um ein erstaunlich präzise aufeinander abgestimmtes Zusammenspiel von »Eindring«- und »Abwehr«-Vorgängen in zeitlich gesetzmäßiger Abfolge bis zur Heilung. Wegen dieser »Zeitgestalt« nennt man diese Krankheiten auch »selbst limitierend« oder »selbst begrenzend«. Dabei sind die sichtbaren Hauptsymptome häufig Zeichen der Eigenanstrengung des Körpers zur Überwindung der Infektion: das Fieber, die Ausschläge, die Lymphknotenschwellungen oder das Erbrechen. Diese Erscheinungen gehören zu der körperlichen Reaktion und bereiten die Überwindung der Krankheit vor, d.h. einen neuen Gleichgewichtszustand auf einer höheren Stufe der Immunität. Dieser Gegensatz zu den Allergien macht auch verständlich, dass sich diese nach einer oder mehreren Kinderkrankheiten bessern können und z.B. Asthma seltener in Bevölkerungsteilen auftritt, in denen die kleinen Kinder viele Infekte durchgemacht haben. Zudem zeigte sich ein vermehrtes Auftreten von Asthma, wenn Fieber regelmäßig mit Paracetamol unterdrückt wurde.[49]

Viele der heutigen Erwachsenen verdanken die Stärke und Flexibilität ihres Immunsystems der Tatsache, dass sie während ihrer Kindheit im Umgang mit Krankheitserregern gelernt haben, die akuten Krankheitserscheinungen ohne chemische Fiebersenkung, Antibiotika oder Impfungen zu überstehen. Wie es den zukünftigen Generationen gehen wird, deren Kindheit nicht mehr annähernd von solchen Erfahrungen geprägt war, ist noch ungewiss. Es gibt jedenfalls zu denken, dass jetzt weltweit Schwächen und Funktionsstörungen des Immunsystems bemerkbar werden, die sich in epidemisch zunehmenden Überempfindlichkeiten der Oberflächenorgane Haut, Lunge und Darm in Form von Allergien und Autoimmunerkrankungen der verschiedensten Art äußern.

Auch kann man heute nicht mehr so sicher von Kinderkrankheiten sprechen, da die Möglichkeit der Impfung, aber auch die wachsende Isolation der Menschen in der industrialisierten Welt zu einer Verlagerung der früher als typisch für die Kindheit geltenden Infektionskrankheiten führen – Masern oder Windpocken z.B. können jetzt ihren Haupterkrankungszeitpunkt auch im Jugend- und Erwachsenenalter haben.

Wir möchten unseren Lesern ein möglichst anschauliches Bild von Verlauf, Risiko und Komplikationen der Krankheiten vermitteln und hoffen, dass es dazu beiträgt, unbegründete Ängste abzubauen. Gehört es doch zum Schicksal des Kindes, mit welchen Erkrankungen es sich in welcher Form auch immer auseinandersetzt. So ist es unser Anliegen, die akuten Krankheitserscheinungen im Kindesalter so zu beschreiben, dass dadurch ein vertrauensvolles, unterstützendes Begleiten des Kindes erleichtert wird. Aus diesem Grunde wurde auch ein Abschnitt über den Sinn dieser Erkrankungen angefügt (siehe Seite 213 ff. bzw. 219 ff.).

Im Kapitel »Krankheitsvorbeugung« sind die Basisinformationen für eine eigenverantwortliche Entscheidung über ein Ja oder Nein bezüglich der möglichen Impfungen zusammengestellt (siehe Seite 252 ff.).

Masern

■ **Erreger**
- Masernvirus, Familie der Paramyxoviren.

■ **Symptome**
Typisch ist ein zweiphasiger Verlauf.
Zu Beginn, d.h. im Vorstadium:
- Fieber, Schnupfen, trockener Husten, Halsschmerzen, Heiserkeit und gerötete Augen.
- Typisch ist das Auftreten von feinen, kalkweißen Pünktchen und »Spinnwebstreifen« auf hochroter Wangenschleimhaut, den sogenannte Koplik-Flecken.

3 bis 4 Tage später:
- erneuter, hoher Fieberanstieg und Übergang in das Stadium des Ausschlags:
- feinfleckig-zusammenfließender roter Ausschlag, hinter den Ohren und im Gesicht beginnend, schnelle Ausbreitung über den ganzen Körper (siehe die Abbildungen),
- Höhepunkt des Erscheinungsbildes ist der 2. bis 3. Tag des Ausschlags, danach kommt es zur schnellen Entfieberung und Abblassen des Ausschlags, der Husten besteht noch länger, häufig tritt Durchfall auf.
- Nicht selten findet man eine Beteiligung der Lymphknoten.

■ **Inkubationszeit, d.h. Zeitraum von der Ansteckung bis zu den ersten Krankheitszeichen**
- 8 bis 12 Tage bis zum Beginn des ersten Stadiums,
- 14 Tage bis zum Ausbruch des Ausschlags.
- Im Einzelfall sind bis zu 21 Tage bis zum Beginn des Ausschlags möglich.

■ **Übertragbarkeit**
- Übertragung durch Tröpfcheninfektion, Masern sind hochansteckend.
- *Ansteckungsfähigkeit:* 5 Tage vor bis 4 Tage nach Auftreten des Ausschlags. Alle Kinder und Erwachsene, die in der möglichen Übertragungszeit Kontakt hatten, gelten als angesteckt.

■ **Immunität**
- Nach durchgemachter Wildvirus-Infektion: lebenslange Immunität.
- Nestschutz für Neugeborene über 4 Monate, wenn die Mutter Masern hatte, unsicherer Nestschutz, wenn die Mutter nur geimpft ist,
- Impfschutz 93 bis 95 % (siehe auch Seite 271 f.)

■ **Begleiterkrankungen und Komplikationen**
- Vorübergehende Immunschwäche für ca. 6 Wochen nach der Erkrankung mit dem Risiko für bakterielle

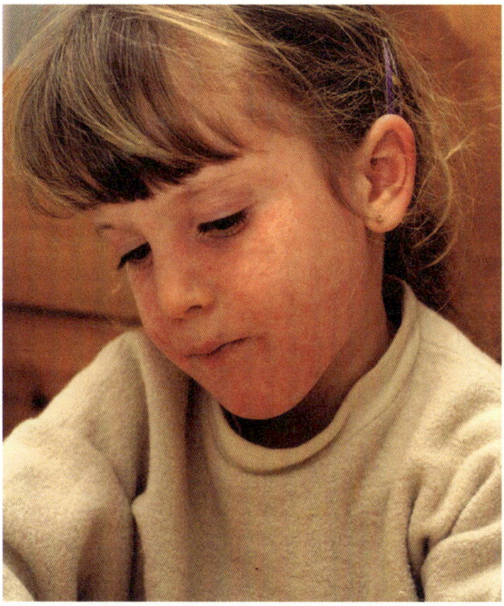 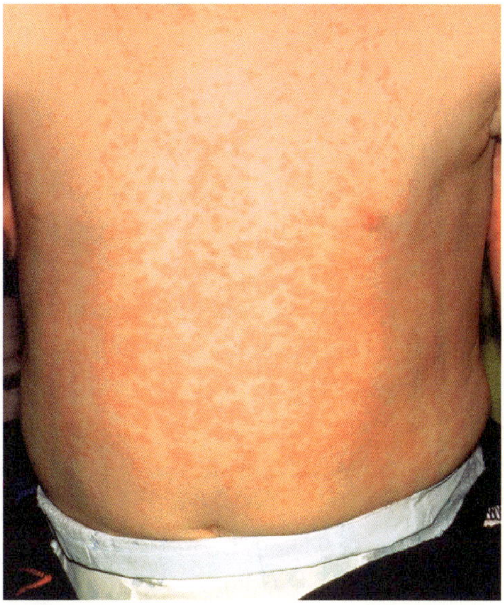

Typisch für den Masernausschlag sind die unregelmäßigen, schnell vom Kopf nach unten sich ausbreitenden Flecken, die leicht zusammenfließen. Immer bestehen davor schon Bindehautentzündung, Schnupfen und Husten. Das Fieber hat nach einer kurzen Pause jetzt seinen Höhepunkt erreicht.

Folgeinfektionen bei ca. 15 % der Erkrankten.
- Am häufigsten treten auf: Lungenentzündungen, Mittelohrentzündungen, Durchfallerkrankungen.
- In 2 % der Fälle kommt es zu Fieberkrämpfen.
- Akute Hirnentzündung durch Masern (Enzephalitis):
  Auftreten bevorzugt am 3. bis 9. Tag nach Beginn des Ausschlags.
  Häufigkeit 1:500 bis 1:2.000.
- Subakute sklerosierende Panenzephalitis (SSPE): Auftreten nach ca. 5 bis 10 Jahren.
  Häufigkeit 1 bis 10 pro 10.000 bis 100.000 Masernerkrankte.

Zur genaueren Beschreibung der Komplikationen siehe Seite 165 f.

Meldepflicht
- Seit 2001 sind in Deutschland Masernverdacht und -erkrankung meldepflichtig.

So können Sie helfen
- Bettruhe,
- ruhiges, nicht zu helles Zimmer, keine Musik- oder TV-Berieselung,
- Fieberverlauf regulieren, nicht senken (siehe Seite 74 f.)!
- Zählen Sie mehrmals täglich Puls- und Atemfrequenz, notieren Sie die Fieberwerte.
- Achten Sie auf »Nasenflügeln« (siehe Seite 95), dies ist ein Hinweis auf eine Lungenentzündung.
- Ein täglicher Kontakt zum Arzt ist anzuraten, möglichst zu Hause.

- Vor einem Besuch in der Praxis sollte man dort anrufen, um ungewollte Ansteckungen zu vermeiden.
- *Zwiebelwatte* bei Ohrenschmerzen,
- *Brustwickel* bei Husten. Wenn der Ausschlag es zulässt, wird als Erstes *Thymianöl* vertragen.
- Verschaffen Sie dem Kind ausreichend lange Erholungszeiten zur Regeneration.

Typische Medikamente

Akut z.B.

- *Pulsatilla floribus* D6 bis D12 Globuli velati, 3- bis 6-mal täglich 5 Globuli,
- *Apis/Belladonna cum Mercurio* Globuli velati (Wala), 4- bis 8-mal täglich 5 Globuli,
- bei Husten und Lungenentzündung *Pneumodoron®* 1 und 2 (Weleda), je 5 Tropfen mit etwas Wasser im stündlichen Wechsel oder nach Bedarf die einzelnen Bestandteile als: *Phosphorus* D8, *Aconitum* D6, *Bryonia* D4, *Tartarus stibiatus* D4,
- bei Ohrenschmerzen *Apis/Levisticum I* Globuli velati (Wala), 3- bis 6-mal täglich 5 Globuli,
- bei Bindehautreizung und -entzündung *Echinacea Quarz comp.* Augentropfen (Wala), mehrmals täglich,
- bei Durchfällen *Bolus alba comp.* Pulver (Wala), 1 Teel. in ½ Glas Wasser schluckweise.

Die Mittel und Dosierungen müssen durch den erfahrenen Arzt häufig gewechselt und angepasst werden.

Rekonvaleszenz für 4 bis 6 Wochen, je 3-mal täglich 5 Globuli, z.B.:

- *Meteoreisen* Globuli velati (Wala) oder
- *Roseneisen/Graphit* Globuli velati (Wala) oder
- *Prunuseisen* Globuli velati (Wala),
- dazu ggf. *Echinacea/Argentum* Globuli velati (Wala).

Die Diagnose »Masern« sollte immer ärztlich bestätigt werden.

Das volle *Krankheitsbild* der Masern ist eindrücklich: Mit aufgedunsenem, rotfleckigem Gesicht kann das Kind kaum aus den geröteten, schlitzförmigen Augen schauen. Matt und lichtscheu verkriecht es sich unter den Decken – statt einer Begrüßung ertönt nur ein tief verschleimter Hustenanfall. Vier Tage vorher hatte es mit einer harmlosen »Erkältung« angefangen. Dabei trat leichtes Fieber auf, und gestern beim Arzt war es eigentlich schon besser gewesen. Der Arzt hatte in den Mund des Kindes geschaut und zarte weiße Punkte und Streifen an der Wangenschleimhaut als erstes beweisendes Zeichen der Masern erkannt. Nachmittags hatte das Kind dann kalte Gliedmaßen und abends hohes Fieber. Gleichzeitig blühte ein Ausschlag auf, beginnend mit bis zu zentimetergroßen Flecken hinter den Ohren und am Kopf, die sich rasch von oben nach unten vermehrten, zusammenflossen und nun auch Arme und Beine erreichten (siehe die Abbildungen auf der vorherigen Seite).

Jetzt, da das Kind schwer krank wirkt, ist es wichtig, mehrmals täglich Puls und Atmung zu zählen und nach dem »Nasenflügeln« zu schauen (siehe Seite 95) sowie die gemessenen Fieberwerte aufzuschreiben und mit dem Arzt täglich in Kontakt zu sein.

Um den dritten Tag nach Ausschlagbeginn sollte eine deutliche Besserung des Allgemeinbefindens eintreten. Der Husten besteht noch eine Woche oder länger. Während der gesamten Krankheitszeit hat das Kind ein starkes Ruhebedürfnis, weswegen die Bettruhe gewährleistet sein muss.

Zu den Komplikationen

Ohrenschmerzen (siehe die Abbildung auf Seite 32) deuten auf den Beginn einer Mittelohrentzündung, Nasenflügeln (siehe Seite 95) auf eine Lungenentzündung. Ein erneuter hoher Fieberanstieg mit Krampfanfällen zeigt eine Enzephalitis an.

Dagegen ist ein Fieberkrampf (siehe Seite 76 ff.) im Beginn der Krankheit meist harmlos.

Die ärztlichen Untersuchungen sollten möglichst zu Hause stattfinden. Bei unvermeidlichen Transporten – z.B. in die Klinik – sollte man streng darauf achten, dass das Kind liegend befördert wird.

Akute Masernenzephalitis

Häufigkeit

1:500 bis 1:2.000 (d.h. von 500 bis 2.000 Masernerkrankten erleidet durchschnittlich ein Patient eine akute Masernenzephalitis), bevorzugtes Auftreten am 3. bis 9. Tag nach Beginn des Ausschlags.

Symptome

- Störungen des Bewusstseins bis hin zum Koma,
- Kopfschmerzen,
- Krampfanfälle,
- neurologische Ausfallserscheinungen (z.B. Halbseitenlähmung).

Verlauf

- 10 bis 20 % der Erkrankten sterben daran.
- 20 bis 30 % der Erkrankten behalten bleibende neurologische Schäden.

Tritt eine Enzephalitis auf, so können sich einerseits die kontinuierliche stützende Anwesenheit eines Elternteiles im Krankenhaus und andererseits eine medikamentöse Therapie des Hirnödems und eine komplementär-arzneiliche Behandlung auf den Verlauf positiv auswirken.[50]

Subakute sklerosierende Panenzephalitis (SSPE)

Selten kann ca. 5 bis 10 Jahre nach den Masern eine schwere degenerative Hirnentzündung auftreten, die SSPE. Diese hat ihre Hauptursache darin, dass es dem Kranken nicht gelungen ist, die Masernviren vollkommen zu überwinden. Es verbleiben restliche nicht ausreichend abgetötete Virusbestandteile im Organismus und besonders im Gehirn, die nach relativ banalen Auslösern, auch einmal nach einer späteren Masernimpfung, zu dem schweren Krankheitsbild führen können. Besonders gefährdet sind Säuglinge, die an Masern erkranken, weil ihre geimpften Mütter keinen ausreichenden Nestschutz über die Plazenta vermitteln konnten und ihr eigenes Immunsystem noch wenig gereift ist.

Häufigkeit

Je älter ein Kind zum Zeitpunkt der Masernerkrankung ist, desto seltener wird diese Komplikation.

Das neu eingerichtete ESPED-Meldesystem – für die Erhebung seltener pädiatrischer Erkrankungen in Deutschland – gibt ein SSPE-Risiko von mindestens 5 pro 10.000 Erkrankungsfälle an. Das Robert-Koch-Institut nennt auf seiner Website die Häufigkeit von durchschnittlich 4 bis 11 pro 100.000 Masernerkrankten. Bei Erkrankung im Alter unter 5 Jahren wird die Häufigkeit deutlich höher angegeben.[51]

Symptome

- Verhaltensauffälligkeiten,
- intellektuelle Veränderungen,
- neurologische Ausfälle und Störungen (Krampfanfälle),
- Verlust von Hirnfunktionen.

Verlauf

- Patienten mit SSPE versterben 3 bis 5 Jahre nach Beginn der Erkrankung.

Kinder mit allen genannten Komplikationen bedürfen besonderer Ruhe und sorgfältiger Behandlung. Dann werden diese seltener zum Problem. Allerdings ist Erfahrung im Umgang mit der Krankheit gut und Vorsicht angezeigt, denn eine schwere Lungenentzündung ist bei Masern eine mögliche Komplikation, die auch in Europa tödlich verlaufen kann.

In den Tropen und in Bezug auf Hygiene, Lebensstandard und Krankenversorgung in ärmeren Ländern ist die Gefährlichkeit der Masern unvergleichlich höher. Dort sind hinsichtlich Vorbeugung und Behandlung die örtlichen Erfahrungen zu berücksichtigen. Bedeutsam erscheint eine Erfahrung aus Afrika, wo die Sterblichkeit bei Masern während einer Epidemie deutlich zurückging, nachdem allein auf die fiebersenkenden Mittel verzichtet wurde.[52] Chemische Fiebersenkung empfehlen wir daher nicht, wohl aber die im Fieberkapitel empfohlene Begleitbehandlung (siehe Seite 73 ff.).

Zu Ansteckung und Impfung

Alle Kinder und Erwachsene, die in der möglichen Übertragungszeit Kontakt hatten, gelten als angesteckt. Wer früher Masern durchgemacht hat oder erfolgreich geimpft wurde, wird durch die Ansteckung seinen Schutz auffrischen. Sogenannte Impfversager (etwa 5 bis 7 % der gegen Masern Geimpften) und diejenigen, die keine Masern hatten, können Masern entwickeln – es sei denn, sie lassen sich innerhalb von drei Tagen nach Kontakt dagegen impfen, postexpositionelle Impfung genannt.

Zum Impfschutz und den Erwachsenen-Masern siehe auch unter »Masern-Impfung« (Seite 271 f.).

Zur Rekonvaleszenz

Wichtig ist: Die Abwehrkräfte sind einige Wochen geschwächt je nach der Schwere der Erkrankung. Daher sind ausreichend lange Erholungszeiten einzuräumen – am besten in Absprache mit dem Arzt.

Röteln

- **Erreger**
  - Rötelnvirus, Familie der Togaviren.

- **Symptome**
  - Charakteristisch: diskreter, feinfleckiger roter Ausschlag mit Beginn im Gesicht, Ausbreitung über Körper und Gliedmaßen, der nach 1 bis 3 Tagen wieder verschwunden ist.
  - Im Nackenbereich und hinter den Ohren finden sich Lymphknotenschwellungen.
  - In 50 % der Fälle zeigen sich jedoch keine Symptome.
  - Kein stark ausgeprägtes Krankheitsgefühl, möglich sind ein begleitender Schnupfen, Bindehautentzündung, Kopfschmerzen, geringe Temperaturerhöhung.

- **Inkubationszeit**
  - 14 bis 21 Tage.

- **Übertragbarkeit**
  - Übertragung durch Tröpfcheninfektion.
  - *Ansteckungsfähigkeit*: 7 Tage vor bis 7 Tage nach Beginn des Ausschlags.

- **Immunität**
  - Nach durchgemachter Wildvirus-Infektion: lebenslange Immunität.
  - Zur Impfung siehe Seite 269.

- **Begleiterkrankungen und Komplikationen**
  - Bei Jugendlichen kann es zu vorübergehenden Gelenkschmerzen und Entzündungen der Gelenke kommen.
  - Komplikationen sind sehr selten, mit zunehmendem Lebensalter bei Ersterkrankung jedoch etwas häufiger: Mittelohrentzündungen, Bronchitis, Entzündungen des Gehirns, Entzündungen des Herzmuskels.
  - Rötelnembryopathie bei Erkrankung in der Schwangerschaft: siehe unten.

- **Meldepflicht**
  - Seit dem 29.3.2013 besteht eine Meldepflicht.

- **So können Sie helfen**
  - Bettruhe bei Fieber,
  - körperliche Schonung.

- **Typische Medikamente**
  - *Echinacea/Argentum* Globuli velati (Wala), morgens und mittags 5 bis 10 Globuli.
  - Bei Lymphknotenschwellung: *Archangelica* 10 % Salbe (Weleda) lokal.

Röteln in der Schwangerschaft

Macht eine Frau in den ersten vier Monaten einer Schwangerschaft Röteln durch, kann es zur **Rötelnembryopathie** mit

Fehlgeburt, Frühgeburtlichkeit und dem angeborenen Gregg-Syndrom (Herzfehler, Linsentrübung und Innenohrschwerhörigkeit) kommen. Das Risiko einer Schädigung nimmt mit zunehmender Schwangerschaftsdauer ab. Das größte Risiko besteht zwischen der 1. und 12. Schwangerschaftswoche.

Nach dem 4. Schwangerschaftsmonat kommt es nur noch selten zu Schädigungen. Diese sind in der Regel weniger ausgeprägt und stärker begrenzt, z.B. eine isolierte Taubheit.

Scharlach

(Zur Streptokokken- oder Scharlach-Angina siehe auch Seite 37 f.)

Erreger

- Streptokokken der Gruppe A.

Symptome

- *Leitsymptome*: Fieber, Halsschmerzen, Erbrechen, Schluckbeschwerden, Rötung und Schwellung des hinteren Gaumenrands, Zäpfchen und Mandeln mit eitrigen Stippchen, weißer Zungenbelag, löst sich bis zum 3. Tag und hinterlässt eine hellrote, spitzpapelige Zungenoberfläche, die sogenannte *Himbeerzunge* (siehe die Abbildung),
- am 2. bis 3. Tag feinstfleckiger, dichter, rötlicher *Ausschlag* wie eine rote Gänsehaut, beginnend in Achseln und Leisten und zum Hals aufsteigend (siehe die Abbildung auf der rechten Seite),
- *rote Wangen mit ausgespartem blassen Munddreieck*,
- Schwellung der Halslymphknoten,
- charakteristisch ist nach 2 bis 4 Wochen eine grobe *Schuppung* v.a. an Handflächen und Fußsohlen.

Inkubationszeit

- 2 bis 4 Tage.

Übertragbarkeit

- Übertragung durch Tröpfcheninfektion oder durch engeren Kontakt von Mensch zu Mensch meist nur bei enger gemeinsamer Wohnungs-/Raumbenutzung durch Sekrete, Berührung, Gegenstände.
- *Ansteckungsfähigkeit*: Bei akuter unbehandelter Infektion ist eine

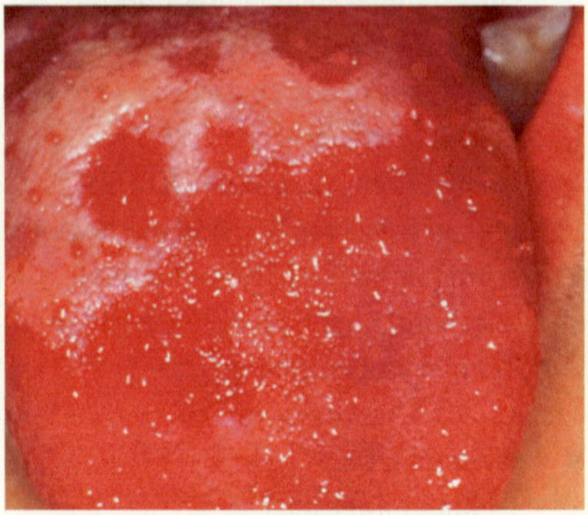

Erst bildet sich ein dicker weißer Belag auf der Zunge, nach zwei Tagen weicht er einer himbeerroten, mit feinen »Beerchen« übersäten Zungenoberfläche. Gaumen und Mandeln sind oft flammend rot entzündet, nicht selten finden sich weiße Stippchen und Beläge auf den Mandeln.

Typisch für Scharlach ist ein feinfleckiger Ausschlag, der wie eine rote »Gänsehaut« aussieht, bevorzugt um die Leistengegend, oft nur sehr flüchtig.

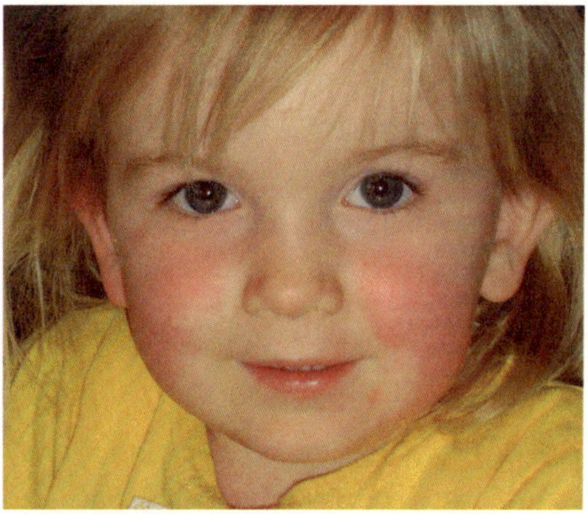

Beim Scharlach sind die Wangen gerötet, um den Mund bleibt ein blasses Dreieck.

Ansteckung bis zu 3 Wochen lang möglich.

- Nach Beginn einer antibiotischen Behandlung endet die Ansteckungsfähigkeit innerhalb von 24 Stunden.
- In den ersten 3 Lebensjahren erkranken Kinder nur selten an einer Infektion mit Streptokokken der Gruppe A, der Erkrankungsgipfel liegt im 6. bis 12. Lebensjahr.

Immunität

- Da das Immunsystem nur Antikörper gegen Erregergifte (erythrogene Toxine) und nicht gegen die Erreger selbst bildet und es hiervon mehrere gibt, kann Scharlach wiederholt auftreten.
- Wenn der Körper ein Toxin schon kennt, entsteht bei einer Infektion nur noch eine Scharlach-Angina.
- In Epidemiezeiten können aber auch bis zu 25 % der Kinder symptomfreie Erreger-Träger sein! Sie gelten dabei nicht als Überträger.

Nacherkrankungen und Komplikationen

- Sie sind nur noch selten zu beobachten, der Verdacht sollte aber immer rasch zum Arztbesuch führen:

Akut:

- Mittelohrentzündung,
- toxischer Verlauf mit Erbrechen, Durchfall, Kreislaufschwäche, Benommenheit,
- septischer Verlauf mit Meningitis (Anzeichen siehe Seite 26 ff.).

Nacherkrankungen:

- Rheumatisches Fieber: Auftreten durchschnittlich 21 Tage nach der Streptokokkeninfektion,
- Nierenentzündung: Auftreten durchschnittlich 10 Tage nach der Streptokokkeninfektion,
- PANDAS – neuropsychiatrische

Krankheitsbilder wie Tics, Tourette-Syndrom, Zwangssymptome – treten sehr selten Wochen nach der Infektion auf.
- Zum Rheumatischen Fieber und Nierenentzündung siehe Seite 173 und 172.

■ Meldepflicht

- Es besteht keine bundesweite Meldepflicht. In einigen Bundesländern gibt es jedoch eine Meldepflicht für Erkrankungen an Scharlach. Informationen hierzu gibt es auf der Webseite des Robert-Koch-Instituts: www.rki.de.
- Gemeinschaftseinrichtungen dürfen bei Erkrankung nicht besucht werden. Erkrankte Mitarbeiter dürfen dort keine Tätigkeit ausüben. Dies gilt bis zum 2. Tag nach Beginn der antibiotischen Behandlung. Bei Verzicht auf Antibiotika ist der Besuch erst nach vollständigem Abklingen der Symptome gestattet.
  Das Gesundheitsamt muss durch die Leiter von Gemeinschaftseinrichtungen unmittelbar über das Auftreten von Scharlach benachrichtigt werden.
  Eltern sollten die zuständige Einrichtung über die Scharlacherkrankung ihres Kindes unterrichten.

■ So können Sie helfen

- Bettruhe,
- fettarme, leichte Kost,
- Schonung des Kindes nach der Erkrankung über mindestens 3 Wochen, da der Scharlach mit verstärkten Abbauprozessen und möglicher Organbeteiligung einhergeht.
- Eine Nachuntersuchung, um eventuelle Folgeerkrankungen frühzeitig zu erkennen, wird nur noch bei Auffälligkeiten wie anhaltender Schwäche, Gelenkbeschwerden oder Ödemen empfohlen.

■ Typische Medikamente

Konventionelle Therapie:

- Antibiotische Behandlung über 10 Tage mit einem *Penicillin* oder 5 Tage mit *Cephalosporinen*. Der Vorteil dieser Behandlung ist, dass man bereits nach ca. 24 Stunden nicht mehr ansteckend ist.
  Bei der Scharlach-Angina zeigte eine systematische Übersichtsstudie jedoch, dass der sonstige Unterschied zur Placebobehandlung nur ca. 16 Stunden beträgt.

Anthroposophische Therapie:

- *Apis/Belladonna (cum Mercurio)* Globuli velati (Wala), 6- bis 8-mal, später auch 3-mal täglich 5 Globuli oder
- *Zinnober comp.* (Weleda), in den ersten Tagen 6- bis 8-mal, dann 3-mal täglich 1 Messerspitze Pulver bis zur vollständigen Entfieberung,
- *Echinacea/Argentum* Globuli velati (Wala), morgens und mittags 5 Globuli, über 4 bis 6 Wochen,
- Gurgeln mit *Bolus Eucalypti comp.* (Weleda) oder *Echinacea Mund- und Rachenspray* (Wala), mehrmals täglich.

Fragen zur Therapie

Viele Eltern, die eine anthroposophische, homöopathische oder naturheilkundliche Praxis aufsuchen, wünschen eine antibiotikafreie Behandlung ihrer Kinder, besonders wenn diese schon mehrfach wegen Scharlach Penicillin bekommen haben. Nach unserer Erfahrung ist dies in den meisten Fällen bei guter Zusammenarbeit zwischen Eltern und Arzt möglich.

Bei Ansammlung vieler Menschen in Heimen oder in ärmeren Ländern mit schwierigen hygienischen Verhältnissen empfehlen wir jedoch diese Behandlungsart zumeist nicht.

Familienangehörige stecken sich in der Regel innerhalb einer Woche an. Ob sie dann Scharlach bekommen, ist eine andere Frage. Will man ein Familienmitglied vor der Ansteckung bewahren, so quartiert man es am besten aus oder versucht mit Isolierungsmaßnahmen wie Schutzkittel, Mundschutz und Händewaschen eine allerdings nicht sichere Abschirmung zu erreichen.

Bekommen in einer Scharlach-Epidemie Erwachsene, die beruflich mit Kindern zu tun haben, Halsweh, sollten sie sich vom Arzt behandeln lassen. Wird auf Wunsch die ganze Familie vorsorglich mit Penicillin behandelt, kann jedoch durchaus nach kurzer Zeit bei einem Familienmitglied wieder Scharlach auftreten.

Auch bei mildem Scharlach kann über etliche Wochen noch eine gewisse Blässe und Schwäche des Kindes auffallen, ohne dass bei gründlicher Untersuchung etwas Besonderes gefunden würde. Dies zeigt an, dass der Scharlach mit verstärkten Abbauprozessen und möglicher Organbeteiligung einhergeht.

Daraus ergibt sich die Empfehlung, nach der Krankheit eine lange *Rekonvaleszenz von mindestens drei Wochen* einzuhalten, während der die Kinder noch geschont werden sollen. Wir empfehlen dies auch bei antibiotisch behandelten Kindern.

Entwicklungen nach Scharlach

Häufig erleben wir, dass Eltern nach erfolgter Rekonvaleszenz über eine positive Veränderung ihrer Kinder berichten: ein individueller Gesichtszug, eine neue Fähigkeit, andere Interessen, mehr gesundheitliche Stabilität. Zum Beispiel malte ein fünfjähriges Mädchen plötzlich viel differenzierter, fand sich selbst jetzt »erwachsen« und nässte nicht mehr ein.

Ein anderes mit neun Jahren rief nach ihrer zweiten Scharlach-Erkrankung verblüfft aus: »Die ganze Welt sieht ja wie frisch gewaschen aus.« Sie nahm mit einem Mal alle Farben viel intensiver wahr als früher.

Solche Beobachtungen gehen natürlich unter, wenn nicht darauf geachtet wird. Eltern machen sie jedoch häufig, wenn sie die Kinderkrankheiten positiv bewerten und ihre Kinder aufmerksam begleiten.

Zu den Nacherkrankungen

Neuere Studien zeigen, dass das Auftreten der seltenen Nacherkrankungen durch eine antibiotische Behandlung nicht verhindert bzw. das Risiko dafür nicht gesenkt werden kann. Das Rheumatische Fieber ist aber im Vergleich zum Beginn des 20. Jahrhunderts sehr viel seltener geworden.

Auch die Nierenentzündung tritt insbesondere in Nordamerika und Europa deutlich seltener auf. Man macht hierfür sozioökonomische und hygienische Faktoren verantwortlich.

Hält das hohe Fieber über den 4. Tag der Krankheit hinaus an, kann es sich unter Umständen auch um ein **Kawasaki-Syndrom** handeln, das mit Scharlach nichts zu tun hat und anders behandelt werden muss.

Das Kawasaki-Syndrom, auch mukokutanes Lymphknotensyndrom (MCLS) genannt, ist eine Erkrankung insbesondere des Kleinkindalters, die im Anfangsstadium ein ähnliches Erscheinungsbild wie Scharlach oder Masern haben kann. Es liegt aber eine Krankheit zugrunde, die durch akute, fieberhafte Erscheinungen geprägt ist, deren Ursache bisher noch nicht geklärt ist. Sie geht mit einer nekrotisierenden, d.h. gewebezerstörenden Gefäßentzündung der kleinen und mittleren Arterien einher.

Diese Erkrankung bedarf einer gründlichen Untersuchung und Behandlung, die in der Regel in der Kinderklinik durchgeführt wird. In Deutschland ist unter 10.000 Kindern etwa eines davon betroffen.

PANDAS ist die Abkürzung von Pediatric Autoimmune Neuropsychiatric Disorders Associated with Streptococcal Infections, d.h. darunter wird eine Gruppe neuropsychiatrischer Krankheitsbilder erfasst, die z.B. als Tics, Tourette-Syndrom, Zwangssymptome sehr selten Wochen nach der Infektion auftreten können.

Nierenentzündung/Poststreptokokken-Glomerulonephritis

Symptome

- 10 Tage bis 5 Wochen nach der Streptokokkeninfektion treten blutiger Urin, eine erhöhte Eiweißausscheidung im Urin sowie manchmal ein Bluthochdruck und eine verminderte Urinausscheidung auf. Außerdem kann es zu einer Schwellung (Ödeme) der Augenlider und Sprunggelenke kommen.
- Die Kinder können zudem einen reduzierten Allgemeinzustand mit Blässe, Appetitlosigkeit, Kopfschmerzen und Erbrechen aufweisen.
- In der Regel halten die Symptome 1 bis 2 Wochen an. Blut und Eiweiß können im Urin noch bis zu 18 Monate lang nachgewiesen werden.

Therapie

- Antibiotische Behandlung, in schweren Fällen Cortison,
- Bettruhe, körperliche Schonung,
- Behandlung eines eventuell bestehenden Bluthochdrucks.
- Komplementärmedizinisch behandeln wir u.a. mit *Equisetum cum Sulfure tostum* D6 (Weleda), 3- bis 6-mal täglich 1 Messerspitze Pulver, *Cardiodoron*® (Weleda), 3- bis 6-mal täglich 5 Tropfen und

- *Niereneinreibungen* mit *Cuprum metallicum praep.* 0,4 % Salbe (Weleda), abends.
- In den allermeisten Fällen heilt diese Nierenentzündung vollständig aus.

Rheumatisches Fieber

Die Erkrankung greift v.a. die Gelenke und das Herz an.

Symptome

- Ca. 2 bis 6 Wochen nach einer Streptokokkeninfektion zeigen sich zunächst Symptome wie Blässe, Müdigkeit, Appetitlosigkeit, Bauchschmerzen, Fieber.
- **Entzündung der Gelenke:** Rötung, Schwellung und Überwärmung großer Gelenke. Die Entzündung kann auf andere Gelenke überspringen. Innerhalb von 24 Stunden verschwinden die Symptome nach entsprechender entzündungshemmender Therapie.
- **Herzentzündung (Karditis):** Die Beteiligung des Herzens gilt als gefährlichste Komplikation. Alle Schichten der Herzwand können betroffen sein. Im schlimmsten Fall kommt es zu einer Herzmuskelschwäche und zu bleibenden Herzklappenschäden mit Herzfehlern als Folge.

Therapie

Die Therapie muss zunächst immer in der Klinik erfolgen. Es wird in der Regel antibiotisch behandelt, bei Herzbeteiligung kommen ggf. Acetylsalicylsäure und Cortison zum Einsatz.

Dreitagefieber

(Exanthema subitum, HHV6-Infektion)

Erreger

- Humanes Herpesvirus Typ 6.

Symptome

- *Hohes Fieber* um 40 °C, hält meist 3, manchmal bis 5 Tage an.
- Bei Entfieberung: feinfleckiger, gelegentlich leicht erhabener roter *Ausschlag*. Der Ausschlag findet sich am Stamm und Nacken, er kann sich auf Gesicht und Gliedmaßen ausbreiten.
  Der Ausschlag zeigt sich im Gegensatz zu den zuvor beschriebenen Kinderkrankheiten erst *am Ende der Erkrankung*.

Inkubationszeit

- 5 bis 15 Tage.

Übertragbarkeit

- Die Übertragung erfolgt in den meisten Fällen durch infektiösen Speichel – Hauptansteckungsquelle sind wahrscheinlich die Eltern –, möglicherweise auch durch Tröpfcheninfektion.
- Auftreten meist im 1. Lebensjahr, bis zum Ende des 2. Lebensjahres haben fast alle Kinder diese Infektion durchgemacht.

Immunität

- Lebenslange Immunität nach HHV6-Infektion.

- **Begleiterkrankungen und Komplikationen, die meist schon in den ersten Tagen auftreten**
  - Magen-Darm-Infekt,
  - Husten,
  - Schwellung der Halslymphknoten,
  - Schwellung der Augenlider,
  - vorgewölbte Fontanelle im Fieber, die in einigen Fällen einer Meningitis ähnelt (siehe hierzu Seite 26 ff.),
  - Fieberkrämpfe, die meist harmlos verlaufen.

- **Meldepflicht**
  - Keine.

- **So können Sie helfen**
  - Siehe Maßnahmen bei Fieber, Seite 73 ff.,
  - sofortige Vorstellung beim Arzt, Notaufnahme bei Symptomen einer Meningitis (siehe Seite 26 ff.).

- **Typische Medikamente**
  - Fieberbehandlung (siehe Seite 73 ff.), z.B. *Apis/Belladonna* Globuli velati (Wala), 3- bis 6-mal täglich 5 Globuli,
  - *Echinacea/Argentum* Globuli velati (Wala), morgens und mittags je 5 Globuli für 2 Wochen.

Ringelröteln

(Erythema infectiosum)

- **Erreger**
  - Parvovirus B19.

- **Symptome**
  - Es können 2 bis 3 Tage grippeähnliche Symptome und Beschwerden der Atemwege auftreten ohne Ausschlag.
  - Nur bei 15 bis 20 % der Erkrankten, hauptsächlich Kindern, findet sich einige Tage nach den grippeähnlichen Symptomen der typische Ausschlag. Er beginnt an den Wangen mit großen roten Flecken, die sich vereinigen und an eine Schmetterlingsfigur erinnern. Oft sieht man wie beim Scharlach ein blasses Munddreieck, im Verlauf kommt es am Stamm und an den Gliedmaßen zu einem fleckig-knotigen, juckenden, girlandenförmigen Ausschlag mit Abblassen im Zentrum.
  - Der Ausschlag kann 1 bis 7 Wochen, nachdem er verschwunden war, wieder auftreten.
  - In den meisten Fällen verläuft die Krankheit jedoch symptomlos.

- **Inkubationszeit**
  - 4 bis 14 Tage.

- **Übertragbarkeit**
  - Übertragung durch Tröpfcheninfektion und über die Hände von infizierten Personen.

- *Ansteckungsfähigkeit:* In den ersten 4 bis 10 Tagen am höchsten, mit Auftreten des Ausschlags sind die Kinder in der Regel nicht mehr ansteckend.

Immunität

- Vermutlich lebenslang, die Durchseuchung ist weltweit sehr unterschiedlich.

Begleiterkrankungen und Komplikationen

- Gelegentlich treten vorübergehende Gelenkschmerzen und -entzündungen auf, v.a. bei Mädchen und jungen Frauen.
- Andere Komplikationen sind sehr selten.
- Bei Erstinfektion in der Schwangerschaft beträgt das Erkrankungsrisiko des Feten ca. 5 bis 10 %. Eine schwere Blutarmut mit Wassereinlagerungen bis hin zur möglichen Totgeburt kann bei Infektion zwischen der 13. und 20. Schwangerschaftswoche bei bis zu 15 % vorkommen.

Meldepflicht

- Keine.

So können Sie helfen

- Schonung, insbesondere bei Gelenkbeschwerden,
- *Stannum metallicum* 0,4 % (Weleda), Salbenumschläge um die schmerzenden Gelenke.

Typische Medikamente

- *Echinacea/Argentum* Globuli velati (Wala), morgens und mittags je 5 Globuli,
- *Rhus toxicodendron comp.* Globuli velati (Wala), 3- bis 6-mal täglich 5 Globuli bei Gelenkbeschwerden.
- Bluttransfusionen werden bei der Infektion mit Blutarmut eines Embryos versucht.

Andere Infekte mit Hautausschlägen

Auch bei anderen grippeähnlich verlaufenden Krankheiten können zum Ende hin feinfleckige rötliche Ausschläge auftreten. Typisch ist der Telefonanruf beim Kinderarzt: »Vorgestern hatte mein Kind Fieber, Schnupfen usw., gestern war es etwas besser, heute hat es einen Ausschlag, aber kein Fieber mehr.« Wenn nichts anderes hinzukommt, und das ist hier eigentlich die Regel, muss die Mutter mit ihrem Kind nicht zum Arzt gehen. Der Ausschlag signalisiert sozusagen das Ende der Krankheit. – Bei vielen dieser Infekte sind auch Viren der Herpes-Gruppe beteiligt.

Diphtherie

Die Diphtherie zählte noch im ersten Drittel des vorigen Jahrhunderts zu den gefährlichsten Kinderkrankheiten mit hoher Sterblichkeit. In den letzten rund

50 Jahren wurde sie in den reichen Ländern zu einer sehr seltenen Erkrankung, sodass es kaum noch Ärzte gibt, die Erfahrung damit haben.

Das Auffallende an der Diphtherie ist im ausgeprägten Fall die darniederliegende Eigenkraft: Die Patienten sind eher blass, erreichen kein so hohes Fieber, haben einen schnellen, weichen Puls und einen eher niedrigen Blutdruck. Das Krankheitsbild erscheint wie eine innere Vergiftung, die Kreislauf und Nervensystem besonders ergreift.

- **Erreger**
  - Corynebacterium diphtheriae.
    Es ist das Gift (Toxin) dieses Bakteriums, das die Krankheit hervorruft. Da das Corynebacterium ulcerans ähnliche Toxine bildet und vergleichbare Krankheitssymptome verursacht, ist eine Verwechslung möglich. Die Anzahl von Neuerkrankungen mit dem Erreger liegt jedoch in Mitteleuropa bei nur noch 0,001/100.000/Jahr.

- **Symptome**
  Unterschiedliche Manifestationsorte sind möglich:
  - Diphtherie der *Mandeln* und des *Rachens*: Fieber, Schluckbeschwerden, Abgeschlagenheit, druckschmerzhafte geschwollene Halslymphknoten, gerötete Mandeln mit grauweißen Belägen, die Beläge greifen auf den Gaumen über und sind schwer zu entfernen, süßlich-fauliger Mundgeruch.
  - Diphtherie der *Nase*: Auftreten meist bei Säuglingen mit blutig-wässrigem Schnupfen, es bilden sich Borken.
  - Diphtherie des *Kehlkopfes*: »Diphtherischer (echter) Krupp«: Heiserkeit, bellender Husten, pfeifendes Geräusch in der Einatmung, Atemnot, drohende Erstickung.
  - Diphtherie der *Haut* (selten): An allen Schleimhäuten und empfindlichen Hautstellen möglich wie Nabel oder Wunden. Es zeigen sich schmierige Beläge.

- **Inkubationszeit**
  - 2 bis 5 Tage.

- **Übertragbarkeit**
  - Übertragung durch Tröpfcheninfektion, selten Schmierinfektion, durch engen Kontakt zu einem Erkrankten. Als Bakterienüberträger kommen auch Tiere in Betracht.
  - *Ansteckungsfähigkeit:* solange der Erreger in Sekreten und Wunden nachweisbar ist. Bei Unbehandelten ist dies in der Regel ein Zeitraum von 2 Wochen, selten mehr als 4 Wochen; bei einer Behandlung mit Antibiotika ca. 2 bis 4 Tage.

- **Immunität**
  - Eine durchgemachte Erkrankung hinterlässt keine sichere Immunität (zur Impfung siehe Seite 265 f.).

- **Begleiterkrankungen und Komplikationen**
  - Komplikationen sind durch das

Bakteriengift bedingt und zeigen sich ab der 2. Krankheitswoche.
- Herzmuskelentzündung mit Rhythmusstörungen und möglichem Versagen des Kreislaufs u.U. mit Todesfolge.
- Entzündliche Erkrankung mehrerer Nerven können eine Gaumensegellähmung, Schluckstörungen und Lähmungen der Augenmuskeln verursachen.
- Seltener: Nierenversagen, Hirnentzündung, Herzinnenhautentzündung.

■ **Meldepflicht**
- Es besteht eine Meldepflicht für den Krankheitsverdacht, die Erkrankung und den Tod durch Diphtherie.

■ **So können Sie helfen**
- Die Behandlung erfolgt ausschließlich stationär im Krankenhaus.
- *Wichtig: Frühzeitige Behandlung bereits bei Verdacht auf Diphtherie!*

■ **Typische Medikamente**
- Gabe von Antitoxin und Antibiotika *(Penicillin)*,
- *Zinnober comp.* (Weleda), 6- bis 8-mal täglich 1 Messerspitze Pulver, bei Rachendiphtherie,
- *Bryonia/Spongia comp.* (Weleda), 6- bis 8-mal täglich 5 bis 10 Tropfen mit etwas Wasser, bei Kehlkopfdiphtherie,
- *Echinacea/Argentum* Globuli velati (Wala), morgens und mittags je 5 Globuli für 4 Wochen.
- Zur Rekonvaleszenz ist zudem eine Symbioselenkung, d.h. eine Optimierung der Darmflora, sinnvoll.

Pfeiffer'sches Drüsenfieber

(Epstein-Barr-Virus, EBV-Infektion, Mononukleose)

■ **Erreger**
- Epstein-Barr-Virus, Familie der Herpesviren.

■ **Symptome**
- Hohes Fieber,
- ausgeprägte Lymphknotenschwellung,
- Rachen- und Mandelentzündung, meist mit ausgedehnten weißen Belägen, die nicht auf den Gaumen übergreifen,
- kann zudem mit einer Vergrößerung der Milz und Leber einhergehen, mit leichtem Hautausschlag und Gelbsucht.
- Bei Kleinkindern kann die Infektion symptomlos oder auch wie ein Atemwegsinfekt verlaufen.
  »Der Pfeiffer kann alles.« Er ist ein »diagnostisches Chamäleon«, d.h. es gibt sehr unterschiedliche Symptome und vielfältige Krankheitsverläufe, weswegen man in unklaren Fällen immer an ihn denken sollte.

■ **Inkubationszeit**
- 10 bis 50 Tage.

- **Übertragbarkeit**
  - Übertragung durch infektiösen Speichel (»kissing disease«).
  - *Ansteckungsfähigkeit*: bei Intimkontakt noch mehrere Monate nach Erkrankung möglich.

- **Immunität**
  - In der Regel beständig; bei Immunschwäche, z.B. bei/nach Chemotherapie, sind Reaktivierungen und chronische Verläufe möglich.

- **Begleiterkrankungen und Komplikationen**
  Komplikationen sind bei Kindern eher selten, sie betreffen:
  - das zentrale Nervensystem, z.B. Guillain-Barré-Syndrom, Hirnentzündung,
  - das blutbildende System, z.B. Verminderung der Blutplättchen und roten Blutkörperchen,
  - das Herz, z.B. Herzmuskelentzündung,
  - die Nieren: Nierenentzündung,
  - die Haut, z.B. Ausschlag bei fälschlicherweise mit einem Penicillin behandelten Patienten,
  - ein Milzriss ist möglich.

- **Meldepflicht**
  - Keine.

- **So können Sie helfen**
  - Körperliche Schonung und Bettruhe in der Akutphase,
  - mindestens 4 Wochen kein Sport, um das Risiko eines Milzrisses zu reduzieren und eine raschere Erholung zu ermöglichen.

- **Typische Medikamente**
  - *Archangelica* 10 % (Weleda) Salbe auf die Lymphknotenschwellung,
  - ggf. *Stannum metallicum* 0,4 % (Weleda), *Leberwickel* zur Nacht,
  - Gurgeln z.B. mit *Bolus Eucalypti comp.* (Weleda), mehrmals täglich,
  - *Mercurius vivus nat.* D6 (Weleda), 3- bis 4-mal täglich 1 Tablette.

Impfungen sind über 4 Monate nach der Erkrankung nicht zu empfehlen, weil das Immunsystem so lange braucht, um seine volle Funktionstüchtigkeit wiederzuerlangen.

Windpocken

Diese an sich harmlose Krankheit ist in Krankenhäusern gefürchtet. Denn dort liegen oft immungeschwächte Patienten, die dann mit hoher Komplikationsgefahr erkranken können. *Daher bei Verdacht keine Krankenhausbesuche!* Und: Es besteht Meldepflicht bei Verdacht, im Krankheits- und im Todesfall.

- **Erreger**
  - Varizella-Zoster-Virus.

- **Symptome**
  - Innerhalb einiger Tage treten nacheinander, ganz unregelmäßig verteilt, zuerst Fleckchen auf, die sich

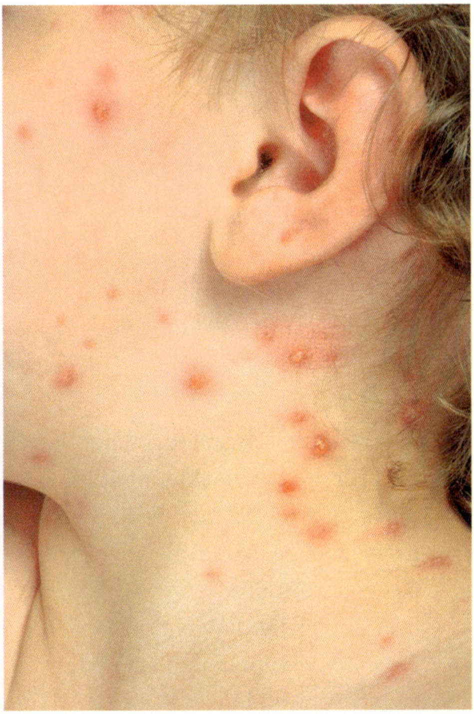

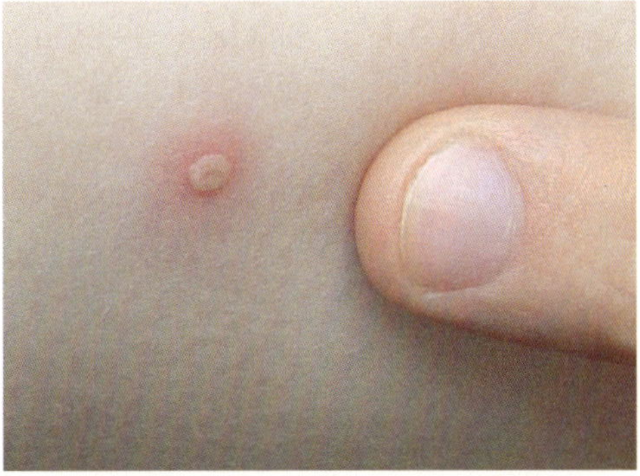

Aus den anfänglichen Fleckchen bilden sich rasch Bläschen mit wässrigem Inhalt, die dann mit einer Kruste abheilen.

Innerhalb von zwei bis drei Tagen entsteht bei den Windpocken das Bild einer »Sternkarte« auf der Haut. Eben beginnende rote Knötchen stehen neben frischen Bläschen und älteren Krusten. Betroffen sind auch die Kopfhaut und oft die Schleimhäute von Mund, Darmbereich und Genitale.

rasch zu Bläschen mit wässrigem Inhalt umbilden. Sie heilen dann mit einer Kruste ab. Infolge der verschiedenen Entwicklungsstadien der einzelnen Hauterscheinungen entsteht das Bild einer »Sternkarte«.
- Die Bläschen treten auch am behaarten Kopf, an den Handflächen, im Mund und an den Genitalien auf.
- Der Ausschlag geht mit starkem Juckreiz einher.
- Fieber kann auftreten.
- Gelegentlich erfolgt eine stille Feiung ohne Symptome – allenfalls treten ein paar vereinzelte Bläschen auf, die man kaum bemerkt.

Inkubationszeit
- 14 bis 16 Tage.

Übertragbarkeit
- Sehr hohe Ansteckungsmöglichkeit (Kontagiosität): Übertragung durch Tröpfcheninfektion bei geringstem Kontakt, »mit dem Wind« sogar durch offene Türen und Fenster.
- *Ansteckungsfähigkeit*: 1 bis 2 Tage vor Auftreten des Ausschlags bis 5 Tage nach Ausbruch des Ausschlags. Die Ansteckungsgefahr für andere besteht bis zum letzten Bläschen, *für Immungeschwächte eventuell sogar bis die letzte Bläschenkruste abgefallen ist!*

Immunität
- Lebenslange Immunität durch eine Wildvirus-Infektion.
- Als Zweiterkrankung ist eine Gürtel-

rose möglich, da die Viren lebenslang in den Nervenganglien verbleiben.
- Säuglinge haben Nestschutz für einige Monate, wenn die Mutter Windpocken gehabt hat.
- Zur Impfung siehe Seite 268.

Begleiterkrankungen und Komplikationen

Komplikationen sind selten!
- Bakterielle Folgeinfektionen, z.B. Abszesse,
- ausgeprägte Krankheitsbilder bei Neurodermitis.
- Eine Lungenentzündung ist bei Kindern selten, häufiger bei Erwachsenen.
- Sehr selten sind Komplikationen, die das Nervensystem betreffen: Kleinhirn-, noch seltener Hirnentzündung.
- Schwere Verläufe bei immungeschwächten Menschen: ggf. muss mit Lungen- und Hirnentzündung gerechnet werden. *Bei Neugeborenen, deren Mutter 5 Tage vor bis 2 Tage nach der Geburt Windpocken bekommt, ist eine Therapie mit Virustatika und Immunglobulinen nötig!*
- Sehr selten ist eine Varizellenembryopathie, die mit schweren Fehlbildungen einhergeht, wenn sich die Mutter erstmals in der 8. bis ca. 24. Schwangerschaftswoche ansteckt.

Meldepflicht

- Seit dem 29.3.2013 besteht eine Meldepflicht für den Krankheitsverdacht, die Erkrankung und den Tod an Varizellen.

So können Sie helfen

- Für die nässenden Stellen: z.B. *Wecesin®* Pulver (Weleda) oder *Tannolact®* Lotio,
- für geschlossene Bläschen und Papeln: *Combudoron®* (Weleda) oder *Wund- und Brandgel* (Wala),
- bei starkem Juckreiz kurz baden oder abwaschen mit *Calendulablütentee*,
- *Kamillenteesitzbäder* bei Befall im Genitalbereich,
- *Mundbalsam flüssig* (Wala) bei Bedarf für die Mundschleimhäute,
- *Imlan® pur* oder *Argan-Tonerde-Lotion* von Pekur bei gleichzeitiger Neurodermitis,
- bei bakterieller Folgeinfektion *Thymiantee* tupfen und als Badezusatz verwenden.

Typische Medikamente

- *Echinacea/Argentum* Globuli velati (Wala), morgens und mittags je 5 Globuli für 2 bis 3 Wochen.

Nach den Windpocken

Die Eiterbesiedlung der Blasen lässt beim Abheilen manchmal kleine Narben entstehen, die jedoch im Laufe der Zeit meist wieder verschwinden. *Rosatum Heilsalbe* von Wala hat sich zur Narbenbehandlung bewährt.

Einige Menschen neigen später, zum Teil auch nach einer Windpocken-Impfung, bei irgendeiner Schwächung zur **Gürtelrose** (Herpes zoster). Charakteristisch hierfür sind grübchenförmige derbe Bläschen, die nur in einem bestimmten halbgürtelförmigen Hautareal, das einem Hautnerv zugehört, auftreten, am häufigsten am Rumpf, jedoch auch an allen anderen Körperregionen. Oft bestehen Schmerzen und manchmal hohes, anhaltendes Fieber. Wenn z.B. ein anderes Familienmitglied an Herpes zoster leidet, können sich Kinder gelegentlich anstecken und Windpocken bekommen.

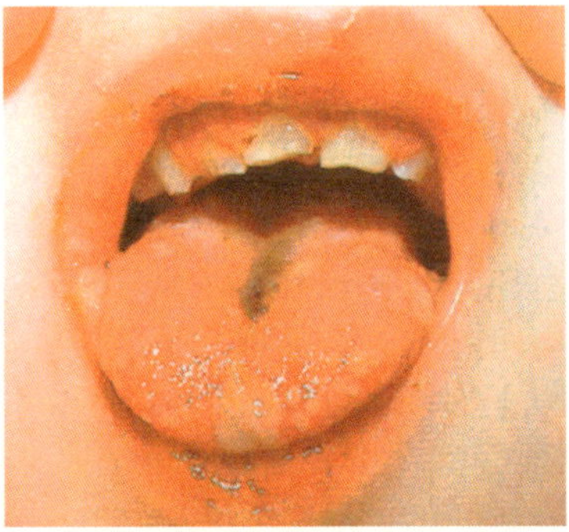

Bei der sogenannten Mundfäule treten viele schmerzhafte Aphthen im Mund auf mit Rötung der Schleimhaut.

Mundfäule

(Stomatitis aphthosa)

Erreger
- Herpes-simplex-Virus Typ 1.

Symptome
- Meist hohes Fieber, Schluckbeschwerden, vermehrter Speichelfluss, Mundgeruch,
- viele Bläschen und schmerzhafte Aphthen (offene Schleimhautbläschen mit derbem Grund, siehe die Abbildung) an Zunge, Wangenschleimhaut, Zahnfleisch, Gaumen, Lippen und um den Mund herum,
- kann aufgrund der Schmerzen zu Nahrungs- und in schweren Fällen zu Flüssigkeitsverweigerung führen.

Inkubationszeit
- 3 bis 7 Tage.

Übertragbarkeit
- Übertragung durch direkten Körperkontakt von Mensch zu Mensch oder Tröpfcheninfektion z.B. durch den Gebrauch desselben Geschirrs.
- Alter meist zwischen 10 Monaten und 3 Jahren.

Immunität
- Teilweise. Bei manchen Menschen tritt lebenslänglich immer wiederkehrend Lippenherpes auf (siehe das Kapitel »Fieberbläschen«, Seite 136).

Begleiterkrankungen und Komplikationen
- Sehr selten Hirnentzündung oder Lungenentzündung bei Neugeborenen oder Menschen mit Abwehrschwäche.
- Bei Kindern mit Neurodermitis und Abwehrschwäche kann die Erstinfektion zur schweren Hautinfektion werden, herpetisiertes Ekzem genannt.

Meldepflicht
- Keine.

■ **So können Sie helfen**

Verhindern Sie bei Lippenherpes unbedingt Tröpfcheninfektionskontakt mit Neugeborenen!

- Betupfen oder spülen Sie den Mund des Kindes mit *Mundbalsam flüssig* (Wala), der leicht anästhesiert und entzündungshemmend wirkt. Verdünnen Sie den Mundbalsam mindestens 1:1 mit Wasser. Er kann allerdings auch brennen und sollte dann stärker verdünnt werden.
- Reiner *Honig* wirkt erleichternd, sodass die Kinder nach dem Honig einige Schlucke trinken können.
- Halten Sie Ihr Kind zum Trinken an; Nahrung wird aufgrund der schmerzhaften Aphthen meist verweigert.
- In schweren Fällen mit Trinkverweigerung ist eine stationäre Aufnahme zur Infusionstherapie notwendig.

■ **Typische Medikamente**

- *Zinnober comp.* (Weleda), 4- bis 6-mal täglich 1 Messerspitze Pulver oder
- *Apis/Belladonna cum Mercurio* Globuli velati (Wala), 4- bis 6-mal täglich 5 Globuli,
- *Echinacea/Argentum* Globuli velati (Wala), morgens und mittags je 5 Globuli.

Einzelne Aphthen über wenige Tage bis Wochen haben mit der Mundfäule nur den Schmerz gemeinsam. Sie treten bevorzugt bei bestimmten Empfindlichkeiten auf, z.B. nach dem Konsum von bestimmten Weihnachtsplätzchen.

Mumps

(Ziegenpeter, Parotitis epidemica)

Der Volksmund spricht vom »Ziegenpeter« oder »Wochendippel« wegen des hamsterartig geschwollenen hinteren Wangen-Ohr-Bereiches (siehe die Abbildung auf der rechten Seite).

Der Verlauf kann sehr verschieden sein. Meist ist er mit hohem Fieber und starkem Krankheitsgefühl verbunden. Ein anderes Kind erbricht und hat kolikartige Bauchschmerzen, weil die Bauchspeicheldrüse stärker befallen ist. Ein drittes hat eine kurzfristige Schwellung der einen oder beider Wangen und nach ein paar Tagen noch einmal ein erneutes Anschwellen, eventuell ohne Fieber. Ein viertes, und das zählt schon zu den Komplikationen, bekommt stark anhaltende Kopfschmerzen und will sich im Bett nicht hinsetzen. Bei ihm ist die Mitbeteiligung der Hirnhäute wahrscheinlich, die sogenannte **Mumpsmeningitis**.

Es handelt sich dabei um eine oft auch unerkannte und glücklicherweise im Kindesalter so gut wie immer folgenlose Erscheinung. Oft kann man eine Klinikaufnahme umgehen, eine Lumbalpunktion fast immer. Eine antibiotische Behandlung ist nutzlos, da es sich um eine Viruskrankheit handelt.

Eine **Hodenentzündung** ist bei Kindern äußerst selten, betrifft aber 20 bis 30 % der männlichen Erkrankten nach der Pubertät. In 40 bis 70 % dieser Fälle schrumpft der entzündete Hoden, bei 13 % der Betroffenen kommt es zu einer Einschränkung der Fruchtbarkeit. Eine

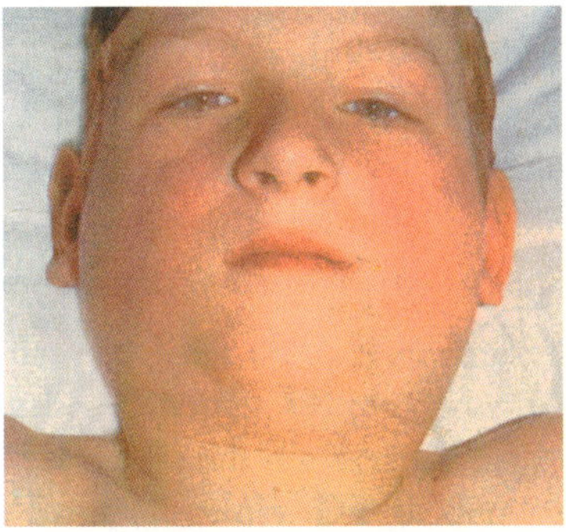

Die druckschmerzhafte Schwellung beim Mumps betrifft die hinteren Wangenteile bis unter die Ohren, sodass die Ohrläppchen abstehen.

beidseitige Entzündung mit nachfolgender Sterilität ist jedoch selten.[53]

Eine ebenfalls mögliche **Eierstockentzündung** bei Mädchen bleibt in der Regel ohne Folgen.

Selten folgt dem Mumps eine **Gehörlosigkeit**, das Auftreten einer **Hirnentzündung** (Enzephalitis) wird mit einer Häufigkeit von ca. 1 % angegeben.

Angaben über die Häufigkeit solcher Komplikationen – siehe auch die folgende Seite – sind immer kritisch zu werten. Unterschiedliche Angaben können konstitutionell, landschaftlich, zivilisatorisch bedingt sein, mit dem »Genius epidemicus« oder einer unzweckmäßigen Behandlung zusammenhängen.

Komplikationen können noch zwei Wochen nach Beginn der Erkrankung auftreten.

Mumps ist in den letzten Jahren vergleichsweise selten geworden.

Tritt er doch einmal auf, berichten die Eltern oft, dass ihre Kinder gerade nach Mumps selbstständiger geworden sind.

Erreger

- Mumpsvirus, Familie der Paramyxoviren.

Symptome

- In 30 bis 40 % der Fälle symptomloser Verlauf.
- *Leitsymptome*: Fieber und schmerzhafte Schwellung der Ohrspeicheldrüse, 30 % einseitig, 70 % beidseitig,
- *Begleitsymptome*: Schmerzen beim Kauen, Rötung der Ausführungsgänge der Speicheldrüsen, abstehende Ohrläppchen,
- kolikartige Bauchschmerzen mit Erbrechen bei Beteiligung der Bauchspeicheldrüse möglich.
- Dauer der Schwellung: 3 bis 7 Tage.

Inkubationszeit

- 16 bis 18 Tage.

Übertragbarkeit

- Übertragung durch Tröpfcheninfektion.
- Ansteckungsfähigkeit: 3 Tage vor bis 9 Tage nach Erkrankungsbeginn.
- Nestschutz während der ersten 6 Lebensmonate.

Immunität

- Nach der Erkrankung in der Regel lebenslange Immunität, nach der Impfung nur sehr unbefriedigend (siehe Seite 269 ff.).

Begleiterkrankungen und Komplikationen

- Hirnhautentzündung: Auftreten

meist 4 bis 5 Tage nach der Schwellung der Ohrspeicheldrüse, dauert ca. 7 bis 10 Tage an. Es ist die häufigste Komplikation im Kindesalter. In 1 bis 10 % wird sie bemerkt und heilt unkompliziert aus. Bei 70 % ist der Verlauf unbemerkt.
- Hirnentzündung: Bei unter 1 % der Fälle, Auftreten meist 4 bis 5 Tage nach Schwellung der Ohrspeicheldrüse. Symptome: neurologische Ausfälle, Erbrechen, Benommenheit.
- Hodenentzündung: Bei Kindern äußerst selten, beim erwachsenen Mann in 20 bis 30 % der Fälle, tritt in der Regel 4 bis 8 Tage nach Schwellung der Ohrspeicheldrüse auf, hält 1 bis 2 Wochen an. Fruchtbarkeits- bzw. Fertilitätsstörungen sind beim Erwachsenen in der Folge möglich.
- Entzündung der Bauchspeicheldrüse in ca. 4 % der Fälle.
- Hörstörung: vorübergehende Taubheit in ca. 4 % der Mumps-Fälle. Permanente einseitige Taubheit bei ca. 1:20.000 Fällen.

Meldepflicht
- Es besteht eine Meldepflicht für den Krankheitsverdacht, die Erkrankung und den Tod an der Erkrankung.

So können Sie helfen
- Körperliche Schonung,
- *Archangelica-Salben-* oder warme *Calendulaöl-Kompressen*, aber der ganze Kopf sollte dadurch nicht gewärmt werden,
- bei Bauchschmerzen: warme, feuchte *Wickel* mit *Kamille* oder *Schafgarbentee* (siehe Seite 305 f.),
- fettfreie Diät,
- hohes Fieber nur in bestimmten Fällen senken und mit dem Kinderarzt beraten (siehe auch Seite 70 ff. zum Umgang mit Fieber).

Typische Medikamente
- *Archangelica comp.* Globuli velati (Wala), 4-mal täglich 5 Globuli,
- *Apis/Belladonna* Globuli velati (Wala), 4-mal täglich 5 Globuli bei Fieber,
- *Argentum metallicum praeparatum* D12 (Weleda), 3-mal täglich 1 Messerspitze Pulver oder *Echinacea/Argentum* Globuli velati (Wala), morgens und mittags je 5 Globuli,
- ggf. *Cichorium/Pancreas comp.* Globuli velati (Wala), 4- bis 6-mal täglich 5 Globuli, bei Beteiligung der Bauchspeicheldrüse,
- ggf. *Mercurius vivus nat.* D6 (Weleda), 3-mal täglich 1 Tablette.

Keuchhusten

(Pertussis)

Erreger
- Bakterium Bordetella pertussis.

Symptome

Verlauf in drei Stadien:
- *Stadium catarrhale*
  Fieber und Schnupfen, Bindehaut-

entzündung, uncharakteristischer Husten. Dauer: 1 bis 2 Wochen.
- *Stadium convulsivum*
  Fieber besteht meist nicht mehr, anfallsweise auftretende Hustenattacken (nachts gehäuft) mit: Stakkatohusten, Verfärbung des Gesichts erst rot, dann blau, laut ziehendes, juchzendes Geräusch bei der Einatmung, Herauswürgen von zähem Schleim, Erbrechen geht oft damit einher.
  Typisch sind Intervalle, in denen keine Symptome bestehen.
  Dauer: 4 bis 6 Wochen.
  Bei jungen Säuglingen kann es auch ausschließlich zu lebensbedrohlichen Atemaussetzern kommen.
- *Stadium decrementi*
  Hustenanfälle nehmen an Häufigkeit und ab. Dauer 2 bis 4 Wochen.

■ **Inkubationszeit**
- 7 bis 14 Tage.

■ **Übertragbarkeit**
- Übertragung durch Tröpfcheninfektion.
- *Ansteckungsfähigkeit*: Die Gefahr einer Ansteckung ist im 1. Stadium am höchsten, der Kontakt führt in 70 bis 80 % der Fälle zur Erkrankung.

■ **Immunität**
- Keine lebenslange Immunität durch die Erkrankung.
- Daher kein zuverlässiger Nestschutz!
- Zur Impfung siehe Seite 266 f.

■ **Begleiterkrankungen und Komplikationen**
- Lungenentzündung,
- Mittelohrentzündung,
- Krampfanfälle möglich (in 2 bis 4 % der Fälle).
- Sehr selten ist ein tödlicher Verlauf durch Atemstillstand, der insbesondere bei jungen Säuglingen in den ersten 3 Lebensmonaten auftreten kann.

■ **Meldepflicht**
- Es besteht eine Meldepflicht für den Krankheitsverdacht, die Erkrankung und den Tod an Keuchhusten.

■ **So können Sie helfen**
- Kontakt zu jungen Säuglingen meiden,
- Kind beruhigen (siehe unten),
- reichliche Flüssigkeitszufuhr,
- keine hustenstillende Medikamente, denn dadurch wird der Schleim nicht abgehustet. Dies kann zu Lungenentzündungen führen.
- Brustwickel mit *Lavendel-* oder *Thymianöl,*
- *Cuprum metallicum praeparatum* 0,1 % Salbe (Weleda), dünn zwischen den Schulterblättern einreiben.

■ **Typische Medikamente**
- Antibiotische Behandlung, falls eine Abschwächung des Verlaufs erwünscht ist oder wenn z.B. bei Säuglingen und Kindern mit schwerem Asthma gehäuft Komplikationen zu erwarten sind. Beginn

möglichst frühzeitig im Stadium catarrhale, denn nur in diesem Stadium kann Einfluss auf den Verlauf genommen werden, bei späterem Antibiotika-Einsatz geht dies nicht mehr.
- Ggf. stationäre Aufnahme junger Säuglinge zur Überwachung und antibiotischen Therapie. Zu Hause dann Überwachung mit Heimmonitor möglich.
- Ggf. antibiotische Prophylaxe bei Säuglingen und Kindern mit Vorerkrankungen des Herzens und der Atemwege nach engem Kontakt zu erkrankten Personen.
- Anthroposophische Therapie: *Pertudoron*® 1 und 2 (Weleda), 5 Tropfen bis zu stündlich im Wechsel. Nach ärztlicher Anordnung auch typische Einzelmittel wie *Drosera* D6, *Ipecacuanha* D4, *Tabacum Cupro cultum* Rh D3.

Wie sieht ein typischer Keuchhustenanfall aus?

Er bahnt sich meistens nachts in halb- bis einstündlichen Abständen an und dauert nicht länger als eine halbe Minute. Er wird ausgelöst durch langsam in den Bronchien sich ansammelnden, zähen, glasigen Schleim, der dann durch kräftige, laute, harte, stakkatoartige Stöße ausgehustet wird.

Das Kind holt zwischen den Hustenstößen keine Luft, es rutscht sozusagen mit dem Husten stoßartig in den »Keller« seiner Ausatmungsmöglichkeiten, wo es wirklich keine Luft mehr hat. Dabei wird die Zunge röhrenförmig um den Luftstrom gestreckt, das Gesicht schwillt an und verfärbt sich bläulich. Nach einigen Sekunden, die den besorgten Zuhörern immer viel zu lange vorkommen, folgt dann eine lange, ziehend-juchzende Einatmung, die zwischen den verkrampften Stimmlippen zustande kommt. Dasselbe wiederholt sich noch ein- bis zweimal, von Ärzten »Reprise« genannt. Zuletzt würgt das Kind dann den glasigen Schleim und möglicherweise auch die davor genossene Nahrung heraus und schläft ermattet rasch wieder ein. Zuvor kann man dem Kind etwas flüssige Nahrung anbieten, weil diese dann bis zum nächsten Anfall nicht mehr im Magen ist.

Wie geht man damit um?

Alles aufgeregte Beklopfen oder Hochreißen der Kinder macht die Situation nur schlimmer und trägt nie zur Abkürzung des Anfalls bei.

Wenn man das Wiedereinatmen erleichtern möchte, wird der Kopf an der Stirn ein wenig abgestützt, der Rücken gestreichelt und das Kind mit beruhigenden Worten begleitet: »Schön aushusten – so, jetzt wieder einatmen und kräftig weiterhusten« – oder so ähnlich.

Das Kind spürt, dass das jetzt alles so sein muss, und gerät nicht in Panik. Oft reicht auch das ruhige Dabeisein. Kleine Kinder stützen sich unter Umständen aus der Bauchlage hoch, husten ihren Anfall durch und legen sich wieder hin. Am besten ist es, wenn die Mutter oder der Vater beim Kind schläft.

Zur Vorbeugung

Bedenklich ist der Keuchhusten bei Kindern in den ersten drei Lebensmonaten, weil sie es schwer haben, den Hustenanfall richtig »zustande zu bringen«, und nicht selten eine Hirnkomplikation auftritt. Allein schon der Hustenanfall kann ja zum Atemstillstand führen, weshalb in diesem Alter zunächst nur die stationäre Aufnahme in eine Kinderklinik infrage kommt. Im weiteren Verlauf ist die Überwachung zu Hause mit einem Heimmonitor möglich.

Alle Eltern müssen wissen, wie sie in diesem Alter eine Ansteckung ihres Neugeborenen oder jungen Säuglings vermeiden können: Hustende oder Infekte ausbrütende Erwachsene und Kinder sollten das Zimmer des jungen Säuglings meiden; die Eltern tragen dort einen Mundschutz, wenn sie selbst betroffen sind. Zu einem Neugeborenen und bis zu drei Monate alten Kind dürfen nur Kinder, die ganz sicher gesund sind.

Beim Auftreten von Keuchhusten in Kindergärten oder der Nachbarschaft sollten Mütter mit jungen Säuglingen gewarnt werden, deren Geschwister noch keinen Keuchhusten hatten. Der Haus- oder Kinderarzt kann dann die nötigen Schritte einleiten. Bei frisch angesteckten Säuglingen kann er die Ansteckung durch die Gabe eines spezifisch wirksamen Antibiotikums abfangen.

Was tun, wenn sich ein junger Säugling angesteckt hat?

Die Empfänglichkeit des Neugeborenen für Keuchhusten liegt fast bei 100 %, auch bei gestillten Kindern. Bei Verdacht auf einen beginnenden Keuchhusten in diesem Alter ist eine Überwachung unter kinderärztlicher Beratung notwendig, bei Ausbruch der Krankheit eine Einweisung ins Krankenhaus. Dabei sollte die Mutter oder der Vater unbedingt mit aufgenommen werden, da dann mit einer wesentlichen Verbesserung des Verlaufs gerechnet werden kann.

Säuglinge vom dritten bis sechsten Monat erkranken auch noch schwer, können aber meistens schon besser husten. Jenseits des ersten Lebensjahres sind Komplikationen bei sachgerechter Behandlung höchst selten. Dann entfallen die genannten vorsorglichen Schutzmaßnahmen. Bei gesunden Kindern haben wir sogar schon jenseits des dritten Monats oft auf die Antibiotikavorsorge verzichten können.

Bei Vitamin-D-Mangel oder einer kalziumarmen Ernährung ist der Keuchhusten wesentlich gefährlicher. Eine ärztliche Untersuchung zu Beginn des Keuchhustens ist daher im ersten Lebensjahr immer zu empfehlen.

Nach dem Keuchhusten

Noch nach Monaten kann ein Kind anlässlich eines neu erworbenen Infektes wieder keuchhustenartig husten. Es kann dann natürlich niemanden mehr mit Keuchhusten anstecken. Dass ein Keuchhusten selten einer Asthmaanlage oder einer Allergie zum Durchbruch verhelfen kann, ist lange bekannt, mit der Zunahme dieser Krankheiten hat das aber nichts zu tun.

Im Anschluss an einen Keuchhusten beobachtet man besonders bei Kindern, die vorher schlechte Esser waren, dass sie plötzlich einen außerordentlich guten Appetit entwickeln.

Seelisch scheinen die Kinder oft reifer, und man erlebt gehäuft, wie sie dann auch nachts trocken werden.

Infektiöse Gelbsucht Typ A (Hepatitis A)

- **Erreger**
  - Hepatitis-A-Virus.
- **Symptome**
  - Bei Kindern verläuft die Infektion häufig symptomlos oder es zeigen sich leichte Verlaufsformen.
  - Zu *Beginn* können unspezifische Symptome wie Appetitlosigkeit, Übelkeit, Erbrechen, Bauchschmerzen, Durchfall und Fieber auftreten, einhergehend mit einem allgemeinen Krankheitsgefühl.
  - Im *Verlauf* können sich Zeichen eines Staus der Gallenflüssigkeit zeigen: Juckreiz, dunkelbrauner Urin und entfärbte Stühle. Es besteht eine Lebervergrößerung, gelegentlich auch eine Milzvergrößerung. Diese Phase kann wenige Tage bis mehrere Wochen andauern.
  - Nachfolgend tritt eine Phase der *Genesung* ein mit Normalisierung der Laborwerte und Besserung des subjektiven Empfindens. Dauer: 2 bis 4 Wochen.
- **Inkubationszeit**
  - 15 bis 50 Tage, im Allgemeinen 25 bis 30 Tage.
- **Übertragbarkeit**
  - Übertragung durch Kontakt- oder Schmierinfektion, enge Personenkontakte, verunreinigte Lebensmittel, Wasser, Gebrauchsgegenstände. Bei Reisen in Risikoländer gilt: »Peel it, cook it or leave it«: Nahrungsmittel werden geschält, gekocht oder gar nicht gegessen.
  - *Ansteckungsfähigkeit*: 1 bis 2 Wochen vor und bis zu 1 Woche nach Auftreten der Gelbsucht oder der Erhöhung der Leberwerte.
  - Betroffene Säuglinge können das Virus in einigen Fällen über mehrere Wochen im Stuhl ausscheiden.
- **Immunität**
  - Lebenslange Immunität bei durchgemachter Infektion.
  - Zur Impfung siehe Seite 275.
- **Begleiterkrankungen und Komplikationen**
  - Bei bis zu 10 % der Erkrankungen kann ein verlängerter Krankheitsverlauf über mehrere Monate auftreten.
    Die Ausheilung erfolgt aber komplikationslos.
  - Bei 0,01 bis 0,1 % der Patienten kommt es zu schweren Verläufen bis hin zum Leberversagen.
    Die Häufigkeit steigt mit zunehmendem Alter.

Meldepflicht

- Meldepflicht bei Verdacht, Erkrankung und Tod an der Erkrankung.

So können Sie helfen

- Bettruhe,
- warme *Leberkompressen* mit *Schafgarbentee* (siehe Seite 306),
- oder *Stannum metallicum* 0,4 % Salbe (Weleda),
- leichte Kost.

Typische Medikamente

- *Hepatodoron®* (Weleda), abends 1 bis 3 Tabletten,
- *Taraxacum* Urtinktur (Weleda), 3- bis 4-mal täglich 5 Tropfen vor den Mahlzeiten oder
- *Taraxacum Stanno cultum* Rh D3 (Weleda), 3- bis 4-mal täglich 5 Tropfen vor den Mahlzeiten.

Unter den verschiedenen Formen der Leberentzündung ist die Hepatitis A im Kindesalter die häufigste und harmloseste.

Infektiöse Gelbsucht Typ B (Hepatitis B)

Erreger

- Hepatitis-B-Virus.

Symptome

- Im Säuglings- und Kleinkindalter sieht man in über 50 % der Fälle leichte Verlaufsformen.
- Zu *Beginn* können Fieber, Erbrechen und Durchfall auftreten. Dauer: 2 bis 3 Wochen.
- Im *Verlauf* zeigen sich Symptome der akuten Lebererkrankung mit Vergrößerung von Leber und Milz, Gelbsucht, entfärbten Stühlen, dunklem Urin und Juckreiz.

Inkubationszeit

- 45 bis 180 Tage, im Durchschnitt ca. 60 bis 120 Tage.

Übertragbarkeit

- Übertragung durch infizierte Körperflüssigkeiten, z.B. Blut, Samenflüssigkeit, Speichel, selten Muttermilch.
- In 40 bis 70 % der Fälle erfolgt die Übertragung durch Sexualkontakt.

Immunität

- Lebenslange Immunität bei durchgemachter Erkrankung.
- Zur Impfung siehe Seite 276.

Begleiterkrankungen und Komplikationen

- Schwere Verläufe der akuten Hepatitis B in ca. 1 % der Fälle.
- Chronische Verläufe sind abhängig vom Alter bei der Erstinfektion: Bei Neugeborenen kommt es zu ca. 95 %, bei Kleinkindern zu ca. 25 bis 40 % und bei Schulkindern und Erwachsenen zu ca. 1 bis 5 % zu einem chronischen Verlauf.
- Leberzirrhose (»Schrumpfleber«),
- Leberzellkrebs.

- **Meldepflicht**
  - Es besteht eine Meldepflicht bei Verdacht, Erkrankung und Tod an der Erkrankung.

- **So können Sie helfen**
  - Siehe Hepatitis A, Seite 188 f.

- **Typische Medikamente**
  - Anthroposophische Medikamente wie bei Hepatitis A.
  - Schulmedizinisch: Behandlung mit *α-Interferon* möglich zur Hemmung der Virusvermehrung.

- **Prophylaxe**
  - Neugeborene Hepatitis-B-positiver Mütter werden nach der Geburt aktiv und passiv gegen Hepatitis B geimpft.
  - Impfung für Risikopersonen oder Handschuhe für medizinisches Personal, Kondome bei Geschlechtsverkehr und saubere Nadeln bei Drogenkonsum.
  - Zur Impfung siehe Seite 276.

Die akuten Symptome einer Hepatitis B unterscheiden sich von denen der Hepatitis A nur wenig. Die Inkubationszeit beträgt allerdings eineinhalb bis sechs Monate. Man rechnet mit etwa zwei- bis dreimal so vielen Infizierten als sichtbar erkrankten Menschen. Je jünger die Kinder sind, umso stiller, aber chronischer verläuft die Hepatitis B, bis hin zum Leberzerfall.

Die Besonderheit des Verhältnisses zwischen Mensch und Virus ist bei dieser Krankheit, dass einige Befallene das Virus nicht überwinden können und so ihr Blut unter Umständen lange Zeit für andere ansteckend bleibt. Entdeckt wurde diese Form der Leberentzündung durch Blutübertragungen; dieser Ansteckungsweg spielt heute kaum noch eine Rolle. Inzwischen weiß man, dass Sexualkontakte die häufigste Ansteckungsquelle sind. Entsprechend findet sich die höchste Erkrankungsrate in Großstädten mit viel Promiskuität – d.h. sexuellen Kontakten mit häufig wechselnden Partnern – und einer hohen Rate an Drogenabhängigen. Ob die inzwischen fast weltweit empfohlene Impfung aller Säuglinge und Kinder tatsächlich dazu beiträgt, die Hepatitis B in den Risikogruppen zu vermindern, wird derzeit diskutiert.

Sehr selten können Ansteckungen innerhalb der Familie erfolgen, z.B. von virustragenden Adoptivkindern aus hochdurchseuchten Ländern. Ebenso ist das Ansteckungsrisiko in Kindergärten sehr gering.

Die Virusträger können das Virus über viele Jahre ohne Schaden »beherbergen«, eventuell auch überwinden oder aber infolge einer chronischen Entzündung der Leber schleichend oder rasch eine Leberzirrhose entwickeln.

Weitere Formen von Leberentzündungen nehmen zu. 10 bis 15 % der gemeldeten Erkrankungen entfallen auf die Hepatitis C. Die Hepatitis C nimmt in 60 bis 80 % der Fälle einen chronischen Verlauf.

Borreliose (Lyme-Borreliose)

- **Erreger**
  - Bakterium Borrelia burgdorferi.

- **Symptome**
  - Symptome und Verlauf der Borreliose sind sehr vielfältig. Es treten vor allem *Symptome an Haut, Nervensystem, den Gelenken und am Herz* auf, gelegentlich verläuft eine Infektion ganz unbemerkt.
    Da sich Erscheinungen aus der zum Teil noch verwendeten Stadieneinteilung überlappen, bevorzugt man heute die Einteilung in Früh- und Spätmanifestationen. Grippeähnliche Symptome sind zu verschiedenen Zeiten möglich.

  Frühmanifestationen:
  - *Wanderröte* (Erythema migrans), tritt nur in ca. 50 % der Infektionen auf. Tage bis Wochen nach dem Zecken-Stich entsteht an der entsprechenden Stelle aus einem Knötchen eine scharf abgegrenzte schmerzlose Rötung. Diese breitet sich ringförmig aus und blasst in der Mitte ab.
  - Gelegentlich gleichzeitig Lymphozytom: bläulich-rote Schwellung, bei Kindern am häufigsten am Ohr.
  - Begleitend können Fieber, Kopfschmerzen, Gelenk- und Muskelschmerzen, eine Bindehautentzündung und eine Lymphknotenschwellung auftreten.

  Ausbreitung der Infektion in verschiedene Organe, heute zu Frühmanifestationen zählend:

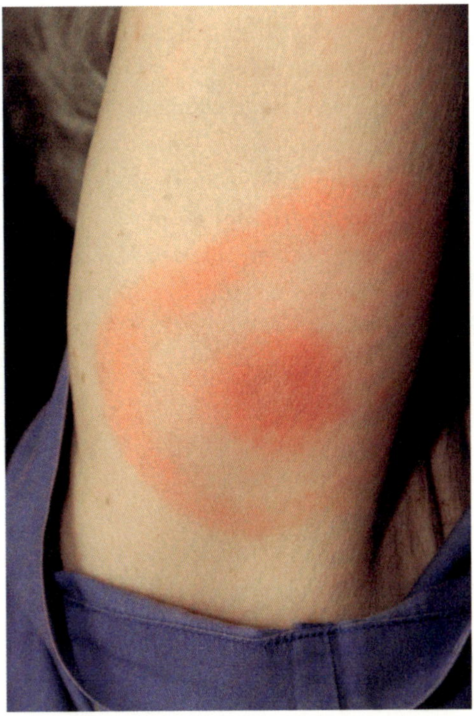

Wanderröte nach einer Infektion mit Borrelien.

  - *Neuroborreliose* mit Hirnhautentzündung oder Entzündung einzelner Kopfnerven. Die Borreliose ist bei Kindern die häufigste Ursache für die ein- oder selten beidseitige Lähmung des Gesichtsnervs (Facialisparese). Die Lähmung bildet sich vollständig zurück.
  - Bei Erwachsenen finden sich häufiger äußerst schmerzhafte Nervenwurzelentzündungen am Rückenmark.
  - Eine Entzündung des Herzmuskels (Myokarditis) kann ebenfalls auftreten.

  Spätmanifestationen oder *chronisches Stadium*, d.h. über 6 Monate anhaltende Organmanifestationen, insbesondere:

- chronische Gelenkentzündungen, v.a. des Kniegelenkes,
- chronische Hautschäden sind möglich v.a. an den Beinen mit rötlich-bläulicher Verfärbung der Haut; die Haut wird sehr dünn,
- chronische neurologische Störungen, Schmerzen und Erschöpfungssyndrome.

Inkubationszeit

- Unterschiedlich je nach klinischem Erscheinungsbild.
- Frühmanifestationen: Wochen bis Monate,
- Spätmanifestationen: Monate bis Jahre.

Übertragbarkeit

- Übertragung durch den Stich der Schildzecke Ixodes ricinus. Infektionsgefährdung besteht in allen Teilen Deutschlands.
- Das Erkrankungsrisiko steigt mit der Dauer des Saugvorganges.
- Ansteckung nicht möglich, da keine Übertragung von Mensch zu Mensch stattfindet.

Immunität

- Keine lebenslängliche Immunität, wiederholte Erkrankungen möglich.
- Es existiert keine Impfung.

Begleiterkrankungen und Komplikationen

- In der Regel heilt die Borreliose bei frühzeitiger Erkennung und entsprechender Therapie ohne Folgen aus.
- Schwieriger zu behandeln ist die Borreliose in den Spätstadien, wo man auch von Folgeerkrankungen oder Komplikationen sprechen könnte (siehe Symptome).

Meldepflicht

- Keine.

So können Sie vorbeugen und helfen

- Kinder sollten nach Wiesen- und Waldgängen von oben – vom Haaransatz an! – bis unten nach Zecken abgesucht werden.
- Tragen von Kleidung, die möglichst viel Körperoberfläche bedeckt.
- Repellentien (Geruchsstoffe, welche die Zecken fernhalten) können verwendet werden, die Wirkung lässt jedoch nach ca. 2 Stunden nach. Verträglich sind, insofern keine Allergie besteht, ätherische Öle wie *Lavendel*, *Thymian*, *Zypresse*, *Zeder*, *Zitrone*, *Lemongras* und *Neem-Extrakt*.
- Entfernen Sie die Zecken umgehend mit einer Spezialpinzette oder Zeckenkarte. Der Zeckenkörper darf dabei nicht gequetscht werden. Fassen Sie die Zecke dabei möglichst dicht über der Haut und ziehen Sie sie heraus; vorsichtiges Hin- und Herdrehen kann das Entfernen erleichtern.
- Desinfizieren Sie die Stichstelle. Verbleibende kleine Widerhaken des Stechapparates erhöhen nicht das Risiko, an einer Borreliose zu erkranken. Sie werden von selbst mit einer kleinen Entzündungsreaktion abgestoßen.

- Bei Erkrankungssymptomen ausreichende Schonung.

Typische Medikamente

- Antibiotische Behandlung bei Wanderröte, Neuroborreliose, Gelenkentzündungen und Entzündungen des Herzmuskels.

Die anthroposophische Begleitbehandlung richtet sich nach den jeweiligen Symptomen. Allgemein sinnvoll sind:

- *Argentum/Quarz* Globuli velati (Wala), morgens und mittags je 5 Globuli nach Zeckenbiss und bei Neuroborreliose,
- *Echinacea/Argentum* Globuli velati (Wala), morgens und mittags je 5 Globuli zur Stärkung des Immunsystems,
- *Levico comp.* Globuli velati (Wala), 3-mal täglich 5 Globuli bei Schwäche und grippeähnlichen Begleitsymptomen,
- *Gelsemium comp.* Globuli velati (Wala), 3-mal täglich 5 Globuli bei Kopf- und Gliederschmerzen,
- Symbioselenkung zur Verbesserung der Darmflora nach Antibiotikatherapie.

Aufgrund bestimmter klinischer Befunde (siehe oben) wird die Verdachtsdiagnose einer Lyme-Borreliose gestellt. Die Diagnose wird durch Labordiagnostik, d.h. durch einen Antikörpernachweis gegen Borrelien im Blut, bei Verdacht auf Neuroborreliose auch im Liquor (»Nervenwasser«) gestützt. Ausnahme ist das Erythema migrans, das aufgrund seiner unverwechselbaren Erscheinung ohne Laboruntersuchung antibiotisch behandelt wird.

Ein positiver Antikörperbefund ohne die entsprechenden klinischen Befunde reicht für die Diagnose nicht aus. Eine antibiotische Therapie ist in diesem Fall nicht angezeigt. Auch ein Nachweis von Borrelien in der Zecke rechtfertigt keine prophylaktische Antibiotika-Gabe. Die Untersuchung der Zecke auf Borrelien ist für epidemiologische Fragestellungen interessant.

Beim Herausziehen der Zecke kann es vorkommen, dass Reste der Zecke in der Haut zurückbleiben. Es handelt sich dabei um Teile des Stechapparates und nicht um den Kopf der Zecke. Nach einiger Zeit wird dieser Fremdkörper in der Regel von selbst abgestoßen. Es kann zu einer verstärkten lokalen Fremdkörper- bzw. Entzündungsreaktion kommen. In diesem Fall sollte eine Vorstellung beim Arzt erfolgen.

Empfohlene Literatur

- Anregungen zur Aktivierung des Immunsystems von Georg Soldner und Hermann M. Stellmann im Buch *Individuelle Pädiatrie,* Stuttgart 2011.
- Internetseite des Robert-Koch-Instituts (www.rki.de).
- Leitlinie der Deutschen Borreliose-Gesellschaft (www.borreliose-gesellschaft.de/Texte/Leitlinien.pdf).

Behinderungen, akute Ausnahmesituationen und besondere Krankheitsprobleme

Sowohl in akuten Ausnahmesituationen wie einem Klinikaufenthalt als auch beim Bewältigen eines langen Weges mit einer chronischen Erkrankung oder im Falle einer Behinderung bedürfen Kinder besonders sensibler und verlässlicher Begleitung durch Angehörige und Therapeuten, zu denen wir hier auch Pflegende und Fachberater (z.B. Diabetesberater) zählen. Je größer das Vertrauen ist, dass man das, was auch immer kommt, verstehen und handhaben kann und damit nicht alleine ist, desto besser ist die Krankheitsbewältigung. Das Forschungsgebiet der Psychoimmunologie kann diese Zusammenhänge in immer mehr Details belegen.

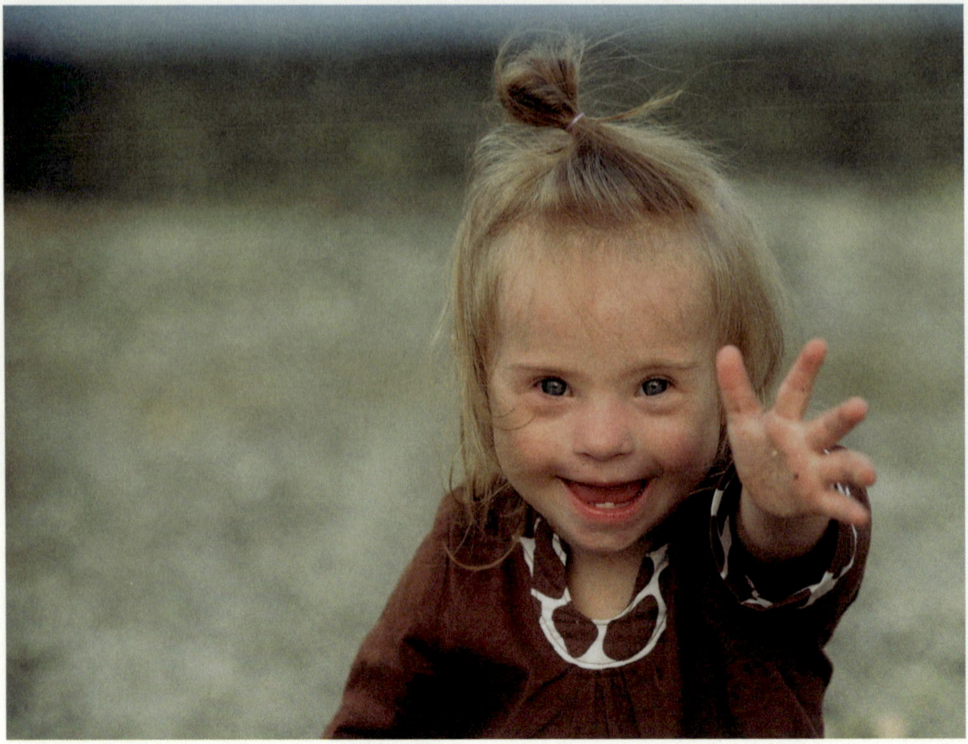

Das Kind im Krankenhaus

Begleitung

Je kleiner die Kinder sind, umso wesentlicher ist es, dass sie im Falle eines stationären Aufenthaltes von Mutter oder Vater oder einem vertrauten Menschen aus der nächsten Umgebung begleitet werden. Aus diesem Grund sind in den letzten Jahren in vielen Krankenhäusern »Mutter-Kind-Einheiten« eingerichtet worden, und wo solche noch nicht anzutreffen sind, sollten Eltern alles daransetzen, dass die Mitaufnahme eines Elternteils möglich wird. Dies gehört im Vorschulalter entscheidend mit zur Therapie. Auch ist sehr zu hoffen, dass in Zukunft kein Kinderkrankenhaus mehr konzipiert wird, ohne solche Unterbringungsmöglichkeiten zu berücksichtigen.

Nicht nur die Krankheit reißt das Kind aus seinem gewohnten Lebensrhythmus heraus, sondern auch die Aufnahme in das Krankenhaus mit seiner für das Kind völlig fremden Umgebung. In dieser Ausnahmesituation prägen sich alle Eindrücke noch viel tiefer in die kindliche Seele ein als sonst. Größte Sorgfalt und Liebe sind also nötig, um Schäden durch die Hospitalisierung zu vermeiden. Ärzte, Pflegende und Eltern sollten gemeinsam alles versuchen, dass der Aufenthalt im Krankenhaus für die Kinder möglichst als »schöne Zeit« in Erinnerung bleibt. Wird das Kind durch Mutter oder Vater begleitet, kann die Kontinuität in der Beziehung die Fremdheit der Umgebung weitgehend kompensieren.

Wenn die Mitaufnahme der Eltern nicht möglich ist oder – im Falle älterer Kinder – nicht notwendig, so ist es doch entscheidend, dass eine offene Besuchszeit dafür sorgt, dass die Kinder jederzeit von ihren nächsten Angehörigen besucht werden können. Bei längerem stationärem Aufenthalt ist es wichtig, Anregungen zu altersentsprechendem Spielen und Lernen zu geben. Nicht immer verfügt das Krankenhaus über Beschäftigungstherapeuten oder gar eine Spielgruppe oder Krankenhausschule. So sind auch hier die Eltern gefordert, initiativ zu werden.

Gespräch über die Krankheit

Große Wachheit ist nötig, um im Falle einer schwerwiegenden oder gar lebensbedrohlichen Erkrankung zu bemerken, ob und wann ein Kind über seinen Zustand sprechen möchte. Hier sensibel zu sein und die Signale des Kindes ernst zu nehmen erfordert eine gute Zusammenarbeit insbesondere mit den Pflegenden. Den Krankenschwestern und Krankenpflegern kommt nicht nur die pflegerische Hauptverantwortung für die Betreuung der Kinder zu, sondern sie sind es häufig selbst, die durch den engen täglichen Kontakt mit den kleinen Patienten manche Frage oder auch heruntergeschluckte Verzweiflung zu verstehen oder zu deuten in der Lage sind.

Grundsätzlich gilt gerade für die Zeit im Krankenhaus der möglichst sachliche Umgang mit der Krankheit ohne falsche Rücksichtnahme oder sentimentale Mitleidsbekundungen. Oft sind die Kinder auch dankbar, wenn man mit ihnen gerade nicht über die Krankheit spricht, sondern sie ablenkt, ihnen etwas vorliest und »so normal wie nur möglich« ist.

Beschäftigung

Wir empfehlen zur Beschäftigung im Krankenhaus alles, was Eigenaktivität und Besinnung fördert und Freude macht, nicht jedoch den Gebrauch akustischer oder optischer Medien. Diese unterstützen weder den Heilungsverlauf noch helfen sie dem Kind bei seiner »Selbstwerdung«. Im Gegenteil, diese wird dadurch behindert (vgl. Seite 566 ff.). Hingegen wirken Interesse und menschliche Zuwendung sowie Eigenaktivität (z.B. ein Märchen oder eine Geschichte in einem schönen Heft selbst illustriert) immer aufbauend und positiv. Auch gibt es Krankenhäuser, die einen Raum zum Üben von Musikinstrumenten oder Singen und Musizieren zur Verfügung stellen – unabhängig von der vielleicht auch möglichen Musiktherapie.

Empfohlene Literatur

- Christel Dhom, *Zauberhafte Märchenwolle,* Stuttgart 2005.
- Wilma Ellersiek, *Die tanzende, spielende Hand. Rhythmisch-musikalische Hand- und Fingerspiele,* Stuttgart [2]2014.
- Rudolf Kischnick u.a., *Dreh dich nicht um ...,* Stuttgart 2008.
- *Werkbücher für Kinder, Eltern und Erzieher* – siehe Literaturverzeichnis im Anhang.
- Angelika Wolk-Gerche, *Mach was aus Papier,* Stuttgart 2000.
- Angelika Wolk-Gerche, *Zwergenreiche,* Stuttgart [2]2001.

Vom Umgang mit behinderten und chronisch kranken Kindern

Die Entwicklungschance sehen lernen

Es gibt Kinder, die kommen blind zur Welt oder verlieren durch einen Unfall ihr Augenlicht. Ihr Erfahrungsraum ist um eine Dimension eingeschränkt: Licht und Farben sind ihnen verschlossen, und das Bildvorstellen der gegenständlichen Welt ist nur über den Tastsinn möglich. Umso intensiver und feiner gestalten sich jedoch die übrigen Wahrnehmungen – Hören und Tasten sind viel genauer und wacher als bei den Sehenden. Die Gefühlserlebnisse, die sich daran anschließen, geben dem Gemütsleben mehr den Charakter des Offenseins für das, was sich im Klang der Sprache, in jeder tonlichen Äußerung an Innerlichkeit mitteilt. Stimmungen und feine seelische Regungen werden vom Blinden deutlicher empfunden, vom Sehenden dagegen im wahrsten Sinne des Wortes oft übersehen.

Andere Kinder können nicht hören. Früher dachte man, dass die Taubstummen zugleich auch schwachsinnig seien. Später entdeckte man, dass die Beschränktheit im seelisch-geistigen Ausdrucksvermögen daher kommt, dass die Kinder das Denken nicht am Sprechen erlernen konnten. Seitdem es die Taubstummensprache gibt, können sie sich zu normaler Intelligenz entwickeln.

Die Seelenwelt des Tauben ist von tiefem Schweigen durchzogen. Für ihn tragen die Dinge ihr Wesen an der Oberfläche, und er hat es schwer, zu einer Verinnerlichung zu kommen. Er gerät leichter in die Gefahr, misstrauisch zu werden. Ein vertrauensvolles Sich-Hingeben fällt ihm schwerer.

Manche Kinder können nicht riechen oder sind farbenblind. Welche Dimension des Erlebens ist ihnen verborgen, und welche seelischen Möglichkeiten haben gerade sie besonders? Wie erlebt ein Kind die Welt, das an den Rollstuhl gefesselt ist, das hinkt, nicht laufen kann oder anstelle des Armes nur einen Stummel mit einigen Fingern trägt? Bei Kindern mit Einschränkungen der Bewegungsfähigkeit finden wir oft eine überdurchschnittliche seelische Energie. Als ob der Wille, der sich nicht in körperliche Aktivität umsetzen kann, gleichsam zurückgestaut, nun als seelisches Potenzial zur Verfügung stünde. Dieses Phänomen zeigt sich auch bei Kindern mit Lippen-Kiefer-Gaumen-Spalte. Kräfte, die zur Ausgestaltung des Skeletts nötig sind, haben aufgrund der genetischen oder einer anderen Disposition nicht die Möglichkeit gefunden, sich körperlich zu engagieren, und bleiben daher für seelische Aktivität aufgespart. Deshalb sind solche Kinder nicht immer leicht zu erziehen. Sie neigen dazu, über die Stränge zu schlagen oder »aus allen Nähten zu platzen«, da sie noch nicht gelernt haben, mit ihren »Überschusskräften« umzugehen.

Wieder andere Kinder haben es mit angeborenen oder erworbenen Schäden der inneren Organe zu tun. Ein Kind, welches z.B. seit dem dritten Lebensjahr an einem Diabetes mellitus leidet, wird von diesem Zeitpunkt an stets sehr viel bewusster seine Bewegungen und seine Nahrungsmittel einschätzen lernen und bereits im frühen Alter verantwortungsvoller mit sich selbst umzugehen wissen. Die Familie dieses Kindes lernt durch die Handhabung von Insulingaben, Blutzuckermessungen und die richtige Einschätzung der Stoffwechselsituation die durch einen Autoimmunprozess in der Bauchspeicheldrüse zerstörte Zellfunktion (Insulinproduktion) durch bewusstes Denken und Handeln zu übernehmen.

Oder: Ein elfjähriges Mädchen kommt wegen Wachstumsstillstands, Blässe und Müdigkeit zum Arzt. Er stellt fest, dass die Nieren kaum mehr arbeiten – es handelt sich bei diesem Kind um eine angeborene Nierendegeneration, die in absehbarer Zeit zu einer völligen Funktionslosigkeit führen wird. Wie sieht ein Leben mit der künstlichen Niere aus? Was bedeutet eine Organtransplantation? *Was ist der Sinn solcher Krankheiten im Schicksal einzelner Kinder und ihrer Familien – und im Sozialen?*

Wie geht man mit Kindern um, die an einem Herzfehler, an kindlichem Rheuma, an Asthma, Schuppenflechte oder Krebs leiden? Bei der Bewältigung dieser schwerwiegenden Fragen kann ein Grundmotiv dieses Buches weiterhelfen:

Erziehung und Krankheitsbewältigung haben etwas miteinander zu tun. So ist in jeder Krankheit eine Aufgabe verborgen, eine Entwicklungsmöglichkeit gegeben, die nur durch sie so ergriffen und gelernt werden kann.

Diese Aufgabenstellung sehen zu lernen ist der erste Schritt zur Bewältigung des Problems. Da diese Aufgabenstellung jedoch stets individuell erlebt und gefunden werden muss und sich nicht verallgemeinern lässt – man kann z.B. nicht sagen, dass alle Blinden die oder die Aufgabe zu lösen hätten –, möchten wir an dieser Stelle einige Grundgedanken entwickeln, die im Einzelfall eine hilfreiche Orientierung geben können.

Aus Erfahrung lernen

Angesichts einer Krankheit oder Behinderung müssen zunächst einmal Schreck, Angst und Sorge bis zu einem gewissen Grad verarbeitet werden. Dabei kann die Frage helfen: *Was erlebt und erfährt ein krankes oder behindertes Kind gerade durch seine Einschränkung an der Welt anders und vielleicht einmalig? Wie kann ich ihm helfen, aus seinen Erfahrungen Wesentliches zu lernen?* Gelingt eine solche Besinnung, so fallen einem viel eher hilfreiche Gedanken für die Bewältigung der Situation des Kindes ein.

Eine nächste wichtige Überlegung ist die, dass Kinder im Vorschulalter z.B. ihre Behinderung oder chronische Krankheit nur in dem Maße erleben, wie es ihnen von der Umgebung zurückgespiegelt wird. Sie werden oft überhaupt erst durch wahrnehmbare Ängste der Eltern, unsachgemäße Schonung, Sonderbehandlung, durch Gespräche über das Krankheitsbild in ihrer Gegenwart oder durch Verwöhnen in Verbindung mit Äußerungen des Bedauerns und des Mitleids darauf aufmerksam. Gelingt der Familie jedoch sicher und selbstverständlich das, was für die Versorgung im Einzelfall notwendig ist, und behandelt sie im Übrigen das Kind genauso wie die anderen, so erlebt es sich selbst als »normal«. Es kann sich mit seiner Situation identifizieren, sich in ihr zurechtfinden und bekommt nicht das Gefühl, dass es eigentlich anders sein sollte, als es ist. So kann der Grund für die innere Sicherheit gelegt werden, die es später ganz besonders brauchen wird. Wenn es dann zu Schockerlebnissen kommt und z.B. ein schielendes oder hinkendes Kind auf der Straße gehänselt wird oder sich im öffentlichen Verkehrsmittel die Menschen wegsetzen, weil sie meinen, dass ein Ekzem ansteckend sei, so ist es ganz besonders wichtig, dass auch hier die Eltern dem Kind die Sicherheit vermitteln, dass schon alles »recht« ist: Das Zwei- bis Vierjährige kann noch durch eine Geschichte oder Tätigkeit abgelenkt werden oder indem man ihm etwas zeigt. Später kann man sagen: »Der Junge kennt dich eben gar nicht richtig – wenn der wüsste, wer du bist, würde er das nicht machen.« Oder: »Weißt du, jeder Mensch hat etwas, worüber sich andere lustig machen können und was ihnen nicht so gut gefällt – das regt uns nicht auf.« Mit älteren Kindern kann man auch davon sprechen, welche Schmerzen die

Muschel hat, wenn ein Fremdkörper in sie eindringt und sie Perlmutt absondert, um ihn unschädlich und glatt zu machen. Am Ende aber, wenn diese schmerzvolle Phase überstanden ist, hat sich der Fremdkörper in eine glänzende rosa-weißliche Perle verwandelt!

Mit einem Schulkind wird man je nach Situation und Reife offen über die Behinderung oder die chronische Krankheit sprechen und zumindest im Zusammenleben immer wieder deutlich machen, dass man – z.B. im Falle eines Kindes mit Diabetes – seine im Umgang mit der Krankheit gewonnene Verantwortlichkeit für den eigenen Körper als beachtliche Fähigkeit wahrnimmt. Dennoch taucht in solchen Gesprächen hin und wieder auch die Frage nach der Gerechtigkeit auf, warum es andere Kinder so viel leichter haben usw. Diese Fragen, warum einer herrlich und in Freuden lebt und ein anderer in bitterer Armut, warum ein Mensch ferne Länder bereisen und vieles lernen und erfahren darf, während bei einem anderen das alles durch äußere oder innere Umstände verhindert wird – sie fordern ja nicht nur den Kranken oder Behinderten, sondern auch den Gesunden heraus. Diese Auseinandersetzung mit den Fragen nach dem eigenen Schicksal bleibt niemandem erspart (vgl. das Kapitel »Sinnfindung«, Seite 213 ff.).

Gesellschaftliche Aufgabe

Welche Aufgabe stellt sich der Gesellschaft durch chronische Krankheiten und Menschen mit Behinderungen? Wie lässt sich der Sinn dieser Aufgabe erfassen?

Der gesunde Leib des Menschen ist tatsächlich – im Sinne des ersten Buches Mose – ein »Ebenbild Gottes«. Der aufgerichtete, frei beweglich über all seine körperlichen Möglichkeiten verfügende Mensch ist souverän und zeigt die umfassenden Entwicklungsmöglichkeiten und Fähigkeiten des Menschen. Krankheiten hingegen bedeuten immer eine Einschränkung dieser Vollkommenheit. So wie man sagen kann, dass der gesunde Leib ein Bild des zukünftigen, gottähnlichen Menschen ist, *so kann jede Krankheit zum Bild einer Aufgabe werden,* sich etwas von dieser Gottebenbildlichkeit bewusst zu machen.

Auch der Gesunde kann bemerken, wie wenig er noch von dem aus *eigener* Anstrengung heraus erreicht hat, wovon sein Körper bereits reales Bild ist. Zum Beispiel geht er frei und aufrecht – ist er es aber auch seelisch und geistig? Wie schwer realisieren sich wirkliche innere Freiheit im Überwinden all der tausend Abhängigkeiten und echte Aufgerichtetheit, d.h. »Aufrichtigkeit«? Der Gesunde ist frei, sich seiner Unvollkommenheiten bewusst zu werden, sich Aufgaben für die eigene Entwicklung zu stellen, und es hängt von ihm ab, ob er überhaupt etwas in dieser Richtung unternimmt. Beim Kranken ist dies anders. Hier ist die Freiheit bereits eingeschränkt und durch die Erkrankung eine Aufgabe gewiesen, an der gearbeitet werden soll (vgl. die Ausführungen über Freiheit und Notwendigkeit im Schicksal, Seite 226).

Zum Beispiel zeigt die erworbene Immunschwäche AIDS auf körperlicher Ebene das Nachlassen der Immunkompetenz.

Welche Aufgabe, an der Gottebenbildlichkeit zu arbeiten und etwas von ihrer Vollkommenheit bewusst zu erringen, wird darin verwirklicht? Dort wo körperliche Abwehr, Selbstschutz, Erhaltung der biologischen Identität war, begegnet uns jetzt Schritt um Schritt das Nachlassen dieser Fähigkeiten. Die Krankheitserscheinungen gehen im weiteren Verlauf dahin, dass sich die Strukturen des Leibes zunehmend auflösen infolge von Entzündungen, Geschwüren, Geschwülsten und Störungen im Bereich der Nervenfunktionen. Die menschliche Persönlichkeit kann sich in diesem Leib – auch wenn das Bewusstsein noch voll erhalten ist – immer weniger ihr gemäß ausdrücken. Der Leib wird gleichsam zum Bild organischer Selbstaufgabe oder auch »Selbstlosigkeit«. Erscheint hier im Bild der Krankheit eine Aufgabe, die sich unserer Zeit stellt wie wohl keiner anderen?

Im Laufe der Menschheitsentwicklung hat der Einzelne, aber auch die Gesellschaft wohl noch nie zuvor so viel Egoismus geltend gemacht wie gegenwärtig. Politik und Wirtschaft sind nicht so veranlagt, dass die Rücksicht auf den Lebensraum der Erde mit ihren Naturreichen im Vordergrund steht oder der Respekt vor den Lebensgewohnheiten und Kulturen der Völker. Es zeigt sich im Großen, was überall auch im Kleinen bis in die persönlichen Familienzusammenhänge hinein spürbar wird: eine nur schwer beherrschbare Neigung, die egoistischen Möglichkeiten von Anspruchshaltung, Ehrgeiz und Machtstreben auszuleben und immer mehr Geld und Zeit in immer noch raffinierteres Genießen zu investieren. Und mitten im Zuge dieser Kulmination egoistischer Neigungen tritt urplötzlich eine Krankheit auf, die das krasse Gegenbild davon darstellt, indem sie auf körperlicher Ebene das Bild der Offenheit und Hingabe der Persönlichkeit zeichnet. Die Krankheit bringt ins Bild, was heute weltweit gelernt werden muss, wenn es einen entschiedenen Kulturfortschritt geben soll. Die von der Krankheit Betroffenen bringen körpersprachlich zum Ausdruck, was Aufgabe für uns alle ist: an der Überwindung des Egoismus zu arbeiten. So gesehen sind AIDS-Kranke »Stellvertreter« für uns alle. AIDS ist eine Stellvertreter-Krankheit. Wer sie durchleidet, erlebt auf körperlicher Ebene die Überwindung des Egoismus, d.h. das Wesen der Selbstlosigkeit. Er lernt körperlich und damit unbewusst und gleichsam gezwungenermaßen, was aus freien Stücken zu lernen eine heutige Kulturaufgabe ist. Für den AIDS-Patienten, der an dieser Krankheit verstirbt, bedeutet dies, dass er zumindest auf biologisch-körperlicher Ebene, d.h. im unbewussten Erlebnisbereich der Seele, dem für die heutige Menschheit wichtigsten Ideal nahegekommen ist: der Selbstlosigkeit. So wird er diese Fähigkeit im folgenden Erdenleben möglicherweise unbewusst-instinktiv als Veranlagung haben und damit zu einer altruistischen Lebenseinstellung und einem großen Interesse für die Weltverhältnisse veranlagt sein.

So wie bei AIDS die Selbstlosigkeit, so ist es beim kindlichen Diabetes die Verantwortung für sich selbst und den eigenen Organismus, die in besonderer Weise ausgebildet wird – in einer Zeit, in der sich alle Menschen zunehmend um Absicherung bemühen und um möglichst wenig Verantwortung für ihr eigenes Tun. Die enorme Zahl von Versicherungen, die jeder für sich abschließt, oder die Verträge aller Art, die möglichst alle Eventualitäten abdecken sollen, sprechen eine deutliche Sprache.

Durch das Leben mit Diabetes wird die Fähigkeit zu Alltagsstrukturierung und besonders bewusstem und flexiblem Handeln gelernt. Kinder mit Diabetes üben z.B. von klein auf, all ihr Essen in seiner diabetesrelevanten Wertigkeit einzuschätzen. Sie ersetzen durch Bewusstsein eine normalerweise ganz unbewusst verlaufende Organfunktion. Dadurch erfährt die Ausbildung von Verantwortungsgefühl, Zuverlässigkeit und damit Handlungsfähigkeit eine enorme Unterstützung – Kompetenzen, die in Zukunft auf unserer Erde besonders benötigt werden.

Diabetes mellitus im Kindesalter – »Ich bin nicht krank! Ich habe nur Diabetes.«[54]

Insulinpflichtiger Typ-1-Diabetes

Wenn man im Kindesalter von Diabetes, der Zuckerkrankheit, spricht, meint man meist den insulinpflichtigen Typ-1-Diabetes, bei dem lebenslang das Insulin von außen zugeführt werden muss.

Ein Kind, welches z.B. seit dem dritten Lebensjahr an einem Diabetes mellitus leidet, wird von diesem Zeitpunkt an stets sehr viel bewusster seine Bewegungen und seine Nahrungsmittel einschätzen lernen und bereits im frühen Alter verantwortungsvoller mit sich umgehen. Die Familie dieses Kindes lernt durch die Handhabung von Insulingaben, Blutzuckermessungen und der richtigen Einschätzung der Stoffwechselsituation, die durch einen Autoimmunprozess in der Bauchspeicheldrüse zerstörte Zellfunktion (Insulinproduktion) durch bewusstes Denken und Handeln zu übernehmen. Die Sinnhaftigkeit dieser Krankheit im Schicksal des einzelnen Kindes, in seiner Familie und in größeren sozialen Zusammenhängen – z.B. Kindergarten, Schule, Ferienfreizeiten sowie später in Ausbildung und Beruf – lässt sich erahnen, wenn man über die Jahre die besonderen Fähigkeiten erlebt, welche durch das Leben mit dem Diabetes gewonnen werden. Im Sinne der Salutogenese sind dies eine bewusstere Selbstwahrnehmung, Handhabbarkeit und Selbstwirksamkeit, Sicherheit in der Auswahl von Freunden, ein besserer Zusammenhalt in der Familie, besondere Zuverlässigkeit, Planung und Vorausdenken.

Zu Ursachen und Häufigkeit der Erkrankung

Der Erkrankungsgipfel des Typ-1-Diabetes liegt im Kindesalter, immer häufiger sind auch Kleinkinder betroffen. In den letzten Jahrzehnten hat Diabetes Typ 1 in unserer Gesellschaft zugenommen. Den typischen Symptomen geht eine noch unbemerkte Krankheitsphase voraus. Bis zur Manifestation ist bereits zu 90 % ein selbstzerstörender Entzündungsprozess abgelaufen, der die insulinproduzierenden Inselzellen in der Bauchspeicheldrüse betrifft.

Die Ursachen der Entstehung dieses Prozesses und damit der Diabeteserkrankung sind nach heutigem Kenntnisstand sehr vielschichtig. Offensichtlich gibt es auch Faktoren, welche mit unserer modernen Lebensweise zusammenhängen. Wenn Eltern oder Geschwister bereits Diabetes Typ 1 haben, ist das Risiko für ein Kind, ebenfalls irgendwann im Leben daran zu erkranken, um 5 bis 10 % erhöht.

1922 wurde erstmals ein Kind mit Insulin behandelt. Seither wurden weiter enorme Fortschritte gemacht, aber noch ist eine »unblutige« Blutzuckermessung ebenso wenig wie ein Aufhalten des Zerstörungsprozesses der Inselzellen realistisch in die Nähe gerückt – der Wunsch aller von der Krankheit betroffenen Menschen.

Alarmzeichen für einen möglichen Diabetes Typ 1 sind

- Das Kind trinkt deutlich mehr als gewöhnlich,
- nächtlich gehäufte Toilettengänge,
- Abgeschlagenheit, Schwäche,
- Konzentrationsmangel,
- Gewichtsverlust, bei normalem Essverhalten.

So oder ähnlich beginnt es meist: Julia ist drei Jahre alt und gerade in den Kindergarten gekommen. Ihre Mutter freut sich, dass sie neuerdings freiwillig eine ganze Kanne Tee leert. Als es allerdings fast drei Liter täglich werden, geht ihre Mutter mit ihr zum Kinderarzt. Er äußert gleich den Verdacht, dass es womöglich Diabetes sein könnte. Um das festzustellen, braucht es eine Urin- und eine Blutprobe.

»Diese Diagnose hat mir den Boden unter den Füßen weggezogen«, sagt Julias Mutter.

Erste Therapie und Schulung

In der Regel erfolgt ein stationärer Aufenthalt von etwa 8 bis 14 Tagen. Die Familie lernt, wie der Alltag mit der neuen Diagnose gemeistert werden kann. Dabei ist die Anwesenheit von beiden Eltern sehr wünschenswert für den zukünftigen Verlauf. Es werden viele neue Kenntnisse erworben über Insulin, Stoffwechsel, Ernährung, Bewegung und wie all dies mit dem Zuckerhaushalt zusammenhängt. Die Familie lernt auch praktisch die notwendigen Handlungen durchzuführen: wie man Blutzucker misst, Insulin verabreicht, die nötigen Einheiten berechnet und Über- und Unterzuckerungen erkennt und behandelt. Um die Dosis des Insulins richtig berechnen zu können, muss man den Blutzucker häufig kontrollieren, besonders bei kleinen Kindern, welche noch nicht selber sagen können, wenn es ihnen schlecht geht.

Auch die Großeltern und Geschwister werden einbezogen, Freunde und der Kindergarten informiert – denn der Diabetes spielt von nun an überall im Alltag mit und braucht entsprechende Beachtung.

Zur Insulintherapie

Die Insulintherapie wird heute meist mithilfe von sogenannten Insulin-Pens in Form einer intensivierten Insulintherapie verabreicht. Dies bedeutet, dass mehrfach täglich gespritzt wird. Diese Therapieform ermöglicht jedem Kind, sich weiter altersgerecht und ohne krankheitsbedingte Einschränkungen zu ernähren, d.h. heute ist bei dem sogenannten insulinpflichtigen Diabetes (auch Diabetes Typ 1 genannt) keine »Diät« mehr erforderlich.

Eine – auch bei Kleinkindern zu empfehlende – Insulinpumpentherapie, bei der das Insulin nicht mehrmals am Tag gespritzt, sondern kontinuierlich von einer Insulinpumpe abgegeben wird, bietet demgegenüber den Vorteil, dass hierdurch der physiologische Rhythmus des Stoffwechsels weitgehend nachgeahmt werden kann. Denn beim Gesunden folgt die Bereitstellung des Insulins durch die Inselzellen in der Bauchspeicheldrüse einer typischen Tag-/Nacht-Rhythmik. Die Pumpe gibt über eine im Unterhautfettgewebe (z.B. am Bauch) liegende Kanüle kontinuierlich eine individuell angepasste Menge Insulin in den Körper ab. Und es kann zu jeder Mahlzeit die anhand der Speisen und Getränke errechnete Menge an Insulin ebenfalls über die Haut ans Fettgewebe und von dort ins Blut abgegeben werden. Dies macht vieles im Alltag unkomplizierter.

Unter- oder Überzuckerung? (Hypo- und Hyperglykämie)

Unter- und Überzuckerungen erkennen lernen geht in der Regel schnell:

»In der Unterzuckerung wird Julia albern und hört nicht mehr, was ich sage, sie schwitzt, zittert, wird müde oder weigert sich bei Dingen, die sie sonst gut akzeptiert.«

In der Überzuckerung ist sie müde, antriebsarm, aber auch aggressiv – vor allem kann sie sich dann nicht mehr gut konzentrieren und in der Schule aufpassen. Insgesamt sind die Überzuckerungen für den Körper deutlich bedrohlicher als Unterzuckerungen, welche zügig zu beheben sind. Ein Stück Traubenzucker oder ein Glas Apfelsaft gleicht den Zuckermangel schnell wieder aus. Das Kind kann sofort weiterspielen.

Leben mit Diabetes und Begleitung durch ein Diabetesteam

Oft haben Eltern zu Beginn der Erkrankung die Hoffnung, dass es vielleicht noch eine Möglichkeit gibt, den Diabetes mit Homöopathie oder anthroposophischer Medizin zu heilen. Dies ist leider bisher nicht möglich.

Möglich ist jedoch, dem Kind eine konstitutionelle Unterstützung zu geben, wodurch der Gesundheitszustand allgemein eine Stärkung erfährt.

So können Sie helfen

Da es sich um eine Autoimmunerkrankung handelt, muss vor allem die Ich-Organisation des Kindes im Stoffwechsel gestärkt werden. Wir empfehlen zweimal jährlich die kurmäßige Anwendung von

- täglichem Baden oder Abwaschungen mit *Rosmarin Bademilch* (Weleda, Wala) und
- *Phosphorus* D8, 5 bis 10 Tropfen morgens in etwas Wasser und
- abends *Rubellit* D10 (Weleda), 5 Tropfen mit etwas Wasser über jeweils 2 Monate,
- heileurythmische Begleitbehandlung auch bei Kleinkindern (siehe Seite 625 ff., zur ärztlichen Begleitbehandlung siehe Seite 205).

Im Lauf der ersten Wochen und Monate wächst jede Familie in den neuen Alltag hinein und wird gelassener und ruhiger im Umgang mit dem Diabetes. Bald wissen sie, was sie zu tun haben, wenn ein Wert zu hoch ist oder wenn ein Kindergeburtstag, eine besondere Unternehmung oder Sport anstehen.

Aus dem Umfeld erfahren die Familien besonders zu Beginn der Erkrankung oft viele ängstigende Informationen wie: Unterzuckerungen seien lebensgefährlich, das Kind dürfe mit Diabetes keine Süßigkeiten mehr essen, Diabetes sei durch falsches Essen oder Stress verursacht u.a.m. Daher ist auch dort Beratung und Information nötig.

In Schulen und Kindergärten hilft es oft, wenn zu Beginn eine Schulung für das Kollegium erfolgt, an der alle Lehrer bzw. Erzieher teilnehmen. So weiß jeder, was zu tun ist – vor allem bei Unterzuckerungen oder wenn die Messwerte nicht so sind, wie sie sein sollten.

Kinder mit Diabetes können heute wie andere Kinder aufwachsen

Das heißt, sie brauchen keine Sonderrolle im Alltagsleben. Das Umfeld eines Kindes mit Diabetes darf sich immer wieder bewusst machen, dass dieses Kind eine zusätzliche ganztägige Aufgabe zu leisten hat, wachbewusst seinen Stoffwechsel an die wechselnden Gegebenheiten seines Lebens anpassen, sein Tun und seine Körperwahrnehmung reflektieren und danach sein Handeln ausrichten muss. Da tut es gut, wenn dies auch lobend erwähnt wird – wenn z.B. der Lehrer mal fragt, ob es gut geht mit dem Diabetes –, die zusätzliche »Arbeit« wertschätzend.

Es bedarf eines besonderen Selbstbewusstseins, um den Diabetes in der Öffentlichkeit unkompliziert und sicher zu vertreten. Denn es hilft nicht, den Umgang mit dem Insulin zu verheimlichen, es sich unter der Schulbank oder auf der Toilette zu verabreichen. Dies macht den Alltag nur schwieriger.

Eine sichere Begleitung von Beginn an durch das kinder- und jugenddiabetologische Behandlungsteam ist da sehr wichtig. Bei Kindern und Jugendlichen bis 16 Jahren empfiehlt es sich nicht, die Behandlung über den Hausarzt oder eine Diabetes-Schwerpunktpraxis durchführen zu lassen. Denn Kinderdiabetologen sind speziell für dieses Lebensalter geschult. Sie haben die Autonomie-Entwicklung im Auge und fördern den selbstbewussten und selbstständigen Umgang mit der Krankheit zu Hause und in Kindergarten und Schule. Ambulante Kontrolltermine sind dort etwa alle zwei Monate angezeigt, um die Therapie und deren Durchführung sowie die Erfahrungen aus dem Alltag zu besprechen und daraus weiter zu lernen. Auch werden in den meisten Kinderdiabetologien Gruppenschulungskurse für alle Altersklassen angeboten. Ziel ist dabei, die Alltagssituationen so realitätsnah wie nur irgend möglich zu üben, um die Krankheit in den individuellen Lebensalltag integrieren zu lernen. Nicht die Lebensumstände sollen der Therapie angepasst werden, sondern umgekehrt die Therapie den Lebensumständen. Es geht nicht um das »diabetes-gerechte« Kind, sondern um einen kindgerechten Umgang mit dem Diabetes. Künstlerische Therapien und die Heileurythmie sind dabei hilfreich.

Eine sichere fachliche Begleitung kann auch helfen, dass nicht Ängste vor »schlechten« Blutzuckerwerten, vor Unterzuckerungen, vor möglichen Folgen, innerfamiliäre Konflikte um den Diabetes und Schuldgefühle den Behandlungsalltag beherrschen. Vielmehr kann auf diese Weise dasjenige, was durch den Diabetes erlernt wurde, immer mehr zu einer Kompetenz-Ressource für das ganze Leben des Kindes und auch der Familie werden.

Ärztlich verordnete anthroposophische Begleitbehandlung[55]

Die ärztlich verordnete Begleitbehandlung zielt auf eine Stärkung der Ich-Funktion sowohl auf seelischer als auch körperlich-physiologischer Ebene ab. Daher kommen als Basistherapeutika Phosphorpräparate in niedriger, mittlerer und hoher Potenz vor, bedürfen jedoch der individuellen Abstimmung auf den jeweiligen Patienten.

- Zur Verbesserung der Einstellung von Diabetikern, vor allem bei Neigung zu nächtlicher Unterzuckerung: *Hepatodoron*® (Weleda), täglich 2 bis 3 Tabletten zur Nacht kauen, bei unzureichender Wirksamkeit auch 3-mal täglich 2 Tabletten. Die Wirkung tritt in der Regel im 2. Behandlungsmonat ein. Therapiedauer: unbegrenzt als Dauerbehandlung für 1 Jahr oder mindestens 3 Monate, danach Pause für 1 Monat, weitere Behandlung kurmäßig mit Pausen.
- Zur Stärkung der Ich-Funktion im seelisch-emotionalen Bereich: *Meteoreisen* (Wala), morgens und mittags je 5 Globuli für jeweils 1 Monat mit zwischenzeitlichen Pausen.
- Zur Aktivierung der Wärmeorganisation und der mit ihr verbundenen Ich-Funktion und geistigen Präsenz: *Öldispersionsbäder*[56] (siehe Seite 314) *Rosmarinus, Oleum aethereum* 10 % (Wala), 1- bis mehrmals wöchentlich.
- Täglich durchgeführte Meditationsübungen können das harmonische Zusammenspiel zwischen den seelischen und körperlichen Prozessen regulierend unterstützen (siehe Seite 242 und Anmerkung 85).[56a]

Diabetes mellitus Typ 2, Metabolisches Syndrom und Übergewicht (Adipositas)

Die Entstehung des Typ-2-Diabetes

Anders als der Typ-1-Diabetes ist der Typ-2-Diabetes erheblich mehr familiär bedingt und wird durch Faktoren des Lebensstils beeinflusst. Diabetes mellitus Typ 2 ist meist ein Teil des sogenannten Metabolischen Syndroms. Die nachfolgend genannten Symptome können dabei stark oder schwach vertreten und unterschiedlich kombiniert bzw. vollständig ausgeprägt sein.

Symptome

- Insulinresistenz, d.h. vermindertes Ansprechen der Körperzellen auf Insulin,
- Hyperinsulinismus, daher chronisch erhöhter Insulinspiegel im Blut,
- stammbetonte Adipositas,
- Gicht,
- Fettstoffwechselstörung,
- Bluthochdruck (arterielle Hypertonie).

Eine zunächst bestehende Insulinresistenz (mit folglich bestehendem Hyperinsulinismus) geht in eine gestörte Glukosetoleranz über. Jetzt wird der Zucker nicht mehr angemessen verwertet und es beginnt die Entwicklung eines Diabetes mellitus Typ 2.

Zu Ursachen und Häufigkeit der Erkrankung

Man geht derzeit davon aus, dass in Deutschland 15 bis 20 % der Kinder und Jugendlichen übergewichtig, ca.6 bis 8 % stark übergewichtig, d.h. adipös sind. Der sogenannte »Altersdiabetes« (d.h. der Diabetes Typ 2) ist im Kindesalter noch sehr selten. Bisher ging man noch von einer Häufigkeit von unter 1 % aus, in den letzten Jahren nahm die Erkrankung unter deutschen Kindern aber zu. Oft bleibt sie lange unerkannt.

Es besteht ein Zusammenhang mit der Tatsache, dass sich die Lebensgewohnheiten für Kinder und Jugendliche in den letzten Jahrzehnten deutlich geändert haben: Sie bewegen sich erheblich weniger, sitzen deutlich mehr vor Bildschirmen aller Größen, und das Nahrungsangebot ist schier unbegrenzt. Das Tempo, in dem Entscheidungen gefällt werden, Veränderungen stattfinden und Arbeitsprozesse ablaufen, hat sich in unserer Gesellschaft exponenziell beschleunigt.

Die Veranlagung des Menschen ist aber auf viel Bewegung und ein begrenztes Angebot an Nahrung ausgelegt. So brauchen heutige Kinder eine frühe bewusste Erziehung zu Nahrungsbegrenzung und willentlich herbeigeführter kreativ gestalteter Bewegung. Ist das Kind bereits übergewichtig, bedarf es eines erheblichen Aufwandes für eine diesbezügliche Gewohnheitsänderung. Dies ist insbesondere erschwert, wenn psychiatrische Erkrankungen wie ADHS, emotionale Störungen, Depressionen und andere sowie eine familiäre Belastung hinzukommen.

Die Aufnahme von Nahrung gehört zu den fundamentalsten Bedürfnissen und Erlebnissen unseres Daseins. Sie folgt physiologischerweise dem Hungergefühl und führt zu Genuss und Zufriedenheit. Die Esskultur ist mit der sozialen Erziehung von Kindern und Jugendlichen eng verbunden, sie hat etwas mit Wohlbefinden, Gemeinschaftserleben und schöner Gewohnheit zu tun. Mahlzeiten sind Orte des zwischenmenschlichen Austausches über Erlebtes, die kleinen Nöte und Erfolge des Tages. Die Nahrungsaufnahme ist beinahe die erste Tätigkeit, die ein Neugeborenes auf dieser Erde lernt.

Eine optimierte Mischkost deckt den Bedarf an Nährstoffen, die Kinder und Jugendliche für Wachstum, Entwicklung und Gesundheit benötigen (siehe Seite 372 ff.).

Mahlzeiten sollten frei von »Konkurrenten« wie Fernsehen und Handy eingenommen werden. Die Pflege solcher Bedingungen hilft, eine angemessene Wahrnehmung von Hunger, Appetit und Sättigung zu lernen.

Die Zeit, die in durchschnittlichen deutschen Haushalten zur Herstellung von Mahlzeiten verwendet wird, hat mit der Einführung von Fertigprodukten und Tiefkühlkost deutlich abgenommen. Es gibt Hinweise darauf, dass das Immunsystem von den zahlreichen Zusatzstoffen und der vielfach vorbearbeiteten Nahrung negativ beeinflusst wird – möglicherweise hat auch die deutliche Zunahme von Autoimmunerkrankungen und Allergien damit zu tun.

Kinder, die übergewichtig sind, werden vermehrt gehänselt und ziehen sich aus ihrem sozialen Umfeld zunehmend zurück. Sie trauen sich oft nicht mehr, an sportlichen Aktivitäten teilzunehmen oder gar Schwimmen zu gehen. Bewegung aller Art wird aufgrund des Gewichts mühsamer und schwerfälliger, ungeschickter. Schon früh kommt es zu Gelenkbeschwerden und Deformitäten. Diese führen zu weiterer Inaktivität und sozialem Rückzug. Antriebsstörungen, sinkendes Selbstwertgefühl und Aggressivität, die wiederum das Essbedürfnis steigern kann, kommen hinzu.

So können Sie helfen[57]

- Das betroffene Kind braucht die Unterstützung der Familie: Das Ess- und Bewegungsverhalten muss in der gesamten Familie umgelernt und überdacht werden. Gemeinsame Aktivitäten wie regelmäßige Ausflüge und Unternehmungen am Wochenende sind förderlich.
- Eine grundlegende Veränderung der Lebensgewohnheiten mit mehr Bewegung, kleineren Essensportionen, wiedererlernter Esskultur und einer Reduzierung des Medienkonsums ist der erste notwendige Schritt einer nachhaltigen Therapie.

Therapie unter ärztlicher Aufsicht[58]

- Besteht bereits ein Diabetes Typ 2, kann dies durch eine kontrollierte Gewichtsabnahme und die oben genannten Maßnahmen behandelt werden. Häufig ist jedoch eine zusätzliche medikamentöse Therapie erforderlich. Anders als beim insulinpflichtigen Typ-1-Diabetes bedarf es oft nicht der

Insulintherapie, gelegentlich ist diese jedoch zusätzlich erforderlich.
- Abnehmkuren sind keine nachhaltig erfolgreiche Maßnahme, nur langfristig angelegte Adipositas-Programme unter Einbeziehung der ganzen Familie – über mindestens ein Jahr – haben Aussicht auf Erfolg.
- Beim Typ-2-Diabetes und beim Metabolischen Syndrom sind anthroposophische Konstitutionsmittel angezeigt, sollten jedoch individuell verordnet werden (siehe auch Seite 205).[59]

Der anthroposophische Internist Matthias Girke hat über zwei Jahrzehnte die Diabetologie am Krankenhaus für Anthroposophische Medizin in Berlin Havelhöhe geleitet. Er hat seine Erkenntnisse zu dieser Kinder und Erwachsene betreffenden Erkankung in seinem Buch *Innere Medizin* im Kapitel zur Endokrinologie ausführlich beschrieben.

Empfohlene Literatur

- Matthias Girke, *Innere Medizin. Grundlagen und therapeutische Konzepte der Anthroposophischen Medizin,* Berlin ²2012.

Heileurythmie bei chronischen Erkrankungen

Eine besonders wertvolle anthroposophische Therapie – nicht nur bei Diabetes und Metabolischem Syndrom – ist die Heileurythmie. Durch die intentionalen, langsam-strömenden, Ich-geführten Bewegungen werden die partiell überforderten Selbstheilungskräfte spezifisch angeregt. Je intensiver, regelmäßiger und ernsthafter diese Übungen gemacht werden, umso erfolgreicher können die chronischen Prozesse bekämpft und manchmal sogar ganz kompensiert werden, sodass anhaltende Remissionen möglich sind. Hinzu kommen Übungen zur allgemeinen Stabilisierung und Harmonisierung der Konstitution.

Krebserkrankungen im Kindesalter[62]

Das Thema Krebserkrankungen bei Kindern wird in der Öffentlichkeit heute meist in Form von Spendenaufrufen besprochen. Die meisten Menschen wissen nicht, dass sich in den vergangenen 40 Jahren in der Kinderonkologie in Deutschland vieles verändert und weiterentwickelt hat. In der Grundlagenforschung wurden neue Zusammenhänge erkannt, in der Praxis neue Therapieformen entwickelt. Heute ist es oft möglich, die Krebserkrankung eines Kindes vollständig zu besiegen. Es war ein langer und anstrengender Weg bis dahin, der durch den unermüdlichen Einsatz vieler Ärzte und Patienten im Rahmen der Studienprotokolle erst ermöglicht wurde.

Derzeit erkranken ca. 13 von 100.000 Kindern an Krebs, das entspricht etwa 1.800 Kindern pro Jahr. Ein Drittel dieser Kinder erkrankt an einer Leukämie, am häufigsten zwischen dem ersten und fünften Lebensjahr. Am zweithäufigsten kommen Hirntumore vor. Weit über 80 % der Kinder mit Leukämie können heute geheilt werden. Diese Zahlen sind ein eindeutiger Erfolg der modernen Medizin. Daher werden die Kinder weiter nach diesen standardisierten Therapieprotokollen behandelt. Diese beinhalten fast ausnahmslos Chemotherapie, gegebenenfalls auch eine Operation und/oder Bestrahlung. Die Protokolle werden regelmäßig neu ausgewertet und modifiziert, wodurch sich die Prognose weiter verbessern und Nebenwirkungen verringert werden können. Auch ermöglichte dieser überall gültige Standard, dass ein Kind auf einer kinderonkologischen Station einer Universitätsklinik die gleiche Basistherapie erhält wie z.B. im anthroposophisch orientierten Gemeinschaftskrankenhaus Herdecke. Allerdings wird dort diese Basisbehandlung durch die unten beschriebenen Maßnahmen auf körperlicher, seelischer und geistiger Ebene ergänzt.

Wie erkennt man eine Krebserkrankung bei einem Kind?

Oftmals ist es lediglich eine Ansammlung mehrerer Symptome, die den Kinderarzt an eine Krebserkrankung denken lassen: Bei Leukämie können dies z.B. eine auffällige und anhaltende Müdigkeit, Kopfschmerzen, Schwäche in Verbindung mit kleinen Einblutungen in der Haut oder unerklärbaren Blutergüssen sein. Auch geschwollene Lymphknoten, Knochenschmerzen oder bei Kleinkindern eine auffällige Unlust, zu laufen oder sich zu bewegen, können auf eine Tumorerkrankung hindeuten.

Bei einem Hirntumor fallen vor allem Kopfschmerzen in Verbindung mit Koordinationsschwierigkeiten, Lähmungen, einem Ausfall des Gesichtsfeldes, morgendlichem Erbrechen und Übelkeit auf.

Falls Ihr Kind Symptome aufweist, die an eine Krebserkrankung denken lassen, sollten Sie unbedingt mit Ihrem Arzt darüber sprechen. Oft erweisen sich die Sorgen als unbegründet. Gegebenenfalls wird der Arzt eine Blutuntersuchung oder andere Diagnosemaßnahmen veranlassen, die rasch für Klarheit sorgen.

Wie die oben genannten Zahlen zeigen, betrifft dieses Kapitel glücklicherweise sehr wenige Familien. Dennoch fürchten viele, ihr Kind könne an Krebs erkrankt sein, vor allem wenn es über längere Zeit unklare Krankheitssymptome zeigt.

Wird diese Furcht durch die Diagnose tatsächlich bestätigt, ist es wichtig, dass die Krankheit nicht verschwiegen wird – aus Scham oder weil es für die Eltern kaum erträglich ist, dass ihr Kind von einer so lebensbedrohlichen Krankheit betroffen ist. Ehrliches Mitgefühl und nicht etwa Mitleid ist dann gefordert – von allen, mit denen die betroffene Familie in Kontakt kommt. Denn für sie wird das Leben jetzt dominiert von dem Schock der Diagnose einerseits und der Sorge um das Kind, der Angst, es womöglich verlieren zu können.

Jedes Familienmitglied wird von dieser Diagnose aus der Bahn geworfen, und jedes muss sich neu zurechtfinden. Alte Freundschaften können zerbrechen, neue entstehen.

Ist die akute Therapiephase vorüber, wird der Alltag von der Sorge bestimmt, dass ein Rückfall eintreten könnte.

In dieser Situation bleiben viele Fragen oft unbeantwortet. Vor allem die eine, alles beherrschende: Warum unser Kind? Was haben wir falsch gemacht? Damit verbindet sich die Frage nach der Ursache, danach, wer oder was den Tumor oder die Krebszellen produziert hat.

Tumor- oder Leukämieerkrankungen unterscheiden sich grundlegend von anderen Krankheiten, weil sie sich in den allermeisten Fällen – Strahlenunfälle und Atomkatastrophen ausgenommen – nicht auf etwas von außen Kommendes zurückführen lassen. Das Kind ist nicht Opfer eines wie auch immer gearteten Angriffes von außen oder eines Fehlverhaltens im sozialen Umfeld. Vielmehr hat die Krankheit unmittelbar mit dem Kind zu tun, mit seiner Konstitution, seinem Schicksal. Das Kind ist selbst der »Produzent« des Problems, dessen Erscheinungsform die Erkrankung ist, die wir vor uns haben.

Daher ist es sinnvoll, nicht nach äußeren Einflüssen zu suchen und wie man diese eliminieren oder unterdrücken könnte. Vielmehr kann man fragen: Was kann das Kind tun, um der Tendenz, einen Tumor wachsen zu lassen, Einhalt zu gebieten?

Dafür ist wesentlich, die gesunden Lebenskräfte, seelische Ausgeglichenheit und die Individualität des Kindes zu fördern, damit Autonomie und Abwehrkräfte zunehmen. In der anthroposophischen Kinderonkologie geschieht das über die konventionellen Therapieprotokolle hinaus auf drei Ebenen:

- Körperlich über anthroposophische Medikamente sowie über äußere Anwendungen mit Wickeln, Auflagen, Einreibungen und Massagen.
Im Zentrum steht die *Misteltherapie*, die sowohl als Spritze unter die Haut in die Umgebung des Tumorwachstums als auch – in der Regel bei Hirntumoren – in Form von Tropfen eingesetzt wird. Seit vielen Jahren wird diese Therapie bei an Krebs erkrankten Kindern auch im Gemeinschaftskrankenhaus Herdecke praktiziert. Mittlerweile gibt es auch wissenschaftliche Studien und zahlreiche Fallberichte, die den Einsatz dieser Therapie rechtfertigen. Relevante Nebenwirkungen sind bei richtiger Therapieführung nicht zu erwarten, allerdings sind Fieber und Lokalreaktionen bei Misteltherapie erwünscht, da dies das Immunsystem stimuliert.
- Seelisch über Kunsttherapien, durch die die schöpferischen Potenziale der Kinder geweckt werden und zerstörerische verwandelt werden können.
- Biografisch über die Frage: »Was lasse ich wachsen anstelle des Rezidivs?«, die sich bei erkrankten Kindern vor allem an die Eltern richtet.

Eine Studie untersuchte die Rolle der Anthroposophischen Medizin in der pädiatrischen Onkologie in Deutschland. Und die Ergebnisse zeigten, dass sie eine wichtige Rolle spielt: Drei Viertel (73 %) der Behandlungen mit anthroposophischer Therapie wurden ärztlich verordnet, andere komplementäre Therapien nur zu einem Drittel (34,9 %). 89,8 % der Eltern hatten mit ihrem Arzt über die Einbindung der Anthroposophischen Medizin in die konventionelle Therapie gesprochen.

18 % wählten die anthroposophische Konstitutionstherapie und 16 % die Mistelpräparate. Davon empfahlen rund 96 % der befragten Eltern anderen betroffenen Eltern diese Therapieform als Ergänzung zur Schulmedizin weiter.[63]

Bei den konventionellen Therapiekonzepten werden diese Aspekte meist nicht berücksichtigt. Das Kind bleibt sozusagen Opfer seiner veränderten und geschädigten Gene. Es kann alles nur passiv über sich ergehen lassen. Uns erscheint wichtig, auf allen Ebenen die gesunden Kräfte und Möglichkeiten des Kindes anzusprechen und für den Kampf mit dem Krebs zu aktivieren (siehe auch Seite 238 ff. zur Salutogenese). Damit können das Kind selbst und auch die Eltern einen Beitrag zum Gesundwerden bzw. zum Leben mit der Krankheit leisten.

Aber eine Krebserkrankung im Kindesalter hat nicht nur diese individuelle Komponente, sondern auch eine soziale Bedeutung. Berichte betroffener Eltern zeigen, wie sehr Sinnfragen in Richtung Gegenwart und Zukunft hilfreich und tröstend waren: Sie eröffnen neue Blickrichtungen, Wege und Möglichkeiten, mit diesem Schicksalsschlag umzugehen. Und möglicherweise erhält die Krankheit des Kindes in weiterer Zukunft sogar eine ganz eigene Sinnhaftigkeit. Dann nämlich, wenn durch Veränderungen im Leben, die durch den Krebs angestoßen worden sind, etwas möglich geworden ist, was vorher undenkbar war. Viele Eltern können über solche Veränderungen berichten, und mit einigem Abstand erscheint diese Krankheit dann plötzlich in einem anderen Licht.

Krebserkrankungen im Kindesalter sind auch gegenwärtig lebensbedrohliche Erkrankungen. Durch die modernen Therapieprotokolle ist es jedoch möglich, die meisten Kinder zu heilen. Es ist daher besonders wichtig, die jungen Menschen körperlich und seelisch durch diese Krankheitsphase zu begleiten. Denn ein Kind, das sich bereits früh mit einer lebensbedrohlichen Krankheit auseinandersetzen muss, wird diese Erfahrung ein Leben lang in seinem körperlichen und vor allem seelischen Erleben mit sich tragen. Daher ist das Wesentlichste, dem Kind die Freude am Leben und die Hoffnung für seine Zukunft entwickeln zu helfen.

AIDS – Krankheit und Aufgabe unserer Zeit

Anfang der 80er-Jahre des vorigen Jahrhunderts ist die erworbene Immunschwäche (Acquired Immune Deficiency Syndrome = AIDS) aufgeklärt worden. Auch wenn das Virus HIV (Human Immune Deficiency Virus) für die Infektion verantwortlich gemacht wird, gilt hier, was generell für Infektionskrankheiten gilt: dass nicht nur der Krankheitserreger für die Erkrankung verantwortlich ist, sondern dass die Vorschädigung bzw. Schwäche des Immunsystems den Körper für die Virulenz des Krankheitserregers empfänglich macht. So sind insbesondere die Menschen gefährdet, deren körpereigene Abwehr gemindert oder – wie beim Neugeborenen – noch nicht ausreichend entwickelt ist. Dabei reagiert der Körper auf das Virus jeweils ganz individuell, und es sind immer zusätzliche Faktoren notwendig, um letztlich den Ausbruch der Krankheit zu bewirken.

Wie kann hier so weit wie möglich geholfen werden?

- Eine Heilung ist bis heute nicht möglich. Ein Impfstoff existiert (noch) nicht, aber die Therapieprotokolle haben sich inzwischen so verbessert, dass ein nahezu normales Leben geführt werden kann und die Verläufe über lange Zeiträume erstaunlich gut sein können.
- Als Initialtherapie wird eine Kombinationstherapie mit drei Wirkstoffen empfohlen: 2 NRTI (Nukleosidale Reverse Transkriptase Inhibitoren, z.B. Abacavir) + 1 NNRTI (Nicht-nukleosidale Reverse Transkriptase Inhibitoren, z.B. Nevirapin) oder 2 NRTI (Nukleosidale Reverse Transkriptase Inhibitoren, z.B. Abacavir) + 1 PI/r (Proteaseinhibitor, z.B. Lopinavir/r).[64]
- Therapieziel ist der Erhalt bzw. die Wiederherstellung der Immunkompetenz. Den Kindern und Jugendlichen soll eine möglichst normale körperliche und kognitive Entwicklung ermöglicht werden.

Generell gilt für die Behandlung, was an verschiedenen Stellen dieses Buches über die Stärkung des Immunsystems ausgeführt ist (siehe Seite 156 ff. und 238 ff.). Insbesondere sei die kindgerechte, seine Persönlichkeit stärkende Erziehung – wie sie die Waldorfpädagogik anstrebt – empfohlen. Auch hat sich der Einsatz von Heileurythmie, wie sie in den letzten Jahren durch viele Behandlungen erprobt und ausgearbeitet wurde, bewährt.[65] Sie kann schon vom Säuglingsalter an geübt werden und die Konstitution gegenüber der Erkrankung stärken.

Zum Umgang mit AIDS

Die Begleitung AIDS-kranker Kinder stellt für Eltern und Lehrer eine große Herausforderung dar. Kinder, die vom Tod gezeichnet sind, in das Leben zu begleiten, für das Leben zu erziehen, erfordert eine Bewusstseinserweiterung über die Schwelle des Todes hinaus (siehe Seite 57 f., 213 ff. und 223 ff.). Äußerst wichtig ist aber auch ein verständnisvoller Zugang zum Sinn dieser Erkrankung, damit das Kind in einer Atmosphäre aufwachsen kann, in der es sich – gerade so, wie es ist – voll und ganz aufgenommen und verstanden fühlen kann.

An dieser Stelle möchten wir einen Aspekt hervorheben, der helfen kann, mit dieser Krankheit umzugehen.

Lebensbedingungen zu vermeiden, die zur Ansteckung führen können, stellt eine äußere Möglichkeit der Vorbeugung dar. Sie baut jedoch auf die Angst vor der Ansteckung und kann damit zwar bis zu einem gewissen Grad das Einzelindividuum schützen, führt aber zu einer Vereinsamung und erschwert Zuwendung zum anderen.

»Together is better« heißt das Motto auf der Internetseite der Deutschen Pädiatrischen Arbeitsgemeinschaft AIDS (PAAD). Aus dem oben Gesagten (Seite 199 ff.) geht hervor, dass unsere Gesellschaft gerade dies nötig hat: die Stärkung der körpereigenen Abwehr durch Arbeit an einer neuen Lebenseinstellung, die das Wohl unseres ganzen Erdenraumes im Auge hat und nicht nur nach dem persönlichen Vorteil und Profit schaut.

Wir hoffen, dass aus den dargestellten Gesichtspunkten eines deutlich geworden ist: AIDS ist nicht eine Erkrankung bestimmter Randgruppen unserer Gesellschaft, sondern ein Problem, mit dem wir uns alle identifizieren können. Die tatsächlich Erkrankten sind Symptomträger eines Leidens, an dem wir alle leiden. Sie stehen damit stellvertretend für alle da, und es ist an uns, die Botschaft dieser Krankheit ernst zu nehmen und Konsequenzen daraus zu ziehen.

Dazu gehört auch, die Kranken in unserem Umkreis diese Tatsache fühlen zu lassen. Das heißt, dass betroffene Kinder besonders liebevoll in Kindergarten und Schule aufgenommen und betreut werden sollten. Die immer wieder aufbrechende Angst von Eltern vor einer Ansteckung ihrer eigenen Kinder ist sachlich unbegründet. Hier bedarf es einer guten Zusammenarbeit von Arzt, Erziehern und Elternhaus.

Aktuelle Informationen über die Erkrankung und die Therapie bei Kindern finden Sie auf der Internetseite der Pädiatrischen Arbeitsgemeinschaft AIDS (PAAD): www.kinder-aids.de/leitlinien.htm.

Sinnfindung – Krankheit als unbewusste spirituelle Erfahrung und Initiation

Wer den einleitenden Betrachtungen zum Umgang mit Behinderungen und chronischen Krankheiten gefolgt ist, steht vor der Frage, wie nahe das Erleben von Krankheit und Schmerz mit der geistigen Entwicklung, dem geistigen Fortschritt des Menschen verbunden ist. Erziehen und Heilen erscheinen einander komplementär. Was auf der einen Ebene – der körperlichen – gelingt, ist auch für die geistige Entwicklung bedeutsam und umgekehrt.

Krankheit erscheint – so gesehen – als die physische Projektion geistiger Erfahrung, oder wie es Steiner einmal formuliert hat: als die physische Imagination (Bild) vom geistigen Leben.[66]

Wie ist das zu verstehen? Was bedeutet eine derartige Überlegung für unsere Auffassung vom Entstehen einer Krankheit? Bildet Krankheit tatsächlich etwas ab? Wie aber geschieht das? Woher kommen die für das Auftreten der Krankheit erforderlichen Bildekräfte?

Der Schlüssel zum Verständnis dieser komplizierten Fragestellung liegt in der Eigenart der ätherischen Organisa-

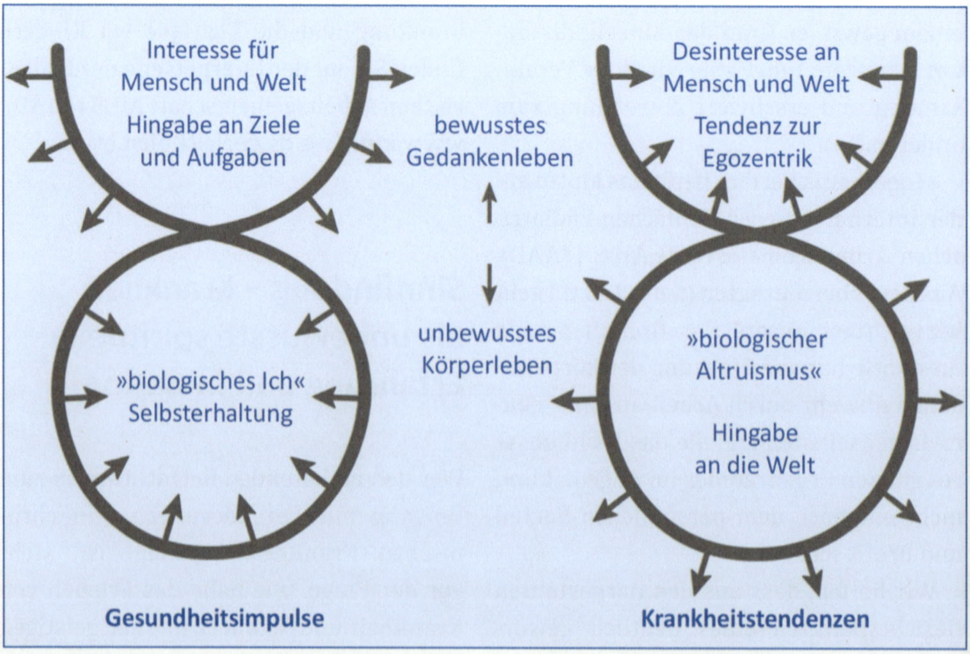

tion (siehe Seite 222 und 445) und ihrer Zusammenarbeit mit den anderen Wesensgliedern begründet. Dies ist im obigen Schaubild verdeutlicht: Der gesunde Leib erscheint als Ebenbild der alles verbindenden und miteinander in Einklang bringenden Gottheit. Der kranke Leib macht Aufgaben und Anforderungen der geistigen Entwicklung sichtbar, die dem einzelnen Menschen und der Menschheit gestellt sind. Krankheit erscheint so als unbewusste Initiations-(Einweihungs-) Erfahrung und zeigt damit deren Bedeutung im Gang der wiederholten Erdenleben an (siehe das folgende Kapitel). Denn alles, was der Mensch durchmacht und erlebt, ist unverlierbarer Bestandteil seiner weiteren Entwicklung. Was in einem Erdenleben als Krankheitserfahrung in Unfreiheit durchlitten wird, zeigt sich in einem folgenden als angeborene Begabung zu einer seelisch-geistigen Möglichkeit, die – bewusst ausgebildet – Freiheitserleben, Selbstbewusstsein und Liebefähigkeit erhöht.

Wie real ist die Idee der Wiederverkörperung? Warum muss mein Kind so leiden?

Jedes schwer behinderte oder schwer kranke Kind stellt unausgesprochen diese Frage an uns. Wie lässt sich ein Schicksal verstehen und bejahen, in dem ein Mensch vielleicht keinen Beruf erlernen, keine Familie gründen oder sein Leben auf irgendeine Weise selbst in die Hand nehmen kann? Alles, was über das menschliche Ich und sein Schicksal vorgebracht werden kann (siehe Seite 226), müsste ja wieder in Frage gestellt werden, wenn hier die Antwort lautete: »Bei den schweren Behinderungen ist kein Sinn zu erkennen – hier findet ja gar keine Entwicklung statt. Kinder mit solchen Behinderungen dürften eigentlich nicht geboren werden.«

Auch wenn dies die Ansicht vieler Menschen und Fachleute ist, möchten wir an dieser Stelle die andere Frage aufwerfen: Welche Fähigkeiten können gerade in einer so gezeichneten Biografie vom betroffenen Kind und den Menschen in seiner Umgebung erworben werden? Hier nur von einem unergründlichen Ratschluss Gottes oder einem Irrtum der Natur zu sprechen, ist nicht befriedigend. Beides gewinnt jedoch eine tiefergehende Konkretisierung durch den Gedanken individueller Entwicklung in *wiederholten Erdenleben (Wiederverkörperung).* Wir möchten zwei Beispiele anführen, wie Kinder ganz selbstverständlich diesen Gedanken aussprechen können, auch wenn sie seitens der Erwachsenen noch nie davon gehört haben:

- Ein achtjähriges Mädchen, das unheilbar an Leukämie erkrankt war und wusste, dass es bald sterben würde, tröstete seine Mutter eines Tages mit den Worten: »Mama, sei doch nicht so traurig – ich komme ja wieder!«
- Die vierjährige Cousine kommt zu Besuch. Vor acht Monaten war der zweieinhalbjährige Vetter gestorben. Jetzt ist nur noch seine knapp zweijährige Schwester da. Über das schreckliche Unglück war in beiden Familien viel gesprochen worden. Nachmittags hört die Mutter, wie die Cousine begeistert zu diesem sagt: »Was bist du schon groß! Wenn Gunter« – der verstorbene Bruder – »wieder runterkommt, der freut sich aber, wie du geworden bist!«

Wie kommen Kinder dazu, so etwas untereinander zu sagen? Im erstgenannten Fall bestand nicht einmal eine religiöse Erziehung zu Hause.

Solche Begebenheiten decken sich mit den Erfahrungen mancher Menschen, wenn ein nah vertrauter Mensch gestorben ist und sie unmittelbar erleben, dass dieser noch »da ist«, nur eben auf seelisch-geistige Weise, d.h. in »innerer Anwesenheit« erlebbar, so wie man Gedanken, Erinnerungen und Gefühle erlebt. Oder man fühlt sich von der »Anwesenheit« des Verstorbenen umgeben, was als milde Wärme bis zum Herzen hin erlebt wird. – Die Erfahrung, die Mütter und Väter haben können, wenn sie die außerordentliche Verschiedenheit ihrer Kinder sehen und darüber staunen, wie unterschiedlich die Fähigkeiten und Begabungen sind, die diese »mitbringen«, legt ebenfalls den Gedanken an eine Wiederverkörperung nahe. Denn: Erbgut und Milieu sind so ähnlich – das Wesen der Kinder aber ist ganz verschieden.[67]

Natürlich erheben sich hier auch Einwände. Der eine wird sagen: »Das klingt mir alles zu einfach – so nach Wunschdenken.« Der andere mag einwenden: »Ich kann so etwas erst denken und ernst nehmen, wenn es bewiesen ist.«

Die Frage nach dem Fortbestand des eigenen Wesens ist von solcher Art, dass sie einem nie befriedigend durch äußere Beweise oder verlockende Aussichten allein beantwortet werden kann. Entscheidend ist hier vielmehr, ob die eigenen Lebens-

erfahrungen so geartet sind, dass man diesen Gedanken selbst für wahr halten kann und ihn als »selbstevident« empfindet. Dass man erlebt, wie vieles im Leben dunkel und unverständlich bleiben muss, wenn dieser Gedanke nicht wahr wäre.

Jeder kann sich die Frage stellen: Erweist sich der Gedanke an die wiederholten Erdenleben als hilfreich, um auch schwere Schicksale zu verstehen und positiv zu begleiten?

Wird dies bejaht, so erlebt man die Wirksamkeit und damit auch die Wirklichkeit dieses Gedankens unmittelbar.

Zwei Beispiele mögen dies verdeutlichen:

- Stellen wir uns ein Kind vor, das weder sprechen noch laufen kann. Liegend oder im Rollstuhl sitzend ist es ganz auf die Hilfe der Umgebung angewiesen. Es empfängt ein Leben lang, bringt Laute des Behagens oder Unbehagens hervor – »tut« jedoch nichts.
- Ein Sechzehnjähriger arbeitet gerne unter Anleitung und ist geradezu unermüdlich. Sein Kopf ist ganz schmal und lang, die Gestalt massig, seine Sprache schwerfällig, der Blick gutmütig und offen. In der sozialtherapeutischen Einrichtung, in der er wohnt, arbeitet er im Haushalt und hilft im Garten mit. Dabei werden diese einfachen Tätigkeiten mit einer Freude ausgeführt, die im krassen Gegensatz steht zu der Art, wie ein »Gesunder« die alltägliche Arbeit oft verrichtet, der vielleicht lieber etwas anderes – oder nichts – tun würde.

Wenn man mit der Frage an diese Schicksale herantritt: Was kann der Mensch in solch einem Leben lernen? Welche Fähigkeiten wollen sich hier für ein späteres Erdenleben vorbereiten? –, so wird die Aufmerksamkeit in eine außerordentlich fruchtbare Richtung gelenkt.

Im erstgenannten Fall kann einem der Gedanke kommen, dass hier das ganze Leben hindurch eine Erfahrung gemacht wird, nämlich die, dass es im Leben nicht nur das »Geben«, sondern auch das »Empfangen« gibt, dass wir alles, was wir an Möglichkeiten haben, den anderen Menschen, der Welt, in der wir lernen und tätig sind, verdanken. Dass unser Eigenes erst da beginnt, wo wir entscheiden, wofür wir das Erworbene einsetzen wollen. Wird ein Kind wiedergeboren, das im vorigen Leben gar nicht anders konnte, als nur zu empfangen und der Umgebung hingegeben zu sein, so wird es während seines jetzigen Lebens möglicherweise nicht in den Irrtum verfallen können, dass es die anderen Menschen vielleicht nicht nötig hätte. Es wird nicht dazu neigen, egoistisch an sich zu ziehen, was ihm nützlich ist, und fallen zu lassen, was es nicht braucht. Undankbarkeit, Überheblichkeit und Selbstüberschätzung werden wohl kaum zu seinen Charaktereigenschaften gehören.

Der andere, der ein Leben lang freudig und regelmäßig arbeitet, vollbringt dadurch eine besonders intensive Willensschulung. Denn nichts stärkt den Willen mehr als mit voller Sympathie ausgeführtes, regelmäßiges Tun. So wie der Muskel am Reck nur durch tägliches Üben erstarkt, so bedarf das gesamte Willensleben des Menschen ständiger Übung, um kräftig und zuverlässig zu werden (vgl. Seite 248 und 526 ff.). Angesichts der Lustlosigkeit und Antriebsschwäche, die man heute an vielen Menschen beobachten kann, ist es ein Lichtblick, sich vorzustellen, wie ein Mensch im nächsten Leben wahrscheinlich zupacken wird, der in einem früheren eine so außergewöhnliche Willenserziehung durchgemacht hat.

Pädagogen, Heilpädagogen, Ärzte und Therapeuten, die mit einer solchen Lebenseinstellung arbeiten, haben reichere Möglichkeiten, Behinderten und chronisch kranken Kindern und ihren Eltern zur Seite zu stehen. Der Wiederverkörperungsgedanke ist demnach alles andere als eine Art »Vergeltungsideologie«. Vielmehr gibt er einem die Möglichkeit, angesichts eigener Fehler und Irrtümer den Impuls zu fassen, diese zu korrigieren und so an der Weiterentwicklung seiner selbst und der sozialen Mitwelt zu arbeiten. Diesen zukunftsorientierten Aspekt des Wiederverkörperungsgedankens hat der Pädagoge Michael Bauer einmal so formuliert: »Der Wiederverkörperungsgedanke ist ein Postulat der Liebe. Wer wirklich helfen will, wird nicht schon in einem Erdenleben müde.« Nicht das Verhängnisvolle steht im Vordergrund, sondern der *freie Wille,* aus der gegebenen Situation etwas Sinnvolles zu machen.

Wiederverkörperung als Gnade?

Oft wird von kirchlicher Seite eingewendet, dass Gedanken wie die hier vorgebrachten nicht vereinbar seien mit dem Erlösungsgedanken der christlichen Kirche und vor allem nicht mit dem Wesen der christlichen Gnade. Diesem Einwand gegenüber möchten wir fragen: Ist es nicht gerade der stärkste Hinweis auf die Realität der Gnade, dass wir immer und immer wieder neu die Möglichkeit bekommen, aus Ohnmacht und Versagenszuständen aufzustehen und unsere Entwicklung erneut in die Hand zu nehmen? Und ist es nicht die denkbar menschenwürdigste Form, sich das »göttliche Gericht« so zu denken, dass wir nach dem Tod in der geistigen Welt eine Beurteilung unseres Lebens in allen Einzelheiten erfahren und damit auch ein Zurechtrücken bzw. Gerade-»Richten« alles dessen, was wir von unserem subjektiven Erdenstandpunkt aus nicht richtig gesehen oder getan haben? Ist es nicht Gnade, wenn wir aus dieser Lebensbeurteilung starke Impulse zum Weiterlernen in einem nächsten Erdenleben mitnehmen und dort noch einmal aus eigener Kraft wiederfinden und lernen dürfen, diese vorgeburtliche Einsicht zu realisieren?

Die Prophetie im Johannes-Evangelium: »Ihr werdet die Wahrheit erkennen und die Wahrheit wird euch frei machen« – ist für alle Menschen ausgesprochen, nicht nur für einige Hochbegabte. Wenn diese Prophetie jedoch für alle gilt, braucht es viel Zeit, sie zu realisieren. Ohne die Möglichkeit wiederholter Erdenleben ist das nicht machbar. Denn wir selber, jeder Einzelne von uns ist ja gemeint. Dass uns dies als Zukunftsperspektive gegeben ist, kann als Inbegriff von Gottes Gnade erlebt werden; Glaube, Vertrauen und Hoffnung richten sich auf die gnädig gewährte und von Gott begleitete Entwicklungschance.

Wir möchten hier an die schöne Legende – wohl irischen Ursprungs – erinnern, die davon berichtet, wie ein verstorbener Mensch voller Engagement Gott entgegenstrebt, um ihm zu sagen, wie unzumutbar doch das Leben auf der Erde ist. Gott hört sich die Klagen und Begründungen ruhig an und fragt dann: »Sollen wir uns einmal dein Leben zusammen anschauen?« Und schon sehen sie das Leben vor sich. Gott zeigt dem erstaunten Menschen, dass neben seinen eigenen Fußspuren immer auch die seinen – Gottes Spuren – gewesen sind. Plötzlich aber ruft der Verstorbene vorwurfsvoll aus: »Siehst du denn nicht, da, als es mir am allerschlechtesten ging und ich verzweifelt nach dir rief und du mir nicht geholfen hast, da ist nur eine Fußspur.« Gütig sagt Gott daraufhin: »Ja, du hast recht, da ist nur eine Fußspur – da musste ich dich tragen.«

Wie oft sind wir – unbewusst – getragen und geschützt, ohne dass wir dafür danken? Wir haben längst aufgegeben, aber das Leben, der Alltag hält uns aufrecht, bis wir wieder Tritt fassen und froh sind, dass wir die Chance zur Weiterentwicklung noch haben und noch nicht alles »aus« ist. Letztlich wollen wir doch nur die Hilfe zur Selbsthilfe und möchten nicht, dass uns die Gnade Gottes die Arbeit der Entwicklung abnimmt. Was sollte das für einen Sinn haben? Dazu ist das Leben teilweise viel zu grauenhaft, als dass Gott das wollen könnte. Er geht mit, aber das Böse, das wir uns als Menschen gegenseitig zumuten, ist unser Werk, nicht seines.[68] Das müssen wir erkennen und überwinden.

In den Kreis dieser Überlegungen gehört auch die Tatsache, dass wir nicht nur Krankheiten und Behinderungen gegenüber die Schicksalsfrage stellen müssen, sondern auch unseren Genialitäten und Begabungen gegenüber. Begabungen und Fähigkeiten nehmen wir oft sehr selbstverständlich hin. Wissen wir aber, auf welche Weise wir sie errungen haben? Könnte es nicht sein, dass gerade etwas, worauf man bei sich selbst stolz ist oder das man an anderen bewundert, auf eine Behinderung bzw. Krankheit in einem früheren Leben zurückzuführen ist?[69]

In der Regel werden Fragen dieser Art von Kranken leichter verstanden als von den sogenannten Gesunden. Eltern und Ärzte erleben es immer wieder, dass die von einer chronischen Krankheit oder Behinderung betroffenen Menschen viel nüchterner und sachlicher damit umgehen als der bemitleidende Umkreis. Sie spüren oft in ihrem Inneren, dass dieses Leiden letztlich doch zu ihnen gehört und so auch gegenwärtig legitimer Teil des Ausdrucks ihrer Persönlichkeit ist. Bisweilen geht das sogar so weit, dass sie diejenigen sind, die ihre mitleidende Umgebung noch trösten. Ein solcher »Sieg« über die Krankheit ist ein Zeichen für das instinktive Verständnis, das jeder Mensch im Unterbewusstsein seinen Schicksalsnotwendigkeiten gegenüber hat.

Andererseits gibt es natürlich auch die Wut, das Sich-Auflehnen und Hadern mit der Erkrankung. Dieses kann umso schwerer bearbeitet und überwunden werden, je mehr man durch die Erziehung und das Leben zu der Auffassung gebracht wurde, dass Krankheit und Leiden sinnlose Begleiterscheinungen des Lebens sind und jeder Mensch einen »Anspruch auf Gesundheit« hat.

So sehen wir es als eine wesentliche Aufgabe der Erziehung an, zu einer Lebenseinstellung beizutragen, die den Alltag in seiner Vielgestaltigkeit zu einem sinnvollen Erfahrungsfeld macht und auch problematische Ereignisse auf dasjenige hin beurteilt, was man aus ihnen lernen kann.

Empfohlene Literatur

- Emil Bock, *Wiederholte Erdenleben. Die Wiederverkörperungsidee in der deutschen Geistesgeschichte,* Stuttgart [7]1996.
- Michaela Glöckler, *Begabung und Behinderung. Praktische Hinweise für Erziehungs- und Schicksalsfragen*, Stuttgart [3]2004.
- Peter Selg, *Ungeborenheit. Die Präexistenz des Menschen und der Weg zur Geburt,* Arlesheim 2009.

Welchen Sinn haben die »Kinderkrankheiten«?

Bisweilen tauchen in der Sprechstunde Fragen auf, zu deren Beantwortung viel Zeit nötig ist, weil sie in einem größeren Zusammenhang stehen. Hierzu gehört die Frage nach dem Sinn einzelner Krankheiten (vgl. auch das Kapitel über chronische Krankheiten, Seite 196 ff.).

Schmerz – eine Entwicklungsfrage

Im Unterschied zum Menschen ist es dem Tier nicht möglich, durch Leid und Schmerz Erfahrungen zu sammeln, die sein Leben bereichern oder ihm eine neue Entwicklungsrichtung weisen können. Tiere sind – wenn sie ausgewachsen sind – in dem ihrer jeweiligen Art entsprechenden Verhalten ausgereift und voll entwickelt – sie sind nahezu »perfekt«. So wird auch ein Löwe infolge einer durchgemachten Krankheit oder durch das Erleiden von Schmerzen niemals »löwiger« oder ein Hund »hundiger«. Der Mensch hingegen kann immer »noch menschlicher« werden und sich zeitlebens weiterentwickeln. Dabei sind ihm Schmerz und Leid weckende Begleiter.

Schon von alters her hat man daher auch leidenden Tieren den Gnadentod gegeben, wenn man ihnen nicht rasch wirksam helfen konnte. Umso bedenklicher mag es stimmen, wenn gerade diese schnelle Todesart zunehmend auch für den Menschen als »humanes Sterben« propagiert wird. Sich den »sanften Tod« oder den »Gnadentod« zuzufügen oder zufügen zu lassen zeugt von einem tiefen Missverständnis bezüglich der geistigen Natur des Menschen und des Sinns von Leid und Schmerz in der menschlichen Biografie (vgl. Seite 196 ff.). Auch wenn es die ärztliche Aufgabe ist, alles zu tun, um Leid zu lindern, Schmerzen erträglich zu machen und einer Heilung zuzuführen, ist doch das Durchgehen durch solche Erfahrungen wesentlicher Bestandteil der menschlichen Entwicklung. Umso interessanter ist daher die Frage, wie bestimmte Lernergebnisse und Fähigkeiten mit entsprechenden Krankheiten und körperlich-seelischen Krisen zusammenhängen.

Fünf diagnostische und therapeutische Prinzipien

Jede Krankheit betrifft andere Bereiche und Prozesse des menschlichen Organismus und führt zu unterschiedlichen körperlichen und seelischen Erfahrungen. Um dies zu verstehen, ist es hilfreich, sich die Ebenen zu verdeutlichen, auf denen Fähigkeitsbildung und Entwicklung des Menschen stattfinden.

In der Anthroposophischen Medizin und ihrer ganzheitlichen Menschenkunde werden fünf Ebenen unterschieden, auf denen der werdende Mensch sich auszudrücken lernt – wo ihm aber auch Hindernisse im Wege stehen können. Diese fünf Ebenen finden sich auch im Werk des Paracelsus veranlagt. Damit verbunden sind die fünf zentralen diagnostischen und therapeutischen Zugänge zur menschlichen Konstitution.

Plastisch schildert Paracelsus eine medizinische Szene aus dem Alltag, bei der sechs Ärzte um einen eben verstorbenen Cholerapatienten versammelt sind und darüber sprechen, was in diesem Fall wohl die Todesursache gewesen sein mag.[70] Unschwer lassen sich aus dem Dialog der Ärzte die Vertreter jeweils einer Wesensschicht – in der anthroposophischen Menschenkunde Wesensglied genannt – identifizieren. Das fünfte Prinzip ragt über die Manifestation der vier Wesensglieder als »**Quinta essentia**« hinaus. Diese Szene sei hier in freier Form wiedergegeben, um den wissenschaftlichen Betrachtungsansatz des anthroposophischen Menschenbildes anschaulich zu machen.

Der Vertreter der **physischen Funktionsebene (physischer Leib)** sagt: »Für mich ist es klar. Der Kranke ist durch die Infektion mit dem Cholerabazillus gestorben. Der Krankheitserreger wurde mit dem Wasser aufgenommen, hat sich im Organismus ausgebreitet und die Krankheit hervorgerufen, die jetzt zum Tode geführt hat.«

»Das finde ich merkwürdig«, sagt der Zweite, der die **Ebene des Lebendigen (Ätherleib)** vertritt. »Es sterben doch längst nicht alle Kranken, die sich mit dem Cholerabazillus angesteckt haben. Ich sehe die Todesursache vielmehr in der Tatsache, dass die Selbstheilungskräfte des Verstorbenen nicht stark genug waren, um die Infektion zu überwinden. Hätte er über mehr Vitalität und Widerstandskraft verfügt, so lebte er noch. Er ist an seiner ätherischen Schwäche gestorben.«

Da lächelt der dritte Kollege, der die **seelische Funktionsebene (Astralleib)** vertritt, und fragt: »Habt ihr denn nicht sein Horoskop gelesen? Da war doch alles schon vorherbestimmt. Da konnte man lesen, dass dieser Mensch durch die ganze Konfiguration seiner seelischen Veranlagung und seines inneren Schicksals zum Tod in dieser Zeit prädisponiert war.«

»Das leuchtet mir nicht so unbedingt ein«, sagt der Vierte, der die **Ich-Ebene (Ich-Organisation)** vertritt: »Wie viele Menschen leben unter derselben oder sehr ähnlichen Sternenkonstellationen und kommen anders mit ihren Lebenskrisen und Schwierigkeiten zurecht. Sterne zwingen nicht – sie zeigen Konstellationen, Möglichkeiten, die so oder so gewendet und genutzt werden können. Meine Diagnose ist, dass er im Kern seiner ganzen Persönlichkeit, in seinem Ich, schwach war. Er hatte große Angst vor der Cholera, und nichts ist ein besserer Nährboden für Infektionen und eine unsichere Gesundungsprognose als Ängstlichkeit und Furcht. Ich habe viel geschwächtere Patienten die Krankheit überwinden sehen, weil sie mutiger waren und das Vertrauen nicht verloren.«

»Mir kommt das alles töricht vor«, schaltet sich jetzt der Fünfte in die Debatte ein, der die **Funktionsbene der »Quinta essentia«** vertritt. Diese Funktionsebene des Menschen ist nicht mehr sinnlich fassbar. Vielmehr besteht sie aus der Art, wie Menschen mit ihren **Gedanken, Gefühlen und Willensimpulsen** umgehen (siehe Seite 240 ff.). Von dieser Art hängen Weltanschauung, Religionszugehörigkeit und spirituelle Orientierung ab. Er sagt: »Krankheit und Leid sind doch eine Geißel Gottes. Hätte Gott die Überwindung der Krankheit zugelassen, so hätte er diesem Betroffenen zur rechten Zeit den richtigen Arzt oder sonst eine Hilfe geschickt. Das fühlte der Kranke und machte sich bereit zum Sterben.«

Nun blicken alle auf den sechsten Kollegen, der interessiert zugehört hat, und fragen: »Wer von uns hat recht?«

Da bemerkt dieser: »Jeder von euch hat recht. Jeder hat aber auch Unrecht. Das Unrecht entsteht dadurch, dass jeder Einzelne von euch nur an seine Sicht der Dinge glaubt und die Ansichten der anderen verneint oder missachtet. Das komplizierte ›Pentagramm Mensch‹ muss individuell gelesen werden, um den jeweiligen Anteil der betreffenden Funktionsebene an der Krankheitsursache herauszufinden. Dieses differenzierte Lesen ist aber auch nötig, um die verschiedenen Wege kennenzulernen, die zur Gesundheit, d.h. zur Überwindung der Krankheit, führen.«

Diese Szene aus dem Werk des Paracelsus wird hier in freier Wiedergabe angeführt, um deutlich zu machen, dass ein tiefgreifendes Verständnis von Krankheitsursachen und Heilungsmöglichkeiten die verschiedenen Ebenen menschlicher Existenz und Lebensverwirklichung berücksichtigen muss. Dazu aber bedarf es eines Menschenbildes, das die seelisch-geistigen und physiologisch-materiellen Wirksamkeiten differenziert und in ihrem Zusammenspiel sowie in ihrer gegenseitigen Wechselwirkung beschreiben und handhaben kann. Dementsprechend führt Rudolf Steiner seine differenzierte Begrifflichkeit von den sogenannten vier Wesensgliedern nicht ein, um an alte »vorwissenschaftliche« Systeme anzuschließen, sondern um Begriffe zu bilden, die es gerade für das moderne wissenschaftliche Bewusstsein ermöglichen, in verschiedenen Schichten zu denken und zu beobachten und daraus therapeutische Konsequenzen zu ziehen.[71]

Kinderkrankheiten und Wesensgliedertätigkeit

Was Paracelsus die Quinta essentia nannte – das rein seelisch-geistig Wirksame im

Menschen – erfährt in der anthroposophischen Menschenerkenntnis eine entscheidende Präzisierung. Denn Rudolf Steiner hat entdeckt, dass die gewöhnlichen Denkkräfte des Menschen die »verfeinerten Gestaltungs- und Wachstumskräfte« sind – ebenso aber auch die Gefühlstätigkeit die verfeinerten, leibfreien astralischen Kräfte und die Willenstätigkeit die leibfreie Tätigkeit der Ich-Organisation. Für den an dieser Deutung der Kinderkrankheiten Interessierten sei dies in knapper Form hier auch angemerkt. Zunächst: Was leisten die Wesensglieder? Was bedeuten sie für die Befähigung des Menschen, sich zu äußern, sein Wesen zu zeigen, zu betätigen? Was heißt das konkret? Wie lässt sich das verstehen? Mit Bezug auf die Kunst erscheint dies leichter.

- Der physische Leib ermöglicht Individualisierung, im seelischen Erleben die sinnliche Wahrnehmung.
- Der Ätherleib ermöglicht Aufbau- und Selbstheilungsprozesse, im seelischen Erleben die außerkörperlich wirksame Denktätigkeit.
- Der Astralleib ermöglicht Bewusstseinsbildung, Innenraumerleben, im seelischen Erleben die außerkörperlich wirksame Gefühlstätigkeit.
- Die Ich-Organisation ermöglicht Identitätserleben, im seelischen Erleben die außerkörperlich wirksame Willenstätigkeit.
- Spirituelle Orientierung: die Art zu denken, zu fühlen, zu wollen durch das Denken als metamorphosierte ätherische Tätigkeit, durch das Fühlen als metamorphosierte astralische Tätigkeit, durch das Wollen als metamorphosierte Tätigkeit der Ich-Organisation.

Insbesondere in der Kindheit geht es darum, wie sich das seelisch-geistige Wesen des Kindes in Form seiner vier Wesensglieder in seinem Körper »inkarniert« und sich dort »zu Hause« fühlen lernt. Je besser dieser Körper zu ihm passt, d.h. im Laufe der Entwicklung »passend gemacht« wird, umso wohler fühlt es sich. Wie viele Menschen leben heute, die sich in ihrem Körper nicht recht wohlfühlen, sich durch ihn nicht ausdrücken können oder sich irgendwie fremd sind. Aufgabe von Medizin und Pädagogik ist es, Bedingungen für eine möglichst gesunde Inkarnation bzw. Selbstwerdung und Selbstverwirklichung zu schaffen.

Dabei spielen die sogenannten Kinderkrankheiten eine wichtige Rolle. Warum?

Bei den hochfieberhaften Erkrankungen, wie z.B. bei Scharlach, Masern oder dem Dreitagefieber, ist es vor allem die Ich-Organisation in ihrer Wärmetätigkeit (siehe Seite 81), die sich stärker in die Konstitution einschaltet und über das normale Maß hinaus die Stoffwechselvorgänge ergreift und nachhaltig bis in die fieberbedingte Immunstimulierung hinein beeinflusst.[72]

Beim Keuchhusten dagegen werden in erster Linie die Atmungs- und Ausscheidungsorgane und deren Funktionen neu erobert und damit die astralische Organisation zum besseren Eingreifen veranlasst.

Bei den Krankheiten, die mit starken Lymph- und Drüsenschwellungen einhergehen, wird ein neues Ergreifen der grundlegenden Funktionen der Lebenstätigkeit bewirkt, d.h. eine Aktivierung des ätherischen Organismus.

Die Windpocken hingegen bergen in ihren wassergefüllten Bläschen körpereigene Substanz, die aus dem Lebensbereich ausgeschieden werden soll. Die physische Form wird hier von den Blasenbildungen an bis hin zu den kleinen erwähnten Narbenbildungen fein verändert. Dabei geht die Stoßrichtung der Krankheitserscheinungen entweder mehr nach außen - die Krankheit zeigt sich an der Haut - oder mehr nach innen - und manifestiert sich dann im Blut bzw. in einzelnen Organstörungen.

Jede Auseinandersetzung mit einer solchen Krankheit stellt eine Einseitigkeit dar, die das Ich des Kindes zur Neuordnung des Zusammenspiels seiner Wesensglieder aufruft.

Sieht man bloß auf die »Krankheitserreger« und hält deren Auftreten für die Ursache und deren Verschwinden für die Heilung, so bleiben wichtigste Fragen offen:

- Welche Beziehung hat die Krankheit zum Wesen gerade dieses Menschen?
- Warum wird nur er so von ihr betroffen, ein anderer nicht oder ganz anders?
- Welche Beziehung hat ein Krankheitserreger zur besonderen Art des Erscheinens dieser Krankheit?

Wenn man die Krankheitsvorgeschichte verschiedener Menschen genauer anschaut, so findet man, dass keine der anderen gleicht. Das eine Kind hat die Masern schwer und den Scharlach leicht durchgemacht, das andere umgekehrt. Das eine bekommt keinen Keuchhusten, das andere keinen Mumps usw.

Gerade in diesem individuellen Ergreifen von Erkrankungsmöglichkeiten zeigt sich etwas vom Wesen des betreffenden Menschen, auf das wir nur für gewöhnlich nicht achten. Die wesentlichste Frage ist daher:

- Auf welchem Weg bildet sich die spezifische Anfälligkeit für eine bestimmte Krankheit?

Diese Frage hat Rudolf Steiner geisteswissenschaftlich erforscht. Da diese Forschungen auch das nachtodliche Leben und die Fragen nach der Wiederverkörperung und dem Schicksalsgang der Menschen mit einschließen, wird im Folgenden auch darauf Bezug genommen.

Das nachtodliche Leben

Rudolf Steiner beschreibt, wie der Mensch im Tod seinen physischen Leib ablegt, wie dann in den ersten drei Tagen und Nächten (während derer mancherorts die Totenwache gehalten wird) sich der Lebensleib (Ätherleib) langsam ablöst. Da dieser den lebendigen Zusammenhang der ganzen Entwicklung vom Mutterleib an bis zum letzten Atemzug umfasst und gedankenartiger Natur ist (vgl. Seite 445), wird seine Herauslösung als ein grandioses, gedankenklares Erinnerungstableau erlebt, als Rückblick auf das gesamte Erdenleben. Alle Einzelheiten des Lebenslaufes stehen einem nochmals in inneren Bildern vor

Augen. Nach diesen drei Tagen und Nächten »verwest« der Ätherleib und fügt sich dem allgemeinen Intelligenz- bzw. Gedankenbestand der Welt in ähnlicher Weise ein, wie sich die Stoffe des physischen Organismus (Leichnam) in die Gesamtheit der materiellen Erde hinein auflösen. Aus diesem Lebensrückblick verbleibt dem Menschen nach dem Tode wie eine Art Extrakt alles, womit er sich identifizieren, d.h. mit seinem Wesen wirklich verbinden konnte. Alles, was in irgendeiner Weise »äußerlich« oder »unverbindlich« blieb in der Art, wie man dachte oder erlebte, entschwindet, »stirbt« weg.

Dann schließt sich die Herauslösung des Seelenleibes an, der während des Erdenlebens im Luftorganismus gewirkt hat. Der »Verwesungsvorgang« dieser Organisation ist ein längerer Prozess, der sich zeitlich auf etwa ein Drittel der gesamten Lebensdauer des betreffenden Menschen beläuft. Es entspricht dies genau genommen der Zeit, die er während des Lebens schlafend verbracht hat. Denn nachts verarbeitet man unbewusst die Ereignisse des Tages. Dieses unbewusste nächtliche Verarbeiten wird nach dem Tod bewusst. Nicht umsonst hat man von alters her den Schlaf als den kleinen Bruder des Todes bezeichnet.

Diese Epoche des nachtodlichen Lebens wird in verschiedenen religiösen Offenbarungen und Dichtungen als Läuterungszeit oder auch als »Fegefeuer« bezeichnet. Hier erlebt der Mensch seelisch noch einmal alles, was er im Laufe seiner Biografie durchgemacht bzw. »angerichtet« hat. Es geschieht dies jedoch jetzt so, dass er – wie es unbewusst im Leben während des Schlafes erfolgt – alles dasjenige auch erlebt, was die anderen an ihm erlebt haben. Ein Mensch, der z.B. in gerechtem Zorn einen anderen öffentlich bloßgestellt hat, wird jetzt nach dem Tod nicht seine eigene Genugtuung und die »Gerechtheit« seines Zornes wiedererleben, sondern vielmehr in allen Einzelheiten die Empfindungen kennenlernen, die während dieses Ereignisses in dem anderen gelebt haben, d.h. das, was er im anderen bewirkt hat.

Die Erfahrungen der Läuterungszeit dienen nicht nur einer Objektivierung der vergangenen Seelenerlebnisse, sondern sind zugleich auch Ausgangspunkt für die Schicksalsgestaltung in einem folgenden Erdenleben: Wer z.B. jemandem Unrecht getan hat, kann sich jetzt Möglichkeiten vor das innere Auge stellen, wie man diese Tat in einem nächsten Leben ausgleichen kann. Man nimmt in seine ganze Schicksalsgestaltung die Möglichkeit auf, diesem Menschen wieder zu begegnen und ihm Gutes zu tun oder die Voraussetzung dafür zu schaffen.

Eine solche Art der Schicksalsbildung hat auch Konsequenzen für zukünftige Krankheitsanlagen. Hat ein Mensch z.B. sein Leben so verbracht, dass er überwiegend lieblos an anderen Menschen und Dingen vorbeiging, so empfindet er das nach dem Tod als einen Mangel. Er erfährt jetzt, wie dieses Verhalten auf andere Menschen gewirkt und welche Schmerzen es bei dem einen oder anderen ausgelöst hat. Diese Erfahrung prägt sich tief in sein Wesen ein.

Auf der Erde hatte er Gründe für seine Verschlossenheit. Sie erscheinen ihm jetzt in einem anderen Licht. Er erblickt sie objektiv und sieht das Unzulängliche und Begrenzte seiner nur selbstbezogenen »irdischen« Perspektive. In religiösen Überlieferungen wird bezüglich dieses nachtodlichen Erlebens auch vom »Gericht« gesprochen, das als ein »Richtig«- oder »Zurecht-Sehen« verstanden werden kann.

Dieses neue Verständnis ist es, das sich einprägt und auf dem weiteren Weg zwischen dem Tod und einer neuen Geburt auch zu einer bestimmten Krankheitsveranlagung führen kann, durch die man sich dann die erforderliche neue Fähigkeit erwirbt.[73] Am Ende der Läuterungszeit nimmt das Ich-Wesen des Menschen auch alles aus dem seelischen Erlebnisfeld mit, was zu ihm gehört – das Übrige, alles, womit man sich nicht verbinden kann, »verwest« in der Seelenwelt des Kosmos. Im Ich erlebt man dann den Durchgang durch die rein geistigen Wesenswelten bis hin zum »Ruhen in Gott« in der Weltenmitternacht zwischen Tod und neuer Geburt. Aus dieser Welt bringt man sich den Impuls mit ins Leben, nach Gott und Spiritualität zu suchen und auch auf der Erde die Schöpfung und das Leben lieben zu lernen.

Liebe und Gesundheit

Seelisch-geistig ist der Mensch »gesund«, der interessevoll und offen den Erscheinungen des Lebens gegenübertreten kann, ohne sich selbst dabei zu verlieren oder aufzugeben (zur Entstehung und Erhaltung von Gesundheit allgemein siehe Seite 240 ff.). Demgegenüber gibt es zwei krank machende Tendenzen:

- sich immer mehr von der Welt zurückzuziehen, zu grübeln und zu meinen, die Wahrheit, nach der die Welt verändert werden müsste, nur in sich allein finden zu können;
- ganz dem Sog des Alltagslebens zu verfallen, sich selbst zunehmend zu verleugnen und wie ein Blatt im Wind von den Ereignissen getrieben zu werden.

Was als Hingabefähigkeit auf der einen Seite und innere Standhaftigkeit auf der anderen Seite zu den gesunderhaltenden Eigenschaften des Menschen gehört, ist hier aus dem Gleichgewicht geraten.

Zur Gesundheit gehört, dass man sich seiner Möglichkeiten situationsgerecht und frei bedienen kann. »Spiel« nannte Schiller dieses elastische, situative Umgehen des Menschen mit seinen Fähigkeiten.

Von Krankheit können wir hier erst sprechen, wenn der Mensch sich selbst entgleitet oder sich so in sich verkrampft, dass er aus eigener Kraft diesen Zustand nicht mehr ändern kann. Im Schiller'schen Sinne hat der Spielraum hier seine Grenzen verloren oder er wurde zu eng.

! In der Liebefähigkeit liegt die innere Gesundheit des Menschen begründet: in dem Vermögen, sich mit den Belangen der Welt interessevoll zu verbinden, d.h. die Menschen und Vorgänge des Umkreises wichtig zu nehmen, und in der Fähigkeit, sich zurücknehmen, zurückziehen zu können, ohne deswegen Selbstachtung und Wertschätzung zu verlieren.

Im Christentum wird die Liebe als Ziel menschlicher Entwicklung genannt und als »neues Gebot« bezeichnet (Joh. 13,34). Wie schwer dessen Erfüllung ist und wie weit der Weg dorthin, zeigen die vielen Erkrankungsmöglichkeiten, denen wir ausgesetzt sind. Die Seele pendelt unaufhörlich zwischen den Gefahren des Egoismus und der Selbstaufgabe hin und her auf der Suche nach ihrer Menschlichkeit. Man kann eine solche Tatsache als eine Art Verhängnis empfinden, dem der Mensch ausgesetzt ist, und auch die Frage haben, wie weit ein Mensch denn überhaupt für seine Entgleisungen und Verirrungen verantwortlich gemacht werden kann.

»Müssen wir denn nicht so sein und handeln, wie wir sind?« – »Wer kann denn schon aus seiner Haut?« Hier wird die Frage nach der menschlichen Freiheit drängend. Denn wie gerne geben wir die Schuld für unser Unvermögen und unsere Probleme den Verhältnissen, der körperlichen Verfassung oder den anderen Menschen – nur nicht uns selbst.

Freiheit und Notwendigkeit im Schicksal

Freiheit als individueller Spielraum aufgefasst, etwas zu tun oder zu lassen, ist geknüpft an die Fähigkeit, auch etwas tun oder lassen zu können. Sie bezieht sich auf den Umgang mit unseren Möglichkeiten, nicht auf den mühevollen Lernprozess des Erlangens von Fähigkeiten. Wer fühlt sich nicht »unfrei« in Bezug auf die Bedingungen, unter denen er etwas lernen muss? Wie viele Unfreiheiten sind beispielsweise mit einer Examensvorbereitung verbunden? Wer hat Rechnen gelernt, ohne die mathematischen Gesetze zu achten?

Ist das Examen jedoch bestanden und das Rechnen gelernt, dann hat sich unser Spielraum vergrößert, die Handlungsfähigkeit erweitert. So ist es auch mit jeder Schicksalsnotwendigkeit. Sie stellt gleichsam nur die Bedingungen her, die zum Erwerben einer bestimmten Fähigkeit nötig sind. Ist diese jedoch erworben, so hat der Mensch sich einen neuen Freiheitsgrad errungen, der ihn reicher und vollkommener macht. Individuelle Freiheit setzt daher »individuelle Notwendigkeiten«, d.h. ein persönliches Schicksal mit seinen besonderen Bedingungen voraus. Das zu erkennen ist zentrales Anliegen des Christentums, dessen Substanz sich in den beiden Idealen Freiheit als Ergebnis von Lernprozessen und Liebe als Ergebnis von Interesse und Offensein für den anderen wie in einem Brennpunkt zusammenfassen lässt.

So gesehen ist auch mit jeder Erkrankung eine Bedingung gegeben, unter deren Einfluss etwas gelernt wird, über das man später frei verfügen kann. Krankheit kann in diesem Licht gesehen als »Privatstunde« beim Herrn und Begleiter unseres Schicksals – bei Gott selbst – aufgefasst werden. Bei der Behandlung der Krankheit gilt es, alles zu tun, dass diese Erfahrung zum Wohl des Kranken durchlebt wird und er – wenn irgend möglich – der Heilung zugeführt werden kann. Ist doch der einzige Sinn von Krankheit, wieder – mit neuem Bewusstsein und erweiterten Fähigkeiten – wenn möglich in diesem, sonst für das kommende Erdenleben gesünder zu werden, als man war.

Empfohlene Literatur
- Michaela Glöckler, *Die Heilkraft der Religion,* Stuttgart 1997.
- Michaela Glöckler, *Elternsprechstunde,* Stuttgart [8]2008.
- Michaela Glöckler, *Begabung und Behinderung. Praktische Hinweise für Erziehungs- und Schicksalsfragen,* Stuttgart [3]2004.
- Rudolf Steiner, *Die Offenbarungen des Karma* (GA 120), Dornach [8]1992.
- Rudolf Steiner, *Theosophie* (GA 9), Dornach [33]2013.

Ethische Fragen

Aus den bisherigen Betrachtungen geht hervor, dass es weder ein lebensunwertes Leben noch eine sinnlose Krankheit geben kann. Nur unsere Vorstellungen, unsere persönlichen Wünsche und Verständigungsmöglichkeiten können begrenzt sein, sodass die Frage nach dem Sinn nicht recht gestellt oder beantwortet werden kann.

Kaum eine Frage führt so tief in Schicksalszusammenhänge hinein wie die nach der »guten Handlung«. Das aus dem Griechischen kommende Wort »Ethik« steht für die Lehre vom guten Verhalten und guten Handeln. Und gerade hier ist die wissenschaftliche Diskussion insbesondere auf medizinischem Gebiet in den letzten Jahrzehnten zunehmend in Schwierigkeiten geraten. Während nach dem Zweiten Weltkrieg – vor allem in Deutschland nach den Erfahrungen des Nazi-Regimes – die Gesetzgebung in schärfster Weise darauf hinarbeitete, Euthanasie in jeder Form zu ächten, sieht dies heute weltweit und auch in Deutschland bereits wieder erstaunlich anders aus. Wissenschaftliche, rechtliche und wirtschaftliche Gründe werden ins Feld geführt, um den Sinn schwerer, unheilbarer Krankheitszustände und Behinderungen sowie länger dauernder Verwirrtheits- und Schwächezustände im Alter infrage zu stellen.

Auch Fragen wie: Was bedeutet ein Schwangerschaftsabbruch für das ungeborene Kind, die Mutter und den ausführenden Arzt? Was geschieht auf körperlicher, seelischer und geistiger Ebene beim Hirnversagen, bei einer eventuellen Organentnahme oder beim Empfang eines Spenderorgans? werden kaum gestellt. Denn in dem Augenblick, in dem sich die Perspektive auf Mensch und Leben erweitert und das Wesen des Menschen nicht nur physisch, sondern auch seelisch und geistig über Geburt und Tod hinausgehend gedacht wird (vgl. Seite 223 ff. und 232 f.), verwandelt sich die ethische Frage in eine Frage individueller Verantwortung dem eigenen Schicksal und dem Schicksal anderer Menschen gegenüber. Da werden diese Fragen zu komplexen Schicksalsfragen mit Ursprung und Folgen und gegenseitiger Verbundenheit und Verantwortlichkeit. Da tritt in den Vordergrund, was wir treffend als »Motiv einer Tat« umschreiben können. Ist es doch stets das Motiv, das über die Qualität der Tat entscheidet.

Was sind die tatsächlichen Gründe, die für oder gegen eine Impfung, eine bestimmte Therapie, die Formen der sogenannten Sterbehilfe oder einen Schwangerschaftsabbruch sprechen? Welche persönlichen, gesundheitlichen oder beruflichen Motive liegen hier vor?

Eine Ethik, die Seele und Geist des Menschen ernst nimmt, fragt nicht nur nach der Tat als solcher, sondern immer auch nach den Motiven, die zu einer Handlung führen, und nach der Art und Weise, wie der Mensch zu den Folgen seiner Taten steht. Nicht nur Einsicht und Erkenntnis sind es, sondern auch tiefgründige Ängste, Sorgen, Argwohn, Liebe, Vertrauen oder Hoffnung, die die ethische Realität mitgestalten und die Qualität einer Handlung prägen. Die Folgen aber, die sich aus den entsprechenden Handlungen ergeben, werden zum Schicksal im weiteren Lebensverlauf der Kinder und Erwachsenen.

Wer z.B. sein Kind gegen Masern impfen lässt aus Angst vor einer Hirnentzündung, sollte wissen, dass es auch andere Krankheitserreger gibt, die eine Hirnentzündung hervorrufen können. Es kommt in erster Linie darauf an, wie wir das Kind mit unseren besten Kräften begleiten, wie wir Vertrauen in sein Schicksal entwickeln und ihm helfen, den Weg in seinen Körper und in sein Leben zu finden. Die Gedanken und Gefühle, mit denen wir es umgeben, wirken sich unmittelbar stärkend auf sein Existenzerleben und seine gesundheitliche Verfassung aus. Jede Entscheidung aber, die gefällt wird, kann sowohl positive als auch negative Folgen haben. Denn es gibt so gut wie nichts, was »nur gut« ist.

Habe ich z.B. Beweggründe, ein Kind gegen Masern impfen zu lassen, weil ich hoffe, dadurch möglichen Schädigungen vorzubeugen, so erscheint eine solche Motivation selbstverständlich als gut. Andererseits nehme ich dem Kind durch die Impfung die Möglichkeit, sich intensiv mit dieser Erkrankung auseinanderzusetzen und sich dadurch eine länger anhaltende Immunität zu erwerben sowie ein passenderes »Inkarniertsein« (siehe Seite 222). Es kommt in jedem Fall einer Entscheidung darauf an, wie wir mit deren Folgen leben, wie weit es uns gelingt, das Positive unserer Handlungsweisen in seiner Wirksamkeit zu unterstützen und den möglichen negativen Folgen entgegenzuwirken und sie auszugleichen oder mit ihnen zu leben.

Ethik – so gesehen – kann sich immer weniger an gegebenen Wertsetzungen und Normen orientieren. Sie wandelt sich vielmehr von einer »Normethik« zur **»Individualethik«** und **»Verantwortungsethik«**. Denn unabhängig vom jeweils geltenden Recht muss jede Tat immer auch individuell beurteilt, verantwortet und in ihren Konsequenzen erlebt werden.

Auch wenn, wie in den Niederlanden, Euthanasie juristisch unter bestimmten Voraussetzungen erlaubt ist, leben dessen ungeachtet Arzt und Angehörige – und nachtodlich auch der Patient – mit den Folgen der jeweils getroffenen Entscheidung weiter.

Ebenso gilt dies für die juristische Regelung der Organtransplantation. Auch wenn das Hirntodkriterium die juristische Möglichkeit zur Organentnahme bietet, ist der Organspender erst »tot«, wenn Herz und Atmung den Körper nicht mehr am Leben halten. Unabhängig davon jedoch und ganz objektiv treten der Spender, die handelnden Ärzte und der Empfänger in konkrete Schicksalsbeziehungen zueinander, die Ursachen haben und weiterwirken. Je ehrlicher und liebevoller unsere Motive zum Handeln dabei sind, umso günstiger die Folgen.

So steht uns beispielsweise ein Mädchen aus unserer Sprechstunde noch lebhaft vor Augen, welches im Alter von elf Jahren von seiner eineiigen Zwillingsschwester eine gesunde Niere verpflanzt bekam. Ohne diese Organspende hätte das an einer Zystenniere schwer leidende Kind nur noch wenige Wochen oder Monate leben können. Eine solche Lebendspende ist natürlich einfacher zu überschauen als die Organspende eines Sterbenden. Umso wichtiger ist für potenzielle Spender und Empfänger die vorherige Auseinandersetzung mit diesem Thema, damit eine möglichst freie und verantwortungsvolle Entscheidung getroffen werden kann.[74]

Vorgeburtliche Diagnostik und Schwangerschaftsabbruch

Wir kennen heute eine ganze Reihe von vererbbaren Krankheiten und angeborenen Fehlbildungen, die mithilfe der vorgeburtlichen Diagnostik festgestellt werden können. Hierzu steht momentan neben der Fehlbildungsdiagnostik im Ultraschall die sogenannte Erst-Trimester-Diagnostik zur Verfügung – eine computergesteuerte Risiko-Berechnung aufgrund einer Kombination von bestimmten Blutwerten der Frau und der Nackenfaltenmessung beim Ungeborenen –, ferner die Punktion des Plazentagewebes oder des Fruchtwassers. Nach einer Plazentapunktion in der 11. bis 12. Schwangerschaftswoche oder Fruchtwasserpunktion in der 15. Schwangerschaftswoche wird eine Chromosomen- und Genanalyse durchgeführt, um chromosomale Fehlbildungen diagnostizieren zu können, wie z.B. Trisomie 21 beim Down-Syndrom, das mit Chromosom 15 assoziierten Prader-Willi-Syndrom oder Krankheiten, die mit speziellen Krankheitsgenen in Verbindung gebracht werden, wie beispielsweise Mukoviszidose.

Seit August 2012 wird Frauen, die ein erhöhtes Risiko für chromosomale Veränderungen beim Kind haben, der Praena-Test (Bluttest) angeboten. Dabei werden aus dem mütterlichen Blut Bruchstücke kindlicher Zellkerne gefiltert und gentechnisch untersucht. Es sollen dadurch Trisomien 13, 18 und 21 laut Herstellerangaben recht zuverlässig ausgeschlossen oder bestätigt werden. Erwägt die Frau bei einem auffälligen Ergebnis einen Abbruch, muss eine Fruchtwasserpunktion durchgeführt werden.

Das Ziel der vorgeburtlichen Diagnostik ist nur selten eine Behandlung der gefundenen Erkrankung, da dies meist nicht machbar ist, sondern die Möglichkeit der Abtreibung.

Der gesetzliche Rahmen für eine Abtreibung nach vorgeburtlicher Diagnostik ist in dem 1995 in Deutschland zuletzt revidierten § 218 Abs. 2 StGB geregelt. Es wird dort zwischen der Fristenlösung und der medizinischen Indikation unterschieden. Seit dem 1.1.2010 gibt es eine Neuregelung der Anforderungen an eine umfassende Aufklärung, Begleitung und Betreuung der Frau bei einer möglichen medizinischen Indikation. Wird nach Mitteilung eines auffälligen pränataldiagnostischen Befundes der Schwangerschaftsabbruch nach der 14. Woche gewünscht, so wird eine dreitägige Frist zwischen Eröffnung der Diagnose und Abbruch vorgeschrieben.

Bei der Fristenlösung siegt das Selbstbestimmungsrecht der Frau über den Schutz des Ungeborenen. Eine Abtreibung ist in diesem Rahmen bis zur 12. Woche straffrei, wenn vorher eine Pflichtberatung stattgefunden hat. Bei der medizinischen Indikation gibt es keine zeitliche Begrenzung mehr. Sie ist formal erlaubt bis zum Ende der Schwangerschaft, und außerdem zahlt die Krankenkasse (die Gesellschaft) die Kosten für Diagnostik und Abtreibung.

Mit der medizinischen Indikation soll eine »Gefahr für das Leben oder die Gefahr einer schwerwiegenden Beeinträchtigung des körperlichen oder seelischen Gesundheitszustandes der Schwangeren abgewendet« (Zitat § 218) werden, wenn diese Gefahr »nicht auf eine andere für sie zumutbare Weise abgewendet werden kann«. Wenn nun die Frau meint, dass das Leben mit einem behinderten Kind eine schwerwiegende Bedrohung ihres seelischen Gesundheitszustandes bedeutet, ist damit die medizinische Indikation für eine Abtreibung gegeben.

Bei einer solchen Abtreibungsindikation wird das behinderte oder kranke ungeborene Kind als Gefahr für die Gesundheit der werdenden Mutter dargestellt, die durch eine Abtreibung abgewendet werden kann. Formal gesprochen ist das Ziel der Abtreibung in diesem Fall nicht die Tötung des Kindes, sondern die »Rettung« der Mutter.

Es ist nie nachgewiesen worden, dass Mütter von behinderten oder chronisch kranken Kindern durch diesen Umstand in ihrem seelischen Gesundheitszustand schwerwiegend beeinträchtigt werden. Trotzdem wird diese medizinische Indikation in der täglichen Praxis für die Abtreibung behinderter oder kranker Kinder angewendet.

Außerdem wird in diesem Zusammenhang kaum diskutiert, dass ein gesundes Kind durch die Fruchtwasserpunktion geschädigt oder die Schwangerschaft dadurch infolge einer Fehlgeburt beendet werden kann. Das Risiko beträgt immerhin 1 %! Das bedeutet, dass jedes 100. Kind – ganz unabhängig davon, ob es gesund oder krank ist – sterben muss. Was sich hinter dieser Zahl verbirgt, bleibt ohne Lobby namenlos. Auch hier sind ethische Fragen folgenschwere Schicksalsfragen.

Wenn die vorgeburtliche Diagnostik empfohlen wird, um zu verhindern, dass kranke oder behinderte Kinder geboren werden, so steht dahinter die Meinung, ein solches Leben sei nicht lebens- und menschenwürdig. Erkennt man hingegen die vorgeburtliche Existenz des Menschen und den Sinn an, der im Durchleben einer Biografie auch als Schwerbehinderter oder Kranker liegt, be-

kommt eine solche Entscheidung eine andere Dimension (siehe Seite 196 ff.).

Die oft verzweifelt gestellte Frage: »Warum bekomme gerade ich ein behindertes oder missgebildetes Kind?« zieht unter dem Schicksalsaspekt andere Fragen nach sich: »Warum braucht dieses Kind gerade mich, warum bin ich ihm verbunden, was kann ich für sein weiteres Schicksal tun? Was danke ich ihm und seinem Leid für meine eigene Lebenserfahrung und meine Einsichten?«

Natürlich wünscht sich niemand eine Krankheit oder ein Kind mit einer Krankheit. Die modernen medizinischen Errungenschaften der vorgeburtlichen Diagnostik ermöglichen uns jedoch die freie Wahl für oder gegen ein solches Schicksal und die individuell »gewollte« Verantwortung, mit den Konsequenzen unserer Entscheidung zu leben – so oder so. Dazu gehört auch die offene Frage, was das für das ungeborene Kind bedeutet, das gerade ein solches Schicksal bei dieser Mutter angestrebt hatte. Wir denken, dass Überlegungen dieser Art nicht nur ein Problem der Eltern und Experten sind. Es handelt sich dabei auch um allgemein gesellschaftliche Fragen einer Zeit, in der erst wieder begonnen wird, spirituelle Orientierungen ernst zu nehmen. Auch wenn es bequemer ist, die Entscheidung über das Für und Wider der vorgeburtlichen Diagnostik und ihre Konsequenzen den Fachleuten aus der Wissenschaft, der Kirche oder dem Staat zu überlassen, sollten diese grundsätzlichen Welt- und Lebensfragen heute von jedem mündigen Bürger bewegt werden. Nur so kann sich ein auf persönliche Einsicht gegründetes Verantwortungsgefühl entwickeln als Grundlage einer neuen Moralität im Sinne von Individualethik oder – wie Steiner es nennt – eines ethischen Individualismus.[75]

Empfohlene Literatur

- Aktuelle Information zur vorgeburtlichen Diagnostik: Merkblatt der Gesellschaft Anthroposophischer Ärzte in Deutschland (GAÄD), einzusehen unter: www.gaed.de/merkblaetter.html.
- Dietrich Bauer, Max Hoffmeister, Hartmut Görg, *Gespräche mit Ungeborenen. Kinder kündigen sich an*, Stuttgart ^{6}2006.
- Michaela Glöckler (Hrsg.), *Spirituelle Ethik. Situationsgerechtes, selbstverantwortetes Handeln*, Dornach 2002.
- Nicola Fels, Angelika Knabe, Bartholomeus Maris, *Ins Leben begleiten. Schwangerschaft und erste Lebensjahre*, Stuttgart 2003.
- Michaela Glöckler, »Urteilskompetenz und Entscheidungsfindung im Kontext von Hirntod und Organtransplantation«, in: *Der Merkurstab*, 2014, 5: 391–399.
- Michaela Glöckler, Otto Schily, Michael Debus, *Lebensschutz und Gewissensentscheidung, Diskussion über den § 218*, Stuttgart 1992.
- Fritz Helmut Hemmerich, *In den Tod geboren. Ein Weg für Eltern und Helfer bei Fehlgeburt, Abbruch, Totgeburt*, Westheim 2000.
- Max Hoffmeister, *Die übersinnliche Vorbereitung der Inkarnation*, Basel ^{2}1991.

- Hans Jonas, *Technik, Medizin und Ethik. Zur Praxis des Prinzips Verantwortung*, Frankfurt a.M. [5]2000.
- Joanne Klink, *Früher, als ich groß war. Reinkarnationserinnerungen von Kindern*, Grafing [7]2011.
- Dieter Schulz, *Besondere Wege. Welche Bedeutung haben Kinder mit Behinderung für die Biografie ihrer Eltern?*, Stuttgart 2012.

Zu spät geboren? Von der Realität des vorgeburtlichen Lebens

Kinder bringen sich ihr Schicksal mit – das ist eine häufige Erfahrung. Durch das Kind werden mit einem Mal Beziehungen in der Nachbarschaft angeknüpft, die vorher so gut wie nicht vorhanden waren, man lernt Altersgenossen in der Gegend kennen und es entwickeln sich ganz unterschiedlich geartete freundschaftliche oder auch problematische Beziehungen. In der Schule geht dies dann weiter und es kommt zu den verschiedenen Konstellationen im Klassenverband, zu Einsamkeiten, Ausgrenzungen, Cliquenbildungen und intensiven Freundschaften, die den Alltag der Kinder und Jugendlichen prägen. Interessant ist dabei die Frage, was alles zusammentreffen muss, um gerade in diesem Jahr an diesem Ort diesem Menschen zu begegnen oder nicht.

Das reiche Angebot der Möglichkeiten zur Empfängnisregelung, die Reform des § 218 (Abtreibungsparagraph), die Möglichkeiten der extrakorporalen, d.h. außerhalb des Mutterleibes erfolgenden Befruchtung (die sogenannte In-vitro-Fertilisation mit Embryotransfer in die leibliche Mutter oder eine Leihmutter), die Möglichkeiten der Sterilitätsbehandlung, der Frühdiagnostik angeborener Missbildungen – all dies hat die Entscheidungsmöglichkeiten und den Handlungsspielraum insbesondere der Frauen in hohem Maß erweitert. Es hat aber auch dazu beigetragen, dass es für die Ungeborenen ungleich schwerer ist als früher, sich zu einer bestimmten Zeit an einem bestimmten Ort bei einer bestimmten Mutter zu inkarnieren, wodurch es dann die Möglichkeit bekommt, den Menschen zu begegnen, die für sein Leben wichtig sind, die »zu ihm gehören«.

Gespräche mit Ungeborenen – so lautet der Titel eines sehr lesenswerten Buches.[76] Darin sind viele Beispiele zusammengetragen, wie Kinder sich ihren Eltern oder auch Großeltern vor, während oder nach der Empfängnis ankündigen. Dieses Buch bringt etwas von dem an die Oberfläche des Bewusstseins, was viele Frauen, wenn sie darauf achten, deutlich spüren: ob ein Kind zu ihnen kommen möchte oder nicht. Dem Kinderwunsch der Eltern oder auch ihrem dezidierten Nicht-Wunsch kann ein ausgesprochener Elternwunsch oder Mutter-/Vater-Wunsch eines Ungeborenen gegenüberstehen. Manche Frauen berichten auch, wie sie mehrere Jahre ein Kind um sich gefühlt hätten und es dann verschwunden sei. Oft hinterlässt ein solches Erlebnis Traurigkeit – manchmal aber auch das gute Gefühl, dass es nun eine andere Lösung gefunden hat, weil man sich selber nicht in der Lage sah.

Wie schwierig und kompliziert das Zugehen auf eine neue Verkörperung vonseiten der Ungeborenen sein kann, sei an einem Beispiel aus Steiners Geistesforschung verdeutlicht: »Eine Seele, die sich anschickt, verkörpert zu werden, weiß zum Beispiel, dass sie zu ihrem nächsten Erdenleben eine gewisse Art von Erziehung braucht, eine gewisse Art von Kenntnissen, die sie aufnehmen muss schon in früher Jugend. Aber sie sieht nun: Ja, da und dort kann ich die Möglichkeit finden, solche Erkenntnisse zu gewinnen. – Aber das ist oftmals nur möglich, wenn man in der Zeit verzichtet auf ein solches Elternpaar, das einem ein glückliches Dasein in anderer Beziehung geben könnte, und wenn man seine Zuflucht nimmt zu einem Elternpaar, das einem vielleicht kein glückliches Leben gewähren kann. Würde man ein anderes Elternpaar vorziehen, so würde man sich sagen müssen: Gerade das Wichtigste kannst du nicht erreichen. – Man darf nicht alle Verhältnisse des geistigen Lebens sich so verschieden vorstellen von denen auf der Erde. So sieht man Seelen, die vor der Geburt in furchtbarstem Kampf sind, sieht zum Beispiel eine Seele, die sich sagt: Ich werde vielleicht in meiner Jugend misshandelt von einem rohen Elternpaar. – Wenn eine solche Seele in diese Lage kommt, dann gibt das furchtbare innere Kämpfe für sie. Und man sieht in der geistigen Welt vielen Seelen an, die an die Vorbereitung für die Geburt schreiten, wie sie sich diese ungeheuren Kämpfe bereiten.«[77]

Ein anderes Beispiel, das aus einer mündlichen Überlieferung stammt: Ein an sich gesunder Junge aus geordneten Verhältnissen bereitete in der Schule größte Verhaltensprobleme. In diesem Fall bemerkte Steiner leise den ratlosen Lehrern gegenüber: Er ist zu spät geboren ... Der Junge war verzweifelt, weil er »seine« Altersgenossen nicht fand, weil er sich isoliert erlebte, obwohl er von netten Menschen umgeben war. Es waren eben nicht seine Freunde.

Wer die Realitäten des geistigen Lebens und der geistigen Welt in das tägliche Leben mit einbezieht, für den wird manches, was heute im Zusammenhang mit der Familienplanung selbstverständlich gehandhabt wird, wieder neu zur Frage. So wird er im Überdenken der eigenen Lebenssituation den Gedanken an die Ungeborenen mit einbeziehen und auf Einfälle sowie die Stimme seines Gewissens anders hören. Die eigene Lebenssituation, das, was man selbst oder der Partner braucht oder für richtig hält – es erfährt eine Veränderung, eine perspektivische Neubesinnung durch die mögliche Nähe der Ungeborenen, die sich leichter bemerkbar machen können, wenn man an sie denkt und auf sie hören wird.

Eine hormonelle oder mechanisch betriebene Empfängnisverhütung wird das Ungeborene, das sich im Umkreis eines bestimmten Elternpaares aufhält, zunächst zum Warten veranlassen. Wenn das Ungeborene jedoch Gründe hat, einer ganz bestimmten Generation angehören zu wollen, so sieht es sich möglicherweise gezwungen, nach einer gewissen Zeit ein ähnlich geartetes Elternpaar auszusuchen oder ein solches, welches genau in der Gegend lebt, wo es bestimmte Menschen treffen will und Eindrücke aufnehmen möchte, die für seine Biografie wichtig sind.

Empfohlene Literatur

- Dietrich Bauer, Max Hoffmeister, Hartmut Görg, *Gespräche mit Ungeborenen. Kinder kündigen sich an,* Stuttgart [6]2006.
- Peter Selg, *Ungeborenheit. Die Präexistenz des Menschen und der Weg zur Geburt,* Arlesheim 2009.

Was ist eine Konstitutionsbehandlung?

Wie ist der Mensch in Gesundheit und Krankheit konstituiert? Wie zeigt sich seine körperliche und seelische Verfassung?

Die anthroposophische Menschenerkenntnis differenziert die Konstitution in die vier Wesensschichten – von Rudolf Steiner Wesensglieder genannt (siehe Seite 221 ff.): körperliche Form und Struktur (physischer Leib), Lebensprozesse (Ätherleib), seelische Befindlichkeit (Astralleib), Persönlichkeit/Selbst (Ich-Organisation). Hinzu kommt die prozessuale Gliederung in die drei Funktionssysteme der Nerven-Sinnes-Prozesse, der rhythmischen Funktionen von Atmung und Kreislauf sowie der Stoffwechselfunktionen. Jede dieser Wesensschichten und Funktionssysteme kann in Einseitigkeiten verfallen und dadurch Krankheitsdispositionen hervorrufen, die mithilfe einer Konstitutionstherapie reguliert werden können.

Da in diesem Buch immer wieder erwähnt wird, was eine Konstitutionsbehandlung leisten kann oder wo sie angezeigt ist, sollen hier einige Grundprinzipien vorgestellt werden. Eine solche Behandlung sollte jedoch in jedem Fall mit einem Arzt beraten werden bzw. auf ärztliche Verordnung hin geschehen.

Die klassische Homöopathie verwendet den Begriff »Konstitutionstherapie« oder »Konstitutionsbehandlung«, wenn bei einer bestimmten ungünstigen Grundveranlagung mit einem möglichst zum Bild dieser Veranlagung passenden Mittel behandelt wird. »Similia similibus curentur«, d.h. Ähnliches werde durch Ähnliches geheilt, heißt das homöopathische Behandlungsprinzip.

Anthroposophische Ärzte integrieren diesen homöopathischen Ansatz zur Konstitutionsbehandlung nicht selten auch in ihr Vorgehen.

Hier liegt der Unterschied oft nur darin, dass keine Hochpotenzen (nicht über einer D30) eingesetzt werden und die Dauer und Dosierung der Behandlung oft unterschiedlich sind, weil hier auch die Eigenrhythmen der Wesensglieder mit berücksichtigt werden, wie sie von Rudolf Steiner in seiner Vortragsreihe *Geisteswissenschaftliche Menschenkunde* beschrieben wurden.[78]

- Die Ich-Organisation wird angeregt durch alles, was sich im 24-Stunden-Rhythmus wiederholt,
- der Astralleib wird angeregt durch die Pflege des Wochenrhythmus,

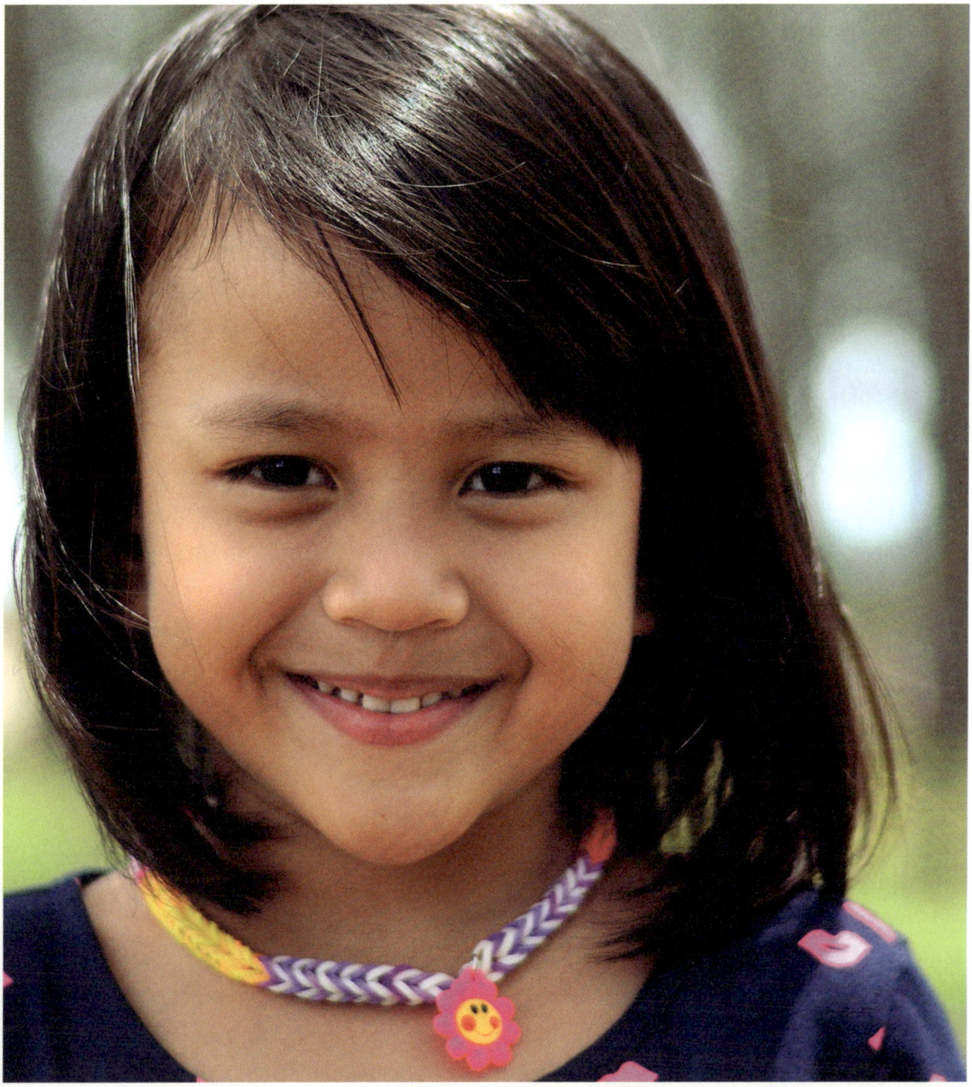

Mit einer Konstitutionsbehandlung können Einseitigkeiten reguliert und ausgeglichen werden.

- der Ätherleib folgt dem Monatsrhythmus,
- der physische Leib braucht mindestens ein Jahr zu seiner vollen Gesundung, wenn er schwerwiegend verletzt wurde.

Werden Mittel so eingesetzt, dass sie insbesondere auf die regulierende Tätigkeit eines Wesensgliedes wirken, so empfiehlt es sich, auch den Rhythmus dieses Wesensgliedes in das konstitutionstherapeutische Konzept mit einzubeziehen.

Konstitutionsbehandlungen sind nicht im akuten Fall angezeigt. Vielmehr erfolgen sie z.B. nach Abschluss einer Erkrankung oder im gesunden Intervall, oder aber sie kommen bei chronischen Krankheiten wie Allergien oder Diabetes zum Einsatz, um die körperliche Disposition zu dieser Krankheit zu mildern und dem chronischen Krankheitsprozess entgegenzuwirken.

Beispiele

- Ein Säugling mit noch weichem Kehlkopf und Luftröhre (Laryngo-Tracheomalazie), blond, blauäugig, hellhäutig, mit zartem Körperbau und etwas großem Kopf, »durchscheinend«, erhält *Conchae* D6, 3-mal täglich 1 Messerspitze Pulver über den ersten Winter hinweg.

  Das entspricht etwa dem Calcium-carbonicum-Typ in der klassischen Homöopathie. Conchae, die Austernschale, ist natürliches Calcium carbonicum.
- Ein sehr scheues, sensibles, hübsches, blondes, blauäugiges Mädchen hat große Anfangsschwierigkeiten und Trennungsängste im Kindergarten, spricht wenig und weint oft untröstlich. Sie erhält *Pulsatilla* D12, 3-mal täglich 5 Globuli für einen Monat.

  Dieses Vorgehen entspricht der klassischen Homöopathie und dem anthroposophischen Naturverständnis von Pulsatilla, der Küchenschelle.

■ Eine mehr spezifisch anthroposophische Konstitutionsbehandlung ist die Therapie mit bestimmten Mitteln bei Ungleichgewichten oder einseitig vorherrschender Wirkung im Wesensgliedergefüge (zu den Wesensgliedern siehe Seite 221 ff.). Rudolf Steiner gibt hierzu z.B. folgende wichtige Mittel an:

- *Kalk*, der zwischen physischem und ätherischem Leib das richtige Verhältnis herstellt,
- *Antimon* rhythmisiert und ordnet das Zusammenwirken von Ätherleib und Astralleib,
- *Quarz* wirkt zwischen Astralleib und Ich-Organisation regulierend, »um dadurch auf das Nervensystem gesundend zu wirken«.[79]

■ Eine andere anthroposophische Konstitutionsbehandlung richtet sich danach, die gesamte Funktion bestimmter Organe und Organsysteme anzuregen.

Typische Mittel wären hier z.B.:

- *Cardiodoron*® bei Herz-Kreislauf-Störungen,
- *Hepatodoron*® bei Leberschwäche,
- *Kephalodoron*® bei Kopfschmerzen, nervösen Erschöpfungszuständen.

■ Eine weitere grundlegende Behandlung bezieht sich auf eine bestimmte Anfälligkeit oder Erkrankung.

Beispiele hierfür sind:

- *Levico comp.* bei einer Neigung zu Erkältungserkrankungen,
- *Gencydo*® bei allergischen Erkrankungen,
- *Misteltherapien* bei Karzinomerkrankungen.

■ Andere Therapieansätze arbeiten am Ausgleich von Einseitigkeiten in Polaritäten, zwischen denen wir als Menschen immer wieder ein neues Gleichgewicht finden müssen und gelegentlich in zu starke Einseitigkeiten verfallen können. Diese Polaritäten sind z.B. Entzündung und Sklerose, Stoffwechsel-Gliedmaßen- und Nerven-Sinnes-Funktion, Neurasthenie und Hysterie.

Beispiele für eine Behandlung dieser Art:

- *Hepar sulfuris* reguliert je nach Höhe der gewählten Potenz entzündliche Prozesse,
- *Scleron®* hilft bei vorzeitigen oder übermäßigen Alterungs- bzw. Sklerose-Prozessen.

Solche medikamentösen Ansätze werden nach Bedarf flankiert von z.B. künstlerischen Therapien (siehe Seite 243 f.), äußeren Anwendungen, Änderungen von Lebensgewohnheiten (Ernährung, Genussmittelkonsum, Schlaf, Bewegung, etc.).

Eine zentrale Stellung in der Konstitutionsbehandlung nimmt die Therapie mit den sieben Hauptmetallen in homöopathischer Zubereitung ein sowie mit bestimmten Mineralien wie dem roten Turmalin, dem Rubellit. Diese Therapien sollten in jedem Fall vom Arzt individuell verordnet und der Konstitution des Kindes angepasst werden. Arzneimittel, die sich zur Selbstbehandlung eignen, sind in den Kapiteln dieses Buches jeweils angegeben.

Ebenso sei auf die Kapitel zur Salutogenese (siehe Seite 238 ff.), zu künstlerischen Therapien (siehe Seite 243 f.) und der Behandlung des kindlichen Temperamentes (siehe Seite 506 ff.) hingewiesen.

Alles, was durch Erziehung, Selbsterziehung oder auch durch das Leben, Hobbys und Arbeit regelmäßig getan wird, ändert etwas an der körperlichen und seelischen Verfassung – die menschliche Konstitution ist wandelbar.

Empfohlene Literatur

- Michaela Glöckler, »Konstitutionsfragen im Schulalter«, in: dies. (Hrsg.), *Das Schulkind. Gemeinsame Aufgaben von Arzt und Lehrer. Konstitutionsfragen, Unterrichtsschwierigkeiten, therapeutische Lehrplanprinzipien,* Dornach [4]2005.

Krankheitsvorbeugung und Gesundheitsförderung – Aufgaben von Präventivmedizin und Salutogenese

Die Medizin der letzten 300 Jahre hat sich überwiegend mit der Frage nach der Herkunft von Krankheit beschäftigt, der Pathogenese. In der zweiten Hälfte des 20. Jahrhunderts wurde die Gesundheitsforschung, die Salutogenese neu entdeckt. Das Anliegen dieses Buches ist es, das Gesunde im Menschen zu sehen und im Zusammenwirken entwicklungsorientierter Medizin und Pädagogik die Bedingungen für eine gesunde körperlich-seelische Reifung herzustellen.

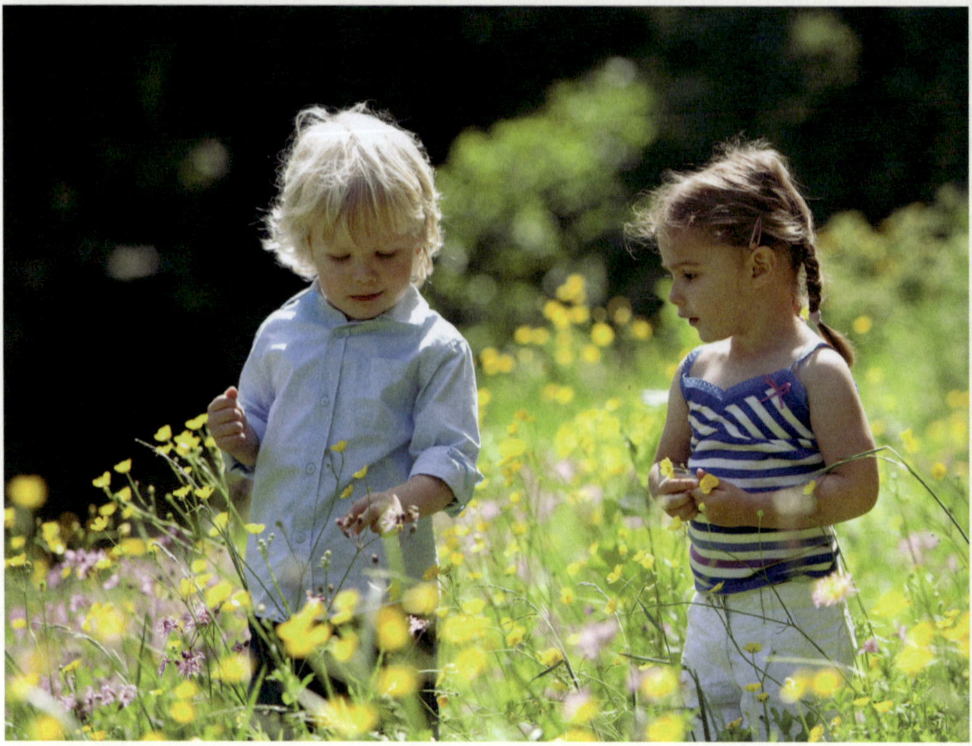

Unter Krankheitsvorbeugung im Kindesalter verstehen wir zunächst die Vorsorgeuntersuchungen (siehe Seite 324 ff.), die öffentlich empfohlenen Impfungen (siehe Seite 252 ff.), Karies- und Rachitis-Vorsorge (siehe Seite 280 ff. und 284 ff.) sowie grundlegende Hinweise zur Ernährung und allgemeinen Hygiene (siehe Seite 372 ff. und 245).

Gefragt wird aber auch z.B.: Wie wirkt sich die *Ultraschalluntersuchung* auf den wachsenden Embryo aus?

Diese Frage ist ein gutes Beispiel, um das Ineinandergreifen von Krankheitsvorbeugung und Gesundheitsförderung aufzuzeigen. Beim Ultraschall (Sonografie) werden Schallwellen mit Frequenzen oberhalb des menschlichen Hörbereichs impulsförmig oder als Dauerschall ausgesendet. Dabei erzeugen die beschallten Gewebe charakteristische Echowellen, die aufgefangen und durch Computertechnologie sichtbar gemacht werden, ein Ultraschallbild. Da es sich um mechanistisch erzeugte Schallwellen handelt, die auf das lebendige Körpergewebe auftreffen, kann man nicht sagen, »es sei nichts«, auch wenn in den 30 Jahren seit der Einführung dieser Untersuchung keine Schädigung je nachweisbar war. Es gibt einfach nur die gute Regel: *So wenig wie möglich, so viel wie nötig.*

Würde dieser Leitsatz im Umgang mit aller Technik berücksichtigt, so wäre ein wesentlicher Schritt in der allgemeinen Gesundheitsförderung getan.[80] Was kränken kann und was Gesundheit fördert, ist immer und überall eine Frage des Maßes und der Kompensationsmöglichkeiten. Die neue Forschungsrichtung, die sich dieser Fragestellung annimmt, hat den Namen Hygiogenese bzw. Salutogenese[81] bekommen und bietet erstmals Ansätze zum Verständnis primärer Prävention im Sinne von Gesunderhaltung und Krankheitsvorbeugung.

Rudolf Steiner hat den Lehrern seiner 1919 gegründeten Waldorfschule in Stuttgart deutlich gemacht, dass alles, was in der Erziehungszeit körperlich, seelisch und geistig an das Kind herankommt, von ihm verarbeitet werden muss, einen gesundenden oder kränkenden »Reiz« aus der Umgebung darstellt, der sein Wesensgliedergefüge und damit seine Konstitution nachhaltig beeinflussen kann (siehe Seite 476 ff.).[82]

Interessant ist in diesem Zusammenhang auch das Ergebnis einer schwedischen Pilotstudie, bei der Waldorfschüler und Kinder von öffentlichen Schulen im Hinblick auf Lebens- und Erziehungsgewohnheiten untersucht wurden. Die Waldorfschüler wiesen signifikant weniger allergische Erkrankungen auf. Sie hatten nur wenige Impfungen erhalten und bedeutend weniger Antibiotika als die Vergleichsgruppe. 61 % der Waldorfschüler hatten die Masern durchgemacht gegenüber 1 % der zu 93 % geimpften Vergleichsgruppe.

Offen bleibt bei dieser Arbeit, inwieweit sich der waldorf-pädagogische Erziehungsstil auf dieses positive Ergebnis ausgewirkt hat.[83]

Salutogenese – Wie entsteht und erhält sich Gesundheit?

In den letzten 300 Jahren stand die Frage im Zentrum der Medizin, wie Krankheiten entstehen. Unter Vorbeugung und Prävention verstand man das Vermeiden von schädigenden Einflüssen und Risikofaktoren. Demgegenüber fragt die noch junge Gesundheitsforschung: Wie ist es möglich, sich auch angesichts von Problemen und Belastungen gesund zu erhalten?

Wenn z.B. während einer Grippe-Epidemie 15 % der Bevölkerung erkranken, interessiert die Frage: Warum haben sich 85 % nicht angesteckt? Welche körperlichen, seelischen und/oder geistigen Faktoren sind letztlich für die immunologische Stärke verantwortlich, wodurch sie widerstandsfähig (resilient) geblieben sind?

Der Medizinsoziologe Aaron Antonovsky nennt drei Hauptursachen für das Entstehen und Aufrechterhalten von Gesundheit:

- *Überwinden von »Heterostase«*, d.h. von Ungleichgewichten im Stoffwechsel, wie sie infolge von Ernährung, Bewegung, Ruhe, Klimawechsel und anderen Störungen der Homöostase auftreten. Jeder Organismus, jedes Organ, jede einzelne Zelle befindet sich ständig in einem sogenannten Gesundheits-/Krankheitskontinuum, infolgedessen in jedem Augenblick neue Gesundheit entsteht durch Überwinden von Störfaktoren bzw. Krankheitstendenzen.
- *Aufbau des sogenannten Kohärenzgefühls* (sense of coherence) im Laufe von Kindheit und Jugend. Damit ist die Möglichkeit gemeint, alles, was einem begegnet, verstehen zu lernen, sinngebend zu verarbeiten und in das eigene Lebensgefühl und Umweltverständnis zu integrieren. Je sinnvoller sich die verschiedenen Erfahrungsebenen des menschlichen Lebens zu einem Gesamtbild ordnen lassen, indem es sich durch jede neue Erfahrung wandeln und ergänzen kann, umso gesünder ist der Mensch, umso tragfähiger und inspirierender seine »Weltanschauung«, d.h. die Art und Weise, die Welt zu sehen und lieben zu lernen.
- *Erfolgreiche Auseinandersetzung mit Widrigkeiten des Lebens* (»Stressoren«) aufgrund vorhandener sogenannter »Widerstandsressourcen«. Diese bestehen aus den Kompensationsmöglichkeiten und -strategien, die ein Mensch besitzt, um größere und kleinere Probleme und Sorgen im Leben und in der Arbeit positiv zu bewältigen. Mithilfe solcher Verarbeitungsmöglichkeiten wird verhindert, dass ein Mensch unter Belastung erkrankt bzw. sich danach nur schwer erholt.

Im Rahmen der Heilpädagogik spricht man von *Resilienzforschung* (von englisch »resilient«: abprallend, elastisch), d.h. man stellt die Frage, was Kinder widerstandsfähig macht und sie gesund aufwachsen lässt, obwohl ihr häusliches Milieu unter Umständen von Chaos, Alkoholismus, Gewalt oder anderen Stressfaktoren bzw. Schädigungen geprägt sein kann.[84]

Entscheidende Faktoren, welche die Widerstandskraft erhalten und stützen, sind

- das Verstandenwerden durch einen Menschen,
- Liebe und das Erlebnis von Nähe und Geborgenheit,
- der Glaube an Gott oder eine umfassende spirituelle Lebensgrundlage,
- Vertrauen in die Entwicklung, die Zukunft,
- dem eigenen Schicksal Sinn geben können, indem Probleme und Konflikte in das eigene Leben integriert und verarbeitet werden können,
- äußere Sicherheit und Lebensqualität,
- ein stabiles soziales Netz.

Diese Faktoren werden in der Gesundheitsforschung auch *Schutzfaktoren* genannt.

Gesundheit ist die Fähigkeit des Organismus, Belastungen auszugleichen und Krankheitstendenzen selbst zu bekämpfen. Dabei gibt es genauso viele »Gesundheiten«, wie es Krankheiten gibt. Wie der individuelle labile Gleichgewichtszustand jeweils hergestellt werden kann, ist sehr verschieden. Körperliche Faktoren wie Wärmeregulation, ausreichende Bewegung und entsprechendes Nahrungsangebot bedürfen dabei ebenso der Pflege und Unterstützung wie das Aufbauen und Unterhalten seelischer und geistiger Verarbeitungsmöglichkeiten sowie guter menschlicher Beziehungen.

Gesundheitsförderung auf seelischer und geistiger Ebene

Motivation und Meditation

Im zweiten und dritten Teil dieses Buches findet sich eine Vielzahl praktischer Hinweise für die Gesundheitsförderung in Kindheit und Jugend. Hier möchten wir Beispiele dafür geben, was der Erwachsene für sich und durch seine Vorbildfunktion auch für Kinder tun kann.

! Das wichtigste und jederzeit »greifbare« krankheitsvorbeugende Mittel ist: gerne zu leben und zu arbeiten. Freude am Leben und an der Arbeit lässt seelische Wärme entstehen, die den Organismus gesund erhält (siehe Seite 80 f.). Es ist daher entscheidend, das Leben und die tägliche Arbeit so einzurichten oder zu betrachten, dass Freude daran möglich wird.

Ärger, Hader, Zusammenhänge nicht überschauen zu können, Hetze und anhaltender Stress wirken nicht nur seelisch aufreibend, sondern untergraben auch die Gesundheit. Wer Einflüsse wie diese über längere Zeit unbearbeitet mit in die Nacht nimmt, bewirkt, dass der Schlaf seine erquickende Wirkung verliert. Man fühlt sich morgens weniger erholt und wird anfälliger gegen Infektionskrankheiten.

Fast jeder kennt diese Art »seelischer Pathologie« aus eigener Beobachtung.

»Psychosozialer Stress« – d.h. die Kombination persönlicher und sozialer Probleme – lässt sich nur wirksam bearbeiten, wenn man sich entschließt, einen Weg zur Selbstentwicklung zu gehen, Methoden zur Konfliktlösung zu verfolgen. Hierzu gibt es im Rahmen von Psychotherapie, Biografiearbeit, kirchlich-religiösen Empfehlungen u.a. vielseitige Angebote.

Im Kontext dieser Techniken zur Entspannung, Konzentration und Meditation möchten wir auch auf den meditativen Entwicklungsweg der Anthroposophie hinweisen. Er verfolgt zwar nicht primär die Gesunderhaltung, sondern die Suche nach Selbsterkenntnis und einem geistigen Verständnis der Welt. Dennoch hat diese Wegsuche – wie alles ehrliche geistige Bemühen – direkte gesundheitsfördernde Wirkung. So kann man z.B. beim Lesen von Wortmeditationen Steiners unmittelbar deren ordnende und wohltuende Wirkung erleben. Es ist hilfreich, sich hin und wieder im Laufe des Tages oder vor wichtigen oder schwierigen Ereignissen an Motive und Worte dieser Art zu erinnern bzw. sie in Ruhe durch die Seele ziehen zu lassen, z.B. den Spruch »Gottes schützender, segnender Strahl ...«.[85]

Es ist berechtigt, nicht nur von körperlicher Hygiene im Sinne regelmäßigen Waschens, sauberer Kleidung und entsprechender Wohnverhältnisse zu sprechen, sondern auch von seelischer und geistiger Hygiene. Pflegen wir unser Seelen- und Geistesleben genauso sorgfältig, wie wir unseren Körper pflegen? Könnte nicht eine morgendliche und abendliche kurze Meditation oder die Schulung von Konzentration und Aufmerksamkeit durch entsprechende Übungen einem genauso zum Bedürfnis werden wie das Zähneputzen?

In den Ausführungen Steiners zum Thema *Nervosität und Ichheit* oder zur praktischen Ausbildung des Denkens werden eine Reihe sehr wirksamer Übungen zur Schulung von Achtsamkeit, Gedächtnis, Wahrnehmung und Konzentrationsfähigkeit gegeben.[86] Auch gehört es zu den zentralen seelenhygienischen Fragen, wie wir über andere Menschen denken und fühlen und ob wir realisieren, dass auch der Umgang mit Gedanken und Gefühlen für uns selbst und andere destruktiv oder konstruktiv-förderlich sein kann. Je nachdem, wie wir denken und fühlen, wird das »Klima« in dem Haus, in der Wohnung, in der wir leben, mitgestaltet und von Kindern und Jugendlichen erlebt und beurteilt.

Empfohlene Literatur

- Walther Bühler, *Meditation als Heilkraft der Seele*, Bad Liebenzell ^{8}1995.
- Stephen R. Covey, *Die 7 Wege zur Effektivität. Workbook: So integrieren Sie die 7 Wege in Ihr Leben*, Offenbach ^{3}2010.
- Michaela Glöckler, Johannes Denger, Manfred Schmidt-Brabant, *Sind wir überfordert? Schulungswege in Heilpädagogik und Sozialtherapie zwischen Selbstfindung und Dienst am anderen*, Dornach 1993.
- Michaela Glöckler, *Kindsein heute. Schicksalslandschaft aktiv gestalten. Umgang mit Widerständen – ein salutogenetischer Ansatz*, Frankfurt a.M. 2003.

- Michaela Glöckler, »Salutogenese. Quellen leiblicher, seelischer und geistiger Gesundheit«, in: *Erziehungskunst*, 2003. Kostenloser Download unter: www.erziehungskunst.de/fileadmin/archiv_alt/2003/p003ez0503-563-571-Gloeckler.pdf.
- Günther Opp, Doris Bender, *Was Kinder stärkt. Erziehung zwischen Risiko und Resilienz*, München ^{3}2008.
- Rudolf Steiner, *Wie erlangt man Erkenntnisse der höheren Welten?* (GA10), Dornach ^{13}2014.
- Viktor Frankl, *Trotzdem Ja zum Leben sagen. Ein Psychologe erlebt das Konzentrationslager*, München ^{6}2014.

Gesundheitsförderung durch Kunst

Ein sehr erfreuliches Gebiet zur Gesundheitsförderung und Therapie ist die künstlerische Tätigkeit. Wie weitreichend gerade sie – auch im Kindes- und Jugendalter – zur gesundheitlichen Stabilisierung beiträgt, wird im dritten Teil dieses Buches dargestellt. Wir möchten hier nur das Prinzipielle andeuten und im Übrigen auf die Literatur am Ende dieses Kapitels verweisen. Wir verdanken es den Forschungen Steiners, auch für dieses Gebiet genaue menschenkundliche Ansätze zu haben.

■ Plastisches Gestalten (Plastiziertherapie)

Die schöpferische Tätigkeit des Modellierens, Plastizierens, Schnitzens und Bildhauens entspricht der plastisch-bildsamen Funktionsweise des ätherischen Organismus (der leibbildenden Organisation) und wirkt sich auch unmittelbar anregend und regulierend auf diesen aus.

■ Malen (Maltherapie)

Der Umgang mit Farbklängen und Stimmungen in der Malerei harmonisiert die Zusammenarbeit von ätherischem und astralischem (seelischem) Organismus.

»Geometrisches und gegenständlich-perspektivisches Zeichnen wecken Struktur- und Formkräfte. Rhythmisches Formenzeichnen beeinflusst direkt Herzschlag und Atmung. Werden wässrige Aquarellfarben durch rhythmische Pinselstriche im Malgrund verankert, entstehen langsam Form und transparenter Farbauftrag. Folgt die Seele, bleibt sie im Fluss zwischen Bewegung und Form und genießt die lichte Farbigkeit. [...] Der Kopf und die Gedanken werden frei und entlastet oder aufgefordert, sich zu konzentrieren und zu strukturieren. Gefühle finden Ausdruck oder werden geweckt am Farberleben. Handlungen werden gezielt und überlegt oder spontan und frisch ausgeführt.

Gelingt dies, fühlt sich der Malende seelisch ausgeglichen und bis ins Körperliche wohl: Kälte- und Wärmeprozesse sowie die Atmung regulieren sich. Immer steht die experimentelle, suchende, entdeckende und forschende Haltung des Malenden im Vordergrund, um im künstlerischen Prozess neue Perspektiven zu entwickeln. Es gilt selbst aktiv zu sein, einzugreifen, zu wandeln, auszuprobieren, zu wagen, alles umzuwerfen und neu zu beginnen.

Oder auszuruhen, anzukommen, bei sich zu sein und Farben zu genießen.«[87]

Musik (Musiktherapie)

Musik spricht das seelische Erleben und die Gefühlswelt unmittelbar an. Der menschliche Organismus ist bis ins Kleinste geordnet nach bestimmten Zahlenverhältnissen und Proportionen, nicht nur mit Bezug auf seine Gestalt, sondern auch mit Bezug auf die Rhythmen seiner physiologischen Funktionen und deren Maßverhältnisse. Armin Husemann hat in seinem Buch *Der musikalische Bau des Menschen* einen Ansatz zur umfassenden Erarbeitung dieser musikalischen Gesetze des menschlichen Körpers gemacht.[88] Jede gesangliche und musikalische Betätigung wirkt sich harmonisierend auf die Tätigkeit des Astralleibes als dem Träger des seelischen Erlebens aus. Der Erfolg ist ein seelisches Mit-sich-in-Übereinstimmung-Kommen und ein Zurückwirken dieser harmonisierten seelischen Stimmungslage auf die körperlichen Funktionen.

Sprache (Therapeutische Sprachgestaltung)

In der sprachlichen und sprachtherapeutischen Tätigkeit wird die Ich-Organisation unmittelbar aktiviert. Spricht doch der Mensch im wahrsten Sinne des Wortes sich selber aus, wenn er über sich oder über die Art, wie er die Welt versteht, etwas sagt.

Eurythmie (Heileurythmie)

In der Eurythmie und Heileurythmie haben wir eine Integrationskunst vor uns, die plastische, musikalische und sprachliche Gesetzmäßigkeiten auf die Körperbewegung überträgt. Daher kann diese Kunst in umfassender Weise ordnend auf die Gesamtkonstitution wirken und das Zusammenspiel der Wesensglieder untereinander regulieren helfen (vgl. hierzu auch das Kapitel über Heileurythmie, Seite 625 f.).

Empfohlene Literatur

- Paul von der Heide, *Therapie mit seelisch-geistigen Mitteln. Kunsttherapie – Psychotherapie – Psychosomatik,* Dornach ²2001.
- Armin J. Husemann, *Menschenwissenschaft durch Kunst: Die plastisch-musikalisch-sprachliche Menschenkunde,* Stuttgart 2007.
- Markus Treichler, *Mensch – Kunst – Therapie. Anthropologische, medizinische und therapeutische Grundlagen der Kunsttherapien,* Stuttgart 1996.
- *Anthroposophische Kunsttherapie. Wissenschaftliche Grundlagen – Arbeitsansätze – Therapeutische Möglichkeiten,* Band 1: Evelyne Golombek, *Plastisch-therapeutisches Gestalten,* Stuttgart ²2002, Band 2: Eva Mees-Christeller u.a., *Therapeutisches Zeichnen und Malen,* Stuttgart ²2002, Band 3, Rosmarie Felber u.a., *Musiktherapie und Gesangstherapie,* Stuttgart ²2003, Band 4, Barbara Denjean-van Stryk u.a., *Therapeutische Sprachgestaltung,* Stuttgart ²2003.
- www.icaat-medsektion.net.

Hygiene und Immunsystem

Hygienische Maßnahmen

Hygiene im bakteriologischen Sinn umfasst die Isolierung von Patienten, die Krankheitskeime ausscheiden, das Desinfizieren von Händen und Unterarmen, Räumen und Gegenständen, das Tragen von Schutzkleidung sowie Wasser- und Nahrungsmittelvorschriften und -kontrollen. Ohne konsequenten Einsatz dieser Art Hygiene wären die Erfolge heutiger Chirurgie und Seuchenbekämpfung nicht möglich gewesen, und auch die Mütter- und Kindersterblichkeit in den Krankenhäusern hätte gegenüber den hohen Prozentzahlen des 19. Jahrhunderts nicht reduziert werden können. Dennoch weiß jede Mutter, dass eines Tages der Übergang von dem wohlbehüteten, auf dem Wickeltisch möglichst sauber behandelten Säugling zu dem Kind stattfindet, das auf dem Boden rutscht, über den andere mit Straßenschuhen laufen.

Das Immunsystem wird letztlich durch Belastungen gestärkt, nicht durch Schonung. Der Organismus muss lernen, mit Krankheitserregern fertig zu werden und gleichzeitig ein eigenes gesundes Erregermilieu, das Mikrobiom, aufzubauen. Landkinder sind gesünder als Stadtkinder, weil sie früher und nachhaltiger vielfältigen Einflüssen aus Natur und Umwelt ausgesetzt sind. Auch ist die Frage wichtig, ob jede bakterielle Krankheit antibiotisch zu behandeln ist oder nur die, bei der man befürchten muss, dass das Kind die Auseinandersetzung alleine nicht schafft. Hier kann folgende Erfahrung helfen, eine beruhigende Antwort zu finden: Das erste Kind einer Familie ist in der Regel nicht oft krank, da es allein aufwächst. Allenfalls dann, wenn die Eltern selbst Infekte durchmachen, hat es auch seinen Schnupfen. Dann kommt es in den Kindergarten, und wir können erleben, dass für das Kind mindestens zwei infektreiche Winter hintereinander hereinbrechen. Es bringt sozusagen »jeden« Infekt heim und ist im Winter mehr zu Hause als im Kindergarten.

Beim zweiten Kind geht es noch ähnlich zu, aber beim dritten wird es anders: Es wird schon als Säugling von seinen Geschwistern laufend angesteckt und macht tatsächlich die Infekte sehr früh durch, unter Umständen bekommt es auch die klassischen Kinderkrankheiten früher, oft unangenehm schwer und für die Eltern belastend. Manchmal wird dann aber dieses dritte Kind später das gesündeste und kräftigste von allen, auch im Kindergarten.

Zur häuslichen Hygiene gehört auch die Pflege der Böden, Möbel und Fenster mit umweltfreundlichen Reinigungsmitteln. Es ist gut, wenn Kinder schon früh lernen, dass es nicht gleichgültig ist, welche Wasch- und Pflegemittel verwendet werden und wie mit Abfällen umzugehen ist.

Empfohlene Literatur

- Linda Thomas, *Putzen!? Von der lästigen Notwendigkeit zu einer Liebeserklärung an die Gegenwart*, Dornach ^{3}2012.

- Informationen zu Resistenzentwicklungen, Methicillin-resistenter Staphylococcus aureus/MRSA, Hygiene und Pflege: www.klinik-hygiene.de.

Abhärtung, Klimawechsel, Sauna

Ist Abhärtung durch Kälteanwendung sinnvoll?

Eine vom Erwachsenen freiwillig vorgenommene Abhärtungsmaßnahme ist zumeist wohlüberlegt und sinnvoll. Anders ist das im Kindesalter. Zweifellos kann eine allgemeine Neigung zu Infekten dadurch gemindert werden, dass man z.B. jeden Morgen kalte Abwaschungen durchführt. Auch ist ein Teil der Wirkung von Klimakuren so zu verstehen, dass eine gewisse Robustheit gegenüber rauen Witterungsverhältnissen ausgebildet wird. Bei solchen Maßnahmen kann man unterscheiden zwischen dem, was sie direkt bewirken sollen, und dem, was sie sonst an Folgen nach sich ziehen.

Was beispielsweise die Kälteanwendungen betrifft, so würde man diese sicher unterlassen, wenn bekannt wäre, dass dadurch im späteren Leben die Anlage zur Arteriosklerose oder zum Rheuma gefördert wird. Die früher vorbildliche Gesundheit von Landkindern ist jedenfalls nicht dadurch entstanden, dass sie kalt geduscht wurden, sondern dass sie – warm angezogen – Kältebelastungen ausgesetzt waren.

So empfehlen wir keine systematisch betriebenen Abhärtungen im Kindesalter. Gerade im Wachstumsalter bedeutet »Abhärtung um jeden Preis« eine gezielt in das organische Gefüge des Kindes eingreifende Maßnahme. Es bedarf der gründlichen Berücksichtigung individueller Gegebenheiten und der Antwort auf die für unser Verständnis noch zu wenig geklärte Frage, wie sich Abhärtungen im Kindesalter auf die Gesundheit im Alter auswirken.

Sinnvolle Maßnahmen zur Stabilisierung des Wärmeorganismus

- *Tägliche Bewegung draußen* in ausreichend warmer und trockener Kleidung. Wir empfehlen der Jahreszeit gemäße temperaturausgleichende Kleidung. Gesicht, Hände und Füße können zuerst belastet werden. Das Kaltwerden der Hände und Füße zeigt an, dass die Grenze der gegenwärtigen Belastbarkeit erreicht ist.
- *Mutproben*: Einmalige Mutproben, wie z.B. barfuß durch den Schnee zu gehen, sind ganz sicher eine feine Sache, solange bei den Eltern keine Erwartungen dahinterstehen oder Enttäuschungen wegen Äußerungen über die vermeintliche »Feigheit« erzeugt werden. Solche einfach aus Spaß oder Freude durchgeführten Belastungsproben haben jedoch mit Abhärtung nichts zu tun.
- *Sauna*: Der vielerorts üblich gewordene Besuch der Sauna ein- bis zweimal

wöchentlich ist eine nützliche Maßnahme, um einen bewegungsarmen und an vollklimatisierte Räume angepassten Organismus wieder zu kräftigen.
- *Äußere Anwendungen*: Beispielsweise Abwaschung mit verdünnter *Rosmarin-Emulsion*, die gerade so kühl sein darf, wie das Kind es noch gern hat, haben im Laufe der Zeit eine kräftigende und stabilisierende Wirkung. Auf jeden Fall ist hier eine dem Erleben des Kindes angepasste Erfrischung und Pflege geschehen.

Anders sind *Klimakuren* zu beurteilen. Im Allgemeinen sind sie mehr Therapie als Prophylaxe. Im privaten Improvisieren solcher Kuren werden viele Fehler gemacht. Die heute in Deutschland meist nur für die Dauer von drei Wochen genehmigte Mutter-Kind-Kur führt in einem Reizklima insbesondere in den Übergangsjahreszeiten und im Winter eher zur Schwächung und zum sogenannten »Rückkehr-Infekt«.

Eine Klimakur muss folgende Kriterien erfüllen:

- Beim ersten Aufenthalt in einem starken Reizklima wie z.B. der Nordsee sollte eine Dauer von vier bis sechs Wochen angestrebt werden.
- Das Kind sollte schrittweise unter zunehmender Luftbelastung an das Klima gewöhnt werden. Bis zur vollständigen Akklimatisation vergehen drei bis vier Wochen (vgl. Seite 251). Der Rest der Zeit dient dann erst der Stabilisierung.
- Begleitung: Mindestens bis zum Schulalter sollten die Kinder nicht ohne eine vertraute Person zur Kur fahren. In Einzelfällen gilt das auch noch für wesentlich ältere Kinder. Im Übrigen können sich die Eltern, wenn sie nicht mitfahren, vorher vergewissern, ob das andere Milieu im Kurheim der Entwicklung des Kindes förderlich ist.

Beachtung und Pflege der Rhythmen

In der frühen Kindheit ist die Pflege der Rhythmen besonders wichtig, weil die rhythmische Funktionsordnung des Säuglings noch unausgebildet ist und der Prägung und Anregung bedarf. Aufgrund der modernen Lebens- und Arbeitsverhältnisse werden notwendige Rhythmen oft missachtet. Dadurch wird eine Vielzahl von Krankheits- und Kraftlosigkeitszuständen gefördert, und es kann nach jahre- oder jahrzehntelangem Verstoß zum Zusammenbruch aus Erschöpfung kommen. Hingegen kann die bewusste Pflege der wichtigsten Rhythmen die Belastungsfähigkeit des Organismus fördern. Am Beispiel »Schlaf« lässt sich das hier Gemeinte besonders gut nachvollziehen.

Was ist Rhythmus?

■ »Rhythmus trägt Leben« – so hat es Rudolf Steiner einmal dem Chemiker Rudolf Hauschka gegenüber bemerkt, als dieser fragte, was denn Leben sei.[89] Und damit ist Rhythmus das Urphänomen der ätherischen Organisation!

- *Rhythmus wiederholt ähnliche Vorgänge in ähnlichen Verhältnissen.* Bestes Beispiel ist die Atmung: Kein Atemzug gleicht dem anderen mit Bezug auf Tiefe und Länge, wenn man ihn ganz genau misst. Dennoch ist jeder Atemzug dem vorangegangenen ähnlich.
- *Jeder Rhythmus gleicht Polaritäten aus.* Überall, wo in der Natur Gegensätze aufeinanderstoßen, können Rhythmen regulierend auftreten. So zeigen sich z.B. rhythmisch gegliederte »Lämmerwölkchen« am Himmel, wenn ein Hoch- und Tiefdruckgebiet aneinandergrenzen. Wir sehen die rhythmisch geordneten Wellenlinien am Strand, wo das bewegliche Wasser auf das feste Land trifft. Entsprechend kommen beim oben genannten Atmungsvorgang die Polaritäten Ruhe und Bewegung rhythmisch zum Ausgleich.
- *Rhythmen sind die Grundlage für jeden Anpassungsvorgang.* Dadurch dass jede rhythmische Wiederholung nie exakt der ersten Durchführung gleicht, sondern immer ein feines Spiel um ein Mittelmaß darstellt, haben rhythmische Vorgänge die Eigenschaft zur elastischen Anpassung, wohingegen ein starrer Takt ganz unflexibel wäre, ohne jede Kapazität, etwas auszugleichen, zu integrieren.
- *Rhythmus ersetzt Kraft.* Alles, was regelmäßig geschieht, braucht einen geringeren Kraftaufwand, als wenn es sich außerhalb der gewohnten Zeit oder der gewohnten Umstände als einmalige Aktion ereignen würde.
- *Regelmäßig und rhythmisch durchgeführte Tätigkeiten führen zu Gewohnheitsbildung.* Gewohnheiten aber sind das Grundgerüst jeder Persönlichkeits- und Charakterbildung. Wer sich daran gewöhnt hat, für regelmäßige Essens- und Schlafenszeiten zu sorgen, wer gewöhnt ist, den Tag sinnvoll zu gliedern, sodass Arbeit und Erholung, Anspannung und Entspannung ein sinnvolles Verhältnis zueinander einnehmen, steht zuverlässig und leistungsfähig in den Belastungen des täglichen Lebens.

Solange wir ohne eigenes Zeitmaß stark von den äußeren Verhältnissen oder unseren momentanen Neigungen abhängig sind, kommen wir leicht in die Gefahr, uns im Fall von Anforderungen zu überschätzen oder zu wenig zu trauen. Es fehlen die nötige Elastizität zur Anpassung, die nötige Kraft zum Durchhalten und der Sinn für gesunde Maßstäbe.

- *Jede bewusst vorgenommene regelmäßige bzw. rhythmische Wiederholung stärkt den Willen und damit auch die Leistungsbereitschaft.*

Rhythmen sind es, durch die Natur, Mensch und Weltall in geregelter Beziehung, in einer Weltenordnung stehen. Der Wechsel der Jahreszeiten, die Abfolge von Tag und Nacht sowie die Bewegungsabläufe der Planeten vor dem Fixsternhintergrund zeigen dies an.

Die Erforschung der biologischen Rhythmen und Zeitstrukturen ist erst im 20. Jahrhundert zu einem eigenen Wissenschaftszweig geworden: der Chronobiologie, gefolgt von Chronomedizin und

Chronopharmakologie. Die folgenden Abschnitte geben eine Übersicht über die wesentlichen Rhythmen, die den Lebensvorgängen zugrunde liegen und diese »tragen«.

Dabei möchten wir mit konkreten Hinweisen zur Pflege dieser Rhythmen Mut machen zum Aufbau einer neuen Familienkultur. Eine stabilere Gesundheit der Kinder sowie eine bessere Anpassungsfähigkeit bei Belastungen sind der Dank für diese Mühe.[90]

In den letzten Jahrhunderten haben sich die Menschen immer mehr von den Wochen-, Monats- und Jahreszeitenrhythmen emanzipiert und erleben nun an der zunehmenden Irritierbarkeit und Kraftlosigkeit (Burn-out-Symptome), wie oft die »Rhythmus- und Zeitlosigkeit« die Gesundheit untergräbt. Das »Zeithaben« beginnt mit einer bewussten Pflege der Zeit, d.h. mit einer Rhythmisierung und Gestaltung ihrer Abläufe und Intervalle durch den Wechsel verschiedener Tätigkeiten und das Einfügen von Pausen (vgl. Seite 479 ff.).

Für die Pflege des religiösen und meditativen Lebens gilt dasselbe: In der Regelmäßigkeit des täglichen oder in größeren Rhythmen verteilten inneren Arbeitens liegt das Geheimnis für ein Veranlagen und Ausbilden innerer Kräfte und Fähigkeiten. Auch sollte erwähnt werden, dass unter chronobiologischen Gesichtspunkten die Umstellung von der Sechs-Tage-Woche auf die Fünf-Tage-Woche auch für Schulkinder eine fragwürdige Maßnahme ist, deren Konsequenzen für den Gesundheitszustand von Lehrern und Schülern weder vorher noch nachher Gegenstand einer wissenschaftlichen Untersuchung war! Dies wurde einfach umgesetzt – so wie die Einführung der Sommerzeit.

Der Tagesrhythmus

Beim Neugeborenen ist der durch den Zeitgeber Sonne synchronisierte 24-Stunden-Rhythmus noch nicht voll ausgebildet. Der Aufbau typischer Maxima und Minima im Wechsel von Tag und Nacht muss erst erlernt werden als Grundlage für die tagesrhythmischen Schwankungen der Temperaturkurve – morgens 0,5 °C weniger als abends –, des Blutzuckerspiegels, der verschiedenen Hormone, Blutsalze und anderer Stoffwechselvorgänge. Was als »Organuhr« den Chinesen schon lange bekannt war, bestätigt sich in der heutigen Chronobiologie in den täglichen Rhythmen der Organaktivität.

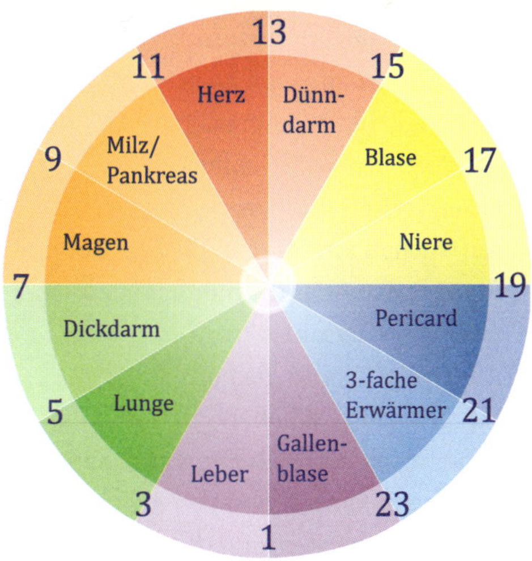

Die Art und Weise, wie dieses noch so offene und lernbereite »rhythmische System«

des Säuglings durch die vielen kleinen Handlungen im Zusammenhang mit Essen, Pflegen, Spielen und Schlafen geprägt wird, bestimmt dessen Aufbau, Elastizität und Anpassungsbereitschaft für das spätere Leben. Alle Organe, insbesondere die großen Stoffwechsel- und Verdauungsorgane, müssen sich in ihren Funktionen aufeinander abstimmen und die optimale Zusammenarbeit erst lernen.

Hilfreiche Maßnahmen für die Ausbildung des 24-Stunden-Rhythmus

Je klarer sich im Laufe von Wochen und Monaten eine bestimmte Tagesgestalt herausbildet – z.B. morgens in der Wohnung und bei der Hausarbeit dabei sein, nachmittags draußen im Tragetuch getragen werden –, umso deutlicher erlebt das Kind den Tageslauf und den Unterschied von Tag und Nacht mit und kann mit seinem ganzen Organismus darauf reagieren (siehe Seite 375). Daher ist zu empfehlen:

- ein möglichst regelmäßiger Wechsel von Aktivität und Schlaf sowie von Essenszeiten und Essenspausen,
- Aufwachen am Morgen und Zu-Bett-Bringen am Abend – möglichst zu ähnlichen Zeiten.
- Am Morgen kann dies mit einem Morgenlied geschehen und indem man gemeinsam aus dem Fenster schaut, am Abend kann schon von Anfang an begonnen werden, eine Kerze anzuzünden, etwas zu singen und mit einem kurzen Abendgebet und dem Gute-Nacht-Kuss den Tag abzuschließen.

Der Wochenrhythmus

Die Namen der Wochentage weisen noch auf den in früheren Zeiten gepflegten Zusammenhang mit den am Himmel sichtbaren Wandelsternen hin – einschließlich des die Erde umkreisenden Mondes:

Sonntag – Sonne
Montag – Mond
Dienstag – Mars
(französisch »Mardi«)
Mittwoch – Merkur
(französisch »Mercredi«)
Donnerstag – Jupiter
(französisch »Jeudi«)
Freitag – Venus
(französisch »Vendredi«)
Samstag – Saturn
(englisch »Saturday«).

So verschieden wie die Erscheinungsformen dieser Wandelsterne am Himmel – der ferne, unscheinbare Planet Saturn, der leuchtend helle Jupiter, der rötlich flackernde Mars, die warm am Abend- oder Morgenhimmel erstrahlende Venus, der zart und kurz nur in der Morgen- oder Abenddämmerung erscheinende Merkur, der ständig seine Lichtgestalt wechselnde Mond und die alles überragende und überleuchtende Sonne –, so unterschiedlich kann man auch die Qualität der Wochentage erleben und pflegen. Den Sieben-Tage-Rhythmus hat die Chronobiologie und Rhythmusforschung als den reaktiven und damit für Anpassungs- und Heilungsvorgänge entscheidenden Rhythmus entdeckt.[91] So empfehlen wir, dem Gang der

Woche ein bestimmtes rhythmisches Gepräge zu geben, sodass auch der Sieben-Tage-Rhythmus eine Unterstützung und Stabilisierung erfährt als Grundlage für ein elastisches Reagieren auf Belastungen und Verletzungen aller Art. Beispiele:

- Festlicher Charakter des Sonntags: gemütliches Frühstück, im Anschluss z.B. Besuche machen oder empfangen, Ausflüge mit Freunden oder als Familie unternehmen, ein Konzert besuchen oder selber zusammen musizieren.
- Kleine »Kulturgewohnheiten« an den anderen Wochentagen: z.B. jeweils ein besonderes Morgenlied.
- Prägung der einzelnen Wochentage durch bestimmte Vorhaben oder Tätigkeiten und ein freudiges Erwarten derselben.
- Auch kann eine Ausrichtung der Ernährungsschwerpunkte (z.B. Getreide) an den passenden Wochentagen erfolgen: Sonntag – Weizen; Montag – Reis; Dienstag – Gerste; Mittwoch – Hirse; Donnerstag – Roggen; Freitag – Hafer; Samstag – Mais (siehe auch die Literaturliste am Ende des Kapitels).

Der Monatsrhythmus

Aus der Bäder- und Klimaheilkunde (Kurmedizin) ist bekannt, dass der Erholungswert eines vierwöchigen Kuraufenthaltes bedeutend höher ist als der eines zwei- oder dreiwöchigen (vgl. auch Seite 247). Der Mondrhythmus ist tief mit der menschlichen Physiologie verbunden, auch wenn man das oft nur noch am weiblichen Zyklus unmittelbar bemerkt. Die Wirksamkeit einer Konstitutionsbehandlung (siehe Seite 234 ff.) zeigt sich oft erst nach einem Monat. Zur Befestigung wird sie dann ggf. über mehrere Monate fortgeführt. Auch zeigt es sich, dass, wenn ein Mensch wirklich erschöpft ist, er eine zwei- bis dreimonatige Rekonvaleszenz braucht und es in der Regel nicht mit einem Urlaub von vier Wochen – und schon gar nicht von zwei – getan ist. Der Monatsrhythmus ist der Rhythmus der tiefgreifenden Erholung, aber auch der Gewohnheitsbildung und Stabilisierung. Es braucht mindestens vier Wochen, bis eine neue Gewohnheit »sitzt«. In der Waldorfschule macht man sich diese Tatsache zunutze, indem man die Kernfächer in vierwöchigen Epochen erteilt.[92]

Sinnvolle Maßnahmen zur Pflege des Monatsrhythmus

- Anschauen von Kalenderbildern,
- Singen von Monatsliedern,
- Beobachten der Lebensvorgänge im Wechsel der Jahreszeiten und der damit verbundenen Tätigkeiten in der Landwirtschaft und im Garten. Wenn möglich, sollte man den Vier-Wochen-Rhythmus bei der Feriengestaltung berücksichtigen.
- Unternehmen Sie möglichst keine Kurzurlaube im Kindesalter, wenn es um Erholung gehen soll. Diese können den Erwachsenen zwar anregen und »auf andere Gedanken« bringen. Für Kinder bedeuten sie jedoch eher eine Strapaze. Nicht selten bringen sie einen Infekt von der Reise mit oder erkranken am Urlaubsort.

Der Jahresrhythmus

Es braucht neun Monate und das erste Trimenon (die ersten drei Monate nach der Geburt), bis der physische Körper des Säuglings so weit ausgereift ist, dass das Kind mit dem Blick fixieren und mit den Händen greifen kann. Es braucht ein Jahr, bis es gehen, und ein weiteres, bis es sprechen lernt, und wiederum ein Jahr, bis die bewusste Gedankentätigkeit einsetzt.

Der physische Leib folgt in seiner Entwicklung dem Jahresrhythmus. Jahreszeitliche Klimaschwankungen und Lichtverhältnisse sind stimulierende Einflüsse für seine Veränderungen. Auch gibt es eine jahresrhythmische Langzeitanpassung: Ist man länger als ein Jahr an einem Ort, d.h. erlebt man eine Jahreszeit zum zweiten Mal, fühlt man sich hier erst richtig »zu Hause«. Ist man länger als sieben Jahre da, beginnt das Heimatgefühl. So entspricht es auch einer guten Tradition, historische Ereignisse in Form von Gedenktagen zu feiern, ebenso wie Geburtstage und die sogenannten Jahresfeste (vgl. Seite 520 f.).

Empfohlene Literatur

- Michaela Glöckler, »Das Problem Stundenplan und die Ergebnisse der Rhythmusforschung«, in: dies., *Gesundheit und Schule*, Dornach 1998.
- Gunther Hildebrandt, Maximilian Moser, Michael Lehofer, *Chronobiologie und Chronomedizin. Biologische Rhythmen, medizinische Konsequenzen*, Stuttgart 1998.
- Joachim Schultz, *Rhythmen der Sterne*, Dornach [3]1985.
- Christa Johanna Bub-Jachens, *Das Geheimnis der Zeit. Kosmische Rhythmen und ihre Bedeutung für die Gesundheit des Menschen*, Bonn [2]2011.
- www.ak-ernaehrung.de.
- Emma Graf, *Bewusst ernähren im Rhythmus der Wochentage*, Peiting 1989.
- Udo Renzenbrink, *Die sieben Getreide. Nahrung für den Menschen*, Dornach [5]2014.

Die Impfungen

Warum werden Impfungen empfohlen oder – in bestimmten Ländern – vom Gesetzgeber vorgeschrieben?

- Durch Impfungen sollen Menschen vor ansteckenden Krankheiten geschützt werden.
- Die Herdenimmunität soll gefördert werden (durch Impfung eines Großteils der Bevölkerung sinkt die Erkrankungswahrscheinlichkeit auch für Ungeimpfte).
- Impfungen werden durchgeführt, weil sich die Menschheit durch Epidemien von Infektionskrankheiten bedroht fühlt.
- Durch Erreichen hoher Impfquoten sollen Krankheitserreger regional eliminiert und schließlich weltweit ausgerottet werden.
- Die Elimination der Masern und der Poliomyelitis sind ein genanntes Ziel der nationalen und internationalen Gesundheitspolitik.

Auf dem Weg zum Erreichen dieser Ziele gibt es bisher jedoch eine Reihe ungelöster Probleme.

Exkurs

Beispielsweise ergab eine in Australien im Rahmen eines Keuchhustenausbruchs ab Dezember 2008 erhobene Studie, dass voll geimpfte zwei- bis dreijährige Geschwister die häufigste Ansteckungsquelle für Säuglinge unter sechs Monaten darstellten, und zwar mit steigender Tendenz.[93] Dies liegt am schlechten Ansprechen des Immunsystems auf Keuchhusten-Impfungen. Die Impfversagerquote liegt bei 30 bis 50 %, bei weiteren 20 bis 25 % erfolgt lediglich eine Abschwächung des Verlaufs.[94]

Wie schwierig eine sinnvolle Strategie gerade bei Pertussis ist, zeigen folgende Erwägungen:

- Kokon-Strategie: Hierbei werden Kontaktpersonen wie die Eltern, Großeltern, Tagesmutter etc. geimpft. Enge Kontaktpersonen – allen voran die Mutter – sind für ein bis zwei Drittel der Keuchhustenfälle bei jungen Säuglingen verantwortlich. Man muss jedoch mehr als 5.000 Kontaktpersonen impfen, um einen Keuchhustenfall bei einem Säugling zu verhindern, 10.000 zur Verhinderung einer Krankenhausaufnahme und eine Million (!) zur Verhinderung eines Todesfalls.[95] Die Herdenimmunität ist unsicher, weil auch Geimpfte Keuchhustenbakterien in sich tragen und ausscheiden können.[96]
- Keuchhusten-Impfung während der Schwangerschaft (nach der 30. Schwangerschaftswoche): Durch den transplazentaren Übertritt von Keuchhustenantikörpern könnte der Säugling vor Zufallskontakten mit Keuchhusten geschützt werden, die etwa ein Drittel der Infektionsfälle ausmachen.[97] Diese Strategie ist billiger und effektiver als die Kokonstrategie, aber in der Sicherheit für das Ungeborene nicht geklärt.
- Impfung des Neugeborenen: Diese Strategie ist in ihrer Effektivität unklar und hat den Nachteil, dass das Kind auf spätere Keuchhusten-, Hib- und Hepatitis-B-Impfungen mit niedrigeren Antikörperspiegeln reagiert.

Ein anderes Problem ist, dass das Ausrotten von Erkrankungen auch bei hohen Durchimpfungsraten nicht nur durch Impfversagen unmittelbar erschwert sein kann, sondern dass sich Viren auch anderswo als im Menschen (z. B. unter Tieren) erhalten können und bei nachlassendem oder eben gar nicht erst erfolgreichem Impfschutz erneut zu Krankheitsausbrüchen führen können.

Nahezu weltweit wird heute empfohlen – oder ist es Pflicht –, alle Kinder während der ersten beiden Lebensjahre gegen Tetanus, Diphtherie, Keuchhusten, Poliomyelitis, HIB, Hepatitis B, Pneumokokken, Masern, Mumps, Röteln, Windpocken und Meningokokken zu impfen. Seit August 2013 wird von der Impfkommission STIKO (siehe unten) die Impfung gegen Rotaviren für alle Säuglinge unter sechs Monaten empfohlen. In einigen

Ländern kommt noch die Schutzimpfung gegen Tuberkulose hinzu. Eine allgemeine gesetzliche Impfpflicht gibt es zwar in Deutschland nicht, jedoch Empfehlungen der ständigen Impfkommission am Robert Koch Institut (STIKO).

Es ist nicht immer leicht, das Thema Impfen sachlich zu bedenken und eigenverantwortlich mitzuentscheiden. Nutzen und Risiken der gegenwärtig empfohlenen Impfungen sollten jedoch – gerade auch in Bezug auf mögliche indirekte Wirkungen auf die Entwicklung der Immunität – offen diskutiert werden. Eltern und Ärzte sollten gemeinsam ohne Druck entscheiden dürfen, ob, wann und welche Impfungen ihr Kind erhalten soll.

Wir möchten den Lesern Entscheidungshilfen und Urteilsgrundlagen für diese verantwortungsvollen Fragen geben. Wer den Abschnitt über den Sinn der (Kinder-)Krankheiten (Seite 219 ff.) und über ethische Aspekte (Seite 227 ff.) gelesen hat, wird nicht erstaunt sein, an dieser Stelle die Impfungen in anderer Weise abgehandelt zu finden, als es sonst für die Beratungsliteratur typisch ist. Wir hoffen, dass dadurch Entscheidungen zustande kommen, die der individuellen Situation des Kindes und seiner Gesundheit, auf lange Sicht aber auch der Gesellschaft gerecht werden. Allerdings setzen wir voraus, dass Eltern, die mit den Impfungen zurückhaltend sind, ihren Kindern während der eventuell dann auftretenden Krankheiten auch die nötige Ruhe, Behandlung und Erholung angedeihen lassen. Dazu gehört es z.B., Reisen während einer Krankheit zu unterlassen und eine ausreichende

Erläuterungen zum Impfkalender

G Grundimmunisierung (in bis zu 4 Teilimpfungen G1 bis G4)
A Auffrischimpfung
S Standardimpfung
N Nachholimpfung (Grund- bzw. Erstimmunisierung aller noch nicht Geimpften bzw. Komplettierung einer unvollständigen Impfserie)

a Frühgeborene erhalten eine zusätzliche Impfstoffdosis im Alter von 3 Monaten, d.h. insgesamt 4 Dosen.
b Die 1. Impfung sollte bereits ab dem Alter von 6 Wochen erfolgen, je nach verwendetem Impfstoff sind 2 bzw. 3 Dosen im Abstand von mindestens 4 Wochen erforderlich.
c Bei Anwendung eines monovalenten Impfstoffes [Einzelimpfstoff] kann diese Dosis entfallen.
d Standardimpfung für Mädchen im Alter von 9 bis 13 bzw. 9 bis 14 Jahren (je nach verwendetem Impfstoff) mit 2 Dosen im Abstand von 6 Monaten, bei Nachholimpfung beginnend im Alter > 13 bzw. > 14 Jahren oder bei einem Impfabstand von < 6 Monaten zwischen 1. und 2. Dosis ist eine 3. Dosis erforderlich (Fachinformation beachten).
e Td-Auffrischimpfung [Tetanus/Diphtherie] alle 10 Jahre. Die nächste fällige Td-Impfung einmalig als Tdap- bzw. bei entsprechender Indikation als Tdap-IPV-Kombinationsimpfung.
f Einmalige Impfung mit einem MMR-Impfstoff für alle nach 1970 geborenen Personen ≥ 18 Jahre mit unklarem Impfstatus, ohne Impfung oder mit nur einer Impfung in der Kindheit.
g Einmalige Impfung mit Polysaccharid-Impfstoff.

Impfkalender (Standardimpfungen) für Säuglinge, Kinder, Jugendliche und Erwachsene

Impfung	Alter in Wochen	Alter in Monaten					Alter in Jahren					
	6	2	3	4	11 bis 14	15 bis 23	2 bis 4	5 bis 6	9 bis 14	15 bis 17	ab 18	ab 60
Tetanus		G1	G2	G3	G4	N	N	A1	A2		A (ggf. N)[e]	
Diphtherie		G1	G2	G3	G4	N	N	A1	A2		A (ggf. N)[e]	
Keuchhusten		G1	G2	G3	G4	N	N	A1	A2		A (ggf. N)[e]	
Hib *H. influenzae Typ b*		G1	G2[c]	G3	G4	N	N					
Poliomyelitis		G1	G2[c]	G3	G4	N	N		A1		ggf. N	
Hepatitis B		G1	G2[c]	G3	G4	N	N					
Pneumokokken		G1		G2	G3	N						S[g]
Rotaviren	G1[b]	G2	(G3)									
Meningokokken C					G1 (ab 12 Monaten)		N					
Masern					G1	G2	N				S[f]	
Mumps, Röteln					G1	G2	N					
Varizellen					G1	G2	N					
Influenza												S (jährlich)
HPV *Humane Papillomaviren*									G1[d] G2[d]	N[d]		

Quelle: Robert-Koch-Institut, *Epidemiologisches Bulletin* Nr. 34/2016, Seite 303.

Erholungszeit einzuhalten. Auch möchten wir auf weiterführende Fachliteratur, insbesondere von Martin Hirte und Wolfgang Goebel, hinweisen sowie auf die Arbeitsgemeinschaft der Ärzte für individuelle Impfentscheidung (siehe unten).

Empfohlene Literatur

- Martin Hirte, *Impfen. Pro & Contra. Das Handbuch für die individuelle Impfentscheidung*, München [17]2012.
- Martin Hirte, *Impfen kurz & praktisch. Orientierungshilfe für Eltern bei der Impfentscheidung*, München 2018
- Wolfgang Goebel, *Schutzimpfungen selbst verantwortet. Grundlagen für eigene Entscheidungen*, Stuttgart [4]2009.
- Ärzte für individuelle Impfentscheidung: www.individuelle-impfentscheidung.de und www.impf-info.de.
- Aktuelle Empfehlungen des Robert-Koch-Instituts: www.rki.de.

Was geschieht durch eine Impfung?

Impfungen sollen bestimmten Infektionskrankheiten vorbeugen. Durch Spritzen oder Schlucken von Impfstoffen wird der Organismus angeregt, Schutzstoffe zu bilden. Diese sind denjenigen ähnlich oder gleich, die durch das Überstehen einer Infektionskrankheit als sogenannte Antikörper im Organismus gebildet werden. Die Impfungen bewirken so einen mehr oder weniger starken Schutz vor der Erkrankung für eine im individuellen Fall unbekannt lange Zeit. Impfen ist also ein Vorgang künstlicher Immunisierung.

Man unterscheidet zwei Arten der Immunisierung:

- **Aktive Immunisierung**
  Lebendimpfstoffe
  - Impfstoffe aus vermehrungsfähigen, abgeschwächten Erregern.

  Totimpfstoffe
  - aus Spalt- oder Stoffwechselprodukten der Erreger.

  Der Schutz dauert über Jahre an (manchmal lebenslang bei Lebendimpfstoffen).

- **Passive Immunisierung**
  Gabe von Antikörpern gegen eine bestimmte akut drohende Krankheit. Der Schutz dauert nur wenige Monate an.

Mögliche Nachteile für das Immun- und Nervensystem

Die meisten Impfempfehlungen gelten für das erste Lebensjahr, damit fallen sie in den Zeitraum, in dem Entwicklung und Prägung des Immun- und des Nervensystems im Vordergrund stehen. Die Auswirkungen auf das Nervensystem sind weiterhin umstritten und bedürfen dringend weiterer Erforschung, insbesondere, nachdem eine Studie aus den USA 2017 doch erstmals auf signifikant mehr neurologische Entwicklungsstörungen bei geimpften 6- bis 12-Jährigen hinweist.[97a]

Die Beeinflussung des Immunsystems durch Impfungen in Richtung auf die Entwicklung von Allergien oder Autoimmunerkrankungen lässt sich schwer nachweisen oder widerlegen, keinesfalls aber im

Rahmen der obligatorisch durchgeführten Einführungsstudien erkennen. Ein Beispiel für diese fragliche Beeinflussung ist die noch unbekannte Ursache für die Zunahme des Diabetes mellitus bei Kindern in den industrialisierten Ländern.

Da Allergien und Autoimmunerkrankungen erst viel später auftreten und Studien selten für einen längeren Zeitraum als drei Jahre angelegt sind, gibt es bis jetzt zu diesem Thema nur wenige aussagekräftige Ergebnisse. Doch alle Studien, die bisher diesen Zusammenhang zwischen Impfungen und Allergien explizit untersuchten, tendierten dazu, mehr allergische Probleme zu finden.[98]

So ist die Frage nach einer möglichen Überforderung des Immunsystems durch die immer größer werdende Zahl der Komponenten eines Mehrfachimpfstoffes eine durchaus ernst zu nehmende Frage.

Gesichtspunkte zu einer individuellen Impfentscheidung

Eltern haben in Deutschland die volle Entscheidungsfreiheit für oder gegen eine Impfung und tragen damit auch größtmögliche Verantwortung. Der Staat bzw. das Expertengremium spricht nur öffentliche Empfehlungen aus. Von entscheidender Bedeutung ist, dass Eltern und der beratende und ggf. impfende Arzt, denen das Kind anvertraut ist, seine individuelle Situation und die soziale Eingebundenheit berücksichtigen.

Eltern, die gegenüber Impfungen zurückhaltend sind, suchen meist das Gespräch mit Ärzten homöopathischer, naturheilkundlicher und anthroposophischer Orientierung oder auch mit Ärzten in den Kinderabteilungen des Gemeinschaftskrankenhauses Herdecke und der Filderklinik.

Exkurs

Die individuelle Impfentscheidung bzw. die Impfpflicht wird immer häufiger Gegenstand öffentlicher Diskussionen und Pressemitteilungen.

Ein sehr lesenswerter Beitrag hierzu stammt von unserem Kollegen Martin Hirte.

Leserbrief
vom 19. April 2015 an die Deutsche Apotheker-Zeitung betreffend des Editorials in der Ausgabe vom 16. April 2015, Seite 3: *Gurtpflicht, Helmpflicht, Impfpflicht* von Dr. Benjamin Wessinger

Sehr geehrte DAZ-Redaktion,
die Impfpflicht der Helmpflicht oder Gurtpflicht gleichzustellen kann nicht Ihr Ernst sein. Es muss sich doch gerade in pharmazeutischen Kreisen herumgesprochen haben, dass Impfungen im Gegensatz zu einem Motorradhelm oder Sicherheitsgurt mit gravierenden Nebenwirkungen einhergehen können – zwar selten, aber für einen Eingriff an gesunden Kindern doch von einiger Relevanz.

Bekannte Ursachen lebensbedrohlicher UAWs [unerwünschter Arzneimittelwirkungen] nach Masernimpfungen sind anaphylaktischer Schock (durch Gelatine, Hühnerprotein oder Neomycin), Impfenzephalitis, Myokarditis und ungehemmte Virusausbreitung bei angeborener oder erworbener Immunschwäche. Während meiner 30-jährigen kinderärztlichen Tätigkeit habe ich eine schwere Anaphylaxie mit Reanimation, eine schwere asthmatische Reaktion und eine eindrucksvolle Zerebellitis erlebt.

Auf der Website des Paul-Ehrlich-Instituts sind die UAW-Meldedaten der Masernimpfung für jedermann abrufbar. Sicher ist nicht jede Meldung einer sicheren Impfnebenwirkung gleichzusetzen, andererseits aber stellen die Daten wegen der Meldungs-Resistenz der Ärzteschaft wahrscheinlich nur die Spitze des Eisbergs dar. Allein 2014 wurden dem PEI nach Masernimpfungen acht Fälle von Thrombozytopenie, sechs Paresen bzw. Neuritiden (Guillain-Barré-Syndrom, Hirnnervenlähmung, Optikusneuritis), eine Anaphylaxie und ein »ungeklärter« Todesfall gemeldet.

In den letzten vierzehn Jahren wurden beim PEI neunzehn Todesfälle nach einer Masernimpfung registriert. Im selben Zeitraum haben sich nach der Todesursachenstatistik achtzehn Todesfälle durch Masern ereignet. Als in den 90er-Jahren die Polio-Schluckimpfung häufiger Lähmungserkrankungen (Risiko 1:500.000!) verursachte als das Polio-Wildvirus, wurde sie durch einen Impfstoff mit inaktivierten Polioviren ersetzt. Es wäre nun höchste Zeit, einen weniger riskanten Masernimpfstoff zu entwickeln.

Bis dahin müssen wir Kinderärzte die Lebendimpfung gegen Masern empfehlen – vor allem wegen des Herdenschutzes für die Erwachsenen und Säuglinge. Diese Altersgruppen machen inzwischen ein Drittel bis die Hälfte der Masernerkrankten aus und haben ein erhöhtes Komplikationsrisiko.

Die Freiheit der Impfentscheidung aber muss erhalten bleiben. Der ethische Konflikt, ein gesundes Kind zum Wohl anderer einem Impfrisiko auszusetzen, kann nur von den Eltern gelöst werden, im Rahmen einer informierten Impfentscheidung.

Was die Einschätzung des Impfrisikos betrifft, stellen allerdings PEI und STIKO die Eltern und die zur Aufklärung verpflichteten Ärzte vor eine unlösbare Aufgabe: Die MMR-Impfstoffe [Masern-Mumps-Röteln-Impfstoffe] sind in ihrer Sicherheit nur ungenügend untersucht – die Cochrane Collaboration hat dies wiederholt beanstandet (siehe die Referenzen auf der rechten Seite). Damit steht im Grunde die Verfassungsmäßigkeit der Impfempfehlung in Frage.

Eine verpflichtende Impfung gegen eine in den meisten Fällen harmlos verlaufende Krankheit wie Masern widerspricht dem Recht auf Selbstbestimmung und körperliche Unversehrtheit. Sie ist auch nicht vom Infektionsschutzgesetz gedeckt, das in § 20 (6) dafür die »epidemische Verbreitung« einer Krankheit voraussetzt.

Letztlich sind die Masern nicht auszurotten – auch nicht mit Zwangsmaßnahmen, wie das aktuelle Beispiel des Masernausbruchs in Kalifornien zeigt. Reisende, Migranten und Flüchtlinge tragen das Virus um die Welt, und das sekundäre Impfversagen liegt bei fünf Prozent – es kommen also in Deutschland jedes Jahr über 30.000 Menschen trotz zweimaliger

Impfung ungeschützt ins Erwachsenenalter, eine immer weiter zunehmende »kritische Masse«.

Wir können die Masern nur unter eine gewisse Kontrolle bringen. Die hohe und immer noch steigende Impfbeteiligung von Kleinkindern in Deutschland belegt, dass dafür Aufklärung und freie Impfentscheidung ausreichend sind. Von Impfmüdigkeit keine Spur!

Zurück zur Helm- und Gurtpflicht: Nachdem es immer noch jedes Jahr über 3.000 Verkehrstote gibt, wäre es nach der Logik des Editorials höchste Zeit, den motorisierten Straßenverkehr zu verbieten. Gurtpflicht, Helmpflicht, Gehpflicht.

Referenzen:
- Demicheli, V., Jefferson, T., Rivetti, A., Price, D.: *Vaccines for measles, mumps and rubella in children.* The Cochrane Database of Systematic Reviews 2005 Issue 4
- Demicheli, V., Rivetti, A., Debalini, M. G., Di Pietrantonj, C.: *Vaccines for measles, mumps and rubella in children.* Cochrane Database Syst Rev 2012, 15 (2): CD004407

Dr. med. Martin Hirte

Aspekte einer individuellen Beratung

- In den ärztlichen Aufklärungsgesprächen wird zunächst versucht, auf die Vorstellungen der Eltern einzugehen, Vorurteile und Fehlinformationen beiseite zu räumen, grundsätzliche, den Gesichtskreis erweiternde Aspekte einzubringen und zu einem dem individuellen Einzelfall gemäßen Impfentscheid zu kommen.
- Besprochen werden Impfabstände, mögliche Impfkombinationen und Impfkomplikationen sowie ggf. individuelle Gegenanzeigen für eine Impfung. Liegen schwere angeborene oder erworbene Herz-, Lungen- oder andere Erkrankungen und Syndrome vor, werden die Eltern auf die hier ggf. wichtigen und möglichen Impfungen hingewiesen.
- Mögliche Nachteile der frühen Impfung werden in Bezug auf die Entwicklung von Immun- und Nervensystem zu bedenken gegeben (siehe Seite 256 f.).
- Die individuellen Risiken z.B. in Bezug auf die Gesundheit des Kindes, die Lebenssituation, Reiseverhalten und Kontakte der Familie werden besprochen.
- Angeführt werden auch alternative Impfschemata aus anderen europäischen Ländern. In Norwegen z.B., einem Land, welches sich vom Krankheits- und Erregerspektrum nicht wesentlich von Deutschland unterscheidet, beginnen die Impfungen erst im Alter von drei Monaten mit einer Fünffachimpfung plus Pneumokokken. Statt drei weiteren Gaben hiervon folgen dort nur zwei weitere im fünften und zwölften Monat. Außerdem gehören die Hepatitis-B-, Windpocken- und Rotavirus-Impfung nicht zum Standardschema. So wird deutlich, dass auch Experten bei vergleichbarer Situation zu unterschiedlichen Empfehlungen und Entscheidungen kommen können (siehe die Übersicht über Impfempfehlungen in der EU auf www.impf-info.de).

Als Ergebnis unserer Beratungsgespräche impfen wir häufig später, oft erst im Laufalter, und gegen deutlich weniger Erkrankungen, als es die STIKO empfiehlt.

Dies setzt eine gründliche Aufklärung der Eltern auch über die Erkrankungen und ihre Risiken voraus.

Weitere Gesichtspunkte und Stellungnahmen können Sie in den Kapiteln zu den einzelnen Impfungen nachlesen (siehe Seite 263 ff.).

Die Impfstoffe – das Wichtigste über ihre Herstellung, Zusammensetzung und Zusatzstoffe

Tetanus- und Diphtherie-Impfstoffe

Sie enthalten den entgifteten Tetanus- bzw. Diphtheriegiftstoff (Toxoid). Dieser ist an Aluminiumhydroxid gebunden und soll den menschlichen Organismus zur Antikörperbildung anregen.

Bei der ersten Impfung gilt diese Anregung noch als schwach, bei der zweiten soll sie deutlicher sein. Die Fähigkeit zur raschen Neubildung von Antikörpern wird in der Regel mit der dritten Impfung sechs bis zwölf Monate oder mit einem Erreger-Kontakt einige Wochen nach der zweiten Impfung erreicht. Man nennt diesen Effekt »boostern«.

»Boosterimpfungen werden im Impfwesen als eine selbstverständliche Notwendigkeit für die Erhaltung einer Langzeitimmunität gegen Infektionen angesehen. Umso erstaunlicher ist es, dass gesichertes Wissen um die Modalitäten und Zyklizität von Auffrischimpfungen derart spärlich ist und sehr häufig auf Anwendungsbeobachtungen fußt.«[99]

Begegnet der Geimpfte einige Wochen nach der zweiten oder dritten Impfung den Krankheitserregern und treten diese in den Organismus ein, so werden ihre Toxine von den vorhandenen oder sofort in großer Menge nachgebildeten Antikörpern meist unschädlich gemacht.

Keuchhusten-Impfstoff

Es werden gegenwärtig in Mitteleuropa die azellulären Impfstoffe verwendet (abgekürzt aP oder ap). Diese enthalten zwei bis drei Proteine des Erregers, auf die ein Immunsystem reagiert, und keine ganzen Bakterienzellen mehr.

Es handelt sich um einen Kombinationsimpfstoff mit zwei bis fünf anderen Impfkomponenten. Ein Einzelimpfstoff ist nicht erhältlich.

Der Ganzkeim-Impfstoff (P oder Pw = whole Pert) war mit zu vielen Nebenwirkungen belastet.

Polio-Impfstoff

Hierbei handelt es sich inzwischen um einen Totimpfstoff (inaktivierte Polio-Vakzine), der intramuskulär injiziert wird. Der Lebendimpfstoff in Form einer Schluckimpfung wird in Deutschland aufgrund des Risikos einer durch die Impfung ausgelösten Poliomyelitis nicht mehr eingesetzt. Dieses Risiko besteht bei dem Totimpfstoff nicht.

Der Polio-Impfstoff ist als Einzelimpfstoff und in verschiedenen Kombinationen erhältlich.

Haemophilus-influenzae-b-Impfung

Diese besteht aus einem Totimpfstoff. Es handelt sich um einen Konjugatimpfstoff; dabei wird das Antigen der Haemophilus-influenzae-b-Bakterien an ein Trägereiweiß aus Tetanustoxoid gebunden. Dies ist notwendig, damit das noch unreife Immunsystem der Kinder auf die Impfung anspricht. Die Abwehrzellen der Kinder können in den ersten eineinhalb Lebensjahren nicht gebundene Bruchstücke der Bakterienkapsel nur schlecht erkennen.

Ein Einzelimpfstoff ist erhältlich – in Deutschland über Auslandsapotheken –, dieser kommt ohne Aluminiumhilfsstoff aus.

Hepatitis-B-Impfstoff

Der Impfstoff enthält Antigen von der Oberfläche des Hepatitis-B-Virus. Der Impfstoff ist mithilfe von Hefezellen gentechnologisch hergestellt. Aluminiumhydroxid dient als Wirkverstärker. Es gibt Einzelimpfstoffe sowie Kombinationsimpfstoffe, verbunden mit Hepatitis A oder als Teil des Sechsfachimpfstoffs.

Pneumokokken-Impfstoff

In Deutschland wird ein Impfstoff angewendet, der sich gegen 13 der ca. 90 Unterformen (Serotypen) der Pneumokokken richtet (Prevenar 13®). Es handelt sich dabei um einen Konjugatimpfstoff, d.h. das Antigen ist an ein Trägereiweiß – in diesem Fall einen Teil des Diphtherietoxoids – gebunden. Aluminiumphosphat kommt als Hilfsstoff vor.

Meningokokken-Impfstoffe

Meningokokken C

Mehrere Konjugatimpfstoffe gegen Meningokokken der Gruppe C sind ab dem vollendeten zweiten Lebensmonat zugelassen sowie ab dem achtzehnten Lebensmonat Impfstoffe gegen die Meningokokkengruppen A, C, W 135 und Y.

Auch hier funktioniert die Bildung der Abwehrstoffe nur durch eine Bindung an Diphtherietoxoid. Hilfsstoff: Aluminiumhydroxid.

Meningokokken der Gruppe B

Seit Januar 2013 ist ein Impfstoff gegen Meningokokken der Gruppe B zugelassen (Bexsero®), der jedoch bis 2018 weiterhin keine offizielle Empfehlung der STIKO erhielt.

Die Entwicklung des Impfstoffes war nicht einfach, da Oberflächenantigene beim Typ B des Bakteriums Neisseria meningitidis eine große Ähnlichkeit mit Oberflächenantigenen auf Nervenzellen besitzt.

Dieses Antigen wird von dem Immunsystem als bekannt erkannt und toleriert. Dieser Impfstoff gegen Oberflächenantigene hätte allenfalls eine schwache Wirkung gezeigt. Außerdem könnten die Antikörper aufgrund der Ähnlichkeit Nervenzellen angreifen und Autoimmunerkrankungen provozieren.

Ein weiteres Problem stellt die Vielfalt der Untergruppen von Meningokokken B dar. Die Wirkung auf jede dieser Erregergruppen ist nicht geprüft.

Der zugelassene Impfstoff enthält vier Antigene, die als geeignet eingestuft wurden. Sie gelten als verträglich, jedoch ist ihre Wirksamkeit eben nicht nachgewiesen!

Hilfsstoff: Aluminiumhydroxid.

Masern-, Mumps-, Röteln- und Varizellen-Impfstoffe (MMRV)
Sie bestehen aus vermehrungsfähigen abgeschwächten Viren, die in Zellkulturen aus Affennieren, Hühnerembryonen oder menschlichem Gewebe gezüchtet werden. Abgesehen von Spuren eines Antibiotikums – aus den behandelten Gewebe- und Zellkulturen – enthalten sie als Nebenbestandteile hydrolysierte Gelatine, etwas Human-Albumin (nicht-allergenes menschliches Eiweiß) und verschiedene andere Substanzen in Spuren.

! Zurzeit sind in Deutschland keine Einzelimpfstoffe gegen Mumps und Röteln zugelassen. Auch ein Bezug über eine Auslandsapotheke ist nicht mehr möglich. Das sollte vor der Entscheidung für eine Masern-Einzelimpfung dringend bedacht werden, denn für eine spätere Mumps- oder Röteln-Impfung müsste erneut gegen Masern mitgeimpft werden!

Rotaviren-Impfstoffe
Die Impfung gegen Rotaviren ist derzeit die einzige Schluckimpfung in Deutschland. Es sind zwei Impfstoffe (Rotarix®, RotaTeq®) auf dem Markt, welche frühestens ab dem Alter von sechs Wochen verabreicht werden dürfen. Bis zum sechsten Lebensmonat sollte die Impfung abgeschlossen sein.
– Rotarix®: Abgeschwächte Lebendviren des häufigsten Typs G1, Teilimmunität gegen G2, 3 und 9. Es sind zwei orale Gaben im Abstand von zwei Monaten notwendig.
– RotaTeq®: Ein Rotavirusstamm vom Rind wird mit Antigenen der fünf häufigsten Rotaviren G1, 2, 3, 4 und 9 gekoppelt. Es handelt sich um gentechnisch hergestellte Viren, die hochdosiert verabreicht werden müssen, da sie sich im Darm nicht so gut vermehren wie die Viren in Rotarix®. Es werden drei orale Gaben im Abstand von einem Monat empfohlen.

HPV-Impfstoffe
Die Impfstoffe Gardasil® und Cervarix® sind zugelassen für Mädchen bzw. junge Frauen zwischen neun und 26, für Jungen zwischen neun und fünfzehn Jahren.
– Gardasil®: Gentechnologisch hergestelltes Hülleneiweiß von den HPV-Typen 6, 11, 16 und 18 (Typ 16 und 18 gelten für 70 % der Fälle von Gebärmutterhalskrebs mit verantwortlich, Typ 6 und 11 seien für 90 % aller Genitalwarzen verantwortlich). Hilfsstoffe: Polysorbat 80, Natriumborat und Aluminiumhydroxyphosphat-Sulfat.
– Cervarix®: Gegen HPV-Typen 16 und 18. Hilfsstoff: AS04, eine Aluminiumsalzverbindung, die als neuer Hilfsstoff zu einer Wirkungsverlängerung und -verstärkung führen soll.

FSME-Impfstoff
Es handelt sich um abgetötete FSME-Viren, sie werden auf Hühnerzellen angezüchtet. Der Impfstoff kann Spuren von Antibiotika enthalten. Hilfsstoff: Aluminiumhydroxid.

Influenza-Impfstoff
Hierbei handelt es sich um abgetötete Influenza-Viren. Der Impfstoff wird jährlich neu zusammengesetzt und kalkuliert an

aktuell aktive Virusstämme angepasst. Im Impfstoff können Spuren von Hühnereiweiß enthalten sein. Zusatzstoff: Formaldehyd.

Die Wirkstoffe vieler der genannten Impfungen werden an Aluminiumhydroxid oder -phosphat angelagert, um eine stärkere Immunantwort auszulösen. Die Aluminium-Dosis pro Ampulle beträgt zwischen ca. 0,1 und 1,25 mg Aluminium.

In Kombinationsimpfstoffen ist weniger Aluminiumhydroxid enthalten als in Einzelimpfstoffen, z.B. dem Tetanus-Impfstoff Mérieux® (1,25 mg).

Auch wenn an der Reduzierung dieser Zusatzstoffe gearbeitet wird, konnten bisher keine geeigneteren Substanzen gefunden werden.

Eine Liste der Impfstoffe und ihrer Zusätze ist im Internet zu finden unter http://www.impf-info.de/pdfs/Impfstoffe Inhalt 2017.pdf.

Mögliche Nebenwirkungen

- **Leichte Impfreaktion**
  - Kopfschmerzen,
  - Fieber,
  - örtliche Rötung, Schwellung,
  - Müdigkeit,
  - Reizbarkeit.

- **Schwere Impfreaktion**
  - Krampfanfälle,
  - Abszesse,
  - allergische Reaktionen bis hin zum allergischen Schock, Asthma-Anfälle,
  - Apathie, Übererregbarkeit, schrilles Schreien,
  - Atemstillstand bei Säuglingen.

- **Impfkomplikationen: bleibende Schäden/ chronische Krankheiten**
  - Nervenentzündungen,
  - Meningitis,
  - Enzephalitis,
  - Guillain-Barré-Syndrom.
  - Im Verdacht stehen weitere Autoimmunkrankheiten wie Multiple Sklerose, Diabetes Typ 1 und Rheuma. Ebenso werden die Zunahme der Allergiebereitschaft und des Spektrums autistischer Störungen diskutiert.

Um eine Besonderheit handelt es sich bei der **Impfkrankheit**. Diese kommt nur nach Impfungen mit Lebendimpfstoffen vor. Es tritt die Krankheit, gegen die geimpft wurde, in abgeschwächter Form auf, wie z.B. Impfmasern.

Eine Aufzählung seltener und fraglicher Nebenwirkungen, die mit bestimmten Impfungen in Zusammenhang stehen, findet sich in der jeweiligen Fachinformation, die dem Impfstoff beigegeben wird.

Wundstarrkrampf-(Tetanus-) Impfung

Zur Erkrankung

Das Bakterium Clostridium tetani ist der Erreger des Tetanus. Es ist in der Lage, Sporen zu bilden, und ist sehr widerstandsfähig gegen äußere Einflüsse wie z.B. Desinfektionsmittel und Hitze. Zudem ist es sehr langlebig. Die Sporen findet man im Erdreich, häufig in Pferdemist, Rinderdung und seltener auch anderen Tierexkrementen. Optimal wachsen können die Bakterien nur in sauerstofffreien Lebensräumen (anaerob), dort kann das Tetanustoxin gebildet werden.

In Deutschland und anderen reichen Industriestaaten ist der Wundstarrkrampf (Tetanus) sehr selten. In feuchtwarmen (tropischen) Ländern mit niedrigen Impfquoten besteht ein erhöhtes Risiko mit hoher Sterblichkeitsrate vor allem bei Neugeborenen und Säuglingen, wenn ihre Mütter nicht geimpft sind.

Es handelt sich um eine schwere Erkrankung einhergehend mit neurologischen Störungen wie Krämpfen und erhöhte Muskelspannung. Die Erkrankung verläuft trotz moderner Intensivtherapie bei 10 bis 20 % der Infizierten tödlich.

Die Impfung

Impfschema nach STIKO: siehe den Impfkalender, Seite 255.

Wir halten es auch für eine sinnvolle Vorgehensweise, gesunde Kinder erst im Laufalter zu impfen, weil dann die neurologische und immunologische Reifung bereits fortgeschritten ist. Zudem übertragen geimpfte Mütter ihrem Kind in der Schwangerschaft entsprechende Antikörper und verleihen so einen Schutz, der über Monate währt. *Da kein Diphtherie-Einzelimpfstoff mehr verfügbar ist, muss die Entscheidung mindestens mit der für die Tetanus-Impfung gemeinsam gefällt werden!*

Tetanus-Immunprophylaxe bei Verletzungen[100]

Die *Inkubationszeit* beträgt in der Regel 3 Tage bis 3 Wochen.

Nach einer *Verletzung* sollte bei entsprechender Indikation innerhalb von 72 Stunden geimpft werden.[101] Die offiziellen Empfehlungen zum Vorgehen nach einer Verletzung können der Tabelle entnommen werden.

Vorgeschichte der Tetanus-Immunisierung (Anzahl der Impfungen)	saubere, geringfügige Wunden		alle anderen Wunden	
	Tetanus / Diphtherie / Pertussis	TIG[1]	Tetanus / Diphtherie / Pertussis	TIG[1]
unbekannt	ja	aktuelle Version siehe online Epidemiologisches Bulletin 34/2016, S. 327	ja	ja
0 bis 1	ja	nein	ja	ja
2	ja	nein	ja	nein[2]
3 oder mehr	nein[3]	nein	nein[3]	nein[4]

Tetanus-Immunprophylaxe bei Verletzungen (ggf. mit Auffrischung Diphtherie und Pertussis).
1 TIG = Tetanus-Immunglobulin. | 2 Ja, wenn die Verletzung länger als 24 Stunden zurückliegt. | 3 Ja (1 Dosis), wenn seit der letzten Impfung mehr als 5 Jahre vergangen sind. | 4 Ja (1 Dosis), wenn seit der letzten Impfung mehr als 10 Jahre vergangen sind.

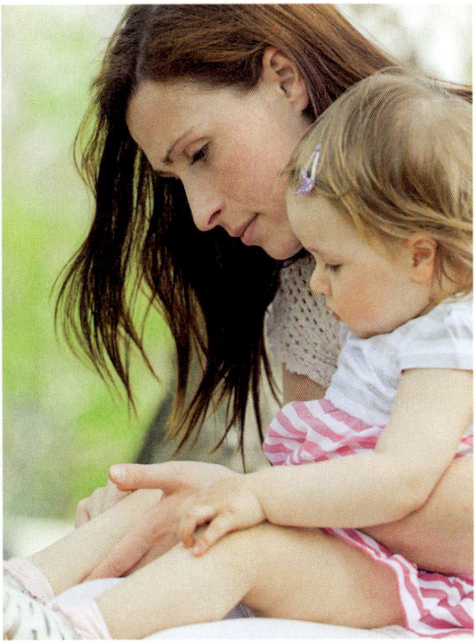

Die Zuwendung der Mutter lindert rasch den Schmerz der kleinen Schürfwunde. Eine sanfte Reinigung mit lauwarmem Leitungswasser, Luft und Licht sorgen dann für eine gute Abheilung. Die Gefahr einer Tetanus-Infektion besteht nur bei tieferen vom Luftsauerstoff abgeschirmten Verschmutzungen.

Diphtherie-Impfung

Zur Erkrankung

Das Bakterium Corynebacterium diphtheriae ist der Erreger der Diphtherie. Für den Krankheitsausbruch ist die Bildung des Diphtherietoxins notwendig.

In gemäßigten Klimazonen treten die meisten Erkrankungen mit einem saisonalen Erkrankungsgipfel im Herbst und Winter auf. In den westlichen Industrieländern ist die Zahl der Erkrankungen erheblich zurückgegangen. In anderen Teilen der Welt tritt die Diphtherie trotz eines auch dort beobachteten Rückganges noch immer regional auf. Die in den 1990er-Jahren erheblich erhöhte Diphtherie-Morbidität in der WHO-Region Europa entstand durch ausgedehnte regionale Epidemien in den GUS-Staaten.

Zu Symptomen und Verlauf der Erkrankung siehe Seite 175 ff.

In den letzten Jahren wurden in Europa Diphtherie-ähnliche Infektionen mit dem toxigenen Corynebakterium ulcerans häufiger beobachtet als Erkrankungen durch den eigentlichen Diphtherie-Erreger, in Deutschland jedoch weiterhin nur in Einzelfällen. Gegen diesen Erreger wird die Wirksamkeit der Diphtherie-Impfung angenommen, ist aber nicht bewiesen. Von den Erkrankten waren zumindest einige auch regulär geimpft.

Karten, aus denen das Diphtherie-Risiko in den einzelnen Ländern zu ersehen ist, findet man im Internet.[102]

Die Impfung

Impfschema nach STIKO, siehe den Impfkalender, Seite 255.

Aus dem gleichen Grund wie bei der Tetanus-Impfung empfehlen wir in epidemiefreier Zeit bzw. Gegend bei Kindern, deren Eltern die Diphtherie-Impfung wünschen, diese erst mit einem Jahr durchzuführen. Ein Einzelimpfstoff ist nicht mehr verfügbar. Die Kombinationen mit Tetanus (z.B. Td-RIX®) oder Tetanus und Polio (Revaxis®) sind erst ab 5 Jahren für die Auffrischimpfungen zugelassen und enthalten nur einen reduzierten Diphtherieanteil gegenüber den im Säuglingsalter zugelassenen Mehrfach-Impfstoffen (siehe den STIKO-Impfplan, Seite 255). Säuglinge sprechen nur auf höhere Dosen hinlänglich an, die ältere Kinder oft nicht mehr vertragen und benötigen.

Beim Impfen nach dem ersten Lebensjahr kann man nach entsprechender Aufklärung auf Wunsch der Eltern diese reduzierten Impfstoffe verwenden, sollte aber die Antikörper zum Überprüfen des Impferfolges bestimmen lassen.

Impfschema: 2 Gaben im Abstand von 6 bis 8 Wochen und Booster nach 6 bis 12 Monaten.

Die Impfung gegen Haemophilus-influenzae-Typ-b-Bakterien

Zur Erkrankung

Haemophilus-influenzae-Typ-b-Bakterien (HIB) sind kleine unbewegliche, sporenlose Bakterien. Bei den Typ-b-Bakterien handelt es sich um bekapselte Stämme.

Der Keim kann häufig bei Gesunden im Nasen-Rachen-Raum nachgewiesen werden. Bis zu 5 % der Bevölkerung sind gesunde Keimträger. Aufgrund seiner Bekapselung ist er vor allem für das Immunsystem kleiner Kinder schwer zu erkennen und kann bei ihnen auch schwere Infektionen hervorrufen. Dazu gehören eine Form der Hirnhautentzündung und die akute Kehldeckelentzündung (Epiglottitis, siehe auch Seite 94 f.). Vor der Einführung dieser Impfung machte etwa jeder 500. Säugling einmal eine schwere HIB-bedingte Erkrankung durch. Das heißt, die übrigen Kinder immunisierten sich unbemerkt.

Das Risiko wird bei niedrigem Sozialstatus höher eingeschätzt, am höchsten bei angeboren oder durch eine schwere Krankheit immunschwachen Kindern bzw. Menschen mit fehlender Milz oder Milzfunktion.

Die Impfung

Impfschema nach STIKO siehe den Impfkalender, Seite 255.

Es gibt den zugelassenen Einzelimpfstoff Act-HIB®. Bei Grundimmunisierung zwischen dem 2. und 12. Lebensmonat werden 2 Gaben im Abstand von 4 bis 8 Wochen gegeben sowie eine einmalige Auffrischung nach 1 Jahr. Bei Impfbeginn nach dem 1. Geburtstag reicht eine einzige Impfung mit dem Einzelimpfstoff.

Entgegen einigen Informationen schützt die HIB-Impfung nicht vor der Krankheit Meningitis (Hirnhautentzündung), sondern nur vor einem von mehreren Meningitis-Erregern. Die Erkrankungszahlen sind seit der Einführung der Impfung stark zurückgegangen, mit ihnen die anfangs noch beobachteten gelegentlichen Impfversager und die Erkrankungen der Ungeimpften. Das bedeutet, dass die Keimzirkulation durch die Impfaktion gebremst wurde.

Keuchhusten-Impfung

Zur Erkrankung

Erreger des Keuchhustens ist Bordetella pertussis, ein kleines, unbewegliches, bekapseltes Bakterium. Die Vermehrung von Bordetella pertussis erfolgt auf der Bronchialschleimhaut und führt durch bestimmte Giftstoffe zu Gewebsschädigungen. Ein ganzjähriges Vorkommen ist möglich, die höchste Inzidenz wird in Mitteleuropa im Herbst und Winter beobachtet.

Symptome und Verlauf der Erkrankung siehe Seite 184 ff.

Die Impfung

Impfschema nach STIKO siehe den Impfkalender, Seite 255. Ein Einzelimpfstoff steht wegen mangelhafter Wirksamkeit nicht mehr zur Verfügung.

Die Schwierigkeiten dieser Impfung wurden eingangs schon ein wenig erläutert (siehe Seite 253).

Die eigentlich zu schützenden Gruppen sind manche Kinder mit chronischen Krankheiten, Frühgeborene und Säuglinge bis zum Alter von 6 Monaten. Die beiden Letzteren können durch die Impfung in den ersten Monaten nicht erreicht werden. Die Empfehlungsstrategie zielt eher auf die Verminderung der Ansteckungsmöglichkeiten durch ältere Geschwister und Eltern.

Tatsächlich nahmen Keuchhustenerkrankungen im Kindesalter in hoch durchgeimpften Bevölkerungen zunächst ab. Die Strategie hat jedoch Löcher. Es gibt genügend Beispiele, dass solche dreimal oder auch viermal geimpften Kinder mit fünf Jahren ihren Keuchhusten regulär durchgemacht haben.[103]

Je mehr geimpft wird, umso eher werden Erwachsene zur Ansteckungsquelle für kleine Säuglinge. Meist haben sie nur einen lästigen, über mehrere Wochen anhaltenden Husten und stecken an, ohne sich des Keuchhustens bewusst zu sein. Sie könnte man ja durch eine Intensivierung der Impfstrategie wenigstens teilweise besser erreichen. Immer häufiger sind es jedoch auch die geimpften Geschwister, deren Impfschutz nie eintrat oder deren nur abgeschwächte Verläufe sogar unerkannt ein noch unberechenbareres Risiko für ihre kleinen Geschwister darstellen (siehe oben).

Nach unserer Erfahrung spielt gerade bei den früh Befallenen die Präsenz der Mutter eine entscheidende positive Rolle. Ihre Anwesenheit lindert am besten die Erstickungsangst als wesentlichen Verstärker der Anfälle.

Die Impfung kann bei bestimmten Lungen- und Herzkrankheiten als sinnvoll angesehen werden – oder auch aus sozialer Indikation in Kinderkrippen und engen Wohnverhältnissen mit vielen Kindern.

Zur Gefährlichkeit von Säuglingskeuchhusten siehe Seite 187.

Poliomyelitis-(Kinderlähmungs-)Impfung

Zur Erkrankung

Erreger der Kinderlähmung sind Polioviren. Diese waren weltweit verbreitet, vor Einführung der Impfung auch in Mitteleuropa. Mit zunehmender Zivilisation und Hygiene waren die Epidemien gefährlicher und größer geworden. Davor kam es schon im Säuglingsalter zu einem ersten Kontakt mit dem Virus, einem Alter, in dem die Kinder durch mütterliche Antikörper einen Schutz vor der Erkrankung hatten.

Die letzte in Deutschland erworbene Polio-Erkrankung durch ein Wildvirus wurde 1990 erfasst. 1992 wurden die letzten beiden importierten Fälle (aus Ägypten und Indien) registriert.

Endemisch sind die Polio-Wildviren nur noch in Afrika (Nigeria) und Asien (Pakistan, Afghanistan).[104]

Die Übertragung erfolgt hauptsächlich als Schmierinfektion fäkal-oral. Die Inkubationszeit beträgt ungefähr 3 bis 35 Tage. Über 95 % der Erkrankungen verlaufen symptomlos. Bei etwa 4 % treten grippeartige Symptome auf ohne Beteiligung des zentralen Nervensystems. Bei der in 1 % der Fälle auftretenden Infektion des zentralen Nervensystems kommt es zu Symptomen wie Muskelsteife, Muskelschmerzen und Lähmungen. Die Lähmungen können lebenslang bestehen bleiben und auch die Atemmuskulatur betreffen. Todesfälle kommen vor. Eine spezifische Therapie gibt es nicht. Polio-ähnliche Erkrankungen mit akuten schlaffen Lähmungen treten in den letzten Jahren gehäuft in den USA und einigen europäischen Ländern auf. Auslöser ist fraglich ein Enterovirus.

Die Impfung

Impfschema nach STIKO siehe den Impfkalender, Seite 255.

Alternativ genügt eine zweimalige Impfung mit IPV-Virelon® im Abstand von 8 Wochen bis 6 Monaten, z.B. vor einer Reise in ein Poliogebiet.

Europa ist seit einigen Jahren frei von Wild-Polio-Infektionen. Das Risiko für den Einzelnen, an Poliomyelitis zu erkranken, ist gering geworden, und das Ziel der WHO, Polio in wenigen Jahren weltweit auszurotten, erschien realisierbar. Neuere Erfahrungen mit der Zirkulation rückmutierender Schluckimpfviren in den armen Ländern schränken diese Hoffnung jedoch ein.

Windpocken-Impfung

Zur Erkrankung

Windpocken werden durch das Varizella-Zoster-Virus ausgelöst.

In der Regel heilen sie komplikationslos ab. Zu Symptomen und Verlauf siehe Seite 178 ff.

Die Impfung

Impfschema nach STIKO siehe den Impfkalender, Seite 255. Neben der Kombination mit Masern, Mumps und Röteln steht auch ein Einzelimpfstoff zur Verfügung.

Durch die Impfung mit unbefriedigend kurzer Schutzdauer ist damit zu rechnen, dass die Erkrankung jenseits des Kindesalters auftritt, in einer Altersgruppe, in der man mit mehr Komplikationen rechnen muss. Zudem sind mehr Fälle von Gürtelrose zu erwarten. Daher empfehlen wir die Windpocken-Impfung bei gesunden Kindern ohne Immunschwäche oder schwere Ekzemneigung nicht, zumal die Erkrankung mit dem Wildvirus dann als harmlose Kinderkrankheit angesehen werden kann (Ausnahmen siehe Seite 178 ff.).

Mit ein Grund für die Impfung ist laut STIKO der wirtschaftliche Aspekt, da bei einer Impfung aller Kinder die Mütter pro Jahr im Durchschnitt einen Tag mehr arbeiten würden.

Röteln-Impfung

Zur Erkrankung

Erreger der Röteln ist das Rubellavirus. Es handelt sich im Grunde um eine harmlose Viruserkrankung. Eine Ersterkrankung in der Schwangerschaft kann jedoch fatale Folgen haben.

Für Schwangere bedeutet es eine große seelische Belastung, wenn sie mit Röteln angesteckt werden und erfahren, dass sie keine Antikörper besitzen. Das Risiko für eine Embryopathie beträgt bei Röteln in den ersten 11 Schwangerschaftswochen bis zu 90 %. Bei einer Erkrankung nach der 16. Schwangerschaftswoche ist noch bei maximal 5 % der Kinder mit Defekten vor allem am Innenohr zu rechnen. Mögliche Spätfolgen sind Diabetes und die Entwicklung eines Autismus.

Zu Symptomen und Verlauf siehe Seite 167 ff.

Die Impfung

Impfschema nach STIKO siehe den Impfkalender, Seite 255.

Ein Einzelimpfstoff steht derzeit nicht mehr zur Verfügung.

Seit 1973 ist eine spritzbare Lebendimpfung gegen Röteln öffentlich empfohlen. Sie hat den Sinn, Mädchen im Hinblick auf eine zukünftige Schwangerschaft zu immunisieren, damit ihre Kinder nicht durch eine Rötelnerkrankung in den ersten Schwangerschaftsmonaten geschädigt werden können.

Diese Empfehlungen sind nicht optimal. Vom epidemiologischen Gesichtspunkt aus sollte die Impfung nur bei Mädchen in der Pubertät durchgeführt werden, damit die natürliche Durchseuchung nicht gestört wird. Es ist inzwischen bekannt, dass die Geimpften im gebärfähigen Alter durch die bisherigen Massenimpfungen im Durchschnitt niedrigere Antikörper-Titer haben als die Ungeimpften – sofern diese noch Gelegenheit zur Ansteckung hatten und durch diesen Wildviruskontakt geschützt sind. Auch neigt die Gruppe der Geimpften viel eher zur Wiederinfektion in der Schwangerschaft als die Ungeimpften (wobei die Gefahr einer Fruchtschädigung offenbar gering ist). Die Ungeimpften sind selbst bei niedrigeren Antikörper-Titern besser geschützt als die Geimpften. Eine Wiederimpfung nützt ebenfalls weniger als eine Wildvirusansteckung und ist aktuell nicht mehr mit einem Einzelimpfstoff möglich.

Mumps-Impfung

Zur Erkrankung

Erreger des Mumps ist ein Virus aus der Familie der Paramyxoviren.

30 bis 40 % der Erkrankungen verlaufen klinisch stumm. Als Kinderkrankheit verläuft Mumps in der Regel harmlos. Schwere Verläufe sieht man eher im Erwachsenenalter.

Die Hirnhautentzündung bei Mumps kann nach dem gegenwärtigen Krankheitsverlauf nicht zum führenden Argument für die Impfung gemacht werden, da sie im Kindesalter in den allermeisten Fällen folgenlos abheilt (vgl. die Darstellung der Mumps-Erkrankung, Seite 182 ff.). Motive für die Impfung können nur die bleibenden Schäden einer seltenen Hörstörung sein, die allerdings nach der Impfung auch vorkommt. Die Mumps-Hodenentzündung tritt fast nur nach der Pubertät auf, wenn mal vorher, dann so gut wie immer ohne bleibende Schäden. Sie ist äußerst schmerzhaft, führt aber nur in seltensten Fällen zur Unfruchtbarkeit. Allerdings ist es schwierig, das tatsächliche Risiko einer Hodenentzündung ohne und mit Impfung abzuschätzen. Abgesehen von Epidemieunterschieden in der Schwere der Erkrankungen und der Empfänglichkeit müsste nach dem gegenwärtig Bekannten folgende Überlegung angestellt werden: Nehmen wir an, für ein eineinhalbjähriges Kind tritt die Frage der Mumps-Impfung auf. In den meisten Fällen durfte bis zur Einführung der Impfung mit einer Ansteckung in den Kindheitsjahren bis zum 15. Lebensjahr gerechnet werden. 70 bis 90 % der Erwachsenen haben Antikörper und waren vor der Impf-Ära gefeit. Nehmen wir an, das Kind gehöre nicht zu diesen und würde seine Mumpsempfänglichkeit als Erwachsener beibehalten, so tritt wieder die Frage auf, ob dieser bei einer Wildvirusansteckung tatsächlich erkranken oder die Krankheit »still« durchmachen würde. Bei einer Erkrankung wäre bei 20 bis 30 % der Fälle mit einer meist einseitigen Hodenentzündung zu rechnen (siehe auch Seite 184). Genaueres kann auch der Mediziner gegenwärtig nicht sagen. Der Laie sollte dies für die Impfentscheidung wissen, weil die einfache Aussage: »Der Mumps kann eine Hodenentzündung mit bleibender Unfruchtbarkeit verursachen« das tatsächliche Risiko nicht zutreffend charakterisiert.

Eine bleibende Innenohrschädigung ist ebenfalls meist nur einseitig und wird häufig erst spät diagnostiziert. Deshalb sind die Häufigkeitsangaben auch unsicher. Man rechnet mit einem schweren Hörschaden auf 15.000 unkomplizierte Mumpsfälle. Uns ist während mehr als dreißigjähriger kinderärztlicher Tätigkeit erst ein solches Kind begegnet.

Weil jetzt vermehrt geimpft wird, verschiebt sich der Erkrankungsgipfel bei den Ungeimpften mehr zum Erwachsenenalter hin, in dem solche Komplikationen häufiger sind. Auch die Impfung kann in sehr seltenen Fällen Hörstörungen verursachen.

Eine seltene – über die Häufigkeit gibt es unterschiedliche Angaben – Hirnentzündung (d.h. Enzephalitis – hier nicht zu verwechseln mit der häufigen und meist folgenlosen Hirnhautentzündung) kann mit Spätschäden in Form von bleibenden Nerven- und Hirnschäden einhergehen. Der Verlauf soll günstiger sein als der bei den Masern. Uns ist ein solcher Patient noch nicht zur Beobachtung gekommen.

Zu Symptomen und Verlauf siehe Seite 182 ff.

Die Impfung

Impfschema nach STIKO siehe den Impfkalender, Seite 255.

Ein Einzelimpfstoff steht nicht zur Verfügung. Die Dauer des Impfschutzes ist unbekannt, vermutlich beträgt er etwa 10 bis 15 Jahre. Entsprechend der Empfehlungen für Röteln und Masern soll eine zweimalige Impfung erfolgen, um die Wirkung zu verbessern. Bei der gegenwärtigen Impfstrategie wird der früher hohe Immunisierungsgrad im Erwachsenenalter nicht mehr erreicht. Es besteht die Gefahr von Epidemien vor allem im Jugendlichen- und Erwachsenenalter mit einem erhöhten Risiko für Komplikationen.

Die Impfung wird für Männer als sinnvoll erachtet. Leider wäre sie zum Eintritt in die Pubertät nur mit wieder verfügbarem Einzelimpfstoff oder durch entsprechend späte MMR-Impfung eine Option.

Masern-Impfung

Zur Erkrankung

Erreger der Masern ist ein Virus aus der Familie der Paramyxoviren. Es handelt sich um einen hochansteckenden Erreger.

Masern sind weltweit verbreitet. Die Bedeutung der Masern ist in Entwicklungsländern, besonders in Afrika, am größten. Sie gehören dort zu den zehn häufigsten Infektionskrankheiten, und der Anteil tödlicher Verläufe ist besonders hoch.

Zu Symptomen, Verlauf und den Komplikationen siehe Seite 162 ff.

Die Impfung

Impfschema nach STIKO siehe den Impfkalender, Seite 255.

In Deutschland steht neben MMR (Masern-Mumps-Röteln) und MMRV (Masern-Mumps-Röteln-Windpocken) ein Einzelimpfstoff nur sporadisch und teilweise über Auslandsapotheken zur Verfügung.[105]

Das Auftreten von Impfmasern ist möglich, in der Regel 7 bis 12 Tage nach der Impfung, einhergehend mit Fieber und ggf. allen anderen Symptomen der Masern. Man geht davon aus, dass dies ein Zeichen für den Erfolg der ersten Impfung ist. Eine Antikörperbestimmung kann diesen Erfolg stützen, bildet aber nicht die wirksamere Abwehr durch Immunzellen ab. Nach einer Impfung im 2. Lebensjahr haben etwa 93 % einen Impfschutz, die 2. Impfung hat für diese 93 % keinen weiteren Vorteil, sie hebt nur die Quote des Impferfolgs auf etwa 95 %. Wie lange dieser Schutz ohne Wildvirus-Kontakt anhält, ist noch unbekannt.

Nach Masernkontakt besteht die Möglichkeit, den Betroffenen innerhalb von 72 Stunden zu impfen mit dem Ziel, einen Ausbruch der Erkrankung zu verhindern.

Durch das Infektionsschutzgesetz (IfSG, § 34) verbunden mit der namentlichen Meldepflicht bei einer Masernerkrankung können ungeimpfte Kinder während einer Masernwelle durch das Gesundheitsamt über Wochen vom Schulunterricht ferngehalten werden. Kinder, die Masern durchgemacht haben, werden nur bei serologischem Nachweis (d.h. Feststellung von Antikörpern gegen Masern im Blut) als geschützt anerkannt und dürfen nur dann weiter zur Schule gehen.

Bekannt ist, dass in freiheitlich-demokratischen Ländern eine auf die Spitze getriebene Impfpropaganda die Impfbereitschaft der Bevölkerung verringern kann. Kleinere Masernausbrüche auch in Ländern mit Impfpflicht lassen die Frage nach einem möglichen Erfolg der geplanten Ausrottung weiterhin offen. In solchen Ausbrüchen waren bis zu 30 %

der Erkrankten zuvor zweimal geimpft worden. Bleibt das Verhältnis der Ungeimpften zu den Geimpften ähnlich wie in Deutschland, so können sich bei möglichst geringer Isolierung der Angesteckten die Geimpften einen zusätzlichen Schutz immer wieder erwerben, und die Freiheit der Impfentscheidung bleibt dennoch gewahrt. Zu bedenken ist jedoch, dass bei jeder Masernepidemie immer auch Todesfälle vorkommen können.

Nach gründlicher Information (siehe die Webseite des Robert-Koch-Instituts: www.rki.de und die Buchempfehlungen auf Seite 256) bleibt die Entscheidung für oder gegen die Impfung immer bei den Eltern und sollte ärztlicherseits mitgetragen werden.

Wir empfehlen, im Schulalter zwischen 9 und 12 Jahren die Frage der Impfung beim nicht geimpften und bisher nicht erkrankten Kind noch mal zu erwägen, da das Risiko komplizierter Verläufe der Erkrankung ab der Pubertät zunimmt.

Ein neueres Problem ist die Masernerkrankung im ersten Lebensjahr. Durch die Impfung der Mütter im Kindesalter hatten diese keine Masern und können dem Kind auch nur einen schlechten Nestschutz geben. Neue Beobachtungen zeigen, dass nach Masern im Säuglingsalter die gefürchtete Panencephalitis SSPE mit einer Häufigkeit von 1:5000 viel häufiger auftritt als bei einer späteren Masernerkrankung, d.h. auch aus diesem Grund ist die Masernimpfung zu überlegen, denn das eigene Kind könnte einen Säugling anstecken und gefährden.

Die Masernwelle vor allem im Ruhrgebiet im Frühjahr 2006 war keine Epidemie, sondern entsprach der jahreszeitlichen natürlichen Masernausbreitung alle paar Jahre wie vor der Impfeinführung – nur mit dem Unterschied, dass wegen mangelnder Ansteckungsmöglichkeit jetzt mehr Jugendliche betroffen waren. Geimpfte könnten sich bei ihnen einen dauerhaften Schutz erwerben, solange jene ansteckend sind. Über schwere Verläufe ist damals nicht berichtet worden.

Im seelischen Bereich ist zu bedenken, dass Eltern, die ihre Kinder viel und auch gegen Masern impfen, mehr Angst vor dieser und anderen Krankheiten haben. Es kam vor, dass im Kindergartenalter die Ungeimpften nicht mehr im selben Auto fahren durften wie die Geimpften. Dabei wäre es für die Geimpften sinnvoll, ihren durch die Impfung nur beschränkten Schutz durch einen Wildviruskontakt zu verbessern. Sollte aber die Impfung nicht wirksam gewesen sein, so wäre ein Masernausbruch beim Geimpften in diesem Alter weniger gefährlich als später.

Rotavirus-Impfung

Zur Erkrankung

Rotaviren gelten als die häufigste Ursache für virale Darminfektionen im Kindesalter. Betroffen sind besonders Kinder im Alter von 6 Monaten bis 2 Jahren. Es gibt verschiedene Serogruppen, wobei hauptsächlich Viren der Gruppe A für die Erkrankung beim Menschen verantwortlich sind. Die Übertragung erfolgt durch eine Schmierinfektion. Die Inkubationszeit beträgt 1 bis 3 Tage.

Rotaviren können während einer Infektion einhergehend mit Durchfall bis zu 14 Tage über den Stuhl ausgeschieden werden. Eine Übertragung lässt sich durch gründliche Hygiene wie das Waschen der Hände mit Seife aufhalten.

Hauptsymptome sind Erbrechen und Durchfall – grüngelb und übelriechend –, häufig einhergehend mit erhöhten Temperaturen.

Bei jungen Säuglingen besteht die Gefahr einer Austrocknung. In schweren Fällen erfolgt die stationäre Aufnahme zur Infusionstherapie, meist reicht eine Therapie mit Diät und Elektrolytlösungen zum Trinken aber aus.

Gestillte Kinder erkranken seltener an Durchfallerkrankungen.

Bedrohliche Fälle sind selten, diese kommen vor allem bei Kindern mit bestimmten Risikofaktoren vor, z.B. mit einer schweren Grunderkrankung oder bei extremer Frühgeburtlichkeit. Wichtig ist eine rechtzeitige Krankenhauseinweisung, um fatale Verläufe zu vermeiden.

Zu den Warnsymptomen, die einen sofortigen Klinikbesuch erforderlich machen, siehe Seite 110.

Ein großes Problem stellen die Durchfallerkrankungen in den Entwicklungsländern dar. Dort führen sie mit zu der hohen Kindersterblichkeit.

Besonderheiten der Impfung

Die Impfung gegen Rotaviren ist derzeit die einzige Schluckimpfung in Deutschland. Durch die Rotavirus-Impfung kommt es zu einem Schutz vor schweren Rotavirus-Erkrankungen. Es soll verhindert werden, dass durch die Erkrankung ein stationärer Krankenhausaufenthalt notwendig wird. Kinder können an einem Magen-Darm-Infekt durch Rotaviren erkranken, obwohl sie dagegen geimpft sind. In der Regel verläuft die Erkrankung dann jedoch weniger schwer.

Die in der Muttermilch enthaltenen Antikörper richten sich gegen die Rotaviren. Daher lautet die Empfehlung der STIKO, eine Stunde vor bis eine Stunde nach der Impfung nicht zu stillen, wenn es der Rhythmus des Kindes zulässt, um eine bestmögliche Wirksamkeit der Impfung zu erzielen.

Nebenwirkungen: Neben häufig auftretenden Magen-Darm-Beschwerden wie Erbrechen und Durchfall kann es durch die Impfung zu einer Darminvagination kommen. Dabei handelt es sich um eine Einstülpung eines Darmabschnittes in einen anderen. Im schlimmsten Fall kann ein Darmverschluss oder -durchbruch entstehen. Bei der Invagination handelt es sich um eine typische Komplikation durch Rotaviren (Wild- und Impfvirus).

Durch die Impfung wird das Erkrankungsrisiko zwar verringert, das der Invagination jedoch erhöht. Die französischen Gesundheitsbehörden haben im Mai 2015 die Empfehlung zur Rotavirus-Impfung nach der Meldung von 47 Invaginationen mit 2 Todesfällen im Zusammenhang mit der Impfung aufgehoben.

Gestillte Kinder ohne Risikofaktoren verfügen unseres Erachtens über eine ausreichende Immunkompetenz, um die Krankheit ohne gravierende Symptome zu durchlaufen.

RSV-»Impfung«

Zur Erkrankung

Das Respiratory-Syncytial-Virus (RSV) gilt als einer der häufigsten Auslöser für Infekte der oberen und unteren Luftwege bei Kindern. Er wird über Tröpfcheninfektion übertragen. Das Winterhalbjahr gilt als Haupterkrankungszeit.

Im Säuglingsalter können schwere Verläufe mit ausgeprägten Bronchitis-Erkrankungen und Lungenentzündungen auftreten. Eine intensivmedizinische Behandlung und die Gabe von Sauerstoff sind häufig notwendig, gelegentlich mit dem Bedarf einer Atemhilfe oder auch maschineller Beatmung.

Symptome

- Schnupfen,
- Husten,
- Fieber,
- Kurzatmigkeit,
- Trinkschwäche.

Risikogruppen[106]

■ Hohes Risiko

- Kinder, die 6 Monate vor Beginn der RSV-Saison aufgrund einer Lungenerkrankung mit Sauerstoff behandelt wurden,
- Kinder mit schwerem Herzfehler.

Prophylaxe in den ersten zwei Winterhalbjahren empfohlen.

■ Mittleres Risiko

- Kinder, die nach der 29. Schwangerschaftswoche geboren sind und im Winterhalbjahr nach Hause entlassen werden,
- Kinder, die vor der 29. Schwangerschaftswoche geboren sind,
- Kinder mit schweren neurologischen Erkrankungen,
- Betreuung außerhalb der Familie im ersten Lebensjahr.

Prophylaxe kann erfolgen.

Die Impfung

Es handelt sich hierbei nicht um einen Impfstoff, sondern um Antikörper gegen RS-Viren für Kinder, die ein erhöhtes Risiko (siehe oben) haben, an dieser Infektion zu erkranken.

Bei dem monoklonalen Antikörper handelt es sich um Palivizumab (zugelassen unter dem Namen Synagis®). Das Präparat wird während der RSV-Saison (Oktober bis März) monatlich in den Muskel gespritzt.

Die Wirkung beginnt mit der ersten Dosis, erreicht das Wirkmaximum aber erst nach der zweiten Dosis.

Durch die Gabe der Antikörper wird das Risiko einer Krankenhauseinweisung gesenkt. Komplikationen oder tödliche Verläufe können nicht verhindert werden.

Tuberkulose-Impfung (BCG-Impfung)

Zur Erkrankung

Erreger der Tuberkulose ist das Mycobacterium tubercolosis. Am häufigsten kommt es zu einem Lungenbefall.

Tuberkulose ist weltweit verbreitet. Ungefähr 5 % aller weltweit auftretenden

Neuerkrankungen entfallen auf Europa mit einem deutlichen Ost-West-Gefälle.

Impfung und Vorbeugung

Die Tuberkulose-Impfung bietet keinen sicheren Schutz vor Ansteckung und Erkrankung, auch nicht, wie immer wieder zitiert wurde, vor den schweren Verläufen.

Seit 1998 hat die STIKO die Impfempfehlung wegen mangelnder Wirksamkeit des Impfstoffs und Todesfällen bei immunschwachen Säuglingen ganz zurückgezogen.

Wichtiger sind in dieser Hinsicht

- die Erkennung, Behandlung und Überwachung offen-tuberkulöser Patienten,
- deren Isolierung von kleinen Kindern,
- die Impfung der Kühe und die Pasteurisierung der Milch, wenn sie aus Ställen stammt, die nicht mit Sicherheit tuberkulosefrei sind.

Ein Tuberkulose-Erkennungstest (Tuberkulintest) fällt bei Geimpften und Erkrankten positiv aus, sodass es bei Geimpften schwerer ist, eine »Dennoch-Infektion«, d.h. einen »Impfdurchbruch« festzustellen. Wenn in der Umgebung eines Neugeborenen ein Offen-Tuberkulöser vermutet wird, so müssen in erster Linie Isolierungmaßnahmen durchgeführt werden.

Hepatitis-A-Impfung

Zur Erkrankung

Erreger der Hepatitis A ist das Hepatitis-A-Virus (HAV). Die Übertragung erfolgt fäkal-oral durch eine Schmierinfekion.

Das Virus kommt weltweit vor. In Entwicklungsländern machen fast alle Menschen die Infektion im Kindes- und Jugendalter durch. Menschen aus Ländern mit hohen Hygienestandards haben eine geringe Immunität, sodass sie während Reisen in Ländern mit starker Verbreitung von HAV infektionsgefährdet sind.

Zu Symptomen und Verlauf siehe Seite 188 f.

Impfung und Vorbeugung

Treten in Kindergärten oder Schulen heutzutage Fälle von Gelbsucht auf, so wird für die noch nicht Erkrankten eine Riegelungsimpfung mit dem aktiven Hepatitis-A-Impfstoff empfohlen.

Wir empfehlen eine sorgfältige Toilettenhygiene und eine individuelle Entscheidung.

Eine aktive Hepatitis-A-Impfung wird in Deutschland ansonsten für Kinder vor Reisen in Länder mit hoher Gelegenheit zur Hepatitis-A-Ansteckung von der Impfkommission STIKO empfohlen. Sie ist keine Leistung der Krankenkassen.

Zur Grundimmunisierung gehören 2 Injektionen im Abstand von 6 Monaten. Eine Auffrisch-Impfung ist frühestens nach 10 Jahren notwendig.

Eine alternative Methode der Krankheitsvermeidung auf solchen Reisen ist »peel it, cook it or leave it«, d.h. Nahrungsmittel sollen geschält, gekocht oder gar nicht gegessen werden.

Hepatitis-B-Impfung

Zur Erkrankung

Erreger der Hepatitis B ist das Hepatitis-B-Virus. Es kommt zu einer Infektion der Leber. Dabei handelt es sich um eine der häufigsten Infektionskrankheiten. Eine Übertragung erfolgt hauptsächlich durch Blut oder Sperma-/Vaginalsekret.

Zu Symptomen und Verlauf siehe Seite 189 f.

Die Impfung

Impfschema nach STIKO siehe den Impfkalender, Seite 255.

Seit 1995 ist die Hepatitis-B-Impfung von der STIKO ab Beginn des 3. Lebensmonats und besonders für noch nicht geimpfte Jugendliche allgemein empfohlen. Die Gründe sind die Verbreitung der Krankheit im Jugend- und Erwachsenenalter. Davor galt eine Empfehlung nur für besonders ansteckungsgefährdete Personen.

Das Risiko, im Kleinkindalter zu erkranken, ist in Mitteleuropa extrem gering. Selbstverständlich werden Neugeborene Hepatitis-B-positiver Mütter – aktiv und passiv – vor dem ersten Anlegen zum Stillen geimpft. Ansonsten sind wir mit dieser Impfung im Säuglings- und Kindesalter zurückhaltend, wenn kein besonderes Risiko vorliegt.

Pneumokokken-Impfung

Zur Erkrankung

Pneumokokken (Streptococcus pneumoniae) gehören weltweit zu den häufigsten Erregern von Lungen-, Hirnhaut-, Mittelohrentzündungen und Entzündungen der Nasennebenhöhlen. Eine Übertragung geschieht durch Tröpfcheninfektion. Besonders gefährdet sind Menschen mit einer Abwehrstörung. Protektiv wirken unter anderem das Stillen und das Vermeiden des Rauchens in Anwesenheit der Kinder. Kommt es zu einer schweren Infektion mit diesem Erreger, ist eine antibiotische Therapie angezeigt, bei Hirnhautentzündungen immer.

Es sind über 90 verschiedene Gruppen von Pneumokokken bekannt. Diese kommen weltweit in unterschiedlicher Verteilung vor.

Die Impfung

Impfschema nach STIKO siehe den Impfkalender, Seite 255. Dieses sieht 2 Impfdosen im 1. Lebensjahr und eine Dosis im 2. Lebensjahr vor. Bei Beginn nach dem 1. Geburtstag gelten 2 Gaben, nach dem 2. Geburtstag eine Dosis als ausreichend.

Die Impfwirksamkeit ist aufgrund der Vielzahl der Serogruppen eingeschränkt. Durch den in Deutschland gängigen Impfstoff werden 13 Serogruppen erfasst.

Seit Einführung der Impfung wurden diese 13 Gruppen zwar seltener, andere kommen jedoch häufiger vor, sodass die Erkrankungen wieder zunehmen. Dieser Vorgang wird »Erregershift« oder »Replacement« genannt.

Meningokokken-Impfung

Zur Erkrankung

Meningokokken (Neisseria meningitidis) sind Bakterien, die verschiedene Krankheitsbilder auslösen können. Wie bei den Pneumokkken gibt es unterschiedliche Meningokokken-Typen, in Deutschland am häufigsten die Gruppe B, dann folgt mit 25 % Gruppe C, weitere sind sehr selten.

10 % der Bevölkerung tragen diese Bakterien im Nasenraum, ohne dabei krank zu sein.

Die Erkrankung wird durch Tröpfcheninfektion von Mensch zu Mensch beim Anhusten, Niesen oder Küssen übertragen. Bei Schwächen des Immunsystems kann es zu Hirnhautentzündung (Meningitis) und Blutvergiftung mit inneren Blutungen kommen, zum Teil innerhalb von Stunden lebensbedrohlich. Eine intensivmedizinische und antibiotische Behandlung ist angezeigt.

Zu Symptomen und Verlauf der Meningitis siehe Seite 26 ff.

Die Impfung

Impfschema für Meningokokken C nach STIKO siehe den Impfkalender, Seite 255.

Bis 2006 galt eine Impfempfehlung nur für bestimmte Menschen. Dazu zählten Personen mit Erkrankungen des Immunsystems und Reisende in Länder mit hohem Risiko, vor allem die Länder der Sahelzone, dem sogenannten Meningitisgürtel in Afrika. Hier gibt es besonders häufig Meningokokken der Gruppe A, gefolgt von C und W135.

Seit Juli 2006 empfiehlt die STIKO eine Meningokokken-C-Impfung für alle Kinder ab dem 13. Lebensmonat. Damit schützt die Impfung jedoch nur gegen ca. 25 % der möglichen Erkrankungen.

Ein Impfstoff gegen die häufigeren Meningokokken B (Bexsero®) ist seit 2013 in Europa zugelassen. In Deutschland gibt es aber keine offizielle Empfehlung dafür. Zum einen ist die Dauer des Impfschutzes gegen Meningokokken allgemein kurz, zum anderen fehlt weiterhin der wissenschaftliche Nachweis, ob es durch diese Impfung zu einer Reduktion von Erkrankungsfällen kommt. Die Häufigkeit von Meningokokken-B-Infektionen nimmt laut Robert-Koch-Institut in Deutschland auch ohne den Einfluss dieser Impfung in den letzten Jahren ab. Darüber hinaus gab es im Zusammenhang mit Bexsero®-Impfungen Meldungen von Kawasaki-Syndromen, potenziell gefährlichen Gefäßentzündungen, da sie auch die Herzkranzgefäße betreffen können. Wir empfehlen diese Impfung nicht.

Über eine Impfung gegen Meningokokken C sollte immer bei besonderen Risiken (Immunschwäche) mit den Eltern gesprochen werden.

Für Reisen in Risikogebiete steht in Deutschland frühestens ab dem 12. Lebensmonat ein Impfstoff gegen Meningokokken A, C, W135 und Y (Nimenrix®) zur Verfügung.

HPV-Impfung (Humanes Papilloma-Virus)

Zur Erkrankung

Das humane Papilloma-Virus (HPV) ist das weltweit häufigste durch Geschlechtsverkehr übertragbare Virus. Es gibt mehr als 100 verschiedene HPV-Typen, von denen mehr als 35 den weiblichen Genitaltrakt befallen und derzeit 25 als krebserregend angesehen werden. Innerhalb von 24 Monaten nach dem ersten Sexualkontakt lässt sich bei jeder dritten Frau HPV nachweisen. Im Laufe ihres Lebens infizierten sich über 70 % aller Frauen mit einem der verschiedenen HPV-Typen. Die HPV-Infektion verläuft meist symptomlos und klingt in über 90 % der Fälle spontan innerhalb von ein bis zwei Jahren ab. Je jünger die Frau bei der Infektion ist, umso wahrscheinlicher ist diese natürliche Ausheilung. Nach einem Jahr ist HPV bei 80 % der Betroffenen nicht mehr nachweisbar. Wurde einmal eine HPV-Infektion durchgemacht, ist eine erneute Infektion unwahrscheinlich.

Da bei Frauen mit Gebärmutterhalskrebs Erbmaterial von HPV-Viren nachweisbar ist, wird eine ursächliche Beziehung vermutet. Das ist vor allem von der individuellen Disposition der Frau abhängig, weniger von der Infektion. Von der dauerhaften Einnistung des Virus bis zu Veränderungen der Schleimhautzellen vergehen Jahre bis Jahrzehnte. Gebärmutterhalskrebs ist im Rahmen der Früherkennungsuntersuchung beim Gynäkologen mithilfe des sogenannten Pap-Abstrichs schon sehr früh erkennbar. Somit ist der allergrößte Wert auf regelmäßige Vorsorgeuntersuchung bei erwachsenen Frauen zu legen.

Die Impfung

Impfschema nach STIKO siehe den Impfkalender, Seite 255.

Die Wirkdauer der HPV-Impfung ist noch unklar. Wenn sich Frauen dadurch nur später infizieren, wäre dann die natürliche Ausheilung seltener. Zudem ist eine erneute kritische Nutzen-Risiko-Abwägung zu empfehlen, seit sich in den letzten Jahren Meldungen schwerer Nebenwirkungen wie chronische Schmerzzustände, Fatigue-Syndrome und Kreislauf-Regulationsstörungen bei jungen Frauen häufen.

Die Impfung ersetzt keinesfalls die regelmäßigen Früherkennungsuntersuchungen! Deren Schutzwirkung vor Krebs ist – im Gegensatz zu der der Impfung – auch gut belegt.

Empfohlene Literatur

- Merkblatt der Gesellschaft Anthroposophischer Ärzte zur HPV-Impfung, einzusehen unter: www.gaed.de/merkblaetter.html.
- Martin Hirte, *HPV-Impfung*, München 2016.

Grippe-(Influenza-)Impfung

Zur Erkrankung

Grippe wird durch das Influenzavirus verursacht. Eine Übertragung erfolgt durch Tröpfcheninfektion. Es gibt die Typen A, B und C. Es besteht eine hohe Ansteckungswahrscheinlichkeit bei kurzer Inkubationszeit.

Jedes Jahr treten in unseren Breiten im Winterhalbjahr unterschiedlich schwere Grippewellen auf. Ausgelöst werden diese Epidemien durch eine sehr variationsfähige Virusgruppe.

Die Impfung

Aufgrund der Wandelbarkeit der Viren müssen die Impfstoffe – aus abgespaltenem Antigen – jährlich neu nach dem jeweils auftretenden Virustyp zusammengestellt werden. Entsprechend kurz ist dann der Prüfzeitraum für die Verträglichkeit des jeweiligen Impfstoffs.

Das unabhängige Cochrane-Institut bewertet die bisher veröffentlichten Wirksamkeitsstudien als qualitativ schlecht und die Wirksamkeit der Impfung als nicht belegt. Dennoch wird die Grippeschutzimpfung für gefährdete Patienten-, Alters- und Berufsgruppen empfohlen.

Eine amerikanische Studie fand einen zeitlichen Zusammenhang zwischen schweren psychiatrischen Erkrankungen und Grippe-Impfungen im Kindes- und Jugendalter (Leslie 2017).

Zecken-Enzephalitis-Impfung

Zur Erkrankung

Bei der Frühsommer-Meningo-Enzephalitis (FSME), einer Hirnhaut- und Hirnentzündung, handelt es sich um eine durch Zecken übertragene Viruskrankheit (nicht zu verwechseln mit der Borreliose, vgl. Seite 191 ff.). Sie kommt in einem breiten Gürtel von Mitteleuropa bis in den Osten Asiens vor, der auf speziellen Landkarten veröffentlicht wird, die bei Gesundheitsämtern und im Internet eingesehen werden können.[107] Im Durchschnitt werden in Deutschland jährlich 276 FSME-Erkrankungen übermittelt.

Die Impfung

Für einen ausreichenden Impfschutz sind 3 Impfungen im Abstand von einem halben bis 3 Monaten und 9 bis 12 Monaten notwendig. Bei ständigem Aufenthalt in den Risikogebieten wird empfohlen, die Impfung alle 3 bis 5 Jahre aufzufrischen.

Die Impfung wird für Land- und Forstarbeiter sowie Urlauber und Freizeitaktive in den bekannten Risikogebieten empfohlen. Da bei Kindern die Krankheit im Allgemeinen leichter verläuft und nur selten Schäden zurückbleiben, andererseits bei Kleinkindern nach Impfung häufiger Fieberreaktionen und gelegentlich neurologische Nebenwirkungen beobachtet wurden, wird für Kinder unter 3 Jahren eher davon abgeraten.

Eine Passivimpfung nach Zeckenstich ist nicht möglich. Der Zeckenbefall kann durch körperbedeckende Kleidung und zeckenabweisende Mittel (z.B. Nelkenöl/Aetheroleum caryophylli) weitgehend verhindert werden. Hiermit kann gleichzeitig gegen die ebenfalls durch Zecken übertragene und häufig schwerwiegender verlaufende und nicht impfbare Borreliose (siehe Seite 191 ff.) vorgebeugt werden.

Empfohlene Literatur

- Martin Hirte, *Impfen kurz & praktisch. Orientierungshilfe für Eltern bei der Impfentscheidung*, München 2018.
- Martin Hirte, *Impfen Pro & Contra. Das Handbuch für die individuelle Impfentscheidung*, München [17]2012.
- Internetseite des Robert-Koch-Instituts: www.rki.de.

- *Ratgeber Impfungen* der Arbeitsgruppe für differenzierte Impfungen, Stiftung für Konsumentenschutz, Postfach CH-3000 Bern 23, Tel. ++41-31-370 24 24, Fax 372 00 27.
- Karl-Reinhard Kummer, *Impfungen im Kindesalter. Hilfen zur individuellen Entscheidung*, hrsg. vom Verein gesundheit aktiv, Bad Liebenzell [6]2007.
- Internetseite der Ärzte für individuelle Impfentscheidung: www.individuelle-impfentscheidung.de.
- www.impf-info.de.

Zahnkaries-Vorbeugung

Die Zahnkaries trat in den zivilisierten Ländern erst mit erhöhtem Konsum von raffiniertem Zucker auf. Bei im Naturverbund lebenden Völkern wie den Massai in Afrika oder den Inuit in der nördlichen Polarregion trat keine Karies auf, solange sie keinen Zucker in ihrer Nahrung hatten.[108]

Alles, was die Entwicklung der Zähne in ihrer Bildezeit fördert, macht sie auch widerstandsfähig gegen Karies.

Eine gute Karies-Prophylaxe beginnt daher schon im Säuglings- und Kleinkindalter. Dies macht eine gute Zusammenarbeit von Eltern, Kindern und Zahnarzt oder -ärztin wünschenswert.

Deshalb ist diesem Buch ein Zahnpass beigefügt mit Platz für wichtige Informationen zum Gesundheits- und Zahnstatus.

Einflussfaktoren auf Zahnbildung und -gesundheit

- **Positive Einflüsse**
  - Gesunde Ernährung und ausgeglichener Säure-Basen-Haushalt des Stoffwechsels,
  - ausgiebige natürliche Bewegung,
  - gute Zahnpflege,
  - angemessene Aufnahme von Fluoriden über Trinkwasser und Nahrung,
  - gesunde Zahnanlagen.
- **Negative Einflüsse**
  - Erhöhter Konsum von raffiniertem Zucker. Besonders kariesfördernd: zuckerhaltige Bonbons, gesüßte/süße Getränke, Nuckeln aus der Flasche,
  - schlechte Zahnpflege, Zahnbeläge,
  - schwere Erkrankungen,
  - bestimmte Medikamente,
  - Fluoridmangel/-überschuss,
  - erbliche Veranlagung zu Kariesentwicklung.

Karies ist keine Fluoridmangelerkrankung

Wodurch entsteht Karies? Sie ist Ausdruck einer Störung des Mineralisierungsgleichgewichtes zwischen der Zahnoberfläche und dem Mundmilieu. So können bestimmte Mundbakterien (v.a. Streptokokkus mutans) aus zuckerhaltigen Nahrungsmitteln organische Säuren bilden. Diese Säuren greifen den Zahnschmelz an, indem sie Hydroxylapatit abbauen, was die Lochbildung fördert.

Fluorid

Bei den Fluoriden handelt es sich um Salze. Diese entstehen aus der Verbindung von Fluor mit Metallen, Halbmetallen oder organischen Komponenten. Beim Menschen findet sich Fluorid in den Knochen und Zähnen und zählt zu den lebenswichtigen Spurenelementen.

Fluorid wird über den Blutweg zu Knochen und Zähnen transportiert. Dort kommt es während der Schmelzreifung zum Einbau in die Hartsubstanz. Die Anwesenheit von freien Fluoridionen im Speichel ist zur Reparatur (Remineralisation) des Zahnschmelzes wichtig. *Man weiß heute, dass die zahnhärtende Hauptwirkung der Fluoride erst mit dem Durchbruch des Zahnes in die speichelhaltige Mundhöhle beginnt.* Die Speicheldrüsen scheiden in den Mund Fluoride aus. Sie bewirken, an der äußersten Schicht des Zahnschmelzes eingebaut, eine Härtung des Zahnes gegenüber saurer und zuckerhaltiger Nahrung.

In vulkanischen Gebieten mit ihrem fluoridreicheren Trinkwasser gibt es deutlich weniger Karies. Bei hoher Fluoridkonzentration und starkem Wasserkonsum treten dort aber Zahnschmelzbildungsstörungen auf, die bis zu Zahndeformierungen führen können.

Die seit Jahrzehnten eingeführte Empfehlung von zusätzlichen Fluoridgaben im Kindesalter entsprach der Vorstellung, dass dies zu einer widerstandsfähigeren Struktur im inneren Aufbau der Zähne beitragen würde. Dies wurde in den letzten Jahren widerlegt. Eine interessante Studie hat sich auch mit der Frage befasst, in welchem Maße ein hoher Fluoridgehalt im Zahnschmelz vor Karies schützt:[109] Haifischzähne bestehen aus reinem Fluorapatit, enthalten also durchgängig eine Konzentration von ca. 30.000 ppm stabil gebundenen Fluorids, die äußere Schicht des menschlichen Zahnschmelzes dagegen ca. 1000 ppm.

Die Studienteilnehmer trugen über vier Wochen Proben von menschlichem Zahnschmelz und Schmelz von Haifischzähnen im Mund. Die Proben wurden mit einer speziellen Technik einem extrem Karies fördernden Milieu ausgesetzt. Es konnte deutlich gezeigt werden, dass Haifischzähne fast ebenso kariesanfällig sind wie menschliche Zähne.

Gefahren einer Fluoridüberdosierung

Weiß gesprenkelte Zähne werden heute vermehrt beobachtet, was für eine längerfristige Fluoridüberdosierung spricht.

Aktuelle Studien belegen nun, dass eine zu hohe Exposition bei Kindern zu signifikant niedrigeren IQs führt als der Durchschnitt in Gegenden mit geringem Fluorgehalt im Wasser. Auch sind schädigende Einflüsse auf das Nervensystem bei Erwachsenen nach einer zu hohen Einnahme bekannt.[110]

Der Fluoridgehalt des Leitungswassers kann in Deutschland beim Wasserwerk erfragt werden.

Warum gibt es verschiedene Empfehlungen zur Karies-Prophylaxe?

Die Erkenntnisse über Nutzen und Risiken von Fluor sind im Wandel und werden von der Deutschen Gesellschaft der Kinder- und Jugendärzte (DGKJ), der Deutschen Gesellschaft für Zahn-, Mund- und Kieferheilkunde (DGZMK) sowie von anthroposophischen Kinder- und Zahnärzten unterschiedlich bewertet. Das führt zu widersprüchlichen Empfehlungen auch unter Fachleuten. Verwirrenderweise wichen die jeweils eigenen Empfehlungen der DGKJ und DGZMK auch noch von einer gemeinsamen Positionierung in ihrer Leitlinie für die Arbeitsgemeinschaft der Wissenschaftlichen Medizinischen Fachgesellschaften e.V. (AWMF) ab.

Aus den Empfehlungen der DGKJ

Bei der DGKJ wurde darauf hingewiesen, dass Zahnpasta ein kosmetisches Produkt zur Zahnreinigung sei, welches nicht zum Verzehr oder Verschlucken geeignet ist. Es folgen sogar explizite Warnhinweise für einige Inhaltsstoffe. Da der schützende Effekt kleiner Fluormengen (500 ppm) in Kinderzahnpasta nicht erwiesen ist, während größere Mengen (1000 ppm) das Risiko der Fluorose für Kleinkinder bergen, ging die Empfehlung dahin, die Kinderzahnpasta erst dann zum Einsatz zu bringen, wenn das Kind diese gut ausspucken kann. Das sei meist jenseits von 3 Jahren der Fall.

Es sollte jedoch eine Dosis von 0,25 mg Fluorid pro Tag in den ersten beiden Wintern in Kombination mit Vitamin D eingenommen werden, obwohl wissenschaftlich nicht erwiesen ist, dass dadurch das Milchgebiss in seiner Mineralisierung positiv beeinflusst wird.

Aus den Empfehlungen der DGZMK

Demgegenüber betonte die DGZMK, dass für die langfristige Kariesvorbeugung die Einnahme einer regelmäßigen Fluoriddosis pro Tag nicht positiv nachgewiesen werden konnte. Ihre Empfehlung fokussierte sich auf die lokale Anwendung von Zahncreme und Mundpflegelösung, da ein lokaler Mineralisierungseffekt nachgewiesen werden konnte. Bevorzugt empfiehlt sie daher die Anwendung einer geringen Menge (»dünner Film«) fluoridhaltiger Kinderzahnpasta (500 ppm Fluorid) zur Zahnpflege ab dem Durchbruch der ersten Milchzähne einmal am Tag.

Literatur

- AWMF-Leitlinie zur Kariesprophylaxe: www.awmf.org/uploads/tx_szleitlinien/083-001l_S2k_Fluoridierungsma%C3%9Fnahmen_zur_Kariesprophylaxe_2013-01-abgelaufen.pdf.
- DGKJ-Empfehlung: www.kinderumwelt-gesundheit.de/index2/pdf/themen/Zahngesundheit/Dok_MG_8.pdf.
- DGZMK-Empfehlung: www.zahnmedizinische-patienteninformationen.de/documents/10165/1430990/Fluoridierungsma%C3%9Fnahmen+-zur+Kariesprophylaxe.pdf/13aed0fe-a356-4af8-9fa0-0f3753330d4d.

Empfehlungen anthroposophischer Kinder- und Zahnärzte

Wir empfehlen, bei gestillten und weiter gesund ernährten Kindern unter zahnärztlicher Begleitung auf die Fluoridgabe per Tablette oder Zahncreme ganz zu verzichten. Wir sehen uns in dieser Zurückhaltung durch Studien bestätigt, die auf die möglichen negativen Einflüsse von zu viel Fluor auf die neurologische Entwicklung hinweisen (siehe Seite 281 f.). Auch beobachten wir eine Verschlimmerung von Nahrungsmittelunverträglichkeiten und Bauchschmerzen bei zu viel Fluoridaufnahme. Diese sind mit hoher Wahrscheinlichkeit auf die für Fluoride nachgewiesenen Enzymblockierungen im Stoffwechsel zurückzuführen.

Wegweisend erscheint uns zudem, dass die Natur beim gestillten Kind sehr sparsam mit den Fluoriden umgeht. Die Muttermilch enthält außerordentlich wenig davon (bei 0,2 mg Fluorid pro Liter Trinkwasser nur 0,1 mg pro Liter Muttermilch). Der mütterliche Organismus schirmt also das Kind vor einer höheren Fluoridaufnahme ab. Da sich bisher die Muttermilch immer als Leitbild für die beste Säuglingsernährung erwiesen hat, messen wir auch diesen Mengenverhältnissen in Bezug auf die Fluoridaufnahme eine hohe Aussagekraft zu und sehen darin eine Art Naturvorbild für die Behandlung des Kindes im ersten Lebensjahr.

Daher stellen wir die Frage, ob es richtig ist, weltweit den kleinen Kindern Fluoride zuzuführen, in überhöhter Dosis und in Verbindungen wie Amin- und Natriumfluoriden, die so in der Natur nicht vorkommen, sondern aus der industriellen Fertigung stammen.

Auch wenn die remineralisierende Wirkung des Fluorids in der Mundhöhle außer Zweifel steht, können wir die möglichen Schäden für den wachsenden Organismus des Kindes nicht unbeachtet lassen.

Unsere Empfehlung zur Kariesprophylaxe:

- Erfragen Sie den lokalen Fluoridgehalt des Trinkwassers bei den Wasserwerken. Die aktuelle Empfehlung der DGZMK geht von einem Mindestgehalt von 0,7 mg/l aus. Wenn dies gegeben ist, können Sie auf zusätzliche Fluoride in Ihren Nahrungsmitteln (z.B. Salz) und Getränken verzichten. Beachten Sie dabei, dass in Mineralwässern erst ein hoher Fluoridgehalt über 1,5mg/l deklariert werden muss.[111]
- Wichtig ist eine ausgewogene Ernährung mit weitgehendem Verzicht auf raffinierte Nahrungsmittel wie Fabrikzucker, Weißmehlprodukte.
- Regelmäßige, gute Zahnpflege.

Zahnpflege

Das Zähneputzen empfiehlt sich so früh wie möglich, aber ohne Zwang und spielerisch ausgeführt, mit guter, weicher Kurzkopfzahnbürste.

Zum Beispiel liegen ungeduldige Kinder auf einmal interessiert still im Arm der Mutter, wenn sie »Hüpfkrümelchen« oder Ähnliches im Mund entdeckt, die von einem Zahn zum anderen springen, bis sie endlich alle gefunden hat und es auf diese Weise gelungen ist, das ganze Gebiss spielerisch zu säubern.

Da die Zahnbürste des Kindes schnell und gerne zerkaut wird, ist es gut, wenn die Eltern eine zweite Zahnbürste haben, mit der sie die eigentliche Reinigung durchführen.

Das kleine Kind kann seine Zähne noch nicht selbst reinigen, da es noch kein räumliches Empfinden für seinen Mund hat. Es geht hier darum, mit dem Kind zusammen gute Gewohnheiten anzulegen. Wir empfehlen, zumindest in bestimmten Phasen der Entwicklung das abendliche Zähneputzen nicht zum Auftakt des Nachtprozesses mit Ausziehen und »Ab-ins-Bett« stattfinden zu lassen, damit die regelmäßige Auflehnung dagegen keinen Angriffspunkt findet. Also: Abendbrot, Zähne putzen, spielen, ins Bett.

Wichtig ist es auch, in Kindergärten und Schulen die Gelegenheit zum Zähneputzen zu geben.

Bis zum Alter von etwa acht Jahren geschieht die eigentliche Reinigung abends durch die Eltern. Dabei werden die Zähne zuerst entlang der Kauflächen, dann in leicht kreisender Bewegung außen, mit fegender Bewegung innen vom Zahnfleisch zum Zahn sanft, aber intensiv gebürstet.

Nach süßen Zwischenmahlzeiten empfiehlt sich wenigstens eine Mundspülung.

Zahnpasten sollten frei von Schaumbildnern sein, denn sie lockern den Verbund der Schleimhautzellen. Wer fluoridhaltige Zahnpasta benutzt, sollte sie nur zweimal täglich verwenden und erst ab dem Zeitpunkt, wenn das Kind in der Lage ist, die Paste vollständig auszuspülen, und sie nicht mehr verschluckt. Kleine Kinder essen die wohlschmeckenden Pasten gerne und nehmen auf diesem Wege leicht unerwünschte Fluoridmengen auf.

Wer sich jedoch gesund ernährt und auf fluoridierte Zahncreme verzichten will, dem empfehlen wir morgens und bei Bedarf während des Tages salzhaltige Zahncremes, die der Zahnsteinbildung vorbeugen, wie z.B. Weleda *Sole-Zahncreme.* Zur gründlichen Reinigung vor dem Schlafengehen empfehlen wir Zahncremes, die neben einem guten Putzkörper eine entzündungshemmende Wirkung auch gegen Parodontose haben, wie z.B. Weleda *Calendula-Zahncreme.*

Empfohlene Literatur

- Gesellschaft Anthroposophischer Ärzte in Deutschland: Merkblatt *Fluorid für die Zähne?*, einzusehen unter: www.gaed.de/merkblaetter.html.

Rachitis-Vorbeugung

Rachitis ist eine Störung des Knochenstoffwechsels, die zu einer Demineralisation des Knochens führt.

Ein Vitamin-D-Mangel ist die häufigste Ursache für eine Rachitis. Der Mangel kann durch zu wenig Aufnahme von Sonnenlicht und verminderte Zufuhr von Vitamin D mit der Nahrung entstehen.

Vitamin D kommt in Fisch, Milch, Hühnerei und Milchprodukten vor. Ein anderer Prozess ist die eigene Bildung von Vitamin D durch die Einwirkung von UVB-Licht der Sonne aus 7-Dehydroxycholesterol, das in der Haut ausreichend vorkommt.

Funktionen von Vitamin D

- Erhöhung des Kalziumspiegels im Blut,
- Steigerung der Rückresorption von Kalzium und Phosphat in der Niere,
- Steigerung der Kalziumaufnahme im Darm,
- Mineralisation des Knochens durch Erhöhung des Kalzium-Phosphat-Produktes,
- Hemmung der Freisetzung von Parathormon (Parathormon führt u.a. zu einem Knochenabbau),
- Immunregulation.

Vitamin-D-Mangel-Rachitis

Hierbei ist die Mineralisation des Knochens durch eine unzureichende Kalziumphosphateinlagerung aufgrund eines Vitamin-D-Mangels gestört.

Ursachen

- Unzureichende Sonnenbestrahlung,
- unangemessener Gebrauch von Sonnencremes,
- wenige Vitamin-D-Reserven bei Frühgeborenen,
- ernährungsbedingter Vitamin-D- und Kalziummangel bei veganer Ernährung,
- bestimmte Medikamente,
- Erkrankungen, die mit einer Aufnahmestörung einhergehen (z.B. Mukoviszidose, Zöliakie),
- Gallenwegserkrankungen,
- Störungen der Lebersynthese,
- chronisches Nierenversagen.

Besonders gefährdet sind

- Frühgeborene,
- dunkelhäutige Kinder allgemein, insbesondere Mädchen, die in der Adoleszenz in Deutschland leben und aus türkischem, arabischem, asiatischem oder afrikanischem ethnischem Hintergrund stammen, wegen Dunkelhäutigkeit und vermummenden Kleidungsgewohnheiten,
- Kinder mit bestimmten chronischen Erkrankungen (siehe oben).

Krankheitsentstehung

Vitamin-D-Mangel bewirkt

- eine verminderte Kalziumresorption mit geringem Mineralangebot an das Skelett,
- Störungen bei der Bildung von Knochengewebe,
- ein Ausbleiben der Wachstumsfugenverkalkung,
- Knochenauftreibungen,
- Immunschwäche.

Bei einem Fortbestehen des Vitamin-D-Mangels

- Die Kalziumaufnahme aus dem Darm wird eingestellt,
- der Kalziumspiegel im Blut sinkt,
- Knochendeformierungen, pathologische Frakturen, Wachstumshemmung.

Symptome

Beginn bzw. erste Anzeichen ab dem 3. Lebensmonat bei fehlendem Licht und/oder zu geringer Aufnahme durch die Nahrung:
- Unruhe, Schreckhaftigkeit,
- Missstimmung,
- Bewegungsarmut,
- erniedrigte Muskelspannung,
- Schwitzen an Hinterkopf, Händen und Füßen,
- unruhiger Schlaf,
- Abwehrschwäche.

Charakteristische Symptome im Verlauf

- Abflachung des Hinterkopfes, Vorwölbung im Stirnbereich, Erweichungsbezirke am Hinterkopf,
- rachitischer Rosenkranz: Auftreibungen an der Knochen-Knorpel-Grenze der Rippen,
- Abflachung des seitlichen Brustbereiches mit Vorwölbung der Brust,
- Wirbelsäulenkrümmung beim Aufsetzen durch Muskel-/Bänderschlaffheit,
- Auftreibungen an den Knochenenden, z.B. den Handgelenken,
- Gelenkveränderungen, z.B. O-Beine/X-Beine, Kartenherzbecken,
- Zahnveränderungen wie Zahnschmelzdefekte, Karies, verzögerter Zahndurchbruch,
- Froschbauch durch eine Schwäche der Bauchmuskeln,
- Krämpfe durch Kalziummangel, Tetanie, Schnäuzchenstellung der Lippen, Pfötchenstellung der Hände,
- Verstopfung.
- erhöhte Infektanfälligkeit.

Mögliche Komplikationen

- Infektionen der Atemwege wie Bronchitis, Lungenentzündungen, früher Tuberkulose,
- Belüftungsdefizite der Lunge bei schwerer Deformierung des Brustkorbes.
- Eine geringe Knochendichte im Jugendalter geht mit einem erhöhten Risiko für die Entstehung einer Osteoporose im Erwachsenenalter einher.
- In Studien wurde eine Assoziation einer niedrigen Vitamin-D-Zufuhr im Kleinkindalter mit einem erhöhten Risiko für die Entstehung eines Diabetes mellitus Typ I gefunden.[112]

Vorsorgemaßnahmen

Empfehlungen der Ernährungskomission der Deutschen Gesellschaft für Kinder und Jugendmedizin (deutscher Standard):
- Alle Säuglinge sollten zusätzlich zur Vitamin-D-Zufuhr über die Muttermilch oder Säuglingsnahrung eine

orale Gabe von 400 bis 500 Einheiten Vitamin D3 pro Tag bekommen.
- Eine Supplementierung sollte bis zum zweiten erlebten Frühsommer erfolgen, d.h. je nach Geburtszeitpunkt 1 bis 1,5 Jahre lang.
- Frühgeborene mit einem Geburtsgewicht unter 1500 g sollen in den ersten Lebensmonaten 800 bis 1.000 Einheiten Vitamin D pro Tag erhalten.
- Im Kindes- und Jugendalter wird eine Sonnenexposition für die Dauer von 5 bis 20 Minuten zweimal pro Woche in den Monaten April bis September mit unbedecktem Kopf, freien Armen und Beinen als effektivste Form zur Verbesserung des Vitamin-D-Status gesehen.
- Vorbeugend wirkt auch die tägliche intensive Bewegung der Kinder im Freien zur Steigerung des Aufbaus der Knochenmasse und zur Verbesserung der Vitamin-D-Versorgung durch die Sonnenlichtexposition.

Modifizierte Vitamin-D-Substitution

- Gabe von 500 Einheiten Vitamin D3 an vier Tagen in der Woche für alle Säuglinge bis über den zweiten Winter.
- Säuglinge, die Säuglingsnahrung erhalten, brauchen in der Regel keine zusätzliche Supplementierung, da in einem Liter trinkfertiger Nahrung ca. 400 Einheiten Vitamin D3 enthalten sind.
- Diese Dosierung reicht, wenn die Regelmäßigkeit der Einnahme gewährleistet ist und nicht schon eine beginnende Rachitis oder ein Kalziummangel bestehen.

Zu beachten bei der Rachitis-Vorsorge

Durch Phytin, einen Stoff, der in allen Getreidearten vorhanden ist, besonders reichlich im Hafer, wird das Kalzium der Nahrung zum Teil unlöslich gemacht und mit dem Stuhl wieder ausgeschieden.

In Fertigmilch fehlt das Phytin und es sind etwa 400 bis 600 Einheiten Vitamin D3 pro Liter zugesetzt.

Das Phytin schadet dem Körper nicht, wenn dieser genügend Licht oder Vitamin D erhalten hat. Die Kuhmilch enthält noch genügend Kalzium, das aufgenommen werden kann. Bei mangelhaften Lichtverhältnissen verschlechtert sich die Situation.

Zur Einnahme

Die Tabletten werden unmittelbar oder auf einem Teelöffel Muttermilch, Tee oder Wasser gelöst in den Mund gegeben. Die Aufnahme des Präparates wird unsicher, wenn es in die Flasche gegeben wird.

Gesichtspunkte anthroposophischer Ärzte

In Deutschland ist in den Monaten November bis März ein gesundes Maß an Bildung von Vitamin D über die Haut nur schwer zu erreichen. Hierzu müsste mindestens ein durchschnittlicher Aufenthalt draußen bei blauem Himmel mit unbedecktem Gesicht ohne Sonnencreme für eine Stunde pro Tag gewährleistet sein. In manchen Wintern ist diese Anzahl Sonnenstunden kaum gegeben, und leider kann man die wenigen Sonnenstunden nicht immer nutzen.

Gleichzeitig wird angezweifelt, ob das

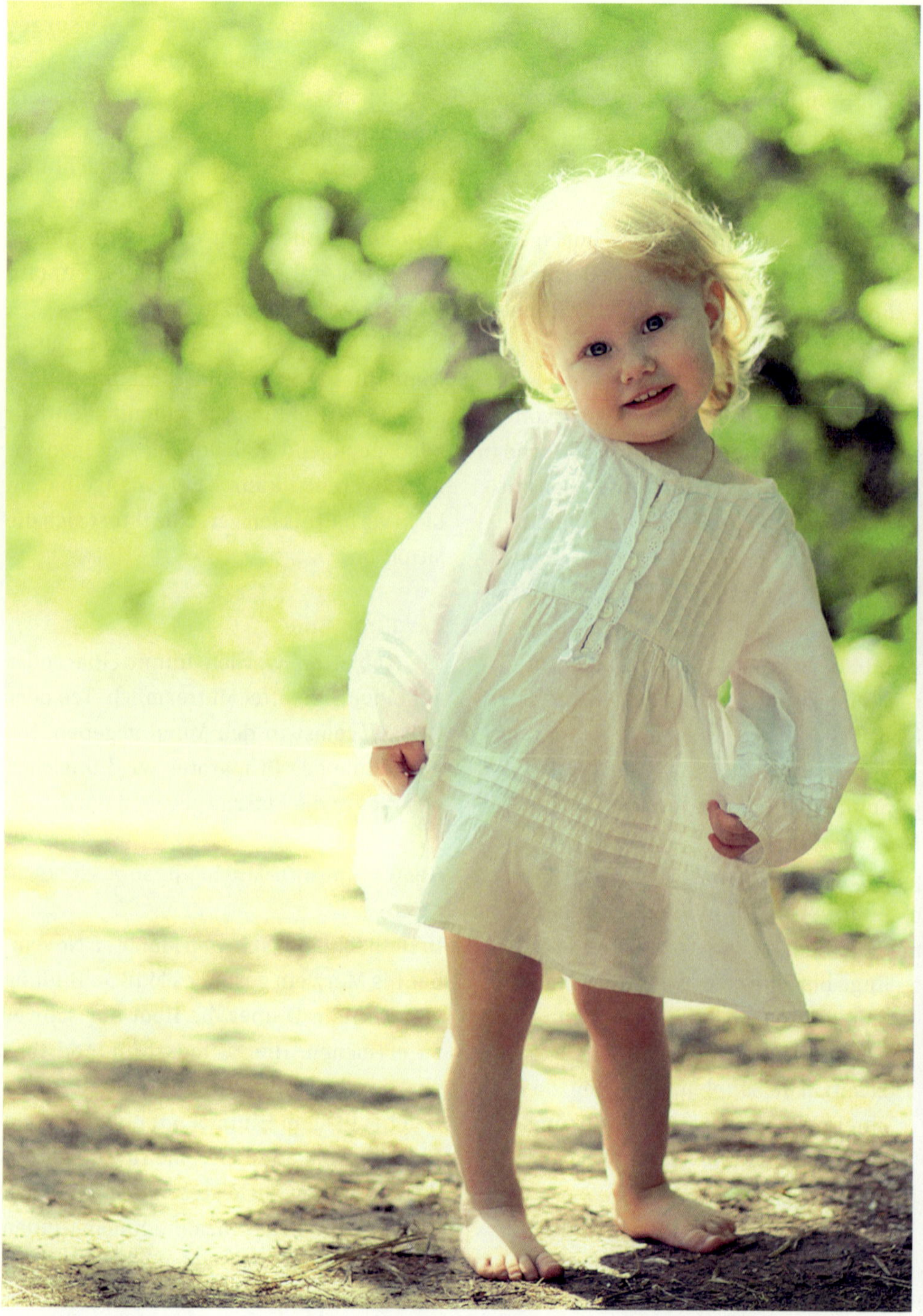

So sehr die zarte Haut eines Kindes vor zu intensiver Sonneneinstrahlung geschützt werden muss – Sonnenlicht ist wichtig für seine gesunde Entwicklung.

Sonnenlicht vom Ruhrgebiet an nördlich von November bis Februar überhaupt für die Bildung von Vitamin D befähigt ist, weil der Lichteinfall zu flach ist (»Polarwinter«).

Mit der Gabe von 500 Einheiten (IE) Vitamin D pro Tag bei gleichzeitiger Aufnahme von Vitamin D über die Nahrung (Pulvermilch enthält Vitamin-D-Zusätze!) und insbesondere im Sommer überschreitet man den Bedarf sicher.

Wissenschaftler korrigieren den Bedarf in den letzten Jahren zunehmend nach oben und finden gleichzeitig immer mehr Einflussfaktoren, die ihn erhöhen, d.h. die Definition, was hier ein gesundes Maß ist, befindet sich im Wandel. Das »Zuviel an Vitamin D«, welches historisch eindeutig seine Wirkungen bezüglich einer verfrühten Skleroseentwicklung erwies, wird dabei aktuell eher vernachlässigt.

Unsere Erfahrung zeigt, dass bei einer gesunden Ernährung, die ausreichend Milchprodukte enthält, und ganzjährig regelmäßiger Bewegung am Licht ohne blockierende Sonnencremes oder vermummende Kleidung auch 250 IE Vitamin D ausreichend sind.

Wenn Sie Vitamin-D-Gaben vermeiden möchten

- Hellhäutige Kinder mit entsprechend umsichtigen Eltern scheinen sich sogar ganz ohne zusätzliche Gaben von Vitamin D gesund entwickeln zu können, diese möchten wir allerdings sicherheitshalber im Winter alle 4 Wochen zur kinderärztlichen Kontrolle sehen.
- Eventuell kann eine ärztliche Behandlung mit einem den Lichtstoffwechsel anregenden Konstitutionsmittel hilfreich sein, z.B. mit *Apatit/Phosphorus comp.* S (Weleda), morgens 5 Tropfen mit etwas Wasser oder Tee und *Conchae/Quercus comp.* S (Weleda), abends eine Messerspitze Pulver.
- Dabei werden häufig auch äußere Anwendungen wie Bäder als Vorsorge verordnet.
- Dunkelhäutige Kinder oder Kinder mit bestimmten Erkrankungen haben einen erhöhten Bedarf, der am besten mit dem Kinderarzt abgesprochen wird und im Zweifelsfall sogar über Laborkontrollen überprüft werden muss.
- Vorsicht ist geboten, wenn es sich um Kinder handelt, bei denen man nicht alle genannten Bedingungen einhalten kann. Hier ist das Risiko einer Rachitis größer. Man muss besonders wachsam sein und gegebenenfalls auf Vitamin-D-Gaben zurückgreifen. Diese Entscheidung sollte dann zwischen Eltern und Arzt je nach Situation gefällt werden.
- Nicht möglich ist ein Verzicht auf Vitamin-D-Gaben im Winter bei Frühgeborenen und Kindern mit bestimmten Grunderkrankungen.

Zur Geschichte der Rachitis-Vorsorge

Mit der Entdeckung und Synthese des sogenannten Vitamin D aus bestrahltem Ergosterin war Ende der 20er-Jahre des letzten Jahrhunderts eine hochwirksame

Therapie für rachitische Kinder gefunden worden. Damals wurde es zur Gewohnheit, allen Säuglingen im ersten Lebensjahr dreimal 5 bis 15 mg Vitamin D in der sogenannten Stoßform zu verabreichen (1 mg entspricht 40.000 Einheiten). Obwohl der anthroposophische Kinderarzt Dr. Wilhelm zur Linden[113] schon früh davor warnte, solche sklerosefördernden Maßnahmen im Kindesalter durchzuführen, wurden die Vitamin-D-Stöße über zwanzig Jahre lang weiter gegeben. Dann war in den 60er-Jahren der Vitamin-D-Stoß plötzlich wegen jetzt anerkannter Gefäßschäden vom Tisch.

Als offizielle Empfehlung galten jetzt 1.000 Einheiten täglich über zwei Jahre. Es dauerte nochmals dreißig Jahre, bis sich auch bei uns die Meinung durchsetzte, dass wöchentlich 2.000 Einheiten bei Lichtmangel ausreichen. Dennoch können wir auch jetzt noch voll diejenigen unterstützen, die ihren Säuglingen nur den natürlichen Vorbeugungsweg wünschen. Es müssen dann allerdings die beschriebenen Umgebungsbedingungen stimmen, und die Eltern müssen wissen, dass es Säuglinge gibt, die keinerlei Rachitis- oder Tetanievorzeichen hatten und doch plötzlich krampfen.

Empfohlene Literatur

- Gesellschaft Anthroposophischer Ärzte in Deutschland: Merkblatt *Sonnenlicht und Vitamin D*, einzusehen unter: www.gaed.de/merkblaetter.html.
- Deutsche Gesellschaft für Kinder- und Jugendmedizin: *Vitamin D-Versorgung im Säuglings-, Kindes- und Jugendalter*: www.researchgate.net/publication/226111485_Vitamin-D-Versorgung_im_Sauglings-_Kindes-_und_Jugendalter.
- Till Reckert, »Sonnenlicht, Vitamin D, Inkarnation«, in: *Der Merkurstab*, 2009, 6:577–593.

Vorbeugung schwerer Gerinnungsstörungen im frühen Säuglingsalter (Vitamin-K-Prophylaxe)

Durch eine natürliche Unreife des Gerinnungssystems von Neugeborenen konnte es in den ersten drei Lebensmonaten ohne die Vitamin-K-Prophylaxe in seltenen Fällen (ca. 1:10.000) zu Blutungen kommen. Risikofaktoren hierfür können in der Regel nicht vorher erkannt werden.

Vitamin K ist ein fettlösliches Vitamin. Man findet zwei natürlich vorkommende Verbindungen:

- Vitamin K1, das in grünen Pflanzen vorkommt,
- Vitamin K2, das von Darmbakterien gebildet wird.

Zur Aufnahme von Vitamin K werden Gallensäuren als Emulgatoren benötigt.

Wirkung und Funktion von Vitamin K

Vitamin K ist für die Bildung wichtiger Gerinnungsfaktoren und Gerinnungsregulatoren in der Leber wichtig. Gerinnungsfaktoren sind notwendig, um Blutungen zu stoppen. Bei einem ausgeprägten Vitamin-K-Mangel kann es daher zu Blutungen kommen. Diese treten in der Regel beim gesunden Erwachsenen nicht auf, da er aus der Nahrung ausreichend Vitamin K erhält.

Einen hohen Vitamin-K-Gehalt findet man in

- grünem Gemüse, vor allem Grünkohl, Spinat,
- bestimmten Getreidesorten, vor allem Weizenkeimen,
- bestimmten Fleischsorten, vor allem Huhn,
- Eigelb.

Eine Auflistung zum Vitamin-K-Gehalt von Lebensmitteln finden Sie z.B. unter www.staff.uni-mainz.de/goldinge/vitamink.htm.

Vitamin-K-Mangel-Blutungen

Aufgrund der kurzen Halbwertszeit des Vitamin K können Neugeborene ohne adäquate Substitution innerhalb weniger Tage Mangelerscheinungen aufweisen.

Eine Vitamin-K-Mangel-Blutung kann kurz nach der Geburt auftreten; erfolgt sie nach der ersten Lebenswoche, wird sie als späte Vitamin-K-Mangel-Blutung bezeichnet.

Bei den frühen Blutungen finden sich vor allem Blutungen des Magen-Darm-Traktes und Nabelblutungen, während bei 50 % der Kinder mit späten Blutungen eine Hirnblutung auftritt. Mit Muttermilch ernährte Kinder sind unter den gesunden Neugeborenen, wenn sie gar kein Vitamin K erhalten, gefährdeter für das Auftreten von Vitamin-K-Mangel-Blutungen, da der Gehalt an Vitamin K in der Muttermilch (1 bis 2 µg/l) im Vergleich zu industriell hergestellter Säuglingsnahrung (50 µg/l) sehr niedrig ist. Bei einer Tagestrinkmenge von ca. 700 bis 900 ml entspricht dies 7 bis 18 µg versus 35 bis 45 µg.

Späte Blutungen werden besonders bei Kindern mit einer Vitamin-K-Aufnahmestörung beobachtet. Hier gelten Kinder mit Erkrankungen, die eine Störung des Gallenflusses betreffen (Cholestase), als Hauptrisikogruppe und bedürfen einer besonderen Beachtung. Aufgrund der fehlenden Gallensäuren im Dünndarm kommt es zu einer reduzierten oder gar fehlenden Aufnahme von Vitamin K.

Allgemeine Empfehlung zur Vitamin-K-Prophylaxe in Deutschland

Die deutsche allgemeine Empfehlung zur Substitution von Vitamin K bei Neugeborenen sieht eine orale Prophylaxe vor. Dabei werden je 2 mg Vitamin K zur U1 (bei der Geburt), U2 (3. bis 10. Lebenstag) und U3 (4. bis 6. Lebenswoche) verabreicht.

Bei manchen Kindern ist eine intramuskuläre Gabe von Vitamin K notwendig. Dazu zählen: Reifgeborene in schlechtem Allgemeinzustand, Kinder mit Resorptionsstörungen sowie Frühgeborene mit einem Geburtsgewicht unter 1500 g.

Die Deutsche Gesellschaft für Kinder- und Jugendmedizin rät von einer modifizierten täglich niedrig dosierten Vitamin-K-Gabe z.B. in Form einer öligen Lösung ab. Sie verweist dabei auf ein erhöhtes Auftreten von späten Vitamin-K-Mangel-Blutungen im Vergleich zu Kindern, die die gängige Vitamin-K-Prophylaxe erhielten (3,2/100.000 Lebendgeborene versus 0,73/100.000 Lebendgeborene). Die erhöhte Rate an Blutungen unter der modifizierten Substitutionstherapie bezieht sich allerdings auf Neugeborene mit Störungen des Gallenflusses. Diese Kinder sind auch durch die allgemeine deutsche Empfehlung nicht optimal vor Blutungen geschützt.

Den besten Effekt zur Verhinderung von Blutungen haben Vitamin-K-Gaben in den Muskeln gezeigt sowie eine in Dänemark bis zum Jahr 2000 durchgeführte Prophylaxe, bei der die Kinder 2 mg Vitamin K direkt nach der Geburt und im Anschluss eine wöchentliche Gabe von 1 mg erhielten. Bezogen die Kinder weniger als 50 % ihrer Ernährung aus der Muttermilch, konnten die wöchentlichen Gaben beendet werden.

Modifizierte Formen der Vitamin-K-Prophylaxe

Ehemaliges holländisches Vorgehen

- Direkt nach der Geburt: 1 mg Vitamin K oral.
- 2. bis einschließlich 13. Lebenswoche: täglich 25 µg einer öligen Lösung bei mit Muttermilch ernährten Kindern. Erhalten Kinder kommerzielle Säuglingsnahrung, ist keine weitere Substitution notwendig.
- Die Vitamin-K-Substitution kann beendet werden, sobald die Kinder weniger als 50 % ihrer Ernährung aus Muttermilch beziehen.

Viele anthroposophische Kinderarztpraxen lehnen sich an dieses Modell weiter an.

Optimales Vorgehen am Gemeinschaftskrankenhaus Herdecke:

Aufgrund aktueller Daten und Diskussionsbeiträge wurde am Gemeinschaftskrankenhaus Herdecke die tägliche Gabe auf 50 µg erhöht, nach vorheriger Gabe von 2 mg zur U1.

Rezeptur der öligen Lösung

Vitamin K1, ölige Phytomenadion-Tropfen 0,025 % NRF 18.2.
25 ml (= 23,75 g) enthalten:
Phytomenadion (Vitamin K1): 0,0059 g
mittelkettige Triglyceride: ad 23,744 g.
Tagesdosis sind dann 5 Tropfen = 50 µg Phytomenadion.

Fragen zur Vitamin-K-Gabe

Mit der Anregung von Gerinnungsprozessen greift man tief in ein sehr fein reguliertes Gleichgewicht ein. Rudolf Steiner nennt das hier gemeinte Gleichgewicht dasjenige zwischen albuminisierenden und antimonisierenden Kräften. Eine Verstärkung der Gerinnungsseite durch Vitamin K könnte auf diesem Hintergrund bedeuten, dass man auf den Willen abschwächend wirkt und die Ich-Organisation in eine verstärkte Vorstellungsbildung lenkt. Was dies für ein neugeborenes Kind bedeutet, ist auf dieser Ebene nicht hinlänglich geklärt.[114]

Empfohlene Literatur

- Gesellschaft Anthroposophischer Ärzte in Deutschland: Merkblatt zur *Vitamin-K-Gabe bei Neugeborenen,* einzusehen unter: www.gaed.de/merkblaetter.html.
- Deutsche Gesellschaft für Kinder- und Jugendmedizin: *Vitamin K-Prophylaxe bei Neugeborenen*: www.dgkj.de/unsere-arbeit/wissenschaft/stellungnahmen/ansicht/vitamin-k-prophylaxe-bei-neugeborenen/.

Äußere Anwendungen in der häuslichen Krankenpflege

Mehr noch als Erwachsene sind Kinder über alle Sinne gesundend oder kränkend beeindruckbar. Diese Aufnahmefähigkeit machen wir uns mit äußeren Anwendungen wunderbar heilsam zunutze: Substanzen in Verbindung mit der richtigen Wärme wirken über die Haut tief in alle Organbereiche und -funktionen. So lassen sich beispielsweise die Atmung befreien, Schleim lösen, Fieber regulieren und Schmerzen lindern, und gleichzeitig erzeugen wir statt Medikamentennebenwirkungen wohltuende Sinneserlebnisse.[115]

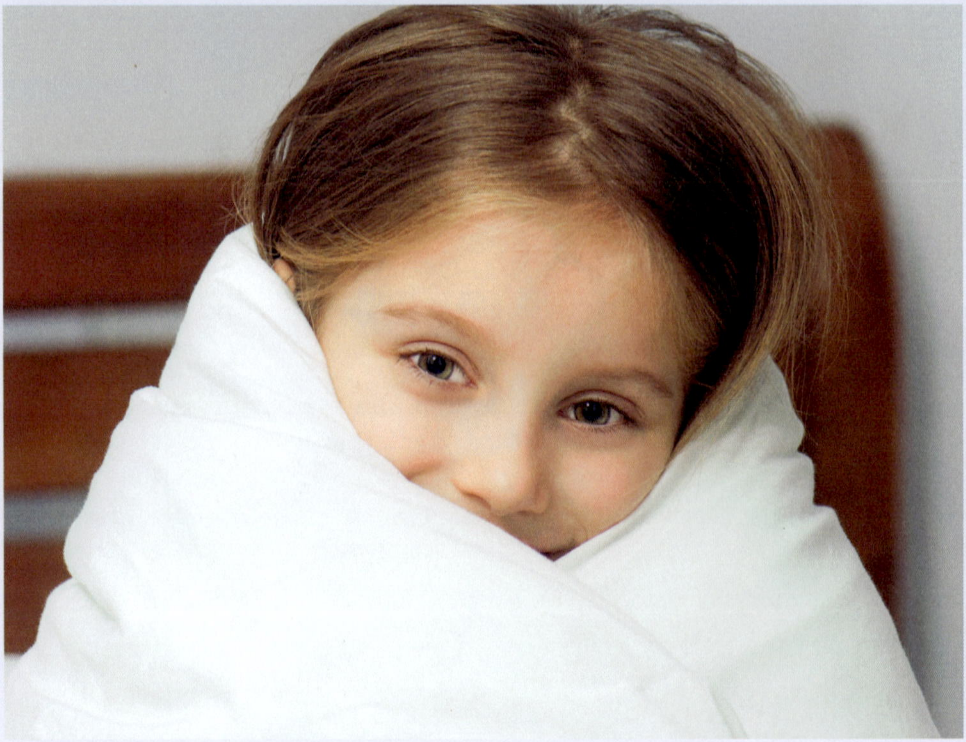

Allgemeines

Jeder Wickel besteht aus mindestens zwei Tüchern, dem Innentuch aus Seide, Leinen oder Baumwolle und dem etwas größeren Außentuch, am besten aus Wolle (Bezugsquelle siehe Seite 674 f.).

- Seidentücher: besonders gut geeignet sind Tücher aus Bourretteseide,
- Leinen: z.B. Geschirrtuch,
- Baumwolle: Mullwindeln, Moltontücher, Taschentücher,
- Wolle: Schals aus weicher Schurwolle (z.B. selbst gestrickt aus Merinowolle, Rippenstrick: 1 rechts/1 links), Schurwoll-Webpelz, unversponnene, gekämmte Schafwolle.

Bei wollempfindlichen Kindern kann man das Wolltuch oder eine Lage unversponnene Rohwolle in ein dünnes Baumwoll- oder Seidentuch einschlagen, damit nichts »kratzt«.

Wahl des Wickeltuchs

■ **Für feuchte Wickel und Kompressen**
doppelt gelegte Bourretteseidentücher oder Tücher aus Leinen, Molton, auch dicke Mullwindeln,

■ **für Ölwickel und Salbentücher**
dünnere Tücher aus Bourretteseide, dünne Mullwindeln oder Taschentücher,

■ **für Quarkwickel**
unbedingt erforderlich ist ein gut saugendes Zwischentuch (Molton oder in ein Baumwolltuch eingeschlagene unversponnene Rohwolle). *Vorsicht*: Quark verfilzt Wolltücher.

Die Wickeltücher werden möglichst faltenfrei angelegt und recht straff befestigt. Außentücher aus Webpelz oder einem gestrickten Schal sind besonders leicht zu handhaben. Das Kind kann sich dann bewegen, ohne dass der Wickel verrutscht.

Kamillensäckchen auf das Ohr

- bei leichten Ohrenschmerzen
- zur Nachbehandlung von Mittelohrentzündungen

Eine Handvoll trockene Kamillenblüten wird in ein dünnes Tuch eingebunden. Dieses Säckchen wird kurz durchgeknetet, damit es weicher anliegt, und zwischen zwei Tellern erhitzt, die wie ein Deckel über einen Topf mit kochendem Wasser gelegt werden. So bleiben die ätherischen Öle am besten erhalten, und das Säckchen wird nicht nass. Das gut durchwärmte Säckchen wird auf das Ohr gelegt, mit einer Stilleinlage aus Wolle/Seide (ersatzweise unversponnene Rohwolle oder auch Watte) bedeckt und mit einem Wollschal oder einer Mütze sicher befestigt.

Dauer: mindestens 30 Minuten oder über Nacht. Zur Nachbehandlung bis zu 14 Tage lang über Nacht.

Kamillensäckchen duften angenehm und sind bei den Kindern sehr beliebt. Das

Säckchen muss erneuert werden, wenn der Duft nachlässt (etwa nach 4 bis 5 Behandlungen).

Zwiebelsäckchen/ Zwiebelwatte für das Ohr

– bei starken Ohrenschmerzen

Eine mittelgroße *Zwiebel* wird fein gehackt und in ein dünnes Tuch so eingebunden, dass eine fingerdicke Rolle entsteht. Das Säckchen sollte etwa körperwarm hinter und auf das Ohr gelegt, mit einer Stilleinlage aus Wolle/Seide (ersatzweise unversponnene Rohwolle oder auch Watte) bedeckt und mit einem Wollschal oder einer Mütze sicher befestigt werden.

Dauer: 30 Minuten.

Alternativ: Mit einer Knoblauchpresse aus einigen Zwiebelwürfeln 5 bis 10 Tropfen Saft auf einen kleinen Wattebausch träufeln, in der Hand anwärmen, vorsichtig vorne an den Gehörgang legen.

Dauer: mindestens 1 Stunde (kann auch über Nacht bleiben).

Sehr intensiv wirkt eine wiederholte Behandlung: 30 Minuten Zwiebelsäckchen oder 1 Stunde Zwiebelwatte, 1 bis 2 Stunden Pause, Wiederholung des Vorgangs bis zum Abend. Hautverträglichkeit beachten. Zwiebelsäckchen wirken zuverlässig schmerzlindernd und entzündungshemmend.

Tipp: Besonders geeignet ist ein Trikotschlauchverband (Stülpa oder Tg-Fingerverband), in den die Zwiebelstückchen eingefüllt werden. Auch bei unruhigen Kindern rieseln dann keine Zwiebelwürfel ins Bett.

Halswickel mit Eukalyptuspaste

– bei Lymphknotenentzündung

– Eukalyptuspaste *(Eukalyptus comp.)* wird auf ein Bourretteseiden- oder Baumwolltuch gestrichen, das den Hals in seiner Länge gut bedeckt, aber etwas kürzer ist als der Halsumfang, sodass es beim Anlegen auf beiden Seiten zwei Finger breit vor der Wirbelsäule abschließt.
– Ein gleich großes Tuch wird darauf gelegt (1).

1

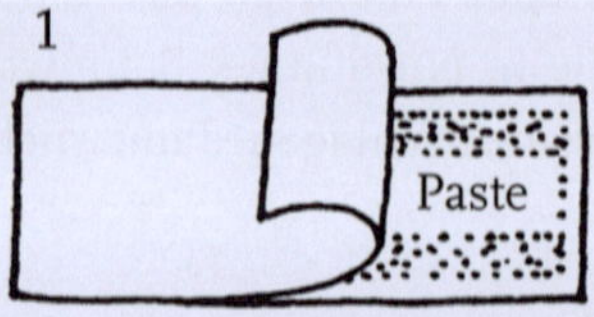

– Der Wickel wird von den Seiten aus zur Mitte hin aufgerollt (2 und 3) und ca. 15 Minuten zwischen zwei Tellern erhitzt, die wie ein Deckel über einen Topf mit kochendem Wasser gelegt werden.

2 3

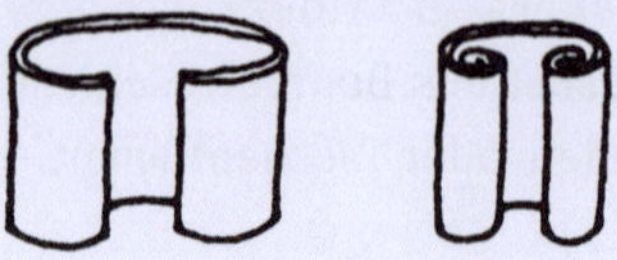

– Prüfen Sie die Temperatur des Wickels an der Innenseite Ihres Unterarms.

– Danach tupft man mit dem noch zusammengerollten Wickeltuch einige Male an den Hals des Kindes und legt den Wickel dann vom Kehlkopf aus möglichst faltenfrei an.
– Ein darüber gelegtes Wolltuch hält den Wickel fest und verhindert ein schnelles Abkühlen.

Dauer: über Nacht.

Hinweis: Diese Wickelmethode weicht von der Herstellerempfehlung ab, hat sich aber bewährt.

Halswickel mit Salben

Archangelica 10 % oder Archangelica comp. Salbe, Zwiebelsalbe

- bei Lymphknotenentzündung und Lymphknotenschwellung
- mit Zwiebelsalbe bei festsitzendem Husten

Die **Zwiebelsalbe** stellt man folgendermaßen her: Man erwärmt 100 g Gänseschmalz, mischt 1 pürierte oder geraffelte Zwiebel unter und lässt das Ganze abkühlen.

– Die Salbe wird gut messerrückendick auf ein Bourretteseiden- oder Baumwolltuch aufgetragen, das so groß ist, dass es den Hals vollständig bedeckt, den Bereich um die Wirbelsäule aber ausspart.
– Dieses Salbentuch wird direkt auf die Haut aufgelegt und mit einem Wolltuch straff befestigt.
– Das Salbentuch kann mehrmals verwendet werden.
– Es wird täglich so viel Salbe nachgestrichen, dass eine fettig glänzende Oberfläche entsteht.

Dauer: Der Wickel mit *Archangelica-Salbe* kann über den Tag oder die Nacht bleiben. Bei Hautreizung muss er früher abgenommen werden.

Der Wickel mit *Zwiebelsalbe* bleibt über 1 bis 2 Stunden angelegt, wenn keine Hautreizung auftritt.

Halswickel mit Zitronensaft, kühl

- bei akuter eitriger Angina mit hohem Fieber

– Eine halbe unbehandelte *Zitrone*, möglichst aus biologisch einwandfreiem Anbau, wird in einer kleinen Schüssel mit Wasser bedeckt, mehrfach eingeschnitten und mit dem Handballen kräftig ausgepresst. Bei Zitronen mit behandelter Schale verwendet man den mit Wasser verdünnten Saft.
– Ein nicht zu dünnes Bourretteseiden- oder Baumwolltuch wird so gefaltet oder zugeschnitten, dass es den Hals vollständig bedeckt, den Bereich um die Wirbelsäule aber ausspart.
– Dieses Tuch wird von beiden Seiten her zur Mitte hin aufgerollt und in das Zitronenwasser getaucht.
– Das ausgewrungene Tuch wird vom Kehlkopf aus möglichst faltenfrei angelegt und mit einem Wollschal straff befestigt.

Dauer: 60 Minuten oder länger, je nach Hautverträglichkeit.

Halswickel mit Zitronensaft, heiß

– bei leichteren Halsentzündungen, auch für heisere Lehrer

Eine halbe unbehandelte *Zitrone*, möglichst aus biologisch einwandfreiem Anbau, wird in einer kleinen Schüssel mit sehr heißem Wasser bedeckt, mehrfach eingeschnitten und ausgepresst (mit einer Gabel festhalten, mit einem Becher ausdrücken). Bei Zitronen mit behandelter Schale verwendet man nur den mit heißem Wasser verdünnten Saft.

– Ein nicht zu dünnes Tuch wird so gefaltet oder zugeschnitten, dass es den Hals vollständig bedeckt, den Bereich um die Wirbelsäule aber ausspart.

– Dieses Tuch wird von beiden Seiten her zur Mitte hin aufgerollt, in ein größeres Wringtuch gelegt und so eingetaucht, dass die Zipfel trocken bleiben.

– Das Wringtuch wird an den Zipfeln angefasst, um den Wasserhahn gelegt und kräftig ausgewrungen. Je trockener es ist, desto verträglicher ist der heiße Wickel auf der Haut.

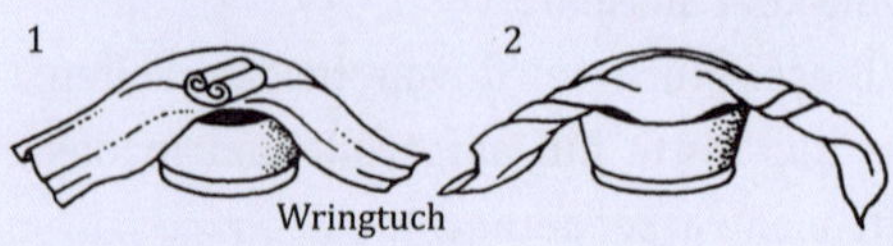

– Das Wickeltuch wird aus dem Wringtuch genommen, vom Kehlkopf aus so heiß, wie es eben vertragen wird, möglichst faltenfrei angelegt und mit einem Wollschal straff befestigt.

Dauer: mindestens 5 bis 10 Minuten.

Halswickel mit Zitronenscheiben

– bei Mandelentzündung (Angina tonsillaris)

Dieser Wickel ist kräftiger wirksam, aber auch hautreizender als der Wickel mit Zitronensaft.

– Eine unbehandelte *Zitrone*, möglichst aus biologisch einwandfreiem Anbau, wird in dünne Scheiben geschnitten, in ein nicht zu dickes Wickeltuch eingeschlagen und kräftig ausgedrückt.

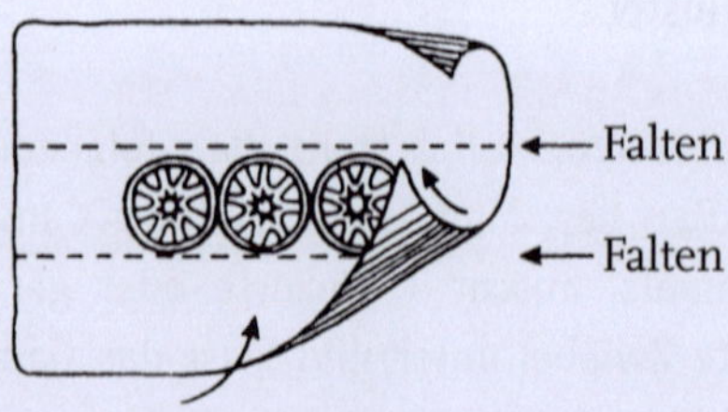

– Der so vorbereitete Wickel wird angelegt und mit einem Wollschal straff befestigt.

– Auch bei diesem Wickel muss der Bereich der Wirbelsäule frei bleiben.

Dauer: 20 bis 60 Minuten, keinesfalls länger. Bei Juckreiz vorzeitig beenden.

Halswickel mit Magerquark

– bei Mandelentzündung mit stärkerer Schwellung (auch der umgebenden Lymphknoten)

Der *Quark* wird auf ein Bourretteseiden- oder ein dünnes Baumwolltuch aufgetragen, bei leicht frierenden Patienten eher dünn, sonst etwa fünf Millimeter dick.

– Das Tuch wird dann wie ein Päckchen so eingeschlagen, dass sich zwischen Quark und Haut nur eine Lage Stoff befindet.

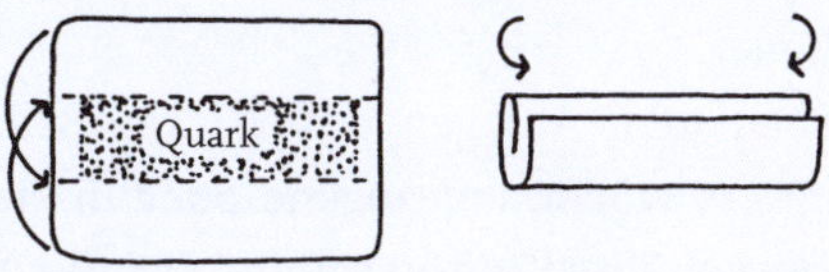

– Die auf diese Weise vorbereitete Kompresse wird zwischen zwei Wärmflaschen erwärmt (nicht zu heiß, sonst gerinnt der Quark!), bis die für die Haut bestimmte Seite handwarm geworden ist, und so an den Hals gelegt, dass der Bereich der Wirbelsäule ausgespart bleibt.

– Darüber wickelt man ein Baumwolltuch, in das eine Lage unversponnener Rohwolle eingeschlagen ist, und zum Schluss einen Wollschal.

– Dieses mit Rohwolle gefüllte Baumwolltuch ist ein ideales Zwischentuch. Es wärmt gut, saugt überschüssige Feuchtigkeit auf und verhindert ein Verfilzen des Wollschals.

Dauer: Der Wickel bleibt bis zum Eintrocknen der Quarkschicht liegen, bis zu 8 Stunden. Nur Magerquark trocknet ein! Nach der Anwendung den Hals eine Zeit lang bedeckt halten (Schal, Rollkragen).

Hinweis: Der Quarkwickel ist für Kuhmilchallergiker mit Ekzemneigung nicht geeignet.

Er ist sehr beliebt bei Kindern, die mit dickem Hals, scheußlichem Geschmack im Mund und hohem Fieber im Bett liegen.

Brustwickel mit Senfmehl

! Nur nach ärztlicher Anweisung!

– bei spastischer Bronchitis, Asthma und Lungenentzündung mit Asthma-artiger Atmung

– Die Vorbereitung geschieht im warmen Zimmer.

– Wolltuch und Zwischentuch legt man so ins Bett, dass der Rücken des Kindes später darauf zu liegen kommt. In der kühlen Jahreszeit sorgen eine Wollmütze und ein Pullover aus Naturfaser dafür, dass auch Kopf und Schultern bei der Anwendung des Wickels warmgehalten werden, denn das Kind wird mit dem angelegten Wickel ans offene Fenster getragen, damit es bei der starken Atemanregung durch den Wickel auch frische Luft hat.

– Das gemahlene *Senfmehl* wird in der Größe des zu behandelnden Bereichs messerrückendick in ein dünnes Tuch so eingeschlagen, wie es sich aus der Zeichnung ergibt. Das Senfmehl darf aus dem Tuch nicht herausrieseln.

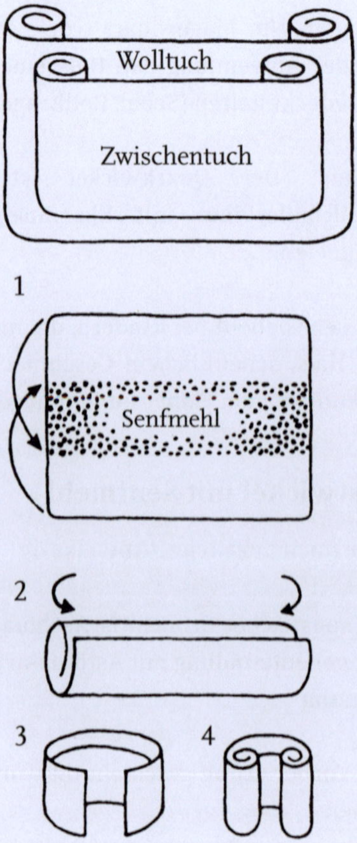

– Senfmehl-Kompressen können entweder im Schulterblattbereich auf den Rücken aufgelegt werden oder auf die Brust. Die intensivste Wirkung erzielt ein rund um den Brustkorb angelegter Wickel.

– Unmittelbar vor dem Anlegen wird das Senfmehltuch mit warmem Wasser (nicht über 38 °C) gründlich angefeuchtet. Dazu verwendet man eine Flasche mit Sprühkopf oder rollt es von beiden Seiten zur Mitte hin auf, taucht es in lauwarmes Wasser und drückt es mit flacher Hand vorsichtig aus (nicht wringen!).

– Brustwarzen und Achselhöhlen des Kindes werden mit Vaseline und Watte geschützt.

– Senfmehl-Kompressen werden faltenfrei auf den zu behandelnden Bereich gelegt und mit einem rund um den Oberkörper reichenden Baumwolltuch straff befestigt.

– Den Abschluss bildet ein ebenfalls recht straff angelegtes Wolltuch.

– Beim Anlegen sitzt das Kind und das Wickeltuch wird von der Wirbelsäule her nach beiden Seiten faltenfrei über den Brustkorb nach vorne abgerollt.

– Dann wird das Kind nach hinten auf die vorbereiteten Tücher gelegt. Mit diesen wird der Wickel straff befestigt.

– Über den Senfmehlwickel kommt der Pullover.

– Nach dem Anlegen des Wickels trägt man das warm angezogene oder in eine Decke gehüllte Kind ans offene Fenster ins Nebenzimmer.

– Kleine Kinder schreien meist, was der Lunge in dieser Situation nur guttut.

– Nach kurzer Zeit stellt sich ein brennend-warmes Gefühl am Brustkorb ein.

– Bis zur gewünschten Hautrötung dauert es im Allgemeinen etwa 4 Minuten. Zeigt sich nach dieser Zeit noch keine Rötung, verlängert man die Liegezeit des Wickels um jeweils 2 Minuten bis zu 8 Minuten und beendet dann die Behandlung.

– Man entfernt den Wickel im warmen Bett, ölt den behandelten Bereich mit einem milden *Pflanzenöl* ein und achtet darauf, dass keine Senfmehlkrümel auf der Haut zurückbleiben.

– Meist wird der Wickel einmal täglich angelegt. Neigt die Haut am nächsten Tag zu Pickeln oder ist sie noch gerötet, wird nach ärztlicher Rücksprache eventuell ein

Brustwickel mit ätherischem Öl (siehe Seite 302) aufgelegt und die Senfmehlanwendung erst einen Tag später wiederholt.

Tipp: Nicht direkt vor dem Schlafen anwenden. Der Senfwickel wirkt anregend, und die Kinder müssen den gelösten Schleim erst abhusten.

Dafür kann abends ein Brustwickel mit Lavendelöl (siehe Seite 302) angelegt werden.

Der Senfmehlwickel ist eine kräftig wirksame Maßnahme, die sorgfältig gehandhabt werden muss. *Keinesfalls Senföl verwenden!*

Blasenbildung kann bei überempfindlicher Haut oder zu langer Liegezeit des Wickels auftreten.

Wenn keine Hautrötung aufgetreten ist, sollte man überprüfen, ob das Senfmehl zu alt ist. Am stärksten wirkt unmittelbar vor der Anwendung gemahlener Senfsamen.

Senfsamen ist ölhaltig und hitzeempfindlich. Nicht in der Getreidemühle mahlen! Überhitzen beim Mahlen in der elektrischen Kaffeemühle vermeiden. Gut geeignet ist eine Handkaffeemühle, die ausschließlich für Senfsamen verwendet wird.

Zu heißes Wasser beim Anfeuchten verhindert die Senfmehlwirkung.

Senfmehl ist nur einmal für einen Wickel zu verwenden.

Wenn man die gute Wirkung dieses Wickels einmal erlebt hat, macht man ihn gerne wieder und hilft dem Kind über die Minuten der brennenden Wärme hinweg.

Brustwickel mit Ingwer

– bei spastischer Bronchitis und festsitzendem Husten

2 Teelöffel frisch geriebene *Ingwerwurzel* oder fertiges Ingwermehl werden mit 4 Esslöffeln heißem Wasser, die man von ¼ Liter abnimmt, in einer kleinen Schüssel gründlich angerührt und zugedeckt 10 Minuten ziehen gelassen.

– Während dieser Zeit bereitet man die Wickeltücher vor: Ein brustbreites Bourretteseiden- oder Baumwolltuch, das den Brustkorb des Kindes ganz umhüllt, wird von beiden Seiten zur Mitte hin aufgerollt und zum besseren Auswringen in ein größeres Tuch gelegt.

– Anschließend wird das restliche heiße Wasser über das angerührte Ingwermehl gegossen, das Wringtuch eingetaucht und wie auf Seite 298 erklärt ausgewrungen.

– Ins Bett des Kindes legt man den umhüllenden Wollschal.

– Das Kind setzt sich jetzt so ins Bett, dass man das Wickeltuch von der Wirbelsäule her nach beiden Seiten über den Brustkorb faltenfrei ausrollen kann. Dazu wird es aus dem Wringtuch genommen und gut warm, aber nicht heiß angelegt.

– Dann legt sich das Kind auf den Wollschal, mit dem man den Wickel straff befestigt.

Dauer: Bei der ersten Anwendung 5 Minuten. Bei guter Hautverträglichkeit steigert man die Wickelzeit um jeweils 3 Minuten bis zu maximal 20 Minuten.

Der behandelte Bereich wird im warmen Bett mit einem milden Pflanzenöl sanft eingerieben.

Die Ingwer-Wasser-Mischung kann nur einmal verwendet werden.

Tipp: Wie beim Senfwickel sollte auch hier die Anwendung nicht direkt vor dem Schlafen erfolgen, da der gelöste Schleim abgehustet werden muss. Dafür kann abends ein Brustwickel mit Lavendelöl (siehe die rechte Spalte) angelegt werden.

Brustkompresse mit Bienenwachs

– bei Erkältung, Husten, Bronchitis

Diese Kompresse ist wegen der einfachen Handhabung bei Eltern und Kindern gleichermaßen beliebt. Empfehlenswert ist die Verwendung fertiger *Bienenwachskompressen* (siehe Seite 674), alternativ eignet sich auch *Honig*. Wenn man die Kompresse selbst herstellen möchte, verwendet man ausschließlich schadstoffarmes Bienenwachs.

Ein dünnes Bourretteseiden- oder Baumwolltuch von ca. 20 x 15 cm Größe wird zwei- bis dreimal in das im Wasserbad geschmolzene Wachs eingetaucht, dabei sollte jede Wachsschicht kurz antrocknen.
– Das so gefertigte Tuch kann in Butterbrotpapier eingeschlagen und dann aromadicht in einem Folienbeutel aufbewahrt werden.
– Man legt die Kompresse auf eine in ein Tuch eingeschlagene Lage unversponnener Rohwolle oder das dem Bienenwachskompressen-Set beiliegende Seiden-Wolle-Säckchen und wärmt sie mit dem Föhn an, bis sie gut biegsam ist. Nicht zu heiß!
– Nun legt man die Kompresse auf die Haut, bedeckt sie zur besseren Wärmespeicherung mit dem mit Rohwolle gefüllten Tuch oder Säckchen und befestigt alles mit einem Wollschal.

Dauer: 30 Minuten bis 2 Stunden, bis zu zweimal täglich, je nach Hautverträglichkeit.

Die Kompresse nach der Anwendung aromadicht aufbewahren. Sie kann so oft wiederverwendet werden, wie sie angenehm riecht und nicht bröckelt.

Brustwickel mit ätherischen Ölen

mit Lavendelöl, Schafgarbenöl, Eukalyptusöl oder Latschenkiefernöl, maximal 10 %

– bei Bronchitis, spastischer Bronchitis, Pseudokrupp, Lungenentzündung, Keuchhusten, Pleuraerguss

Bei empfindlicher Haut werden die Öle mit gleichen Teilen möglichst kalt gepressten Pflanzenöls verdünnt oder das Wickeltuch mit dem Pflanzenöl getränkt und mit wenigen Tropfen des 10 %igen Öls beträufelt. So kann man sich an die verträgliche Konzentration »herantasten«.

– Ein brustbreites und ganz um den Brustkorb herumreichendes dünnes Bourretteseiden- oder Baumwolltuch wird auf ein Stück Alufolie gelegt und tropfenweise mit dem entsprechenden Öl getränkt.
– Es wird von beiden Seiten zur Mitte hin aufgerollt, in die Alufolie eingeschlagen und zwischen zwei Wärmflaschen erwärmt.
– Das Öltuch wird aus der Alufolie genommen und möglichst rasch vom Rücken aus um den Brustkorb gewickelt und mit einem Wollschal straff befestigt.
– Die Verwendung von Alufolie geschieht bewusst, da ätherische Öle bei der Verwendung von Plastiktüten Stoffe aus diesen herauslösen können.

Dauer: tagsüber mindestens ½ Stunde, besser aber über Nacht.

Das ölgetränkte Tuch ist so lange wiederverwendbar, wie es gut duftet (14 Tage oder länger).

Es wird nach jedem Gebrauch in die Alufolie gewickelt und kühl aufbewahrt. Vor jedem Anlegen wird es mit etwas neuem Öl aufgefrischt.

Brustwickel mit ätherischen Ölen, besonders der so angenehm duftende und beruhigende Lavendelölwickel, sind bei Eltern und Kindern gleichermaßen beliebt.

Hinweis: Diese Wickelmethode weicht von der Herstellerempfehlung ab, hat sich aber bewährt.

Brusteinreibung mit ätherischen Ölen

mit Lavendelöl, Eukalyptusöl oder Latschenkiefernöl, maximal 10 %

– als Alternative zum Brustwickel mit ätherischen Ölen

– Eine Einreibung verlangt ruhige, konzentriert durchgeführte Bewegungen mit warmen (!) Händen und wenig (!) Öl.
– Man reibt den gesamten Brustkorb mit dem entsprechenden Öl ein und umhüllt ihn mit einem Wolltuch.

Brusteinreibung mit Dampfkompresse

– bei Bronchitis, spastischer Bronchitis, Pseudokrupp, Lungenentzündung und Keuchhusten

– Man reibt den Brustkorb mit maximal 10 %igem *Lavendelöl* ein und verstärkt die Wirkung mit einer Dampfkompresse.
– Dazu wird ein brustbreites Bourretteseiden- oder Baumwolltuch von beiden Seiten zur Mitte hin aufgerollt, in ein Wringtuch gelegt, mit heißem Wasser übergossen und ausgewrungen (siehe Seite 298).
– Die Kompresse wird aus dem Wringtuch genommen, auf den eingeriebenen Hautbereich gelegt und mit einem Wollschal eng umhüllt.

Dauer: Nach 30 Minuten lockert man den Wollschal etwas und zieht die Kompresse heraus. Der Wollschal bleibt während der Nachruhe (1 Stunde) oder über Nacht liegen.

Brustwickel mit Schachtelhalmtee

- bei Bronchitis mit starker Verschleimung, aber ohne hohes Fieber

– Zur Herstellung des Tees wird eine Handvoll getrocknetes *Schachtelhalmkraut* mit ½ Liter kaltem Wasser übergossen, zum Sieden erhitzt und 10 Minuten lang gekocht. Dann lässt man den Tee zugedeckt 5 Minuten ziehen.

In dieser Zeit werden die Wickeltücher vorbereitet.

– Ergiebiger ist folgende Teezubereitung: Eine Handvoll getrocknetes Schachtelhalmkraut wird mit ½ Liter Wasser 10 Stunden eingeweicht, dann 5 Minuten gekocht und weitere 5 Minuten zugedeckt ziehen gelassen.

– Ein brustbreites Bourretteseiden- oder Baumwolltuch, das den Brustkorb des Kindes ganz umhüllt, wird von beiden Seiten zur Mitte hin aufgerollt und zum besseren Auswringen in ein größeres Tuch gelegt (siehe Seite 298).

– Der Tee wird durch ein Sieb darübergegossen.

– Das Kind setzt sich jetzt so, dass das kräftig ausgewrungene Wickeltuch vom Rücken her beiderseits bis zum Brustbein faltenfrei ausgerollt werden kann.

– Es legt sich dann auf den vorbereiteten Wollschal, dieser wird recht straff befestigt.

Dauer: Nach 30 Minuten wird der Wollschal etwas gelockert und das Wickeltuch rasch herausgezogen. Der Wollschal bleibt während der Nachruhe (1 Stunde oder über Nacht) liegen.

Toleriert die Haut nach dem Wickel die Wolle nicht, legt man ihn über der Nachtwäsche wieder an. Diese Veränderung muss sehr rasch erfolgen, damit die Wärme nicht verloren geht.

Brustwickel mit Magerquark

- bei Lungenentzündung und Rippenfellentzündung, Bronchitis mit starker Verschleimung

– Die Größe des Wickeltuches richtet sich danach, ob der Magerquark als Kompresse nur auf den Brustbereich oder als Wickel rundherum angelegt werden soll.

– Verfahren Sie wie auf Seite 299.

– Für einen Rundumwickel legt man Wollschal, Zwischentuch und Quarktuch ins Bett, darauf legt sich das Kind mit dem Rücken. Dann wird der Wickel von beiden Seiten her zum Brustbein hin angelegt, mit dem Zwischentuch straff befestigt und mit dem Wollschal umhüllt.

Herzsalbenlappen

mit Aurum/Lavandula comp. Creme

- bei nervös-ängstlichen Kindern mit (Ein-)Schlafstörungen

– Die Salbe wird dünn auf ein zuvor angewärmtes Bouretteseiden- oder Baumwoll-

tüchlein aufgetragen und beim Einschlafen auf die Herzgegend gelegt.
– Die Befestigung mit dem Unterhemd reicht in der Regel.
– Bei Wärmebedürfnis kann ein Wolltuch um den Brustkorb gewickelt werden.

Dauer: über Nacht.

Bauchkompressen

- bei Bauchschmerzen und Erbrechen (Blinddarmverdacht ausschließen!)
- bei Schlafstörungen

Bauchwickel bieten ein gutes Übungsfeld für die Wickeltherapie, besonders als Hilfe beim Einschlafen sind sie beliebt. An ihnen erlebt man die wohltuende Verbindung von menschlicher Zuwendung und therapeutischer Wirksamkeit.

Bauchkompresse mit Schafgarbe

– Zur Herstellung des Tees wird eine Handvoll *Schafgarbe* mit ½ Liter Wasser überbrüht und gut 10 Minuten zugedeckt ziehen gelassen.
– Ein Tuch in der gewünschten Größe wird von beiden Seiten zur Mitte hin aufgerollt und zum leichteren Auswringen in ein größeres Tuch gelegt (siehe Seite 298).
– Der Tee wird durch ein Sieb darübergegossen.
– Die kräftig ausgewrungene Kompresse wird aus dem Wringtuch genommen und so heiß wie möglich auf den Bauch gelegt.
– Ein rund um den Körper reichender, straff angelegter Wollschal dient der Befestigung. Dieser soll die Kompresse weit überragen, damit keine Kältezone entstehen kann.
– Zwei nicht prall gefüllte Wärmflaschen werden seitlich am Bauch so angelegt, dass sich die Verschlüsse über der Bauchmitte treffen. Zur Vermeidung des Verbrühungsrisikos kann auch ein Körnerkissen über den Wickel gelegt werden.

Dauer: 30 bis 60 Minuten, dann lockert man den Wollschal etwas und zieht die Kompresse heraus.

Der Wollschal bleibt während der Nachruhe (1 Stunde) oder über Nacht liegen.

Andere Bauchkompressen

Diese werden wie die Kompresse mit Schafgarbe angelegt.

mit Kamillen- oder Melissentee
– Eine Handvoll Tee auf ½ Liter Wasser.

mit Oxalis-Essenz
– Ein Esslöffel Essenz auf ¼ Liter heißes Wasser.

mit Kümmel- oder Melissenöl 10 %
– Anleitung für Öltücher siehe Seite 302 f.

mit Kupfersalbe 0,4 %
– Die Kupfersalbe wird dünn und sehr glatt auf ein dünnes Bourretteseiden- oder Baumwolltuch aufgestrichen. Man streicht nicht ganz bis zum Rand.
– Das Salbentuch wird dann auf den zu behandelnden Bereich gelegt und mit einem ganz um den Körper reichenden Wollschal straff befestigt.

Dauer: Nach ärztlicher Verordnung. Die Haut anschließend mit warmem Wasser reinigen und gut abtrocknen.

Kupfersalbe hinterlässt wie alle Metallsalben schwer entfernbare Flecken.

Das Salbentuch kann mehrmals verwendet werden. Zwei- bis dreimal pro Woche wird etwas neue Salbe aufgetragen.

Bauchkompresse, trocken

– Ein gut erwärmtes, trockenes Tuch wird auf den Bauch gelegt und mit einem Wolltuch straff befestigt.

Leberkompresse

mit Schafgarbe

– Diese Kompresse wird wie beim Bauchwickel beschrieben vorbereitet.
– Aufgelegt wird sie auf den Hautbereich, der über der Leber liegt (vom Nabel aus auf die rechte Seite bis zum Rücken hin).

Nierenkompresse

mit Kupfersalbe

– bei Asthma auf ärztliche Verordnung

Verfahren Sie wie bei der Bauchkompresse mit Kupfersalbe (siehe Seite 305 f.).

Auf ärztliche Verordnung wird diese Kompresse eventuell abwechselnd mit einem *Argentumsalbentuch* verwendet. Das Argentumsalbentuch wird wie das Kupfersalbentuch vorbereitet.

Blaseneinreibung mit Dampfkompresse

mit Eukalyptusöl 10 %

– als erste Maßnahme bei Harnwegsinfekten

– Mit warmer (!) Hand und ruhigen Bewegungen reibt man wenig (!) 10 %iges *Eukalyptusöl* im Bereich der Blase ein.
– Ein handtellergroßes Bourretteseiden- oder Baumwolltuch wird von beiden Seiten zur Mitte hin aufgerollt, in ein Wringtuch gelegt, mit heißem Wasser übergossen und ausgewrungen (siehe Seite 298).
– Die Kompresse wird aus dem Wringtuch genommen, auf den eingeriebenen Hautbereich gelegt und mit einem Wolltuch oder etwas unversponnener Rohwolle bedeckt.
– Befestigt wird die Kompresse durch eine gut sitzende Unterhose.

Dauer: Nach 30 Minuten zieht man das Kompressentuch aus der Umhüllung heraus. Die Wolle bleibt während der Nachruhe (1 Stunde) liegen. Man wiederholt die Anwendung mehrfach am ersten und zweiten Tag des Infektes. Dann behandelt man mit Eukalyptusöl-Kompressen weiter.

Blasenkompresse

mit Eukalyptusöl 10 %

– bei Harnwegsinfekten als Anschlussbehandlung nach der Blaseneinreibung mit Dampfkompresse

– Ein handtellergroßes Bourretteseiden- oder Baumwolltuch wird mit dem Öl getränkt und erwärmt (siehe Seite 302 f.).
– Das Öltuch wird gut warm auf den Bereich der Blase aufgelegt und mit einem Wolltuch oder einer Lage unversponnener Rohwolle bedeckt.
– Darüber kommt eine gut sitzende Unterhose.

Dauer: einmal täglich für mehrere Stunden, bis zum Abheilen oder darüber hinaus.

Aufbewahren wie auf Seite 303 beschrieben.

Auf ärztliche Verordnung wird diese Kompresse abwechselnd mit einem Argentumsalbentuch verwendet (wie bei Kupfersalbe auf Seite 305 f. verfahren).

Heiße Pulswickel mit Arnika-Essenz

– in der Zeit des Fieberanstiegs bei unruhigen Kindern, Übelkeit, Kopfschmerzen, bei Schüttelfrost

– Man braucht für diese Behandlung vier Tücher, mit denen man die Pulsstellen an Hand- und Fußgelenken gut umwickeln kann (Bourretteseiden- oder Baumwolltücher). Diese Tücher werden einzeln von beiden Seiten zur Mitte hin aufgerollt und paarweise in ein Wringtuch gelegt (siehe Seite 298).
– Die beiden Wringtücher werden in einer Schüssel mit ca. ¼ Liter sehr heißem Wasser mit Zusatz von einem Esslöffel Arnika-Essenz übergossen und wie auf Seite 298 erläutert ausgewrungen.
– Begonnen wird mit dem Wickeln beim Handpuls: Ein Innentuch wird aus dem Wringtuch herausgenommen, um die Pulsstelle gelegt und mit einem Wolltuch straff befestigt.
– Dann folgt das zweite Handgelenk.
– Nacheinander werden dann die Tücher aus dem zweiten Wringtuch um die Pulsstellen an den Fußgelenken gewickelt.

Die Wickel können alle 10 Minuten erneuert werden, nach dreimaligem Wechsel pausiert man eine Stunde. Ist der Fieberanstieg vorüber (erkennbar an den heiß gewordenen Gliedmaßen), werden die Tücher auf jeden Fall entfernt.

Wadenwickel

– Fiebersenkende Behandlung

! Bei kalten Füßen und/oder kalten Beinen dürfen keine körperwarmen Wadenwickel gemacht werden, auch wenn hohes Fieber besteht!

Für die Vorbereitung legt man ein dickes Baumwolltuch (z.B. ein Badetuch) als Matratzenschutz ins Bett.
– In eine Schüssel gibt man 2 bis 3 Liter Wasser, das kaum kühler sein sollte als die gemessene Körpertemperatur.
– Intensiver wirkt der Wickel mit *Zitronenwasser*. Dazu wird eine halbe unbehandelte Zitrone, möglichst aus biologisch einwandfreiem Anbau, in dem vorbereite-

ten Wasser mehrfach eingeschnitten und mit dem Handballen kräftig ausgepresst. Bei Zitronen mit behandelter Schale gibt man zwei Esslöffel ausgepressten Saft in das Wasser.

Ersatzweise kann *Obstessig* verwendet werden.

- Zwei Tücher, die vom Knöchel bis unter das Knie und etwa eineinhalbmal um das Bein herumreichen, werden aufgerollt und in das Wasser getaucht.
- Man drückt sie so kräftig aus, dass nichts mehr tropft, und legt sie an.
- Jedes Bein wird einzeln vom Knöchel bis zum Knie umwickelt und das Tuch mit einem großen Wollstrumpf, einem Wollschal oder einem dicken Baumwolltuch befestigt. Wasserundurchlässige Tücher oder Folien werden nicht verwendet!
- Das Kind ist während der Behandlung zugedeckt, bei hohem Fieber nur mit einer leichten Decke oder einem Laken. Auch die gewickelten Beine gehören unter die Decke.

Nach 5 bis 10 Minuten sind die Tücher durchwärmt und müssen erneuert werden.

Nach dreimaligem Wechsel wird eine halbstündige Pause eingelegt.

Werden die Füße während der Behandlung kalt, bricht man die Anwendung ab.

Körperwarme Wadenwickel sind eine zuverlässige fiebersenkende Behandlung. Für Eltern ist die Behandlung meist ein nächtliches Geschehen, deshalb hier noch einige Anregungen, die sich bewährt haben:

- Legt man sich nicht nur zwei, sondern vier Tücher zurecht, so hat man beim Wechsel frische Tücher bereit.
- Man zieht das durchwärmte Tuch aus der Wickelpackung heraus, öffnet das Wolltuch und legt sofort ein frisches Tuch um das noch etwas feuchte Bein.

Leinentücher haben sich für die Wadenwickel besonders bewährt, sie sind nass etwas fester als trocken und rufen nicht das »Engegefühl« eintrocknender Baumwolltücher hervor.

Körperwarme Abwaschungen

Einen noch stärkeren Effekt erzielen körperwarme Abwaschungen, Anleitung siehe Seite 311 f., hier aber mit *Zitronenwasser*.

Das Kind nicht abtrocknen, nur gut zudecken.

Oft genügt schon eine Abwaschung im Wadenbereich.

Bei hohem Fieber und kalten Gliedmaßen kann ein Einlauf als fiebersenkende Behandlung durchgeführt werden, siehe Seite 315.

Senfmehl-Fußbad

- Entzündungen im Nasen-, Nasennebenhöhlen- und Rachenbereich, »Polypen«, große Mandeln (Tonsillen)
- eventuell bei Migräne

- Ein bis zwei Hände voll frisch gemahlenen *Senfmehls* werden in ein dünnes Tuch eingebunden und mit dem Knoten nach unten in einen Eimer gegeben, der mit Wasser (37–39 °C) gefüllt ist.

Dauer: bis zu 10 Minuten. Vermeiden Sie das Abkühlen des Bades durch ein über die Knie gebreitetes Badetuch.

Das Bad darf nicht mit den Schleimhäuten in Berührung kommen. Die Beine werden nach dem Bad abgespült.

Das Bad ruft eine starke Rötung der Haut hervor, die eventuell erst nach mehreren Bädern auftritt.

Es darf in der Regel nur ein Bad pro Tag zur Anwendung kommen.

Zum Abschluss der Behandlung werden die Beine mit einem milden Pflanzenöl, z.B. *Malvenöl*, *Lavendelöl* 5 % oder *Olivenöl*, eingerieben.

Senfmehl-Kompressen unter den Fußsohlen

Sie sind eine Alternative zum Senfmehl-Fußbad bei sehr unruhigen oder noch zu kleinen Kindern.

- Für jede Kompresse werden 1 bis 2 Esslöffel *Senfmehl* in ein Stofftaschentuch eingebunden, in lauwarmem Wasser gründlich angefeuchtet und dann ausgedrückt.
- Unter jede Fußsohle kommt ein Säckchen, es wird mit einem größeren Tuch oder einem Strumpf befestigt.

Dauer: individuell verschieden, 3 bis maximal 15 Minuten.

Die Haut rötet sich. Anschließend werden die Füße mit einem guten pflanzlichen Öl eingerieben.

Warme Wollsocken darüber intensivieren die Wirkung.

Ingwer-Salz-Fußbad

Das Ingwer-Salz-Fußbad wird bei empfindlicher Haut oft besser vertragen als das mit Senfmehl.

- Kochen Sie 2 Esslöffel *Ingwermehl* in ca. ½ Liter Wasser kurz auf. Bei guter Verträglichkeit kann die Menge auf bis zu 4 Esslöffel gesteigert werden. Alternativ kann Saft aus frisch gepresstem Ingwer verwendet werden.
- Bereiten Sie ein gut warmes Fußbad mit einer Handvoll *Meersalz* vor und geben Sie den Ingwerbrei (bzw. -Saft) hinzu.

Dauer: ca. 10 Minuten (bei Brennen vorher abbrechen).

Anschließend Füße lauwarm abspülen und mit *Salbeiöl (Oleum salviae 10 %)* oder *Olivenöl* einölen.

Kühle Kompressen

- Für diese Kompressen wird 1 Esslöffel Essenz mit 9 Esslöffeln Wasser verdünnt.
- Ein dickeres Wickeltuch (doppelt gelegte Bourretteseide oder Molton) wird hineingetaucht.
- Das Tuch wird so ausgedrückt, dass nichts tropft, und auf den zu behandelnden Bereich glatt und faltenfrei aufgelegt.

– Befestigt wird die Kompresse mit einem Wollschal oder einem dicken Baumwolltuch.
– Mit einem Löffel oder Kännchen wird so oft etwas von der verdünnten Essenz in den Wickel hineingegossen, dass das Innentuch feucht bleibt.

mit Arnika-Essenz

- bei Prellungen, Zerrungen, Verstauchungen

– Mindestens einmal täglich wechseln. Nicht anwenden bei Arnika-Allergie oder verletzter Haut.

mit Calendula-Essenz

- bei Schürfwunden, nässenden Wunden

– Stündlich wechseln, frisch gebügelte Innentücher oder sterile Mullkompressen verwenden.
– Nach einigen Stunden lässt man die Wunde an der Luft trocknen.

Tipp: Mit dieser Kompresse lassen sich verklebte Verbände schmerzfrei lösen.

mit Combudoron®-Essenz

- bei Sonnenbrand, Insektenstichen, Verbrennungen nach der Erstbehandlung

– Mindestens einmal täglich wechseln, frisch gebügelte Innentücher oder sterile Mullkompressen verwenden.

Bei Arnika-Allergie vorsichtig anwenden.

Tipp: Mit dieser Kompresse lassen sich verklebte Verbände schmerzfrei lösen.

Gut geeignet für einen schmerzarmen Transport zum Arzt.

Kompresse mit Magerquark

- bei Milchstau
- bei Brustentzündung nur in Begleitung durch Arzt oder Hebamme
- bei Sonnenbrand, Prellungen, Zerrungen und Verstauchungen

– Verfahren wird wie auf Seite 299 beschrieben.
– Die Größe des Wickeltuches richtet sich nach der Größe des zu behandelnden Bereiches.
– Bei Sonnenbrand, Prellungen, Zerrungen und Verstauchungen wird das Quarktuch kühl aufgelegt, ansonsten wie auf Seite 299 beschrieben.
– Die Brustwarze bleibt beim Anlegen der Kompresse frei.

Bei Milchstau oder Brustentzündung sollte der Wickel etwa 20 Minuten vor dem nächsten Stillen abgenommen werden. Der Milchfluss wird durch eine sanfte Öleinreibung der Brust angeregt, die Brust dadurch auch wieder erwärmt.

Achtung: Quarkkompressen sind für Kuhmilchallergiker mit Ekzemneigung nicht geeignet.

Warme Ölkompresse

mit Calendulaöl 10 %

– bei Mumps

– Verfahren Sie wie bei den Brustwickeln mit ätherischen Ölen (siehe Seite 302 f.).
– Das Tuch so warm, wie es vertragen wird, auf den geschwollenen Bereich auflegen und mit einem Kopftuch befestigen.
– Um den Hals legt man einen Wollschal.

Dauer: Mehrmals täglich jeweils 30 Minuten oder über Nacht. Zur Aufbewahrung siehe Seite 303.

Tipp: Zusätzliche Wärme gibt eine Lage unversponnener Rohwolle über dem Wickeltuch.

Kompresse mit Schachtelhalmtee

– bei stark nässendem Ekzem

– Eine Handvoll getrocknetes *Schachtelhalmkraut* wird mit 1 Liter kaltem Wasser übergossen, zum Sieden erhitzt und 10 Minuten lang gekocht. Zugedeckt 5 Minuten ziehen lassen, in dieser Zeit die Wickeltücher vorbereiten.
– Ergiebiger ist folgende Teezubereitung: Eine Handvoll getrocknetes Schachtelhalmkraut wird mit 1 Liter Wasser 10 Stunden eingeweicht, dann 5 Minuten gekocht und weitere 5 Minuten zugedeckt ziehen gelassen.
– Ein Bourretteseiden- oder Baumwolltuch in der Größe des zu behandelnden Bereiches wird in den gut körperwarmen Tee getaucht, ausgedrückt und glatt und faltenfrei angelegt.
– Um den unmittelbaren Hautkontakt mit Wolle zu vermeiden, wird die Kompresse mit einem größeren Baumwolltuch, in das eine Lage unversponnener Rohwolle eingeschlagen wurde, befestigt.

Dauer: mindestens 30 Minuten, bei längerem Liegenlassen muss das Innentuch eventuell nachgetränkt werden (vorsichtig mit einem Teelöffel etwas Tee in die Wickelpackung geben).

Abwaschungen

– als kräftigende Maßnahme für die körpereigene Abwehr, z.B. morgens mit Rosmarin-Bademilch oder -Bad-Konzentrat

! Eine Abwaschung kann nur durchgeführt werden, wenn die Haut gut warm ist!

– Die behandelten Körperteile werden sofort abgetrocknet und zugedeckt, um Verdunstungskälte zu vermeiden!
– Das Kind setzt sich auf und schlüpft aus dem Schlafanzug.
– Ins Bett wird ein großes Badetuch oder Bettlaken gelegt.
– Darauf legt sich das Kind, wird eingehüllt und zugedeckt.
– In einer Waschschüssel mischt man 1 Teelöffel Badezusatz mit etwa 2 Litern kühlem Wasser. Die Temperatur soll so

sein, dass das Kind sie gerade noch als angenehm empfindet, nicht zu kalt!
– Mit einem kräftig ausgedrückten Waschhandschuh (nicht Waschlappen) wäscht man zunächst das Gesicht ab, es genügen einige Striche von der Stirn bis zum Hals. Dann mit wenigen Strichen vom Nacken aus den Rücken, sanft abtrocknen, hinlegen, zudecken.
– Nacheinander wird zunächst der linke und dann der rechte Arm aufgedeckt und mit dem aufgefrischten Waschhandschuh zügig von den Fingerspitzen bis hinauf zur Schulter abgewaschen, sofort abgetrocknet und wieder zugedeckt.

Den Brustkorb wäscht man mit wenigen Strichen vom Hals zu den Rippen hinunter.
– Das sorgfältig bis zum Hals zugedeckte Kind streckt nun das linke Bein unter der Zudecke hervor, dieses wird mit zügigen Strichen von den Zehen aufwärts abgewaschen.
– Man beendet die Abwaschung mit dem rechten Bein.

Dauer: Die ganze Behandlung dauert nicht länger als 5 Minuten.

Anschließend ruht sich das gut zugedeckte Kind ½ Stunde lang aus.

Schwitzpackung

– bei beginnender Erkältung

– Eventuell bereitet man dem Kind vorausgehend ein kurzes warmes Bad mit ein paar Tropfen *Zitrone*.
– Lassen Sie das Kind heißen *Lindenblütentee* trinken.
– Lassen Sie es eventuell einen Bademantel anziehen.
– Das Kind legt sich ins Bett und wird bis über die Ohren sehr warm zugedeckt.
– Nach ½ bis 2 Stunden, wenn das Kind gut geschwitzt – und vielleicht geschlafen – hat, wäscht man es mit einem feuchten, kühlen Waschlappen ab und wechselt die Kleider.

Dampf-Inhalation

– bei Infekten der Atemwege
– bei Schnupfen mit Kamillentee (bei Kamillen-Allergie Inhalation nur mit Wasserdampf!)
– bei Husten mit Thymiantee

! Keine ätherischen Öle verwenden!

Inhalationen haben eine gute schleimlösende und entzündungshemmende Wirkung. In einem Inhalierzelt kann man auch mit kleinen Kindern ohne Verbrühungsgefahr inhalieren.

– Zwei Stühle werden auf einem Tisch so platziert, dass mit darübergelegten Tüchern ein Zelt (Höhle) entsteht.
– In die Mitte wird ein breiter, standsicherer Topf mit dem heißen Tee gestellt.
– Ein um die Seiten gelegtes Badetuch schützt vor Kontakt mit dem heißen Topf.
– In diesem Zelt kann ein Erwachsener mit dem Kind zusammen, ein größeres Kind auch alleine bequem inhalieren.

Dauer: 5 bis 10 Minuten, bei älteren Kindern bis zu 15 Minuten.

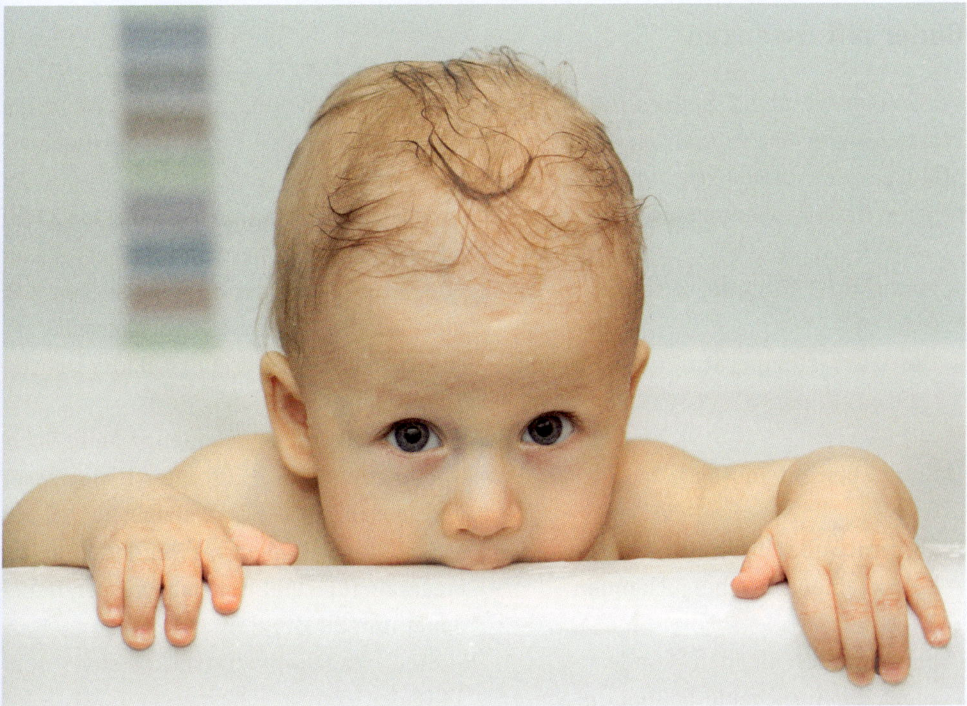

Bäder mit den entsprechenden Zusätzen sind oft eine Wohltat (nicht nur) für die Haut.

Anschließend 1 Stunde im warmen Zimmer bleiben.

Nach der Behandlung kann man das Gesicht mit *Calendula*- oder *Mercurialis* Salbe eincremen.

Bäder mit Zusätzen

mit Schachtelhalm

- regt den Stoffwechsel der Haut an
- bei Nesselsucht
- bei Ekzemen, besonders auch juckenden, auch bei chronischen Formen (bei Neurodermitis)

– 50 g *Schachtelhalmkraut* mit 2–3 Litern kaltem Wasser übergießen.

– 10 Stunden ziehen lassen, danach zum Kochen bringen.

– 10 Minuten kochen, durch ein Sieb geben, dem Badewasser zusetzen.

Badedauer: 5 bis 10 Minuten.
Badewassertemperatur: 35–36 °C.

Bei Nesselsucht ist ein kühles Nachduschen oft angenehm.

Abwandlung, wenn so viel Zeit nicht zur Verfügung steht:
100 g *Schachtelhalmkraut* mit 2 Liter kaltem Wasser übergießen, zum Kochen bringen, 5 Minuten kochen lassen, 15 Minuten zugedeckt ziehen lassen, durch ein Sieb geben, dem Badewasser zusetzen.

Bäder mit Essenzen

Verwendet werden Essenzen der Firmen Wala und Weleda. Sie werden aus Frischpflanzen des biologisch-dynamisch geführten Heilpflanzenanbaus hergestellt.

– Man setzt 1 Esslöffel Essenz dem Vollbad zu.
– Die Wassertemperatur liegt zwischen 35 und 37 °C.

Dauer: 5 bis 10 Minuten.

Bäder mit Schachtelhalm-Essenz

- bei Ekzemen, auch bei juckenden Ekzemen
- bei schlecht heilenden Wunden
- regen die Ausscheidung über die Nieren an.

Bäder mit Meersalz

- bei »Polypen« und erhöhter Neigung zu Erkältungskrankheiten; nicht bei Fieber

– Meersalzbäder werden zwei- bis dreimal wöchentlich durchgeführt.

Die Wassertemperatur beträgt dabei 35 °C, sie wird mit einem Thermometer überprüft!
– Nicht gleichzeitig Seife oder Shampoo verwenden!
– Anschließend nicht abduschen, nur kurz abtrocknen, besser in einen großen Bademantel hüllen und rasch ins Bett bringen.
– Unbedingt zur Behandlung dazu gehört eine ein- bis zweistündige Nachruhe!
– Die verwendete Salzmenge richtet sich nach dem Alter des Kindes und wird im Laufe der Badekur gesteigert. Auch die Badedauer nimmt im Laufe der Behandlung zu.

Bei Kindern im Alter von drei bis zwölf Jahren beginnt man mit 3 kg Meersalz auf 200 Liter Badewasser (abgemessen z.B. mit einem 10-Liter-Eimer, nicht geschätzt). Die Badedauer der ersten 4 Bäder beträgt 10 Minuten.
– Man steigert die Salzmenge beim 5. bis 8. Bad auf 4 kg für 200 Liter Badewasser und verlängert die Badedauer auf 15 Minuten. Vom 9. Bad an verwendet man 5 kg Meersalz für 200 Liter Badewasser, Badedauer nun 20 Minuten.
– Eine Badekur erstreckt sich über 14 Bäder.

Bei kleinen Kindern kann man versuchen, die Badekur in einer kleineren Badewanne durchzuführen, man braucht dann weniger Salz. Die Kinder müssen aber in dieser kleineren Wanne bequem liegen können, denn Meersalzbäder werden als Vollbad durchgeführt.

Öldispersionsbäder

Eine Fülle an hilfreichen Wirkungen kann nach Verordnung des Arztes mit Öldispersionsbädern erzielt werden. Eine Einführung hierzu finden Sie im Internet unter: www.walaarzneimittel.de/files/walaarzneimittel/service/broschueren/Jungebad-Broschuere.pdf.

Einlauf

– bei hohem Fieber

– Mithilfe eines Irrigators, der in einer Apotheke oder in einem Sanitätsgeschäft gekauft werden kann, werden per Schlauch 300–800 ml Wasser oder warmer Kamillentee in den Darm gespült.
– Das Kind liegt auf dem Rücken oder auf der Seite.
– Benutzt man ein festes Einsteckstück, so drückt man es 3 bis 4 cm in den After wie ein Thermometer. Benutzt man ein so genanntes Darmrohr, d.h. einen vorne rund geschlossenen Schlauch mit seitlicher Öffnung, so kann man ihn etwa 10 cm in den After stecken. Man fordert das Kind dabei auf, etwas gegenzudrücken. Wenn der Schlauch innen auf Widerstand stößt, zieht man ihn etwas zurück und schiebt in etwas anderer Richtung neu, bis es geht.
– Nach Öffnen des Ventils lässt man die Flüssigkeit in ca. 3 Minuten einlaufen.
– Das Kind soll versuchen, den After geschlossen zu halten, auch wenn man den Schlauch zieht. Danach erst bei starkem Stuhldrang – etwa nach 3 bis 5 Minuten – auf das Töpfchen oder die Toilette setzen.

Wichtig ist eine umsichtige Durchführung, damit es nicht zu einer Darmperforation kommt!

Eine Klistierspritze ist etwas leichter zu bedienen und deshalb üblich geworden. Sie leistet jedoch bei Weitem nicht das, was man mit einem Irrigator erreicht.

Empfohlene Literatur

– Petra Lange, *Hausmittel für Kinder. Natürlich vorbeugen und heilen,* Reinbek 2012.

Hinweis

– Filmclips mit Anleitungen zu den wichtigsten Wickeln und äußeren Anwendungen finden Sie unter www.kindersprechstunde.com.

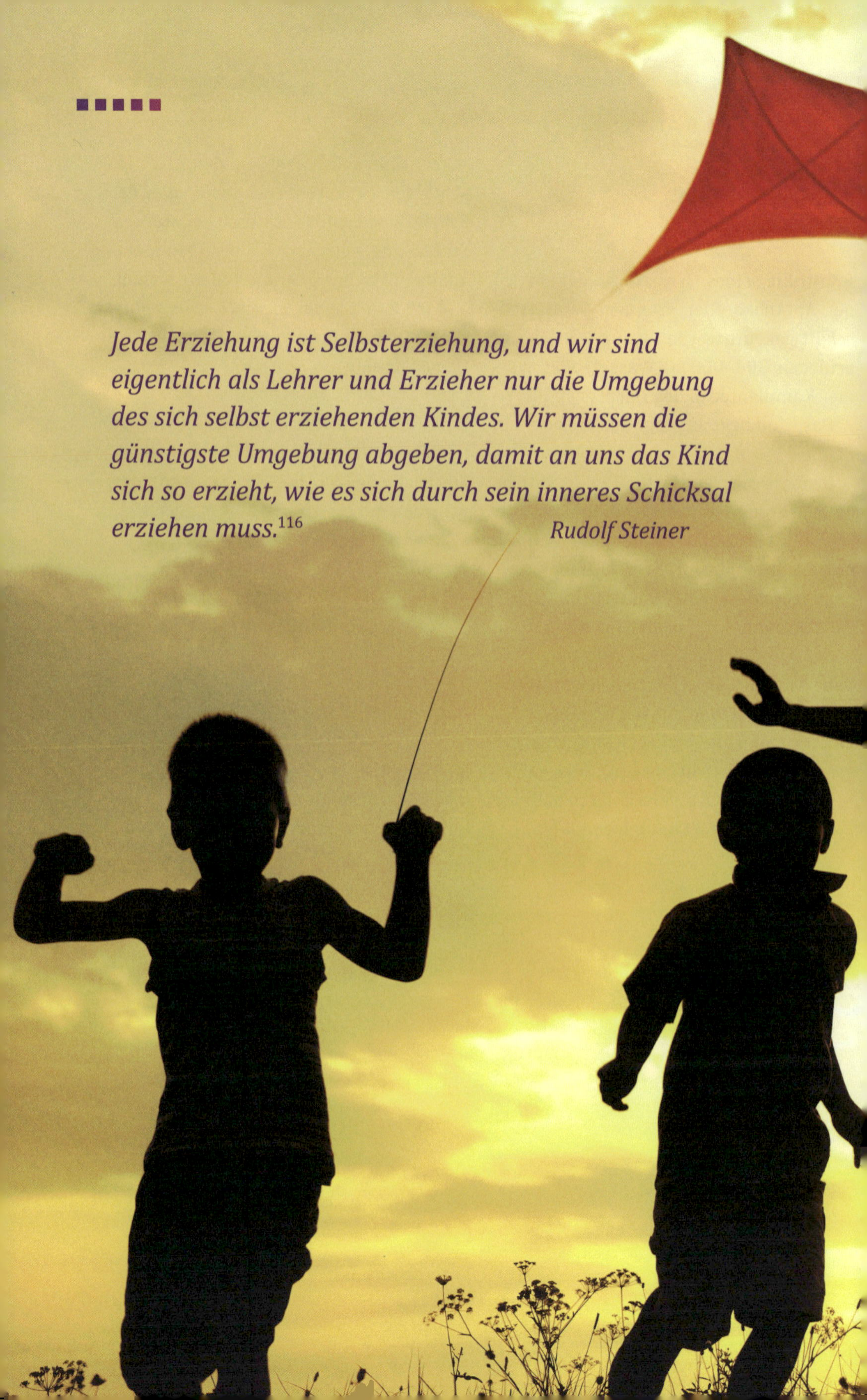

Jede Erziehung ist Selbsterziehung, und wir sind eigentlich als Lehrer und Erzieher nur die Umgebung des sich selbst erziehenden Kindes. Wir müssen die günstigste Umgebung abgeben, damit an uns das Kind sich so erzieht, wie es sich durch sein inneres Schicksal erziehen muss.[116]

Rudolf Steiner

Grundbedingungen einer gesunden Entwicklung

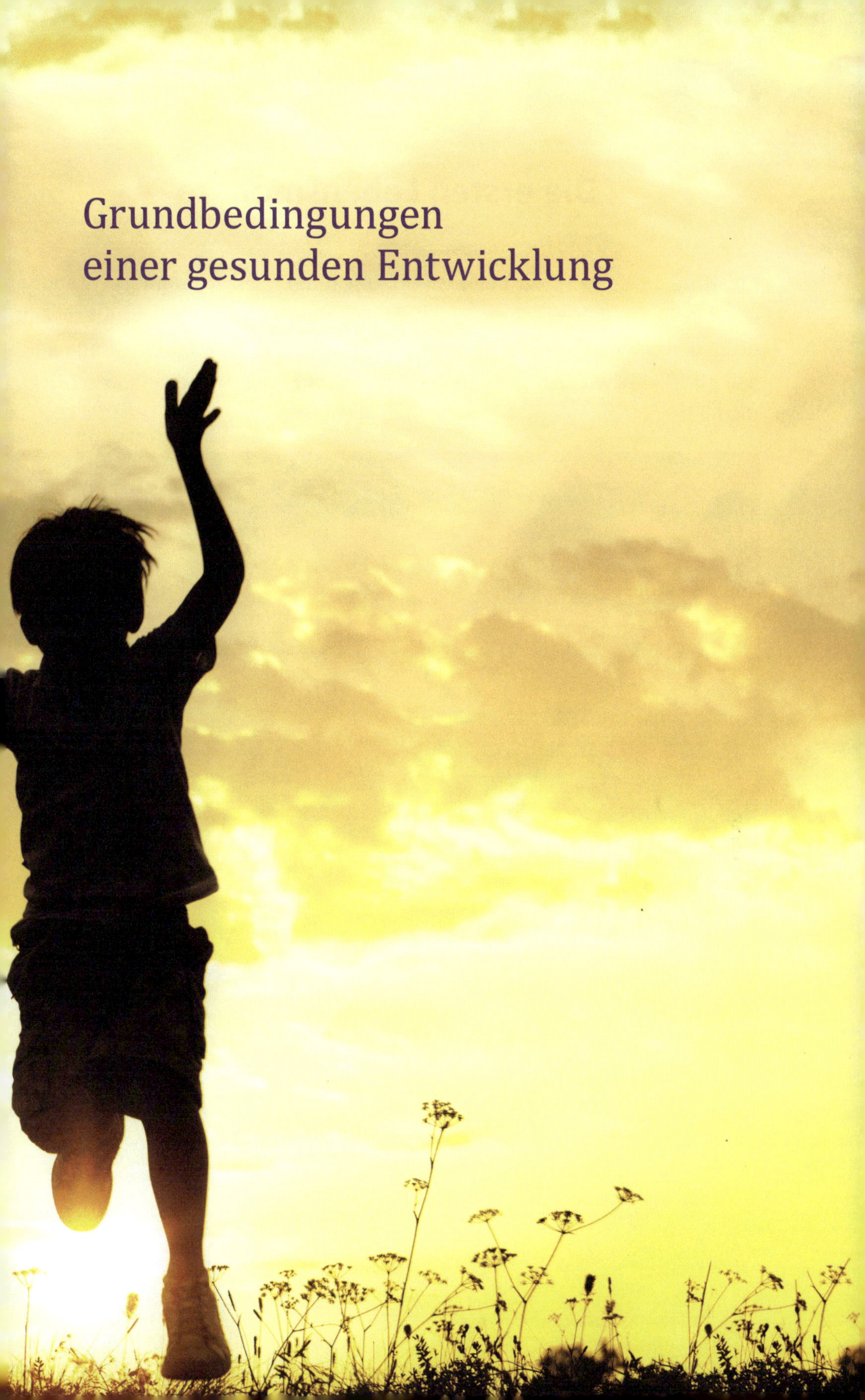

Die ersten Lebensmonate

Ein Kind in den ersten Lebensmonaten umgibt ein besonderer Zauber. Obwohl äußerlich gesehen Schlafen, Ernähren und Gedeihen diese Zeit prägen, werden hier die wesentlichsten Grundlagen für eine gesunde neurologische Entwicklung, Sinneswahrnehmung und zwischenmenschliche Beziehung gelegt.

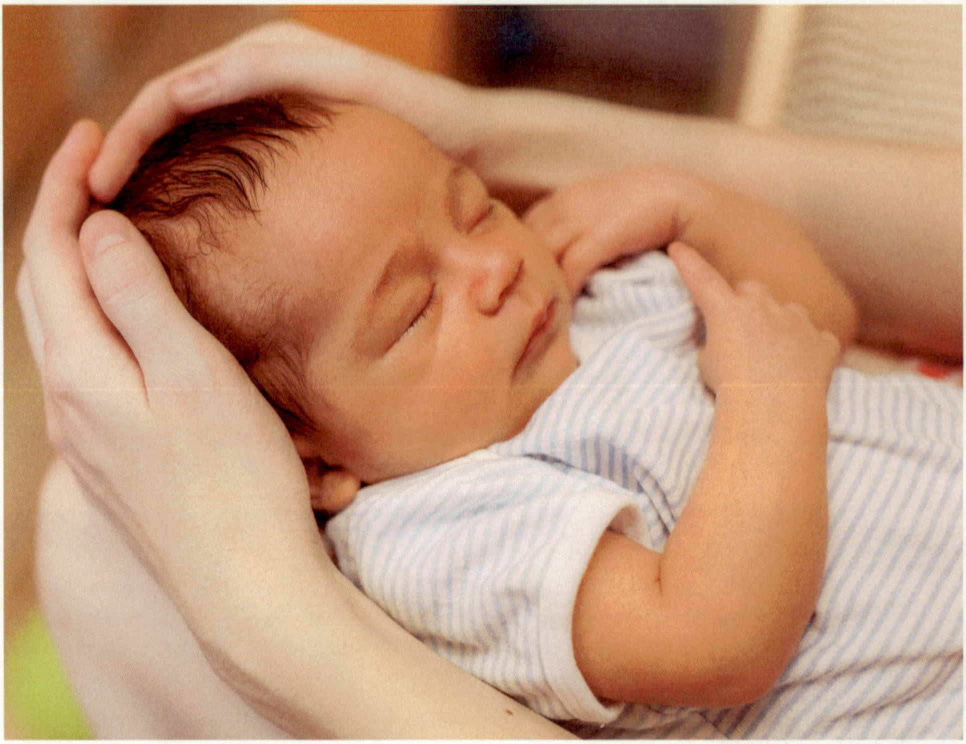

Rund um die Geburt

Wo soll entbunden werden?

Die Möglichkeiten für den Ort der Entbindung reichen heute von der Geburt zu Hause über Geburtshäuser und die ambulante oder stationäre Entbindung in einer geburtshilflichen Abteilung mit oder ohne angeschlossene Kinderklinik bis zum hochspezialisierten perinatalen Zentrum für sogenannte Hochrisikogeburten. Wo eine Frau sich subjektiv am wohlsten fühlt, gelingt ihr auch die Geburt in der Regel am besten. Lediglich medizinische Gründe können einmal gegen diesen Gesichtspunkt sprechen.

■ Zur Hausgeburt

Eine geplante Hausgeburt ist nicht risikoreicher als eine Geburt in der Klinik. Das ist inzwischen auch mit mehreren Studien belegt, z.B. in einer kanadischen Vergleichsstudie mit über 5.300 Teilnehmerinnen.[117] Medizinische Interventionen erfolgten hier sogar seltener.

■ Zur Geburt in der Klinik

Gibt es medizinische Gründe oder fühlen Sie sich wohler und sicherer in einer Klinik, ist es sinnvoll, sich vorher zu erkundigen, ob Familienzimmer angeboten werden, damit auch der Vater gleich zu Beginn mit bei Mutter und Kind sein kann. Dass das Kind bei der Mutter ist, sollte heutzutage eigentlich in jeder Klinik eine Selbstverständlichkeit sein. Ausnahmen kommen möglichst nur vor, wenn ein Kind deutlich zu früh geboren wird oder krank ist. Die Nähe von Mutter und Kind von dem Moment der Geburt an sollte in den ersten Tagen so viel wie möglich gepflegt werden, um eine Beziehung zwischen Mutter und Kind aufzubauen. Unmittelbar nach der Geburt wird das Kind auf den Bauch der Mutter gelegt und mit warmen Tüchern zugedeckt. Kind, Mutter und Vater dürfen sich jetzt einfach gegenseitig wahrnehmen (siehe auch den Abschnitt »Bonding«, Seite 321).

In den meisten Kliniken werden die Väter heute weitgehend in die Versorgung des Kindes integriert. Sie dürfen der Mutter Hilfestellung vor und bei der Geburt geben und werden auf Wunsch in der Pflege des Neugeborenen mit angeleitet.

Gibt es aus der Schwangerschaft Hinweise, dass das Neugeborene möglicherweise zeitweilig in einer Kinderklinik betreut werden muss, weil es z.B. zu klein ist oder sich eine Frühgeburt ankündigt, so ist es sinnvoll, in einer Klinik zu entbinden, in der neben der geburtshilflichen Abteilung auch eine Kinderklinik zur Verfügung steht, um eine unnötig weite Trennung von Mutter und Kind in den ersten Tagen zu vermeiden.

Es werden immer mehr Anstrengungen unternommen, die Geburt in der Klinik so menschlich wie möglich zu gestalten. Der dort vorhandene technische Apparat muss nicht so in den Vordergrund treten, dass dadurch die Stimmung kalt und unpersönlich wird. Das erfahrene Team der Klinik kann das Geschehen zurückhaltend begleiten und hat im Hintergrund für den Notfall die Operationsgruppe und den

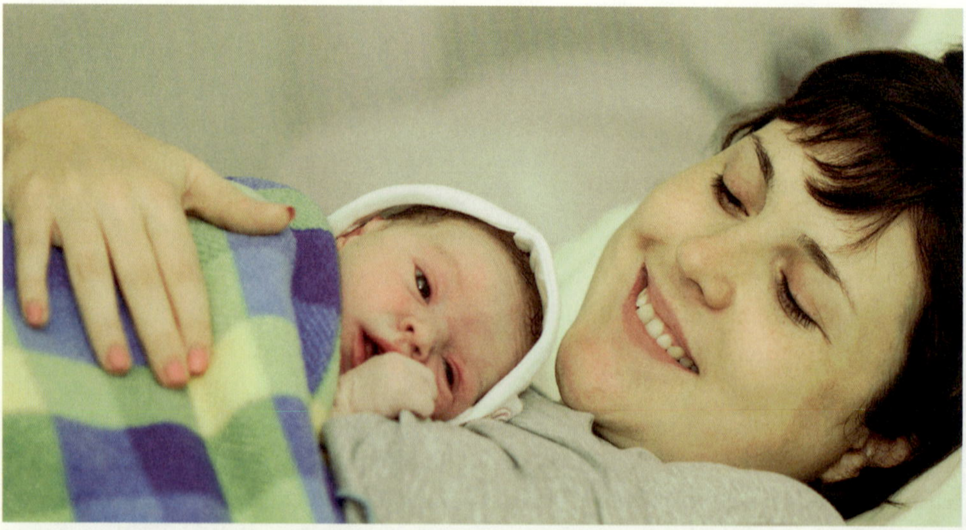

Nach der Entbindung. Mutter und Kind bleiben zusammen – auch in der Klinik.

Kinderarzt bereit. Alle Beteiligten können, wenn sie das Bewusstsein von der Bedeutung einer Geburt wachhalten, die Ankunft des Kindes mitfeiern.

Erste Maßnahmen

Vitamin K

Unmittelbar nach der Geburt wird mit der sogenannten Vitamin-K-Blutungsprophylaxe begonnen (siehe Seite 290 ff.). Aus juristischen Gründen können sich die verantwortlichen Betreuer der Geburt dieser Maßnahme nicht entziehen, es sei denn, die Eltern lehnen sie selbst verantwortet ab.

Wenn man die auf Seite 292 beschriebene verdünnte Lösung anwenden möchte, sollte man diese bereits vor der Geburt herstellen lassen und zu Hause im Kühlschrank aufbewahren, damit sie am ersten Lebenstag des Kindes zur Verfügung steht.

Anlegen

Geht es Mutter und Kind gut, erfolgt bald ein erstes Anlegen, da die Kinder kurz nach der Geburt meist kräftig saugen und so wertvolle Vormilch erhalten.

Zur Hautpflege

Für die Haut des Neugeborenen bedeutet Käseschmiere einen guten Schutz, deshalb ist Baden unmittelbar nach der Geburt nicht notwendig, Blutspuren können mit Tüchern abgetupft werden.

Zu früh Geborene und kranke Neugeborene

Frühgeborene, die vor der vollendeten 37. Schwangerschaftswoche zur Welt gekommen sind, sowie manchmal auch reife Neugeborene bedürfen nach der Geburt oder in den ersten Lebenstagen einer intensiveren klinischen Betreuung. Dabei ist eine kurzfristige Trennung von Mutter und Kind nicht immer zu vermeiden. Es empfiehlt sich, nach den Möglichkeiten der Mitaufnahme der Mutter auf die Neugeborenen-Station zu fragen bzw. sich zu erkundigen, ob es ein Zimmer für die Mutter in der Nähe der Station gibt.

Einschränkungen der Besuchszeiten für Eltern sollten nur bei der Durchführung medizinischer Maßnahmen (z.B. Röntgen, Anlage eines sterilen Venenzugangs) gelten. Die Nähe und Einbeziehung der Eltern und ihre Teilnahme an der Versorgung ist für das Kind ein wichtiger regulierender und gesundender Faktor. Gerade wenn ein Kind zu früh aus der einzigartig geschützten Situation der Schwangerschaft entbunden werden musste, haben sich alle Maßnahmen bewährt, die diese Situation »nachahmen«.

Was Frühgeborene besonders brauchen

- Schützende, abschirmende Hülle,
- die körperliche Nähe der Eltern (Känguru-Pflege, »Bonding«, siehe unten),
- Reizarmut (auf der Ebene aller Sinne!),
- Wärme (im Mutterleib erlebt das Kind sehr stabile Wärme um 37 °C),
- in kritischen Situationen allerdings sehr zügige und maximale Intensivmedizin, jedoch mit dem Ziel, möglichst schnell wieder zu den erstgenannten Prinzipien zurückzukehren.

Känguru-Pflege

Fast alle Intensivstationen bieten heute den Eltern frühzeitig die sogenannte »Kängurucare« an, dabei werden die Kinder nackt für mehrere Stunden der Mutter oder dem Vater direkt auf die Brust gelegt. Die Kinder spüren dabei Herzschlag und Atmung der Eltern, was sich meist zum einen beruhigend, zum anderen als sehr schön stimulierend auf die kindliche Atmung auswirkt; viele Kinder brauchen dann z.B. weniger zusätzlichen Sauerstoff.

Stillen ist bei Kindern in der akuten Phase einer Erkrankung manchmal nicht möglich. Sobald es ihnen besser geht, bekommen sie jedoch die erste abgepumpte Muttermilch oder werden direkt angelegt, da die wertvolle Vormilch insbesondere für diese Kinder wichtig ist. Zunehmend lässt man auch kleine Frühgeborene erste Trinkversuche an der Brust unternehmen.

»Bonding« – Wie entsteht eine gute Beziehung zwischen Eltern und Kind?

Bei gesunden, aber gerade auch bei krank oder zu früh geborenen Kindern beachtet man immer stärker, wie sich schon im ersten Kontakt zwischen Eltern und Kind möglichst optimal eine sichere Verbundenheit entwickeln kann. Das ist die Grundlage eines starken Urvertrauens, einer gesunden Lebenszuversicht.

Besonders wichtig hierfür sind

- ein sicherer Raum für Begegnung (Zeit und Ruhe),
- mit allen Sinnen die Nähe der Eltern erleben (Wärmesinn, Tastsinn, Geruchssinn, Gehör, Blickkontakt etc.),
- Kängurucare,
- Stillen.

Schützende Umhüllung

Bei allem technischen Fortschritt in der Neugeborenenmedizin und dem dadurch möglichen übermäßigen Aktionismus wird heute versucht, den Kindern durch die genannten Maßnahmen und bis hin zur Lagerung in »Nestchen« auch im Brutkasten eine spürbare Begrenzung zu geben und durch Abdecken der Brutkästen mit Tüchern zum Schutz vor zu grellem Licht die Reizüberflutung, der die Kinder hilflos ausgeliefert sind, zu mindern. Diese Abschirmung tut auch im Weiteren jedem Säugling gut, ist aber gerade für die Frühgeborenen wichtigstes heilsames Element. Der Übergang vom Leben im Uterus mit seiner gleichmäßigen Wärme und Reizabschirmung zu den Temperaturschwankungen und der Fülle von Sinneseindrücken aus der neuen Umwelt ist eine große Herausforderung, die zusätzlich zur körperlichen Reifung und Entwicklung gemeistert werden muss.

Was Sie hierfür tun können

- Schirmen Sie die Reize von außen durch einen Betthimmel ab.
- Halten Sie den Kopf Ihres Kindes durch ein Mützchen warm.
- Vermeiden Sie Reizüberflutung durch grelles Licht oder Farben, Lärm, Gerüche etc.
- Achten Sie auf den Tastsinn! Was berührt das Kind? Wie wird es berührt?
- Ggf. äußere Anwendungen, z.B. *Malvenöl-Einreibungen* für den ganzen Körper nach dem Baden, *Solum-Öl-Bein- und Fußeinreibung* bei kalten Füßchen.

In dem empfehlenswerten Buch *Frühgeborene brauchen Liebe. Was Eltern für ihr »Frühchen« tun können* schildert die Autorin Kornelia Strobel anhand eigener Erfahrungen den Umgang mit Frühgeborenen in der Klinik und zu Hause.[118] Sie gibt Hilfestellungen, wie man mit den vielen Fragen, Ängsten und Sorgen umgehen lernt, sodass das »Frühchen« so unbehelligt und natürlich wie möglich gedeihen und seinen Entwicklungsweg gehen kann.

Empfohlene Literatur

- Kornelia Strobel, *Frühgeborene brauchen Liebe. Was Sie für Ihr »Frühchen« tun können*, München ^{7}2006.
- Georg Soldner, Michael Stellmann, »Beratung und Therapie bei Früh- und Mangelgeborenen und bei Übertragung«, in: *Individuelle Pädiatrie*, Stuttgart ^{4}2011, Seite 40–55.
- Eveline Daub, *Vorzeitige Wehentätigkeit. Ihre Behandlung mit pflanzlichen Substanzen*, Stuttgart 1989.

Eindrücke nach der Entbindung

Der suchende Blick des Neugeborenen begegnet dem glücklichen und auch fragenden Blick der Mutter, die es immer wieder bei sich liegen hat. So klein und unerfahren es leiblich ist, so groß und offen scheint das Neugeborene seelisch zu sein.

In den folgenden Tagen wird jede seiner kleinen Regungen besorgt und beglückt wahrgenommen: die Saugbewegungen im Schlaf, das Gähnen, das zarte Fingerspiel. Die Atmung, bisweilen kaum hörbar, wird ab und zu unterbrochen durch ein »Knorksen« beim Räkeln. Wenn die Mutter sich nah zum Kind neigt, treten einige tiefere oder beschleunigte Atemzüge auf, weil es ihre Nähe spürt und diese freudig erwidert. Hat sie es bei sich, während es schläft, so kann sie durch die geschlossenen Augenlider manchmal das »Schwimmen« der Augäpfel beobachten (bei Frühgeborenen auch bei offenen Augen sichtbar). Die Übergänge zwischen Schlafen und Wachen sind noch fließend in dieser Zeit.

Der Blick des Kindes ruht noch nicht auf den Dingen, sondern zeigt ein seelisches Erleben an, dem sich jetzt erstmals sinnliche Lichteindrücke zugesellen. Unwillkürlich suchen wir als Erwachsene im Blick den Ausdruck der Persönlichkeit. Diese spricht sich beim Neugeborenen anders aus als später. Sind die Augen geöffnet, so suchen sie etwas im Umkreis der Mutter auf, an dem der Blick für Momente verweilt, bevor er sich wieder ermüdet verschließt. Nach kurzer Zeit gehen die Augen dann wieder auf und suchen das Etwas noch einmal zu fassen.

Der Rhythmus des Sehens und Nichtsehens ist wesentlicher Anteil der ersten Selbsterfahrung. Das Kind erlebt die Gewissheit seiner irdischen Existenz durch die wiederkehrenden Sinneswahrnehmungen. Im Laufe der folgenden Monate findet es sich selbst immer deutlicher durch die Aktivität, die es im Zusammenführen der Wahrnehmungen aufwendet. Später, im Alter zwischen zwei und drei Jahren, fasst es dieses Erlebnis eigener Aktivität zusammen mit dem Wort »Ich«.

Das Begehren, sich durch die Sinne an der Umwelt zu erleben, durchzieht alle Re-

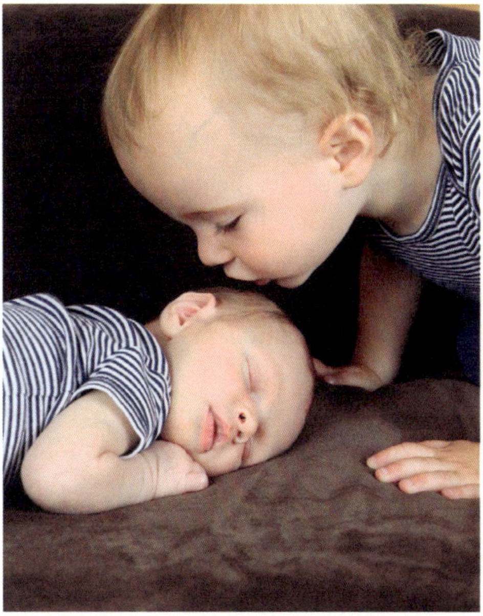

Ein neues Familienmitglied wird begrüßt.

gungen des Neugeborenen: Es genießt das Sattsein, verlangt im Hunger gierig nach der Brust und kann meisterhaft saugen. Es schläft hingegeben oder nimmt auf, was an Licht, Tönen, Geräuschen, Kälte und Wärme um es herum ist. Sein seelisches Erlebnis ist ganz an diesen Rhythmus des sich Öffnens und Verschließens, des Begehrens und Zufriedenseins gebunden. Dabei entsteht »seine Zeit«, lange bevor es ein Bewusstsein von ihr hat.

Eltern, die sich an den ersten Lebenstag ihres ersten Kindes zurückerinnern, sagen oft: Damals wussten wir, von jetzt an ist alles anders. Keine noch so gute Vorbereitung auf die Geburt eines Kindes kann das Erlebnis annähernd vermitteln, wenn dieses kleine Wesen in all seiner Hilflosigkeit weitgehend die Gefühle, Gedanken und Handlungsabläufe im Umkreis bewegt und bestimmt.

Die Vorsorgeuntersuchungen U1 bis J2

Die Vorsorgeuntersuchungen beginnen unmittelbar nach der Geburt und werden heute bis zu den Jugenduntersuchungen fortgesetzt (siehe die Tabelle). Sie wurden eingerichtet mit dem Ziel, krankhafte Störungen oder Entwicklungshemmungen körperlicher und seelischer Art frühzeitig zu entdecken und einer Behandlung zuzuführen. Neben der Befragung der Eltern gehört zu jeder dieser Vorsorgen eine gründliche allgemeine und neurologische körperliche Untersuchung und die Erfassung von Gewichts-, Größen- und Proportionsentwicklung. Die Ergebnisse werden in einem gelben Heft (bzw. die der späteren Untersuchungen auf gesonderten Bögen) dokumentiert, das die Eltern bei der Geburt erhalten. Auch die später hinzugekommenen Kinder- und Jugenduntersuchungen (U10, U11 und J2) werden in Deutschland von immer mehr Krankenkassen übernommen.

Diese Vorsorgeuntersuchungen sind eine gute Möglichkeit für den behandelnden Haus- bzw. Kinderarzt, die gesunde Entwicklung eines Kindes verantwortlich mit zu begleiten. Denn sonst geht man ja nur zum Arzt, wenn das Kind krank ist.

Hauptthemen sind die Früherkennung von Erkrankungen (z.B. Herzfehler, Hüftdysplasie), Entwicklungs-, Sinnes-, Ernährungs- oder Stoffwechselstörungen, die ganzen Möglichkeiten der Krankheitsvorsorge inklusive Schutzimpfungen, Rachitis- und Karies-Vorsorge, ferner Kommunikationsstörungen, ihre Ursachen und viele pädagogische Fragen. Die Untersuchungen und die damit verbundenen Gespräche mit den Eltern können Sicherheit und Vertrauen in die individuelle Entwicklung eines Kindes fördern.

Die Zeiten, zu denen die Vorsorgeuntersuchungen durchgeführt werden, markieren wichtige Etappen in der Entwicklung des Kindes, in denen Fortschritte und Fähigkeiten erkennbar werden, deren Ausbleiben auf Störungen oder Krankheiten hindeuten kann. Da die Untersuchungen auch mit den öffentlich empfohlenen, aber derzeit freiwilligen Impfungen verbunden sind, empfiehlt es sich, schon vorher darüber nachzudenken und eventuell

U1	unmittelbar nach der Geburt	U7a	34. – 36. Lebensmonat
U2	3. – 10. Lebenstag	U8	43. – 48. Lebensmonat, 4 Jahre
U3	4. – 6. Lebenswoche	U9	60. – 64. Lebensmonat, 5 – 6 Jahre
U4	3. – 4. Lebensmonat	U10	7 – 8 Jahre
U5	6. – 7. Lebensmonat	U11	9 – 10 Jahre
U6	10. – 12. Lebensmonat	J1	12 – 14 Jahre
U7	21. – 24. Lebensmonat	J2	16 – 17 Jahre

Übersicht der Vorsorgeuntersuchungen von der Geburt bis zum 16./17. Lebensjahr.

nachzulesen, welche Impfungen das Kind haben soll und welche nicht (vgl. Seite 252 ff.). Auch Laboruntersuchungen sind angezeigt, wenn sich der Verdacht auf eine krankhafte Abweichung aus der Untersuchung ergibt.

U1

Von der Mutter meist unbemerkt wird das Neugeborene sofort nach der Geburt mit Schwerpunkt auf seine Lebensfunktionen, Geburtstraumen und schwere Fehlbildungen untersucht. Die Ergebnisse werden als Vorsorgeuntersuchung U1 dokumentiert. Um einer Hirnblutung vorzubeugen, erhält es dabei in der Regel erstmals Vitamin K1 (Informationen zu Vitamin K finden Sie auf Seite 290 ff.).

Hörscreening: Seit 2009 wird in Deutschland in den ersten Lebenstagen ein Hörtest angeboten, der von den Krankenkassen bezahlt wird. Nach Möglichkeit soll jedes Kind untersucht werden, um bei den Kindern mit Hörstörungen (etwa 2 von 1.000 Neugeborenen) frühzeitig Maßnahmen durchzuführen – in der Regel die Versorgung mit einem Hörgerät –, damit sie Hören und Sprechen möglichst normal lernen können. Die Teilnahme ist freiwillig.

U2

Dies ist die erste ausführliche körperliche Untersuchung, die besonders dem Erfassen von Herzfehlern, Stoffwechselstörungen, Infektionen, zu starker Gelbsucht und Trinkschwäche dient. Dabei werden dem Kind in Deutschland zwischen der 36. und spätestens 72. Lebensstunde einige Blutstropfen für das Stoffwechsel-Screening entnommen. Um einen möglichen Herzfehler zu entdecken, wird oft die Sauerstoffsättigung gemessen. Nervensystem und Neugeborenen-Reflexen wird ebenfalls besondere Beachtung geschenkt, wobei die psychomotorische Entwicklung zentrales Thema auch bei jeder weiteren Untersuchung bleibt. Neben der zweiten Vitamin-K-Gabe wird auch schon über die Rachitis-Vorsorge gesprochen (siehe Seite 284 ff.). Das Sehen wird in den Vorsorgen bis zur U7 jeweils mit einem Durchleuchtungstest (Brückner-Test) geprüft.

U3

Hier werden Fragen der Eltern bezüglich Entwicklung, Ernährung und Stillen, Verdauung, Schlaf, Impfungen etc. besprochen, weshalb es – gerade beim ersten Kind – besonders schön ist, wenn beide Eltern diesen Termin wahrnehmen können. Auch mögliche Schwierigkeiten in der neuen Familienkonstellation sollten hier besprochen werden können (z.B. Überlastung der Mutter, Vernachlässigungs- und Eifersuchtsgefühle von Geschwistern, Schlafmangel). Die frühe neurologische Entwicklung wird detailliert z.B. über die Reflexmuster untersucht.

Hüftultraschall: Eine angeborene Hüftdysplasie wird vom Kinderarzt mittels Ultraschalluntersuchung so früh wie möglich festgestellt und behandelt. Würde sie übersehen und die inzwischen entstandene Hüftluxation erst beim Laufenlernen an dem watschelnden Gang erkannt, so wäre eine operative Korrektur nötig, der meist noch weitere Eingriffe folgen müssen.

Wenn nicht wegen besonderen Risikos (Beckenendlage, familiärer Belastung, Fehlbildungen) schon zur U2 ein Ultraschall der Hüften durchgeführt wurde, so geschieht dies regulär im Rahmen der U3. Es wird festgestellt, ob die Hüftgelenkreifung altersentsprechend ist oder ob hierzu Unterstützung (bei leichter Unreife mit breitem Wickeln, ansonsten in Form einer Spreizhose oder in seltenen Fällen mit einem Gips oder operativ) erforderlich ist.

Impfungen: Nach ausführlicher Aufklärung wird ab dem vollendeten zweiten Monat auf Wunsch der Eltern die erste Impfung nach der deutschen Standardempfehlung gegeben. Viele Eltern beginnen jedoch aus den im Impfkapitel (siehe Seite 252 ff.) genannten Gründen nicht so früh oder lassen ihre Kinder ggf. nur gegen sorgfältig ausgewählte Erkrankungen impfen.

■ U4

Hier liegt ein Schwerpunkt auf der Kontrolle der psychosozialen und psychomotorischen Entwicklung. Wie ist der Kontakt zu den Eltern? Hat das Kind bereits zum ersten Mal ein »soziales Lächeln« gezeigt? Sind symmetrische Bewegungen möglich? Wie ist die Kopfform? Bei einseitiger Lagerung oder Bewegungsfähigkeit ist der noch weiche Kopf manchmal deutlich verformt, was dann je nach Ursache z.B. durch Osteopathie, Krankengymnastik oder Veränderung der Lagerung bearbeitet wird (siehe auch das Kapitel »Zur Lagerung des Säuglings«, Seite 333 f.). Haben sich eventuelle Anfangsschwierigkeiten wie Dreimonatskoliken, Schlafprobleme (siehe Seite 41 ff. und 583 ff.) usw. gelöst?

■ U5

Das Lautieren nimmt deutlich zu, weshalb hier die Hörfunktion nochmals gut überprüft wird. Zudem werden aber auch die anderen Sinne bezüglich ihrer Funktionsweise genauer betrachtet (siehe das Kapitel »Zur Pflege der ersten Sinneswahrnehmungen«, Seite 328 ff.). Häufig werden auch Fragen zur Ernährung, z.B. zur Beikost-Einführung (siehe Seite 380 ff.) besprochen. Fragen wie: Fremdelt das Kind schon? Wie ist die Koordination der Hände? werden ebenfalls gestellt.

■ U6

Als Meilensteine der Entwicklung finden hier die ersten Worte (Mama, Papa, da!), rückblickend das freie Sitzen, des Weiteren das Krabbeln, Hochziehen, Stehen und ggf. schon freie Laufen besondere Beachtung. Letzteres sollte spätestens im 18. Monat erfolgen. Wie greift das Kind, mit dem Pinzetten- und Zangengriff? Werden auch Gesten und Verhaltensweisen nachgeahmt? Die Zahnentwicklung wird ebenfalls überprüft. Ist der Kostaufbau gelungen?

■ U7

Die weiteren Fortschritte der psychomotorischen Entwicklung stehen im Vordergrund. Hat sich die Sprache auf mindestens 50 Wörter erweitert? Wie spielt und kommuniziert das Kind? Läuft es sicher? Wie erobert sich das Kind seine Welt?

U7a

Ist das Kind kindergartenreif (siehe auch Seite 452)? Erlebt sich das Kind zunehmend als ein »Ich«, absolviert es also die Individuationsentwicklung? Wann tauchte das Wort »Ich« im Sprachgebrauch auf? Wie wurde die Trotzphase erlebt? Wie werden Wahrnehmungen von dem Kind verarbeitet? Weiterhin wird die Sauberkeitsentwicklung vorbereitet, falls sie nicht schon spontan früh erfolgt ist.

U8

Nun findet die Sozialentwicklung besondere Beachtung: Spielt das Kind immer mehr auch mit anderen? Hat es Freunde? Wird das Interesse weiter, das Zuhören immer länger möglich, z.B. für eine ganze Geschichte? Hören und Sehen können schon gut aktiv getestet werden. Die anderen Sinnestätigkeiten sollten erneut überprüft werden.

Wie weit differenziert ist die Sprachentwicklung? Wie sind die Fortschritte in der Sauberkeitserziehung? 20 bis 30 % der Kinder nässen in diesem Alter nachts noch ein.

U9

Sind die Kinder auf einem guten Weg zur Schulreife? Wie sind die Wahrnehmungsverarbeitung, die kognitiven Fähigkeiten und der psychomotorische Entwicklungsstand? Gibt es ggf. Hindernisse, die besonderer Beachtung, Pflege oder Bearbeitung bedürfen? Hat das Kind beispielsweise Mühe mit der Stifthaltung, könnte man ihm mit Ergotherapie helfen?

Aus anthroposophischer Perspektive wird hier noch zusätzlich der Entwicklungszustand des sogenannten Ätherleibes als Träger der Wachstums- und Gedankentätigkeit untersucht (siehe Seite 222 und 445). Es interessiert in diesem Zusammenhang auch, wie weit die zweiten Zähne entwickelt sind, deren erstes Auftreten die vollständige Durchformung des Vorschulkindes zum Schulkind markiert. Die in diesem Zeitraum von der körperlichen Tätigkeit frei werdenden Form- und Wachstumskräfte des Kindes können jetzt als »geistige Form- und Wachstumskräfte« auftreten in Gestalt des abstrakten Denkvermögens, das die Schulreife anzeigt. Kinder können ab diesem Zeitpunkt eine Information unabhängig von ihrem Zeit- und Raumkontext abstrakt erinnern und gedanklich handhaben (siehe auch Seite 445 und 453 ff.).

U10 und 11

Bei den ersten Schuluntersuchungen wird ein besonderer Fokus auf Schulschwierigkeiten und umschriebene Entwicklungsstörungen wie Lese-, Rechtschreib-, Rechen-, Aufmerksamkeits- und Verhaltensstörungen gelegt, aber auch auf die weitere körperliche Entwicklung im Hinblick auf Übergewicht, motorische Defizite oder verfrühte Pubertätszeichen.

In der Persönlichkeitsentwicklung tritt im Kontext der Vorpubertät zwischen dem neunten und zehnten Jahr ein neuer markanter Einschnitt auf. Rudolf Steiner nannte ihn den *Rubikon* der kindlichen Entwicklung – in Anlehnung an Julius Cäsars Überschreitung des gleichnamigen Grenzflusses in Oberitalien, von wo aus es kein Zurück mehr gab: »Die Würfel sind gefallen – alea iacta est«. Erstmals empfindet sich das Kind plötzlich als einsam bzw. »allein« auf der Welt, nicht selten verbunden mit spontaner Traurigkeit. Es erlebt sich nicht mehr so selbstverständlich zugehörig zu seinen nächsten Angehörigen. Nicht selten treten sogar Adoptionsphantasien auf, weil es sich so anders erlebt als Papa, Mama und die Geschwister. Auch Kameraden und Lehrern gegenüber tritt dieses Fremdheitsgefühl auf, oft verbunden mit einem neuen »prüfenden Blick«, als wollte das Kind fragen: Wer bist du eigentlich? (Siehe auch Seite 496 f.) Freundschaften erhalten dadurch eine neue tiefere Qualität als »Ich-Du-Beziehung«.

■ J1 und J2

Bei den Jugenduntersuchungen werden neben einer allgemeinen Untersuchung besonders die Pubertätsstadien, Wachstum und Bewegungsapparat, der Impfstatus (Röteln!), Blutdruck und ggf. Blutwerte überprüft. Gesundheitsschädigender Umgang mit Medien (siehe Seite 566 ff.), der Konsum schädigender Substanzen wie Tabak, Alkohol, Medikamente oder Drogen (siehe Seite 636 ff.) sowie Sozialisations-, Verhaltens-, Pubertäts- und Sexualitätsstörungen (siehe Seite 548 ff.) finden ebenfalls besondere Beachtung. Liegen psychosomatische Erkrankungen vor?

In der Regel wird auch ein Gespräch mit dem Jugendlichen allein geführt.

In der Persönlichkeitsreifung des Jugendlichen tritt mit fünfzehn/sechzehn Jahren ein weiterer markanter Entwicklungsschritt auf. Erstmals erwacht bewusst das Erlebnis: Ich bin für das, was ich denke und sage, was ich fühle und wie ich reagiere, *selber* verantwortlich (vgl. auch Seite 448).

Zur Pflege der ersten Sinneswahrnehmungen

Geräusche und Töne

Betreten wir einen Raum, in dem sich ein Säugling befindet, ändern wir unvermittelt unser Verhalten. Ohne dass das Kind auch nur einen Mucks macht, werden sich sogar sonst lebhafte und gern tobende Wildfänge leise und auf Zehenspitzen der Wiege nähern.

Umgekehrt bringt ein schreiender Säugling mit unwiderstehlicher Gewalt seine ganze Umgebung schnell auf Trab.

Zwischen diesen beiden Extremen entfaltet sich der Lebensbereich des Säuglings, in dem die Mutter oder der Vater in Elternzeit in der Regel die Hauptrolle spielt. Worte und Töne der Wärme, Freude und die seelische Zuwendung der Eltern stehen in einem feinen Wechselspiel mit all den Tönen, durch die sich das Kind ihnen gegenüber bemerkbar macht.

Auch der noch ungeborene Organismus des Kindes lebte schon in dem Stimmenklang und Geräuschraum der Eltern und wurde dadurch aufgrund des schon im Mutterleib funktionierenden Gehörsinns tief geprägt.

Wir empfehlen, das ungeborene und neugeborene Kind von allen vermeidbaren technischen Musik- und Geräuschquellen fernzuhalten. Denn alles, was wir in den ersten Jahren mit dem Kind vornehmen, hat einen besonders tief prägenden Einfluss und veranlagt unter Umständen Gewohnheiten für das ganze Leben.

Im akustischen Bereich entwickelt sich das menschliche Leben zwischen absoluter Ruhe und der ganzen Fülle menschlicher, instrumentaler und technischer Laute. Das Kind wird später umso feiner in seiner Tonwahrnehmung differenzieren können, je sensibler und behutsamer seine Umgebung mit der akustischen Welt umgegangen ist. In der Lebensepoche, bevor das Kind sprechen und denken lernt, hat es keinerlei Distanz zu den Eindrücken seiner Umgebung und insbesondere nicht zu den Klangwahrnehmungen. Diese Distanzierungsmöglichkeit kann sich erst langsam entwickeln als Folge des Benennens und Bedenkens. Das Kind ist insbesondere im ersten Lebensjahr ganz unfähig, innerlich »abzuschalten«, sodass es mit seinem ganzen überaus sensiblen Körper alles mitmachen und nachahmen muss, was an Eindrücken auf es einwirkt. Die feinen oder gröberen Änderungen im Rhythmus von Puls und Atmung sind ein empfindlicher Indikator für dieses Miterleben, auch wenn das in der Regel nicht beachtet wird.

Welch intensive Wirkung Geräusche und Töne auf Säuglinge haben, kann auch beobachtet werden, wenn man ihnen beim Spielen zuschaut: Gibt man ihnen eine Rassel in die Hand oder befestigt man an einem gespannten Gummi in der Wiege etwas, das Geräusche erzeugt, so ist der Erfolg an den Bewegungen des Kindes abzulesen: Seine Strampelbewegungen bekommen die Tendenz, »mehr nach innen zu fahren«, sie nehmen eher einen »schüttelnden« Charakter an. Ganz anders, wenn die Kinder einfache Holzklappern zum Spielen bekommen. Dann passen sich ihre Bewegungen der Klangwahrnehmung an und werden auffallend geführter und geordneter. In beiden Fällen wirken die Kinder jedoch freudig erregt beim Hören des Geräusches. Nur hat man bei dem Letzteren den Eindruck, dass sie dabei stärker in sich ruhen und die Sinneseindrücke innerlich bewältigen.

Wieder anders ist die Wirkung einer einfachen Tonfolge, von Mutter oder Vater an der Wiege gesungen oder gesummt. Das Kind verharrt in Verwunderung, seine Bewegungen werden ruhiger, gelöster, und wenn es müde ist, schläft es bald ein; das Kind öffnet sich den Tönen und kann so auch sein bewusstes seelisches Erleben leichter und entspannter in die Bewusstlosigkeit des Schlafs entlassen.

Atemluft, Luftfeuchtigkeit und Gerüche

Einigkeit besteht darüber, dass die Luft »gut« sein soll. Doch wenn wir in der Großstadt das Fenster öffnen, müssen wir nehmen, was kommt. Die Luft darf kühl sein, es soll jedoch nicht ziehen. Auch aus diesem Grund ist ein Schleier über dem Schlafplatz des Kindes zweckmäßig.

Ob und wie lange das Fenster geöffnet wird, hängt nicht nur von der Wärme, sondern auch von Feuchtigkeit, Trockenheit oder Geräuschen ab. Es ist oft eine gute Lösung, mehrfach am Tag, wenn das Kind gerade nicht im Zimmer ist, die Fenster weit zu öffnen und anschließend wieder ganz zu schließen.

Auf jeden Fall sollte vermieden werden, dass das Kind fortwährend Küchengerüche oder gar Zigarettenrauch einatmen muss oder durch Verkehrslärm oder eine Musikquelle in der Nachbarschaft einem starken Geräuschpegel ausgesetzt ist. Zur Luftfeuchtigkeit ist zu sagen, dass die meisten Heizungstypen moderner Wohnungen wegen der mangelnden Feuchtigkeit für Kinder ungeeignet sind. Durch Wasserverdunster, die an der Heizung aufgehängt werden, lässt sich das Problem teilweise lösen – eigentlich müssten einige Liter pro Tag verdampft werden. Das ist nur mit elektrischen Geräten zu erreichen, die man jedoch aus anderen Gründen wie der Geräuschentwicklung, bakterieller Besiedelung u.a. nicht so gern benützt. Ist es jedoch aus gesundheitlichen Gründen – z.B. wegen häufig vorkommender Katarrhe in der Familie – nötig, solch ein Gerät anzuschaffen, sollte man darauf achten, dass es sich dabei um ein geräuscharmes, d.h. motorfreies Modell handelt, welches mit normalem Leitungswasser und ohne Filterpapier arbeitet. Das sind Geräte, die durch zwei Elektrodenplatten das Wasser zum Kochen bringen.

Bei Infekten der Luftwege kann man die Feuchtigkeit noch qualitativ verbessern, indem man feuchte Tücher mit einigen Tropfen Eukalyptus- oder Lavendelöl in Bettnähe oder über die Heizung hängt. Auch die Wirkung von Reizstoffen wie Ozon und Stickoxide auf die Atemwege wird so gelindert.

Sonnenlicht

Schon das Neugeborene öffnet im Halbdunkel seine Augen und scheint etwas zu suchen. Lässt man aber Licht in die Wiege fallen, so gehen die Augen gleich wieder zu.

Nach wenigen Wochen ändert sich dieser Zustand: Das Kind schaut auch im helleren Zimmer in verschiedene Richtungen, wenn es wach ist. Jetzt ist es auch an der Zeit, es am offenen Fenster oder draußen schlafen zu lassen, von Wind und direkter Sonneneinstrahlung abgeschirmt. Wichtig dabei ist, dass das blaue Himmelslicht das Gesicht des Kindes bescheint (siehe das Kapitel »Rachitis-Vorbeugung«, Seite 284 ff.). Man beginnt mit fünfzehn bis dreißig Minuten täglich, je nach Witterung, und steigert langsam auf bis zu zwei Stunden und länger. Natürlich schaut man gelegentlich nach dem Kind, auch wenn es schläft.

Der Gedanke, das Kind mit drei bis vier Wochen schon unter blaues Himmelslicht zu legen, ist manchen Menschen unsympathisch, auch wenn die Kinder dabei warm zugedeckt sind und ein Mützchen auf dem Kopf haben. Diese Maßnahme ist jedoch in unseren Breitengraden eine der wichtigsten im Säuglingsalter. Dank seiner besonderen Struktur wirkt das blaue Himmelslicht gestaltend, insbesondere auf den Knochenbau. Vermittler ist das sich in der Haut bildende Vitamin D. Neben der Muttermilch ist das Himmelsblau so der wichtigste Anreger einer gesunden Knochenbildung.[119]

Ein Säugling sollte zur Rachitis-Vorbeugung zwei Stunden täglich sein Gesicht mit freier Stirn unter dem blauen Himmel haben. Die Tatsache, dass dies in Industriestädten oder z.B. im Klima Nordrhein-Westfalens oft über Monate nicht eingehalten werden kann, ist der Grund, warum man weitere Maßnahmen zur Rachitis-Verhütung ergreifen muss. In den meisten Gegenden Süddeutschlands, im Bergland und in Küstennähe sind Letztere häufig nicht nötig, weil dort mehr Licht einfällt.

Von zu viel Licht in der ersten Lebenszeit und von Ganzkörper-Sonnenbädern im frühen Kindesalter ist dagegen dringend abzuraten. Ein Zuviel an Licht bewirkt verfrühte Verhärtungstendenzen im Organismus und überfordert das Nervensystem. Das kann jeder nachvollziehen, der seine Hautbeschaffenheit und sein geistiges Leistungsvermögen nach einem unvernünftigen Sonnenbad testet. Auch hier kommt es darauf an, jeweils das rechte Maß herauszufinden.

Wärme und Kälte

Die Wärmeregulation des Neugeborenen ist störanfällig und unreif (siehe das Kapitel über Rhythmus, Seite 247 ff.). Bei Neugeborenen, die in eine zu kalte Umgebung hineingeboren werden, zeigt sich noch nach Stunden die Tendenz zur Untertemperatur, auch wenn sie gleich nach der Geburt warm eingepackt worden sind. Heute weiß man, dass die Neugeborenen in den ersten Lebensstunden in direktem Haut-zu-Haut-Kontakt mit der Mutter am allerbesten ihre Wärme halten können (siehe Bonding, Seite 321).

! In der ersten Lebenszeit kann nicht zu viel getan werden, um das Kind gleichmäßig warm zu halten. Es kommt ja aus intrauterin tropisch feuchten stabilen 37 °C Wärme! Was natürlich nicht bedeutet, das Kind zu überwärmen (siehe Seite 333)!

Ein Wärmeventilator im Bad ist ungünstiger als ein Wärmestrahler. Dieser sollte aber nicht direkt über dem Kopf des Kindes angebracht sein. Eine marmorierte Haut des Kindes oder ein roter heißer Kopf zeigen die Fehler an. Dagegen sind im Freien kühle Wangen und kühle Hände auch beim warm angezogenen Säugling normal. Im Schlafsäckchen dagegen sollten Hände und Füße warm sein.

Der Kopf strahlt unbedeckt viel Wärme ab und sollte deshalb draußen ein dickes Mützchen aus Wolle, drinnen ein dünnes z.B. aus Seide bekommen – ausgenommen an heißen Tagen und in heißen Zonen, dort aber ist dafür ein Sonnenhut notwendig.

In den ersten Lebenswochen kann es notwendig sein, ein im Backofen oder auf der Heizung vorsichtig angewärmtes Kirschkernsäckchen ins Bettchen zu legen – wegen der Gefahr des Auslaufens bzw. Verbrühens keine Wärmflasche!

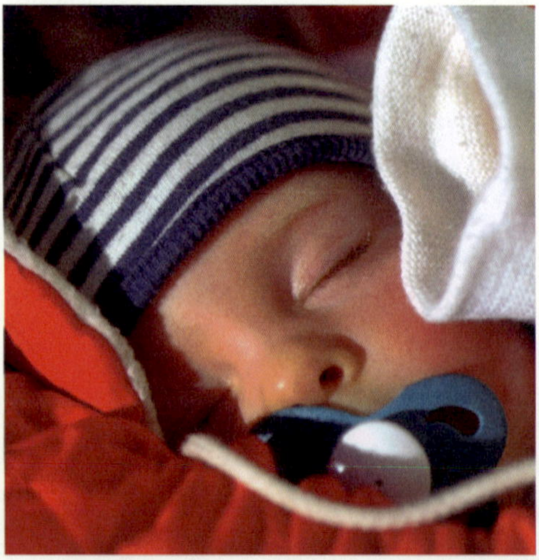
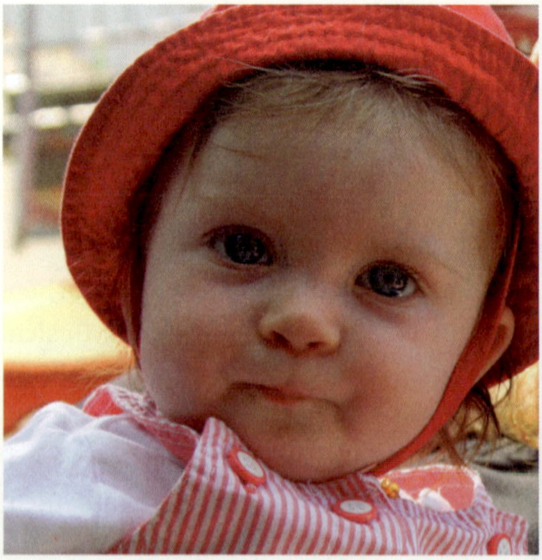

Das Wollmützchen schützt vor zu starker Wärmeabgabe in den kalten Jahreszeiten und damit auch vor Erkältungs- und Mittelohrinfekten. Das Sonnenmützchen schützt vor Sonnenstich.

Aber Vorsicht vor zu großer Hitze! Schon 40 °C an der Haut des Kindes werden nach einiger Zeit zu viel, und 45 °C führen nach etwa einer Stunde zu »Verbrennungen« mit Gewebsuntergang.

Wolle: Wenn ein Kind ohne besonderen Grund häufig kühle Hände hat, hilft in den meisten Fällen schon ein schafwollenes Unterhemdchen mit langen Ärmeln. Wir empfehlen schafwollene Wäsche, wenn diese in genügend feiner Qualität hergestellt werden kann, sonst aber schafwollene Pullunder, Pullover, Jäckchen und Decken sowie Windelhosen und Strampelhosen. Dies aus dem Grund, weil die Schafwolle eine einzigartige Eigenschaft besitzt: Sie kann bis zu 30 % ihres Eigengewichtes an Feuchtigkeit aufnehmen, ohne sich feucht anzufühlen. Die Feuchtigkeit kann durch die Wolle abdampfen, ohne dass sich die Verdunstungskälte auf der Haut bemerkbar macht. Das heißt, die Wärmeisolierung bleibt erhalten. Dadurch wird auch der aus der Haut austretende Schweiß besser aufgenommen und nach außen abgegeben und die Hitze weniger gestaut, als dies bei allen Synthetikgeweben der Fall ist. Auch die Beduinen in der Wüste tragen aus diesem Grund Woll- oder Schaffellkleidung.

Eine Abneigung gegen Schafwolle besteht bei den Menschen, die sie auf der eigenen Haut als kratzig empfinden. Es kommt deshalb darauf an, genügend weiche Qualitäten ausfindig zu machen oder aber ein dünnes Baumwollhemdchen unterzuziehen.

Die meiste Wollwäsche lässt sich schonend in der Maschine waschen (Wollwaschgang). Bewährt haben sich bei sehr empfindlicher Haut auch Hemdchen und Mützchen aus Rohseide.

Für allergische Kinder, die weder Wolle noch Seide vertragen, empfehlen wir eine gute, naturbelassene Baumwolle, da sie deutlich besser wärmt und den Schweiß besser aufsaugt als billige Ware. Synthetik ist immer ungünstig, da es keine Feuchtigkeit bindet und die Wärme staut.

Wir haben das Thema Wolle deswegen so ausführlich behandelt, weil wir bei der kinderärztlichen Untersuchung allzu oft mit zu kühl angezogenen Säuglingen zu tun haben. Selten gibt es jedoch auch das andere Extrem des überwärmten Säuglings, dessen Mütze noch bis zu den Augenbrauen reicht ... Zu viel Wärme verwöhnt den Organismus und verhindert die Ausbildung einer guten Eigenregulation. Zu wenig Wärme oder gar Kaltmaßnahmen in dieser Zeit schleifen Reflexe und Regulationsformen ein, die nicht den normalen Verhältnissen entsprechen, sondern überschießende Reaktionen provozieren. In beiden Fällen wird die Ausbildung elastischer, sensibler Reaktionsweisen auf Wärme- und Kältereize verhindert (siehe auch Seite 246 f.).

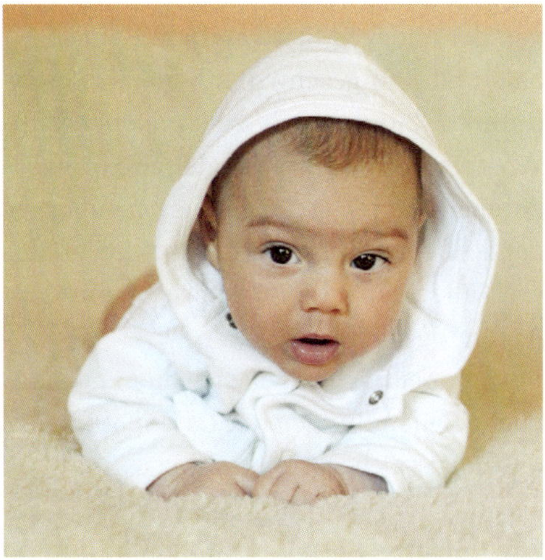

Die Bauchlage ist zunächst die einzige Position, in der ein Säugling den Kopf kurzfristig selbst anheben kann.

Schwerkraft: Zur Lagerung des Säuglings

Wir wissen aus der Art, wie wir ein Neugeborenes tragen, dass es seinen Kopf und Rumpf noch nicht entgegen der Schwerkraft halten kann. Nur in Bauchlage vermag der Säugling seinen Kopf kurzfristig anzuheben. Weniger bekannt ist die Tatsache, dass in den ersten drei Monaten die Schwerkraft auch direkt deformierend auf den Körper des Kindes wirken kann. Ein Kind, das den Kopf stets zur selben Seite wendet, weil von dorther Licht und Menschen an sein Bettchen herankommen, wird an dieser Seite eine Abflachung des Schädels entwickeln. Diese Deformierung kann sich auch über den Rumpf bis hinunter zum Becken ausprägen. Wird das nicht rechtzeitig erkannt, bedarf der Lagerungsschaden nach dem dritten Monat der therapeutischen Korrektur.

In einigen Fällen kann ein Schlüsselbeinbruch während der Geburt, ein muskulärer Schiefhals (siehe Seite 50) oder eine Kopfgeschwulst[120] der Grund für die Bevorzugung der einseitigen Lage sein. Deshalb lagert man vorbeugend den Kopf abwechselnd zur einen und zur anderen Seite hin. Bei schon eingetretener Kopfdeformierung wird unter fachkundiger Anleitung vorübergehend nur zur vernachlässigten Seite gelagert.

Kann sich das Kind schon drehen und bevorzugt es vielleicht die Lichtseite, so muss man kurzerhand das Kopfende zum Fußende machen, damit das Licht jetzt von der anderen Seite einfällt. Bei Schiefhals und Kopfgeschwulst bedarf es einer Unterstützung durch zusammengerollte Windeln, um das Zurückgleiten zur »verbotenen Seite« wenigstens vorübergehend zu vermeiden. Natürlich wird in diesen Fällen auch die Rücksprache mit dem Arzt nötig sein.

Therapeutisch haben sich hier auch manuelle Behandlungen wie Osteopathie und Craniosacraltherapie bewährt.

Zur Rücken-, Seiten- und Bauchlage

! Die Bauchlage ist nach neueren Untersuchungen ein wesentlicher Risikofaktor für die Zunahme des plötzlichen Kindstodes (siehe Seite 56 ff.). So gilt die allgemeine Empfehlung zur Schlaflagerung: in den ersten Monaten weder Bauch- noch Seitenlagerung, sondern Rückenlage. Kein Kopfkissen. Bei Neigung zur Abflachung des Hinterkopfes oder weichem Schädel kann ein selbst gemachtes oder gekauftes 20 x 20 cm großes, mit Hirse oder Dinkel locker gefülltes Kissen das Gewicht des Kopfes auf eine größere Fläche verteilen.

Im Wachen liegt das Kind oft auf dem Rücken und beschaut sich Gesichter, Gegenstände und spielt mit seinen Händen. So wundert es nicht, dass häufig auf dem Rücken liegende Säuglinge zwar in ihrer Bewegungsentwicklung oft ein wenig später, jedoch weiter in der Feinmotorik sind. Ausgeprägte Rückenlieger sollten Gelegenheit bekommen, sich mehrfach am Tag mit den Eltern in Bauchlage »zu unterhalten«.

Säuglingen, die sich mit dem Einschlafen auf dem Rücken schwertun, hilft es, wenn man ihnen tagsüber im Tragetuch genügend Körperkontakt gibt und/oder ihnen eine zusammengewickelte Strickjacke oder Ähnliches von der Mutter ins Bettchen legt.

! Zudecken sind immer so zu sichern, dass das Köpfchen in keinem Fall unter die Decke rutschen kann.

Empfohlene Literatur

- Jane E. Carreiro, *Osteopathie bei Kindern und Jugendlichen. Grundlagen, Krankheitsbilder und Behandlungstechniken,* München [2]2014.

Spontane Bewegungsentwicklung des Kindes

Das Motto »Jede gute Erziehung ist Selbsterziehung« (siehe Seite 316) gilt auch für die Bewegungsentwicklung. Dass Kinder von sich aus nachahmen und entdecken wollen, muss von uns Erwachsenen oft erst gelernt werden. Es bedarf der Geduld und Beobachtungsbereitschaft, um das Kind die vielen neuen Schritte und Variationsmöglichkeiten der menschlichen Bewegung *selber* entdecken zu lassen.

Die Umgebung des Kindes sollte so gestalten werden, dass diese entdeckt werden kann und sich immer wieder neue Möglichkeiten ergeben, die Gesetzmäßigkeiten von Statik und Dynamik, von Stabilität und Beweglichkeit kennenzulernen und einzuüben. Eine solche eigenständige Bewegungsentwicklung schafft nicht nur körperliche Geschicklichkeit und »Selbstständigkeit«. Sie gibt den Kindern Vertrauen in die eigenen Möglichkeiten und verhilft ihnen zum Gefühl der »Freiheit« (vgl. Seite 357 bzw. 354 ff. und 360).

Dass jedes Kind in seiner motorischen Entwicklung seinen eigenen »Fahrplan« hat, muss wohl kaum weiter erläutert werden. Die Meilensteine: Drehen, Robben, Krabbeln, Sitzen mit freiem Spiel der Hände, Hochziehen, Hangeln, Stehen, Gehen – sie treten individuell unterschiedlich auf. In dem geduldigen Erwarten der neuen Bewegungsmöglichkeit des Kindes – und wenn sich die Erwachsenen dann mit ihm daran freuen – fühlt sich das Kind unterstützt und in seinem »So-Sein« wahrgenommen und bejaht.

Wenn jedoch stattdessen Vorgaben gemacht werden, Hilfsmittel zum Gehenlernen oder zu viele unterstützende Handreichungen angeboten werden, so kann sich der Eigenwille des Kindes nicht kraftvoll entfalten. Gefühle der Lustlosigkeit und Abhängigkeit werden gefördert, die die Willensentwicklung behindern (siehe auch Seite 526 ff.).

Empfohlene Literatur

- Remo H. Largo, *Babyjahre. Entwicklung und Erziehung in den ersten vier Jahren*, München 2010.
- Remo H. Largo, *Kinderjahre. Die Individualität des Kindes als erzieherische Herausforderung*, München 2009.
- Emmi Pikler, *Friedliche Babys, zufriedene Mütter*, Freiburg i.Br. [3]2011.
- Emmi Pikler, *Lasst mir Zeit. Die selbstständige Bewegungsentwicklung des Kindes bis zum freien Gehen*, München [4]2001.
- Emmi Pikler, *Miteinander vertraut werden. Erfahrungen und Gedanken zur Pflege von Säuglingen und Kleinkindern*, Freiburg i.Br. 2014.

Beobachtungen und Unterstützung beim Trinken und Ausscheiden des jungen Säuglings

Das Aufstoßen nach dem Trinken (»Bäuerchen«)

Da jeder Säugling – besonders beim Trinken aus der Flasche – mehr oder weniger viel Luft schluckt, sammelt sich diese im Magen an. Diese Luftblase gibt Anlass zum Spucken nach dem Essen oder aber erzeugt ein drückendes Völlegefühl, das den Schlaf behindert. Daher braucht es das »Bäuerchen« nach dem Trinken, durch das die Luft wieder nach außen aufgestoßen werden kann, ohne dass es dabei auch zum Erbrechen bzw. Spucken kommt.

So locken Sie das »Bäuerchen«

- Der Säugling wird auf den Arm genommen, sein Kinn ruht auf der Schulter

des Erwachsenen, unterlegt mit einer Spuckwindel.
- Bitte dann nicht in schneller Frequenz auf den Rücken klopfen! Bequemer für Sie und für das Kind angenehmer ist es, sich entspannt angelehnt hinzusetzen und ihm mit den flachen Fingern und sanftem Druck über das Köpfchen im Bereich der Fontanelle zu streichen.

Der Schluckauf

Er besteht aus ruckartigen Zusammenziehungen des Zwerchfells in rhythmischen Abständen. Beim jungen Säugling ist er leicht auslösbar, sei es durch kalte Luft am Bauch, ein zu rasches Hinlegen oder Umdrehen oder durch ein starkes Bäuerchen. Manchmal tritt er auch ohne erkennbaren Grund auf.

Beim jungen Säugling hat er durchaus eine Bedeutung: Die Eltern werden jetzt vergeblich auf das Bäuerchen warten, können aber auch sicher sein, dass ihr Kind, solange es »hickst«, nicht spucken wird. Denn der Mageneingang ist durch diese Zwerchfellzusammenziehungen zunächst einmal dicht.

Was Sie tun können

- Ein ruhiger Umgang mit dem Säugling ist hilfreich.
- Ein warmes Tuch auf dem Bauch beim Trinken und ggf. auch beim Hinlegen kann der Neigung zum Schluckauf vorbeugen. Ganz vermeiden lässt er sich aber nicht.

Beschaffenheit und Frequenz des Stuhlgangs

Mekonium, »Kindspech«

Unter Mekonium versteht man den ersten Stuhlgang, der in den letzten Schwangerschaftswochen im Darm entstanden ist. Nach dem Mekonium gestaltet sich die Beschaffenheit und Häufigkeit des Stuhlgangs gemäß der Ernährung.

Muttermilchstühle

Wird das Kind gestillt, hat es typisch aromatisch riechende gelbe oder auch einmal hellgrüne Stühle.

Gelegentlich sind sie sehr flüssig, dunkelgelb und enthalten nur linsenförmige, quark-ähnliche Einschlüsse. Die Häufigkeit liegt meist zwischen zwei- und sechsmal pro Tag, doch darf ein voll gestilltes Kind auch zehnmal am Tag entleeren oder nur einmal in zehn Tagen, wenn es sonst beschwerdefrei ist und gedeiht.

Beim Zufüttern

Wenn zugefüttert wird (siehe Seite 380 ff.), ändert sich der Stuhlgang sogleich. Er riecht jetzt weniger angenehm, sollte gelb bis bräunlich sein, eine breiige bis pastige Konsistenz haben und in der Regel zwei- bis viermal täglich kommen, spätestens aber einmal in zwei Tagen.

! Riecht der Stuhl unter Beikost nach Backstube, deutet dies auf eine Hefebesiedelung hin, eine grüne Farbe bei zerfahrenem Stuhl auf eine leichte Fehlverdauung, d.h.Dyspepsie.

Wann sollten Sie zum Arzt gehen?

- wenn Blutspuren im Stuhl zu sehen sind. Das gilt auch, wenn schwärzliche Fäden vorhanden sind, hierbei handelt es sich um durch die Magensäure geschwärzte Blutanteile, Hämatin genannt.
  Vorsicht: nicht mit Bananenfasern verwechseln, die ähnlich aussehen können,
- wenn sich der Stuhl entfärbt, grau-weißlich wird,
- bei deutlicher Gelbsucht.
- Zu Durchfall, Erbrechen und Verstopfung siehe Seite 106 ff.

Die Urinausscheidung

In den ersten Monaten ist der Urin fast farblos und nur bei stärkerer Gelbsucht auch etwas gelber.

Beißender Geruch

Bleibt der Urin länger in der Windel, so kann man besonders bei mit Flaschenkost ernährten Kindern einen beißenden Ammoniakgeruch bemerken. Dies führt dann leicht zu Wundsein und sollte zu häufigerem Wickeln, milder Reinigung mit Wasser und ggf. Auftragen einer Wundschutzcreme wie *Calendula Babycreme* von Weleda oder Kaufmanns *Haut- und Kinder-Creme,* anregen.

Ziegelartige Farbe

Sie kann kurz nach der Geburt oder bei heißer Witterung auftreten, wenn das Kind nicht viel getrunken hat. Es handelt sich dabei um harmlose Phosphatsalz-Ausfällungen.

Schmerzen

Scheint das Kind beim Urinlassen Schmerzen zu haben, so deutet das oft auf einen Harnwegsinfekt hin (im Volksmund »Blasenentzündung« genannt, siehe hierzu auch Seite 44 f.). Meist riecht dann auch der Urin auffallend anders als sonst. Die Diagnose und Behandlung sollte vom Arzt durchgeführt werden.

Trockene Windel

Ist die Windel einmal über zwei Mahlzeiten trocken geblieben, so muss man sich fragen, ob das Kind Fieber oder Durst hat, im Übrigen sich nach dem Ergehen des Kindes richten, ob man noch zuwartet oder schon gleich den Arzt aufsucht.

Schwitzen

Schwitzen ist in den ersten Monaten selten, tritt bei Überwärmung, größeren Trinkmengen, Fieber oder meist nicht näher definierbaren vegetativen Störungen auf.

Bei zunehmendem Schwitzen etwa ab der sechsten Woche ohne Grund muss die Rachitis-Vorsorge überprüft werden, da es auf eine beginnende Rachitis hindeuten kann (siehe Seite 284 ff.).

Rund um den Wickeltisch

Wickeltechniken

Stoffwindeln, schafwollene Windelhosen und das »Pucken«

Wir empfehlen, die Kinder in den ersten Wochen mit Stoffwindeln und schafwollenen Windelhosen zu wickeln. Darüber kommt ein großes Moltontuch, das – eingeschlagen um die Füße – die Strampelhose ersetzt. Diese Wickeltechnik wird als *Puck* bezeichnet.

Sehr praktisch ist statt des großen Moltontuches auch eines aus Wolle. Je nach Jahreszeit kommt noch eine locker gestrickte Schafwolldecke darüber.

Die beliebten Einmalwindeln empfehlen wir nur, wenn das Windelnwaschen aus welchen Gründen auch immer nicht möglich ist. Denn die Stoffwindel zeigt schneller an, wenn das Kind nass geworden ist, und durch die Schafwolle wird die Feuchtigkeit aufgenommen und nach außen gezogen, was dem Wundliegen wirksam vorbeugt. Einmalwindeln hingegen halten durch den Plastikschutz die Feuchtigkeit bei der Haut, weswegen sie häufig kontrolliert bzw. gewechselt werden sollten.

Wann ist breites Wickeln angezeigt?

Bei Kindern, die aus Beckenendlage auf die Welt gekommen sind, ist von Anfang an das breite Wickeln empfehlenswert, weil sie zur Hüftunreife neigen. Ein zusätzliches bindenartig gefaltetes Moltontuch zwischen den Beinen reicht meist aus. Das Kind sollte in jedem Fall nur so fest gewickelt werden, dass noch etwas Bewegungsfreiheit für die Hüftgelenke bleibt.

! Eine zu straffe Wickeltechnik kann sich auch beim gesunden Säugling negativ auf die Ausbildung der Hüftgelenkspfannen auswirken.

Was kommt nach dem »Pucken«?

Nach einigen Wochen beginnt sich das Kind von selbst aus dem Puck freizustrampeln, sodass ein zwischen den Beinen zuknöpfbares Unterhemd, der Body, zweckmäßig wird. Dann ist eine Dreieck- und eine Viereckmullwindel zu empfehlen, etwas später eventuell mit einem Windelpapier, und darüber eine Windelhose aus ungebleichter Schafwolle. Darüber kommt tagsüber die schafwollene und nachts die eventuell baumwollene Strampelhose. Letztere wird dann noch mit der erwähnten schafwollgestrickten Decke umwickelt, sodass das Kind beim Strampeln noch etwas Widerstand erlebt und sich selber spürt.

Im Tragetuch

Am besten legt man das Kind zur Vorbereitung diagonal auf eine Schafwolldecke und schlägt zuerst die untere Ecke über die Beine, dann die seitlichen um den Körper. So liegt das ganze Kind dann weich und bis zu den Füßen warm im Tragetuch.

Was spricht gegen zu frühe Strampelfreiheit?

Bei zu früher und dauernder Strampelfreiheit durch Bekleidung mit der

Strampelhose ohne Puck beobachten wir vermehrt Unruhezustände mit einer Fülle unwillkürlicher und reflektorischer Bewegungsabläufe in den ersten Lebensmonaten. Sie haben in der Regel als Ursache die Überforderung durch die neuen Bewegungsmöglichkeiten nach der Geburt, die das Kind noch zu wenig beherrschen und kontrollieren kann. Man kann das daran sehen, dass der Blick des Kindes dadurch gestört wird, seine Augen umherirren oder andere »Fahrigkeiten« auftreten.

In den ersten drei Monaten ist es jedoch der entscheidende Meilenstein der Entwicklung, dass der Säugling lernt, zu beobachten und seinen Blick zu fixieren. So liegt es nahe, das Kind bei dieser Tätigkeit des ruhigen Schauens zu unterstützen. Dabei hilft die empfohlene Wickeltechnik, indem sie die ausfahrenden Strampelbewegungen der Beine bremst und dem Kind da Halt gibt, wo es noch keine Kontrolle hat. Umso ruhiger und wacher wird sein Blick, und umso ungestörter lernt es mit den Händen umzugehen.

Waschen, Baden, Pflegemittel

■ Hautschutzfilm

Die Haut des Säuglings hat – wie auch unsere eigene – einen feinen Fettfilm, der in seiner Qualität durch nichts zu ersetzen ist. Es ist ganz unsinnig, diesen jeden Tag abzubaden und durch andere Fette zu ersetzen.

■ Baden

In den meisten Fällen reicht es aus, das Kind einmal pro Woche zu baden (siehe die Abbildung). Dafür wird es bei Bedarf mit einem weichen Waschlappen und angenehm warmem Wasser ohne Seife im Gesicht, in den Hautfalten und im Windelbereich gewaschen.

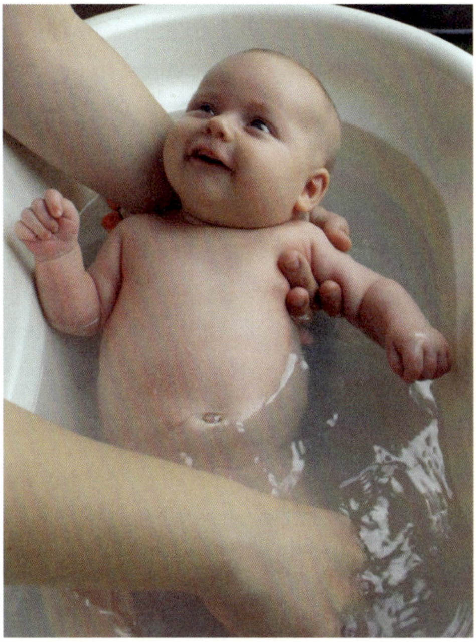

Exakte Sicherung des Kopfes. Die Hand hält den linken Oberarm des Kindes.

Überall, wo Gespucktes, Urin und Stuhl hingekommen sind, reicht meist auch die Reinigung mit klarem Wasser ohne Seifenzusatz oder stärkeres Reiben.

Die noch verbliebenen fettlöslichen Reste von Cremes oder Stuhl können mit Sonnenblumenöl entfernt werden, das für Reinigungszwecke billiger ist und möglichst aus biologischem Anbau stammen sollte.

Öle und Lotionen zur Hautpflege

Wir empfehlen reines Mandel- oder Olivenöl, allenfalls mit Calendula- oder

Kamillenzusätzen. Bei Bedarf kann man die Hautfalten an Hals, Achseln, hinter den Ohren und im Windelbereich dünn mit Öl einreiben.

Zu allergischen Reaktionen neigende trockene Haut wird durch Öle jedoch eher noch trockener; sie ist in der Regel besser mit Lotionen versorgt.

Zur Pflege bei empfindlicher und allergischer Haut siehe Seite 141 ff.

Wann ist Puder angezeigt?
Puder wird in den Hautfalten bei hinzutretender Feuchtigkeit im Windelbereich leicht krümelig und reizt dann. Seine Anwendung ist nur bei leicht gereizten Hautflächen wie Hitzepickeln am Rücken oder am Brustkorb sinnvoll.

Achtung: »Puderwolken« können das Kind zum Husten bringen und sind für die Lunge gefährlich.

■ Baden im Freien

Wir empfehlen das Baden im Freien nicht. Es ist für Säuglinge mehr Belastung als Spaß. Meist stellen die damit verbundenen Kälte- und Wärmeschwankungen, der Chlorgehalt oder die Verunreinigung des Wassers und das oft vorhandene Geschrei anderer Kinder eine Überforderung des noch so sensiblen Organismus dar.

■ Zum Säuglingsschwimmen

Wir empfehlen das Säuglingsschwimmen für den gesunden Säugling nicht. Seine Bereitschaft, sich spontan zu bewegen, die Spielchen, die der Erwachsene mit ihm macht, der Stolz über jede neue Bewegung, die das Kind lernt, und die Freude

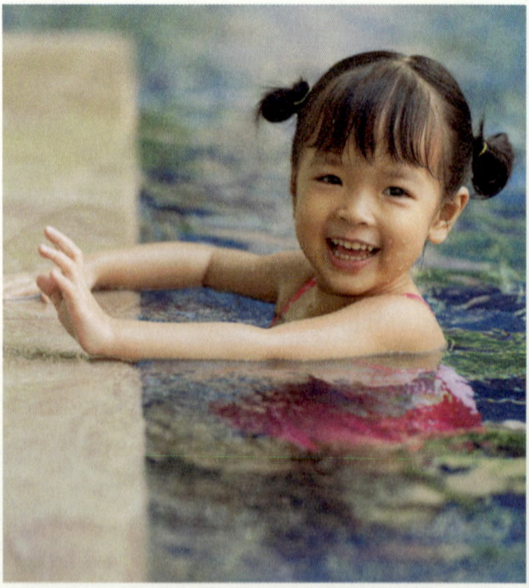

Der Besuch eines Schwimmbades ist erst sinnvoll, wenn das Kind schon ein bisschen älter ist.

an der Wiederholung sind genug Anreiz für die Bewegungsentwicklung. Im ersten Lebensjahr wird die Auseinandersetzung mit der Schwerkraft gesucht und gipfelt im aufrechten Gang. Wichtig ist allerdings, dass die Zeiten für solche Spiele und Beschäftigungen täglich gefunden werden und man sich nicht mit dem Säugling auf dem Arm z.B. vor den Computer oder Fernseher setzt.

Beim Schwimmen kommt hinzu, dass das Baden in gechlortem Wasser nicht ideal ist, schon gar nicht für die zarte Haut des Säuglings. Die kaum vermeidbare Auskühlung führt gehäuft zu Infekten.

Bei allergiegefährdeten Kindern warnt das Umweltbundesamt sogar vor Babyschwimmen. Studien belegen einen Zusammenhang der Atemwegserkrankung Asthma und anderer chronischer Erkrankungen mit dem Schwimmen in gechlortem Wasser.[121] Durch das Desinfektionsmittel Chlor und Urin entstünden Substanzen, die im Verdacht stehen, Asthma auslösen zu können.

Spaß auf dem Wickeltisch

Im Säuglingsalter entwickelt sich die Eltern-Kind-Beziehung zu einem beträchtlichen Teil rund um den Wickeltisch. Da sind die Säuglinge satt, gut gelaunt, bewegungs- und kontaktfreudig.

Diese Minuten während und nach dem Säubern, Waschen und Einreiben sind Spiel und Zweck zugleich. Man summt, singt und spricht mit dem Kind, spielt mit den Händchen und Füßchen und darf nach einigen Wochen auf die ersten Kontakt suchenden Laute des Kindes warten (siehe Seite 435 ff.).

Mit den Monaten wird das Spiel auf dem Wickeltisch immer lebhafter, weil das Kind hochgezogen werden will, sich dreht und schließlich anfängt zu krabbeln. Dann hat man seine liebe Not, dem Kind etwas Interessantes in die Hand zu geben, damit es einem nicht vom Wickeltisch fällt. Bei lebhaften Kindern empfiehlt es sich dann unter Umständen, sich mit dem Wildfang auf dem Boden weiter zu betätigen.

■ Was spricht gegen Säuglingsmassage?

Von regelmäßigen, systematisch durchgeführten Massagen gesunder Säuglinge raten wir ab, auch wenn sie derzeit begeistert empfohlen werden. Die normale körperliche Zuwendung entspricht am besten der spontanen Begegnung und dem daraus sich ergebenden Beziehungsaufbau. Sie sollte nichts Programmmäßiges, »Künstliches« an sich haben. Ein auf dem Arm oder im Tragetuch getragener Säugling hat zudem schon genügend von den Sinneswahrnehmungen am ganzen Körper, die er braucht, um sich in seiner Umgebung wohlzufühlen (siehe auch Seite 342). Auch fördert jede Eigentätigkeit durch Entdeckungsfreude und Bewegungsdrang die Entwicklung mehr als künstlich und unnötigerweise vom Erwachsenen erzeugte Selbstwahrnehmung durch systematisches Berühren und Massieren.

Sich selbst und die Welt entdecken

Bei jedem Blick, bei jeder Handberührung, Aufrichtebewegung, beim Robben oder Krabbeln ergreift und »begreift« das Kind durch seine Eigentätigkeit die Umwelt und sich selbst. In dem, was Erwachsene am Kind tun, wirkt die Gesinnung mit, in der es geschieht. Ängstliche Zurückhaltung, überschwängliche Zuwendung, hektische Anregungsaktivitäten, bewusste oder unbewusste Erziehungsprinzipien, Angst vor Verweichlichung, der Ehrgeiz, »alles aus dem Kind herausholen zu wollen« – all das sind Schatten, die jeder von uns ablegen muss, um wahrzunehmen und dem gerecht zu werden, was das Kind selber will.

Nicht Ängste oder bestimmte Vorstellungen, sondern eine freudig liebevolle Stimmung und Geduld führen uns dazu, das Kind in seinem »So-Sein« wahrzunehmen und ihm phantasievolle und hilfreiche Anregungen zu geben – eben das, wonach das Kind individuell und gerade hier und jetzt verlangt.

Wiege, Kinderbett und Schleier

Wir empfehlen rundum einfarbig bezogene und gepolsterte Kinderbetten, Körbchen oder Wiegen mit einem zartrosa-violetten Schleier. Dieser schirmt irritierende Luftbewegungen ab und lässt ein angenehmes gedämpftes Licht hereinscheinen, bei dem die Kinder ruhig schlafen können. Er schützt vor direkter Sonneneinstrahlung am offenen Fenster und lässt auch keine Ultraviolettstrahlung durch. Das muss bedacht werden, wenn man das Licht zur Rachitis-Vorsorge braucht. In diesem Fall streift man den Schleier so zurück, dass die Sonne abgeschirmt bleibt, das blaue Himmelslicht jedoch das Köpfchen bescheinen kann. Die Wiege des Kindes sollte neben oder als Beistellbett sogar an das Bett der Mutter passen. Daran wird oft nicht gedacht, mit der Folge, dass die Mutter unzählige Male nachts aufstehen muss.

Die Matratze für das Kinderbett ist am besten einteilig, flach und gut gefüllt. Rosshaar, Kapok und Seegras sind zu bevorzugen. Kein Kopfkissen, allenfalls ein flaches, mit Hirse oder Reis gefülltes Kissen, das man selbst herstellen kann (siehe Seite 334). Es passt sich der Rundung des Kopfes an und kann die Atemwege nicht verlegen wie ein flauschiges Federkissen.

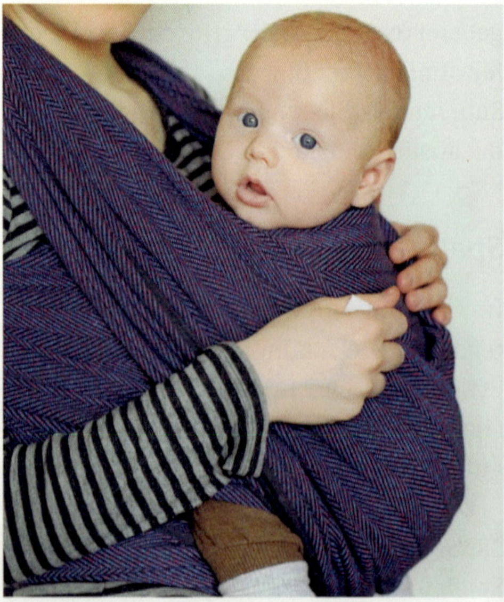

Das Tragetuch bietet Transportmöglichkeiten etwa ab der siebten Woche.

Geeignete Transportmittel

Zum Tragen des Kindes hat sich das Tragetuch von Anfang an als bestes Mittel bewährt – wenn es richtig gebunden wird und das Kind im Winter hierfür warm genug angezogen ist. Das Tragetuch und alle später infrage kommenden Tragegeräte haben gemeinsam, dass die Eltern ihre Kinder schon früh tragen können, wohin sie wollen. Das macht besonders die Mutter viel beweglicher, und das Kind kann etwas mehr von ihrem Tun miterleben. Allerdings ist dabei auf Sinneseindrücke zu achten, die für die erste Lebenszeit nicht zu intensiv sein sollten (vgl. Seite 328 f. und 580 f.).

Indem das Kind mit dem gehenden Erwachsenen die rhythmischen Druck- und Tastwahrnehmungen in seiner Muskulatur und Haut erfährt, werden sein Selbst- und Geborgenheitsgefühl, aber auch die tätige Nachahmung für das spätere Gehen angeregt. Ein Kinderwagen dagegen bereitet eher das spätere Autofahren vor ...

Entscheidet man sich für einen Kinderwagen, so sollte man auf ein hohes Fahrgestell und gute Federung achten. Wichtig ist es für das Kind, den schiebenden Erwachsenen zu sehen! Denn dies ist zugleich eine Erziehung zur Konzentration: Dasselbe in immer wieder neuer Art zu sehen – wie hier das Gesicht des Erwachsenen – fördert nicht nur die Beziehung zu ihm, sondern auch das Beobachtungsvermögen und die Fähigkeit, sich auf etwas Wesentliches zu konzentrieren.

Geschieht dies nicht, hat das Kind den Erwachsenen im Rücken, so irrt sein Blick verloren dem Straßenverkehr oder den vielen fremden Menschen entgegen – alles Eindrücke, die es nicht recht verarbeiten kann und die zu der heute ohnehin schon gefährdenden Sinnesreizüberflutung beitragen. Glücklicherweise entziehen sich die Kinder manchmal dieser Dauerbelastung durch Einschlafen.

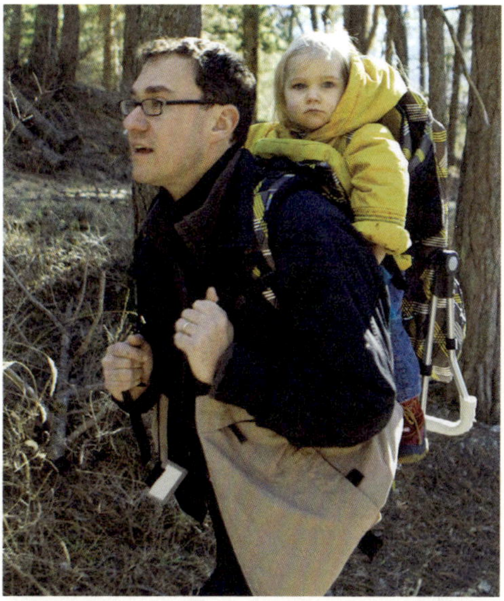

Bequem für Urlaub und Alltag: die Rückentrage.

Zum Autofahren

Zu den Kompromissen in der ersten Lebenszeit gehört das Auto. Ein sicherer, geräumiger und schadstoffgeprüfter Kindersitz ist hier Standard. Leider sind jedoch gerade die sicheren Sitzschalen für Säuglinge meist so konzipiert, dass sie das Kind zum einen viel zu früh aufrichten, zum anderen den Bauch durch die »Astronautenhaltung« einklemmen.

Man sollte einen Säugling oder ein Kleinkind nur so kurz wie notwendig in einem Kindersitz unterbringen und wenn möglich das Autofahren in den ersten Lebensmonaten am besten vermeiden.

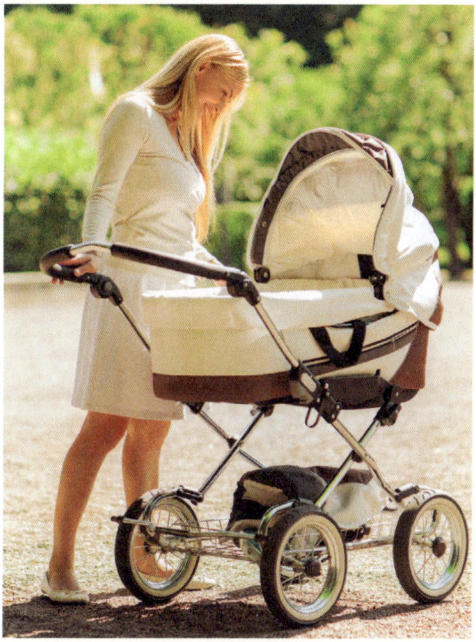

Das Verdeck des Kinderwagens schützt vor Wind und zu starker Sonneneinstrahlung. Ein guter Kinderwagen besitzt eine gute Federung und ein möglichst hohes Fahrgestell.

Vom Säugling zum Kleinkind

Ein Glück für jedes Kind, wenn es erlebt, dass es angenommen ist – dass die Eltern seine tatsächlichen Bedürfnisse empfinden und ernst nehmen können. Ja, dass sie seinen Launen mit Humor und Geduld begegnen, seinen manchmal chaotischen Ansprüchen ruhig Grenzen setzen, außer ihm auch noch anderes wichtig nehmen und so durch ihr Tun auch als Vorbild wirken.

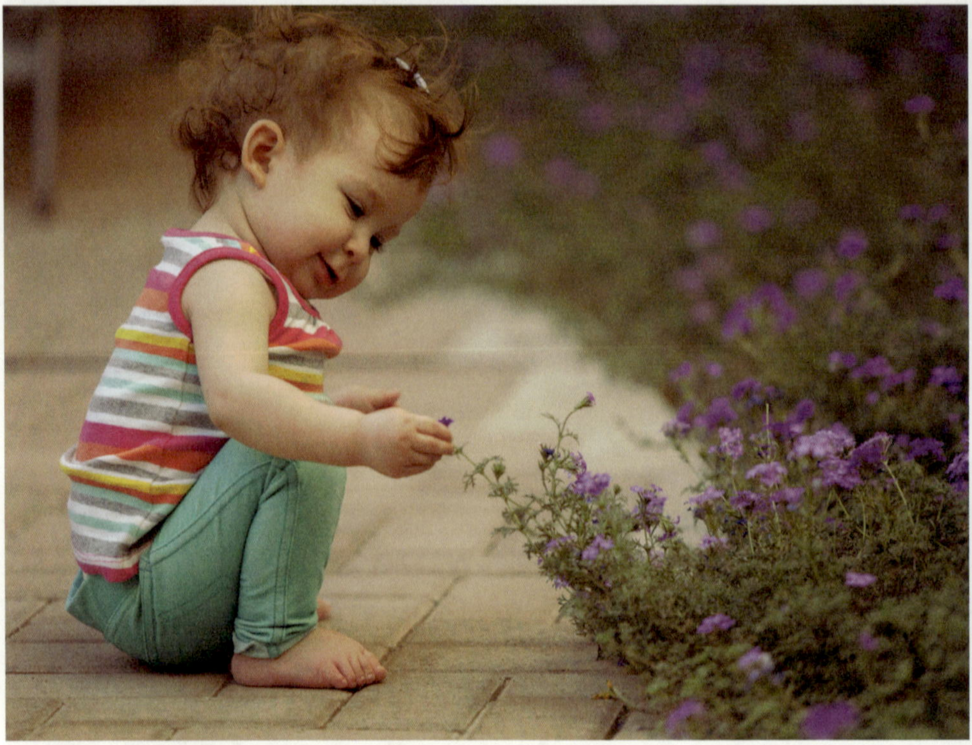

Mit dem Laufenlernen vollzieht sich der Übergang vom Säugling zum Kleinkind. Es hat nun die Möglichkeit, auf die Dinge zuzugehen. Seine Hände sind vom Vierfüßlergang befreit und können alles Mögliche anpacken, herunterziehen, wegschieben und begutachten.

Nun bekommt auch der Tagesablauf ein anderes Gesicht: Das Kind läuft von einem Zimmer ins andere, kann der Mutter aus der Küche ins Wohnzimmer folgen und seinen Platz am Esstisch der Familie einnehmen. Damit erwächst der Familie eine neue Aufgabe: Jetzt muss gelernt werden, das Kind – bis vor Kurzem noch der Mittelpunkt des Interesses – altersentsprechend und kindgemäß am Ablauf der Mahlzeiten teilnehmen zu lassen. Wer jetzt das Kleine ständig weiter in den Mittelpunkt rückt oder auf Provokationen, die das Kind vornimmt, um die Aufmerksamkeit weiterhin zu erregen, entsprechend reagiert, veranlagt Verhaltensweisen, die im späteren Leben zum Problem werden können. Das Kind entwickelt sich dann unter Umständen zum »kleinen Tyrannen« und hat es später eher schwer, mit Frustrationen umgehen zu lernen und von sich auch einmal absehen zu können.

Nimmt das Kind hingegen am Leben der Familie teil, bekommt es dann Beachtung, wenn es ihm schmeckt und es sich »gut benimmt«, und beim Gegenteil erlebt es eher ein oberflächlicheres Interesse, so lernt es sich sinnvoll an- und einzupassen in das Alltagsleben.

»Die Nachahmungsgabe des Menschen ist allgemein; er will nachmachen, nachbilden, was er sieht, auch ohne die mindesten inneren und äußeren Mittel zum Zwecke«, heißt es in Wilhelm Meisters Wanderjahre von Goethe.[122] Heute kennen wir die Spiegelneurone, die das zentralnervöse Korrelat dieser umfassenden Nachahmungsfähigkeit sind.[123] Das Kind entwickelt sich entsprechend in dieser intensiven Hingabe an seine Umgebung, erlebt mit, nimmt auf und gestaltet auf diese Weise seinen wachsenden Körper und dessen Organe mit.

Auch die *Schlafgewohnheiten* ändern sich: Im ersten Lebensjahr schlafen die Kinder vormittags und nachmittags – auch draußen oder am offenen Fenster –, im zweiten hingegen nur noch am Nachmittag. Da wird dann wichtig, dass sie vor oder nach dem Mittagsschlaf an die Sonne kommen und nicht gerade die allerschönste Zeit verschlafen. Am offenen Fenster oder unter blauem Himmel finden die Kinder jetzt oft keine Ruhe mehr. Abends schlafen sie natürlich umso besser ein, je früher der Mittagsschlaf gehalten wurde.

Je pünktlicher und selbstverständlicher man die Essens- und Schlafenszeiten einhält, umso weniger wird das Kind mit Launen, Quengeligkeit und Leerlauf reagieren.

Kleine Kinder lieben nichts mehr als *feste Gewohnheiten.* Das Erleben einer regelmäßig wiederkehrenden Abfolge von Tätigkeiten schafft Sicherheit und Vertrauen und gibt dem Kind inneren Halt. Es stärkt auch die Selbsterfahrung im Wiedererkennen (vgl. Seite 352 f.) und ist die beste Grundlage für die Willenserziehung (siehe Seite 526 ff.).

Ausscheidungen und Sauberkeitserziehung

Verdauungsprobleme im zweiten Lebensjahr

Im zweiten Lebensjahr ist die Verdauung des Kindes hohen Belastungen ausgesetzt, da es jetzt alles Essbare versucht und noch schlecht kaut. So sind die Stühle meist »chaotisch«, reichen nicht selten mehrfach am Tag bis zu den Schulterblättern, sehen unverdaut aus und riechen sauer. Wenn dabei Wohlbefinden besteht und keine Gewichtsabnahme auftritt, spricht der Arzt nur von »irritablem Colon« oder Dyspepsie.

So können Sie helfen

- Etwas steuern lässt sich die Verdauung durch Regelmäßigkeit in der Nahrungsaufnahme.
- Schränken Sie blähend-treibende Nahrungsmittel wie z.B. grobe Haferflocken, Körner und Rohkost ein.
- Bei stärkeren Blähungen und Krämpfen helfen z.B. *Nicotiana comp.* Globuli (Wala), 3- bis 6-mal täglich 5 Globuli.
- Bei sehr weichen Stühlen können Sie Ihrem Kind *Cichorium e planta tota* 5 % Globuli (Wala) geben, 3- bis 6-mal täglich 5 Globuli.

Sobald sich das Kind frei im Raum bewegt, gehen die meisten Eltern heute zu Einmalwindeln über, weil sie einfacher zu handhaben sind. Es gibt aber auch Mütter, die den dadurch entstehenden Müllberg sehen und mit Erfolg weiter Stoffwindeln und Wollhosen verwenden. Selbst wenn die Kinder toben, hält das »Paket« im Body gut genug, das »Duftsignal« zeigt den fälligen Windelwechsel an, und die Haut bleibt frisch.

Die Urinentleerungen werden seltener, ausgiebiger und riechen jetzt auch stärker (siehe Seite 337). Da die Kinder nicht mehr so oft, dafür aber kräftig die Windeln nass machen, sorgen sie durch entsprechende Signale selbst dafür, dass sie nicht zu lange im Nassen bleiben. Die Probleme der Unterkühlung einerseits und Hautreizung andererseits stehen nicht mehr im Vordergrund.

Außerdem kennt man jetzt oft schon die »kritischen Zeiten« im Voraus und kann das Kind gleich im Anschluss wieder frisch wickeln. Die Sauberkeitserziehung sollte in dieser Zeit noch keine Rolle spielen.

Sauberkeitserziehung

Je nach Anregung durch Geschwister oder Spielgefährten wird das Interesse am Töpfchen spätestens im dritten Jahr ganz von selber geweckt.

So können Sie helfen

- Für manche Kinder ist es besonders verlockend, mit einer Toilettensitzverkleinerung »wie die Großen« auf die Toilette gehen zu dürfen. Hier kommt die oben beschriebene Nachahmungsgabe zur Hilfe!

- Unterstützt durch Regelmäßigkeit und günstige Zeitpunkte werden die Versuche oft schnell von Erfolg gekrönt: Nach bzw. vor dem Schlafen oder Ausgehen ist eine Blasenentleerung sinnvoll; nach dem Frühstück ist der Darm am regelhaftesten zur Entleerung angeregt. Jedoch sollte man von diesem Erfolg ebenso wenig Aufhebens vor dem Kind machen, wie wenn der Stuhl im Windelpaket landet.
- Je natürlicher und gewohnheitsmäßiger dieser Vorgang gehandhabt wird, umso besser – ganz gleich, wann das Kind letztlich »sauber« ist. Dieser Zeitpunkt stellt sich umso selbstverständlicher ein, je weniger er »ersehnt« oder durch bestimmte »Maßnahmen« herbeizudressieren versucht wird.

Empfohlene Literatur

- Gabriele Haug-Schnabel, *Wie Kinder sauber werden können*, München 2008.

Kleidung und erste Schuhe

Schuhe

Schuhe sind dazu da, den Fuß vor ungünstigen Umgebungseinflüssen zu schützen. Die gesunde Form und Funktion entwickelt der Fuß nicht durch den Schuh, sondern durch die eigene Aktivität des Stehens und Gehens.

Schuhe haben für Kleinkinder eine große Anziehungskraft. Sie ziehen sie gerne an und aus. Später identifizieren sie mit den Schuhen die zugehörigen Menschen und versuchen mit großer Freude, in deren »Rolle« zu schlüpfen. Sie probieren nacheinander verschiedene Schuhe aus. Natürlich muss der Papa dann erkennen, dass jetzt die »Mama« oder die »Schwester« kommt.

Anfangs jedoch fällt das Anziehen der Schuhe schwer. Die Kinder verkrallen ihre Zehen sohlenwärts, anstatt sie in den Schuh hineinzustrecken. Deshalb sollten die Schuhe für »Anfänger« beim Hineinschlüpfen bis weit nach vorne zu öffnen sein.

■ **Schuhe sind nicht zum Laufenlernen da.** Am besten entwickeln sich die Füße, wenn barfuß, in Strümpfen oder in Hüttenschuhen gegangen wird, die vor allem die Funktion des Kälteschutzes haben, in Form von »Stoppersocken« aber auch das Ausgleiten auf glatten Böden verhindern können. Günstig wirken draußen grasbedeckter Boden und drinnen ein Teppichbelag aus Sisal, Bast, Wolle oder Schweineborsten, weil hier die Fußsohle etwas zum Tasten hat. Schuhe dagegen verwöhnen den Fuß und machen ihn passiv.

■ **Senkfüße sind in der Kleinkindzeit normal.** Die Fußwölbung entwickelt sich erst mit dem fünften Lebensjahr als Ergebnis einer mehrjährigen Auseinandersetzung mit der Schwerkraft. Wer nicht geht, entwickelt also auch kein Fußgewölbe.

Bei späteren echten Plattfüßen infolge Bindegewebsschwäche sind sich die Orthopäden heute in der Regel einig, dass Einlagen nur da angebracht sind, wo man durch ausgeprägte Fehlstellungen eine Störung in der gesamten Haltung des Skeletts befürchten muss. In den übrigen Fällen ist die oben erwähnte Anregung zur Eigenaktivität die beste Förderung, ergänzt durch das spielerische Üben von Zehen-, Hacken- und Seitenkantengang. Eine Hilfe ist dabei, z.B. den Zehengang als »Vogelflug« zu bezeichnen und selbst mit hoch erhobenen, schwirrenden Händen zu einem kleinen Lied oder Vers – natürlich ganz unwillkürlich – auf den Zehen durch die Wohnung zu laufen. Das regt die Nachahmung an und ist erfolgreicher als die bewusste Aufforderung, bei der die Kinder bald die Lust verlieren. Entsprechend geht man auf den Hacken wie ein Trampeltier oder auf den Innen- und Außenkanten des Fußes wie ein »Kantenläufer« ...

■ Vom **Material** her gesehen sind ungefütterte Lederschuhe mit flachem Absatz am gesündesten. Eine Synthetik- oder Lammfellfütterung kleidet meist nur die oberen und hinteren Teile des Schuhes aus und wärmt längst nicht so gut wie Wollstrümpfe, die den Fuß allseitig umgeben.

Bei der Synthetikauskleidung können die Füße ihre Feuchtigkeit nicht abgeben, sodass die Neigung zu Schweißfüßen und Pilzbefall entsteht.

■ Natürlich müssen die Schuhe **groß genug** gekauft werden, damit im Winter die dicken Wollsocken auch bequem darin Platz haben. Hinsichtlich Größe und Weite wird man in den Geschäften mit Weiten-Maß-System gut beraten.[124]

■ Ein Schuh ist dazu da, dass der Bewegungsradius auf ungünstigen Böden und bei schlechter Witterung vergrößert werden kann.

In Pfützen, auf Schnee, nassem Waldboden und im Geröll sind derbe **Sohlen** und Absätze am besten. Auf Asphaltboden wird eine weiche Sohle als angenehm empfunden. Das heutige Schuhangebot erfüllt all diese Forderungen gut.

Kleidung

In Bezug auf die Bekleidung wird man sich die Erfahrungen der ersten Lebensjahre zunutze machen. Wer die Vorzüge der Schafwolle erkannt hat, wird dem Kind auch in diesem Alter sein Wollhemd gönnen und auf Synthetik verzichten.

■ Für die Nacht empfiehlt sich ein gestrickter oder gewalkter wollener **Schlafsack**, wiederum aus ungebleichter Schafwolle (Bezugsquellen siehe Seite 674 f.), der das Kind vom ersten bis zum vierten, möglicherweise auch bis zum sechsten Jahr begleitet. Ist es doch die Zeit, in der sich die Kinder nachts aufdecken und sich während des Schlafs noch nicht selbst wieder zudecken können. In diesem Schlafsack können sie ihre Schlafstellung verändern, wie sie wollen, und bleiben dennoch immer gleichmäßig warm.

■ **Tageskleidung** kauft man nach Zweckmäßigkeit, d.h. nach Bewegungsfreiheit, Strapazierfähigkeit, Wärme- und Feuchtigkeitseigenschaften. Darüber hinaus kann die Sympathie des Kindes zu einem schönen Kleidungsstück mithelfen, die richtige Sonntagsstimmung hervorzulocken.

■ Was die **Farbgebung** der Kleidung betrifft, machte Rudolf Steiner auf die psychologische Wirkung der »Nachbilder« aufmerksam.[125] Der Blick auf eine rote Fläche erzeugt in uns eine grüne »Gegenfarbe«. Hat nun ein überaktives Kind die Neigung, »mit dem Kopf durch die Wand« zu wollen, so kann eine mehr in Rot gehaltene Kleidung harmonisierend wirken, weil es in sich beim ständigen Wahrnehmen seines roten Kleidungsstücks das beruhigende Grün erzeugt.

Umgekehrt kann ein Kind, das stärker in sich zurückgezogen lebt, sei es aus Trägheit oder nur zu stiller Abgeschiedenheit, durch überwiegendes Blau in der Kleidung angeregt werden. Es erzeugt in sich das aktiv ausstrahlende Gelb-Orange als Gegenfarbe, das die Regsamkeit fördert.

Aufgrund der besonders innigen Verbindung, die im Kleinkindalter zwischen seelischem und körperlichem Leben besteht, ist auch dieses Erzeugen der Gegenfarbe ein Vorgang von stärkerer Intensität als im Erwachsenenalter. Er wirkt als solcher ebenso am Aufbau der körperlichen Verfassung mit wie die anderen Einflüsse in diesem Alter.

Laufstall und Gitterbett

Der Laufstall als Aufenthaltsbereich steht zwischen der für den Säugling vertrauten Umgebung seines Bettchens und dem noch zu großen Zimmer. Am besten sind die hölzernen Laufställe mit höhenverstellbarem Boden, der mit dem Wachsen des Kindes stufenweise abgesenkt wird.

Beim einfachen Gittergestell wird der untere Teil der Stäbe noch mit einer niedrigen Bespannung versehen, damit der Luftzug vom Boden her abgehalten wird. Die Gelenke an der Umrandung werden mit Binden umwickelt, damit sich das Kind nicht klemmen kann. Informieren Sie sich bei der Stiftung Warentest oder »Öko-Test« über Produkte mit schadstoffarmer bzw. -freier Farbe und Lackierung, denn

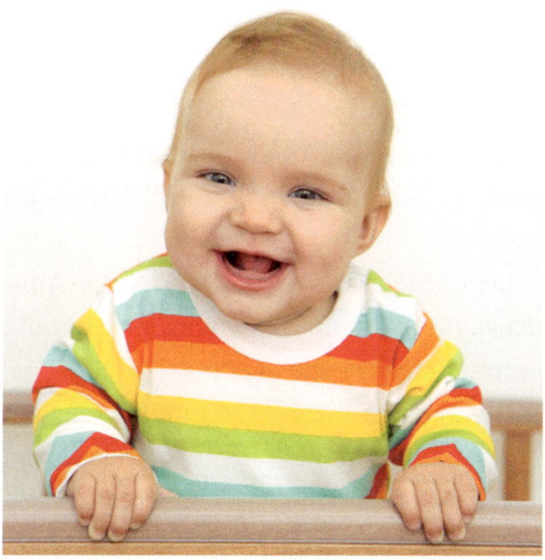

Der Laufstall als Arbeits- und Beobachtungsplatz.

die Kinder lutschen gerne an den Holzgittern.

Am besten steht das Ställchen so in der Wohnung, dass die wesentlichen Arbeits- und Ruheplätze der Eltern gesehen werden können.

Später sind unter Umständen Systeme praktisch, die ganze Zimmerteile abtrennen, in denen das Kind seine Bewegungsmöglichkeiten erkunden kann.

Mit etwa einem halben Jahr kann man das gewickelte Kind bereits in den Laufstall legen, solange es wach ist, spielt und gelegentlich die Mutter sehen will. Diese geht dabei ganz einfach ihrer Hausarbeit nach oder setzt sich mit kleineren Tätigkeiten in seine Nähe. Auf diese Weise schleicht sich auch nicht die ungünstige Gewohnheit ein, dass die Mutter immer dann nach dem Kind sieht, wenn es quengelt oder schreit. Das Kind nimmt so am Leben der Eltern teil und weniger umgekehrt. Dabei kann es sich ganz seinem Nachahmungsbedürfnis hingeben, weil die Mutter immer etwas zu tun hat und weiß, was jeweils »dran« ist. Es kann sich an ihrem aufrechten Gang orientieren und seine ersten Aufstehversuche an den griffigen Gitterstäben des Ställchens vollziehen.

Legen Sie eine weiche Decke oder Ähnliches in den Laufstall, wenn Ihr Kind die ersten Gehversuche macht.

Die meisten Kinder sind in den wachen Morgenstunden im Ställchen zufrieden.

Wird das Kind müde, so deckt man es zu oder bringt es ins Bettchen. Da es seine Eltern viel gesehen hat, ist es in dieser Hinsicht auch »satt« und lässt sich das ohne

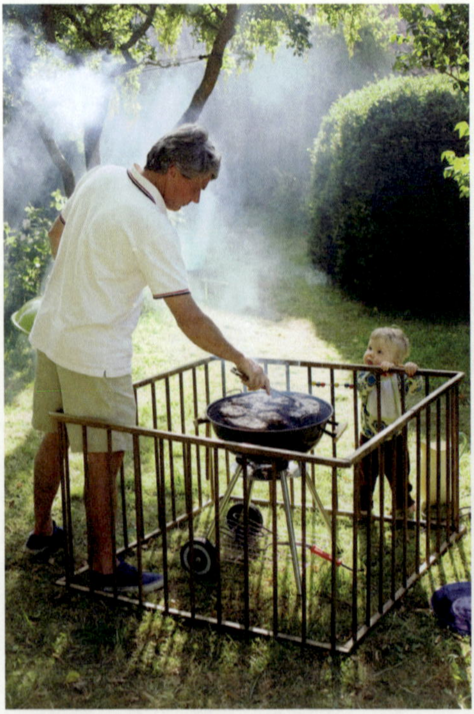

Auch so kann ein Laufstall schützen.

großen Protest gefallen. Nachmittags dagegen ist es gerne draußen. So ergibt sich von selbst, dass dann Spaziergänge und ähnliche Unternehmungen fällig sind.

Hat das Kind seine erste Fortbewegungsform gefunden, kommt natürlich eines Tages der Moment, in dem es das Ställchen als Grenze empfindet. Jetzt ist die Haltung der Eltern entscheidend. Wenn es zur Strafe wird, ins Ställchen zu müssen, dann ist es zum »Gefängnis« geworden. Wenn es aber als momentan notwendiger sicherer Aufenthaltsort angesehen wird, weil sie sonst ihre Arbeit nicht erledigen können, so stellt es eine Grenze dar, die sich aus einer Lebensnotwendigkeit heraus ergibt. Ohne Ställchen hat das Kind zwar Bewegungsfreiheit, zwingt aber die

Eltern immer wieder, ihre Arbeit zu unterbrechen und das behände auf dem Boden herumkrabbelnde Kind von diesem und jenem Gegenstand wegzuziehen und wieder in Sicherheit zu bringen.

Wer sich nicht für ein Ställchen entscheiden kann, könnte wenigstens ein fahrbares Gitterbett (am besten mit festem Kopf- und Fußteil) wählen, über dessen Rand das Kind im zweiten Lebensjahr noch nicht steigen kann. Das ist auch wichtig, wenn das Kind unter Schlafstörungen leidet oder krank ist, denn auf diese Weise kann es samt Bett in die Nähe der Eltern gefahren werden. Von einem Kleinkind kann man noch nicht verlangen, dass es allein in seinem Bett im Zimmer bleibt, während die Eltern sich in der übrigen Wohnung zu schaffen machen. Dabei kann es sich sogar noch etwas frei bewegen und ist nicht wie auf dem Boden Zugluft und Schmutz ausgesetzt. Werden die Kinder dann im Bettchen müde, so legen sie sich von alleine hin.

Zur Gestaltung des Kinderzimmers

Und seine physischen Organe bilden sich ihre Formen durch die Einwirkung der physischen Umgebung.

Rudolf Steiner[126]

Nicht jedes Kind hat die Möglichkeit, ein eigenes Zimmer zu haben. Kann jedoch ein »Kinderzimmer« eingerichtet werden, so können entwicklungsfördernde Gesichtspunkte berücksichtigt werden.

Für das spätere Leben ist es von Bedeutung, ob sich das Kind in den ersten Jahren in Räumen aufhält, die ihm gemäß eingerichtet sind. Wer in der Auswahl von Farbe und Mobiliar unsicher ist, kann sich Folgendes zur Richtschnur machen: *Drücken die Gegenstände auch äußerlich aus, was sie innerlich sind?*

Ein unlackierter Holztisch entspricht in der Dicke der Platten und Stützen, in der Maserung und Verleimung und den Proportionen haargenau dem, was er an innerer Qualität hat und welchem äußeren Zweck er dienen soll. Dagegen verbirgt ein mit Holzdekor beschichteter Tisch die brüchige Spanplattenqualität und spiegelt etwas an der Oberfläche vor, was er im Innern nicht besitzt.

Und die Tapete? Die üblichen Bildmuster wollen »lustig« und »kindlich« sein. Wenn wir sie ernst nehmen, was bleibt dann von ihnen übrig? Wo auf der Welt gibt es denn im Gegenständlichen die unendliche gleichförmige Wiederholung, noch dazu unwahrer Bilder? Wo schweben zahllose Kätzchen, Bällchen und Rotkäppchen herum, ganz abgesehen von der karikatur- oder fratzenhaften Darstellungsweise (siehe hierzu auf Seite 354 die Ausführungen zum Puppengesicht)?

Eine einheitlich farbgebende Wand dagegen schließt den Raum zu einem Ganzen zusammen. Ein Muster drückt dieser Raumgrenze ein Element auf, das nichts mit ihr zu tun hat.

Grelle Farbzusammenstellungen stumpfen das Gefühl für die Qualität einzelner

Farben ab. Das kann man sich verdeutlichen, wenn man einmal die Eindrücke auf einer Autobahnraststätte vergleicht mit denen bei einem Spaziergang im Wald, wo sich feine Farbschattierungen zwischen Grün, Lila und Braun zeigen. Im ersten Fall wollen die Farben einem etwas aufdrängen, im anderen Fall locken sie die Seele nach draußen, sodass sie sich im Wahrnehmen aktiv entfalten kann.

Es ist ein großer Unterschied, ob ein Kind in dem Alter, wenn die Sinnesempfindungen noch eine so starke Wirkung auf die Organbildung haben, ständig Karikaturen, grelle, aufdringliche Farben und glatte Oberflächen wahrnehmen muss oder ob es sorgfältig aufeinander abgestimmte, zarte Farbtöne erleben darf, die es seelisch atmen lassen.

Es kann auch zur lieben Gewohnheit werden, abends vor dem Schlafengehen noch einmal ein Bild mit einem Engel darauf anzuschauen.

Nicht zuletzt ist es für das Kind in seinem Zimmer wichtig, ob die Eltern sich auch gern darin aufhalten oder nicht. Denn der Raum wird so lange nur Schlafzimmer bleiben, wie die Eltern stets anderswo ihre interessanten Tätigkeiten entfalten und nicht auch einmal in das Kinderzimmer verlegen. Kleinkinder wollen und müssen in der Nähe der Eltern spielen dürfen.

Für das Ordnunghalten ist wichtig, dass nicht etwa Truhen und Reisekörbe das Spielzeugchaos aufnehmen. Wenn die Eltern sich angewöhnen, in den ersten Jahren täglich einmal mit Freude die Spielsachen wieder an ihren Platz ins Regal zu stellen – ohne jede Aufforderung an das Kind –, so wird es rein aus der Nachahmung heraus später am Aufräumen Freude haben.

Wohin in den Ferien?

Vielfach haben junge Eltern den Wunsch, so bald wie möglich wieder ihre früher gepflegten Urlaubsgewohnheiten aufzugreifen. Doch jetzt ist das Kind da und hat recht andere Bedürfnisse als der Erwachsene. Bedeutet doch jeder Umgebungswechsel für das Kind nicht nur ein Herausreißen aus seinem Lebensraum, sondern auch eine mögliche Krise für sein Selbstbewusstsein. Denn das kindliche Selbstbewusstsein bzw. Selbstgefühl stützt sich auf das Wahrnehmen vertrauter Gesichter und Gegenstände. Etwas wiederzusehen, was es schon gesehen hat, ist für das kleine Kind das Gleiche, was für den Erwachsenen das Wiedererinnern eines bereits Gedachten ist. So wie der Erwachsene sich die Vorstellung seiner Seele in der Erinnerung bewahren kann und daher ein ununterbrochenes Selbstbewusstsein hat, so gelingt dies dem Kleinkind nur auf dem Weg über die Sinneserfahrung, weil das Denken und die damit verbundene Abstraktionsfähigkeit noch nicht entwickelt sind.

Wenn die Eltern zur Erholung oder aus anderen guten Gründen einen Ortswechsel anstreben, so empfiehlt es sich, möglichst immer wieder denselben Ort aufzusuchen. Dasselbe gilt auch für die Wahl des Ferienortes. Wird mehrere Jahre hintereinander dieselbe Gegend besucht und kennt das Kind bereits das Haus und die dortigen Lebensverhältnisse, so wird es sich viel schneller akklimatisieren und eine unbändige Freude am Wiedererleben und Wiedererkennen der bereits vertraut gewordenen Ferienwelt haben können. Das stärkt das kindliche Selbsterleben und Selbstbewusstsein und entspannt die Situation so, dass auch die Eltern Zeit für sich bekommen.

! Ist eine Reise der Eltern oder ein Kuraufenthalt der Mutter nötig, so sollte das Kind entweder in seinem vertrauten Milieu von einer ihm bekannten Person zu Hause versorgt werden oder aber mit auf die Reise dürfen. Die gleichzeitige Trennung von der »Bezugsperson« und dem Milieu sollte dem Kind nur im äußersten Notfall zugemutet werden (siehe auch Seite 469 f.).

Zum Thema Sonnenbrille

Wenn nicht medizinische Gründe (Entzündungen oder Pigmentstörungen am Auge etc.) das Tragen einer Sonnenbrille nötig machen, empfehlen wir Sonnenbrillen für das Kleinkind- und Kindergartenalter im gewöhnlichen Alltag nicht. In dieser Altersgruppe sollte das Kind schon aus gesundheitlichen Gründen keinen extremen Sonnenbelastungen ausgesetzt sein.

Mit einem guten Sonnenschutz auf dem Kopf (Hut mit Schirm oder Krempe) ist es für Spiel und Bewegung im Freien genügend ausgerüstet. Zum Sitzen sollte ohnehin ein schattiger Platz aufgesucht werden.

Die Seh- und Funktionstüchtigkeit des Auges entwickelt sich am besten im freien Wechselspiel zwischen Auge und Umwelt mit ihren natürlichen Farben. Auch verfügen die Augen schon im Kleinkindalter über eine ausgezeichnete Anpassungsfähigkeit an unterschiedliche Helligkeiten zwischen Dämmerung und extremer Sonneneinstrahlung in der Mittagszeit.

Im Schulalter oder während des Urlaubs, wenn ausgedehnte Schnee- oder Gebirgswanderungen oder auch Spaziergänge anstehen oder auch stundenlanges Spielen am Strand, empfiehlt es sich, eine Sonnenbrille mitzunehmen.

Die Sonnenbrille sollte eine wirkliche Lichtschutzbrille sein, die auch vor seitlichem Lichteinfall schützt und neben der UVB-Strahlung auch nachweislich 99 bis 100 % des schädlichen UVA-Lichtes der Wellenlänge 400 nm (bzw. UV400 – 400 nm ist die Wellenlänge des Ultraviolettanteils der Sonnenstrahlung) absorbieren. Gläser, die dies nicht leisten, gefährden mehr, als sie nützen, da die Pupillen sich unter dem dunklen Glas weiten und mehr UVA-Lichteinfall zulassen.

Altersentsprechendes Spiel und Spielzeug

Der Mensch spielt nur, wo er in voller Bedeutung des Worts Mensch ist, und er ist nur da ganz Mensch, wo er spielt.

Friedrich Schiller[127]

Am Anfang ist das Spiel vor allem Übung der Sinne und Nachahmung. Angebot und Auswahl geeigneten Spielzeugs stellen sich deshalb als besondere Aufgabe dar. Kinder werden mit ausgeklügelten Industrieprodukten überschüttet, die als besonders kindgemäß gepriesen werden. Wer jedoch ein ins Spiel versunkenes Kind beobachtet, erlebt, wie wenig seine Tätigkeit mit dem zu tun hat, was von den meisten Spielangeboten ausgeht.

Spiel ist die Neigung des Kindes, in seinem Umkreis tätig zu werden. Es tut, was es die anderen tun sieht. Mit Begeisterung rührt ein Zweijähriges mit einem Stöckchen auf dem Boden und kocht eine Suppe wie die Mutter. Es will an den »Knöpfen« drehen wie sie, wenn Küchengeräte zu bedienen sind. Es will auch »klick« machen, wenn der Vater in seiner Gegenwart fotografiert hat. Es will die Teller untersuchen, die vor dem Essen immer so munter klappernd aus dem Schrank genommen werden.

In seiner Aktivität erlebt es die Erfüllung, nicht im Anschauen einer perfekten Plastikpuppe oder eines fratzenhaften Tieres. Bei einer Puppe ohne Gesicht oder wenn nur drei Punkte das Gesicht andeuten, schafft sich die kindliche Phantasie das Fehlende hinzu (siehe die Abbildungen). Die Puppe lacht, weint, ist böse oder müde. Ewig lächelnde oder gar »sprechende« Puppengesichter erzeugen dagegen unwahre Nachbilder, die die Phantasie fixieren.

Was ist also ein geeignetes Spielzeug? Im ersten Jahr z.B. eine Puppe in einfachster Machart: ein kleines Seidentuch, dessen Mitte mit Schafwolle ausgebeult und abgeschnürt den Kopf ergibt, während die geschnürten Tuchzipfel zu Händen werden. Später kann die Puppe aus Holz bestehen, das man stellen und legen kann, wiederum später aus einem weichen Flanelltuch usw. (siehe im Literaturverzeichnis unter den Stichworten »Arbeitsmaterial« und »Werkbücher«).

! Geeignetes Spielzeug ist jeder Gegenstand, der das Kind zu reger Aktivität aufruft und der selber so wenig darstellt, dass ihn das Kind in seiner Phantasie in immer neuer Weise ausstatten und bestimmen kann.

Spielzeug kann ein Finger sein, an dem man beobachtet, wie er sich bewegt und was er alles kann. Ebenso eine Kissenecke, die man umknicken und einstülpen kann. Spielzeug ist eine Dose, die man auf- und zumacht und in die Dinge hineingelegt und wieder herausgenommen werden können. Spielzeug ist auch ein Holzstückchen, mit dem man auf den Tisch klopfen und das Geräusch studieren kann. Später ist es ein Wasserhahn oder ein Flaschendeckel, mit dem Wasser geschöpft und ein See angelegt werden

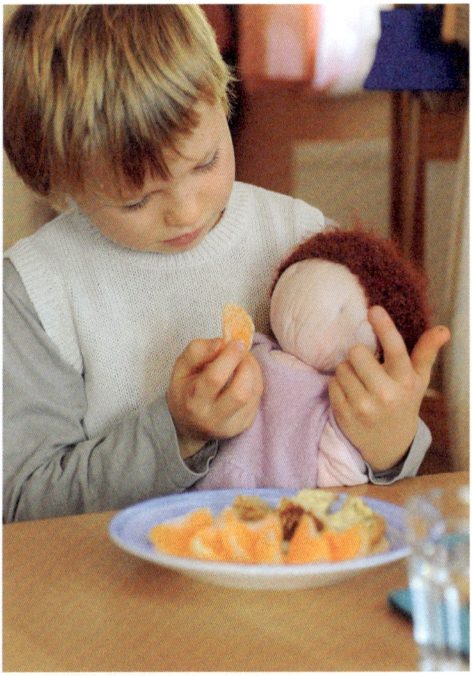

Spiel ist Ernst: Es wird »richtig« gegessen.

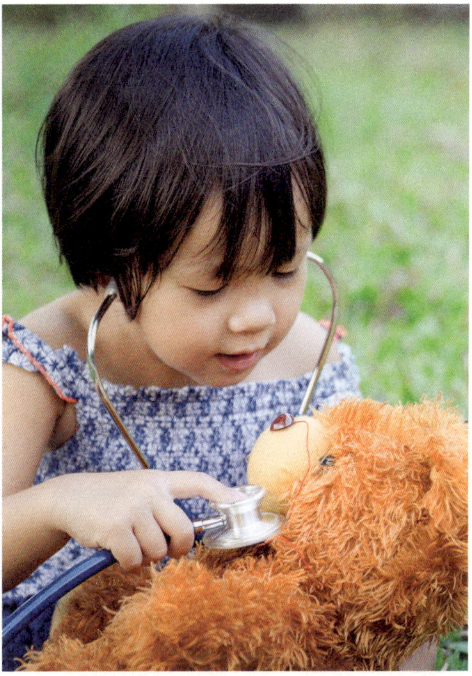

Hier wird beste medizinische Versorgung geleistet.

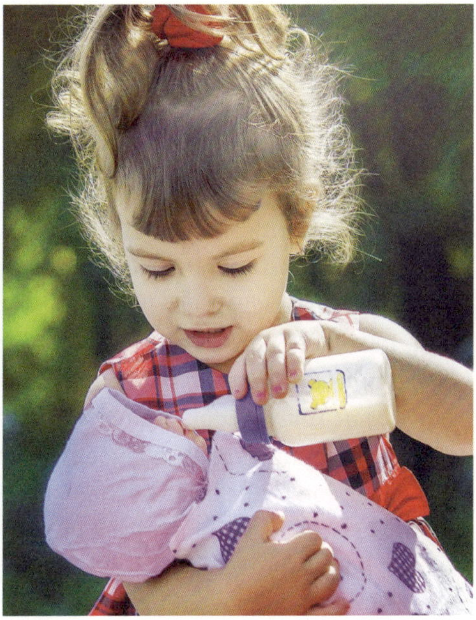

Mein Kleines hat bestimmt großen Hunger!

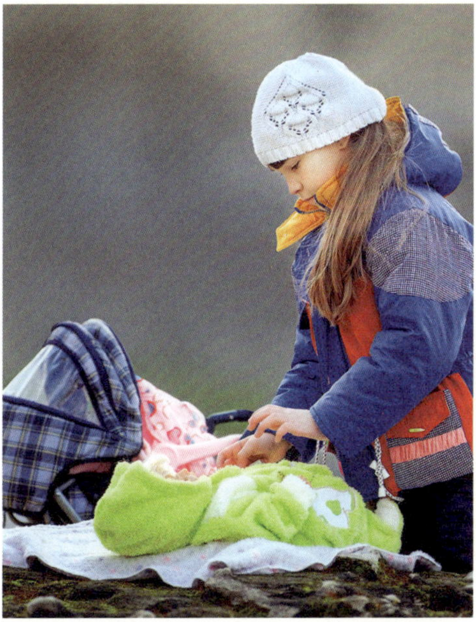

Nun muss ich doch mal nachsehen, ob die Windel nass ist.

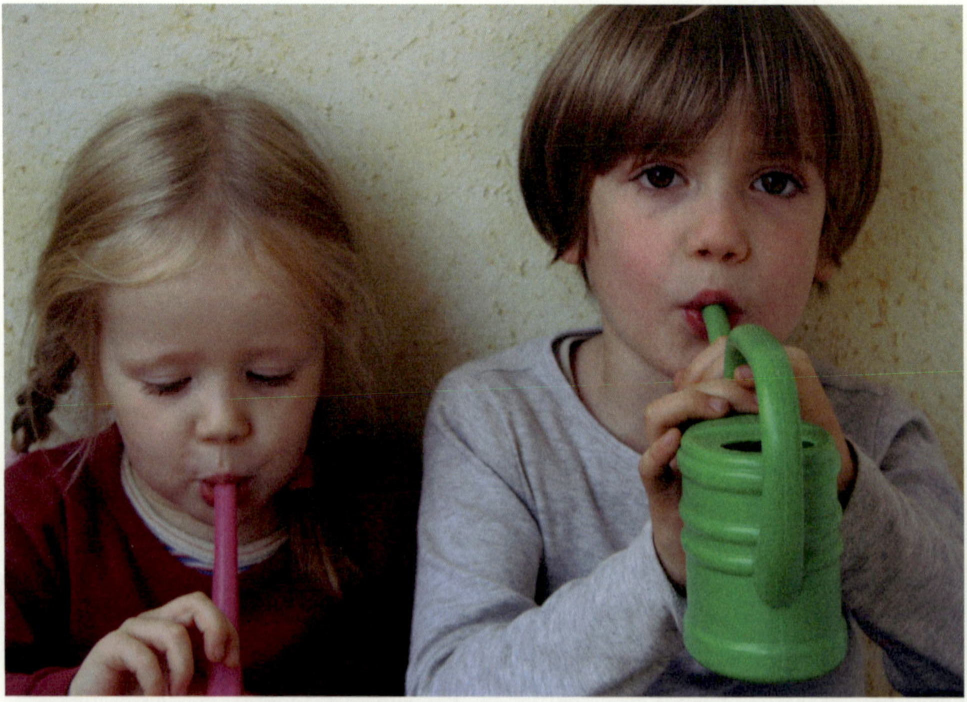

Kreative Zweckentfremdung – die Gießkanne als Trompete.

kann; auch ein Kochtopf, der mit einem Löffel beklopft wird, ist interessant, ein bunt gestrickter Ball, mit Schafwolle gefüllt, den man rollt, wirft, schiebt und umwickelt, kleine farbige Läppchen, mit denen alles Mögliche zu- und wieder aufgedeckt werden kann.

Warum ist es so wichtig, dass Vater, Mutter, Onkel und Tanten gutes Spielzeug schenken (zu den Bezugsquelle siehe Seite 674 f.)? Weil die gängigen für Kinder ausgedachten, perfekten Spielsachen der kindlichen Phantasie keinen Spielraum lassen. Material, Farbe und Form verstoßen zudem meist gegen den Wirklichkeitssinn und das ästhetische Empfinden. Auch faszinieren die raffinierten Bewegungsmöglichkeiten und Leuchteffekte technischer Spielsachen und machen das Kind zum Beobachter, anstatt es selbst in Tätigkeit zu versetzen.

Es geht beim Spiel darum, dem Kind die Möglichkeit zu geben, sich körperlich durch Eigenaktivität und freie schöpferische Phantasietätigkeit gesund zu entwickeln. In seiner Schrift *Die Erziehung des Kindes vom Gesichtspunkte der Geisteswissenschaft* führt Rudolf Steiner Folgendes aus: »Das Kind lernt eben nicht durch Belehrung, sondern durch Nachahmung. Seine physischen Organe bilden sich ihre Formen durch die Einwirkung der physischen Umgebung. Es bildet sich ein gesundes Sehen aus, wenn man die richtigen Farben und Lichtverhältnisse in des Kindes Umgebung bringt, und es bilden sich im Gehirn und Blutumlauf die physischen Anlagen für einen gesunden moralischen Sinn, wenn das Kind Moralisches in seiner Umgebung sieht. Wenn vor dem siebten Jahre das Kind nur törichte Handlungen in seiner Umgebung sieht, so nimmt das Gehirn solche Formen an, die es im späteren Leben auch nur zu Torheiten geeignet machen. [...] Könnten die Menschen [...] hineinschauen in das sich in seinen Formen aufbauende Gehirn, sie würden sicher ihren Kindern nur solche Spielzeuge geben, welche geeignet sind, die Bildungstätigkeit des Gehirns lebendig anzuregen. Alle Spielzeuge, welche nur aus toten, mathematischen Formen bestehen, wirken verödend und tötend auf die Bildungskräfte des Kindes, dagegen wirkt in der richtigen Art alles, was die Vorstellung des Lebendigen erregt.«[128]

Der Zusammenhang zwischen sinnvoller körperlicher Aktivität und Geschicklichkeit und der Ausbildung der Gehirnstrukturen ist schon lange bekannt. Sprachstörungen und Legasthenie behandelt man am besten durch Geschicklichkeits-, Gleichgewichts- und Orientierungsübungen sowie insgesamt durch die Schulung der Sinnestätigkeiten mit geeigneten Materialien.

Entwicklungsfördernde Gesichtspunkte dieser Art stehen oft im Gegensatz zu wirtschaftlichen Erwägungen und dem Aufspüren neuer Absatzmärkte im Umfeld des Kindes. Wenn hier Familien von sich aus zu der Einsicht kommen, was Kinder stärkt, kann Phantasielosigkeit, mangelnder seelisch-geistiger Frische und innerer Leere vorgebeugt werden.

Manche Eltern fragen heute schon, ob nicht die derzeit so um sich greifende Drogenabhängigkeit eine wesentliche Ursache darin hat, dass man von klein auf zur Abhängigkeit von interessanten Apparaten und »Unterhaltern« erzogen wurde und der befriedigenden Eigentätigkeit und Beschäftigung mit der Umwelt kaum Raum gegeben war.

Anregungen zur Unterstützung der Eigenaktivität finden sich z.B. in den Arbeitsmaterialien aus den Waldorfkindergärten (siehe das Literaturverzeichnis, Seite 688).

Sinnestätigkeit – das Fundament für Welt- und Selbsterleben

Gegenwärtig wird der Sinneserfahrung und Sinnespflege wachsende Aufmerksamkeit geschenkt. Es ist inzwischen allgemein bekannt, in welch hohem Maß nicht nur Selbsterfahrung und Selbstbewusstsein, sondern auch bestimmte Intelligenzleistungen davon abhängig sind, wie differenziert die Sinnesfunktionen entwickelt und aufeinander abgestimmt sind. Viele moderne Therapieverfahren – wie z.B. die sensomotorische Integrationstherapie, Bewegungsschulungen auf neurophysiologischer Grundlage, ergotherapeutische Verfahren, die Rota-Therapie, der konnatale Reflexablauf – haben zum Ziel,

Mängel in der sensomotorischen Entwicklung durch intensives Üben auszugleichen. Hinzu kommt der fundamentale Tatbestand, dass insbesondere das Vorschulkind jede Sinneserfahrung ganzheitlich erlebt und entsprechend auch mit seinem ganzen Organismus darauf reagiert: Es hüpft vor Freude, wenn es etwas Schönes entdeckt, es räkelt sich genüsslich, wenn ihm etwas schmeckt, es schüttelt sich vor Ekel bei einem unangenehmen Geruch, es ist viel mehr »ganz Auge«, »ganz Ohr«, als es der Erwachsene sein kann, es ist »ungeteilte Aufmerksamkeit«, wenn es an einen Sinneseindruck hingegeben ist.

Sinneserleben ist Totalerleben mit Leib und Seele.

Der Körper insgesamt reagiert, verändert und entwickelt sich unter der Vielfalt und Art der jeweiligen Sinneseindrücke. Er ist – wie Rudolf Steiner immer wieder betont – ein einziges großes Sinnesorgan. Er ist auch, insbesondere in der frühen Kindheit, enorm verwundbar und als Ganzes in seiner Entwicklung durch sinnlose und schädliche Eindrücke irritierbar. Das wurde durch die Trauma-Forschung der letzten Jahrzehnte hinlänglich nachgewiesen.

Die Pflege dieses Bereiches im Rahmen der Pädagogik ist daher im wahrsten Sinne des Wortes konstituierend – nicht nur für die spätere Gefühls- und Vorstellungsbildung, sondern vor allem auch für die gesunde körperliche Reifung und Entwicklung, für das »Sich-wohl-in-seiner-Haut-Fühlen«-Lernen.

Die im Folgenden zusammengestellten zwölf Sinnestätigkeiten legen die Steiner'sche Sinneslehre zugrunde, durch die der Förderbedarf noch differenzierter wahrgenommen und realisiert werden kann.[129]

Die vier leibbezogenen Sinne bringen vorzugsweise den Körper in die Selbsterfahrung und bilden die Grundlage für das gesunde Existenz- bzw. »Daseinsgefühl«.

Der Tastsinn

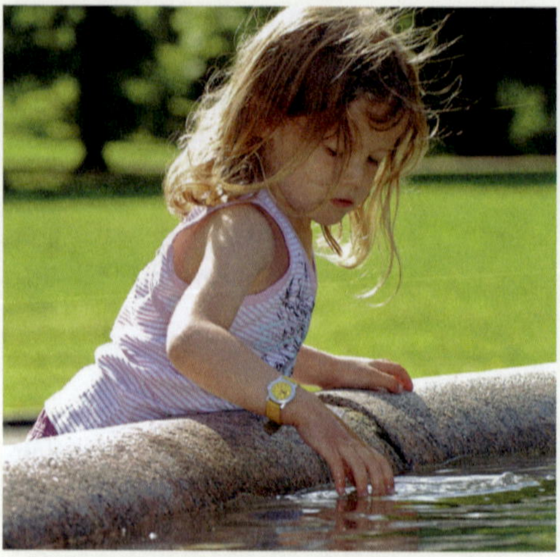

Tasten im Flüssigen ist eine besondere Erfahrung: Vorsichtig und gut beobachtet wird sie wiederholt. Dabei erfolgt die Koordination von Sehen, Hören, Wärme-/Kältesinn, Lebens- und Eigenbewegungssinn mit dem Tastsinn.

- **Sein Organ**
  - Tastkörperchen und freie Nervenendigungen.

- **Er vermittelt**
  - Selbsterleben an der Körpergrenze durch Berührung,

- Geborgenheit durch Körperkontakt, Existenzvertrauen.

Hinweise zur Pflege

- Harmonischer Wechsel zwischen Alleinsein und Geborgenheit, zärtlichem Köperkontakt und ruhigem Sich-selbst-überlassen-Sein,
- Loslassen-Können und das »Für-sich-Sein« des Kindes zu gestatten ist ebenso wichtig wie das »Zusammensein« und »Auf-den-Arm-Nehmen«,
- von klein auf: Spielräume schaffen, in denen das Kind tasten, untersuchen, entdecken kann.

Vermieden werden sollten

- Routinierte Versorgung ohne inneres Anteilnehmen und Wahrnehmen des Kindes, wie es hier und jetzt gerade da ist,
- ängstliches Bindungsverhalten mit zu viel Geborgenheit,
- durch alles Mögliche gehetzt und abgelenkt sein, sodass das Kind zu viel allein ist,
- jede Form von Übergriffigkeit ohne Respekt vor der leiblich-seelischen Integrität und inneren Autonomie des Kindes.

Der Lebenssinn

Sein Organ

- Vegetatives Nervensystem.

Er vermittelt

- Behaglichkeit,
- gesundes Lebensgefühl,

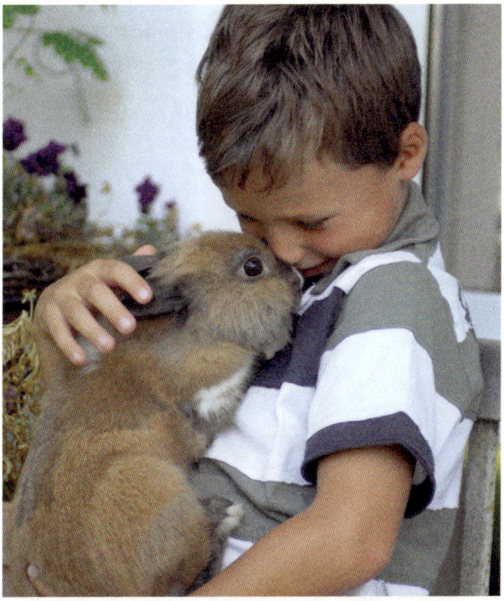

Hier fühlt sich nicht nur das Kind wohl. Harmonie und Behagen sind ganzheitliche Erfahrungen der Übereinstimmung mit sich und der Umgebung. Sie sind – immer wieder erlebt – eine wichtige Voraussetzung für das spätere Gefühl des »bei sich Seins«.

- Harmonie-Erleben mit der Umgebung, sich »Im-Einklang-Fühlen« mit der Umwelt.

Hinweise zur Pflege

- Regelmäßige Essens- und Schlafenszeiten,
- freudige Stimmung beim Essen,
- zuversichtliche Lebensstimmung,
- Erleben von richtigem Maß und richtigem Zeitpunkt, d.h. von Ordnungen im Tageslauf, die stimmig sind.

Vermieden werden sollten

- Chaotischer Tagesablauf, den Ereignissen hinterherlaufen,
- Ängstigung, Hetze, Schreck,
- Streit und Gewalt,

- Unzufriedenheit, Maßlosigkeit, Nervosität,
- Gleichgültigkeit und Beziehungslosigkeit.

Der Eigenbewegungssinn

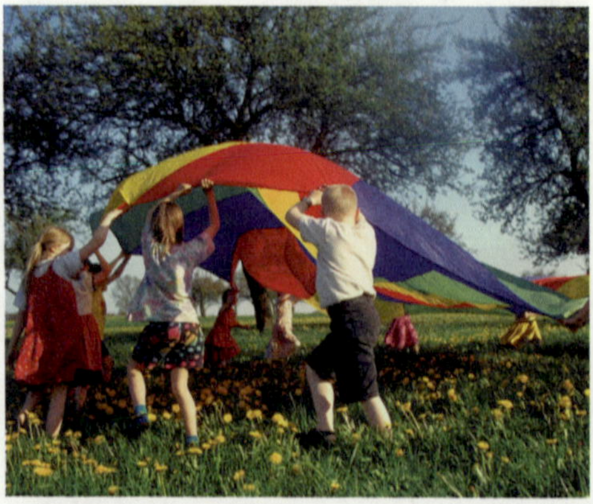

Die eigene Bewegung im Raum wahrnehmen und in Koordination mit dem Gleichgewichtssinn üben macht Freude. Dabei erlebt das Kind in der »Bewegungsfreiheit« die entscheidende Vorstufe der Freiheitserfahrung überhaupt.

- **Sein Organ**
  - Die Muskelspindeln.
- **Er vermittelt**
  - Wahrnehmung der eigenen Bewegung und Lage der Gliedmaßen,
  - Bewegungsfreiheit als ursprüngliches Freiheitserlebnis,
  - Erleben der Selbstbeherrschung infolge der Beherrschung des Bewegungsspiels.
- **Hinweise zur Pflege**
  - Kinder sich »von sich aus«, eigenständig sich bewegen lassen,
  - Spielräume schaffen, in denen gefahrloses Sich-Bewegen möglich ist,
  - Raum geben für Entdeckung und eigene Tätigkeit aus Neugier,
  - Kinderzimmer und wo möglich die Wohnung so einrichten, dass alles angefasst werden kann und freies Spiel möglich ist,
  - Wahrnehmen zielgerichteter, sinnvoller Bewegungsabläufe,
  - Spazierengehen und Spiel im Freien.
- **Vermieden werden sollten**
  - Die kindliche Intention ohne Not zu durchbrechen, zu stören,
  - Kinder »auf Schritt und Tritt« zu kontrollieren, ermahnen, korrigieren,
  - lustloses, gelangweiltes oder nervöses Sich-Herumbewegen,
  - Bewegungsstau vor dem Bildschirm,
  - Umgang mit automatischem Spielzeug, das die Kinder zu Zuschauern macht und die körperliche Tätigkeit unterbindet.

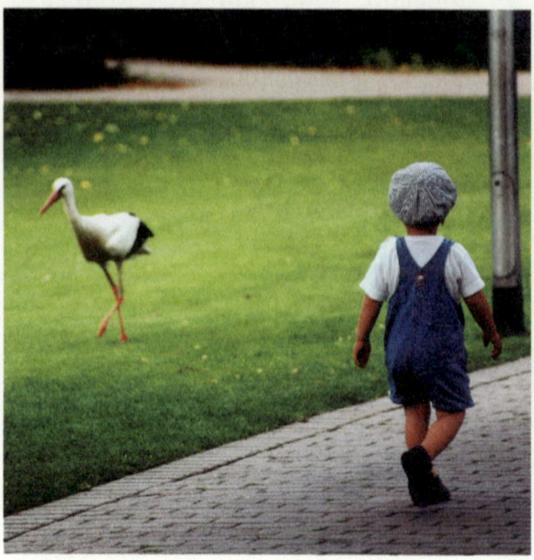

Bewegungssinn – hier und dort.

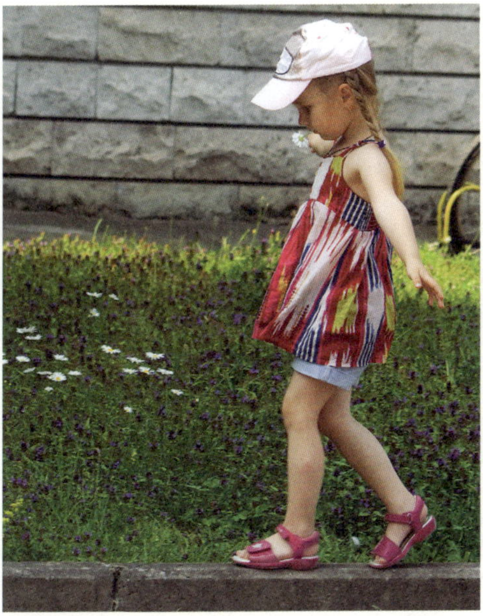

Perfekte Balance.

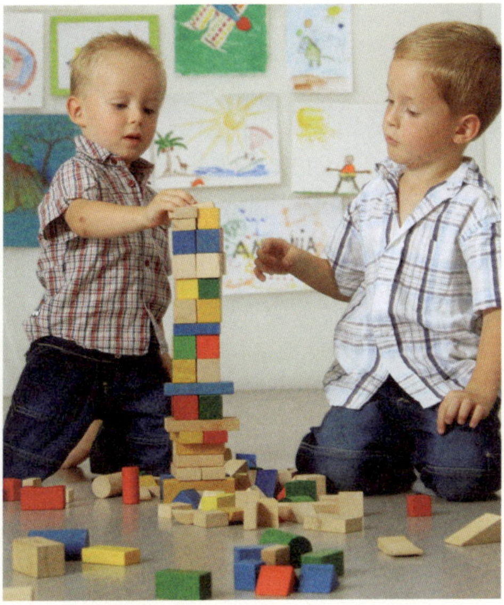

Spielen bedeutet immer auch Sinnespflege. Dabei wird nicht nur gespielt, was das Kind in seiner Umgebung erlebt. Es zeigt vielmehr auch, was es selber am eigenen Körper schon erlebt: z.B. das Sich-Aufrichten und Gleichgewicht-halten-Können.

Der Gleichgewichtssinn

Sein Organ

- Bogengangsystem in der Nähe des Innenohrs.

Er vermittelt

- Erleben von Gleichgewichtfindung, Ausgleich, Ruhemomenten,
- Lage im Raum.

Hinweise zur Pflege

- Bewegungsspiele,
- Wippen,
- Stelzenlaufen,
- Springen,
- Laufen, Balancieren,
- Ruhe und Sicherheit im Umgang mit dem Kind.

Vermieden werden sollten

- Bewegungsarmut,
- innere Unruhe,
- Depression, Resignation,
- Lebensüberdruss,
- Ruhelosigkeit,
- innere Zerrissenheit.

Die vier Sinne, die vorzugsweise das seelische Erleben an der Umwelt in die Selbsterfahrung bringen und die Grundlage bilden für ein gesundes Selbstgefühl und Mitgefühl für andere.

Der Geruchssinn

Sein Organ

- Riechschleimhaut in der Nasenwurzel.

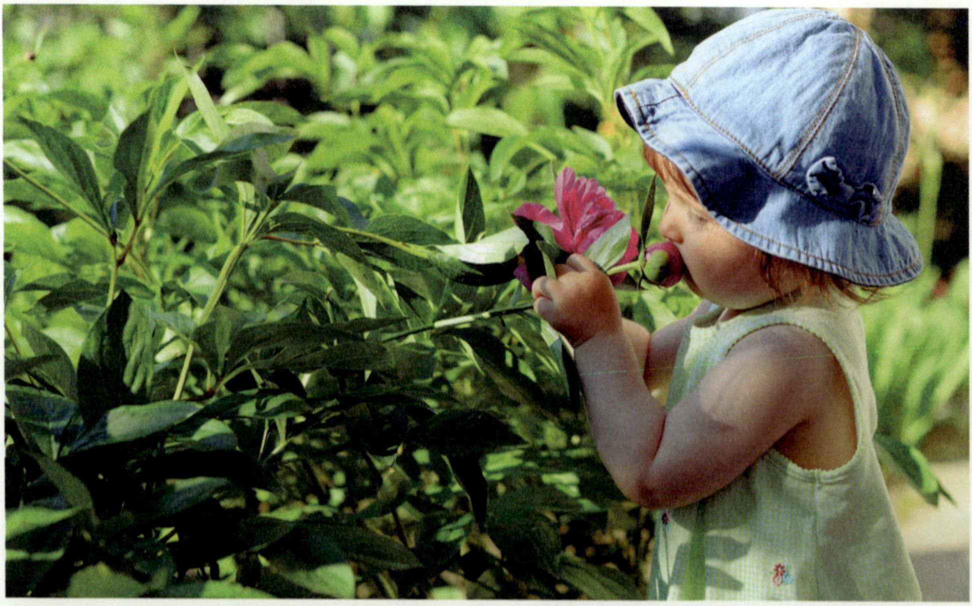

Riechen ist mehr als nur die Duftwahrnehmung z.B. von Blumen. Es vermittelt ein »Einswerden« von Objekt und Subjekt, ein reales, stoffliches »Ineinandersein«. »Sich nicht riechen können« ist Ausdruck tiefer Abneigung gegen jemanden. Ein differenziert ausgebildetes Riechvermögen unterstützt auch die soziale Toleranz.

- **Er vermittelt**
  - Verbundenheit mit dem Duftstoff als unmittelbares »Substanz-/Stoff-Wahrnehmen«,
  - intimes Wiedererkennen von Menschen und Dingen durch ihren Geruch.

- **Hinweise zur Pflege**
  - Immer wieder auf frische, »neutrale« Luft achten,
  - differenzierte Geruchserlebnisse bemerken,
  - Geruchserlebnisse im Alltag aufsuchen, z.B. beim Kochen, an Pflanzen und Nahrungsmitteln, beim Einkaufen von Blumen oder beim Spazierengehen.

- **Vermieden werden sollten**
  - Schlecht belüftete Räume,
  - Geruchsbelästigungen,
  - Ekel erregende Eindrücke und Verhaltensweisen.

Der Geschmackssinn

- **Sein Organ**
  - Geschmacksknospen in der Zungenschleimhaut: süß, sauer, salzig, bitter.

- **Er vermittelt**
  - Zusammen mit dem Geruchssinn differenzierte Geschmackskompositionen,
  - aber auch ästhetische Empfindungen

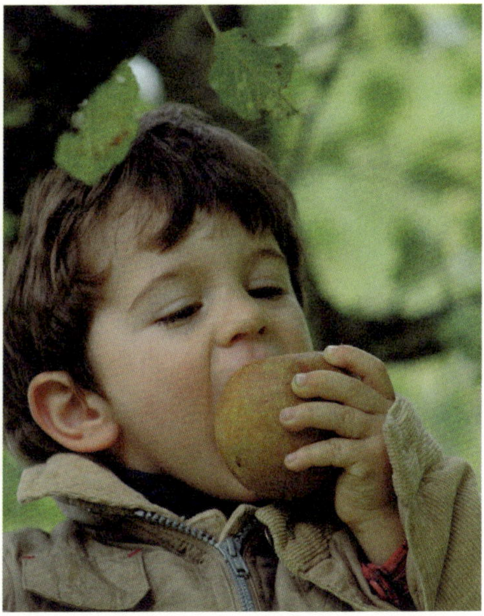

Wenn es schmeckt, ist vorerst die Welt in Ordnung.

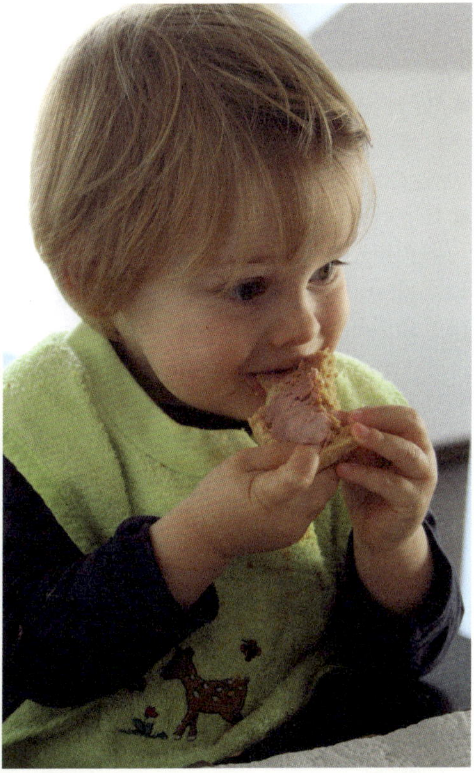

wie etwas oder jemanden »riechen« (»schmecken«) können im Sinne von gern haben oder nicht.

- **Hinweise zur Pflege**
  - Eigengeschmack der Nahrungsmittel durch Art der Zubereitung erhalten,
  - »geschmackvolle« Beurteilung von Menschen und Dingen,
  - ästhetische Gestaltung der Umgebung.

- **Vermieden werden sollten**
  - Geschmacksverstärker, künstliche Aromen,
  - »Ketchup/Mayonnaise-Uniformität«: Alles schmeckt nach Tomate und Mayo …,
  - »geschmacklose« Bemerkungen,
  - Taktlosigkeit, unästhetische Umgebung.

Der Sehsinn

- **Sein Organ**
  - Auge.

- **Er vermittelt**
  - Licht und Farberleben.

- **Hinweise zur Pflege**
  - Mit dem Kind gemeinsam etwas anschauen,
  - Spiel: Ich sehe was, was du nicht siehst …,
  - feine Farbunterschiede in der Natur bemerken,
  - selber gerne etwas anschauen und konzentriert dabei verweilen,

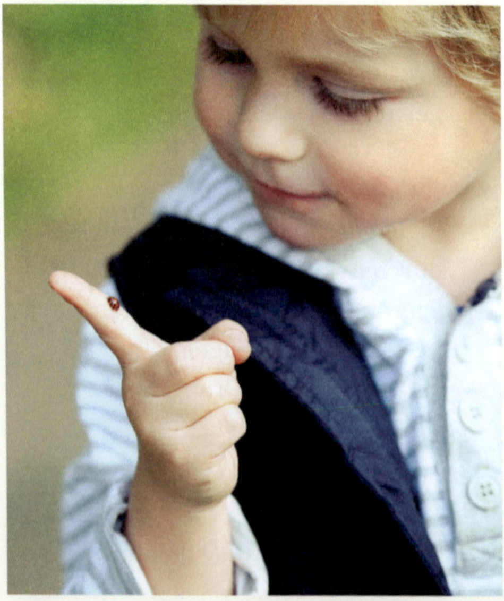

Sehen verbindet die Licht- und Farbeindrücke der Umgebung. Farbwahrnehmung, Perspektive und Raumgefühl werden im Zusammenwirken mit Gleichgewichts-, Bewegungs- und Tastsinn erlebt.

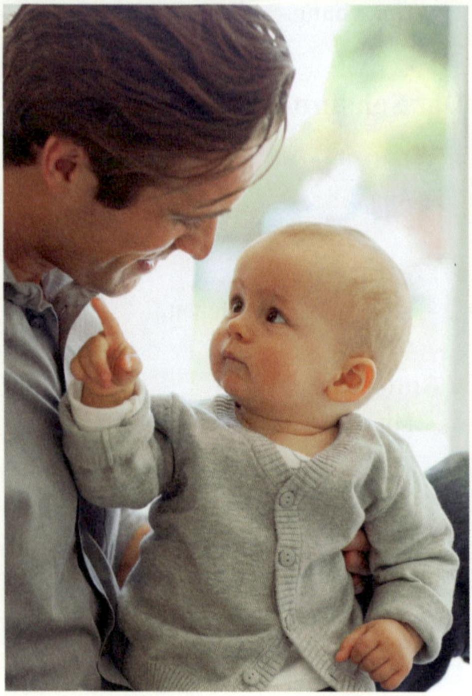

- harmonische Farbzusammenstellung bei der Bekleidung und Wohnungseinrichtung beachten,
- was man täglich sieht, bedarf besonderer Beachtung: dass es »Sinn macht« und »guttut«.

- **Vermieden werden sollten**
  - Fixierung des Blicks durch destruktive oder »dumme« Bilder,
  - grelle Farben,
  - zu viel zu schnell sehen lassen,
  - Fernseh-Abusus,
  - freudlose Stimmung,
  - farblos-triste Umgebung.

Der Wärmesinn

- **Sein Organ**
  - Wärme- und Kälte-Rezeptoren.

- **Er vermittelt**
  - Wärme- und Kälte-Erleben.

- **Hinweise zur Pflege**
  - Pflege des Wärmeorganismus durch altersentsprechende Bekleidung,
  - Erzeugen einer guten seelischen Atmosphäre mit seelischer und geistiger Wärme.

- **Vermieden werden sollten**
  - Übertriebene Abhärtungsmaßnahmen,
  - überheizte Räume,
  - unzureichende Bekleidung,
  - kalte, unpersönliche Atmosphäre,
  - übertriebene oder unechte »Herzlichkeit«.

Die vier Sinne, die der seelisch-geistigen Wahrnehmung und Selbsterfahrung dienen und die Grundlage geben für Identitätsgefühl und Selbstvertrauen.

Der Hörsinn

- **Sein Organ**
  - Ohren.

- **Er vermittelt**
  - Tonerlebnisse,
  - Erschließen, Bewusstmachen des seelischen Innen- und Außenraumes.

- **Hinweise zur Pflege**
  - Singen,
  - Leier spielen und auch leise Töne hören lernen,
  - klassische Musik hören,
  - ... und wenn irgend möglich spielen, insbesondere Bach, Händel, Haydn, Mozart,
  - beim Erzählen und Vorlesen von Geschichten die Geschwindigkeit des Sprechens der Aufnahmefähigkeit der Kinder anpassen,
  - immer wieder beim Hören innehalten, Pausen machen, damit innere Bilder, Tongedächtnis und Wortklänge entstehen können.

- **Vermieden werden sollten**
  - Akustische Überforderung, insbesondere durch Medien,
  - zu laut, zu schnell, zu lang, nicht persönlich-menschlich,
  - oberflächliches Daherreden,
  - unmenschlicher Tonfall.

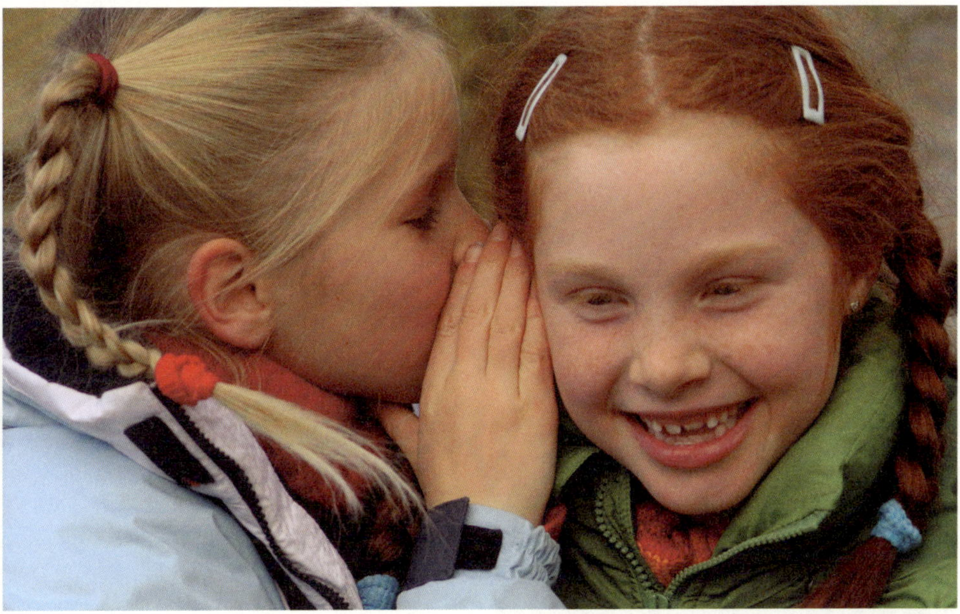

Zum Hören braucht man innere Ruhe, sonst weiß man nicht, was man hört, oder hört nur, was man schon weiß oder hören will ...

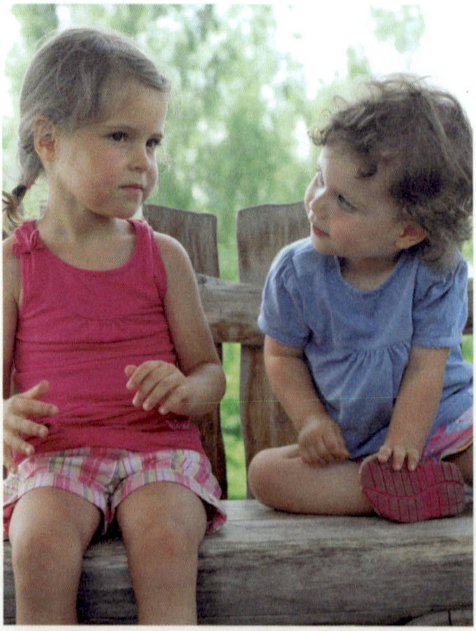

Zum Wortsinn gehört auch die ganzheitliche Wahrnehmung der Mimik, der Geste – alles dessen, was »spricht«, wenn man es nur aufmerksam betrachtet und die Botschaft bemerkt.

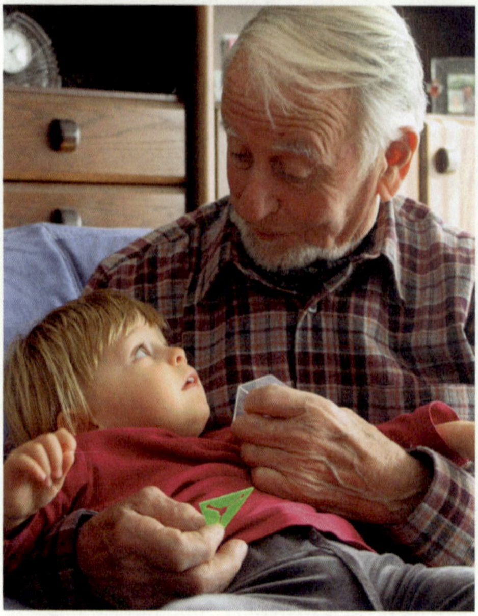

Großvaters Wort gilt manchmal für ein Leben.

Der Wortsinn

- **Sein Organ**
  - Bildet sich infolge der Wahrnehmung von Bewegungsabläufen und Sprachwahrnehmungsprozessen als Sinn für Wahrnehmung von Ganzheiten.

- **Er vermittelt**
  - Gestalt- und Physiognomie-Erleben (»Gestaltsinn«),
  - Erfassen von Körpersprache,
  - Erfassen des Sinngehalts der Lautgestaltung eines Wortes.

- **Hinweise zur Pflege**
  - Warmer, herzlicher Tonfall,
  - auf Gesten und Körpersprache achten,
  - inneres Erleben in Übereinstimmung bringen mit seinen Äußerungen, da sonst unwahre Eindrücke entstehen,
  - Sinn für individuellen Ausdruck haben,
  - Ehrlichkeit: Die Sinne lügen nicht.

- **Vermieden werden sollten**
  - Mangelnde Übereinstimmung von Wort und Handlung,
  - kühles, neutrales Verhalten, bei dem das Kind nicht wahrnehmen kann, wie es dem Erwachsenen geht,
  - doppelbödiges Reden, bei dem Inneres und Äußeres nicht zur Deckung kommen.

Der Gedankensinn

- **Sein Organ**
  - Bildet sich infolge der komplexen Wahrnehmung der Lebensvorgänge, der »Stimmigkeiten« und »Unstimmigkeiten« in der Umgebung.

- **Er vermittelt**
  - Unmittelbares Erfassen eines Gedankenzusammenhanges oder einer Handlungsfolge,
  - Verstehen des Sinns, auch wenn ein Wort falsch gesagt oder der Sachverhalt nur angedeutet wird.

- **Hinweise zur Pflege**
  - Pflege der Wahrhaftigkeit und Stimmigkeit,
  - In-Bezug-Bringen der Dinge und Vorgänge zueinander,
  - Erleben von Sinnzusammenhängen in der Umgebung.

- **Vermieden werden sollten**
  - Sinnlose Handlungen,
  - verworren-unkoordiniertes Denken,
  - stimmungsabhängiges Verdrehen von Sinnzusammenhängen,
  - Pochen auf Meinungen.

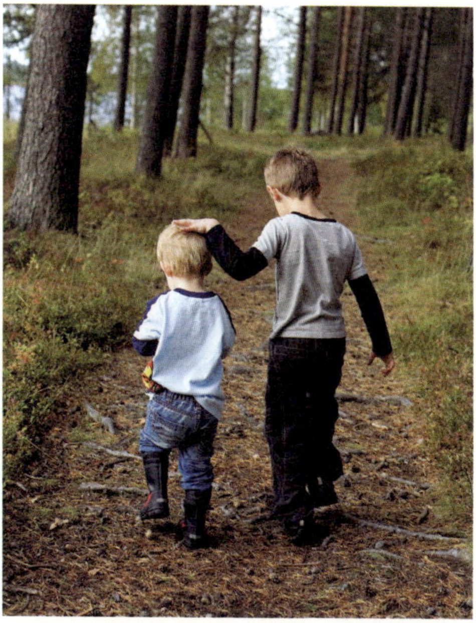

Was wird hier gedacht? Die Kinder verstehen sich gut.

Der Ich-Sinn

- **Sein Organ**
  - Bildet sich infolge der Tast- und Berührungswahrnehmung an der eigenen Körpergrenze als Organ zur Gesamtwahrnehmung der Kraftgestalt eines anderen Menschen.

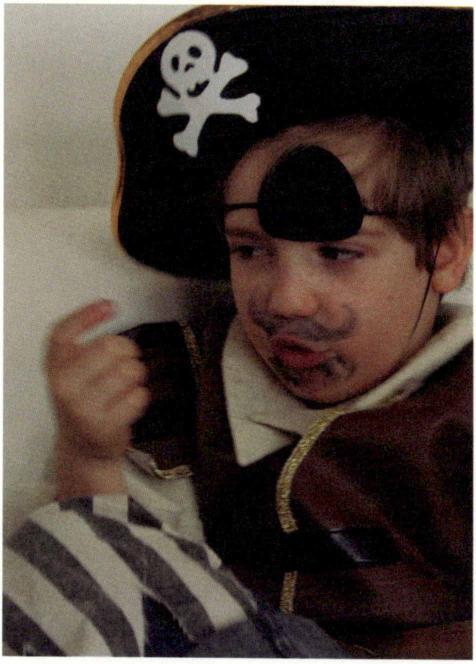

Denkt der kleine Pirat vielleicht schon ans nächste Abenteuer?

■ Er vermittelt
- Unmittelbares Erleben und Erkennen des anderen als »Ich«-begabt,
- frühes Ertasten und Erleben der Bezugsperson(en),
- Liebe der Erwachsenen untereinander und zum Kind.

■ Hinweise zur Pflege
- Den anderen wirklich wahrnehmen,
- jedem Familienmitglied immer wieder Aufmerksamkeit schenken,
- Freude am anderen zeigen, wenn es Grund zur Freude gibt,
- Begegnungs- und Besuchskultur pflegen.

■ Vermieden werden sollten
- Desinteresse,
- Nichtachtung,
- in Abwesenheit schlecht über andere reden,
- Medienkonsum in der Kindheit und Umgang mit virtuellen Realitäten, bei denen keine reale Wesenserfahrung gemacht werden kann,
- materialistische Vorstellungen vom Menschen,
- Langeweile und »Ich-Abwesenheit« im Umkreis des Kindes,
- Kontrollverlust im Umkreis des Kindes.

Sinnespflege durch Achtsamkeit und Selbstschulung beim Erwachsenen

Angesichts dieser zwölf Sinnestätigkeiten bzw. -modalitäten kann sich jeder fragen, wie differenziert man selber bisher seine Sinnesfähigkeiten ausbilden konnte.

■ Wie steht es um die eigene damit verbundene Körper-, Seelen- und Geisterfahrung?
■ Erlebe ich mich wirklich in dieser dreifältigen Menschlichkeit »gut inkarniert« im Körper, im seelischen Empfinden und Wahrnehmen sowie in der geistigen Präsenz?
■ Wie sensibel bin ich, wie aufnahmefähig und durchhörend auf die verschiedenen Unter- und Zwischentöne, wenn gesprochen wird?
■ Was kann ich selbst für die Weiterentwicklung meiner Sinnesfunktionen tun?

Ein wichtiger erster Schritt ist, sich überhaupt klarzumachen, dass jeder mehr oder weniger bewusst und intensiv über diese mit den Sinnen verbundenen Qualitäten verfügt. Sie sind Charaktereigenschaften, die sich durch die Selbsterfahrung an der Sinnestätigkeit bilden und durch bewusste Pflege weiterentwickeln können.

Diese Erlebnis- und Charaktereigenschaften sind zugleich das Fundament eines gesunden menschlichen Selbstbewusstseins. Der mittelalterliche Mystiker Meister Eckhart sagt: »Wär' ich ein König und wüsste es nicht, so wär' ich kein König.«[130] Das heißt für unseren Zusammenhang: Wäre ich ein Wesen ohne Sinnesorgane, ich wüsste nichts von mir und der Welt. D.h. ich wäre zwar da, jedoch ohne davon zu wissen.

Bei der Sinnestätigkeit wird offenbar – insbesondere beim kleinen Kind –,

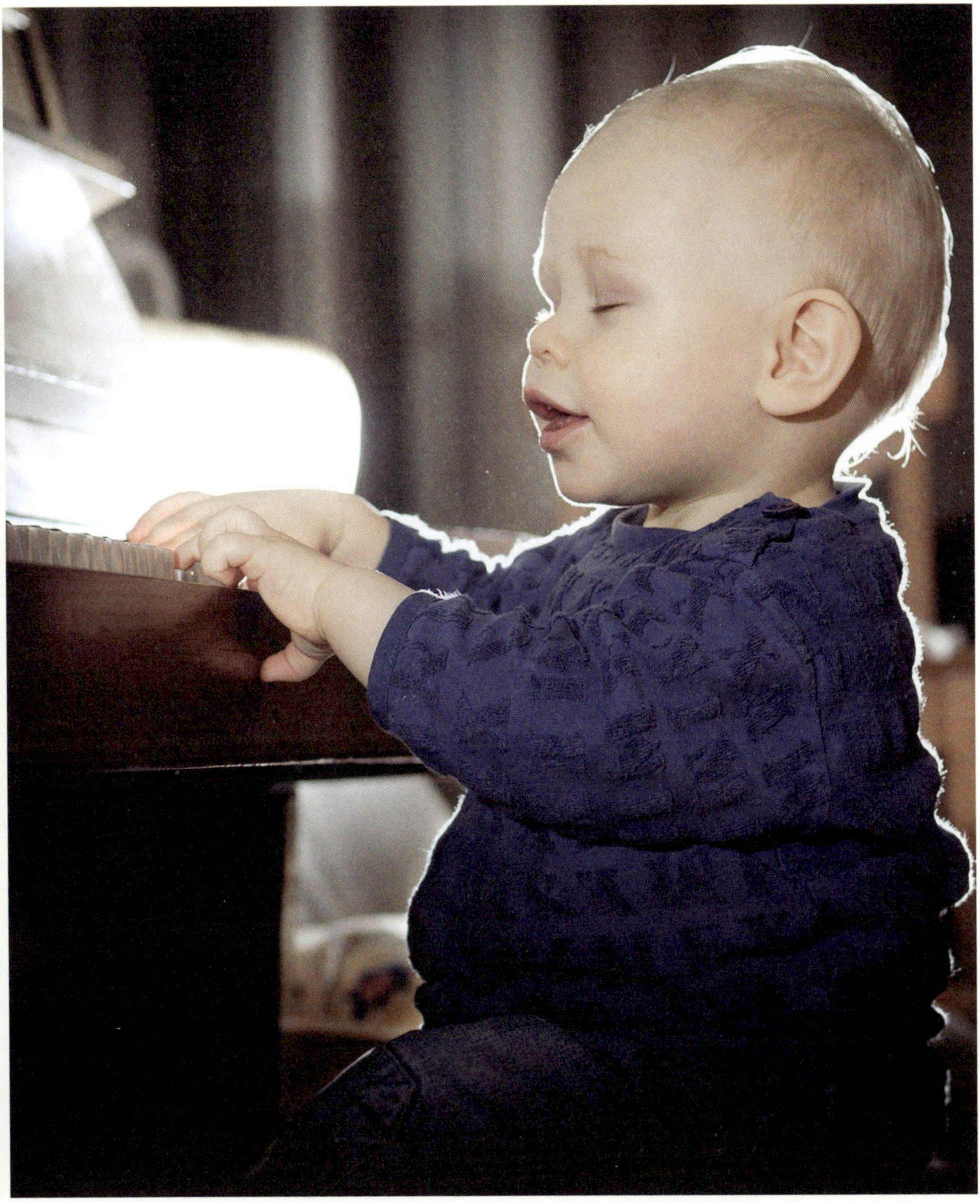

Sinneserlebnisse ermöglichen das Bewusstwerden des eigenen Wesens an der Welt – beim Hören die Erfahrung des eigenen individuellen seelischen Innenraums.

dass der selbst gesteuerte Wille zuerst da ist, durch die Art seiner Tätigkeit die Sinnesorgane weiter ausbildet und sich durch sie an der Welt selbst erlebt.

Der Kampf zwischen Materialismus und Spiritualität im Welt- und Menschenbild kann nicht durch äußere Beweise entschieden werden. Es wäre dies auch gar nicht sinnvoll. Denn was wäre alles Reden von Freiheit und Menschenwürde, wenn dieser Kampf durch äußere Beweise entschieden werden könnte? Es liegt im Wesen der menschlichen Freiheit begründet, dass auch diese selbst sich nur entwickeln kann, wenn der Mensch es wirklich will. So ist es auch mit der spirituellen Selbsterfahrung und Selbstbestimmung: Auch sie muss individuell erarbeitet werden. Erst wenn ich mich selber von der Unzerstörbarkeit meines seelisch-geistigen Wesens überzeuge, bin ich »ein König«, der »von sich weiß«.

Das geistige Wesen des Menschen – sein Ich – ist ewiger Natur, »weiß« aber nur so viel von sich, als es sich seiner selbst durch das Leben im individuellen, sinnesbegabten Körper auf der Erde bewusst geworden ist.

Weil nun dieses geistige Wesen, dieses »Ich bin Ich«, die Charaktereigenschaften besitzt, die sich jedes Kind im Laufe seiner Entwicklung individuell bewusst machen kann, hängt die spätere Ich-Kompetenz und Charakteranlage in hohem Maß davon ab, was wir an Eindrücken und Erlebnissen verarbeitet und uns bewusst gemacht haben.

Die zwölf Sinne ermöglichen das Bewusstwerden des eigenen Wesens an der Welt:

- durch den Tastsinn das Selbstbewusstsein,
- durch den Lebenssinn das Harmoniebedürfnis,
- durch den Bewegungssinn das Freiheitsgefühl,
- durch den Gleichgewichtssinn die innere Ruhe,

- durch den Geruchssinn die spezifische Qualität,
- durch den Geschmackssinn die Differenzierung der Sympathien und Antipathien,
- durch das Sehen das innere Hell-und-Dunkel der Seele,
- durch die Wärme das Wesenserleben Menschlichkeit,

- durch das Hören die Erfahrung des eigenen individuellen seelischen Innenraums,
- durch den Wortsinn das Erleben von Sinn und Bedeutung,
- durch den Gedankensinn Logik und Wahrheitserleben,
- durch den Ich-Sinn die Wesenserfahrung.

So vorübergehend die Sinneseindrücke auch sind – indem wir sie bedenken, in unser bewusstes Erinnern aufnehmen, werden sie in das Gedankenleben »verewigt«. Denn was im Denken lebt, teilt dessen unvergängliche Natur (siehe Seite 223 f.).

Alles, womit wir uns geistig-gedanklich identifizieren, wird Bestandteil unseres

Wesens. Auf diese Weise reifen und entwickeln wir uns.

Das »Leben im Denken«, »im Geist«, geht nach dem Tode weiter. Wie weiter hinten dargestellt, ist die Denktätigkeit schon während des Lebens eine außerkörperliche, rein geistige Aktivität und Erfahrung (siehe Seite 440 ff.).

Empfohlene Literatur

- A. Jean Ayres, *Bausteine der kindlichen Entwicklung, Sensorische Integration verstehen und anwenden*, Berlin [5]2013.
- Ingelid Brand, Erwin Breitenbach, Vera Maisel, *Integrationsstörungen. Diagnose und Therapie im Erstunterricht*, Würzburg [6]1997.
- Gerald Hüther, Cornelia Nitsch, *Wie aus Kindern glückliche Erwachsene werden*, München 2013.
- Karl König, *Sinnesentwicklung und Leiberfahrung. Heilpädagogische Gesichtspunkte zur Sinneslehre Rudolf Steiners*, Stuttgart [6]2010.
- Ursula Schuh, *Die Sinne trügen nicht. Goethes Kritik der Wahrnehmung als Antwort auf virtuelle Welten*, Stuttgart 2000.
- Willi Aeppli, *Sinnensorganismus, Sinnesverlust, Sinnespflege. Die Sinneslehre Rudolf Steiners in ihrer Bedeutung für die Erziehung*, Stuttgart [5]1996.
- Rudolf Steiner, »Die Erziehung des Kindes vom Gesichtspunkte der Geisteswissenschaft«, in: ders., *Lucifer – Gnosis* (GA 34), Dornach [2]1987; Einzelausgabe Dornach [2]2013.
- Béatrice Vianin, *Tore zu Welt und Seele: Die zwölf Sinne des Menschen*, Arlesheim 2012.

Ernährung im Säuglings- und Kindesalter

Von der »richtigen« Ernährung hängt nicht nur die zureichende Energiezufuhr für den Körper ab. Die Freude, wenn etwas gut schmeckt, und das soziale Miteinander rund ums Essen ernähren seelisch. Mit unserer Einstellung zu den Nahrungsmitteln und der Art ihrer Erzeugung bestimmen wir aber auch, welche Art von Landwirtschaft und Nahrungsmittelindustrie durch die nahezu täglichen Einkäufe unterstützt wird. Daher thematisieren wir auch Gedanken über den Zusammenhang von Nahrungsmittelqualität, Verdauung und Bewusstsein sowie die Sinnhaftigkeit einer Landwirtschaft, die die Bodenqualität und die Gesundheit von Pflanzen und Tieren ebenso wichtig nimmt wie die Nahrungsmittelverarbeitung.

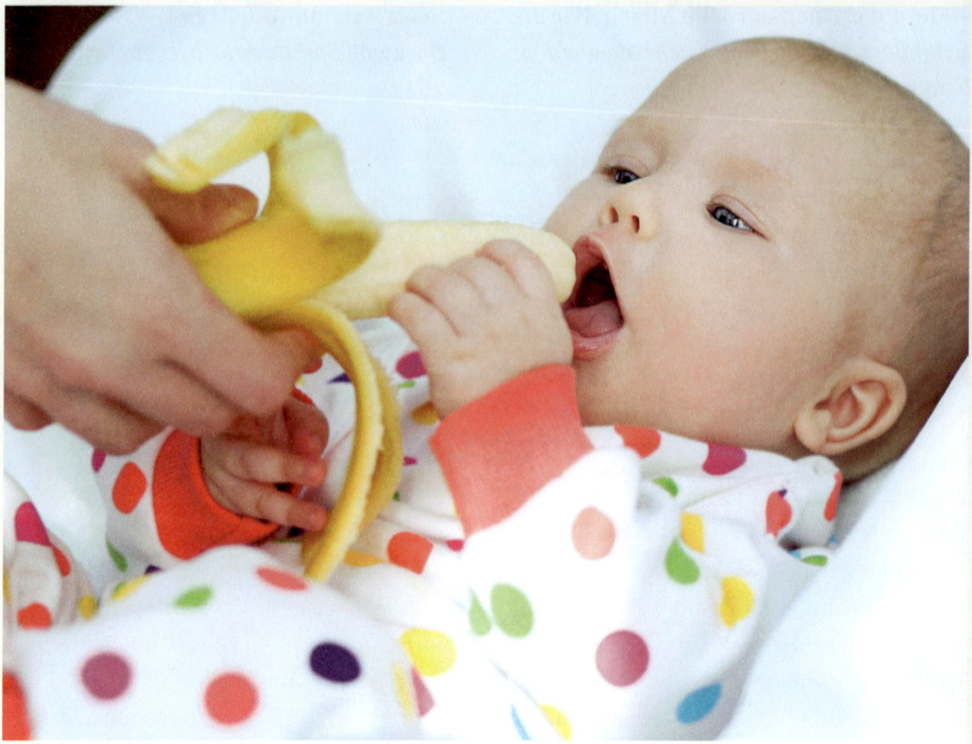

Ein Urbild gesunder Ernährung ist die Muttermilch. Täglich frisch und in ihrer Zusammensetzung etwas anders, ist sie genauestens auf die Bedürfnisse des Säuglings abgestimmt. Der Vorgang des Stillens verbindet Mutter und Kind auch seelisch und geistig auf das Innigste. Daher ist es uns ein besonderes Anliegen, den Übergang zu einer kindgerechten Familienkost mit den heutigen neuen Möglichkeiten differenziert zu beschreiben.

Der dritte Teil dieses Kapitels ist den Müttern gewidmet, die aus welchen Gründen auch immer nicht stillen wollen oder können. Sie finden dort weitestgehend an der Muttermilch orientierte Rezepte für die Herstellung von Flaschennahrung zu Hause, wenn sie anstelle industriell vorgefertigter pulverisierter Nahrung frische Zubereitungen aus biologischem Anbau und artgerechter Tierhaltung bevorzugen.

Anschließend besprechen wir die einzelnen Nahrungsmittel und ihre Bedeutung für die kindliche Ernährung (siehe die Tabellen Seite 379, 381 und 385).

Stillen

Zu Beginn der 70er-Jahre des 20. Jahrhunderts war Stillen in Deutschland so ungewöhnlich geworden, dass sich z.B. das Institut für Kinderernährung in Dortmund an das neu eröffnete Gemeinschaftskrankenhaus Herdecke wandte, um für seine Ernährungsstudien über »künstliche Ernährung« Kontrollkinder zu finden, die »natürlich« ernährt, d.h. gestillt wurden.

Inzwischen hat sich viel verändert. Eine neue Stillkultur ist entstanden mit umfassender Unterstützung durch Hebammen oder Stillberaterinnen. Diese verfügen über einen reichen Erfahrungsschatz und Literatur über alle Detailfragen. Zudem wurde 1994 die Nationale Stillkommission gegründet infolge einer Resolution der 45. Weltgesundheitsversammlung. Sie setzt sich aus Wissenschaftlern, Kinderärzten, Geburtshelfern, den Vertretern der Stillverbände, der Hebammen und Kinderkrankenschwestern zusammen. Ihre Aufgabe ist die Förderung des Stillens in der Bundesrepublik Deutschland. Sie berät die Bundesregierung, gibt Richtlinien und Empfehlungen heraus und unterstützt die verschiedenen Initiativen zur Beseitigung bestehender Stillhindernisse. Auch haben die Verbände der Hebammen und Stillberaterinnen 1997 erreicht, dass dem Mutterpass Stillempfehlungen als Merkblatt beigefügt werden.[131]

Dennoch wird auch heute immer noch – insbesondere in der ökonomisch benachteiligten Bevölkerung vieler Länder – zu wenig oder zu kurz gestillt.

Warum ist das Stillen so gut?

- Stillen schafft eine innige Beziehung zwischen Mutter und Kind und lässt auf natürlichste Weise erleben, dass wir Menschen einander brauchen und füreinander da sind.
- Muttermilch ist immer verfügbar, hygienisch einwandfrei und hat die richtige Temperatur.

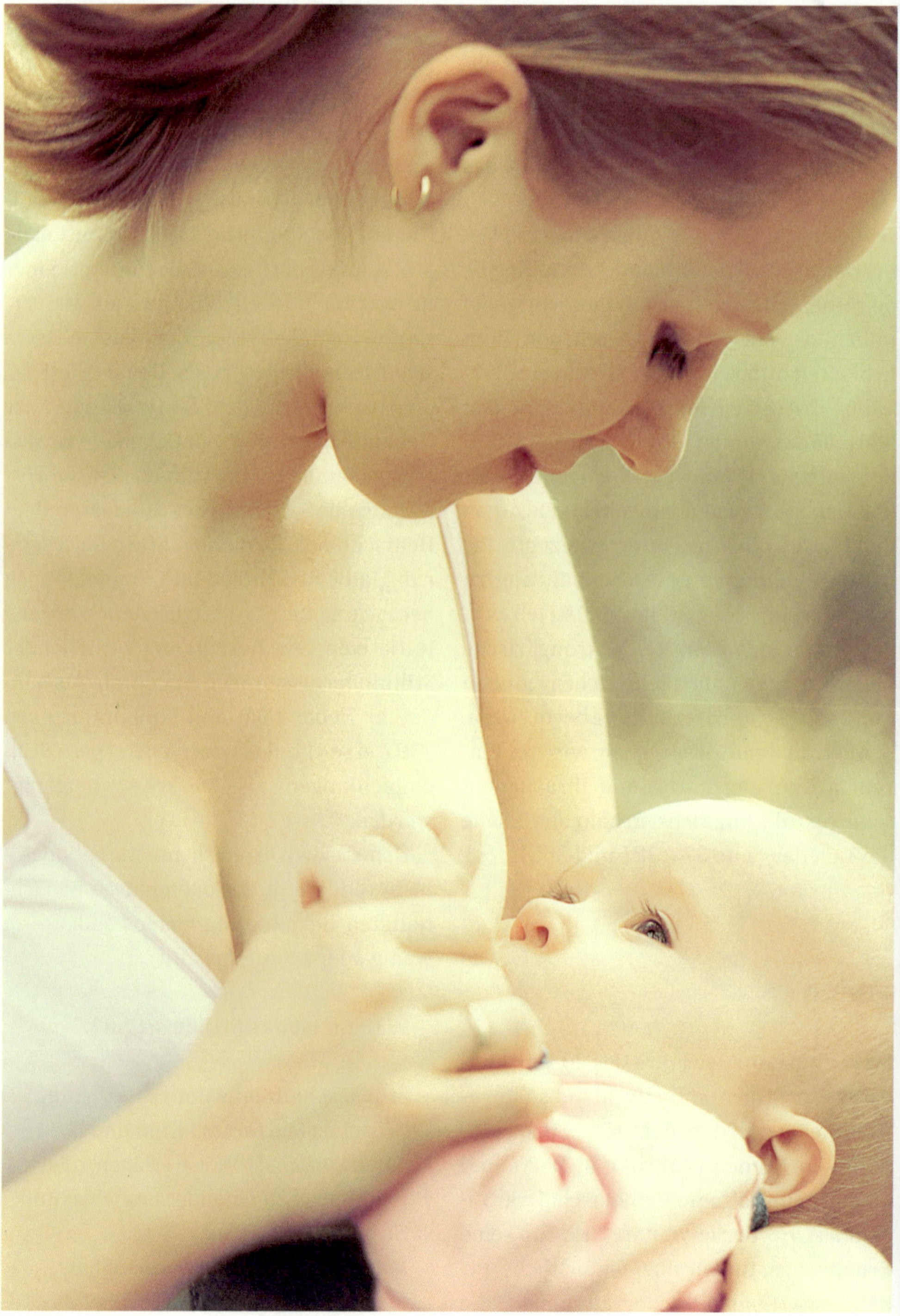

Stillen schafft eine innige Beziehung zwischen Mutter und Kind.

- Muttermilch ist nach dem aktuellen Bedürfnis des Kindes zusammengesetzt.
- Stillen ist einfach, zeitsparend und billig.
- Stillen fördert die Rückbildung der Gebärmutter.
- Gestillte Kinder haben weniger Infekte und überstehen sie leichter.
- Gestillte Kinder sind gegen gefährliche Verdauungsstörungen mit Darmentzündungen weitgehend und gegen Sepsis und Hirnhautentzündungen besser geschützt.
- Ausschließliches Stillen in den ersten sechs Monaten kann das Kind vor Allergien und Asthma schützen. Wachstum und Beweglichkeit von Magen und Darm werden unmittelbar angeregt.[132]

Praktische Fragen

Wie lernt man das Stillen? Vom Kind! Abgesehen von den Handgriffen und Stillpositionen, die die Hebamme oder eine Stillberaterin zeigen kann (siehe Seite 380). Auch stillerfahrene Mütter können oft gut beraten.

Wenn es Probleme beim Stillen geben sollte, ist die praktische Beratung vor Ort, z.B. durch die erfahrene Hebamme, die wichtigste Hilfe.

Stillzeiten

In den ersten Tagen werden Mutter und Kind möglichst nicht getrennt. Das Kind wird am besten schon im Kreißsaal angelegt, es darf trinken, so oft es sich meldet, auch in der Nacht. Auf diese Weise erhält es die wertvollen Tropfen der Vormilch, und die Milchbildung kommt am besten in Gang. Die Mutter kann sich von kompetenter Seite helfen lassen und lernen, sich zu entspannen und zwischendurch genügend zu schlafen. Dabei sind Stillpausen von zwei Stunden sinnvoll.

Legt man von Anfang an nur alle vier Stunden an und aus Angst vor Schrunden jeweils nur an einer Seite, kommt die Milchbildung unter Umständen nicht genügend in Gang.

Das Kind hat seinen Platz in diesen Tagen eigentlich an der Brust, wo es warm ist und die vertrauten Herzschläge der Mutter zu hören sind. Das gilt ganz besonders für Frühgeborene. Es geht ihnen dort sichtbar besser, als wenn sie allein liegen müssen. Inzwischen ist auch bekannt, dass die mütterliche und kindliche Herzfrequenz sich dabei aufeinander abstimmen und synchronisieren.

Mit zunehmender Trinkmenge macht das Kind von sich aus größere Pausen. Jetzt erst kann man allmählich von Mahlzeiten sprechen. Da ist es wichtig, dass die Mutter das Verhalten des Kindes richtig zu deuten lernt. Nicht jedes Räkeln oder Missbefinden ist ein Zeichen für Hunger. Wird es auch in solchen Fällen angelegt, wird daraus oft eine Gewohnheit, die verhindert, dass sich der gesunde Rhythmus für die Mahlzeiten einstellt. Deshalb ist es sinnvoll, von der erwähnten Mindestpause von zwei Stunden auszugehen und von da aus gemeinsam mit dem Kind einen Rhythmus von drei bis vier Stunden anzusteuern. Etwa ab der siebten Woche ist dann auch eine längere Nachtpause bis zu etwa acht Stunden möglich.

Dauer der Stillmahlzeit

Das Kind darf gestillt werden, so lange Kind und Mutter wollen. Beim kräftig trinkenden Kind bemisst sich die Dauer der Stillmahlzeit nach einigen Wochen auf etwa sieben bis zehn Minuten pro Brust, d.h. insgesamt fünfzehn bis zwanzig Minuten. Wenigstens eine Seite sollte ganz ausgetrunken, die andere mindestens entlastet sein.

Noch nicht genug Milch?

Bei einem frühen Stillbeginn und einer Entlastung im Haushalt tritt das Problem des Milchmangels kaum mehr auf. Die Mutter achtet darauf, dass sie ausreichend trinkt, sich gut ernährt, Ruhe hat und Oberkörper und Arme bis über die Ellenbogen gut warm hält. Bevor man mit dem Zufüttern von Tee oder Nahrung beginnt, ist es besser, die Hebamme oder Stillberaterin hinzuzuziehen. Bei fehlendem Erfolg siehe Seite 384 ff.

Falsch sind kuhmilchhaltige Zubereitungen in den ersten Lebenstagen, wenn danach voll gestillt werden soll. Denn dadurch wird das Kind, wenn es die Anlage zu Allergien hat, möglicherweise gegen Kuhmilch sensibilisiert. Bekommt es dann nach längerer Pause, in der es nur Muttermilch erhielt, zum zweiten Mal kuhmilchhaltige Nahrung, so kann es zu allergischen Symptomen kommen.

Vitamin-K-Vorsorge

Auf diese Vorsorge wird die entbindende Mutter von der Hebamme oder dem entbindenden Arzt aufmerksam gemacht. Wir behandeln diese Frage auf Seite 290 ff.

Zunehmendes Gelbwerden

Die Mehrzahl der Neugeborenen wird für einige Tage bis Wochen etwas gelb, insbesondere die gestillten Kinder, was in der Regel harmlos ist. Bei starker Gelbsucht siehe Seite 120.

Mangelndes Gedeihen?

Der erfahrene Blick einer Hebamme oder Kinderkrankenschwester ersetzt eigentlich die Waage. Wenn aber der Verdacht auf eine mangelnde Gewichtszunahme besteht, sollte wenigstens einmal vor dem Stillen exakt nackt gewogen werden – auf einer aus der Apotheke geliehenen oder von der Hebamme mitgebrachten Säuglingswaage. Erst die zweite Wägung nach einigen Tagen zeigt, ob das Kind genügend zunimmt.

Es ist im Interesse des Kindes, wenn nicht erst nach Wochen der Kinderarzt in die Ursachensuche einer Gedeihstörung einbezogen wird.

Muss einmal die Tagestrinkmenge bestimmt werden, so wird das Kind in gewickeltem Zustand über einen Zeitraum von 24 Stunden vor und nach jedem Anlegen gewogen, z.B. von der ersten Morgenmahlzeit bis zur letzten Nachtmahlzeit. Die Differenzen der einzelnen Wägungen zusammengezählt ergeben die Tagestrinkmenge. Die Angabe: »Ich habe nach dem Stillen immer noch Milch in der Brust« sagt allein noch nicht aus, dass das Kind genügend getrunken hat.

Wie viele Monate stillen?

Öffentlich empfohlen werden vier bis sechs Monate für das volle Stillen. Schön ist es, wenn noch mindestens drei bis sechs Monate weiter gestillt werden kann. Es gibt auch Hinweise, dass das Einführen neuer Nahrungsmittel, während noch gestillt wird, ihre Verträglichkeit erhöht.

Die meisten Kinder stillen sich im zweiten Halbjahr selber langsam ab. Bei gutem Körperkontakt in den ersten Lebensmonaten sind Abstillprobleme selten.

Schadstoffe in der Muttermilch?

Sie stammen sowohl aus der Nahrung, die die Mutter im Laufe ihres Lebens gegessen hat – sie wurden in ihrem Körperfett gespeichert –, als auch aus dem, was sie aktuell zu sich nimmt oder einatmet. Ein Großteil dieser Stoffe geht unvermeidlich auch schon in das noch ungeborene Kind über.

In den letzten zwanzig Jahren haben die in Mitteleuropa in der Muttermilch gemessenen Schadstoffkonzentrationen im Durchschnitt deutlich abgenommen, sodass es deswegen derzeit keine öffentlich empfohlene Stillbeschränkung mehr gibt.

Alles spricht dafür, dass den Heranwachsenden von Kindheit an möglichst schadstoffarme Nahrungsmittel geboten werden, damit später auch die Muttermilch eine optimale Qualität hat.

Gründe gegen das Stillen

- Manchmal ein fortgeschrittener Brustdrüsenabszess,
- immer eine offene Tuberkulose,
- je nach Stadium eine HIV-Infektion der Mutter; hierzu sollte in jedem Fall der HIV-Spezialist befragt werden (siehe Seite 274 f., 199 ff., 211 ff. und 384 ff.).

Infekte oder Verdauungsstörungen

Bei Infekten oder Verdauungsstörungen des Kindes oder der Mutter mit und ohne Fieber gilt: immer weiterstillen. Die Milch enthält dann rasch die Antikörper der Mutter.

Blähungen und Bauchschmerzen sind heutzutage leider auch bei gestillten Kindern nicht selten (siehe Seite 41 ff.).

Wie oft Stuhlgang beim voll gestillten Kind?

Die Windel darf einmal in zehn Tagen oder zehnmal an einem Tag »vergoldet« werden. Das Wohlergehen der Brustkinder ist von der Häufigkeit und Beschaffenheit des Stuhlganges normalerweise unabhängig. Auch darf er gelegentlich grün aussehen, ohne dass dies etwas zu bedeuten hat.

Was darf die Mutter essen und trinken?

■ Ernährung

Am besten ist eine normale, möglichst »gesund gewachsene«, schad- und konservierungsstoffarme Kost, die nicht stopft, nicht scharf gewürzt ist und keine besonders blähenden Nahrungsmittel enthält.

Auch Obst darf die Mutter essen oder frisch gepresste Säfte trinken, jedoch anfangs nicht zu viel auf einmal. Scheint das Kind mit vermehrten Blähungen oder Wundsein darauf zu reagieren, probiert man anderes und nach einigen Wochen dasselbe in kleinerer Menge noch einmal. Zitrusfrüchte führen allerdings leicht zu Wundsein und können Allergien fördern.

Getränke

Geeignet sind Kräutertee, natriumarmes Mineralwasser, Kuhmilch, Buttermilch oder milder Naturjoghurt, eventuell eine 7 %ige Mandelmusverdünnung (Mandeldrink). Bei Symptomen zu niedrigen Blutdrucks trinkt man viel und gönnt sich gelegentlich eine Tasse milden Kaffee nach dem Stillen.

Selbst bei genügend Muttermilch empfehlen wir den sogenannten Milchbildungstee – eine Mischung aus Anis, Fenchel und Kümmel –, etwa drei Tassen pro Tag, da er auch bei Blähungen der Mutter hilft und so indirekt dem Kind guttut.

Rauchen

Nikotin ist vom Beginn der Schwangerschaft an zu meiden. Es hemmt schon im Mutterleib das Gedeihen der Kinder erheblich. Später schädigt es das Kind über die Muttermilch und die Atemluft. Rauchen ist zudem ein Risikofaktor für den plötzlichen Kindstod (siehe Seite 56 ff.).

Die Väter sollten das Rauchen schon bei Kinderwunsch einstellen, da es die genetische Qualität der Spermien mindert und so Erbkrankheiten Vorschub leistet.[133]

Alkohol

Alkohol führt in der Schwangerschaft, abhängig von der Dosis, zu leichten bis schwersten körperlichen Störungen der Embryonalentwicklung mit lebenslangen Folgen auch für die seelische und geistige Entwicklung.

Wir empfehlen auch während der Schwangerschaft und Stillzeit vollständige Enthaltung.

Schrunden an der Brustwarze

Schrunden können durch eine korrekte Anlegetechnik in verschiedenen Stillpositionen – die von den erfahrenen Hebammen gezeigt werden – meist verhindert werden.

Zur Pflege der Brustwarzen lässt man etwas Muttermilch antrocknen. Bewährt hat sich auch *Johanniskrautöl*. Salben und Brusthütchen sollten besonderen Situationen vorbehalten bleiben.

Milchstau

Bei einem Milchstau, auch leicht fieberhaftem, behandelt man unter kundiger Beratung, z.B. der Hebamme, mit »heißen« Kompressen (feucht, nicht nass!) oder einer Wärmflasche, die man zwanzig Minuten vor dem Anlegen auf die gestaute Brust legt. Während das Kind trinkt, massiert man die Brust noch zusätzlich aus. Danach bietet man nach Wahl der Mutter weiter Wärme oder eine kühle Quarkpackung an.

Bei tiefen Stauungen hat sich im Wasserbad erhitzte *Eukalyptuspaste* bewährt, die mittels eines Tupfers auf die Brust gebracht wird.

Brustdrüsenentzündung

Bei Brustdrüsenentzündung, auch wenn sie hochfieberhaft verläuft (Mastitis), kann oft weiter gestillt werden. Hier ist jedoch ärztliche Behandlung notwendig.

Zahnbehandlung der Mutter

Auch wenn eine örtliche Betäubungsspritze notwendig ist, kann in der Regel unmittelbar weiter gestillt werden.[134]

Medikamente der Mutter

Bei jeder medikamentösen Behandlung der Mutter sollte sie den verordnenden Arzt fragen, ob eines der Medikamente in die Muttermilch übergehen kann.[135]

Zu viel Milch?

Jede gesunde Frau, die zu viel Milch hat, sollte versuchen, diese einem bedürftigen Kind zu schenken. Viele Frühgeborene oder kranke Säuglinge haben solcher Hilfe ihr Leben zu verdanken.

Heute ist durch die AIDS-Gefahr eine große Unsicherheit entstanden, ob man dies dürfe. Dennoch gibt es einen Weg, um mit diesem neuen Problem fertig zu werden, indem die Empfängereltern die Spenderin kennenlernen und diese sich einem Bluttest auf HIV-Infektion unterzieht.

Wie die Milch im Einzelfall zum bedürftigen Kind kommt, hängt von den lokalen Gegebenheiten ab. In der Regel wird sie von den Eltern zweimal täglich abgeholt werden müssen. Eine gute hygienische Beratung ist unerlässlich, damit die Milch nicht verunreinigt zum Kind gelangt. Inzwischen gibt es auch an Kliniken Muttermilch-Sammelstellen, die im Internet zu finden sind.

Doch nicht genug Milch – zufüttern?

Ist trotz aller Bemühungen von Mutter, Kind und Hebamme oder Stillberaterin nicht genug Muttermilch vorhanden oder ist die Mutter aus anderen Gründen zum Beifüttern gezwungen und möchte sie keine industrielle Fertig-Säuglingsnahrung einsetzen, so empfehlen wir das Rezept 1 (siehe Seite 390) oder Stutenmilch (siehe Seite 386).

Dabei ist zu hoffen, dass sich unter den Ärzten, Hebammen oder Stillberaterin-

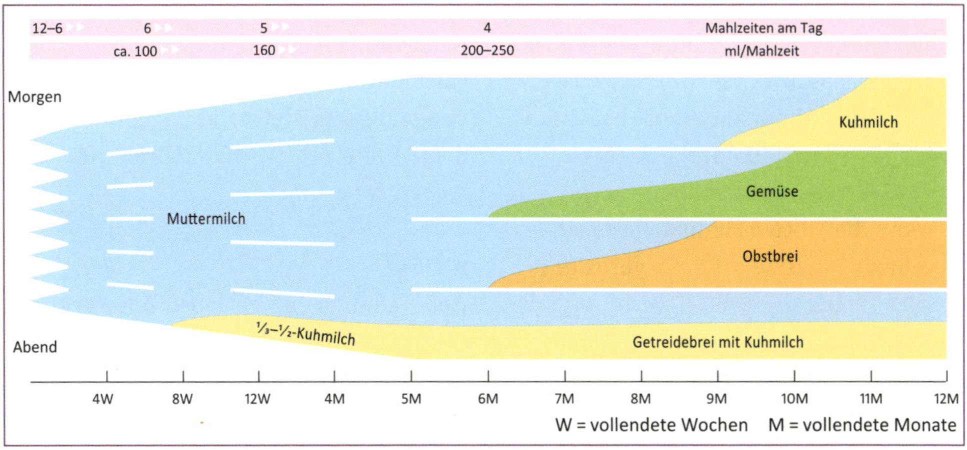

Nahrungsaufbau bei unzureichendem Gedeihen trotz Stillberatung. Hier empfiehlt sich das Zufüttern von etwas Beikost aus verdünnter Kuhmilch, und zwar zunächst meist nur abends. Dadurch werden Stillmenge und Stillrhythmus am wenigsten gestört.
In diesem Schaubild wird die Tageszeit von oben nach unten gelesen, das zunehmende Alter des Kindes von links nach rechts.

nen vermehrt auch die zu Wort melden, die gute Erfahrungen mit natürlichen Ernährungsformen auf Kuhmilchbasis haben – analog den Rezepten, die wir hier empfehlen – und nicht nur selbstverständlich von industriell gefertigter Pulvernahrung ausgehen, die zwar bequemer zu handhaben, aber weniger frisch und naturnah ist.

Je weniger eigene Milch zur Verfügung steht, umso mehr nähert sich der Nahrungsaufbau dem des nicht gestillten Kindes. Zur hypoallergenen Pulvernahrung siehe Seite 384 f.

Empfohlene Literatur

- La Leche Liga International, *Das Handbuch für die stillende Mutter*, Zürich ^{3}2010.
- Hannah Lothrop, *Das Stillbuch*, München ^{37}2015.
- Wolfgang Siebert, u.a. (Hrsg.), *Stillen, einst und heute*, München 1997.
- Bei einer Zahnbehandlung der Mutter: www.doraschweitzer.de/resources/Zahnbehandlung+bei+Lokalan$C3$A4sthesie+in+-der+Stillzeit.pdf.
- Wenn die Mutter Medikamente einnehmen muss: www.embryotox.de.

Stillberatungen vermittelt

- Arbeitsgemeinschaft Freier Stillgruppen, bundesweite Hotline: 02 28/92 95 99 99, www.afs-stillen.de.
- La Leche Liga Deutschland e.V., www.lalecheliga.de.

Beikost des gestillten Kindes

Dank des längeren Stillens gibt es neue Erfahrungen und Ratschläge zum Zeitpunkt und zur Art der Beikost. Dabei gilt als Basis aus ernährungsphysiologischer und allergologischer Sicht:
- das berechtigte Vertrauen in die Muttermilch als alleinige optimale Nahrung im ersten Halbjahr,
- die Verzögerung des Einsatzes von Kuhmilch und ihren Produkten mindestens in den ersten vier Monaten,
- der Aufbau einer vielseitigen Beikost aus Kuhmilch, Gemüse, Obst und Getreide ab dem zweiten Halbjahr.

Gemäß diesen Grundsätzen wird beim voll gestillten Kind auf jegliche Beikost auch in Form von Obst- und Gemüsesäften im ersten Halbjahr verzichtet. Ab dem sechsten bis siebten Monat wird bei gleichbleibendem Stillangebot anschließend an die Brustmahlzeit etwas Gemüse, Obst, Getreide oder getreideähnliche Nahrung langsam steigernd angeboten. *Allerdings sollte pro Woche nur eine Neuigkeit eingeführt werden.*

■ Obst

Äpfel können roh gerieben oder gekocht, Birnen und Steinobst gekocht, Beeren pur oder durchgepresst und auch als Zusatz zum Getreidebrei angeboten werden.

Sobald eine Obst- oder Gemüsesorte gedünstet vertragen wird, kann man dem Kind ein Stück davon roh in die Hand geben. Dadurch entstehen neue Erfahrungen im Tasten, Beißen, Schmecken und

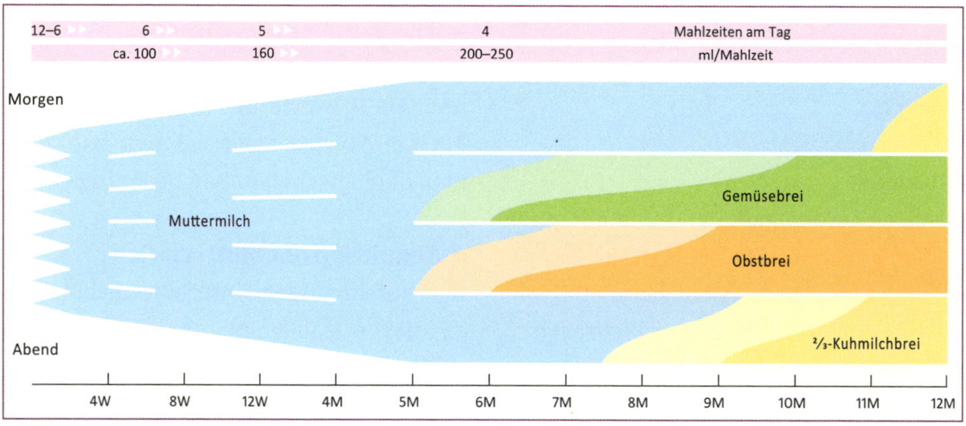

Beispiel eines voll gestillten Säuglings. Von links nach rechts wird das Kind älter. Die Tageszeit ist von oben nach unten zu lesen, wobei die Nächte immer weniger dazugehören. Im Alter zwischen vier und neun Monaten werden allmählich mehr Obst- und Gemüsemahlzeiten, zwischen sechs und neun Monaten mit Getreidezusätzen, angeboten. Kuhmilchzubereitungen werden vom Zeitpunkt der nicht mehr ausreichenden Muttermilchmenge eingesetzt. Ab neun Monaten stillt sich das Kind meist selbst ab. Flaschenkost ist hier nicht nötig.

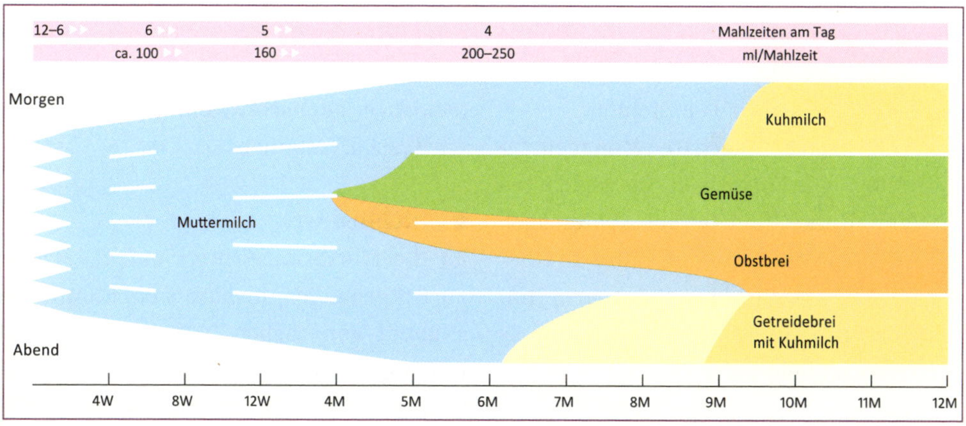

Dieses Beispiel zeigt die Ernährung eines Säuglings, dessen Mutter nach fünf Monaten wieder halbtags arbeiten geht. Mit vier Monaten bietet sie teelöffelweise steigernd Karottengemüse und abwechselnd Apfelkompott mit flaschenfähigem Reisbrei und etwas Öl an. So kann sie ab fünf Monaten die zweite Mahlzeit dem Partner oder der Tagesmutter überlassen. Ihre eigene Milch reicht in diesem Fall bei der dritten Mahlzeit nicht mehr aus, sodass sie dann den Obstbrei nachmittags einsetzt. Das Kind stillt sich in diesem Fall mit neun Monaten ziemlich rasch selbst ab, was aber nicht sein muss. Zwischen sechs und neun Monaten ist hier der Kalziumgehalt der Nahrung relativ knapp. Durch Einsatz von ca. 100 ml Naturjoghurt oder Kuhmilch im Obst- oder Gemüsebrei ab sechs Monaten wäre der Kalziumbedarf ausgeglichen.

W = vollendete Wochen M = vollendete Monate

= möglicher früherer Beginn

Schlucken, die das Kind auch in seiner Initiative und Selbstständigkeit beim Essen fördern.

■ Gemüse

Gemüse werden gedünstet und mit einem Teelöffel guten Speiseöls angereichert. Nitratreiche Sorten (siehe Seite 402) sollte man nicht zu oft und möglichst frisch, aber keinesfalls wieder aufgewärmt anbieten.

■ Getreidebreie

Für Breie eignen sich in diesem Alter zuerst die glutenfreien aus Reis, Buchweizen, Mais oder Hirse, wenn sie mit kochendem Wasser erst überbrüht und abgetropft, dann gekocht wurden, falls man keine vorgefertigten Babybreie kauft. Quinoa ist wegen der Bitterstoffe erst ab dem zweiten Lebensjahr zu empfehlen.

Bei den nach dem sechsten Monat einzuführenden glutenhaltigen Getreidearten (Weizen, Dinkel und Gerste, später auch Roggen) kann es in seltenen Fällen zu einer Autoimmunreaktion im Dünndarm mit Gedeihstörung und Durchfällen kommen, der Zöliakie (siehe Seite 387 f.).

Breie können bei gestillten Kindern mit Wasser zubereitet werden, oder wie bei Flaschenkindern als Halbmilch- und auch als Vollmilchbrei (vgl. Seite 385 und 389 ff.), ohne Salz und Zucker. Ihren natürlichen Geschmack variiert man mit Obst- oder Gemüsezusätzen. Etwas Fruchtsaft zum Hirsebrei soll helfen, dessen Eisengehalt besser auszunutzen.

In allen Fällen raten wir, die Nahrungsmittel so weit wie möglich aus biologisch-dynamischem Anbau zu beziehen (»Demeter-Qualität«, siehe Seite 396 f. und 411 ff. sowie die Literatur auf Seite 400 f.). Wo das nicht möglich ist, sollte man ökologischen Anbau bevorzugen.

■ Reduktion der Muttermilch

Bei zunehmendem Interesse des Kindes an diesen Nahrungsproben können einzelne davon am Anfang der Mahlzeit angeboten werden und die Brust nur noch als »Nachtisch« oder umgekehrt. Auf diese Weise hat das Kind bis zum Alter von acht Monaten bereits einige neue Nahrungsmittel kennengelernt. Die Mutter weiß, was es gerne isst und gut verträgt, und beginnt bei abnehmender Muttermilchmenge zunehmend auch Kuhmilchprodukte anzubieten. Zunächst wird etwas milder Naturjoghurt in den Getreidebrei gemischt, wenn das vertragen wird, auch Vollmilch.

■ Milchbedarf

Ist die Muttermilch etwa auf die Hälfte zurückgegangen, so müsste ein Kuhmilchangebot von täglich 200 ml ausreichen, um genügend Eiweiß und Kalzium zuzuführen. Neigt sich das Stillen dem Ende zu, so ist ein Kuhmilchangebot von 400 ml pro Tag ausreichend, auch in den folgenden Jahren.

■ Kauen lernen

Ganz von selbst hat das Kind inzwischen auch schon manche Brotkante, Karotten oder andere Gemüsestückchen und Äpfel mit seinen ersten Schneidezähnen angeknabbert. Bevor jedoch die Milchzähne durchgebrochen sind, sollten Mahlzeiten aus eingeweichten ganzen Körnern, auch gekocht, nicht angeboten werden, da sie wegen des unzureichenden Kauvorgangs nicht gut verdaut werden und ggf. beim Hinunterschlucken in »die falsche Kehle«, d.h. in die Atemwege gelangen können. Grützen aus geschroteten oder gemahlenen Körnern eignen sich hingegen gut.

Vitaminbedarf und Vitaminierung

Bei der hier empfohlenen Ernährung aus mehreren Obst-, Gemüse- und Getreidesorten sowie Milch ist ein Vitaminmangel in keiner Weise zu erwarten, auch wenn man zeitenweise industriell zubereitete Karotten und andere Gemüse verwendet.

Eine Beikostverordnung der Europäischen Gemeinschaft fordert seit einigen Jahren von den Kindernahrungsherstellern eine zusätzliche Vitaminierung der Getreide-Beikost für Kinder im Alter von fünf Monaten bis drei Jahren.[136] Daher müssen jetzt auch in Europa alle Getreidebreie für diese Altersgruppe von den Herstellern mit Vitamin B1 angereichert werden, wie z.B. Reispulver, Dinkelbrei, Kinderkekse usw. Milchhaltigen Gläschen werden – amerikanischem Vorbild folgend – Vitamin A und D zugesetzt. Diese in den USA und anderen Ländern schon lange üblichen Vitaminierungen sind jedoch nur bei einem drohenden Vitaminmangel aufgrund einseitiger Ernährung sinnvoll. Für die mitteleuropäischen Verhältnisse sind sie unsinnig. Zum einen, weil der Organismus bei einem Überangebot dieser Vitamine von klein auf nicht zureichend lernt, sich die Vitamine aus der Nahrung durch eigene Aktivität zu erschließen. Zum anderen, weil sie den Herstellern, die sich auf naturbelassene Produkte eingestellt haben, den Marktzugang erschweren oder verhindern – wie mit der Demeter-Babynahrung geschehen.

Wer also für diese Altersgruppe künstlich vitaminierte Nahrung vermeiden will, kann sie aus unbehandelten Rohstoffen selbst herstellen oder auf nicht speziell für Kleinkinder ausgewiesene Produkte ausweichen, weil diese per EG-Verordnung keine Vitaminzusätze haben müssen.

Bei Allergiegefährdung

Bei allergiegefährdeten Kindern wird heute nach neuesten Erkenntnissen im ersten Lebensjahr nicht mehr von Kuhmilch, Ei, Fisch, Weizen und Nüssen Abstand genommen. Wenn Mütter diese Nahrungsmittel schon während der Schwangerschaft essen, dient dies der Allergieprävention! Wichtig ist eine frühe stetige Zufuhr kleinster Mengen, d.h. eine erfolgreiche Gewöhnung und Desensibilisierung – spätestens ab dem sechsten Monat, noch während gestillt wird.[137]

Längeres Stillen

Das empfohlene längere Stillen ist für die Kieferausformung gut und beugt auch der Essfaulheit vor, da die Kinder ihre Nahrung durch den Saugvorgang an der Brust mit weit größerer Anstrengung erhalten, als wenn sie die Flasche bekommen hätten. Die Mehrzahl der gestillten Kinder lernt so die Flasche gar nicht kennen, sondern übt nach dem Gestilltwerden gleich das Trinken aus der Tasse am Tisch und isst vom Löffel.

Mögliche Probleme

Argumente wie z.B. »Ohne Fleisch kommt es zu einem Eisenmangel, ohne Kuhmilch zu einem Eiweißmangel« treffen nach unserer Erfahrung bei vielseitig ernährten Kindern nur sehr selten zu. Ein echter Engpass kann aber im Kalziumangebot entstehen, wenn die Muttermilch zurückgeht und die kalziumreiche Kuhmilch noch gemieden wird. Problemverstärkend wirkt dann unter Umständen das Phytin im Getreide, insbesondere im Hafer, das das Kalzium der Nahrung unlöslich macht, wenn ferner ein Rachitis auslösender lichtarmer Winter eintritt (siehe Seite 284 ff.).

Wachsamkeit ist daher immer angezeigt. Den Stillberaterinnen wächst hier eine verantwortungsvolle Aufgabe zu, da es sich um eine Altersgruppe handelt, in der Beratungen seltener in Anspruch genommen werden und viele Familien den Arzt nur im Ernstfall aufsuchen.

Ernährung nicht gestillter Kinder

Jede andere Ernährung als Muttermilch gilt im Säuglingsalter als »künstlich«. Sie ist ein Kompromiss und in manchen Lebensverhältnissen (z.B. bei mangelnder Wasserqualität) gefährlich. Weltweit hat sich industriell hergestellte Pulvermilch eingebürgert, die einfach zu handhaben ist und meist gut vertragen wird, wenngleich es historisch interessant ist, dass die meisten Nahrungsmittelallergien etwa parallel zur Erfindung des Milchpulvers aufgetreten sind.

Ein Blick auf die Zusammensetzung der Pulver-»Milch« zeigt, wie sorgfältig versucht wurde, deren einzelne Bestandteile der Muttermilch anzugleichen (sogenanntes Adaptieren). Dazu müssen gesetzlicherseits alle erdenklichen Spurenelemente, Vitamine und Mineralien in festgelegter Menge zugesetzt werden. Das Problem ist, dass diese vielen Bestandteile nicht in einem inneren Lebenszusammenhang stehen. Für einige Eltern ist dies ein Grund, selbst eine natürlichere Nahrung herzustellen. Diese Intention möchten wir unterstützen, denn auch Bio-Säuglingsfertignahrungen müssen den EU-Vorgaben genügen und Zusätze tolerieren. Vorteilhaft ist hier nur, dass bei den Zutaten wie Milchpulver, Zucker und Öle biologische Ware verwendet wird. Auch darf Bio-Säuglingsfertignahrung keine gentechnisch hergestellten Vitamine enthalten. Die Fertigmilch gibt es als Anfangsnahrung Pre oder 1 (bis sechsten Monat) und als etwas gehaltvollere Folgemilch 2 (ab sechsten Monat) und Folgemilch 3 (ab dem neunten/zehnten Monat). Frühestens ab dem fünften Monat sollte man mit Beikost beginnen. Folgemilch ist nicht notwendig, sollte aber wenn gewünscht erst mit Beginn der Beikost verwendet werden.

Hypoallergene (HA-)Nahrung wird als Anfangsnahrung für allergiegefährde-

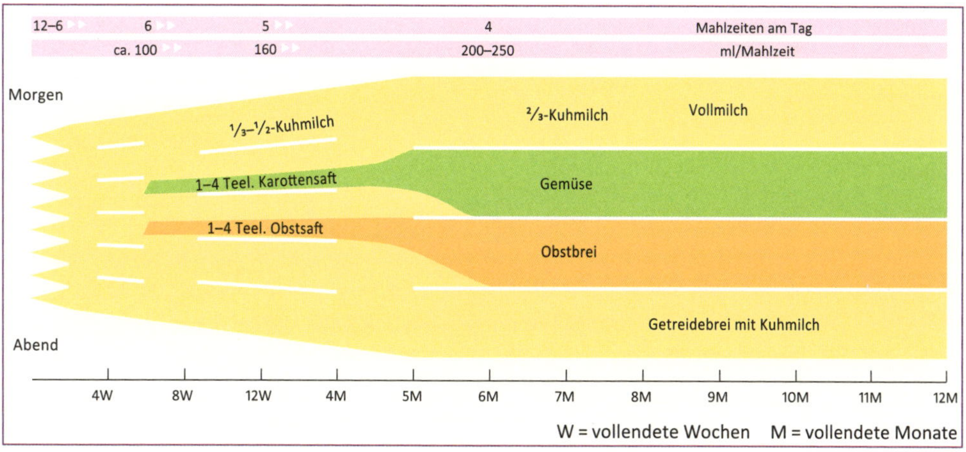

Ernährung eines nicht gestillten Kindes.
In den ersten ein bis zwei Wochen sollte statt einer Kuhmilchzubereitung Stutenvollmilch gegeben werden, eventuell mit 2 g Sonnenblumenöl auf 100 ml angereichert.
Das Schema baut auf den Rezepten dieses Buches auf und entspricht ungefähr der Zusammenstellung bei Verwendung kuhmilchhaltiger Pulvernahrung. Allerdings fehlt hier der Zusatz von Vitamin D; eine entsprechende ärztlich betreute Vorsorge ist notwendig. Bei hohem Allergierisiko sollte in den ersten vier Monaten HA-Nahrung verwendet werden.

te Säuglinge empfohlen. Bei dieser Fertignahrung sind die Eiweißbestandteile (aus Milch) teilweise aufgespalten (Proteinhydrolyse). Diese Produkte sind manchmal besser verträglich – aber sehr auf Kosten des Geschmacks! (Zu Alternativen siehe Seite 386 f.)

Bei **semi-elementarer Nahrung** wurden die Eiweiße vollständig aufgespalten. Diese Spezialnahrung ist für Säuglinge mit – nachgewiesener – Kuhmilchallergie gedacht (siehe Seite 386 f.), da diese auch keine HA-Nahrung vertragen. Ihre Verwendung sollte mit dem Arzt besprochen werden.

Bestandteile der selbst zubereiteten Flaschennahrung

Wer die Flaschennahrung selbst zubereiten möchte, muss sich genau an die Mengen und Hygienevorgaben halten sowie eine gewisse Kocherfahrung haben. Je jünger der Säugling ist, umso sorgfältiger muss dies gehandhabt werden.

Die Basis der hier empfohlenen selbst zubereiteten Flaschennahrungen ist ab der zweiten bis dritten Lebenswoche die verdünnte *Kuhmilch* – ausgenommen bei Kindern in ausgesprochenen Allergiker-Familien (siehe Seite 386 f.).

Wegen ihres hohen Eiweißgehaltes muss die Kuhmilch in den ersten neun Monaten verdünnt, ihr für den Menschen jedoch zu niedriger Milchzucker- und Fettgehalt durch Zusätze entsprechend erhöht werden.

An Mineralien enthält die Kuhmilch hingegen fast viermal mehr als Muttermilch, darunter relativ große Mengen an Kalzium und Phosphor.

g / 100 ml	reife Frauenmilch	Kuhmilch	Stutenmilch	Ziegenmilch
Milchzucker	7,0	4,8	6,2	4,2
Fett	4,0	3,7	1,5	3,9
Eiweiß ges. Kasein	1,0 0,25	3,3 2,7	2,2 1,2	3,7 2,9
Minerale	0,21	0,74	0,36	0,8

Milchzusammensetzung (Nahrungssubstanzen, Mittelwerte): Sichtbar wird im Vergleich der Milchen bei der Kuhmilch ein zu hoher Eiweiß- und Mineralgehalt; bei Verdünnung resultiert ein zu niedriger Milchzuckergehalt. Die Stutenmilch ist der Frauenmilch ähnlicher, hat auch einen geringen Mineralgehalt, benötigt aber einen Fettzusatz. Die Ziegenmilch kommt der Kuhmilch nahe.

mg / 100 ml	Blut des Neugeborenen	Vormilch	reife Frauenmilch	Kuhmilch
Ig A	2	620	100	3
Ig G	1030	30	11	60
Ig M	11	38	4	3

Immunglobuline (Ig, Mittelwerte): Erkennbar ist, dass die Muttermilch diejenigen Immunglobuline enthält, die dem Neugeborenen noch fehlen.

Stutenmilch ist der menschlichen Milch am ähnlichsten (hoher Milchzuckergehalt, wenig Kasein), bedarf aber als alleinige Dauernahrung eines Ölzusatzes von ca. 2,5 g/100 ml. Sie ist von spezialisierten Stutenhöfen tiefgekühlt zu erhalten (siehe Seite 675). Wegen ihres hohen Preises kommt sie als Hauptnahrung kaum infrage, wohl aber als Überbrückungshilfe bei Muttermilchmangel, bei Frühgeborenen und bei Kindern mit Ekzemen.

Milchqualität

Wir empfehlen eine Vorzugsmilch oder pasteurisierte Frischmilch mit 3,8 % Fett, wenn möglich Demeter-Qualität oder Bio und nicht homogenisiert. Uperisierte H-Milch oder hocherhitzte Milch sind nicht zu empfehlen. Nicht pasteurisierte Kuhmilch muss möglichst gleich abgekocht und dann gekühlt werden. Besonders im Sommer gibt das den nötigen Schutz vor bakterieller Zersetzung.

Allergische Reaktion auf Kuhmilch

Falls Kuhmilch nicht vertragen wird, muss eine Alternative gewählt werden. Dies betrifft nicht nur selbst zubereitete Flaschennahrung, sondern auch Säuglingsfertignahrungen auf Kuhmilchbasis wie auch hypoallergene Fertignahrungen. Am Anfang steht jedoch die Diagnostik, ob es sich wirklich um eine Kuhmilchunverträglichkeit handelt oder nur um vorübergehende Reaktionen.

! Bevor auf Verdacht irgendwelche Nahrungsumstellungen vorgenommen werden, sollte stets eine allergologisch kompetente ärztliche Konsultation stattfinden (siehe auch den Abschnitt über Neurodermitis, Seite 145 ff.).

Für nachgewiesenermaßen von einer Kuhmilchunverträglichkeit betroffene Kinder kommen eventuell Säuglings-Ziegen- und Stutenmilch (siehe Seite 386 und 675) oder schließlich semi-elementare, stark hydrolisierte Spezialnahrung (siehe Seite 384 f.) in Betracht. Mehrfachallergien müssen mit dem Arzt besprochen werden. Gerade zwischen Ziegen- und Kuhmilch gibt es z.B. häufig Kreuzallergien. Unter Umständen kann dann eine Nahrung mit Stutenmilchmischungen Hilfe bringen. Das prophylaktische Meiden der Kuhmilch über den vierten Lebensmonat hinaus hat sich jedenfalls nicht als wirkungsvoll zur Allergieprävention erwiesen.

Fettzusätze

Hier hat sich Mandelmus bewährt, da in ihm das Fett schon in einer Emulsion enthalten ist. Beim weißen Mandelmus handelt es sich um kalifornische Bittermandel-freie Sorten, die hinsichtlich möglicher Schadstoffe geprüft und unbedenklich sind. Mandeln sind keine Nüsse, sondern Rosengewächse. Bei einer Unverträglichkeit – was allerdings selten vorkommt – kann stattdessen z.B. Sonnenblumenöl verwendet werden.

Getreidezusätze für die Flasche

Die früher üblichen Getreidezusätze für die Flasche werden heute aus Gründen der Verträglichkeit bis Ende des vierten Monats nicht empfohlen. Ab dem fünften Monat kann man aber mit Reisschleim als Zusatz zur Flaschennahrung beginnen. Reisschleim ist sehr leicht verdaulich, die Stühle werden dadurch etwas fester. Bei Durchfällen ist er ausschließlich zu empfehlen.

Hirseflöckchen werden wegen ihres Eisengehaltes empfohlen und zum Teil auch schon ab dem fünften Monat eingesetzt. Die übrigen Getreide sollten erst allmählich im zweiten Lebenshalbjahr angeboten werden. Dabei macht Hafermehlzusatz in der Flasche etwas dünnere Stühle.

Gersten- und Dinkelmehl sind gut verträglich. Vom Weizen wird meistens Grieß genommen. Wir empfehlen wiederum Produkte aus biologisch-dynamischem Anbau (Demeter, siehe Seite 396 f. und 411 ff. sowie die Literatur auf Seite 400 f.).

Instantprodukte haben zunehmend den selbst zubereiteten flaschenfähigen Getreidebrei verdrängt, was weder geschmacklich noch von der Konsistenz her von Vorteil ist.

Getreideunverträglichkeit (Zöliakie)

Bei einigen Kindern (und manchmal auch erst im Erwachsenenalter) entsteht nach dem Genuss von gluten- bzw. kleberhaltigem Getreide (Weizen, Gerste, Dinkel und Roggen) das Krankheitsbild der Zöliakie, bei Säuglingen innerhalb einiger Wochen, bei älteren Kindern eher im Laufe einiger Monate.

Symptome

- Schlechtes Gedeihen, d.h. Körpergewicht und Längenwachstum »knicken« aus ihrer Perzentilenkurve,
- aufgetriebener Bauch,
- massige, schlecht verdaute Stühle,

- Blutarmut,
- Schwäche,
- Infektanfälligkeit,
- Misslaunigkeit.

Vorbeugung

Die Sudien zur Vorbeugung einer Zöliakie sind noch widersprüchlich. Am wahrscheinlichsten soll das Stillen einen wirklichen Vorteil bringen, bei früher oder später Einführung glutenhaltiger Getreide in die Beikost gibt es bisher keine eindeutigen Aussagen. Wir empfehlen daher, weil ja auch eindeutig zur Allergievorbeugung wichtig, nach Möglichkeit die ersten 6 Monate voll zu stillen.

Abklärung

Mittels Antikörperbestimmung und Biopsie der Dünndarmschleimhaut kann Zöliakie auch bei untypischem Verlauf erkannt werden.

Diese Kinder sind empfindlich gegenüber dem Gluten im Getreide, welches an der Dünndarmschleimhaut zu Entzündungen und Gewebsuntergang führt. Unter strenger Diät erholt sich der Darm vollständig.

Bei reiner Weizenkleber-Unverträglichkeit hingegen können Dinkel und die anderen glutenhaltigen Getreide weiter gegeben werden.

Bei Verdacht auf Getreideunverträglichkeit sollte immer der Kinderarzt gefragt werden, da zum sicheren Erkennen die sorgfältige Diagnostik notwendig ist.

! Bei der echten Autoimmunkrankheit Zöliakie ist eine lebenslange glutenfreie Diät notwendig. Glutensensitivität oder -allergien dagegen können ausheilen bzw. »sich auswachsen«.

Nahrungsmengen

(siehe auch die Tabellen auf Seite 390 f.)

In den ersten zwei Lebenswochen gewöhnt man das Kind mit langsam ansteigenden Mengen an die gewählte Nahrung. Anschließend wird nach Bedarf oder mit Tagesmengen von etwa einem Siebtel bis Sechstel des jeweiligen Körpergewichtes so lange gefüttert, bis das Kind ein Gewicht von 6 kg erreicht hat. Dann bleibt man etwa bei dieser Tagesmenge meistens bis zum Ende des ersten Lebensjahres stehen, d.h. es gibt zwischen 800 und 1.000 g bzw. ml Nahrung pro Tag.

Der Kuhmilchanteil beträgt dann maximal 400 (bis 500) ml (siehe die Tabellen und Rezepte auf Seite 390 f.).

Zusätzliche Getränke sind nicht nötig. Wenn sie gereicht werden, sollte es in der Regel zu den Mahlzeiten sein.

Beikost vor dem fünften Monat

Wie aus unserem grafischen Beispiel ersichtlich, kann man bei selbst zubereiteter Flaschennahrung früher als bei gestillten Kindern mit Obst- und Gemüsesäften in einer Menge von 1 bis 4 (bis 10) Teelöffeln täglich anfangen und ab dem fünften Monat, langsam steigernd, eine Gemüse- bzw. Obstmahlzeit einführen.

Zur Flaschen- und Saugerpflege
Flaschen und Sauger sollten in den ersten Lebensmonaten nach der Reinigung täglich einmal ausgekocht oder im Vaporisator (elektrischen Dampfsterilisator) sterilisiert werden. Man stellt sie zum Trocknen auf ein sauberes Küchentuch. Im Übrigen lässt man nach jedem Gebrauch eine gründliche Reinigung mit Flaschenbürste und fließend heißem Wasser folgen. Wenn Spülmittel notwendig ist, muss es durch fließend heißes Wasser entfernt werden. Ebenso ist die Flaschenbürste zu reinigen. Sie sollte danach rasch trocknen können. Den Sauger kann man zwischendurch kurz auskochen. Desinfektionsmittel sind nicht zu empfehlen. Latexsauger wechselt man alle vier bis sechs Wochen, Silikonsauger alle acht bis zwölf Wochen (bei sichtbaren Rissen vorher).

Wissenswertes zur Milch

■ Bakterielle Zersetzung
Fäulnisbakterien wachsen bei Temperaturen über 5 °C. Damit die Milchflaschen im Kühlschrank nicht zu lange in lauwarmem Zustand stehen, ist die Vorkühlung zubereiteter Nahrung, die im Kühlschrank aufbewahrt werden soll, im Wasserbad wichtig. Die Aufbewahrung erfolgt bei Temperaturen knapp über dem Gefrierpunkt. Jedes Einbringen von größeren Mengen ungekühlter Nahrungsmittel kann den Kühlschrank für Stunden über den gewünschten Kältepunkt anwärmen.

■ Pasteurisieren oder Abkochen
Dabei gehen die meisten Bakterien zugrunde, unter anderem auch die Tuberkulose-Bakterien. Die Milch ist dann zwar nicht mehr so wertvoll, dafür jedoch sicher hinsichtlich infektiöser Durchfälle, besonders im Sommer. Schnelles Anwärmen und Abkühlen ist schonender. Für den Hausgebrauch reicht es aus, wenn die Milch nur auf 75 °C gebracht wird.

■ Uperisieren und Hocherhitzen
Uperisieren erfolgt durch Erhitzung für 2 bis 3 Sekunden auf 140 °C. Die Milch ist keimfrei und dadurch lange haltbar, jedoch auch unlebendig. Deshalb ist sie nicht zu empfehlen.

Beim Hocherhitzen wird die Milch für 10 bis 15 Sekunden auf 125 °C erhitzt oder filtriert und anschließend pasteurisiert. Dadurch werden mehr Bakterien als beim üblichen Pasteurisieren – auch die positiven Milchsäurebakterien – weitgehend abgetötet.

Die hocherhitzte Milch hält drei Wochen im Kühlregal, sie liegt bei den Vitaminverlusten zwischen H-Milch und pasteurisierter Frischmilch.

Milchzubereitungen

Zum Schutz vor Fehlernährung darf laut EG-Richtlinien für Kinder bis zum vollendeten vierten Lebensmonat nur zugelassene Anfangsnahrung, d.h. Fertignahrung, in Verkehr gebracht werden. Die Verwendung der hier aufgeführten Nahrungsmittel für selbst zubereitete Flaschennahrung und die Rezeptzusammensetzung beruhen auf jahrzehntelangen guten Erfahrungen und entsprechen auch im Eiweiß-, Fett- und Kohlenhydratgehalt etwa den sonst üblichen Nahrungsrezepturen, allerdings ohne Vitamin- und Mineralzusätze. Wegen des fehlenden Vitamin D muss daher parallel zu dieser Ernährung eine Rachitis-Vorsorge nach Rücksprache mit dem Arzt durchgeführt werden (siehe Seite 284 ff.).

Vitamin C sollte spätestens ab der sechsten Lebenswoche in Form von Obstsäften zugesetzt werden (siehe Seite 392).

Rezept 1

Diese Zubereitung eignet sich für Säuglinge bis zum Alter von etwa drei Monaten.

■ ⅓-Milch mit Mandelmus und Milchzucker

Tagesmenge	600 ml	750 ml	900 ml
1 Teil Kuhmilch	200 ml	250 ml	300 ml
2 Teile Wasser	400 ml	500 ml	600 ml
4 % Mandelmus	24 g**	30 g	36 g
6 % Milchzucker*	36 g**	45 g	54 g
	Auf 6 bis 4 Fl. verteilen	Auf 5 bis 4 Fl. verteilen	Auf 5 Fl. verteilen

Herstellung: Mandelmus mit wenig warmem Wasser anrühren, Restwasser, Milch und Milchzucker hinzufügen und zusammen kurz aufkochen (mindestens 80 °C). Durch ein Sieb auf die Flaschen verteilen.

Die für den Vorrat bestimmten Flaschen kommen nach Vorkühlung im Wasserbad verschlossen in den Kühlschrank. Wo dieser nicht vorhanden ist, muss jede Mahlzeit einzeln zubereitet werden.

Die Flaschen sollen nicht mehr Nahrung enthalten, als dem Kind zusteht: Das sind, wie schon erwähnt, als gesamte Tagestrinkmenge nicht mehr als ein Siebtel bis ein Sechstel des Körpergewichtes.

Mandelmus der Firmen Granovita und Rapunzel sind auf Bittermandeln und Schadstoffe hin geprüft.

* Entspricht dem Gehalt in der Muttermilch und ist nicht durch andere Zucker ersetzbar. Einen Milchzucker aus Molke, der noch Vitamin B2 enthält, gibt es im Reformhaus.

** Einmal mit der Briefwaage abwiegen und ausprobieren, wie viele Teelöffel gewohnter Füllung diese Menge ergeben.

Variation von Rezept 1

■ ½-Milch mit Mandelmus und Milchzucker

Ab dem Alter von drei bis vier Monaten kann das Rezept 1 auch als ½-Milch gereicht werden, d.h. Milch und Wasser im Verhältnis 1 : 1, dafür das Mandelmus auf 3 % herabgesetzt.

Rezept 2

Wenn das Kind von Rezept 1 nicht mehr satt wird und mengenmäßig schon genug bekommt, empfiehlt sich ein Getreidezusatz. Nach den heutigen Empfehlungen beginnt man damit nicht mehr vor Vollendung des vierten Monats, obwohl Reispulver so gut wie immer vertragen wird.

■ ½-Milch mit Mandelmus, Milchzucker und Getreidepulver*

Tagesmenge	600 ml	800 ml
1 Teil Kuhmilch	300 ml	400 ml
1 Teil Wasser	300 ml**	400 ml
2 % Getreidepulver	12 g***	16 g
3 % Mandelmus	18 g***	24 g
4 % Milchzucker	24 g***	32 g
	Auf 4 bis 3 Fl. verteilen	Auf 5 bis 4 Fl. verteilen

Herstellung: Der Wasseranteil wird mit Reispulver (z.B. Holle) kurz aufgekocht – oder nach Packungsanweisung. Dann werden Milch, Mandelmus und Milchzucker wie bei Rezept 1 beschrieben dazugegeben und noch einmal kurz auf 80 °C gebracht.
* oder Instantpulver (ohne Milchpulver)
** Am Ende des Kochvorgangs müsste bei genauer Beachtung der Konzentrationen der verkochte Wasseranteil ersetzt werden (ca. 10 %).
*** Siehe Anmerkung ** von Rezept 1.

Mit fünf bis sechs Monaten gehen wir auf eine ²/₃-Milch über (Rezept 3), bei mangelndem Gedeihen oder ungenügender Sättigung eventuell schon etwas früher.

Diese ²/₃-Milch wird bis zum Ende des ersten Lebensjahres verwendet und dann erst durch Vollmilch ersetzt. Bei dieser können dann Getreidepulver und Zucker ganz weggelassen werden.

Spätestens im zweiten Lebensjahr wird die Flasche durch Milch aus der Tasse und Brotstückchen ersetzt.

Rezept 3

■ **²/₃-Milch mit Getreidepulver* und Zucker, eventuell noch Mandelmus**

Tagesmenge	750 ml	500 ml	250 ml
2 Teile Kuhmilch	500 ml	330 ml	165 ml
1 Teil Wasser	250 ml**	170 ml	85 ml
2,5 % Getreidepulver	19 g	12 g	6 g
3 % Zucker	22 g	15 g	7,5 g
(1 % Mandelmus)	(8,5 g)	(5 g)	(2,5 g)
	Auf 4 bis 3 Fl. verteilen	Auf 3 bis 2 Fl. verteilen	1 Fl.

Herstellung: entsprechend Rezept 2.
* und ** siehe Anmerkungen von Rezept 2.

Das Getreidepulver kann bis auf 2,5 % gesteigert werden. Bei selbst gemahlenem (und fein gesiebtem) Getreide oder anderen nicht vorbehandelten Zusätzen muss es 3 bis 5 Minuten gekocht und zum Quellen eventuell noch stehen gelassen werden.

Das Mandelmus kann auch entfallen. Der Zucker kann als Vollrohrzucker (siehe Seite 406) oder bei älteren Säuglingen als Malzextrakt oder – ab dem ersten Lebensjahr – als Honig dazugegeben werden.

Das Eiweißangebot liegt in der linken und mittleren Spalte des Rezeptes 3 im empfohlenen Bereich von 2,5 bis 4,5 g/100 kcal (EG-VO). Die rechte Spalte zeigt die Mengen für eine Flasche, die gerne morgens noch gereicht wird.

Treten einmal unter der Ernährung nach Rezept 3 Beschwerden auf, so sind folgende Änderungen möglich:
– Bei **Verstopfung** kann ein Teil der Zuckermenge durch Milchzucker oder Malzextrakt ersetzt werden. Auch etwas Orangensaft kann hilfreich sein, allerdings nicht bei allergischen Kindern! Am besten ist aber der Ersatz eines Anteils der Kuhmilch durch einen milden Joghurt aus pasteurisierter oder selbst erhitzter Milch. Als Getreidezusatz eignen sich dann besonders Hirse oder Hafer.
– Bei **zu dünnen Stühlen** wird der Milchzucker von 3 % Demeter- oder Bio-Rohrohrzucker bzw. Vollrohrzucker ersetzt und der Mandelmusanteil vorübergehend reduziert. Als Getreidezusatz ist insbesondere Reis zu empfehlen.
– Bei **Spucken und Blähungen** handelt es sich nicht immer um eine Unverträg-

lichkeit der Nahrungsbestandteile, sondern oft auch um andere Faktoren (siehe Seite 41 ff. und 106 ff.).

Bei Blähungen infolge zu starker Gärung des Milchzuckers – d.h. Laktoseintoleranz – kann dieser durch Rohrohrzucker oder Vollrohrzucker mit 3 bis 5 % ersetzt werden. Bei Verdacht auf eine Unverträglichkeit von Mandelmus kann stattdessen Raps- oder Sonnenblumenöl in gleicher Teelöffelanzahl verwendet werden. Es sollte nur unmittelbar vor dem Verfüttern gründlich eingerührt bzw. gut geschüttelt werden!

Bei Kuhmilch- oder Getreideunverträglichkeit siehe Seite 147 f. und 386 ff.

Im Allgemeinen sollte bei Änderungen ein erfahrener Arzt beraten.

Zufüttern von Gemüse, Obst und Brei

Bei den sehr seltenen nicht gestillten Säuglingen, denen die Flaschennahrung selbst zubereitet wird, muss etwa ab der sechsten Lebenswoche an eine Vitaminzufuhr gedacht werden.

Man gibt deshalb täglich teelöffelweise Obst- und Gemüsesaft.

Im Allgemeinen werden gegeben

- 1 bis 3 Teelöffel reiner schwarzer Johannisbeersaft oder andere Beerensäfte und
- 1 bis 4 Teelöffel Karottensaft (roh gerieben, eventuell mit einer Prise Zucker zum Entsaften gebracht und durchs Sieb gedrückt).
- Diese Gewohnheit behält man mindestens bis zum Einführen der Gemüse- bzw. Obstmahlzeit bei.

Wichtig ist es, Karotten aus biologisch-dynamischem Anbau (siehe Seite 396 f. und 411 ff.) oder in Bio-Qualität zu verwenden. Auch Beerensäfte und andere ungesüßte Muttersäfte gibt es im heutigen Bio-Saftangebot, z.B. bei Voelkel und Beutelsbacher.

Von gesüßten Elixieren raten wir ab.

Reagiert das Kind auf Fruchtsäfte mit Wundsein, so hört man einige Tage auf und beginnt mit kleineren Mengen von Neuem.

Beim voll gestillten Kind verschieben sich diese Zeitangaben in das zweite Halbjahr (siehe die Tabelle auf Seite 381 oben).

Bereitung der Gemüsemahlzeit

Das Gemüse wird weichgekocht und passiert, ab dem achten/neunten Monat gedünstet und zerdrückt. Zunächst gibt es Karotten, bei Unverträglichkeit (siehe Seite 402) Kürbis oder Pastinake. Später einmal pro Woche auch Zucchini, junge Kohlrabi, Blumenkohl, Brokkoli, Süßkartoffeln/Bataten, Fenchel oder Spinat. Die zwei Letzteren gelten als Nitratspeicherpflanzen und sollten nicht zu häufig und nicht aufgewärmt angeboten werden.

Karotten, Kürbis und Pastinaken werden anfangs lange gekocht, um verträglicher zu sein. Bald empfiehlt sich aber für die entsprechenden Gemüse nur noch kurzes Dünsten.

Das Flaschenkind erhält sie löffelweise vor der Milchmahlzeit, eventuell mit etwas Flaschennahrung gemischt oder auch in der Flasche. Das gestillte Kind bekommt die ersten Gemüseangebote nach dem Stillen. Reif zum Gefüttertwerden mit dem Löffel ist das Kind erst im zweiten Halbjahr. Manchmal muss etwas Banane, Apfel, Agavendicksaft oder Zucker vorübergehend helfen, den neuen Geschmack zu tolerieren.

Langsam wird auf eine halbe bis volle Gemüsemahlzeit ohne Salz – aber mit etwas Butter, Raps- oder Sonnenblumenöl – gesteigert. Alle Kinder dürfen im zweiten Halbjahr bei vorhandenen Zähnen auch an geeigneten rohen Stückchen der ihnen bekannten Gemüsesorten nagen.

Fleisch und andere Zusätze empfehlen wir nicht (vgl. Seite 406 ff.). Demeter-Produkte sind zu bevorzugen. Die Verwendung von Gläschen stellt oft einen Kompromiss dar, am ehesten zu empfehlen sind Kürbis, Karotten oder andere Einfachgemüse im Gläschen aus biologisch-dynamischem Anbau.

Die Bereitung der Obstmahlzeit

Ein bis zwei Scheiben Zwieback – erst ab dem fünften Lebensmonat –, möglichst in Demeter-Qualität, werden in abgekochtem Wasser oder mildem Joghurt eingeweicht und ein gewaschener, geschälter und entkernter und auf einer Glasreibe geriebener Apfel daruntergemischt.

Neben Äpfeln kommen je nach Jahreszeit Himbeeren, schwarze Johannisbeeren – Letztere durch ein Sieb gedrückt –, Pfirsiche, weiche Birnen, weiche Aprikosen, Bananen und auch Fruchtsäfte infrage. Man fängt immer mit kleinen Mengen an und steigert langsam auf eine volle Mahlzeit. Auch hier empfiehlt sich im zweiten Halbjahr für alle Kinder das Nagen an geeigneten Obststückchen.

Milchbrei-Zubereitung

Der Milchbrei kann bei Flaschenkindern etwa ab dem fünften Monat die Abendflasche ablösen. Bei gestillten Kindern kann er nach dem Abstillen die Flasche überhaupt ersetzen.

Man verwendet die gleichen Milchverdünnungen, die man auch in der Flasche genommen hätte, und kocht im Wasseranteil bis zum sechsten Lebensmonat Hirse- oder Reisbrei, später auch Brei aus Dinkel, Grieß, Hafer, Gerste oder andere Getreidezubereitungen – jedoch ohne Kleie! –, dazu etwas frisches Obst. Die in den Breien verwendeten Milchmengen müssen natürlich in die Berechnung des Tagesverbrauches mit einbezogen werden.

Manche Eltern fügen der Breimahlzeit schon im fünften Monat etwas Apfelkompott oder geriebenen Apfel zu.

Zusätzliche Getränke im Säuglingsalter?

Wollte ein Erwachsener im Verhältnis zur übrigen Nahrung genauso viel Flüssigkeit zu sich nehmen wie ein halbjähriger Säugling pro Tag, so müsste er zehn Liter mit der Nahrung aufnehmen. Der Säugling erhält also in seiner normalen Kost schon erheblich mehr Flüssigkeit als ältere Menschen.

Die immer wieder zu vernehmenden Ratschläge, dass man Kindern und besonders Säuglingen viel zu trinken geben müsse, weil diese einen »hohen Bedarf« hätten, schießen meist über das Ziel hinaus. Sie verleiten zu ungünstigen Trinkgewohnheiten und verursachen besonders bei süßen Getränken frühzeitigen Zahnverfall und in der Folge Zahnstellungsschäden.

Zusätzliche Flüssigkeit ist allenfalls bei heißem und trockenem Wetter oder Fieber angezeigt und natürlich bei Durchfall und Erbrechen (vgl. Seite 106 ff. und 397 f.).

Übergang zum zweiten Lebensjahr

Zum Ende des ersten Lebensjahres vollzieht sich langsam der Übergang von der Säuglingsnahrung auf die Kleinkindkost. Diese besteht anfangs noch aus den gewohnten Nahrungsmitteln, die aber nun auf dem Hochstühlchen am Tisch mit den Erwachsenen zusammen eingenommen werden.

Sehr bald bemerkt man, wie die Kinder nicht mehr nur aus Hunger, sondern auch aus Nachahmung essen. Dann schiebt man ihnen schon einmal ein Brotstückchen zu oder einen Brotkanten zum Einspeicheln. Irgendwann wollen sie dann auch einen eigenen Löffel haben, und so vollzieht sich langsam über manche Schmiererei und Pantscherei der Übergang zum selbstständigen Essen. Dabei sollte der Übergang zur Vielfalt der Erwachsenenkost nicht zu rasch vollzogen werden.

Empfohlene Literatur

– Petra Kühne, *Säuglingsernährung*, Bad Vilbel [11]2012.

Qualitätsfragen

Deine Nahrungsmittel seien deine Heilmittel.

Hippokrates, griechischer Arzt

Mit Qualität ist stets das Wie einer Sache charakterisiert, ihre ganz spezifische Eigenart im Naturzusammenhang. Es ist nicht die Nährstoffanalyse gemeint, die besagt, wie viel Eiweiß, Fett, Kohlenhydrate, Vitamine und Spurenelemente z.B. im Weizenmehl sind, sondern vielmehr, wie die Besonderheiten und Unterschiede ihres Vorkommens in der Kartoffel, im Reis und in den Hülsenfrüchten sind. Auch steht die Frage nach dem Wie von Anbau, Lagerung und Zubereitung im Vordergrund, also die Entstehungsprozesse, eine Art »Biografie« des Nahrungsmittels. Die unterschiedliche Qualität von Stärke im Getreidekorn und in der Kartoffel beispielsweise ergibt sich schon aus deren unterschiedlichen Lebens- und Wachstumsbedingungen sowie der Gesamtheit aller sich daran anschließenden Verarbeitungsprozesse.

Komposition der Ernährung

Die Gesamtqualität der Ernährung ist das wechselnde Zusammenspiel der einzelnen Qualitäten verschiedener Nahrungsmittel untereinander und der Reaktion des Menschen darauf.

So ist es sinnvoll, Nahrungsmittel verschiedener Pflanzenbestandteile zu kombinieren, d.h. die Organe Wurzel, Stän-

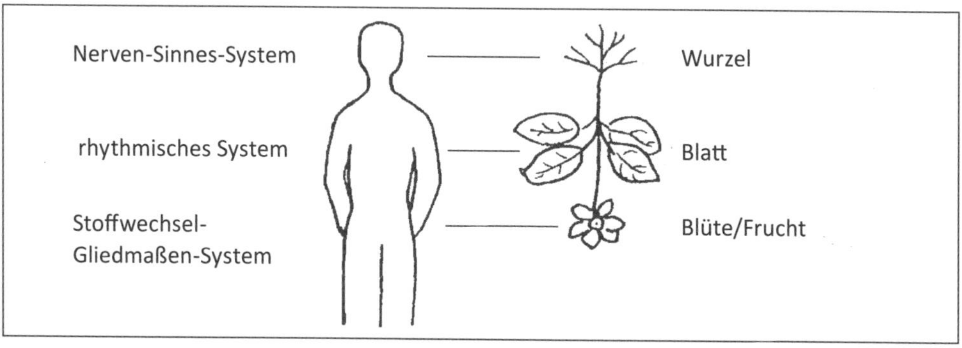

Zwischen den einzelnen Teilen einer Pflanze und den menschlichen Organsystemen bestehen Entsprechungen, durch die auch deutlich wird, welche Nahrungs- und Arzneimittel die einzelnen Bereiche besonders anregen.

gel, Blatt, Blüte und Frucht. In jedem dieser Pflanzenteile findet während des Wachstums und der Entwicklung eine andere Wechselwirkung der Pflanze mit den Kräften ihrer Umgebung statt. Erde, Wasser, Luft, Licht und Wärme wirken in Wurzel, Blatt und Blüte unterschiedlich zusammen. Ob Stärke in der Wurzel, im Blatt oder in der Frucht abgelagert wird, ist qualitativ ein großer Unterschied, auch wenn die quantitative Analyse dies nicht erfassen kann. Dem menschlichen Organismus werden unterschiedliche Kraftwirkungen angeboten, je nachdem, ob eine Substanz in Wärme, Luft und Licht oder z.B. unter der Erde im Wurzelbereich gebildet wurde. Denn die Kraft, die wir einsetzen müssen, um die besondere Eigenart eines Nahrungsmittels zu »vernichten« und es zu verdauen, steht uns, indem wir sie aufbringen, zugleich auch zur Verfügung.

Je abwechslungsreicher eine Kost ist, desto differenzierter sind die Kräfte, die bei der Verdauung aufgebracht werden müssen. Sie regen dann in entsprechender Weise alle Funktionen des Organismus und seiner Organe an. In welcher Art diese unterschiedlichen Anregungen zu denken sind, geht aus einer menschenkundlichen Betrachtung Rudolf Steiners hervor, bei der er Mensch und Pflanze miteinander vergleicht und die polare Entsprechung ihrer Organsysteme beschreibt (siehe die Abbildung).

Dabei entsprechen die Nerven-Sinnes-Prozesse der Aktivität einer Pflanzenwurzel, die die Stoffe und Salze des Bodens wahrnimmt und aufsaugt. Die Stoffwechselfunktionen und das Fortpflanzungsgeschehen dagegen haben ihre Entsprechung in der Region von Blüten- und Fruchtbildung. Die vermittelnden rhythmischen Funktionen – Kreislauf und Atmung – korrespondieren mit den atmungsaktiven Blattorganen der Pflanze.

Dieser Zusammenhang macht verständlich, warum z.B. der Genuss von Wurzelgemüse oder Säften und Tee aus Wurzeln vorzugsweise die Tätigkeit des Nerven-Sinnes-Systems unterstützt. Wer dagegen mehr die Stoffwechselfunktionen anregen möchte, greift schon von alters her zu Blütentees, Äpfeln und anderen Früchten.

Es sollte daher jede Einseitigkeit in der Ernährung vermieden werden, damit dies nicht auf Dauer zu Defiziten und funktionellen Schwächen in den mit zu wenig Anregung versorgten Organsystemen führt.

Lebensbedingungen und Verarbeitungsprozesse

Gerade bei der Landwirtschaft zeigt es sich, dass aus dem Geiste heraus Kräfte geholt werden müssen, die heute ganz unbekannt sind und die nicht nur die Bedeutung haben, dass etwa die Landwirtschaft ein bisschen verbessert wird, sondern die die Bedeutung haben, dass überhaupt das Leben der Menschen – der Mensch muss ja von dem leben, was die Erde trägt – eben weitergehen könne auf Erden auch im physischen Sinne.

Rudolf Steiner,
Landwirtschaftlicher Kurs[138]

Eine andere Qualitätsfrage ist die nach den Bedingungen, unter denen eine Pflanze oder ein Tier gedeiht. Ein Schwein z.B., das artgemäß leben darf, gibt dem Kotelett oder der Wurst andere Kräfte mit als eines, das einseitig gemästet, medikamentös stimuliert und künstlich bewegungsarm aufgezogen wurde, ohne Berücksichtigung der anderen Lebensbedürfnisse dieses Tieres.

Ähnlich ist es bei den Pflanzen. Durch Stickstoffdüngung getriebene Radieschen oder Spinat haben einen hohen Wassergehalt, schmecken dementsprechend etwas fader als ihre ökologisch angebauten Artgenossen, zeichnen sich durch schlechtere Haltbarkeit, höheren Nitratgehalt (Spinat) und atypische Wachstumstendenzen aus. Letzteres lässt sich besonders gut an den Radieschen sehen, die einen anderen Wurzeltyp zeigen als die nicht gedüngt gewachsenen. Außerdem hat sich gezeigt, dass gedüngte Pflanzen verspätet zum Blühen und zur Fruchtbildung kommen, wenn nicht außer dem Stickstoffdünger auch noch Kalium und Phosphor in Salzform in den Boden gegeben werden.

Aus diesem Grund empfehlen wir pflanzliche und tierische Produkte, die einem Anbau entstammen, der die *Gesundheit von Boden, Pflanze und Tier* unterstützt. Eine Anbauweise, die den Boden immer mehr an Mineralien verarmen lässt, jedes Jahr mehr anorganischen Dünger für die Bodenbearbeitung braucht und außerdem durch einseitige Fruchtfolgen zusätzlichen Raubbau treibt, trägt nichts Zukunftsweisendes in sich – ebenso wenig eine Aufzucht von Pflanze und Tier, bei der quantitative Gesichtspunkte im Vordergrund stehen und alles darauf abzielt, eine materielle Gewinnmaximierung zu erreichen. Eine derartige Einstellung der Natur gegenüber muss auf die Dauer für alle Beteiligten schädlich sein.

Die biologisch-dynamische Wirtschaftsweise verfolgt am konsequentesten das Ziel einer Gesunderhaltung von Boden, Pflanze, Tier und Mensch durch das Einbeziehen der Lebenszusammenhänge. Ihre zum Teil ganz neuartigen biologischen

Düngemethoden, ihre Erfahrungen mit optimaler Fruchtfolge, Schädlingsbekämpfung, Pflanzenzucht und Tierhaltung sind in der auf Seite 400 f. angeführten Literatur beschrieben. Das Zukunftsweisende dieser landwirtschaftlichen Methode liegt darin, dass sie auch bei armen Böden angewendet werden kann und bei solchen, die jahrelangem Raubbau ausgesetzt waren. Sie bewirkt bei diesen Böden nach einigen Jahren eine zunehmende Regeneration und eine Neubesiedelung mit hilfreichen Bodenbakterien und Kleintieren.

Auch möchten wir in diesem Zusammenhang auf Saatzuchtexperimente hinweisen, die eine heilsame Alternative zum gentechnisch manipulierten Saatgut darstellen (vgl. Seite 411 ff.).

Einzelne Nahrungsmittel ab dem Kleinkindalter

Geeignete Tees und Getränke

■ Fenchel- und Kamillentee

Im Säuglings- und Kleinkindalter und auch später bei Magen-Darm-Verstimmungen sind Fenchel- und Kamillentee allgemein üblich. Fencheltee wird ergiebiger, wenn man die Samen in einem Mörser zerreibt. Er wird nur kurz aufgegossen und bei schwach gelber Farbe durchgesiebt.

Kamillentee sollte nicht aus Beuteln, sondern aus selbst getrockneten oder gekauften Blüten bereitet werden.

■ Apfelschalen- und Hagebuttentee

Diese im Schwäbischen auch »Kernlestee« genannten Tees sind weniger bekannt, aber auch sehr gut verträglich. Hagebuttentee wird aus den von Härchen befreiten Hagebuttenkernen hergestellt. Man kocht die Hagebuttenkerne etwa zehn Minuten oder lässt sie über Nacht einweichen und kocht dann noch drei bis fünf Minuten.

Die Hagebutten-Beuteltees enthalten zusätzlich einen Hibiskus-, d.h. Malvenanteil und geben einen roten säuerlichen Tee. Der reine Kernlestee hingegen ist ein angenehm mildes, erfrischendes Getränk.

■ Pfefferminz-, Melissen- und Lindenblütentee

Gerne wird von Kindern auch Pfefferminz- oder Melissentee getrunken. Allerdings eignet sich Pfefferminztee bei Erkrankungen mit Erbrechen nicht.

Lindenblütentee hat einen etwas süßlichen Geschmack, der nicht von allen geliebt wird. Mit einigen Tropfen Zitrone und Honig ab dem elften Monat – zuvor Agavendicksaft – wird er jedoch von fast jedem Kind gern genommen. Er eignet sich besonders gut als Schwitztee und kann bei Erkältungen und beim Fieberanstieg gute Dienste tun.

■ Hustentee

Ein guter Hustensaft-Ersatz ist ein Tee aus je einem Drittel Lindenblüten, Spitzwegerich und Salbei, mit Honig und Zitrone versetzt. Auch sehr geeignet ist Thymiantee mit Honig. Viele Kräuterbücher enthalten weitere brauchbare Vorschläge.

■ Trinkmengen und Verträglichkeit
Vom Kindergartenalter an kann man im Sommer morgens eine große Kanne ungesüßten Tees hinstellen. Von diesem Tee dürfen die Kinder dann trinken, wenn sie durstig sind, und man läuft nicht Gefahr, dass sie dadurch den Appetit zum Essen verlieren. Auch reines Wasser ist geeignet.

In den übrigen Jahreszeiten ist es besser, das Trinken auf die Mahlzeiten zu beschränken. Da alle Lebensfunktionen des Organismus rhythmisch veranlagt sind, werden sie durch eine Rhythmisierung des Alltags in ihren Reifungs- und Entwicklungsvorgängen positiv unterstützt (siehe auch Seite 589 f.).

Getränke aus dem Kühlschrank und alle Limonaden sowie andere zuckergesüßte Getränke sollten gemieden werden. Die Kälte entzieht Kräfte, die Süße nimmt den Appetit, macht dicke Kinder dicker und fördert Karies. Süßstoff und Kohlensäure verursachen Bauchschmerzen.

Eine vor vierzig Jahren sich ausbreitende Trinkpropaganda, gern unterstützt von Getränkeherstellern, basierte auf dem Argument »Kinder brauchen mehr Flüssigkeit« und der Erziehungstendenz »Lass sie doch gewähren«. Unzählige bleibend zerstörte Gebisse waren die Folge.

Nachdem der Zucker aus den Getränken entfernt war, blieb immer noch die Störung des Ernährungsrhythmus, und diese bereitet unter vielen anderen Reiz- und Abstumpf-Einflüssen ein leises Abhängigkeitsverhältnis vor, das dann später über Limonaden hinaus noch andere Anregungsquellen sucht. Kinder, die von früh an ihre Trink- und Essbedürfnisse in gewohnten Abständen zusammen mit Erwachsenen befriedigen dürfen, sind beim Essen interessierter und wenden sich zwischen den Mahlzeiten mit ungestörter Intensität anderen Dingen zu.

Milch

■ Kuh-, Stuten- und Ziegenmilch
Kuhmilch ist eines der wichtigsten Nahrungsmittel unserer Kultur geworden. Stutenmilch ist zwar der menschlichen Milch ähnlicher, jedoch nur von Spezialhöfen zu bekommen und sehr teuer.[139]

Neben der Kuhmilch hat noch Ziegenmilch eine Bedeutung für Allergiker-Familien. Geeignet ist sie nur, wenn gute Fütterung und Auslaufmöglichkeiten vorhanden sind. Die Verarbeitung entspricht der von Kuhmilch einschließlich Erhitzung. Bei längerem ausschließlichem Gebrauch kann es zu einer Blutarmut kommen (Folsäuremangel).

■ Milchmenge
Was die Milchmenge für Säuglinge betrifft, so sollte man diese bis auf etwa 400 ml Vollmilch pro Tag in den vorgeschriebenen Verdünnungen steigern, vorübergehend höchstens auf 500 ml. Bei der Ausweitung der Ernährung auf andere Milchprodukte wie Quark, Joghurt, Kefir und später Käse gibt es keine Mindestmenge mehr. Zu viel Milch verdirbt den Appetit und fördert Infekte.

Gelegentlich sind sogenannte Kalkseifenstühle (pastige, graue Stühle) Ausdruck einer zu milcheiweißreichen Ernährung, z.B. bei viel Quark. Quark wird aufgrund des hohen Eiweißgehalts erst ab dem zehnten bis zwölften Monat empfohlen.

Laktoseintoleranz

Etwa vom zweiten bis dritten Lebensjahr an kann – nicht ganz selten – eine Verdauungsstörung bei Kuhmilchnahrung auftreten, die auf einem erworbenen Mangel an milchzuckerabbauendem Enzym, dem Laktasemangel, beruht. Menschen mit Abneigung gegen Kuhmilch, aber Verträglichkeit von Joghurt mangelt es oft an diesem Enzym. Eine Abklärung beim Kinderarzt ist zu empfehlen.

Zur Bedeutung der Milch

Unsere Vorstellung von Milch orientiert sich überwiegend an der Kuhmilchflasche. Dies verdeckt die Tatsache, dass Milch in der Natur eigentlich unsichtbar bleibt.

Was wir am Saugen der Kälber und am Stillen des Säuglings wahrnehmen, ist intensive Tätigkeit, Begegnung, Befriedigung und Gedeihen. Steiner nennt dieses Geben und Nehmen eine »leibliche Erziehung«, denn der sich entwickelnde kindliche Organismus lernt im Verdauen der warmen lebendigen Muttermilch, mit den menschlichen Wachstums- und Bildekräften umzugehen.

Diese Anregung der Lebenstätigkeit des Säuglings, die die Leibbildung für das ganze Leben veranlagt, ist durch kein anderes Nahrungsmittel der Welt zu ersetzen. Wenn möglich sollte sie keinem Kind vorenthalten werden. Eine Tiermilch enthält diese positiven Eigenschaften der Muttermilch immer nur teilweise. Die Kuh mit ihrem ruhigen Wesen und ihrer intensiven Stoffwechseltätigkeit ist hier am ehesten ein Ersatz.

Fette

Öl

Öle haben eine besondere Beziehung zum Licht und helfen dem Menschen, Wärme zu bilden und zu halten. Sie sind auch intensive Geschmacksträger.

Im Säuglings- und Kleinkindalter haben Öle eine besondere Bedeutung als Zusatz zu Gemüsemahlzeiten – zum besseren Aufschließen der fettlöslichen Vitamine und zum Sättigen.

Unter den Ölen sind die kalt gepressten Bioöle zu bevorzugen. Infrage kommen hier vor allem Sonnenblumen-, Oliven-, Raps- und Keimöl. Bei raffinierten Ölen sind durch die Verarbeitung wichtige Inhaltsstoffe wie die fettlöslichen Vitamine oftmals nur vermindert enthalten. Diese Verarbeitung ist für Bioöle nicht zulässig.

Butter

Das hauptsächlich im Kindesalter zu verwendende Streichfett ist die Butter. In seltenen Fällen nur muss man aus gesundheitlicher Rücksicht auf bestimmte Diätmargarinen oder Kokosöl übergehen.

Palmkern- und Kokosfett

Von Hartfetten wie Palmkern- oder Kokosfett ist abzuraten, weil sie keine stoffwechselaktiven ungesättigten Fettsäuren enthalten. Diese Fette finden sich in vielen Süßigkeiten, die man auch aus diesem Grund wo immer möglich vermeiden sollte.

Getreide

Die ersten Getreide sind in der altpersischen Kultur um 5000 v.Chr. durch Auslese von Gräsern gezüchtet worden. Sie bilden seither zusammen mit dem Reis im Fernen Osten und dem Mais in Amerika die Grundlage für den Ackerbau und die sich darauf stützende Kulturentwicklung.

Qualitativ zeichnen sich die Getreidearten dadurch aus, dass sie besonders stark der direkten Sonneneinwirkung ausgesetzt sind. Wird das Korn zu Brot verarbeitet, werden beim Backen auch die Elemente Wasser, Luft und Wärme mitbeteiligt. Dabei ist der Backvorgang auch eine Art Vorverdauungsprozess, der hilft, das Getreide aufzuschließen und gut verdaulich zu machen.

Brot genießt in allen Kulturen, die es einführten, eine große Wertschätzung. Naturprozess und menschliche Arbeit ergänzen sich in besonderer Weise, was im christlichen Kulturkreis in der sakramentalen Weihe des Brotes gipfelt.

Zwar war der Getreideverbrauch in den letzten 200 Jahren infolge der Zunahme des Fett-, Eiweiß- und Kartoffelverbrauchs stark rückläufig. In den letzten 50 Jahren hat sich dies jedoch geändert. Zuerst wurde das Selberbacken von Brot mit anderen Getreidearten neben Roggen und Weizen sowie mit neuen Triebmitteln wie z.B. dem Honig-Salz-Ferment wiederentdeckt. Heute kann man solche Brote nicht nur in den Bio-Bäckereien, sondern sogar in Supermärkten kaufen. Die verschiedensten Getreidegerichte von Hirse über Couscous oder Dinkelgerichte sind in den Speiseplan integriert. Führend dabei waren Udo Renzenbrink und seine Mitarbeiter.

Vollkorn wird heute auch von den großen Ernährungsorganisationen empfohlen. Mit der Beliebtheit der Mittelmeerküche fanden die Teigwaren eine große Verbreitung und verdrängen inzwischen immer mehr die Kartoffel.

Vollkornbrot muss dabei kein grobes Brot sein, für Kinder wird ein Brot aus fein gemahlenem Vollkornmehl empfohlen, das im Backverfahren aufgeschlossen wird und so leicht verdaulich ist.

Grobes Brot dagegen ist mehr ein Diätmittel für Erwachsene, die an chronischer Verstopfung leiden.

Das Getreide sollte bei der Nahrungsauswahl Grundnahrungsmittel sein, da es als Samen den Organismus vielseitig anregt, denn im Samen sind alle Impulse enthalten, um der Pflanze wieder ein Wachstum von Wurzel, Blatt und Blüte zu ermöglichen (vgl. Seite 394 f.), sodass das harmonische Zusammenwirken der Körperfunktionen unterstützt wird. Ein bis zwei Monate nach der Kostumstellung auf vollwertige Getreidegerichte und Brot wird man eine Zunahme gedanklicher Frische und Beweglichkeit sowie eine größere Wachheit beobachten können.

Empfohlene Literatur

- Nicolai Fuchs, *Was ist biologisch-dynamische Landwirtschaft?*, Dornach [2]2013.
- Udo Renzenbrink, *Ernährung unserer Kinder. Gesundes Wachstum, Konzentration, soziales Verhalten, Willensbildung*, Stuttgart [10]2004.

- Ada Pokorny, *Backen von Brot und Gebäck aus allen sieben Getreidearten mit dem Spezial-Backferment*, hrsg. vom Arbeitskreis für Ernährungsforschung, Bad Vilbel [7]2013.
- Udo Renzenbrink, *Die sieben Getreide. Nahrung für den Menschen*, Dornach [5]2014.

Kartoffeln

■ Qualitative Gesichtspunkte

Seit dem 18. Jahrhundert verbreitete sich die Kartoffel aus dem Hochland der Anden in Südamerika auch auf dem »alten Kontinent«, in Europa.

Qualitativ gesehen ist von Bedeutung, dass sie zu den Nachtschattengewächsen gehört. Die meisten dieser in Mitteleuropa heimischen Gewächse sind Giftpflanzen. Auch die Kartoffel selbst enthält etwas vom Gift Solanin, dessen Konzentration durch Bakterienbefall, Belichtung oder Vergrünung zunimmt, sodass es früher zu Vergiftungen kommen konnte.

Alle Nachtschattengewächse zeichnen sich durch große Vitalität aus, was unter anderem an der Erntemenge abzulesen ist. Auch deshalb hat sich die Kartoffel in Zeiten der Nahrungsknappheit durchgesetzt.

Vergleicht man die Kartoffel mit Getreide, zeigen sich viele Gegensätze. Während Kartoffeln als Sprossknollen unter der Erde wachsen, reifen Getreidekörner an Licht und Luft. Unter qualitativen Gesichtspunkten ist dies nicht gleichgültig.

Wurzeln und andere Nahrung unter der Erdoberfläche entsprechen dem Nerven- und Sinnes-System, während Früchte mehr das Stoffwechsel-System und Samen harmonisch alle Organsysteme anregen. Als Sprossknolle (keine Wurzel!) verlegt die Kartoffelpflanze das Sprossprinzip der Pflanze unter die Erde, weswegen sie weder das Nervensystem noch das rhythmische System spezifisch anregen kann. Rudolf Steiner bemerkte hierzu, dass durch überwiegenden Kartoffelgenuss die hirnorganische Grundlage für das aktiv-meditative Denken geschwächt werde zugunsten eines mehr rational-reflektierenden. Damit werde ein mehr inaktives, auf das Materielle reduziertes Vorstellungsleben gefördert. So gesehen ist es nicht verwunderlich, dass unsere gegenwärtige materialistisch-rationale Denkweise auch mit der Verbreitung der Kartoffel als einem Hauptnahrungsmittel zusammenfällt.

■ Wann und in welchen Mengen ist die Kartoffel zuträglich?

Aufgrund der qualitativen Gesichtspunkte kann man versuchen, Schritt für Schritt den Kartoffelgenuss zugunsten von Getreide, Wurzeln und Gemüse einzuschränken. Die Kartoffeln selbst kann man abwechslungsreicher zu schmackhaften Salaten, Klößen, Puffern oder selbst gemachten Frites verarbeiten, damit sie durch Wärme und Zubereitung positiv verändert werden.

Beim Kauf von Kartoffeln sollte auf Demeter- oder Bio-Qualität geachtet werden, damit die Vorteile dieses Nahrungsmittels in Form ihres Eiweiß- und Vitamin-C-Gehalts zum Tragen kommen und nicht zusätzliche Nachteile entstehen.

In der Schwangerschaft und im ersten Lebensjahr, wenn das Großhirn die entscheidenden Schritte seiner Ausreifung noch vor sich hat, raten wir von regelmäßigem Kartoffelgenuss ganz ab. Ebenso bei Nerven- und krebsartigen Erkrankungen.[140]

Gemüse und Salate

Jeder weiß und sagt es den Kindern, dass Gemüse und Salate gesund sind, aber sie lehnen manche Gemüsesorten wegen des herben Geschmacks und manche Früchte wegen der Säure ab.

Ihr Wert liegt nicht nur in den Inhaltsstoffen allein, sondern in der Verbindung mit den verschiedensten Kräften der lebendigen Natur. In Zeiten einseitiger Ernährung, wie bei bestimmten Diäten oder in Notlagen, bekommen ihre Spurenelemente und Vitamine eine wesentliche Bedeutung.

■ Karotten

Karottenmus ist für Flaschenkinder vom vierten Monat an – ausreichend lange gekocht – die erste Gemüsenahrung und gut verträglich. Der rohe Saft wird für sie schon früher, meist ab der sechsten Woche, empfohlen. Lediglich bei Ekzem-Kindern treten immer häufiger Allergien auf die sonst so verträgliche Karotte auf. Allerdings gibt es große Qualitätsunterschiede in der Art des Anbaus und der Sorte, die einen Einfluss auf die Verträglichkeit haben können. Wir empfehlen daher immer Demeter- oder zumindest Bio-Anbau und wenn möglich auch sogenannte samenfeste Sorten, die aus einem ganzheitlichen Ansatz heraus gezüchtet wurden.

Säuglingen mit allergischen Ekzemen, die nicht gestillt werden, gibt man Karotten vorsichtshalber versuchsweise erst im zweiten Halbjahr.

Der gelbe Farbstoff der Karotte wird teilweise im Körper abgelagert (siehe Seite 120) oder zu Vitamin A umgebaut. Das Karottengemüse hat die Eigenschaft, den Stuhlgang gut zu formen. So bietet es einen guten Schutz vor Durchfällen. Rohe geriebene Karotten kommen im Wesentlichen erst im zweiten und dritten Lebensjahr und nicht als Durchfalldiät infrage.

Im zweiten Halbjahr wird empfohlen, einige Gemüse erst einmal zum Probieren zu geben, noch ohne die Forderung, eine volle Gemüsemahlzeit zu essen. Das entspricht dem Entdeckungsdrang der Kinder und fördert ihr Kauinteresse. Allerdings sollte man sie dabei wegen der Gefahr des Verschluckens von Stückchen nicht unbeaufsichtigt lassen.

■ Nitratgehalt

Zu unterscheiden sind nitratarme Gemüse, wie z.B. Blumenkohl, Kohlrabi, Zucchini, Auberginen, Kürbis, und nitratreiche, wie z.B. Spinat, Fenchel, rote Bete und Blattsalat. Die Letzteren sollten nicht zu oft gegeben und keinesfalls wieder aufgewärmt zubereitet werden.

Spinat ist entgegen früheren Vermutungen quantitativ gesehen nicht besonders eisenreich und bindet zudem durch seine Oxalsäure das Nahrungskalzium unlöslich, weswegen er nicht zusammen mit Milchprodukten gegeben werden sollte.

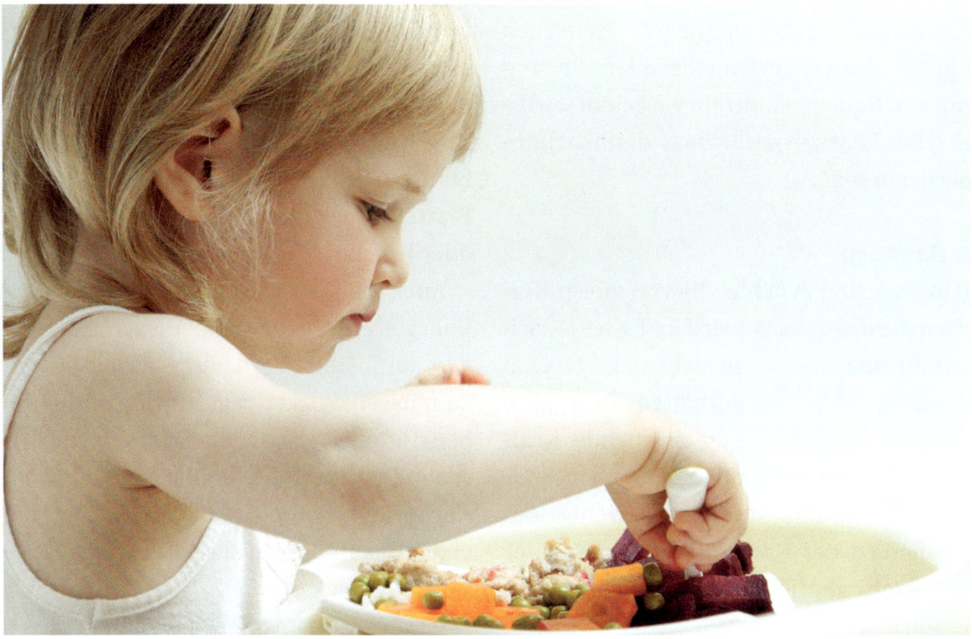

Der Wert von Gemüse liegt nicht nur in den Inhaltsstoffen allein, sondern in der Verbindung mit den verschiedensten Kräften der Natur.

Salate und Rohkost

Fast alle Gemüse lassen sich auch als rohe Salate interessant und schmackhaft zubereiten, z.B. auch einmal mit Joghurt, süßsauer mit Zitrone, Rosinen oder – für ältere Kinder – mit Mandarinenstückchen. Die Salate haben – abhängig von der Anbauweise – auch die Vorteile geringeren Mengenbedarfs, besseren Geschmacks und intensiverer Kauleistung.

Obst

Die meisten Kinder essen gern Obst. Wenn es nicht geliebt wird, »versteckt« man es geraspelt oder als frisch gepressten Saft im Quark, Joghurt oder Müsli.

Menge

Es muss gar nicht viel sein, was das Kind zu sich nimmt. Ein halber Apfel und etwas Zitronensaft am Tag reichen für Obstverächter aus.

Qualität

Wenn möglich sollten die Kinder Demeter- oder Bio-Obst bekommen, sodass sie es mit der Schale essen können. Wenn wir Kinder fragen hören: »Darf ich den Apfel mit der Schale essen, oder ist er gespritzt?«, sollten wir aufhorchen. Was für ein Lebensgefühl ist es, wenn Nahrungsmittel als etwas Gefährliches, Vergiftetes angesehen werden müssen und an Firmenetiketten abgelesen wird, ob man Vertrauen in das Produkt haben kann oder nicht?

Gut ist es, wenn von den Erwachsenen ein überlegter, vertrauensvoller Umgang mit den Nahrungsmitteln vorgelebt wird – und Dankbarkeit dafür, dass wir nicht hungern müssen.

■ Bananen

Bananen sind Früchte, die von vielen Kindern gern gegessen werden. Es ist jedoch darauf zu achten, dass nicht zu viel davon verzehrt wird. Sie enthalten zwar gute Nährstoffe, aber wenig belebende Kräfte. Sie sättigen vorzüglich, machen aber etwas träge und stopfen ein wenig. Außerdem ist der Nachreifungsvorgang der »grünreif« gepflückten Bananen nicht unproblematisch.

■ Zitrusfrüchte

Ganz anders Zitrusfrüchte, die von sich aus recht haltbar sind und eine erfrischende und belebende Wirkung haben. Auch hiervon müssen nicht große Mengen genossen werden. Allergische Kinder, insbesondere mit Ekzemen, sollten sie meiden. Wir empfehlen für Kinder Demeter- oder Bio-Zitrusfrüchte und -Beeren und davon einige Schnitze oder Teelöffel am Tag. Ebenso günstig sind reife Pfirsiche, Nektarinen, Aprikosen, Melonen oder Birnen.

Zucker, Honig und andere Süßungsmittel

Zucker ist insofern ein besonderes Nahrungsmittel, als er leicht Kristalleigenschaften annimmt, ohne ein Salz zu sein. Im Vergleich zu den bisher besprochenen Nahrungsmitteln neigt er den unlebendig-mineralischen Substanzen zu. Als Industriezucker ist er unbegrenzt haltbar. Er wird in den grünen Pflanzenteilen gebildet und als Energiereserve in Wurzel, Blatt, Stängel, Blüte oder Frucht als Stärke oder Fruchtzucker gelagert.

Auch für den Menschen stellt er eine Energiereserve dar, die dieser verwenden kann, ohne Verdauungsarbeit leisten zu müssen. Zucker regt also nicht die Lebenstätigkeit der Organe an wie die frischen Pflanzenteile, sondern ersetzt dem Körper einen Stoff, den sich dieser bei voller Gesundheit in ausreichendem Maße selbst bilden kann.

Ist der Organismus jedoch erkrankt, übermüdet oder erschöpft, so wirkt der Zuckergenuss als Energiespender und Ersatz für eigene Verdauungsarbeit. Das kann man besonders deutlich sehen, wenn ein schlaffes, schwaches Frühgeborenes von 800 g, von dem man noch nicht weiß, ob es überleben kann, im Brutkasten einen Tropfen Zuckerwasser auf die Lippen bekommt. Indem es den Süßgeschmack wahrnimmt, kommt Leben und Bewegung hinein, es scheint bis zu den Zehenspitzen »berührt« zu sein und streckt die Lippen vor, um noch mehr zu bekommen. Der Tropfen wird zum begehrten »Wasser des Lebens«.

■ Wirkung der Süße

Auch wenn für uns Erwachsene das Schmecken nicht mehr eine solche den Leib ergreifende Tätigkeit ist, kennen wir doch auch das unmittelbare sympathische Berührtsein vom süßen Geschmack. Die

Qualitäten sauer, salzig und bitter haben alle eine mehr weckende, aggressive Richtung. Das Süße dagegen tröstet, hüllt ein, beruhigt und unterstützt. Es stärkt auch unser Selbstgefühl unmittelbar, wir fühlen uns im Körper kräftiger und wohler.

Diese Wirkung ruft die Neigung zu häufiger Wiederholung der Zuckeraufnahme hervor. Man genießt den momentanen Kraftzuwachs und bemerkt nicht die Verwöhnung, d.h. den später nachfolgenden Kraftzerfall, den man durch neuen Zuckergenuss auszugleichen versucht.

Zucker und Zivilisationskrankheiten

Zucker-»süchtige« Kinder zeichnen sich durch Umtriebigkeit und einen Mangel an Ausdauer und Konzentration aus.

Da wir seit der Einführung des Zuckers ab dem frühen 19. Jahrhundert alle an zunehmender Überzuckerung leiden, haben sich im Zuge dieser Entwicklung auch entsprechende Zivilisationskrankheiten ausgebreitet. Es sind dies insbesondere der kariöse Zahnzerfall (siehe Seite 280 ff.) und die Zunahme der Zuckerkrankheit, des Diabetes mellitus.

Man kann auch bemerken, dass sich in der Vorgeschichte von älteren Diabetikern häufig eine anhaltende seelische oder intellektuelle Überforderung in Kindheit und Jugend findet. Auch die Vererbung spielt eine Rolle. Alles, was die leibliche und seelische Tätigkeit schwächt und daran hindert, dass man im eigenen Hause »Herr« ist, fördert die Entgleisung des Zuckerstoffwechsels. Er ist Ausdruck der Ich-Tätigkeit im Blut und kann daher, wie oben beschrieben, dieses Ich bei Erschöpfungsneigung doch noch zu Höchstleistungen aufputschen.

Wird das Ich jedoch durch zu häufigen Zuckergenuss daran gewöhnt, sich seinen Zucker nicht in eigener Verdauungstätigkeit aus Stärke selbst aufzubauen, und treten noch andere schwächende Faktoren aus Umwelt und Vererbung hinzu, so ist nicht nur die Disposition für Diabetes und andere Stoffwechselstörungen gefördert, sondern auch für späteres Suchtverhalten.

Der hieraus zu ziehende Schluss ist ganz sicher nicht, den Zucker aus der Nahrung zu verbannen. Mancher zuckerlos ernährte Säugling, der nicht recht gedeihen wollte und ein blasses Hautkolorit hatte, konnte innerhalb weniger Wochen durch einen dreiprozentigen Zuckerzusatz in der Nahrung in ein frisches, rosiges Kind verwandelt werden.

! Zucker ist eine hochwirksame Substanz, die je nach Temperament und Konstitution des Kindes bewusst eingesetzt werden sollte.

Welcher Zucker ist im Kindesalter zu bevorzugen?

Weißer Zucker sollte sparsam verwendet werden. Bei seiner Herstellung wird durch mehrfaches Umkristallisieren erreicht, dass alle Begleitstoffe ausgeschieden werden. Er ist also chemisch rein. Folglich fehlen ihm alle im Zuckerrohr- und Rübensaft noch enthaltenen Mineralien und Vitamine.

In Naturprodukten sind in der Regel auch die Stoffe mit enthalten, die bei seiner Verwertung im Organismus von Mensch und Tier als Begleitstoffe benötigt werden. Auch Zucker im Presssaft von Zuckerrüben oder -rohr sowie im Obstsaft bringt ausreichend Spurenelemente mit, die die Zuckerverarbeitung im Organismus unterstützen.

Vollrohrzucker ist in Reformhäusern und Naturkostläden erhältlich, z.B. Demeter-Rohrzucker von Naturata. Milchzucker ist nur im Säuglingsalter bewährt, weil er schwächer süßt. Fruchtzucker bietet keine Vorteile. »Trauben«-Zucker bzw. Glukose, Einfachzucker, führt zu einem raschen Blutzuckeranstieg, was nur bei Unterzuckerung, z.B. bei Durchfallerkrankungen, sinnvoll ist.

Ist ein Vollrohrzuckerprodukt nicht zugänglich, so hilft man sich mit weißem Zucker in Kombination mit anderen Nahrungsmitteln. Gerne wird heute als Ersatz auch Agavendicksaft oder Ahornsirup eingesetzt. Ferner kommen bei Süßigkeitsbedarf Trockenfrüchte wie z.B. unbehandelte Aprikosen, Datteln, Feigen und Rosinen infrage.

Honig sollte nicht einfach als Zuckerersatz genommen werden. Er entstammt einem komplizierten Prozess, der zum einen in den Pflanzenblüten bei der Nektarbildung und zum anderen durch die verarbeitende Tätigkeit der Bienen zustande kommt. Da er der Pflanzenblüte entstammt und durch die Stoffwechselleistung der Biene vollendet wird, steht er dem physischen Leib des Menschen nicht so neutral zur Verfügung wie der Zucker. Vielmehr ist er eine hochwirksame, den Stoffwechsel vielfältig anregende Substanz, die im ersten Lebensjahr beim Säugling leicht zu Durchfällen führen kann.

Rudolf Steiner empfiehlt ihn in größeren Mengen erst beim alternden, zur Sklerose neigenden Menschen und in kleinen Mengen zur Vorbeugung und Therapie der Rachitis sowie bei allergischen Erkrankungen. Wir empfehlen Honig frühestens ab dem zwölften Lebensmonat in Mengen von bis zu einem Teelöffel pro Tag in der Nahrung gelöst.

Den Gebrauch von Süß- und Zuckeraustauschstoffen empfehlen wir nicht. Einerseits ist ihre Wirkung im menschlichen Organismus nicht unproblematisch, sie führen je nach Empfindlichkeit schon in kleinen Mengen zu Diarrhoe und Bauchkrämpfen. Zudem sollte nicht ein Genuss angestrebt werden, den man nur um des Genusses – des süßen Geschmacks – willen und nicht wegen der damit verbundenen Arbeit – der Verdauung – haben will.

Eier, Fleisch und Fisch

■ Eiweißbedarf

Der menschliche Organismus ist nicht in der Lage, alle Eiweißbestandteile, d.h. die sogenannten essenziellen Aminosäuren, aus Zucker und Kohlenhydraten selbst aufzubauen. Daher ist er auf die Zufuhr von Eiweiß durch die Nahrung angewiesen.

Diese ihm fehlenden essenziellen Aminosäuren sind reichlich in tierischen Fleischprodukten vorhanden, auch in der Milch, weniger in Hülsenfrüchten – z.B. in Sojabohnen, Erbsen, Linsen –, sowie in Mandeln, Nüssen und Getreide. Daher besteht kein Grund, unbedingt Fleisch, Fisch und ganze Eier zu essen. Denn Milchprodukte und die umsichtige Kombination pflanzlicher Eiweiße versorgen den Organismus ausreichend damit. Auch haben sich die Nahrungsgewohnheiten der Menschen über die Erde hin so entwickelt, dass die östlichen Völker mehr vegetarische Kost bevorzugen, wohingegen die Völker Nord- und vor allem Südamerikas den höchsten Fleischkonsum zu verzeichnen haben. Die Europäer liegen mit ihren Nahrungsgewohnheiten und -bedürfnissen dazwischen.

■ Ab wann Ei, Fisch und Fleisch in der Kinderernährung?

Zur Entscheidung mag folgender Gesichtspunkt beitragen: Zweifellos ist die Muttermilch mit ihrem niedrigen Eiweißgehalt – etwa die Hälfte von dem der Kuhmilch – die beste Ernährung für die erste Lebenszeit. In dieser Zeit und der darauf folgenden bis etwa zum dritten Lebensjahr vollzieht sich die Reifung des Gehirns so weit, dass es Grundlage für die Denktätigkeit sein kann.

Im Gegensatz dazu steht zur Zeit des pubertären Wachstumsschubes die Entwicklung der Muskelmasse und Körperkraft im Vordergrund, die Entwicklung des Nervensystems und der Sinnesorgane ist längst abgeschlossen. Wir empfinden es daher als folgerichtig, das durch die Natur angebotene Nahrungsmodell der Muttermilch mit sogenannter laktovegetabiler Kost, nämlich Milchprodukten, Getreide, Gemüse und Obst, bis zum Ende des dritten Lebensjahres fortzusetzen.

Beginnt zusammen mit dem ersten Ich-Sagen das Selbstbewusstsein aufzuleuchten, so regt sich jetzt auch der individuelle Instinkt für dieses oder jenes Nahrungsmittel stärker als bisher. In diesem Alter zeigt es sich bereits, ob ein Kind Vegetarier werden möchte oder nicht. Denn einige Kinder lehnen das ihnen jetzt angebotene Fleisch oder auch das Ei ab, während andere es sofort und spontan zu ihrem »Lieblingsessen« erheben.

Ein anderer Grund, Ei und Fleisch in den ersten Lebensjahren eher zu meiden, ist deren akzelerierende, beschleunigende Wirkung auf Körperwachstum und Gewichtszunahme. Das Charakteristische der menschlichen Entwicklung ist aber gerade die *Verlangsamung* der Entwicklung gegenüber den Tieren, um der individuellen seelisch-geistigen Entwicklung willen. Daher raten wir ab, in den ersten Lebensjahren den Eiweißanteil zu erhöhen.

Aus unserer positiven Erfahrung mit dieser Empfehlung – die übrigens auch auf eine Anregung Rudolf Steiners zurückgeht – ein Beispiel: In einer Familie mit fünf Kindern aß das erste Kind seit seinem dritten Geburtstag bei den Fleisch-, Fisch- und Eimahlzeiten gerne mit. Das Zweite entwickelte eine besondere Gier nach diesen Produkten und bettelte den anderen Tischgenossen die Gulaschstücke vom Teller. Es ließ für ein Stück Wurst, Fisch oder Ei alles andere liegen. Das Dritte hatte sich an dieser älteren Schwester orientiert und wünschte sich zum dritten Geburtstag Fisch.

Groß war die Enttäuschung: Es mochte ihn nicht. Auch Fleisch und Ei waren keine Attraktionen, obwohl es hin und wieder etwas davon aß.

Das vierte Kind war ein ausgesprochener Vegetarier, dem schon der Geruch von Fleisch unangenehm war; es wünschte sich gar kein solches Essen zum Geburtstag. Das fünfte verhielt sich wie das erste.

Man sieht an diesem Beispiel, dass nicht die Nachahmung, sondern wirklich der eigene Nahrungsinstinkt die Entscheidung herbeiführte.

In der Kleinkinderzeit empfehlen wir eine laktovegetabile Kost, also eine Ernährung mit Milch, Getreide, Gemüse und Obst, im übrigen Kindesalter eine den individuellen Bedürfnissen angepasste, abwechslungsreiche, qualitativ einwandfreie Kost – in Bezug auf die Eiweißarten nie zu reichlich. Bei einseitigem Appetit sollte man immer wieder versuchen – notfalls mit List untermischend –, etwas anderes zusätzlich anzubieten.

Salz und Mineralwasser

Der Salzhaushalt des Säuglings ist noch wesentlich empfindlicher und eine erhöhte Zufuhr von den Nieren weniger ausgleichbar.

Grundsätzlich erhalten Säuglinge ungesalzene Nahrung. Auch Kleinkinder sollten noch wenig gesalzene Nahrung zu sich nehmen.

In Brot und Milch ist genug Salz enthalten. Zu empfehlen ist später Meersalz ohne Zusätze, wie im Naturkostladen erhältlich. Gelegentlich neigt aber ein Kind zu ausgesprochenem Salzgenuss. Das kann für den Arzt ein wichtiger konstitutioneller Hinweis sein.

Für Säuglinge und Kleinkinder wird gelegentlich auf Reisen nach geeigneten Mineralwässern zur Zubereitung von Nahrung oder zur Verwendung bei Durchfällen gefragt.

Französische Wasser (wie Volvic®, Vittel®, Evian®) eignen sich in der Regel gut und sind dort auch im Gebrauch für Säuglinge. Deutsche Wasser sind hierfür mit der Angabe »Geeignet für die Zubereitung von Säuglingsnahrung« gekennzeichnet. Sie müssen besondere Anforderungen wie einen niedrigen Natriumgehalt einhalten.

Mineralwässer mit zu hohem Mineralgehalt würden bei Säuglingen nach einiger Zeit zu Fieber und Ödemen führen, wenn die Pulvermilch mit ihnen angerührt würde, weil die Mineralien von Kindern dieses Alters noch nicht ausreichend verarbeitet bzw. von den Nieren ausgeschieden werden können. Meist ist aber das Leitungswasser geeignet, da es mineralarm sein muss. Nur in einigen Gegenden kann es bei hohem Nitratgehalt nicht empfehlenswert sein. Auskünfte geben die Wasserwerke.

Ernährung und Denktätigkeit

Was die Verdauung auf einem niederen Gebiete ist, das ist die Denktätigkeit auf einem höheren Gebiete. Beide stehen im Organismus des Menschen, so wie er sich auf dem physischen Plane darlebt, in einem innigen Kontakt.

Rudolf Steiner[141]

Einem Gespräch zwischen Rudolf Steiner und dem Chemiker Ehrenfried Pfeiffer verdanken wir die wegweisende Äußerung Steiners auf die Frage hin, warum es dem Menschen so schwerfällt, denkend zu einem spirituellen Erfassen der Weltverhältnisse zu kommen: »Das ist ein Ernährungsproblem.« Wie lässt sich ein solcher Zusammenhang verstehen?

Der menschliche Organismus muss Kraft aufwenden, um die zugeführten Nahrungsmittel zu verarbeiten.

Je naturbelassener, d.h. je »lebendiger« und im Falle tierischer Produkte »durchseelter« die Nahrungsmittel aufgebaut werden, umso mehr Kraft muss der Organismus aufwenden, diese wieder abzubauen und in menschliche Substanz umzuwandeln. So wie man auf der einen Seite den Organismus zu stark belasten kann, wenn man alles möglichst roh verabreicht, so kann man ihn auf der anderen Seite auch zu wenig beanspruchen, indem man die Nahrungsmittel schon so hoch verarbeitet und im wahrsten Sinne des Wortes vorverdaut anbietet, dass der Organismus nur noch wenig eigene Arbeit leisten muss, um die Nahrungsmittel zu denaturieren und zu verdauen. In diese Richtung geht aber die gesamte moderne Nahrungsmittelzubereitung, was man an den Produkten der Fast-Food-Ketten und der konservierten Kost verschiedenster Art sehen kann.[142]

So wie bei einseitiger Rohkostdiät die Gefahr besteht, dass zu viel Kraft in der Verdauung engagiert ist und zu wenig Kraft für die Gedankentätigkeit übrig bleibt – hier gibt es natürlich große individuelle Unterschiede, und jeder muss das für sich richtige Maß herausfinden –, so wird umgekehrt beim Verzehr stark denaturierter und mit Nahrungsmittelzusätzen ergänzter Nahrung die Lebenstätigkeit in der Verdauung zu wenig beansprucht. Dadurch wird er »bequem«, was sich dann in Form eines ebenfalls bequemen Denkens bemerkbar macht, welches nur das reflektiert, was die Sinne abbilden. Ein solches Denken hat es schwer, zum »Selberdenken« zu kommen und sich seiner eigenen Natur als schöpferisch-geistige Tätigkeit bewusst zu werden (siehe Seite 445).

Ein meditatives Denken, das sich vom Vorstellen des sinnlich Gegebenen lösen und in die ätherisch-geistige Natur des Denkens als des inneren evolutiven Zusammenhanges der Welterscheinungen eindringen kann, wird unterstützt von einem durch die Verdauungsarbeit aktivierten ätherischen Organismus (siehe Seite 222).

Das heißt nicht, dass nicht auch ein mit denaturierter Kost aufgewachsener Mensch zur geistigen Aktivität hingelangen kann. Es heißt dies nur, dass es für ihn mehr Anstrengung erfordert und folglich eher Ausnahme als Regel ist.

Unter diesem Aspekt kommt der Ernährung im Kindesalter die größte Bedeutung zu. Denn die Verdauungsorgane und mit ihnen die höheren Wesensglieder des Menschen (Ätherleib, Astralleib, Ich-Organisation, siehe Seite 222) müssen im Laufe von Wachstum und Entwicklung ihre Arbeit erst lernen. Werden sie in diesem Sinne in den ersten Lebensjahren »gut erzo-

Ätherischer Organismus in der Kindheit

Die Metamorphose der Wachstumskräfte in Gedankenkräfte steht noch am Anfang.

Der Anteil ätherischer Kräfte, der Wachstum und Regeneration besorgt, überwiegt.

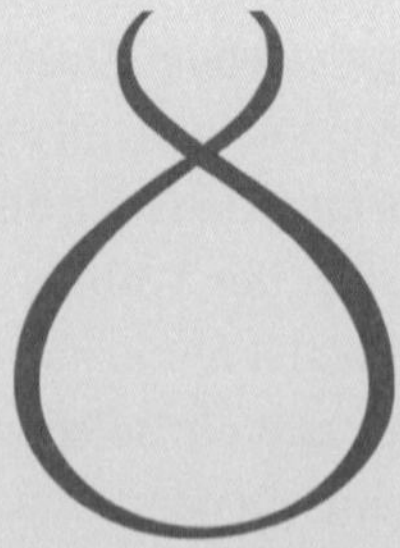

bewusstes Gedankenleben

unbewusstes Körperleben

Ätherischer Organismus des alten Menschen

Der Anteil ätherischer Kräfte, die leibfrei der Gedankentätigkeit zur Verfügung stehen, überwiegt.

Der kleinere Rest steht zur Regeneration noch zur Verfügung.

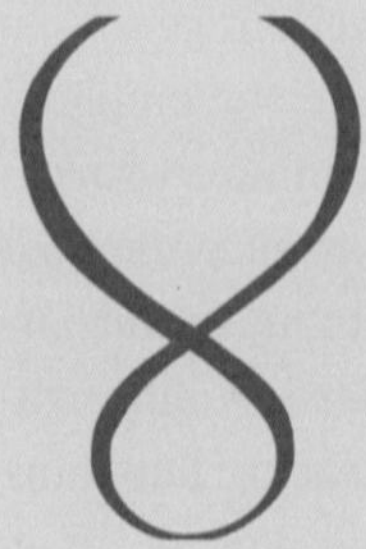

bewusstes Gedankenleben

unbewusstes Körperleben

gen«, durch geeignete Nahrung angeregt und herausgefordert, so erfährt auch das Denkvermögen – wenn eine entsprechende Erziehung der Seelen- und Geisteskräfte damit parallel geht – die notwendige »natürliche« Unterstützung.

Auch Bewusstseinsinhalte müssen »verdaut« und »verarbeitet« werden. In der Kindheit gilt, dass eine an Lebenskräften reiche, d.h. vitale Nahrung nicht nur die Verdauungsprozesse unterstützt, sondern zugleich auch das sich entwickelnde Gedankenleben aktiviert. Im Erwachsenenleben zeigt sich demgegenüber, dass rege geistige Tätigkeit und »meditatives« Verarbeiten von Fragestellungen und Gedanken oft wichtiger sind als das Essen. Hier gilt: »Der Mensch lebt nicht vom Brot allein.« Daher ist es – um diesen Zusammenhang von Ernährung und Bewusstsein schon für das kleine Kind erlebbar zu machen – eine nicht nur schöne, sondern auch heilsame Gewohnheit, vor dem Essen zu singen oder zu beten, insbesondere aber für anregende Tischgespräche und Fröhlichkeit beim Essen zu sorgen (vgl. das Kapitel über religiöse Erziehung, Seite 514 ff.).

Der ätherische Organismus als Träger der Lebens- und Denktätigkeit kann so von zwei Seiten her die notwendige Stärkung und Anregung erfahren. Die obige Skizze möchte diesen Tatbestand anschaulich machen. Der ätherische Organismus wird in Form einer Lemniskate dargestellt, der Urform des Blutkreislaufes.

Qualität der Nahrung und biologisch-dynamische Landwirtschaft

Biologisch-dynamische Landwirtschaft

Es ist hier nicht der Ort, die Bedeutung der biologischen und insbesondere der biologisch-dynamischen Landwirtschaft gebührend zu würdigen. Es soll jedoch auf die unschätzbare Leistung hingewiesen werden, die diese Gruppe von Agrarpionieren weltweit vollbringt, indem sie der sich von der Natur immer mehr emanzipierenden Agrarchemie und -technik ganz bewusst den Gedanken eines naturgemäßen, auf Bodenregeneration und Heilung hin orientierten Landbaus gegenüberstellt.

Auch wenn immer wieder behauptet wird, dass das Welternährungsproblem ohne den Einsatz der genetisch und chemisch manipulierten Monokulturen nicht zu lösen sei, muss dem doch entgegengehalten werden, dass trotz dieser nun schon seit Jahrzehnten regelmäßig wiederholten Propaganda die Wirklichkeit die ist, dass immer noch etwa drei Viertel der gesamten Weltbevölkerung ernährungsmäßig am und unter dem Existenzminimum leben. Hinzu kommt, dass durch die Art der heutigen Entwicklungshilfe vielfach die Bauern vor Ort ihr Land verlassen und es an Großgrundbesitzer abgeben oder aber ihre Anbauflächen für solche Pflanzen nutzen, die ihnen mehr Gewinn bringen, nicht aber den Bedarf an Grundnahrungsmitteln in der Bevölkerung decken helfen. Das Welternährungsproblem ist ohne eine grundlegende soziale und spirituelle Neuorientierung nicht zu lösen.

! Unser Anliegen ist es, darauf aufmerksam zu machen, dass Kinder Nahrungsmittel brauchen, die aus einem ökologisch wertvollen Anbau stammen, deshalb über ätherische Kräfte verfügen und im Falle artgerechter Tierhaltung auch über eine Eiweißqualität, die einem mit der Natur in Einklang lebenden Tier gedient hat. So relativ unproblematisch es ist, wenn ein Erwachsener mit gut ausgebildetem Stoffwechsel sich weitgehend unabhängig von der Art seiner Ernährung fühlt und tatsächlich »alles verdauen kann«, so gilt doch für Kinder, deren Organismus noch in Bildung begriffen ist und die den Verdauungsvorgang an dem, was sie essen, erst lernen und daran auch ihre Organfunktionen ausbilden, dass hier eine größtmögliche Sorgfalt bezüglich der Auswahl und Zubereitung der Nahrungsmittel vonnöten ist, auch wenn dies zeitlich und finanziell mit einem größeren Aufwand verbunden ist. Er zahlt sich in Form von Gesundheit für das spätere Leben des Kindes aus und auch in Form von mehr Bewusstheit und geistig schöpferischer Kompetenz (vgl. Seite 408 ff.).

Zum Problem gentechnisch veränderter Nahrung

In diesem Zusammenhang sei auch auf die seit Ende der 70er-Jahre in Kultur genommenen gentechnisch veränderten Nah-

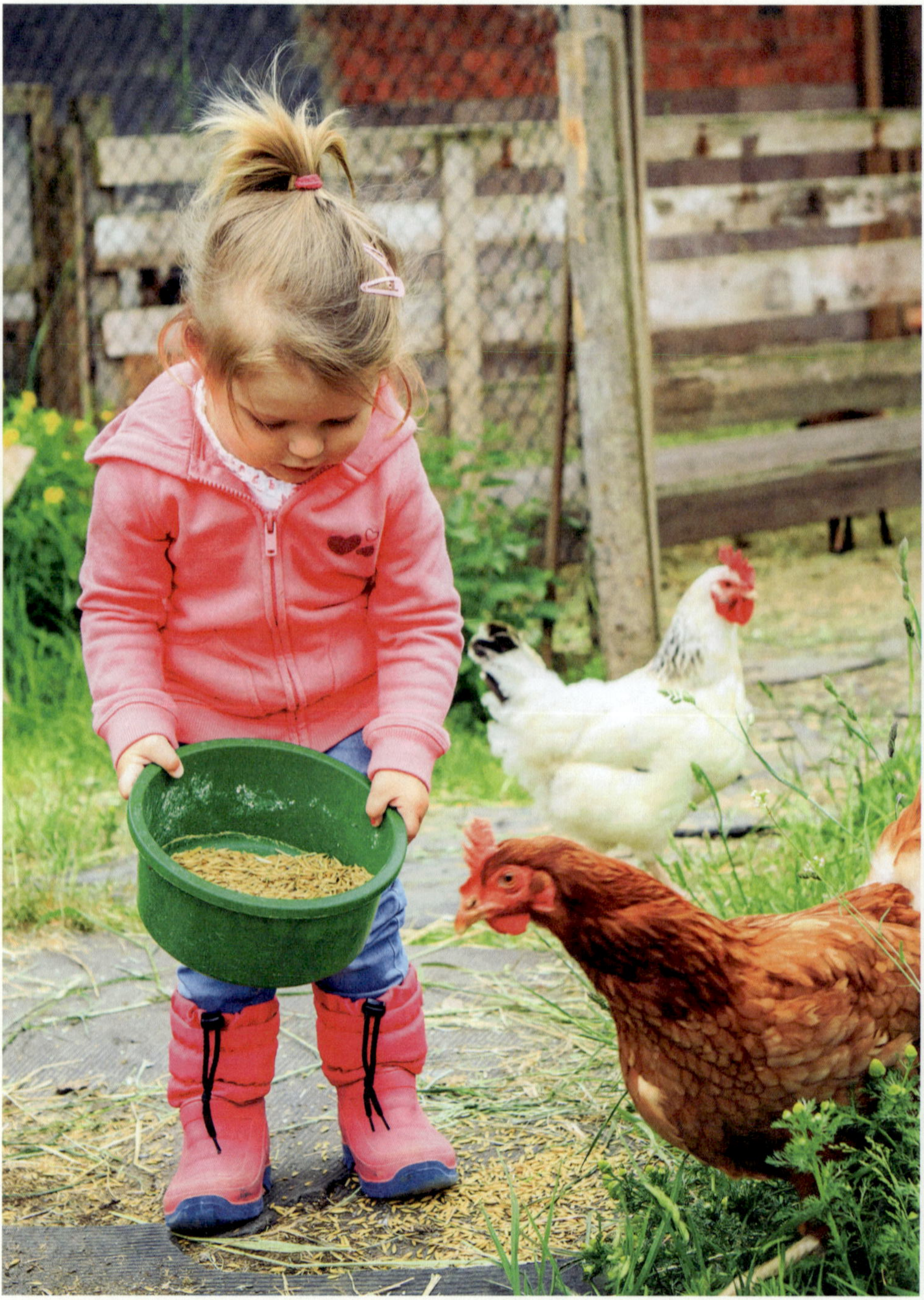

Eine Landwirtschaft, die frei von Gentechnik die Gesundheit von Boden, Pflanze und Tier unterstützt, bringt Nahrungsmittel von so hoher Qualität hervor, dass auch die Menschen – und vor allem Kinder – nur Vorteile davon haben können.

rungsmittel eingegangen. Es sind dies neben den mit gentechnisch manipulierten Mikroorganismen versetzten Milch- und Gärprodukten insbesondere Rübenzucker, Mais, Soja, Reis und einige Getreidesorten, die jedoch zur Zeit erst anfänglich auch in Europa in den Handel kommen.

In Deutschland besteht eine Deklarationspflicht. Listen zu genmanipulierten Lebensmitteln werden z.B. von Greenpeace veröffentlicht.

Auf der quantitativen Ebene wird das Für und Wider gentechnischer Nahrungsmittel sicher nicht befriedigend entschieden werden können. Denn hier kann man mithilfe genetischer Manipulation sogar höhere Konzentrationen bestimmter Aromen oder Eiweißstoffe erzielen, als dies bei natürlich gezogenen Pflanzen der Fall ist. Schaut man jedoch darauf, was es für den ätherischen Organismus der Pflanzen bedeutet, wenn ihr Erbgut, als Träger der ätherischen Kräfte, künstlich manipuliert wird, so ergeben sich andere Kriterien für die Beurteilung.

Vieles ist hier noch nicht erforscht. Enthaltene fremde Gene müssen für Allergiker deklariert werden. Terminator-Gene verhindern bei manchen Sorten die Fortpflanzungsfähigkeit. Genetisch manipulierte Nahrung wird zwar dem gesunden Erwachsenen – hoffentlich – nicht merklich schaden, er wird sie genauso verdauen können, wie er vieles verdauen kann. *Für Kinder empfehlen wir jedoch, keine genetisch manipulierte Nahrung zu verwenden.*

Auch Hybridzüchtungen, die in ihren Eigenschaften nicht mehr stabil und samenfest sind, sollten unter diesem Aspekt kritisch betrachtet werden. *Besonders empfehlenswert sind samenfeste biologisch-dynamische Züchtungen.*

! Je intensiver die Nachfrage nach artgerecht gezogenen Nahrungsmitteln ist, umso mehr wird auch eine Landwirtschaft und Bodenpflege unterstützt, die zukunftsorientiert und heilsam ist – für Mensch und Natur. Dies gilt nicht nur für pflanzliche Nahrungsmittel, sondern insbesondere auch für solche tierischer Herkunft. Auch hier hat der Verbraucher das letzte Wort. Es ist zu hoffen, dass die BSE-Krise nicht vergessen wird und mithilft, eine Wende in der Agrarpolitik und im Umgang mit den Tieren anzustoßen.[143]

Weitere Informationen

- www.zentrum-der-gesundheit.de/gentechnik-vermeiden-ia.html.

Kindliche Entwicklung und soziales Umfeld

Jedes Kind ist besonders – jedes Kind setzt die Meilensteine für seine Entwicklung selbst und ist auf seine Art »normal«. Wenn wir hier im Folgenden von Meilensteinen in der Entwicklung sprechen, so meinen wir wichtige Entwicklungsmomente, die jedes Kind durchläuft, und Gesichtspunkte, die helfen können, rechtzeitig zu erkennen, wo eine echte Entwicklungsverzögerung oder -störung vorliegt, die den Kinderarzt oder den Entwicklungsneurologen bzw. Psychologen braucht.

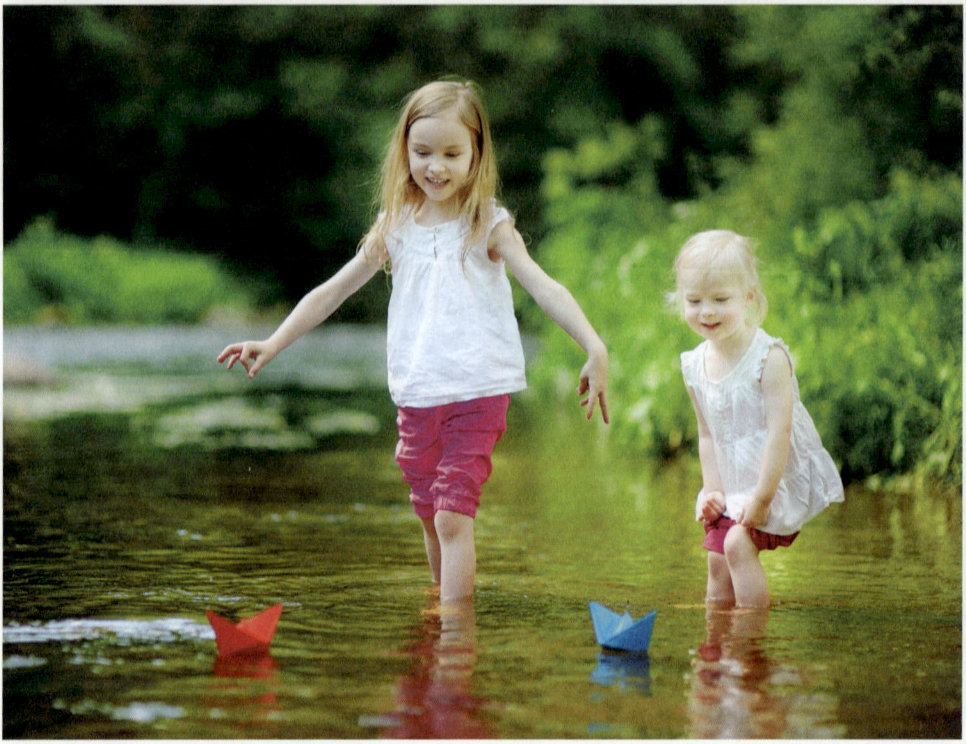

Wie »normal« entwickelt ist mein Kind? – Die Frage nach den Meilensteinen

Schon die unbefangene Beobachtung zeigt, wie individuell und adaptiv ein Kind auf Umweltbedingungen und soziale Bindungsmöglichkeiten antwortet. So bestimmt ein jeweils einmaliger und hochkomplexer Zusammenhang auf Grundlage genetischer, umweltbedingter und unmittelbar von der Persönlichkeit des Kindes ausgehender Veranlagungen die kindliche Entwicklung, was deren Beurteilung vielschichtig macht. Remo Largo, einer der bekanntesten Entwicklungsexperten, bemerkt dazu: Die Vielfalt unter den Kindern ist für jedes Entwicklungsmerkmal so groß, dass Normvorstellungen in Familie und Schule den Kindern nicht gerecht werden können.[144]

Mit dem Prinzip der Entwicklungs-, Grenz- bzw. Meilensteine und über die Identifizierung definierter durchschnittlicher Entwicklungsziele zu einem bestimmten Lebensalter gelingt es, die »Normalität« der individuellen Entwicklung eines Kindes festzustellen, ohne es zu normieren oder einer Norm unterzuordnen. Denn bestimmte Abweichungen und auch variante Entwicklungsverläufe gehören prinzipiell zu einer normalen Entwicklung.[145]

Zu dieser heutigen Einschätzung der kindlichen Entwicklung kommt durch das anthroposophische Entwicklungskonzept noch das besondere Augenmerk hinzu, auf die sich verkörpernde geistige Individualität des Kindes von allem Anfang an zu achten. Es interessiert, wie sich jedes Kind ganz individuell mit seiner genetischen Veranlagung und seinem Milieu auseinandersetzt.

Eltern und Erziehern kommt die Aufgabe zu, wahrzunehmen, was das Kind in den Etappen seiner Entwicklungszeit jeweils braucht und lernen kann und will. Dabei gilt die von Rudolf Steiner charakterisierte Grundhaltung, »Erziehung« als einen vom Kind selber aktiv provozierten Lernprozess zu betrachten, den der Erwachsene wahrnehmen, unterstützen und fördern kann, jedoch nicht konditionierend beeinflussen sollte. Das heißt, je besser dies verstanden und je konsequenter es umgesetzt wird, umso selbstbestimmter und »authentischer« kann sich das Kind entwickeln und seine Meilensteine erreichen.

Die Meilensteine gesunder Entwicklung

- **Die ersten vier Lebenswochen**
  - Lockere Beugehaltung (siehe Seite 425),
  - Such- bzw. Saugreflex (siehe Seite 425),
  - Greifreflex (siehe Seite 426),
  - Schreitreflex (siehe Seite 426),
  - tonischer Nackenreflex (siehe Seite 425),
  - Landaureflex (siehe Seite 425),
  - angeborener Reflex »Puppenaugen-Phänomen« (siehe Seite 420),

- Umkreis-Schauen, Blick noch nicht fixiert (siehe Seite 323),
- nimmt den Seelenzustand des Erwachsenen wahr, z.B. Ruhe oder Nervosität (siehe Seite 420),
- Strampelbewegungen, ausfahrende Bewegungen (siehe Seite 339),
- lautliche Äußerungen für Hunger, Schmerz, Müdigkeit, Schwäche, Verlassenheit (siehe Seite 435),
- erste spielerische, meist zarte Lautbildungen (siehe Seite 435).

Zu weiteren angeborenen frühkindlichen Reflexen, die sich nach dem zweiten Lebensmonat wieder zurückbilden, siehe Seite 424 ff.

- **Ab dem ersten Monat**
  - Erstes bewusstes Lächeln (siehe Seite 421),
  - Kind blickt in die Augen der Mutter, Richtungs-Schauen (siehe Seite 421),
  - erstes bewusstes Suchen und Wahrnehmen anderer Menschen (siehe Seite 421).

- **Ab dem zweiten Monat**
  - Angeborene Bewegungsreflexe werden durch erste Willkürbewegungen abgelöst (siehe Seite 426),
  - eigene Hände tasten sich untereinander (siehe Seite 421 f.),
  - Blick hat tastenden Charakter (siehe Seite 422),
  - tastet Gegenstände mit dem Mund (mit Lippen und Zunge) ab (siehe Seite 422).

- **Ab dem dritten Monat**
  - Kann selbstständig den Kopf halten (siehe Seite 428),
  - Hände lernen im Blickfeld das Greifen: Faustschluss, Pinzettengriff (siehe Seite 428).

- **Ab dem vierten Monat**
  - Kann in Bauchlage Kopf und Schultern etwas von der Unterlage hochstützen (siehe Seite 428),
  - erste Drehbewegungen (siehe Seite 430),
  - hört zu, lauscht auf das Sprechen anderer (siehe Seite 436).

Neueste Untersuchungen zeigen, dass Säuglinge im Alter von zwei oder drei Monaten nicht nur gerne dem Sprechen in ihrer Umgebung zuhören, sondern hierbei grundlegend etwas über kognitive und soziale Beziehungen lernen. Dieses tun sie am intensivsten im Kontext des Lauschens, wenn andere sprechen.[146]

- **Ab dem fünften Monat**
  - Unterscheidet bekannte von unbekannten Gesichtern (siehe Seite 422),
  - »Fremdel-Raum«/Tastraum (siehe Seite 422 f.),
  - »Seh-Raum« (siehe Seite 423),
  - vermehrte Streckbewegungen von Armen und Beinen (siehe Seite 430).

- **Ab dem sechsten Monat**
  - Greift nach Spielsachen, kann etwas mit beiden Händen halten (siehe Seite 428 f.),

- stützt mit gestreckten Armen Kopf und Oberkörper hoch (Seite 428),
- Abwehrbewegungen (siehe Seite 429),
- kräftige Stimmlaute werden eingesetzt (Plappern, Singen als Nachahmung des Gehörten) (siehe Seite 436),
- 50% des adulten Gehirngewichts, beide Hemisphären arbeiten zusammen.

Ab dem achten Monat
- Kann Blick bewusst abwenden (siehe Seite 423 f.).

Ab dem zehnten Monat
- Weitere angeborene Bewegungsreflexe werden durch Willkürbewegungen abgelöst,
- lernt kerzengerade auf der Unterlage zu sitzen (siehe Seite 429),
- Rollen, Robben, Schieben in Bauchlage oder im Sitzen (siehe Seite 431),
- Krabbeln lernen (siehe Seite 431).

Ab dem ersten Jahr
- Laufenlernen auch erst mit 18 Monaten ist durchaus »normal« (siehe Seite 431 ff.),
- kann Blick aus Scham abwenden (siehe Seite 424),
- spricht ein oder mehrere Wörter (siehe Seite 436 f.),
- beginnt nachzuahmen (siehe Seite 441 f.).

Entwicklungspsychologen haben dokumentiert, dass Babys, die natürlicherweise viel lernen und erinnern und schlafen, umso mehr Handlungen nachahmen, wenn sie nach dem Lernen ein Nickerchen machen. Schlaf festigt hier – wie auch bei Kindern und Erwachsenen nach einer Lernphase – das Langzeitgedächtnis.[147]

Erstes bis zweites Jahr
- Sprechen lernen: Die drei Wörter außer »Mama« um den ersten Geburtstag werden erweitert bis zu ca. 50 Wörtern um den zweiten Geburtstag (siehe Seite 437),
- erfasst die Gesinnung der Sprache im Umfeld, bevor es den Inhalt versteht (siehe Seite 437),
- Kind erfasst Gegenstände sinnlich statt gedanklich (siehe Seite 441),
- kann alleine stehen.

Forscher fanden heraus, dass die Fähigkeiten von Babys, die Bedeutung neuer Wörter zu erraten, sich zwischen 18 und 30 Monaten und zwischen 24 bis 36 Monaten sprunghaft erhöhten. Dann sind die Kleinkinder in der Lage, die Bedeutung von neuen Wörtern auf einer deutlich höheren Ebene genau zu erraten.[148]

Ende des zweiten Jahres
- Schmusen mit Puppe, baut Klötzchen-Turm, stößt Ball mit dem Fuß weg,
- kann Socken, Schuhe, Mütze ausziehen,
- ahmt häusliche Tätigkeiten nach, füttert Puppe,
- »Nein«, Zwei-Wort-Sätze (siehe Seite 436).

- **Zweites bis drittes Jahr**
  - Denken lernen, »Lokalgedächtnis« (siehe Seite 444),
  - Warum-Fragen stellen (siehe Seite 444 f.),
  - kann um Essen bitten,
  - tagsüber trocken (siehe Seite 346 f.),
  - Dreirad, Hüpfen, Springen,
  - lernt Treppen steigen (siehe Seite 433),
  - Puzzle, Mechanik,
  - alle Buchstaben außer S, Sch, R,
  - spricht manche Wörter falsch aus, auch noch in den kommenden Jahren, was normal ist und keiner strengen Korrektur bedarf (siehe Seite 437),
  - freut sich an Reimen, Liedern und Vorlesen,
  - Schuldgefühl,
  - erkennt Menschen mit Namen,
  - sagt »Ich«, Vor- und Nachname (siehe Seite 444 f.).

Mit zwei Jahren haben Kleinkinder so viele Synapsen (Schaltstellen) im Gehirn wie Erwachsene und mit drei Jahren sogar doppelt so viele. Diese Zahl bleibt dann etwa bis zum zehnten Lebensjahr konstant.

In den darauf folgenden Jahren verringert sich die Zahl der Synapsen wieder um die Hälfte.

Ab dem Jugendalter treten bei der Zahl der Synapsen keine größeren Veränderungen mehr auf. Die große Zahl der Synapsen bei Zwei- bis Zehnjährigen ist ein Zeichen für die enorme Nachahmungs-, Lern- und Anpassungsfähigkeit der Kinder in diesem Alter.

- **Drittes bis viertes Jahr**
  - Beginnt Zeitverständnis zu haben,
  - unterscheidet groß/klein, nass/trocken usw.,
  - Rollenspiele,
  - Kooperieren, Freundschaften,
  - selbstständiges Spielen,
  - verbales und körperliches Selbstempfinden,
  - Kritzelschrift,
  - Figurenzeichnen.

Diese Meilensteine der kindlichen Entwicklung sollen im Folgenden näher erläutert werden.

Etappen der kindlichen Entwicklung

Das Kind ist im allerhöchsten Grade seinem ganzen Wesen nach in dieser ersten Zeit ein Sinneswesen.[149]

Rudolf Steiner

Das soziale Umfeld wirkt über die Sinne auf das Kind ein – alles, was es sieht und erlebt, ist zugleich Anregung für seine körperliche Entwicklung und insbesondere für seine Sinnesorgane.

»Das Auge bildet sich am Licht für das Licht«, sagt Goethe.[150] »Das Kind ist im allerhöchsten Grade seinem ganzen Wesen nach in dieser ersten Zeit ein Sinneswesen. Es ist wie ein Sinnesorgan. Durch den ganzen Organismus rieselt dasjenige, was an Eindrücken aus der Umgebung kommt,

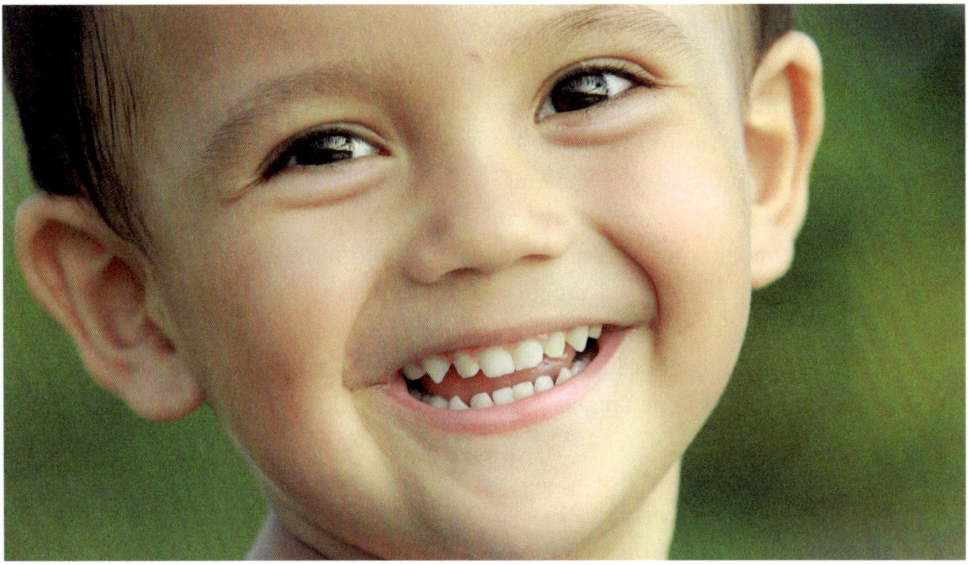

Bestimmte Abweichungen im Erreichen der »Meilensteine« gehören prinzipiell zu einer normalen Entwicklung dazu.

klingt nach, tönt nach, weil das Kind noch nicht so innig wie später der Mensch mit seinem Körper verbunden ist, sondern in der Umgebung lebt mit dem loseren Geistig-Seelischen. Daher wird alles aufgenommen, was an Eindrücken aus dieser Umgebung kommt« ... so Rudolf Steiner.[151]

Der Neurologe Gerald Hüther rät: Wer sein Kind begleiten, fördern, seine Entwicklung positiv beeinflussen will, sollte bei sich selbst beginnen, sollte sich nachdenklich und interessiert betrachten: »Welche Lebenserfahrungen, welche Lebenseinstellungen haben mich eigentlich wesentlich geprägt?«[152]

Der Altmeister der kinderheilkundlichen Entwicklungsforschung, Remo Largo, fasst zusammen: Damit sich ein Kind gut entwickeln kann, beziehungsfreudig, neugierig und motorisch aktiv ist, müssen seine körperlichen und psychischen Grundbedürfnisse befriedigt sein. Kinder brauchen für ihr Gedeihen und ihre Entwicklung die körperliche Nähe und gefühlvolle Zuwendung der Eltern und anderer Bezugspersonen. Kinder, die psychisch vernachlässigt werden, sind in ihrer Entwicklung beeinträchtigt.[153]

Das Sehenlernen

Fixieren oder Richtungssehen

In dem Kapitel »Eindrücke nach der Entbindung« (Seite 322 f.) haben wir bereits den suchenden Blick des Neugeborenen geschildert, der kaum eine Richtung halten und nicht fixieren kann. Im Laufe der folgenden Wochen werden die Zeiten des Augenöffnens länger. Meistens bei und nach dem Stillen folgt das Kind mit seinem Schauen dem Kopf der Mutter. Es ist aber auch zu beobachten, dass die

Augen wiederholt eine Richtung aufsuchen, ohne dass dort etwas Bestimmtes zu sehen wäre. Im Gegenteil, meist ist es ein Stück Wand oder Tuch in weitem Abstand, das keine Auffälligkeiten bietet. Versucht man das Köpfchen abzuwenden, bleiben dennoch die Augenachsen des Kindes so lange wie irgend möglich in der eingeschlagenen Richtung, weil es sich hierbei um einen angeborenen Reflex handelt, den man das »Puppenaugen-Phänomen« nennt.

Dadurch wird deutlich, wie der Säugling das Richtungssehen erlernt. Es ist ein Übergang von der ganz ungerichteten schwimmenden Bewegung der Augäpfel beim Schlafenden oder Frühgeborenen hin zur Bindung der Sehachsen an etwas in der Umgebung.

Bewegt man seinen eigenen Kopf in die Blickrichtung des Kindes, so schaut es zunächst durch einen hindurch, vom Gegenständlichen, d.h. von unserem Kopf, noch unbeeindruckt. Dann erst wird es auf diesen Kopf aufmerksam und reagiert mit dem Blick, mit einer Atmungsbeschleunigung und äußerer Bewegung darauf. Jetzt beginnen die Augen den Kopf »festzuhalten«.

Wenn man diesen jetzt langsam bewegt, so kann ihm das Kind mit seinen Augen folgen. Verharrt man jedoch in Ruhe und erwidert den Blick des Kindes, erlebt man, wie es unseren Anblick gleichsam mit den Augen »trinkt«.

Bleibt man so Blick in Blick in Ruhe, so kann man sein eigenes Spiegelbild in den Pupillen des Kindes ein wenig nach unten gerückt wahrnehmen. Das heißt, das Kind schaut nicht scharf begrenzt auf unseren Kopf, auf die Augen, Nase oder Mund, sondern nach oben oder seitlich ein wenig an den Grenzen des Kopfes vorbei. Was sieht es dabei?

Wahrnehmen des Seelischen

Erstaunlich ist, wie das Kind durch sein ganzes Verhalten beim Schauen bereits seelisch Anteil nimmt an dem, was es sieht. Bei der Mutter reagiert es ruhig und freudig aufmerksam. Bei unsicheren, übermüdeten oder gehetzten Menschen wird es unruhig, oder es huscht ein verunsichertes Zucken über seine Mundpartie.

Obwohl das Kind noch keine deutlich bestimmte Sinneswahrnehmung hat, »sieht« es doch: Es nimmt den Seelenzustand des Erwachsenen wahr, sozusagen seine Atmosphäre, seelische Gestimmtheit oder »Aura«. Das lässt sich auch beobachten, wenn man an die Wiege des schlafenden Kindes tritt und plötzlich bemerkt, wie ein (meist einseitiges) feines Lächeln über das Gesicht des Kindes huscht. Da kann man sich dann des Eindrucks nicht erwehren, dass das Kind auch noch im Schlaf bei geschlossenen Augen etwas wahrnimmt.

Richtungssehen und Wahrnehmen des Seelenzustandes treten zur gleichen Zeit auf, bevor noch eine echte gegenständliche Wahrnehmung möglich ist. So kann man sich auch fragen, ob das Kind nicht auch etwas rein Seelisch-Geistiges wahrnehmen kann, was unserem bereits auf das Gegenständliche fixierten Blick verborgen ist.

Durch diesen Gedanken kann verständlich werden, warum noch die Maler des

Mittelalters edle Wesenszüge ins Bild gebracht haben, indem sie um den Kopf von Engeln, Madonnen und Heiligen einen Heiligenschein malten.

Als in der Sprechstunde einmal eine Mutter fragte: »Warum schaut er denn immer an meinen Augen vorbei über den Kopf?«, da überraschte und befriedigte die Antwort: »Er interessiert sich zurzeit dafür, wie Ihr Heiligenschein aussieht.«

In diesem Zusammenhang wird auch nachvollziehbar, warum Kinder dieses Alters sich für Glitzerndes, Helles und Rotleuchtendes besonders interessieren. Diese Gegenstände strahlen farblich etwas aus, das dem Eindruck ähnlich ist, den das Kind hat, wenn es einen hell gestimmten Menschen wahrnimmt.

Soziales Lächeln und Vertrauensbildung

Nach einigen Wochen, meist in der fünften, tritt das erwartete erste bewusste Lächeln auf. Es ist das strahlende Lächeln des Kindes, das die Augen der Mutter gefunden hat.

Vom Umkreis-Schauen hat sich der Übergang vollzogen zum Blick in die Augen, genauer noch: in die zentral gelegenen Pupillen, wo eigentlich »nichts« zu sehen ist. Das Kind hat jetzt im sinnlich-gegenständlichen Bereich die Stelle gefunden, wo sich das Seelisch-Geistige des Menschen unmittelbar zeigt.

Keiner, der einmal erlebt hat, wie das ist: lange Auge in Auge, Blick in Blick zu sein – die unsichtbare Lichtbegegnung, die von Pupille zu Pupille stattfindet, zu fühlen –, kann sich dem Glücksgefühl entziehen, das in diesem Sich-gegenseitig-Finden von Seele zu Seele durch den Blick zum Ausdruck kommt. Es spielt sich ein Vorgang ab, den man übersetzen kann in die Worte: Du bist da – ich bin da – wir sind verbunden. Eine wesentliche Grundbedingung menschlicher Existenz verankert sich: das Suchen und Wahrnehmen des anderen Menschen, das gegenseitige Vertrauen.

Im Wahrnehmen der Mutter und des Vaters entzündete sich das Lächeln. Ihr Blick wird fortan immer wieder aufgesucht. Das Kind ist auch in späteren Jahren nicht zufrieden, wenn es nicht wenigstens einmal am Tag den verstehenden, liebevollen Blick der Mutter oder des Vaters auf sich hat ruhen fühlen. Es kann sich auch in der Schule nicht weiter entfalten, wenn es keinen Lehrer findet, der es mit echtem Interesse anschaut.

Selbstwahrnehmung durch Tasterfahrung und Spiel mit den eigenen Händen

Gleichzeitig mit dieser zwischenmenschlichen Erfahrung – was in der Regel im dritten Monat kulminiert – beginnt das Kind nun auch, anderem seine Aufmerksamkeit zu schenken. Da wandert »etwas Helles« vorüber, wenn man auf dem Arm am Fenster vorbeigetragen wird. Bald danach tritt in Rückenlage plötzlich »ein Bewegliches« ins Blickfeld, das schlagartig verschwindet, wenn man sich freut, und wiederkehrt, wenn man ruhig bleibt. Und auf einmal kommt »ein zweites Bewegliches« hinzu, und vielleicht kommt in der Bewegung der beiden jetzt eine Tastwahrnehmung zustande, indem die eine Hand die andere berührt. Nun tasten sich die eigenen Hände untereinander und geraten ins unwillkürliche Spiel, das in seiner täglichen Wiederkehr durch das Beschauen Ordnung erhält und die Selbstwahrnehmung verstärkt.

Im Tasten um den Mund beim Trinken und im Erleben der liebevollen Hände und Arme der Eltern wird das Selbsterleben am anderen geweckt. Der Blick hat ebenfalls einen deutlich tastenden Charakter. Zunehmend ordnet er die Eindrücke und das Bewegungsspiel der Hände.

! Je weniger das Kind durch alles Mögliche abgelenkt ist, was über seinem Bettchen aufgehängt ist oder ihm in die Hand gegeben wird, umso eindrücklicher kann sich das Selbsterleben am Spiel mit den eigenen Händen und im Miterleben der Tätigkeiten der Mutter ereignen und befestigen.

Wahrnehmung und Wahrhaftigkeit

Es ist nicht gleichgültig, ob das, was man sieht, auch dem entspricht, was man sieht, d.h. was die Oberfläche zeigt. Die Inhalte der Wahrnehmungen stimmen im Alltag oft nicht mit dem überein, was sinnlich erfahrbar ist: So hat ein Plüschmondgesicht nichts mit einem Glockenspiel zu tun und das Material einer Plastik-Rassel nichts mit den Geräuschen, die sie erzeugt, und den Bildern darauf. Dagegen bleibt ein Holzstäbchen dasselbe, auch wenn es klingt – jedes Holz hat seinen bestimmten Klang. Das Kind nimmt in dieser Hinsicht alles hin und freut sich daran. Was der Erwachsene jedoch nicht unterscheiden konnte als stimmig und wahr oder nicht, wird es später auch nur schwer erkennen können.

So können tief unbewusste Zweifel am Realitätscharakter des sinnlich Gegebenen veranlagt werden, das Vertrauen in den »Sinn« des sinnlich Wahrnehmbaren ist. Sinneseindrücke werden zu unwesentlichen oder täuschenden Bildern herabgewürdigt.

! Man sollte auf die Stimmigkeit und Wahrhaftigkeit der Sinneseindrücke in den ersten Lebensjahren größten Wert legen, weil die Eindrücke in dieser Zeit sehr prägend sind und noch so unbewusst verlaufen (vgl. auch Seite 351 f.).

Gesichtserkennung und Fremdeln

Etwa mit fünf Monaten unterscheidet das Kind dann deutlich bekannte von unbekannten Gesichtern. Von nun an bekommen Brillen und Frisuren und die daraus sprechenden Stimmen Verbindlichkeit. An dem vertrauten Gesicht kann sich das Kind schon sehr früh finden, an dem eines Unbekannten nicht. Es beginnt zu fremdeln.

Der Fremde jedoch kann gerade an dieser Scheu des Kindes Wesentliches beobachten: Die Abwehr des Säuglings in Form von Missmut, Hinwendung zur Mutter oder spontanem Geschrei ist abhängig vom Abstand zum Fremden und zur Mutter. Ein Kind toleriert vielleicht den Fremden in einem Meter Entfernung gerade noch, wenn es bei der Mutter auf dem Arm sitzt, aber nicht mehr bei achtzig Zentimetern Abstand. Ist die Entfernung des Kindes zur Mutter jedoch größer, z.B. auf der Wickelkommode, so wächst der Raum, in dem das Kind den Fremden nicht mehr ertragen will. Setzt sich der Unbekannte hin oder lässt die Mutter das Kind sich aufsetzen, so verkleinert sich der Abstand wieder. Lenkt der Fremde das Kind ab und beginnt zu spielen, so wird der Abstand noch kleiner, weil durch Tätigkeit Vertrauen entsteht.

Sagt die Mutter jedoch z.B. ab dem zweiten Lebensjahr: »Du brauchst keine Angst vor dem Mann zu haben« – so versteht das Kind vielleicht inhaltlich die Worte, wird jedoch aufmerksam, dass dieser da doch ein Fremder ist, und zieht sich zurück.

Manchmal gelingt es auch, den »Fremdel-Raum« kurz zu durchbrechen, indem man das Kind einfach auf den Arm nimmt, d.h. ihm das Zurückschlüpfen in den bergenden »Tastraum« der ersten Lebensmonate gewährt (Regression), wo das Fremdeln noch nicht in Erscheinung getreten ist.

Tast-Raum und Seh-Raum als Anteile des kindlichen Seelenraums

Der oben skizzierte Tast-Raum, mit dem das »Fremdeln« verbunden ist, und der hier beschriebene Seh-Raum sind Teilaspekte des kindlichen »Seelenraums«. In diesem erlebt es sich schon bewusst. Er ist in seiner »Ausdehnung« und »Zusammenziehung« von der jeweiligen Gemütsverfassung und Aufmerksamkeit des Kindes abhängig.

Für unsere Betrachtung ist wichtig, dass der Seh-Raum des Kindes eine ganz lebendige Struktur hat und sich je nach Sympathie oder Antipathie des Kindes dehnen oder einengen kann und ganz entscheidend von der führenden Kraft von Mutter oder Vater abhängt. Hinzu kommt, dass dessen Grenzen sich mit der Wachheit des Kindes dehnen und mit Müdigkeit einengen können. Sie weiten sich auch bei isolierten und kräftigen Farbeindrücken oder anderen Sinnesreizen. So erkennt das Kind seinen Vater unmittelbar, wenn dieser allein zur Tür hereinkommt, in einer Menschengruppe jedoch erst, wenn er auf das Kind zukommt. Man sieht daran auch, dass Aufmerksamkeit und Interesse nicht durch eine Vielfalt an Eindrücken geschult werden, sondern durch das Wahrnehmen einzelner überschaubarer Vorgänge. So sei auch hier nochmals angemerkt, wie ungut die Konstruktion vieler Kinderwagen ist, bei denen die Kinder mit dem Gesicht nach vorne durch das bunte Treiben der Straße geschoben werden. Alles zieht vorbei, kein Eindruck kann in Ruhe festgehalten werden – eine Erziehung zur Oberflächlichkeit und Konzentrationsschwäche (siehe Seite 343).

Blick abwenden, Versteckspiel und erstes Schämen

Wir haben bisher das Augenmerk auf den suchenden und findenden Blick des Kindes gerichtet. Es kommt aber auch der Zeitpunkt, an dem es den Blick bewusst abwendet. Den Übergang hierzu kennzeichnen die Entdeckung des Versteckspiels und die Freude daran. Denn das kleine Kind meint wirklich, der andere sei weg, wenn die Augen geschlossen oder verdeckt werden. Oder aber, wenn ihm vor Freude, Mutter oder Vater zu sehen, die Seele förmlich überläuft und es den Blick nicht halten kann.

Eines Tages aber ist es so weit, dass das Kind seinen Blick aus Scham abwendet. Das Auftauchen eines Erwachsenen kann zur Mahnung werden, dass etwas getan wurde, was vielleicht nicht in Ordnung war. Der abgewandte Blick wird so zum Ausdruck des Schämens, des Gefühls, sich ausgeschlossen zu haben. Und dieses Gefühl ist eine Kraft, die behutsamer Pflege bedarf. Ist es doch das Ich selbst, das sich der Folgen seines Tuns schämt und diesen Fehler gern wieder gutmachen würde.

Auch im späteren Leben ist Schamröte immer das Zeichen dafür, dass das Ich sich vor dem Blick des anderen verbergen möchte und in seinem So-Sein jetzt nicht gesehen werden will.[154] Jeder, der mit Kindern zu tun hatte, weiß, wie viel man da als Erwachsener falsch machen kann: Statt eines ernsten, aber liebevollen Blickes und Wortes, in dem Verständnis und Korrektur für das Kind in gleicher Weise erlebbar sind, kommt es dazu, dass man dem Kind alles Schwere und Verbindliche abnehmen will bis hin zum Fördern von Schamlosigkeit. Oder dass man sich wie ein unfehlbarer Moralapostel vor dem Kind aufbaut, der dogmatisch-richterliche Regeln verkündet. Ein »Das ist gar nicht schlimm« hilft hier ebenso wenig weiter wie das »Schon wieder – du bist einfach furchtbar! Du weißt doch ...«.

Das Kind fühlt tief innerlich, dass etwas nicht gut war, und möchte dies verstehen und das nächste Mal besser machen. Dabei unterstützt zu werden wird dankbar angenommen und veranlagt die wichtigste Kompetenz für das weitere Leben: sich Fehler eingestehen zu können, weil man aus ihnen lernen kann und nur so Entwicklung zur Eigenständigkeit möglich ist.

Bewegungsentwicklung und Gehenlernen

Bereits im Mutterleib hat sich das Kind unablässig bewegt. Schon die Befruchtung war ein Geschehen, bei dem ein sich langsam bewegendes Ei von der blitzschnellen Samenzelle getroffen wurde und mit ihr in eins verschmolz. Und dann folgte ein Strömen, Drehen, Ein- und Ausstülpen, ein Sich-Gliedern und Sich-Verbinden, ein Differenzieren, ein Aufeinanderzu- und Auseinanderwachsen oder sogar Wiederauflösen zugunsten neuer Strukturen der Organe. Vor der Geburt spricht man daher von Wachstums- und Bildebewegungen des Organismus.

Nach der Geburt setzt sich dies zunächst fort. Das Kind wächst ja weiter. Das äußere Bewegungsspiel löst sich jedoch von Woche zu Woche mehr von den angeborenen, durch die Organe allein bestimmten Bewegungsformen ab (siehe die Abbildungen auf den folgenden Seiten).

Haltungen und reflexartige Bewegungen – neurologische Untersuchung des Säuglings

Bei einer ärztlichen Untersuchung des Säuglings lassen sich unter anderem folgende Haltungen und reflexartige Bewegungen beobachten:

Beugehaltung des Neugeborenen
Das Neugeborene hält, wenn es in Ruhe auf der Seite liegt, alle Gelenke in leichter lockerer Beugung (siehe die Abbildung). Das ganze Kind sieht noch ein wenig »zusammengerollt« aus. Arme und Beine sind angewinkelt, die Hände locker geschlossen.

Suchreflex (ca. 34. Schwangerschaftswoche bis zum dritten Monat)
Berührt man seine Wangen mit dem Finger, so dreht sich das Köpfchen nach dem Reiz und versucht an ihm zu saugen.

Asymmetrisch tonischer Nackenreflex (bis zum sechsten Monat)
Dreht man in Rückenlage den Kopf des Kindes nach einer Seite, so streckt es den gleichseitigen Arm auf der Unterlage, winkelt den gegenseitigen Arm in Kopfhöhe an, kann ihn aber nicht von der Unterlage abheben.

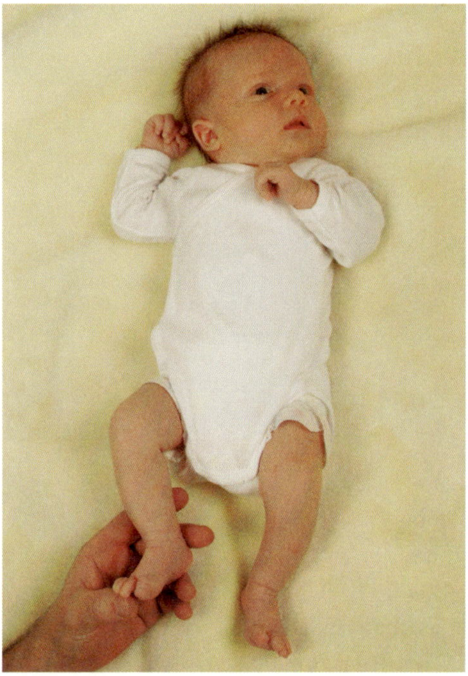

Im Alter von sechs Wochen sind die Gliedmaßen noch locker gebeugt wie beim Neugeborenen (hier in Kombination mit dem asymmetrisch tonischen Nackenreflex).

Labyrinth-Stellreaktion (ab Geburt)
Sie dient der Aufrichtung des Kopfes gegen die Schwerkraft, d.h. bei Veränderungen der Kopf- und Körperstellung im Raum wird reflektorisch der Kopf in Mittelstellung gehalten. Diese Kopfkontrolle ist eine wichtige Voraussetzung für die Entwicklung der Aufrichtung!

Landau-Reflex
(ab dem fünften Monat)
Wird das Kind in Bauchlage am Rumpf frei schwebend horizontal gehalten, so hebt es zuerst den Kopf, dann folgt eine tonische Streckung der Wirbelsäule und der Beine. Wird nun der Kopf passiv gebeugt, so beugen sich auch Rumpf und Beine. Lässt man das Kind in den Monaten davor in Bauchlage auf der Hand schweben, so hängt der Kopf oft noch unterhalb der waagerechten Rückenlinie.

Seitlagereaktionen im ersten Jahr
Dreht man das Kind in der Luft in Seitenlage, so beugt sich das obere Bein stärker als das untere. Diese Lagereaktion modifiziert sich bis zu einer allmählichen Streckung auch des oberen Beines ab dem neunten Monat und ist schließlich nicht mehr auslösbar, wenn das Kind bewusst die Führung seiner Körperhaltung übernimmt (etwa ab dem dreizehnten Monat).

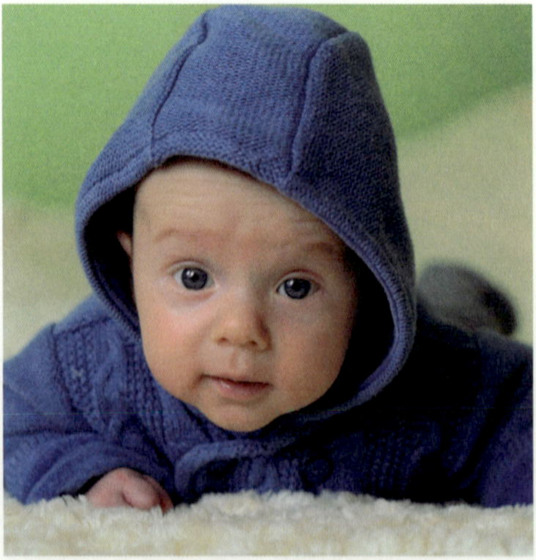

Der Kopf will in Bauchlage von Anfang an nach oben.

■ Schreitreaktion (bis etwa zum dritten Monat)
Lässt man die Fußsohlen eine Unterlage oder eine Wand berühren, so streckt das Kind den weiter vorn liegenden Fuß von sich weg und beugt den hinteren, sodass nach Wiederholung auf der anderen Seite der Eindruck eines Schreitens entsteht.

■ Schutzreflex für die Atmung
Legt man das Kind auf den Bauch, so befreit es seine Nase durch Anheben und Seitwärtsdrehen des Kopfes. Dieser Reflex geht im Verlauf in eine kontrollierte Bewegung über, andere Schutzreflexe wie Husten, Niesen, Würgen oder Blinzeln bleiben uns lebenslänglich erhalten.

■ Moro- oder Schreck-Reflex (bis etwa zum sechsten Monat)
Lässt man in Rückenlage den Kopf ein wenig nach hinten fallen, so fahren die Arme auseinander und ruckartig wieder leicht grabschend zusammen. Das Auslösen dieses Reflexes sollte man auf das Nötigste begrenzt halten! Vermutlich auch wegen der vielen anhaltenden »Schreckreize« auf Sehen, Hören und Lageänderung (Autofahren!) ist insbesondere dieser Reflex heute noch bei vielen Schulkindern in abgeschwächter Form aktiv und stört ihre konzentrierte Aufmerksamkeit.

■ Greifreflex (ca. 32. Schwangerschaftswoche bis zum neunten Monat)
Legt man seine Finger in die Hand des Kindes, so schließt sich die Faust darum und kann nicht loslassen. An den Füßen ist eine entsprechende Greifreaktion bis zum Ende des ersten Lebensjahres auslösbar.

■ Statokinetische Reaktionen (ab dem siebten Monat)
Diese Reflexe entwickeln sich bis etwa zum zwölften Monat vollständig und bleiben dann. Sie erhalten Gleichgewicht und Mittellage des Körpers. Hierzu gehören die Stemmreaktion des Rumpfes, die Stützreaktion der Beine und die Sprungbereitschaft, bei der die Arme vorgestreckt werden, wenn das Kind in Bauchlage einer Unterlage näher kommt.

■ Entwicklung der willkürlichen Bewegung
Erst etwa mit zweieinhalb Monaten beginnen die meisten der angeborenen Reflexe zugunsten selbst geführter Willkürbewegungen zu verschwinden. Das Kind fängt jetzt von sich aus an, die Faust zu schließen, zu saugen, den Kopf zu heben (siehe die Abbildung rechts oben.

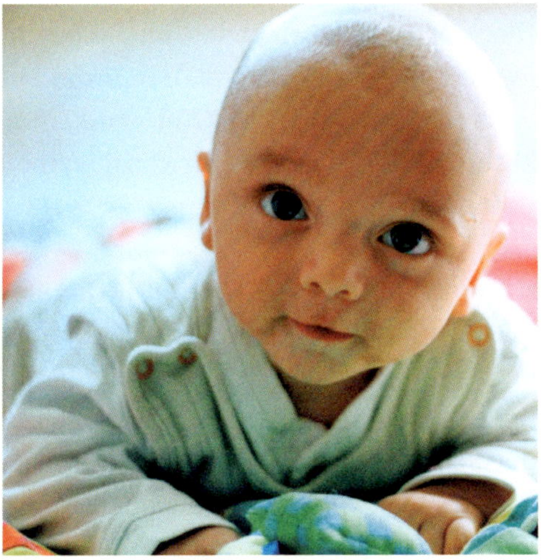

Im Alter von acht Wochen ist beim Kopfheben die Stirn schon nicht mehr gerunzelt, die Ellenbogen sind noch fest an der Unterlage, die Hände oft geschlossen.

Der Verlust der angeborenen Reflex-Leistungen bedeutet einen wesentlichen Fortschritt und markiert zugleich einen der wichtigsten Unterschiede zwischen Mensch und Tier: Ein Tier hat die Möglichkeit, aus seinem Schreitreflex heraus bald nach der Geburt das Laufen zu lernen. Ein Füllen kann bereits zwei Stunden nach der Geburt mit der Herde mitlaufen. Der Mensch hingegen muss viele seiner angeborenen Reflexe überwinden. Sie verschwinden im Zuge seiner Hirnreifung, die sich an aktiven Sinnes- und Bewegungsvorgängen vollzieht. Er unterzieht sich einem mühevollen Aufrichte- und Lauflernvorgang, der ihn ein Jahr lang voll in Anspruch nimmt. Allerdings steht er dann schließlich auch »auf eigenen Füßen« und lenkt seine Schritte, wohin er will. Er muss nicht blind seinen organgebundenen Neigungen, d.h. seiner Triebnatur folgen.[155]

Vergleicht man die Entwicklung der Tiere untereinander, so tritt ein Gesetz deutlich zutage: Je schneller sich ein Tier entwickelt, umso organgebundener und weniger »selbst gelernt« sind seine Fähigkeiten. Je langsamer dies geschieht, umso mehr können die Tiere in ihrer Entwicklungs- und Prägezeit die Spielbreite ihrer Möglichkeiten durch Lernprozesse erweitern.[156]

Da wir alles erst lernen müssen, was uns »zum Menschen macht«, erweitert sich unser persönlicher »Spielraum« an Möglichkeiten mit jeder neuen Fähigkeit, die wir erwerben. Deswegen reift der Mensch in einzigartiger Zurückhaltung gegenüber den Tieren körperlich über sechzehn bis zwanzig Jahre hin sehr langsam aus. Wenn er geschlechtsreif wird, ist er nicht – so wie die Tiere – sozialreif. Vielmehr beginnt er erst dann, sich eindeutig von seiner Familie und seinem sozialen Umfeld zu emanzipieren, ohne noch recht zu wissen, wie er oder sie einmal werden möchte.

So sind beim Menschen lebenslanges Lernen und Entwicklung zur Freiheit veranlagt. Es hängt von jedem Einzelnen selber ab, welchen Gebrauch er von dieser Möglichkeit macht.

! Seitens der Umgebung kann dieser Prozess der Selbstentwicklung am besten dadurch gefördert werden, dass man dem Kind ein Umfeld bietet, in dem es sich möglichst frei nach selbst gewählten und möglichst guten Vorbildern betätigen kann. Die ärztliche Aufgabe ist, zu erkennen, wo ein zu langes Verweilen der angeborenen Re-

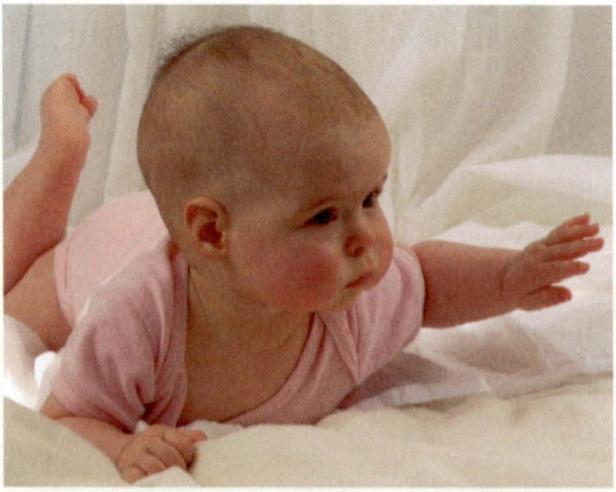

Der Blick hat die Horizontale erreicht, ein Ellenbogen löst sich von der Unterlage (vier Monate).

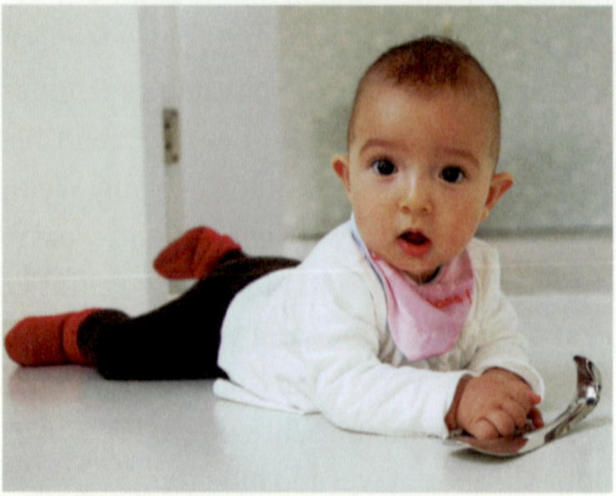

»Ellenbogenstand«: Drehen und Robben werden angebahnt (etwa fünf Monate).

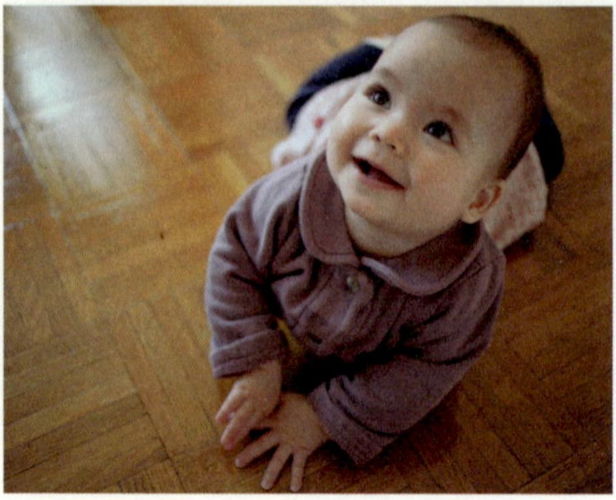

Abstützen mit gestreckten Armen und offenen Händen (sechs Monate).

flexmuster eine Entwicklungsstörung kennzeichnet oder wo man in Ruhe abwarten kann, bis das Kind »zu seiner Zeit« den nächsten Schritt in seiner Entwicklung machen kann.

Kopfkontrolle und Stützfunktionen

Mit drei Monaten kann das Kind bereits den Kopf halten, es hat die »Kopfkontrolle«. Es kann in Bauchlage seinen Kopf und die Schultern etwas von der Unterlage hochstützen. Von Monat zu Monat kommt das Kind mit dem Kopf höher von der Unterlage weg und benutzt nacheinander Unterarme und die geschlossenen Hände zum Abstützen (siehe die Abbildungen links). Schließlich öffnet es im sechsten Monat auch die Fäuste und stützt mit gestreckten Armen Kopf und Oberkörper hoch. So »steht« es als »Kopffüßler« auf den Händen.

Einen Nachklang dieser Stützfunktion der Arme kann auch der Erwachsene noch an sich bemerken, wenn er sich im dunklen Raum oder beim Blinde-Kuh-Spiel mit vorgestreckten Händen tastend bewegt.

Greifen

Auf dem Rücken liegend lernen die Hände vom dritten Monat an vorne im Blickfeld das Greifen (siehe die mittlere Abbildung rechts). Dabei wird alles Bewegliche zum Mund geführt und geprüft.

Während das Greifen langsam ausreift vom einfachen Faustschluss über den Pinzettengriff zum gerundeten Greifen mit dem gegenüberstehenden Daumen, erobert sich das Kind den vor ihm liegenden Raum. Die Hände sind im Sitzen mit zehn

Monaten ganz frei geworden zum Spielen (siehe die linke Abbildung auf Seite 430). Das überwiegende Greifen wechselt jetzt auch mit bewusstem Loslassen und später dem Wegwerfen ab.

Abwehrbewegungen und Aufrichtung

An den Abwehrbewegungen des Kindes kann man sehen, wie weit es schon von seinem Leib Besitz ergriffen hat. Während ein drei Monate altes Kind seinen Kopf nicht mehr gern anfassen lässt, reagiert ein halbjähriges mit Wegschieben, wenn man an seinen Brustkorb fasst. Im Alter von zehn Monaten hingegen kann man immer noch ohne Abwehrgeste die Füße des Kindes anfassen. Entsprechend dringt die Aufrichtekraft und das Sich-in-sich-Fühlen vom Kopf abwärts durch den Körper (siehe die mittlere und untere Abbildung links).

Man hat diesen Vorgang deutlich vor sich, wenn man sieht, wie eine Mutter ihr Kind trägt: Beim Neugeborenen stützt sie den Kopf, beim drei Monate alten Säugling die Schultergegend. Das Halbjährige trägt sie so, dass die zweite Hand nur noch die Mitte des Rückens umfasst, mit acht Monaten braucht sie nur noch Becken und Beine zu stützen, und mit elf bis dreizehn Monaten trägt sie das Kind einarmig in sitzender Haltung und hat den anderen Arm frei, etwas anderes zu tun.

Etwa mit zehn Monaten lernen die Kinder kerzengerade auf der Unterlage zu sitzen (siehe die linke Abbildung auf Seite 430). Nun sind sie »sitzreif« geworden. Vorher saßen sie noch nach vorn gebeugt

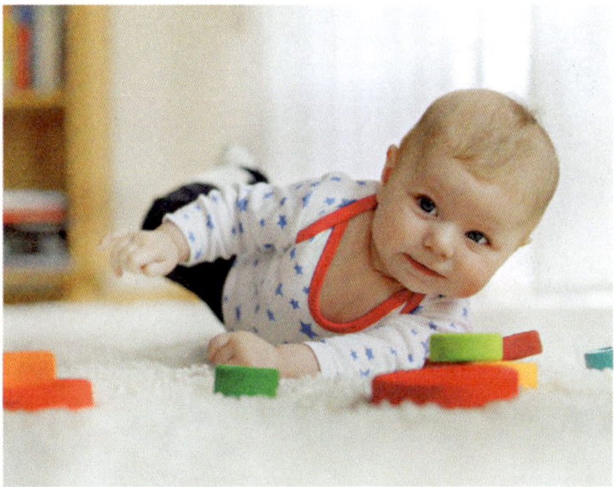

Die ersten Drehversuche (vier bis sechs Monate) tragen bereits Impulse für das Aufrichten in sich.

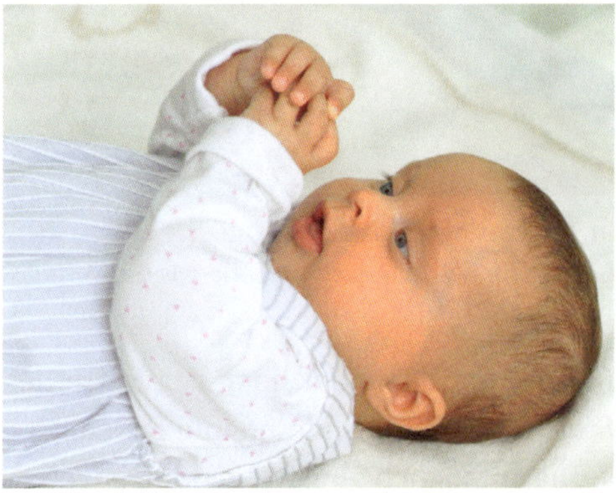

Langsam finden sich die Hände: Beginn des »Begreifens«.

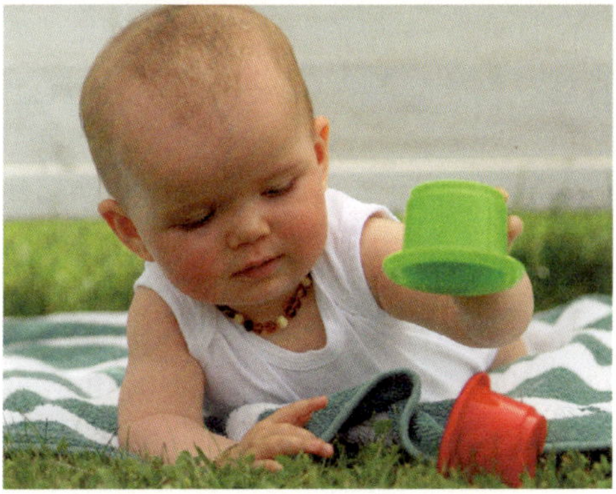

Mit sechs bis sieben Monaten ist auch in Bauchlage eine Hand zum Greifen frei.

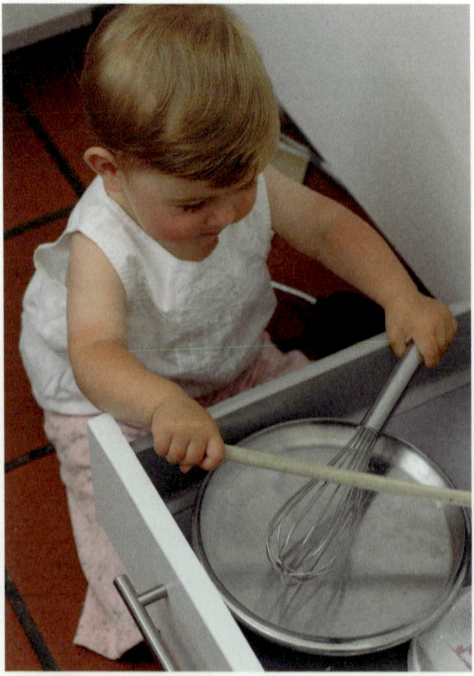

Im Sitzen sind nun beide Hände frei zum Greifen und Spielen (etwa zehn Monate).

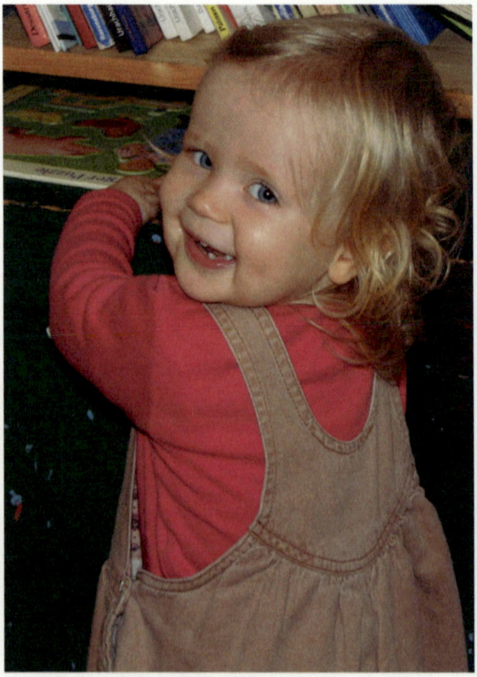

Ein Jahr: Im Stehen muss eine Hand immer noch für sicheren Halt sorgen.

und hatten den Kopf über der Mitte des Stützdreieckes aus Füßen und Becken.

Die anfänglich überwiegende Beugehaltung des Säuglings ist im Alter von fünf bis sechs Monaten einer zunehmenden Freude am Sich-Strecken gewichen.

Das Kind liegt jetzt gern auf dem Rücken, Arme und Beine werden gestreckt, beim Strampeln schlagen beide Beine gleichzeitig auf die Unterlage. Auch der Kopf folgt beim Hochziehen streng der Symmetrie-Ebene.

Diese jetzt auftretende Strecktendenz ermöglicht das Sich-Öffnen zur Umwelt und darf nicht mit dem Sich-Aufrichten verwechselt werden. Die Aufrichtekraft ist, wie bereits geschildert, zu diesem Zeitpunkt von oben erst bis in Hände, Rückenmitte und Beckennähe eingedrungen. Das Strecken dagegen durchdringt den ganzen Körper. Man kann es daran erkennen, dass die Kinder die Beine auch gegen eine Decke strecken und außer Hopsimpulsen noch keine Stehbereitschaft zeigen.

Weder das sich beugende Abschließen noch das Strecken und Öffnen trägt die Impulse für das Aufrichten und die freie menschliche Fortbewegung in sich. Diese verdankt das Kind einer dritten Bewegungsgestalt, die vom dritten Monat an erkennbar wird und sich der vom Kopf her einziehenden Aufrichtekraft verbindet. Es ist dies die Drehbewegung im Rumpfbereich, die ein Sich-wenden-Können einleitet und damit auch die freie Kombination von Streckung und Beugung.

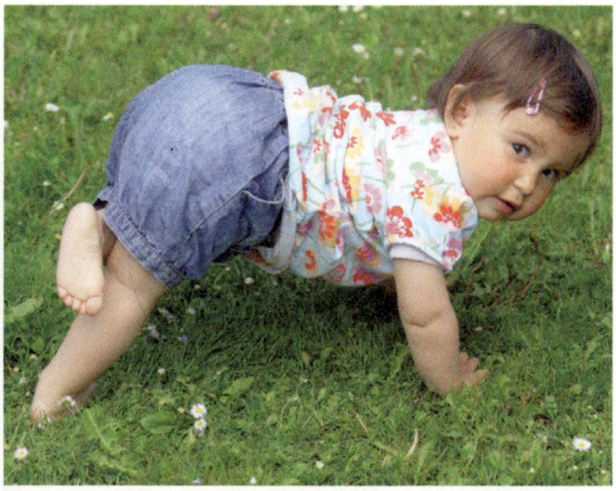

Wenn es um die Fortbewegung geht, sind Kinder oft sehr erfinderisch.

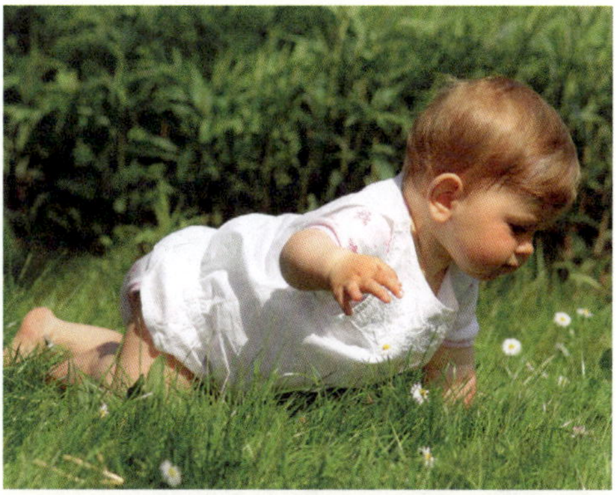

Das Krabbelalter (um den zehnten, zwölften Monat).

Mit etwa zehn Monaten sind nur die Füße noch nicht »Eigentum« und dürfen ohne Weiteres angefasst werden. Über das Knien auf einem Bein folgt bald das Hochziehen an Gitterstäben oder Möbeln zum angelehnten Stand (siehe die rechte Abbildung auf der linken Seite). Jammervoll erscheinen die wenigen Wochen, in denen das Hochziehen zum Stand gelingt, nicht aber das Wiederhinsetzen.

Erste Fortbewegungen und Laufenlernen

In diesem Alter hat sich eine erste, noch unvollkommene Fortbewegungsart entwickelt: das Rollen, Robben, Schieben in Bauchlage oder im Sitzen oder das Krabbeln (siehe die Abbildungen oben). Welche Formen das Kind zunächst wählt, hängt von der ersten erfolgreichen Fortbewegung ab, die dann erst einmal beibehalten wird. Sie wird auch von der Bodenbeschaffenheit mitbestimmt.

In diesen individuellen Prozess des Laufenlernens schieben sich künstliche Fortbewegungshilfen wie Wippen und Lauflernhilfen störend hinein. Wir empfehlen ihren Gebrauch nicht, weil dem Kind dadurch ein künstlich erweiterter Bewegungsspielraum erschlossen wird, den es sich nicht selbst errungen hat und der seine Eigenaktivität beeinträchtigt. Lauflernhilfen gelten auch unter entwicklungsneurologischen Experten als überflüssig und wegen der hohen Unfallgefahr sogar als gefährlich.

Es gibt Kinder, die das Krabbeln erst nach dem Laufen lernen, andere, die nicht robben, und dann wieder solche, die mit zehn Monaten so laufen wie ein anderes erst mit eineinhalb Jahren. Dabei taucht oft die Frage auf, was denn »besser« sei.

Dies wollen und können wir nicht allgemein beantworten, weil wir Menschen uns gerade dadurch vom Tier unterscheiden, dass wir eine persönliche Entwicklung durchmachen, die in leiblicher und seelisch-geistiger Hinsicht immer zwischen einem »Zu früh« und »Zu spät« pendelt.

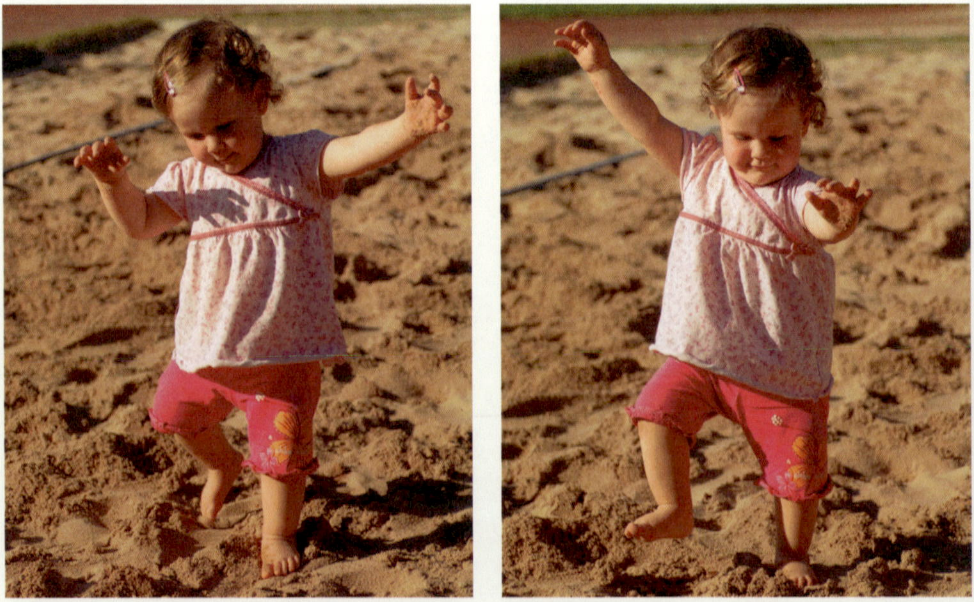

Die ersten Schritte: ein Balanceakt – und sehr viel Freude.

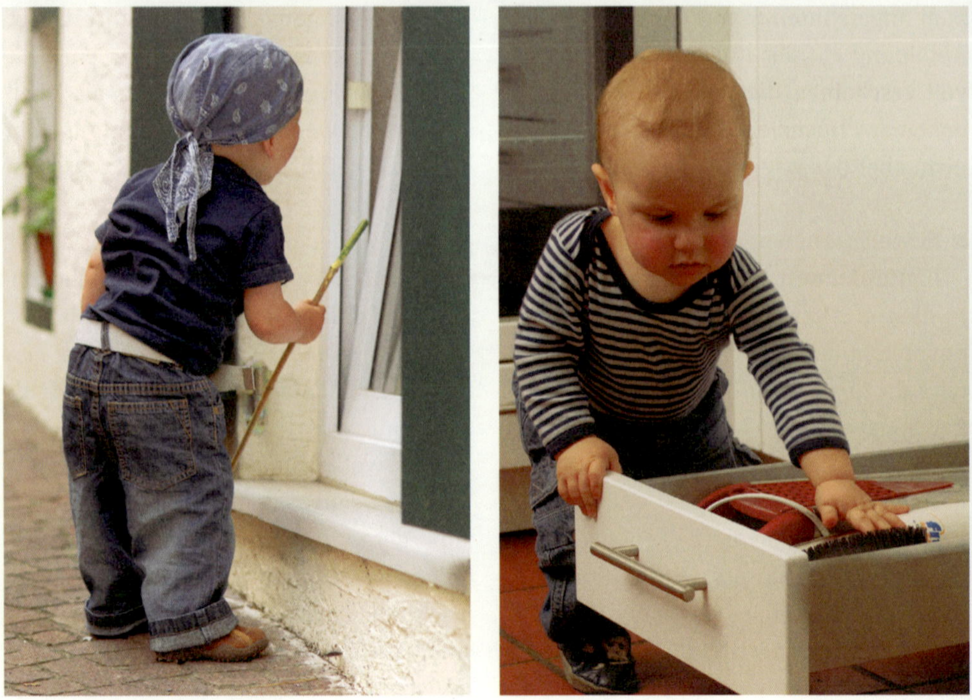

Nichts ist mehr sicher. Jetzt fängt die Kunst des Erziehens an: das Interesse bestätigen, ein Unglück aber durch Ablenken und Sichern verhindern.

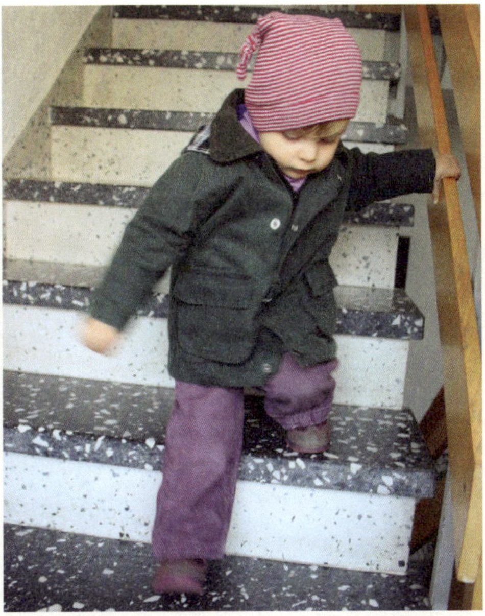

Ein Schritt nach dem anderen (zwei Jahre).

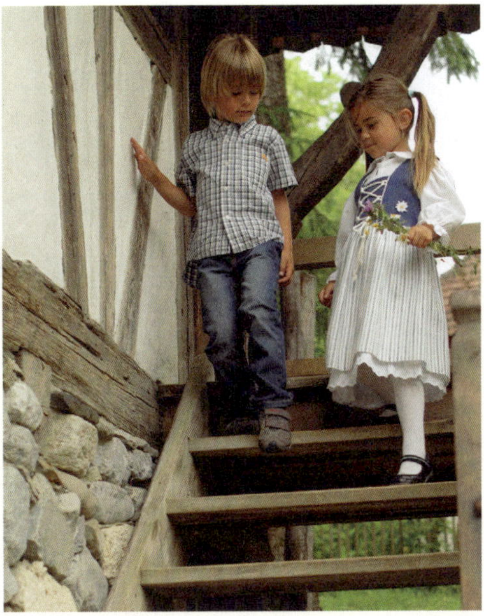

Fließend treppab (vier Jahre).

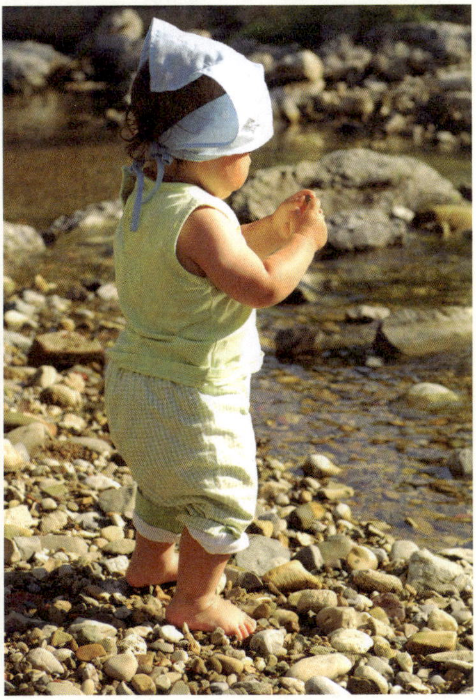

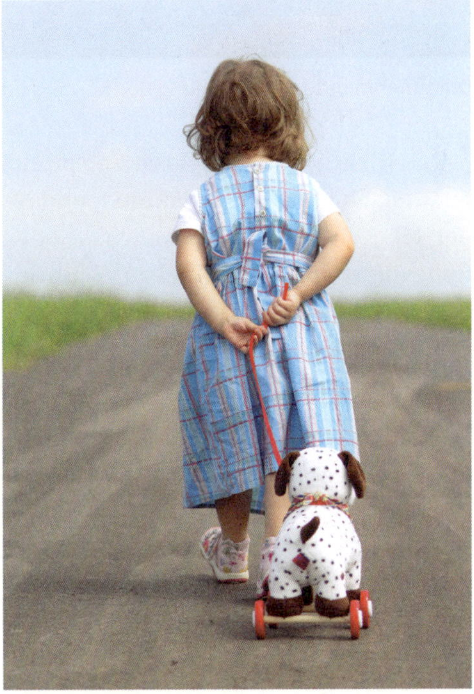

Sicherheit und Freude am Stehen und Gehen.

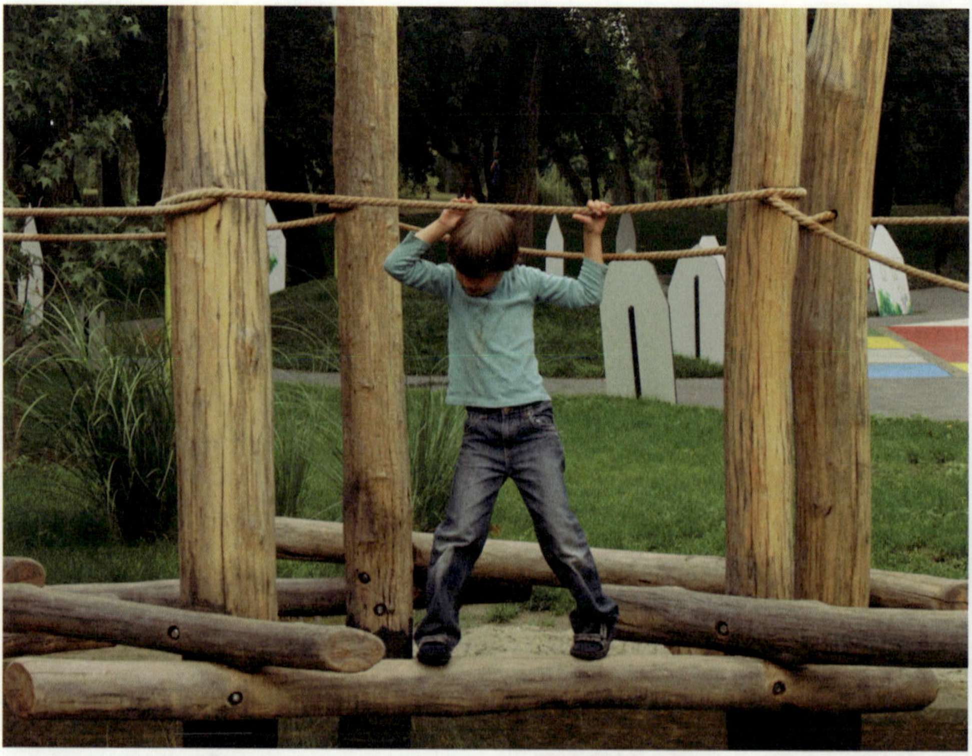

Die zunehmende Beherrschung des Körpers eröffnet immer mehr »Spielräume«.

! Das Richtige zum rechten Zeitpunkt zu tun ist höchste Lebenskunst, und jeder Mensch bewegt sich bewusst oder unbewusst auf dieses Ziel zu. Frühreife ist oft mit einem Mangel an innerer Freiheit verbunden. Der Mensch ist stärker durch die bei ihm veranlagten Begabungen geprägt und lebt diese unter Umständen aus, ohne sich viel Neues dazuzuerwerben. Spätentwickler haben ihre Fähigkeiten in Geduld und mühevoller Arbeit errungen, können aber freier damit umgehen. Sie zeigen oft mehr Verständnis für Probleme anderer. Die Spielbreite für das Laufenlernen von zehn bis achtzehn Monaten ist jedenfalls »normal«.

Nach dem Laufenlernen gilt es noch eine Reihe anderer Aufgaben zu bewältigen, so das Treppensteigen, Hüpfen, Springen und vieles mehr (siehe die Abbildungen auf den Seiten 432 und 433). Auch der Gang selbst macht noch viele Veränderungen durch, bis aus dem breitbeinig-patschigen Gang des Kleinkindes der schmalspurig federnd abrollende des Neunjährigen geworden ist.

Alle diese Bewegungsformen werden ebenso wie der aufrechte Gang durch Nachahmung gelernt. Keine dieser Willkürbewegungen ist eine angeborene Fähigkeit. Daraus ergibt sich auch, wie man die Bewegungsentwicklung des Kindes fördern kann: durch ein gutes Vorbild.

Nicht umsonst sprechen wir von »Aufrichtigkeit« und meinen damit, dass jemand wahrhaftig ist. Ob wir uns hektisch bewegen oder träge, ob wir hart auftreten oder weich – all das wird vom Kind wahrgenommen, verarbeitet und nachgeahmt. Das Kind nimmt dabei auch die sich in den Bewegungen äußernde Seelenhaltung und »innere Vertikalität« des Erwachsenen wahr und lernt, seine eigenen Intentionen und Gefühle ebenfalls im Bewegungsspiel zu äußern.

Empfohlene Literatur

- Gerald Hüther, *Was wir sind und was wir sein könnten. Ein neurobiologischer Mutmacher*, Frankfurt a.M. [6]2013.
- Friedrich A. Kipp, *Die Evolution des Menschen im Hinblick auf seine lange Jugendzeit*, Stuttgart 1991.
- Remo H. Largo, *Babyjahre. Entwicklung und Erziehung in den ersten vier Jahren*, München 2010.

Weitere Informationen zu den frühkindlichen Reflexen

- www.win-future.de/downloads/die-bedeutung-fruehkindlicher-reflexe.pdf.

Das Sprechenlernen

Neugeborene – Laute des Befindens

Schon Neugeborene lassen in ihren lautlichen Äußerungen und dem Schreien Unterschiede erkennen, die auf die Art ihres Empfindens deuten: Hunger, Schmerz, Müdigkeit, Schwäche, Verlassenheit. Durch die verständige und zuverlässige Reaktion der Eltern bilden sich Vertrauen und das erste Erleben von Selbstwirksamkeit aus: die Erfahrung des Kindes, dass es fähig ist, durch eine bestimmte Handlung oder Äußerung eine bestimmte Reaktion zu erzielen.

Erste Lallphase

Die ersten vom Kind spielerisch einsetzbaren Lautbildungen erscheinen wie zufällig mit etwa acht bis zehn Wochen, bald nach dem ersten bewussten Lächeln. Es sind dies feine Ausatmungstönchen, vermischt mit kehligen Gaumenspeichellauten. Das Kind bemerkt sie im eigenen Zuhören und strebt nach Wiederholung. Diese zarten Laute entstehen nur bei guter Stimmung, wie nach dem Füttern und Wickeln.[157] Die Mutter ist beseligt und versucht unwillkürlich, dieses »Gliiij« oder »Grriij« nachzumachen. Das wiederum bringt das Kind in lebhaftes Erstaunen, und es entsteht ein Zwiegespräch, das sich mit kleinen Variationen täglich wiederholt. Da auch gehörlose Kinder so lautieren und japanische Babys in dieser Zeit »L« und »R« erklingen lassen, kann man hier von einer angeborenen Fähigkeit ausgehen.

Im fünften bis sechsten Monat hört diese angeborene Art der Lautbildung auf.

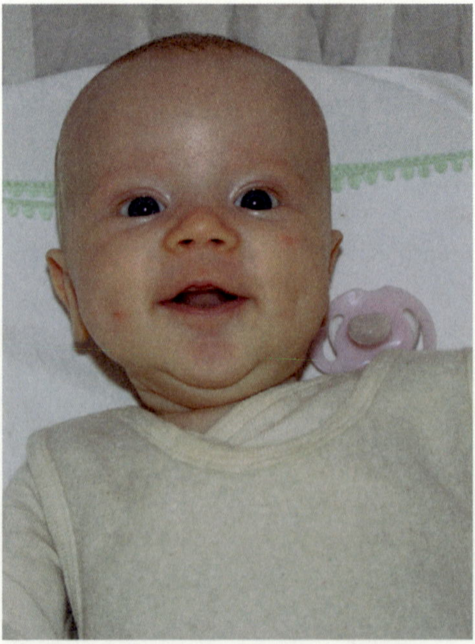

Das erste Zwiegespräch im »riijj« und »griijj«-Lautieren, Sich-Hören, die Mutter Hören und wieder Lautieren – mit voller Aufmerksamkeit.

Oft entsteht nun eine Pause, in der das Kind nur zuhört.

Zweite Lallphase und erste Wörter

Etwa mit einem halben Jahr werden andere Töne angeschlagen: kräftige Stimmlaute »da - ba - la«, eher trompetend und mit Lippenlauten durchsetzt, das rhythmisch-symmetrische Strampeln des Kindes begleitend. Sie sind reine freudige Selbstdarstellung und führen von allein zu keiner Sprachentwicklung. Dazu ist nötig, dass in der Umgebung des Kindes gesprochen wird. Diesem Vorbild entnimmt das Kind dann im Laufe der nächsten Monate Lautbildungen und kommt so allmählich in das Sprechen hinein. Dabei zeigt sich, dass es von Anfang an »in ganzen Sätzen« spricht und Zusammenhänge meint, wenn es z.B. »Mama« artikuliert. Denn das heißt: »Mama, komm«, »Mama, wo bist du«, »Mama, ich will auf den Arm« und vieles mehr. »Auto« oder »Wauwau« sind ebenfalls ganze Satz- und Handlungszusammenhänge.

Immer mehr Wörter werden ergriffen und enthalten noch unsichtbar vom Kind mitgemeinte Tätigkeiten und Eigenschaften. Diese treten nach und nach in Ein- bis Drei-Wort-Sätzen auf: »Pott«, »Papa Auto«, »Suppe heiß«, »Mama Hause gehen«.

Hierzu ein Beispiel: Ein Eineinhalbjähriges, das gern mit der Mutter einkaufen gegangen wäre, wurde belehrt: »Da kannst du nicht mit – in der Stadt ist es laut, da sind viele Menschen, viele Autos, es pufft, stinkt und knallt.« Die große Schwester soll solange auf das Geschwisterchen aufpassen. Am Abend berichtet sie der Mutter, dass die Kleine im Laufe des Nachmittags einige Male gesagt habe: »Mama Tadt puff, tink, nall.« Auch solche Wortbildungen wie »Lulom« aus Luftballon und »Hubaba« aus Hubschrauber zeigen, dass es immer Ganzheiten sind, die die Kinder nachahmend zum Ausdruck bringen.

Vorbild und Nachahmung

Machen die Erwachsenen die Sprechversuche nach und beginnen sie mit den Kindern in »Babysprache« zu sprechen, so nehmen sie ihnen das Vorbild. Das Kind wird dadurch auf die Einzellautbildungen fixiert. Sprechen die Erwachsenen hingegen so in Gegenwart des Kindes, wie sie es auch sonst unter sich zu tun pflegen, so hat das Kind reiche Möglichkeiten, sich in alle Nuancen der Muttersprache hineinzuhören.

Meist fällt das Sprechen des ersten Wortes in den Anfang des zweiten Lebensjahres. Auffällig ist dabei, dass die Kinder aus Lehrer- oder Akademikerfamilien oft relativ spät anfangen zu sprechen. Wahrscheinlich können sie sich zunächst nicht in den großen Wortschatz der Eltern hineinfinden. Nach einigen Monaten haben sie aber den Rückstand aufgeholt und behalten dann meist zeitlebens einen Vorsprung an Wortgewandtheit und Ausdrucksvermögen.

Haben die Eltern einen geringen Wortschatz, so kann das Kind zunächst nicht mehr Wörter lernen, als es das Vorbild hergibt. Diese Kinder fangen oft früher an zu sprechen, ihr Wortschatz bleibt vorerst begrenzt. Diesen Nachteil können sie erst im Schulalter durch entsprechende Anregungen ausgleichen.

Sprache und Gefühl

Schwer zu korrigieren ist es, wenn die Sprache der Erwachsenen in irgendeiner Form gekünstelt, überformt oder verfremdet ist und etwas Betuliches, Gehobenes, Forsches, Gewähltes oder sonst »Falsches« an sich hat. Die Empfindung, dass einem sprachlich etwas vorgemacht wird, was nicht durch die betreffende Persönlichkeit auch innerlich gelebt wird, gräbt sich in die Seele des Kindes ein und verdirbt den feinen Sinn für Wahres und Unwahres im Ausdruck.

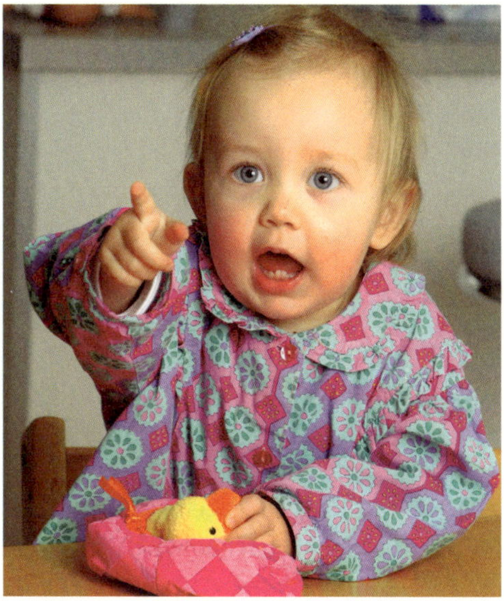

Das Zeigen kommt vor dem Sprechen, beides ist spezifisch menschlich.

So ist es auch mit Stimmungen und Gefühlen, die das Sprechen der Erwachsenen begleiten. Sie schwingen gleichsam in der Sprache mit und müssen vom Kind mit verarbeitet werden. Es erfasst die Gesinnung, mit der gesprochen wird, auch schon, bevor es den Inhalt einzelner Wörter versteht. Es erlebt Freude oder Ernst, Kälte, Schärfe oder Milde im Ausdruck unmittelbar und lebt nachahmend darin, auch wenn es nicht im Einzelnen versteht, worum es geht.

Sprechenlernen braucht keine Korrektur

Das Sprechenlernen bedarf normalerweise keiner von außen angeleiteten Übung. Auch das Korrigieren falsch ausgesprochener Wörter sollte vermieden werden. Sprache ist unmittelbarer Seelenausdruck und will immer etwas direkt ausdrücken.

Unterbreche ich den Sprachfluss durch eine Korrektur, so zerstöre ich diese spontane Unmittelbarkeit. Das Einzige, was Kinder aus solchem Verhalten lernen, ist, ihren Eltern später ebenfalls ins Wort zu fallen.

Warum soll ein Kind nicht einige Jahre lang »Löbe« oder »Staugsauber«, »Pogramm« oder »kreblich« sagen? Dem Erwachsenen bleibt es unbenommen, selbst diese Wörter und Laute besonders schön auszusprechen, und er kann sicher sein, dass sein Kind mit vierzehn Jahren diese Fehler nicht mehr machen wird ...

Sprechstörungen

Vorübergehend zeigt fast jedes Kind Ansätze zum Stottern, wenn sein Mitteilungsdrang größer wird als seine Ausdrucksmöglichkeit. Geduld und Nicht-Beachten dieser Sprachhemmung helfen darüber hinweg.

Liegen deutliche Sprechstörungen vor wie Lispeln, Stammeln und Stottern, so ist es wichtig, dass bis zum fünften Lebensjahr nicht »trainiert« wird. Denn durch vorzeitiges Bewusstmachen des Sprechvorganges wird der Prozess der Nachahmung gestört. Das beste Mittel in dieser Zeit, das in allen Fällen günstig wirkt, ist die Musik, am besten in Form von Singspielen und Reimen oder Flöten- und Leierspiel. Außerdem hilft, in Gegenwart des Kindes gut zu artikulieren und vor allem langsam genug zu sprechen. Auch wecken Kinderlieder, lustige Verse und Reime und das auswendige Erzählen von Märchen – Vorlesen verläuft in der Regel zu schnell – die Freude am Sprachklang und an den eigenen Ausdrucksmöglichkeiten (siehe die Literaturempfehlung auf Seite 440). Von der Vorsorgeuntersuchung U9 mit fünf Jahren an sind die Kinder aber schon motiviert, gut sprechen zu lernen, und machen bei einer guten Logopädin Fortschritte.

Sprachstörungen

Hier handelt es sich um eine Beeinträchtigungen von Sprachverständnis, Wortschatz oder Grammatik. Sprachaufbau und Sprachvermögen sind gestört.

Das Auftreten von Sprachstörungen ist häufig mit anderen Entwicklungsstörungen verbunden wie z.B. Hör- und anderen Wahrnehmungsstörungen, Schädigungen des Gehirns in der Schwangerschaft oder unter der Geburt, fehlende Fürsorge, Autismus, genetisch bedingte Syndrome und Stoffwechselerkrankungen. Die notwendigen Fördermaßnahmen sind dann wesentlich komplexer. Hier kommt neben anderen Frühfördermaßnahmen auch die Logopädie schon eher zum Einsatz als bei den Sprechstörungen.

Wichtig zu wissen ist, dass leichte Sprachentwicklungsverzögerungen auch vorkommen, wenn die Kräfte eines Kindes stark von Erkrankungen – z.B. einem schweren Infekt – oder einer Veränderung im Umfeld wie Trennung der Eltern, Umzug oder Kindergartenwechsel beansprucht werden. Dieser »Rückstand« wird nach Erholung oder neuer sozialer Integration oft ganz von selbst wieder aufgeholt.

Sprachfehler sind nicht nur durch Sprachübungen zu behandeln. Vielmehr ist es kein Zufall, dass die Bewegungsentwicklung dem Sprechenlernen vorausgeht.

Sprache kann als eine Art Metamorphose, ein verfeinertes Bewegungsspiel der Körperbewegungen aufgefasst werden. Der Kehlkopf führt im Kleinen die gleichen Bewegungen aus, die der Körper im Großen vollbringt. Deshalb wird man bei allen Sprachstörungen auch gröbere oder feinere Störungen in der Bewegungsentwicklung bemerken.

Gelingt es, an diesen zu arbeiten und Geschicklichkeiten nachzuholen durch bestimmte Spiele wie Ballwerfen, Stelzenlaufen, Balancieren, Perlenaufziehen und Ähnliches oder in Form von Bewegungsspielen und Eurythmie-Übungen, so stellt man verblüfft fest, dass auch die Problemlaute plötzlich besser artikuliert werden.

Besonders wirksam hat sich uns auch die Kleinkinder-Eurythmie gezeigt, in der Kinder mit und ohne Unterstützungsbedarf zusammen zur Musik und zu lustigen Versen und Reimen gemeinsam Eurythmie machen (siehe Seite 625 f.).

Mehrsprachigkeit

Diese ist heute für viele Kinder Alltag. Die Mutter ist Französin, der Vater Schweizer, und die Familie lebt in Italien. Kinder, die so aufwachsen, lernen oft etwas später sprechen, vermischen zunächst die Wörter der Sprachen, lernen dann aber erstaunlich rasch, sich je nach Gegenüber richtig auszudrücken. Später werden sie um ihre souveränen Sprachkenntnisse beneidet, da ihnen auch das Neuhinzulernen anderer Sprachen in der Regel leichter fällt. Dies hat aber auch mögliche Nachteile.

Ein Beispiel: Eine deutsche Mutter, mit einem Argentinier verheiratet und in Argentinien lebend, war selbst konsequent zweisprachig aufgewachsen. Beim ersten Kind sagte sie: »Mein Kind soll eine Muttersprache haben, in die Landessprache hineinwachsen und die andere erst dann hinzulernen, wenn es in dieser sicher ist. Mir hat das gefehlt, ich habe mich als Kind weder mit dem Deutschen noch mit dem Spanischen ganz identifizieren können. Ich fühlte mich weder in der einen noch in der anderen Sprache ganz zu Hause. Ich träume z.B. heute noch auf Spanisch, ich denke auf Deutsch und spreche, was der Situation angemessen ist.«

Da sich das Denken am Sprechen entwickelt, empfehlen wir, das Kind zunächst – möglichst so lange, bis es zu sich »Ich« sagt und damit zeigt, dass es »selbst-bewusst« zu denken beginnt – in einer Sprache leben zu lassen. Denn jeder Sprache wohnt durch Satzbau und Grammatik eine spezifische »Sprachlogik« inne, die auf das Denken und die damit verbundene innere Sicherheit Einfluss hat. Die Identifikation mit einem solchen logischen Gerüst erweist sich als eine Art »Stütze« beim Denkenlernen und trägt dadurch zur Persönlichkeitsstärkung bei.

In der Praxis ist das einsprachige Aufwachsen in einer solchen Lebenssituation gar nicht so leicht durchzuführen. Daher sei einiges zur Anregung genannt:

- Sind ältere Geschwister oder Freunde im Haus, die häufiger auch die andere Sprache sprechen, so sollte man darauf achten, dass sie das kleine Geschwisterchen trotzdem immer in der Landessprache anreden. Dann wird sich das bloße Hören der anderen Sprache nicht allzu störend in seine Entwicklung einmischen.

■ Entscheidend ist, dass möglichst alles, was dem Kind direkt gesagt wird, in der einen Sprache geschieht. Das Gleiche gilt, wenn zu Hause z.B. Deutsch gesprochen wird, auf der Straße oder mit Besuchern dagegen Spanisch. Denn glücklicherweise hat die Muttersprache für das Kind Verbindlichkeit und wird zum Vorbild genommen. Wäre jedoch die spanisch sprechende Haushaltshilfe die Hauptbezugsperson, so sollten Mutter und Vater ihr Kind in den Stunden des Zusammenseins ebenfalls in dieser Sprache anreden, selbst wenn einer von beiden diese nicht ganz sicher beherrscht.

Empfohlene Literatur

- Marga Arndt, Waltraut Singer (Hrsg.), *Das ist der Daumen Knudeldick. Fingerspiele und Rätsel*, Ravensburg ^{6}2015.
- Alfred Baur, Erwin Schaller, *Das Fingertheater. Spiele für Kinder von 3 bis 9 Jahren, um die Finger geschickt und die Sprache gewandt zu machen*, Schaffhausen ^{3}1997.
- Wilma Ellersiek, *Die tanzende, spielende Hand. Rhythmisch-musikalische Hand- und Fingerspiele*, Stuttgart ^{2}2014.
- Hans Magnus Enzensberger, *Allerleirauh. Viele schöne Kinderreime*, Frankfurt a.M. 2012.
- Dagmar Fink (Hrsg.), *Das Häschen Schnuppernäschen und der böse Bock. Märchen und Gedichte*, Stuttgart ^{6}2012.
- Marianne Garff, *Es plaudert der Bach. Gedichte für Kinder*, Dornach ^{11}2002.
- Friedel Lenz, *Mahle, mahle Grützchen. Koseworte, Erzählungen und Fingerspiele für das Kleinkind*, Schaffhausen ^{8}2000.
- Website zur Sprachentwicklung: www.knetfeder.de/kkp/sprache.html.

Das Denkenlernen

Was ist Denken? Es ist die Fähigkeit, durch die wir Zusammenhang, Sinn und Ordnung in alles hereinbringen können, was wir erleben.

Auch unser Unterscheiden zwischen »Sinnlichem« und »Nichtsinnlichem« oder »Übersinnlichem« beruht auf der Erfahrung, dass wir einerseits verstehen können, was wir sehen, und andererseits auch das, was wir »nicht sehen« – z.B. die Mathematik, die wir nur begrifflich fassen können.

Unser Gedankenleben ist ein Beziehungsgefüge, mit dem wir alles erfassen können und uns selber in den Weltzusammenhang um uns her integrieren lernen. Wenn wir hingegen Gedanken verwirklichen, so erleben wir uns als Mitgestalter der Lebensverhältnisse und ordnen unser Tun in einen größeren Zusammenhang ein. Wir fühlen etwas von der Weltgesetzlichkeit in uns und erfahren, wie wir uns immer freier und eigenständiger in dieser bewegen können.

Im Folgenden werden drei charakteristische Phasen des Denkens geschildert – so wie sie der Erwachsene am Kind erleben kann.

Erste Phase: Denken als »motorische Intelligenz«, als Handlungs- und Tatsachenlogik, nachahmender Mitvollzug

Lange bevor ein Kind »weiß«, dass es ein Klötzchen in der Hand hat, geht es mit ihm »sensomotorisch-intelligent« um. Die Fähigkeit, Sinnzusammenhänge herzustellen, ist noch kein abstrakt-gedanklicher Vorgang, sondern reine unmittelbar erlebte und gehandhabte »intelligente« Sinneserfahrung.

Das Kind betastet, beschaut, beschmeckt, belauscht das Klötzchen, macht seine Erfahrungen damit in Bezug auf Gewicht, Greifbarkeit, Fallneigung, Rollfähigkeit und Beständigkeit.

Oft kann man beobachten, wie das Kind etwas auch absichtlich aus dem Blickfeld lässt und dann nicht müde wird, es immer wieder zu »finden«.

Im Tun seiner Hände, im Zusammenspiel mit allen Sinnen erlebt es freudig die »Dauer« der Dinge, die sogenannte Ding-Konstanz.

Wenn wir uns als Erwachsene von dem Klötzchen einen Begriff bilden wollen, so beschreiben wir es nach Lage, Form, Beständigkeit, Art, Verhältnis zur Umgebung, zu uns selbst usw. Wir fassen gedanklich, was das Kind sinnlich erlebt. Wir Erwachsene können Sinnliches und Begriffliches trennen und aufeinander beziehen. Für uns zerfällt die Welt in »Ich« und »Du«, »Mein« und »Dein«, in sinnlich Wahrnehmbares und Gedanklich-Abstraktes – Begriffe, die von einem Kind erst nach dem neunten Lebensjahr bewusst erlebt und unterschieden werden können. Vorher fühlt es sich noch in das Geschehen in seiner Umgebung tätig einbezogen und integriert. Das Kind erlebt Sinnliches und Begriffliches noch ungetrennt.

Was es sieht, versteht es intuitiv, und was die Erwachsenen denken, kann es auch an ihrem Ausdruck und dem Sprachklang mit erfassen. Es erlebt die Welt noch nicht geteilt in eine wahrgenommene und zu reflektierende.

Der besondere Charakter der kindlichen Sinneswahrnehmung

Was Erwachsene als abstrakte Gedankentätigkeit getrennt von der Sinnestätigkeit handhaben können, ist beim Kind noch verbunden in ein und demselben Erlebnisvollzug.

Daher sind auch Töne, Gerüche und Geschmackswahrnehmungen in der Kindheit so unvergleichlich viel intensiver und »wirklichkeitsgesättigter« als später.

Ein erster Schritt in der Denkentwicklung ist also das unmittelbare Wahrnehmen des Intelligenten, des »Sinnvollen« an den Gegenständen und Handlungen in der Umgebung.

Es liegt Handlungs- und Tatsachenlogik vor, wenn wir einen Deckel auf den Topf legen oder die Tür öffnen, wenn jemand hinaus will, wenn wir die Dinge an den Ort legen, wo sie hingehören, das Fenster schließen, wenn es regnet, putzen, wenn es schmutzig ist usw. Da das Kind tätig wahrnimmt, fühlt es sich immer unmittelbar in das Geschehen einbezogen und noch nicht distanziert wie der sachlich urteilende Erwachsene.

Auch das Besondere dieser kindlichen Nachahmungsfähigkeit wird so verständlich. Sie ist Ausdruck der noch vorhandenen Einheit von Sinneswahrnehmung und Denken, einer Intelligenz, die in den Dingen selber ist. Der ganze Leib des Kindes passt sich mithilfe der Sinnesorgane jeder Feinheit des Wahrzunehmenden an und vollzieht das sinnlich Erlebte in intelligentester Weise mit und nach.

Inzwischen sind auch die dabei in Funktion tretenden neuronalen Korrelate – die sogenannten Spiegelneurone – bekannt geworden, mit deren Hilfe das Kind das Wahrgenommene auffassen und selbsttätig wiederholen kann.

Auch bleibt von diesem Vorgang eine körperliche Erinnerung zurück. Lange nachdem die Mutter z.B. die Rührbewegung im Kochtopf vollführt hat, kann das Kind sie immer noch spielerisch wiederholen.

Eine Mutter berichtete uns, wie ihr fünfzehn Monate alter Sohn, im Laufstall sitzend, mit einem Mal sein Spiel unterbrach und die Hände faltete, so wie es jeden Abend beim Gebet mit den Eltern gemacht wurde. Er verblieb einige Augenblicke in dieser Haltung und wandte sein Interesse dann wieder einem Gegenstand zu.

Es gehört zu den größten Rätseln der menschlichen Entwicklung, dass die anspruchsvollsten Kulturtechniken – der freie Gebrauch der Hände durch den aufrechten Gang, die Sprache und das Denkvermögen – sich in den ersten drei Lebensjahren durch reine Nachahmung entwickeln ohne jede äußere »Belehrung«. Je mehr sich aber das selbstständige Denken entwickelt, lässt diese hochintelligente Nachahmungsfähigkeit nach, um nach dem Erreichen der vollen Abstraktions- und Erinnerungsfähigkeit zwischen dem sechsten und achten Lebensjahr dann deutlich nachzulassen und schließlich zu verschwinden. Rudolf Steiner hat hierfür einen sehr interessanten Erklärungsansatz entwickelt (siehe Seite 453 f.).

Zweite Phase: Denken als »physiognomisches« Wahrnehmen. Die Dinge und Wesen zeigen »ihr Gesicht« und werden benannt

Mit dem Beginn des Sprechenlernens erfolgt ein neuer Schritt in der Entwicklung des Denkens. Auch hier leben die Kinder zunächst noch im schöpferischen Nachvollzug und können den durch die Laute und Worte vermittelten Gedankeninhalt nicht direkt erfassen. Sprechen als tätiger Erlebnisvollzug und Nachdenken als rein innerliche Aktivität lösen sich erst langsam voneinander los.

Hierzu ein Beispiel: Ein Kind sammelt Stöckchen auf dem nassen Weg im Park. Plötzlich bleibt es stehen, weil sich da ein »Stöckchen« am Boden bewegt. Nachdenklich stellt es fest: »Das is kein Tock.«

Das Bezeichnen und Unterscheiden geht von der Wahrnehmung, vom Leben selbst aus. Es ist jetzt aber schon möglich, im beginnenden rein seelisch-geistigen »Innenleben« nach dem Wort zu suchen. Dass das hier ein Regenwurm ist, wird vom Kind empfunden, obwohl es ihn noch nicht benennen kann.

In dieser Phase der Gedankenentwicklung tritt zwischen das unmittelbare Sinnerleben in der Wahrnehmung während der ersten Zeit und das spätere rein gedankliche Verstehen das Benennen durch Wort und Satzbildungen. In dieser Zwischenphase beginnt die ganze Umgebung des Kindes plötzlich zu »sprechen«: Das Klötzchen rollt fort, der Stab klingt, die Türe quietscht und macht »wumm«, wenn der Wind plötzlich durch die Wohnung weht. Das Wasser gluckst im Abfluss und ist einfach weg. Alles scheint auf seine bestimmte Art zu leben und etwas zu sagen. Es zeigt sein Gesicht, seine »Physiognomie«.

Diese Art, »physiognomisch«, d.h. alles wie sprechend zu erleben, setzt sich auch noch in den nächsten Jahren in der spezifisch kindlichen Phantasietätigkeit fort: Die Schnürstiefel vom Großvater sehen aus wie der lange Mann aus der Nachbarschaft mit dem griesgrämigen Gesicht, und der Ofen im Dunkeln bewegt sich bedrohlich. Äpfel können freundlich lachen, Birnen manchmal sehr komisch dreinschauen. Das geschnittene Brot verwandelt sich in einen Igel oder in ein Haus. Der grüne, halb ovale Klotz im Spielzimmer ist einmal eine Kanne, dann ein Auto, dann wieder ein Kirchturm, in dem es »dongdong« macht. Wird geflüstert, so ist alles noch geheimnisvoller. Da kann man noch genauer hören, was die Dinge einem mitteilen. Auch die Finger können sich unterhalten und sich Geschichten erzählen.

Kinder, von denen man meint, sie würden lügen, sind eher in Phantasien oder nachahmender Tätigkeit befangen, indem sie auch einmal Geld aus der Tasche oder der Geldbörse in der Schublade nehmen, aus der es die Mama auch nimmt.

In dieser Zeit können Worte auch zaubern: Wenn die Kleinen nach dem Abendbrot am Tisch verharren und das Zubettgehen immer noch einmal um fünf Minuten hinauszögern möchten, so hilft oft ein geflüstertes »Komm, wir spielen Taxi«, und schon sitzt der eine auf der Schulter, und ab geht's um Tische und Stühle ins Bad. Und der Nächste kann es kaum erwarten, auch Taxi fahren zu dürfen.

Als Erwachsene können wir uns fragen: Was wäre, wenn die Kinder bei der Geburt schon so wie wir Erwachsene denken und allen geforderten Lern- und Anpassungsvorgängen gegenüber kritisch fragen könnten: Will ich das denn überhaupt lernen? Sie wären sicher nicht in der Lage, auf willkürliche Weise ihren Körper in so intuitiv intelligenter Weise den Vorgängen des Gehens und Sprechens anzupassen und sich diese Fähigkeiten »einzuverleiben«.

Andererseits wird durch die Intensität, mit der Kinder Sinn und Unsinn der Handlungen, Gegenstände und Vorgänge wahrnehmen, auch das Ausmaß der Verantwortung deutlich, das den Erwachsenen im Wahrnehmungsumfeld der Kinder für deren frühe Intelligenzentwicklung durch ihr Vorbild oder ihr Versagen zukommt.

Dritte Phase: Denken als rein geistiges »Innen«-Erlebnis

Schon im vorangehenden Abschnitt ist deutlich geworden, dass es sich bei den geschilderten Schritten in der Denkentwicklung nicht etwa um Phasen handelt, die getrennt voneinander anfangen und aufhören. Vielmehr handelt es sich um Akzente, die zwar nacheinander auftreten, sich aber in den folgenden Jahren weiter fortsetzen.

! Kennzeichnend für das erste Aufblitzen reiner Gedankentätigkeit als geistigem »Innen«-Erlebnis ist die Geburt der Erinnerungsfähigkeit mit dem ersten bewusst erlebten zu sich »Ich« Sagen.

Im zweiten Lebensjahr empfindet sich das Kind noch als Teil seiner Umgebung. Es sagt von sich »Sophia« oder »Florian«, so, wie es von der Mutter genannt wird. Stößt es sich an einer Tischkante, so empfindet es den Schmerz dort, wo es sich gestoßen hat, und haut bisweilen sogar zurück.

Trägt man das weinende Kind in ein Nebenzimmer, wo dieser Tisch aus dem Blickfeld verschwunden ist, versiegen die Tränen rasch.

Lässt man es »den bösen Tisch« kurz darauf erneut sehen, so fängt das Kind oft spontan wieder zu weinen an. Die Erinnerung haftet noch an der sinnlichen Wahrnehmung der Gegenstände, da das Denken sich seiner selbst noch nicht bewusst ist und noch in jeder Sinneswahrnehmung, wie eingangs geschildert, konkret »mitlebt«. Man kann deswegen in diesem Alter noch von einem »Lokalgedächtnis« sprechen. Denken ist noch kein »Innen«-Erlebnis.

Mit dem Aufleuchten des Ich-Bewusstseins jedoch beginnt sich das Erinnerungsvermögen von der Sinneswahrnehmung zu lösen und etwas selbstständiges Innerseelisches zu werden. Dieser Moment wird von den Kindern vielfach in einem freudigen Schreck empfunden. Er tritt oft im Zusammenhang mit einer plötzlichen Verlassenheit, einer besonders eindrücklichen Sinneswahrnehmung oder aber im Zusammenhang mit einer Verneinung auf, durch die das Gefühl, sich von der Umwelt zu unterscheiden, verstärkt wird.

Ein Beispiel: Der zweieinvierteljährige Christian kommt in die Küche, wo die Mutter gerade beim Kochen ist. Er fasst den leeren Korb neben dem Herd mit beiden Händen und will ihn wegtragen. Die Mutter sagt: »Lass ihn stehen, der Vater braucht ihn gleich.«

Christian setzt den Korb auf den Boden ab und erwidert, sich stramm aufrichtend: »Nein. Ich! – und Vater bringen!«

Dieses erste Ich-Erlebnis kennzeichnet auch den Augenblick, in welchem das Kind zwischen sich und der Umgebung zu unterscheiden beginnt. Jetzt beruhigt es sich nicht mehr mit dem Wahrnehmen und Benennen aller Dinge, sondern möchte in Ergänzung zu dem Gesehenen auch noch die im eigenen Inneren erzeugte Gedankentätigkeit hinzufügen.

Das später auftretende leidenschaftliche »Warum?«-Fragen dieses Alters unterstützt diesen Vorgang. Das Kind möchte jetzt immer wieder in Wort und Gedanke wiederholen, was es äußerlich wahrgenommen hat, um es zum inneren Besitztum zu machen.

Denken als Prozess des »Verinnerlichens« vollzieht sich in drei Schritten

■ Leibgebundenes Begreifen
Zuerst wird ein Sinnzusammenhang im Handlungsvollzug erfasst und unwillkürlich nachgeahmt und dadurch »verstanden«.

■ Sinnerfassen durch Benennung
Dann wird der Sinn des benennenden und Zusammenhänge schaffenden *Wortes* erfasst.

■ Ich-Sagen – Erinnerung
Zuletzt taucht die Fähigkeit direkter innerer Einsichtnahme auf: Man nennt sich nicht mehr so, wie die anderen einen nennen, sondern erfasst den Gedanken des eigenen Selbst unmittelbar.

Dass das Ich-Sagen nicht durch Nachahmung geschieht, sondern die Folge eigener Gedankentätigkeit ist, geht aus der Tatsache hervor, dass die Erinnerung als rein gedankliches Innenerlebnis erst mit dem »Ich«-Sagen beginnt.

Es ist auch interessant, dass die »Babysprache«, d.h. die Worthaufensätze des zweiten und dritten Lebensjahres sich innerhalb weniger Wochen wandeln und mit dem Ich-Sagen zugleich auch die Grammatik als logisches Gerüst der Sprache umfassend und rasch gelernt wird. Von nun an wächst das Beziehungsgefüge der Gedanken von Jahr zu Jahr und macht mit dem Zahnwechsel (siehe Seite 453 f.) und der Pubertät noch weitere Metamorphosen durch, bis zum abstrakten Intelligenzgebrauch des Erwachsenen (siehe Seite 497 f.).

»Leben« ist »intelligent« – Die Metamorphose von Lebenstätigkeit in reine Gedankentätigkeit

In seinem gemeinsam mit der Ärztin Ita Wegman verfassten Buch *Grundlegendes für eine Erweiterung der Heilkunst* schreibt Rudolf Steiner: »Es ist von der allergrößten Bedeutung zu wissen, dass die gewöhnlichen Denkkräfte des Menschen die verfeinerten Gestaltungs- und Wachstumskräfte sind. Im Gestalten und Wachsen des menschlichen Organismus offenbart sich ein Geistiges. Denn dieses Geistige erscheint dann im Lebensverlaufe als die geistige Denkkraft.«[158]

Was sich als Beziehungsgefüge der Gedanken und des Denkens im Laufe der Entwicklung weiter differenziert und ausbildet, verdankt der Mensch – so Steiner – den für das körperliche Wachstum nicht mehr benötigten, von der Arbeit am Körper schrittweise befreiten Kräften seiner Lebensorganisation.

Rudolf Steiner nennt dieses Kräftesystem »Ätherleib«.

Der Ausdruck »Äther« stammt aus dem Griechischen und meint den blauen durchsonnten Himmel. Dieser ist es, der die wirksamste Strahlung enthält, durch die Pflanzen ihren chlorophyllbedingten Energiehaushalt regeln. Der Begriff möchte daran erinnern, dass das Leben auf der

Erde ohne das blaue Himmels-Sonnenlicht nicht möglich wäre.

Diesen Zusammenhang zwischen Leben und Denken aufgedeckt zu haben ist eines der für Pädagogik und Medizin folgenreichsten Forschungsergebnisse Steiners, weswegen in diesem Buch auch wiederholt darauf Bezug genommen wird.

Der bekannte amerikanische Psychologe und Bestseller-Autor Steven Pinker hat in seinem Buch *Der Stoff, aus dem das Denken ist* umfassend den Einfluss der Sprache auf das Denken dargelegt.[159] Er geht jedoch an der Tatsache vorbei, dass es ein und derselbe Gedanke ist, der in die so verschiedenen Sprachen übersetzt werden kann – ja dass Übersetzen ein Interpretieren von Gedanken ist. Gedanken sind das primär Schöpferische, nicht die Sprache – auch wenn dies schwer zu erklären ist, weil man den Gedanken (noch) keine eigene Realität und Existenz zumisst. Rudolf Steiner hat dies aus seiner Geistesforschung heraus getan.[160]

Kann man dies – wenn auch nur zunächst nur hypothetisch – ernst nehmen, so wird vieles im Kontext der menschlichen Entwicklung verständlich, was sonst unklar bleiben müsste.

Zum Beispiel wird dadurch verständlich, warum der junge Erwachsene sein Denken erst mit Abschluss des Wachstums, d.h. vom Zeitpunkt seiner Strafmündigkeit an mit 21 Jahren, voll verantwortlich handhaben kann und »mündig« ist.

Auch erstaunt es nicht mehr, dass Menschen, die gelernt haben, gedanklich schöpferisch zu sein, bis ins hohe Alter an geistiger Regsamkeit und Weisheit zunehmen können, obwohl auch ihr Gehirn altert (vgl. Seite 409 und 498).

Auch der Todesaugenblick erscheint so in einem anderen Licht: als Moment strahlenden Erwachens im Gedankenlicht, so wie dies in den Schilderungen der Nahtoderlebnisse beschrieben wird. Denn im Tod löst sich der bis zuletzt noch verbliebene Rest an Lebenstätigkeit des Körpers als Gedankenkraft aus dem Leib heraus und stellt in einzigartiger Bilderfülle und Klarheit alle bewussten und »vergessenen« Erinnerungen vor den Betroffenen hin.

Dieser »Lebensrückblick«, in Bildern ablaufend, wird jedenfalls von den vielen Menschen geschildert, die dem Tode schon einmal nahe waren und dadurch eine Lockerung ihrer Lebens- bzw. Gedankenorganisation (Ätherleib) erlebt haben.[161]

Gehen-, Sprechen-, Denkenlernen – Entwicklungsschritte in der Kindheit und im Erwachsenenalter

Wer im Erwachsenenalter die Etappen der kindlichen Entwicklung durch das Gehen-, Sprechen- und Denkenlernen hindurch verfolgt, kann nachdenklich werden. Bild um Bild vollzieht sich vor seinen Augen menschliche Entwicklung. Was sieht er?

- Das Kind richtet sich auf, stellt sich auf seine eigenen Füße und beginnt nach und nach seine Schritte selbst zu lenken. Es lernt, sein Bewegungsspiel zu beherrschen und zum Ausdruck seines eigenen Willens zu machen.

■ Das Kind beginnt zu sprechen. Es ist in dieser Zeit – bevor es zu sich »Ich« sagt und damit das selbstbewusste Denken beginnt – außerstande zu lügen. Sprechenlernen heißt, zunächst einmal ausschließlich die Wahrheit zu sagen.

■ Das Kind fängt an, selbst zu denken. Es erlebt zunächst im Sprechen der Namen von Dingen und Menschen das Unterscheiden. Und es bemerkt zum ersten Mal im Ich-Sagen, dass es selbst eine Person ist. Die Freude darüber blitzt den Zweieinhalb- bis Vierjährigen nur so aus den Augen.

Von diesem Zeitpunkt an zieht sich dann auch das Erinnerungsvermögen wie ein roter Faden durch die ganze folgende Biografie – das selbstständige gedankliche Innenleben hat begonnen.

Was wird im späteren Leben aus diesem Entwurf menschlicher Entwicklung?

Angesichts dieser Tatsachen können viele Fragen auftauchen: Wer sagt später noch so strahlend zu sich »Ich«? Wer weiß so sicher, wer er ist, wie das kleine Kind es zu wissen scheint? Sind wir nicht oft ganz erfüllt von dem, was wir gerade nicht als zu uns gehörig empfinden, womit wir uns nicht identifizieren können? Leben wir in unserem Bewusstsein tatsächlich ein selbstbewusstes inneres Leben? Spiegeln wir nicht viel öfter lediglich die äußeren Verhältnisse wider und sind froh, unser Leben einigermaßen zu bewältigen? Oder: Wo ist der Wahrheitssinn geblieben? Wie viel Verlogenheit versteckt sich hinter Phrasen, Höflichkeiten und Konventionen? Wer will beispielsweise wirklich wissen, wie es dem anderen geht, wenn er fragt: »Wie geht's?« Oder: Wer steht als Erwachsener auf eigenen Füßen? Wer fühlt sich nicht fremdbestimmt, uneins mit seinem Schicksal, oder hat den Eindruck, die eigenen Schritte nicht wirklich selber so lenken zu dürfen, wie er es möchte?

Im Johannes-Evangelium steht das Wort: »Ich bin der Weg und die Wahrheit und das Leben« (Johannes 14,6). Am kleinen Kind erleben wir die Realität dieses Wortes durch die Etappen seiner Entwicklung hindurch bis zum »Ich-bin«-Sagen.

In dem Moment, in dem allerdings das Ich-Bewusstsein aufleuchtet, beginnt sich die Krise anzubahnen, die dann im späteren Leben früher oder später als Existenzkrise (nicht selten erstmals mit aller Vehemenz um das 23. Lebensjahr herum) auftritt: Ich kenne meinen Weg nicht, ich weiß nicht recht, was ich eigentlich will. Oder: Ich erlebe mich in einer sozialen Welt voller Unwahrheiten und Kompromisse. Oder: Ich weiß, was ich alles nicht bin, wer aber bin ich – wirklich?

Wer diese Existenzkrise durchlebt und siegreich daraus hervorgeht, blickt auf sie zurück als auf seine eigentliche Ich-Geburt.

D.h. er bezeichnet sie als das, was man in der religiösen und esoterischen Literatur als »zweite Geburt« geschildert findet und was im Johannes-Evangelium in der nächtlichen Unterredung zwischen Christus und Nikodemus (Johannes 3,1–21) dargestellt wird. Dieser innere Sieg, diese zweite Geburt, ist dadurch gekennzeichnet, dass der bewusste Anschluss an das wahre Selbst gefunden wird, an das Göttliche in uns.

Im Kindesalter wirkt diese göttliche Kraft unbewusst als Lebenstätigkeit und Wachstumskraft.

Sie ermöglicht das Gehen-, Sprechen- und Denkenlernen. Hat man im späteren Leben in bewusstem Denken den Anschluss an diese Kräfte vollzogen, so hat man zugleich die entscheidenden Motive, d.h. das äußerliche und innerliche »Zu-sich«-Kommen, für die innere Entwicklung gefunden:

- sein Schicksal als den eigenen Lebensweg zu bejahen und aus ihm zu lernen, was der Entwicklung dient,
- nach Wahrheit im mitmenschlichen, sozialen Leben zu suchen und im Inneren keine Kompromisse zu machen. Dies ist umso wichtiger, als gerade das äußere Leben sehr oft Anpassungsfähigkeit und Kompromissbereitschaft von uns fordert,
- für die eigene seelische und geistige Entwicklung zu sorgen und Verantwortung dafür zu übernehmen.

Rudolf Steiner hat verschiedentlich in Vorträgen bemerkt: Auch der Weiseste kann vom Kind lernen.

Blickt man auf die kindliche Entwicklung, so kann man das bewahrheitet finden. Vollziehen sich doch höchste Ideale menschlicher Entwicklung gleichsam im Naturbild vor aller Augen. Was das Kind unbewusst körperlich tut und erlebt, wird zur höchsten moralischen Kraft, wenn es der Erwachsene bewusst handhaben lernt.

Kindliche Phantasie und Märchen

Je kleiner die Kinder sind, umso enger ist ihr Denken durch die Nachahmungstätigkeit mit den Lebensvorgängen und der Wachstumstätigkeit des Leibes verbunden. Daher ist das kindliche Denkerlebnis auch noch nicht so abstrakt wie später. Es ist viel »lebendiger«, bildsamer und damit phantasiereicher als beim Erwachsenen und wird daher auch am besten durch das Erzählen von Märchen gefördert.

Trocken-abstrakte Sprach- und Denkspiele dagegen sind nicht passend. Auch gut gemeinte Bücher mit Abbildungen, zu denen die Kinder dann das passende Wort sagen müssen, sind nicht förderlich. Jeder Versuch von Außensteuerung schwächt vielmehr den Impuls des Kindes, sich selber in seiner schöpferischen Phantasie-Begabung zu betätigen.

Hinzu kommt, dass in den Märchen – besonders in denen der Brüder Grimm – Entwicklungsverläufe geschildert werden, die den Idealen der Menschwerdung entsprechen und große Lebens- und Gedankenzusammenhänge umfassen. Immer wird im Kampf mit dem Bösen das Gute gefunden. Bildungs- und Umbildungsprozesse spielen sich ab.

Auch sprechen die Märchenbilder für sich, bedürfen keiner »Erklärung« und arbeiten im Gemüt der Kinder weiter. Wer in seiner Kindheit viele Märchen hören konnte, dem wird es als Erwachsener leichter fallen, zu tragfähigen Wertvorstellungen zu kommen und die Idee der Ich-Entwicklung und Selbsterziehung zu erfassen. Er findet dann später selbst, was für ihn oder sie der Weg des Königssohnes durch Abenteuer hindurch zur Hochzeit mit der Prinzessin ist. Er erkennt in diesem Bild die Suche nach seinem höheren Wesen, mit dem sich zu vereinigen Ziel der inneren Entwicklung ist.

Wer öfter Märchen erzählt, weiß mit der Zeit ganz genau, welche Wahrheiten in ihnen verborgen sind.

Manche Inhalte erscheinen nur so lange als »grausam«, wie die Bildnatur der hier zugrunde liegenden Gedanken nicht durchschaut wird. Kleine Kinder sind in dieser Hinsicht unbefangener und nehmen den »Kampf mit dem Drachen« einfach als Prüfung hin, die auf dem Weg zum Guten zu bestehen ist.

Angst kann dabei nur dann entstehen, wenn die Märchen dramatisierend vorgetragen werden. Ruhig erzählt, fühlt sich das Kind in den geschilderten Ereignissen seelisch »zu Hause«. Denn sie stellen Realitäten des Seelenlebens dar, in dem das Böse und dessen Überwindung einen wesentlichen Bereich ausmachen. Diesen zu verneinen oder zu überspielen ist der Entwicklung nicht dienlich, wohl aber jede Hilfe, diesen Bereich handhaben zu lernen und zu beherrschen. Aus diesem Grund können wir das Argument nicht gelten lassen, Märchen wegen der darin vorkommenden Grausamkeiten Kindern vorzuenthalten.

Allerdings empfehlen wir nur solche Geschichten, in denen das Gute siegt. Den tragischen Ausgang einer Entwicklungskrise kann das Kind erst verstehen, wenn sein Seelenleben eine entsprechende Reife erlangt hat.

Viele Andersen-Märchen sind daher für Kinder nicht geeignet.

Warum Comics das Denkvermögen nicht fördern, sondern vielmehr korrumpieren, ist an anderer Stelle ausgeführt (vgl. Seite 578 ff.).

Empfohlene Literatur

- Philipp Gelitz, Almuth Strehlow, *Die sieben Lebensprozesse: Grundlagen und pädagogische Bedeutung in Elternhaus, Kindergarten und Schule*, Stuttgart 2013.
- Karl König, *Die ersten drei Jahre des Kindes. Erwerb des aufrechten Ganges, Erlernen der Muttersprache, Erwachen des Denkens*, Stuttgart 2013.
- Elisabeth Kübler-Ross, *Interviews mit Sterbenden*, Freiburg i.Br. 2014.
- Raymond A. Moody, *Leben nach dem Tod. Die Erforschung einer unerklärten Erfahrung*, Reinbek [16]2011.
- Jean Piaget, *Das Erwachen der Intelligenz beim Kinde*, Stuttgart [5]2003.
- Rudolf Steiner, »Die Erziehung des Kindes vom Gesichtspunkte der Geisteswissenschaft«, in: ders., *Lucifer – Gnosis* (GA 34), Dornach [2]1987.

Von der Familie ins soziale Umfeld

Zur Frage nach der Spielgruppe

Bei vielen Müttern bzw. Eltern, die nur ein Kind haben, taucht die Frage auf, wie sie die Isolation überwinden können, in der sie stehen. Oft ist damit auch die andere Frage verbunden, wie sich ihr Kind wohl sozial eingliedern und behaupten lernen wird, wenn es in der Einzelsituation aufwächst. Hier kann die Spielgruppe für Säuglinge und Kleinkinder eine entscheidende Hilfe sein. Die Erwachsenen haben dort Gelegenheit, sich über ihre Probleme zu unterhalten, sich bei deren Bewältigung gegenseitig zu helfen und sich auch zeitlich zu entlasten. Die Kinder finden Spielgenossen.

Wenn sich die Eltern bei diesen Treffen etwas Gemeinsames vornehmen wie Backen, Weben, Singen oder Musizieren, so entsteht darüber hinaus eine für die Kinder anregende, geschäftige Atmosphäre, die zur Nachahmung anregt.

Weniger anregend ist es für sie, wenn die Erwachsenen lediglich beaufsichtigend im Hintergrund sitzen und Kaffee trinken und sich über allzu Alltägliches unterhalten.

Die Ausbildung sozialer Fähigkeiten bedarf jedoch noch anderer Voraussetzungen, als sie durch die Spielgruppe gegeben sind. Um menschliche Beziehungen eingehen und pflegen zu lernen, brauchen die Kinder ein Vorbild, und das können ihnen Babys und Kleinkinder nicht geben. Beginnt doch die Fähigkeit, eine konstante Ich-Du-Beziehung außerhalb der Familie aufzunehmen, erst etwa mit dem dritten Lebensjahr, wenn das Kind zu sich »Ich« sagt. Vor diesem Zeitpunkt ist daher das Zusammenleben mit wenigen oder einer konstanten Bezugsperson in vertrautem täglichem Umgang die beste Förderung sozialer Verbindlichkeit. Auch eine feste Wohngemeinschaft kann in dieser Hinsicht mehr leisten als eine Spielgruppe.

Hinzu kommt jedoch zunehmend auch die Tatsache, dass Eltern oder Alleinerziehende sich ihren Kleinkindern gegenüber hilflos, ja fremd fühlen. Entsprechend wächst die Nachfrage nach einer pädagogischen Anleitung wie z.B. dem Prager Eltern-Kind-Programm (PEKiP®) oder aber nach einer professionellen Betreuung der Kinder.

Bedenkt man die rapide Abnahme der Kinderzahl, die Zunahme der alten Menschen und dann die Tatsache, dass immer mehr Kinder beziehungsarm aufwachsen, dann gibt dies Anlass zu großer Sorge bezüglich der Entwicklung sozialer Fähigkeiten. Um hier weiterzukommen, entstehen an manchen Orten aus der Waldorf-Kindergarten-Bewegung auch sogenannte Elternschulen, die den Eltern zusammen mit den Kindern Anregungen und Anleitungen geben, wie sie den Entwicklungsbedürfnissen ihrer Kinder gerecht werden können.

Kinder brauchen eine Pädagogik, die – soweit es irgend möglich ist – Bedingungen schafft, unter denen liebevolles Interesse, anregende Tätigkeiten und konstante menschliche Beziehungen wirksam werden können.[162]

Betreuung in den ersten drei Jahren: Kindergarten – Kindertagesstätte – frühe Förderung

Nach dem neuen Kindergartengesetz gilt seit 2013: »Ein Kind, das das erste Lebensjahr vollendet hat, hat bis zur Vollendung des dritten Lebensjahres Anspruch auf Förderung in einer Tageseinrichtung«, auch wenn dies vielerorts noch nicht umgesetzt werden kann. Obwohl die Fremdunterbringung von Kindern unter drei Jahren immer einen Kompromiss darstellt, ist sie aus beruflichen oder anderen Gründen oft unumgänglich.

Bewährte Alternativen zu öffentlichen Einrichtungen

- Die alternierende Berufsausübung seitens der Eltern,
- der Zusammenschluss zweier Mütter zur Versorgung ihrer Kinder,
- eine in die Wohnung kommende Person, die für das Kind sorgt und gleichzeitig den Haushalt führt,
- eine Familie mit Kindern, die noch »Kapazitäten« frei hat,
- eine Tagesmutter, der das Kind – nach einer Eingewöhnungszeit – gebracht wird,
- Großeltern, die in der Nähe sind und diese Aufgabe gerne übernehmen.

Nicht immer lassen sich jedoch solche Lösungen finden, und dann bildet die Kindertagesstätte oder die Kinderkrippe für die Kleinen die Vorstufe zur Kindergartenzeit. Hier gibt es inzwischen auch Modelle, die den besonderen Bedürfnissen und Notwendigkeiten der Kinder in den ersten drei Lebensjahren Rechnung tragen. Gute Eltern- und Erzieherschulung und die Erkenntnis, dass der abrupte Wechsel vom Elternhaus in die Fremderziehung für das kleine Kind einen pathologischen Stress bedeutet, ermöglichen heute in vielen Einrichtungen eine kindgerechte Arbeit. Zu diesen Einrichtungen zählen auch die Waldorfkinderkrippen. Hier wird z.B. großer Wert auf eine je nach der Situation des Kindes gestaltete Übergangszeit gelegt, durch die sich das Kind in Ruhe an den neuen Ort und die neue Bezugsperson gewöhnen kann.[163] Auch werden dort altersgerechte künstlerische und praktische Tätigkeiten gehandhabt und auf den Einsatz elektronischer Medien verzichtet.

Frühförderung

Bringen Kinder Schäden mit, weil sie keine zureichende Förderung ihrer Entwicklung erfahren haben, kann die Kindergartenzeit manches noch ausgleichen helfen. Auch ist sehr zu begrüßen, dass gegenwärtig an vielseitigen Konzepten zur Frühförderung in den ersten drei Lebensjahren gearbeitet wird[164] und auch reiche Angebote für die heilpädagogische Einzelförderung bestehen.

Kindergarten – wann und warum?

Wenn die Mutter ganztags zu Hause sein kann, lautet die Frage anders: Wann soll mein Kind in den Kindergarten, und warum soll es überhaupt dorthin?

Die Antwort hierauf kann nur individuell gefunden werden. In einer günstigen Umgebung mit einem Elternteil zu Hause und anderen Kindern zum Spielen in der

Nähe ist der Kindergartenbesuch ganz sicher nicht notwendig. Ob er dennoch zu empfehlen ist, hängt vom Tageslauf zu Hause ab, von den pädagogischen Möglichkeiten der Eltern, vom Konzept des infrage kommenden Kindergartens und nicht zuletzt von der Persönlichkeit der Kindergärtnerin.

Ein voll technisierter Haushalt spricht z.B. für den Kindergarten, wenn dort gebacken, gewaschen und gekocht wird. Medien oder skurrile Figuren oder intellektuelle Frühtrainingsprogramme im Kindergarten würden dagegen für den Verbleib zu Hause sprechen.

Wir empfehlen den Kindergartenbesuch wiederum, wenn sich im Gespräch mit den Eltern herausstellt, dass der Tag zu Hause sehr unrhythmisch verläuft, oder aber, wenn eine gespannte Atmosphäre herrscht. Oft gelingt es in solchen Fällen dann auch, dass die Eltern im Gespräch mit der Kindergärtnerin Anregungen bekommen, in welcher Art sich vielleicht die häusliche Umgebung kindgerechter gestalten lässt.

Liegt bei dem Kind eine Krankheit oder Behinderung vor oder ist es vielleicht noch nicht »trocken«, so sehen wir darin keinen Grund, es nicht in den Kindergarten zu schicken. Hier ist natürlich vorher ein ausführliches Gespräch mit der Kindergärtnerin und eventuell auch mit dem Kinderarzt nötig. Gerade in sozialer Hinsicht ist die Integration eines behinderten, entwicklungsverzögerten oder kranken Kindes in den Kindergarten außerordentlich wichtig – nicht nur für das betroffene Kind, sondern auch für die gesunden Kinder, die so lernen, aufeinander Rücksicht zu nehmen und miteinander umzugehen.

Kindergartenreife

Reif für den Besuch des Kindergartens ist das Kind, wenn es selbstständige Gänge unternehmen kann, wenn es z.B. von sich aus schon einmal von zu Hause weggelaufen ist und wieder zurückgefunden hat oder wenn es von einem Spielkameraden aus allein nach Hause gehen möchte und nicht wartet, bis es abgeholt wird. Solange ein Kind noch stark am »Rockzipfel« hängt, ist dieser Zeitpunkt noch nicht gekommen. Allerdings muss sich in solchen Fällen die Mutter prüfen, ob sie nicht selbst durch ihr Verhalten verhindert, dass das Kind diese notwendige Selbstständigkeit erreicht.

Ein weiteres Merkmal der Kindergartenreife ist gegeben, wenn Märchen und Geschichten von Anfang bis Ende angehört werden können. Darin zeigt sich, dass das Vorstellungsleben jetzt durch das Wort direkt lenkbar geworden ist und die Kinder infolgedessen auch innerhalb der Gruppe Aufforderungen nachkommen können.

Unserer Erfahrung nach sind diese beiden Zeichen der Kindergartenreife zumeist im Alter von dreieinhalb Jahren zu beobachten. Lassen sie sich mit vier Jahren noch nicht feststellen, so ist es sinnvoll, dies einmal mit dem Kinderarzt zu besprechen (zu den inhaltlichen Gestaltungsmöglichkeiten der Kindergartenzeit siehe Seite 479 ff.).

Ist mein Kind schulreif?

Auch wenn der Trend zur Früheinschulung geht, liegt das Einschulungsalter in den meisten Ländern noch zwischen fünf und sieben Jahren. Es gibt bestimmte Reifezeichen, die dafür sprechen, Kinder erst im siebten Jahr einzuschulen. Vorschulförderung arbeitet mit anderen Lerndispositionen und Intelligenzformen als die Schulförderung.

Der Gestaltwandel

Vom Kleinkind- bis zum Schulkindalter vollzieht sich ein eindrucksvoller Gestaltwandel. Das Verhältnis der Kopfgröße zur Rumpf- und Gliedmaßengröße ist beim Kleinkind deutlich zugunsten des Kopfes verschoben. Der ganze Habitus ist rundlich, die Gliedmaßen sind kurz, im zweiten Lebensjahr besteht sogar noch das physiologische O-Bein. Die Finger sind kurz und unter rundlichen Fettpölsterchen verborgen (sogenannte Patschhände). Der Rumpf besitzt noch keine Taille, der Rippenwinkel über dem Magen ist breit, und der Bauch wölbt sich nach vorn, als ob er im Rumpf noch nicht genügend Platz hätte.

Ganz anders das Schulkind. Arme und Beine haben sich gestreckt, das Kind kann jetzt mit den Fingerspitzen seiner linken Hand das rechte Ohr berühren und umgekehrt. Zwischen Brustraum und Bauchraum zeichnet sich die Taille ab, der Rippenwinkel über dem Magen verläuft nun im spitzen Winkel, der Bauch ist eingezogen. Kopf, Rumpf und Gliedmaßen sind auf dem Weg zu den Erwachsenenproportionen, welche jedoch erst durch den nächsten großen Gestaltwandel während der Pubertätszeit erreicht werden.

Beginn des Zahnwechsels und das Auftreten der abstrakten Denkfähigkeit

Das kleine Kind besitzt zunächst ein Lokalgedächtnis (siehe Seite 444). Dann orientiert es sich an den Wiederholungen im sprachlichen und Gewohnheitsbereich, z.B. kann sich ein Vierjähriges an eine Geschichte – bisweilen wortgetreu – wieder erinnern, wenn es sie öfters erzählt bekam und man die ersten Worte sagt, sozusagen den »Start gibt«. An alles Weitere kann sich das Kind dann selbst »erinnern«, die Ganzheit ist ja unbewusst vorhanden. Zuletzt entwickelt sich die Form des Erinnerns, die das Kind befähigt, ohne Anregung von außen rein aus eigenem gedanklichem Entschluss das Gedächtnis zu betätigen. Das Kind ist jetzt in der Lage, unabhängig von bestimmten Anlässen von außen seine Erinnerungen willkürlich zu lenken. Es kann das auch auf gezielte Fragen hin. So kann es jetzt – ohne Starthilfe – eine Geschichte wiedergeben, die vor einiger Zeit im Kindergarten erzählt worden ist. Dies markiert die Gedanken- und Erinnerungsreife, die für den Schuleintritt erforderlich ist.

Charakteristischerweise tritt die Nachahmungsfähigkeit zu diesem Zeitpunkt zurück. Sie war vorher Ausdruck dafür, dass das Kind alles im Nachvollzug »begreifen« konnte. Das Ende dieser äußerst prägbaren und bildsamen Phase ist mit dem Abnehmen der Nachahmungsfähigkeit zum Zeitpunkt der Schulreife gekommen (vgl. Seite 441 ff.). Von jetzt an muss durch bewusst geführte Lernvorgänge geschehen, was sich zuvor aufgrund der Nachahmung unbewusst vollzog.

Dieser Zeitpunkt trifft interessanterweise mit dem Auftreten des ersten bleibenden Backenzahnes (»6-Jahr-Molar«) oder eines der Schneidezähne zusammen. Damit wird manifest, dass der Zahnschmelz dieser Zähne als härteste Substanz des Körpers fertig gebildet ist und die zahnschmelzbildende Tätigkeit des Organismus zu Ende geht. Denn die Schmelzkronen der Zähne sind – mit Ausnahme der Weisheitszähne – im Alter zwischen sechs und acht Jahren ausgebildet.

Dieser Tatbestand wird in der Pädagogik gegenwärtig wenig beachtet. In den Waldorfschulen wird ihm hingegen Bedeutung zugemessen. Warum?

Wie schon erwähnt (siehe Seite 445), wird von der anthroposophischen Geisteswissenschaft die Frage beantwortet, was mit der organbildenden Tätigkeit geschieht, wenn ein Organ bzw. eine Körpersubstanz fertig ausgebildet ist. Diese bildenden Kräfte werden danach größtenteils frei für die gestaltende Denktätigkeit. Es bleibt nur so viel in der Lebenstätigkeit im Körper zurück, wie zur Regeneration des betreffenden Organs oder einer Funktion nötig ist. Dabei bildet jedoch die zahnschmelzbildende Tätigkeit eine entscheidende Ausnahme. Denn wie jeder weiß, der schon einmal beim Zahnarzt war: Der Zahnschmelz regeneriert sich nicht! Da er keine Möglichkeit besitzt, sich nach einer Schädigung neu zu bilden, geht die Zahnschmelz bildende Tätigkeit vollständig in die Denktätigkeit über; die aus der Schmelzkronenentwicklung frei werdenden Gestaltungskräfte stehen ganz und gar für die Denktätigkeit zur Verfügung. Das bedeutet, dass hier Gestaltungskräfte frei werden für das Denken, die keine Regeneration mehr zu besorgen haben und sich folglich ganz von der körperlichen Wirksamkeit loslösen können. Daher tritt zur Zeit der Schmelzkronenreife das abstrakte Gedächtnis des Schulkindes auf und damit zugleich ein untrügliches Zeichen der Schulreife.

Es tritt für die Gedankenentwicklung erstmals die Möglichkeit der reinen Abstraktion auf. Dies bedeutet wie bereits erwähnt, dass etwas einmal vom Kind – z.B. in der Schule – Gehörtes im Gedächtnis festgehalten und auch zu Hause noch erinnert werden kann. Abstrakt bedeutet eben losgelöst von einem bestimmten Raum-/Zeit-Kontext und entsprechend auch von der Sinneswelt.

Damit ist der Grund gelegt für das Bilden von abstrakten Begriffen und klar umrissenen Vorstellungen, wie sie das Kind im Laufe seiner schulischen Entwicklung handhaben lernt.

Wird die Abstraktionsfähigkeit früher trainiert und ihre natürliche Entwicklung nicht abgewartet, so wirkt dies beschleunigend auf die körperliche Reifung (Akzeleration) und schwächt die Vitalität des Kindes – werden damit doch Kräfte bereits zum Denken abgezogen, die eigentlich noch der körperlichen Reifung dienen sollten.

»Alles zu seiner Zeit« ist das Geheimnis gesunder Entwicklung. Dies erfährt durch die Rücksichtnahme auf die »Metamorphose von Lebenstätigkeit in Gedankentätigkeit« eine entscheidende Konkretisierung.

Sprachliche Ausdrucksfähigkeit

Ein schulreifes Kind ist in der Lage, Geschichten in ganzen Sätzen nachzuerzählen, sämtliche Laute zu beherrschen und zu singen.

Es kann seine eigenen Erfahrungen beschreiben und differenziert zum Ausdruck bringen, was es sagen will.

Körperliche Geschicklichkeit

- Einen Ball einhändig in die Luft werfen und beidhändig wieder auffangen,
- balancieren,
- Ein-Bein-Hüpfen nach rechts, links, vorwärts, rückwärts und seitwärts,
- auf Zehen gehen und stehen,
- mit den Fingern feinere Tätigkeiten ausführen (z.B. Strohsterne basteln, Fingerweben, Perlen auffädeln und Ähnliches),
- die wichtigsten Alltagstätigkeiten im Haushalt beherrschen wie Tischdecken, Abwaschen und Abtrocknen,
- sich selbstständig an- und ausziehen, kleinere Haken und Knöpfe schließen und öffnen sowie
- die Schuhe binden.

Soziale Schulreife

Ist ein Kind in der Lage, sich in eine Gemeinschaft zu integrieren, so hat es die soziale Schulreife erlangt. Hierzu gehört, dass es – mithilfe des Lehrers – seine eigenen Interessen mit denen der anderen in Einklang bringen lernt. Es muss Aufforderungen nachkommen und eigene Erfahrungen vorbringen können.

Meist tritt die soziale Schulreife später auf als die intellektuelle und wird erst im Laufe des zweiten Schuljahres erworben.

! Die Entscheidung für oder gegen die Einschulung hängt nicht von Einzelfaktoren ab, sondern wird – unter Einbezug der Mitentscheidung des Kindes – in Form eines Gesamturteiles gefällt.

Insbesondere in einer Zeit, in der die Vorverlegung des Einschulungsalters propagiert wird, muss sorgfältig abgewogen werden, wo das Kind mehr altersgerechte Förderung erfährt: im Kindergarten, in einer kindgerechten Basalstufe oder einer vorverlegten ersten Klasse mit dem üblichen Lehrplan. Letztlich hängt alles davon ab, *was mit dem Kind geschieht,* und nicht, ob man die Institution Kindergarten oder Schule nennt.

In Zweifelsfällen ist es gut, sich mit dem Arzt oder Schulpsychologen ein Bild vom körperlichen und seelischen Gesamtzustand des Kindes zu machen und gemeinsam zu entscheiden. Dabei sollte auch der soziale Gesichtspunkt berücksichtigt werden, dass ein Klassenältester oder -jüngster verschiedenen Erfahrungen ausgesetzt ist. So sollte auch eine Teilleistungsschwäche oder Behinderung nicht davon abhalten, das Kind möglichst gleichaltrig mit den anderen einzuschulen.

Körperliche Geschicklichkeit und sprachliche Ausdrucksfähigkeit sind

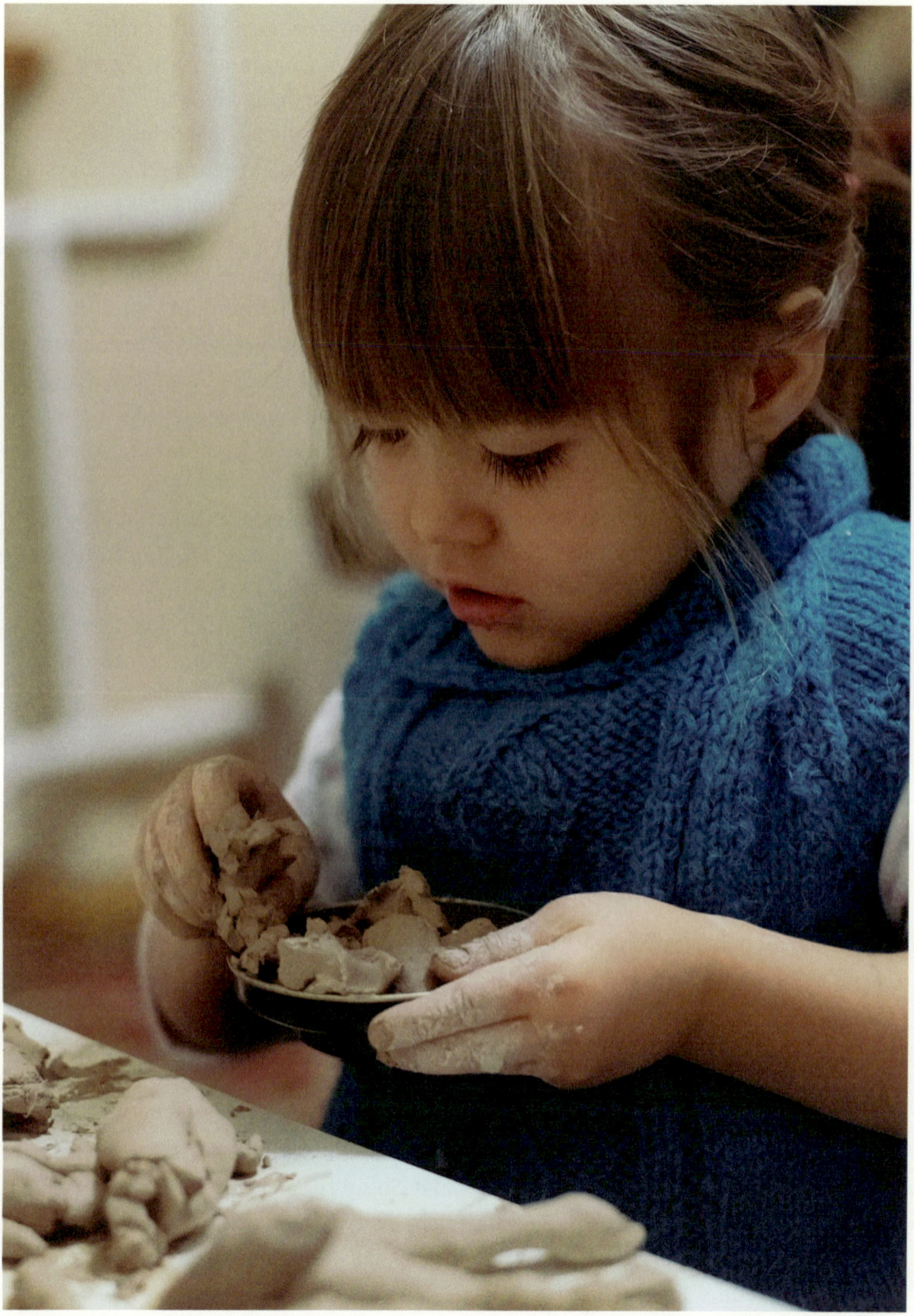

Schulreif oder noch nicht? Auch die Fingerfertigkeit ist ein Kriterium für die Einschätzung der Schulreife.

Grundlagen für Erfolg und Freude beim Lernen in der Schule. Je mehr ein Kind aufgrund von Vorbild und Nachahmung aus der Vorschulzeit mitbringt, umso besser.

Auf keinen Fall empfehlen wir den Eltern, vor der Aufnahmesprechstunde in der Schule mit ihren Kindern zu trainieren. Das Ergebnis ist oft eine Blockade vor dem Lehrer oder Arzt, der die Schulreife feststellen möchte.

Empfohlene Literatur

- Michaela Glöckler (Hrsg.), *Gesundheit und Schule. Schulärztliche Tätigkeit an Waldorfschulen und Rudolf-Steiner-Schulen*, Dornach 1998.
- Dolph Kohnstamm, *Und plötzlich wurde mir klar: Ich bin ich! Die Entdeckung des Selbst im Kindesalter*, Bern 2004.
- Peter Lang, *Lasst den Kindern Zeit. Erziehung und Bildung für Kinder bis zur Schulfähigkeit*, Neustadt/Weinstraße 2000.
- Remo H. Largo, *Kinderjahre. Die Individualität des Kindes als erzieherische Herausforderung*, München [18]2009.
- Remo H. Largo, Martin Beglinger, *Schülerjahre. Wie Kinder besser lernen*, München 2010.
- Henning Köhler, *Von ängstlichen, traurigen und unruhigen Kindern. Grundlagen einer spirituellen Erziehungspraxis*, Stuttgart [8]2014.

»Familie werden« und »zu Hause sein« Worauf kommt es an?

Familie ist der Ort, an dem wir Urvertrauen und Lebensfreude entwickeln können. Hier entstehen Wurzeln, die später einem Sturm trotzen können. Je besser es uns gelingt, uns auf die individuellen Bedürfnisse und die Eigenheiten der Kinder einzustellen, desto besser werden sie sich entwickeln und desto geringer wird der erzieherische Aufwand sein – so die Erfahrung langjähriger Kinderärzte und Familienberater.

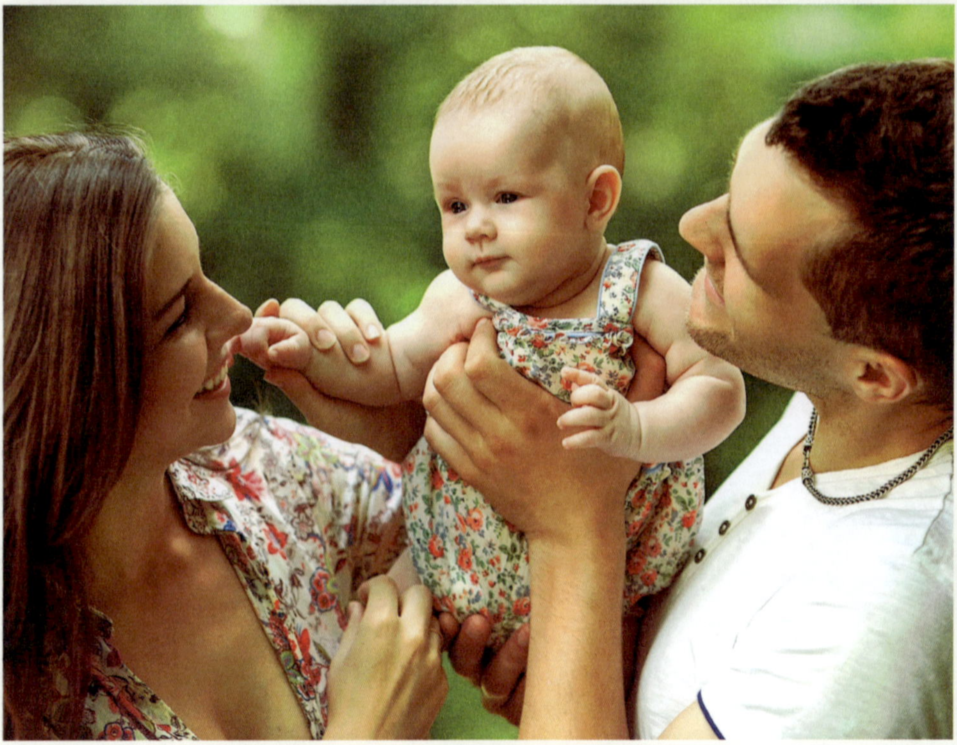

Kinder brauchen ein Zuhause – einen sicheren Ort, wo sie sich angenommen, verstanden und unterstützt fühlen. Ein solcher Ort war der Mutterleib. Nach der Geburt muss dieser Ort neu geschaffen werden. Wie dies geschieht, ist so verschieden wie das Schicksal des Kindes und seiner Eltern. Wir möchten dazu Gesichtspunkte und Hilfen beschreiben, die in jeder Lebenslage in abgewandelter Form anwendbar sind.

Mutter und Vater werden: Rollenverständnis und Lebensrealität

Die Worte »Mutter« und »Vater« sowie »Kind« bezeichnen etwas anderes als z.B. Rainer, Tina und Florian. Sie deuten auf eine namen- und personenunabhängige Qualität hin, auf etwas Ideelles, Urbildliches. Sie markieren nicht nur den Archetyp einer Familie, sondern finden sich auch mehr oder weniger deutlich als trinitarisches Schöpfungsprinzip in den Mythen alter Kulturen und den Weltreligionen.

Dabei ist es interessant, dass die ideelle Bedeutung aus der natürlichen ablesbar ist. Es ist der Kinderwunsch, das Kind, das die Mutter zur Mutter macht und den Vater zum Vater. Durch Zeugung, Empfängnis, Schwangerschaft und Geburt werden die naturgegebenen Vorbilder für das sogenannte »Rollenverständnis« veranlagt.

Als Frau erlebt man das Mutterwerden in hohem Maße als körperlichen Vorgang, in dem das Kind von einem Besitz ergreift und in uns heranreift. Der Mann hingegen, der den Prozess zwar physisch angestoßen hat, erlebt das Vaterwerden überwiegend seelisch. Ihm kommt die wahrnehmende, Schwangerschaft und Geburt begleitende Rolle zu. Daraus ergibt sich sinnvollerweise, dass er helfend zur Verfügung stehen kann, nicht nur in den Wochen und Monaten nach der Entbindung, sondern auch darüber hinaus. Dies trifft beim Vater idealerweise auf eine instinktive Neigung, und er freut sich, für Schutz, Sicherheit und Bedürftigkeiten von Mutter und Kind etwas zu unternehmen. Er ist möglicherweise verletzt, wenn er an derlei Taten gehindert wird oder seine Bestrebungen unvollkommen erscheinen oder nicht ernst genommen werden. Das spezifisch Väterliche liegt in der Fähigkeit, für Mutter und Kind äußerlich und innerlich da zu sein, sie wahrzunehmen und im Bewusstsein zu tragen. Daraus entspringt das tiefe Zugehörigkeitsgefühl, in dem Mutter und Kind sich seelisch geborgen fühlen können.

In diesem durch das väterliche Interesse eröffneten Seelenraum können sich die spezifischen Fähigkeiten der Mutter leichter entfalten: Sie liegen in der Bereitschaft und Offenheit, mit Geduld und Freude die unendlich vielen immer wiederkehrenden Handlungen zu besorgen, die das Aufwachsen des Kindes in der ersten Zeit erfordert. Ein Glück für das Kind, wenn es in der engen Beziehung zu zwei grundverschiedenen, sich gegenseitig achtenden Menschen aufwächst.

Selbstverständlich können diese Funktionen oder »Rollen« weitgehend auch von anderen Menschen wahrgenommen werden – bis hin zur heute häufiger werdenden Adoption eines Kindes auch von gleichgeschlechtlichen Paaren. Entscheidend ist jedoch, dass die in der ersten Zeit so wichtige physisch-körperliche Nähe, die der Übergang vom Mutterleib in die schrittweise Emanzipation erfordert, von der primären Bezugsperson geleistet werden kann und dass außerdem ein zweiter Mensch da ist – auch wenn dies die Nachbarin oder die entfernter wohnende Großmutter oder Freundin ist, die an diesem Geschehen ebenfalls lebhaft-warmen Anteil nimmt.

Auf dieser Notwendigkeit beruht auch die Sitte, zur Taufe Taufpaten zu benennen. Dies sind Menschen, die sich freiwillig verpflichten, für »ihren Täufling« da zu sein und ihn mit im Bewusstsein zu haben, wo man auch gerade ist. Ist doch das wahre »Zuhause« nicht das Haus oder die Wohnung. Es ist vielmehr der Seelenraum zwischen den Erwachsenen und dem Kind, das Gefühl, bei Menschen seelisch angekommen, gekannt und geborgen zu sein.

Erziehungszeit, Elternzeit

In Anerkennung der spezifischen Entwicklungsbedürfnisse des kleinen Kindes gibt es in Deutschland – abgesehen vom Mutterschutz, der sechs Wochen vor der Entbindung beginnt und acht Wochen danach endet – eine Erziehungszeit für Mutter oder Vater mit einer Dauer von bis zu drei Jahren. In dieser Zeit besteht Kündigungsschutz aus Erziehungsgründen, und im ersten Jahr wird noch eine Ausgleichszahlung (Elterngeld) – je nach Familieneinkommen – gewährt.[165]

»Mutter sein«, d.h. für Kinder leiblich und seelisch rund um die Uhr da zu sein, ist im Grunde ein vollgültiger Beruf. Es wäre richtig, wenn er auch eine finanzielle Anerkennung aus öffentlichen Mitteln erfahren würde! Die für eine solch wünschenswerte Honorierung nachzuweisende »Weiterbildung zum Mutter- und Kleinkinderzieherin-Sein« machen die meisten Mütter ohnehin freiwillig, weil sie ihre Verantwortung für das Kind ernst nehmen. Kinder danken es ihren Eltern mit Gesundheit und Lebensfreude, wenn sie – insbesondere in der Vorschulzeit – ein wirkliches Zuhause hatten, einen Lebensraum, wo man Zeit für sie hatte und die Mutter nicht etwas anderes arbeiten musste, um Geld zu verdienen.

Wir empfehlen daher, diese Erziehungszeit im Interesse des Kindes wenn irgend möglich zu nehmen. Was in den ersten drei Jahren beim Kind aufgebaut werden kann an Erleben von Geborgenheit, Vertrauen und konstanter Beziehung, ist durch nichts zu ersetzen.

Wer als Kind die rückhaltlose liebevolle Bejahung seines Wesens – so wie es ist – erlebt hat und die Bemühung um das rein

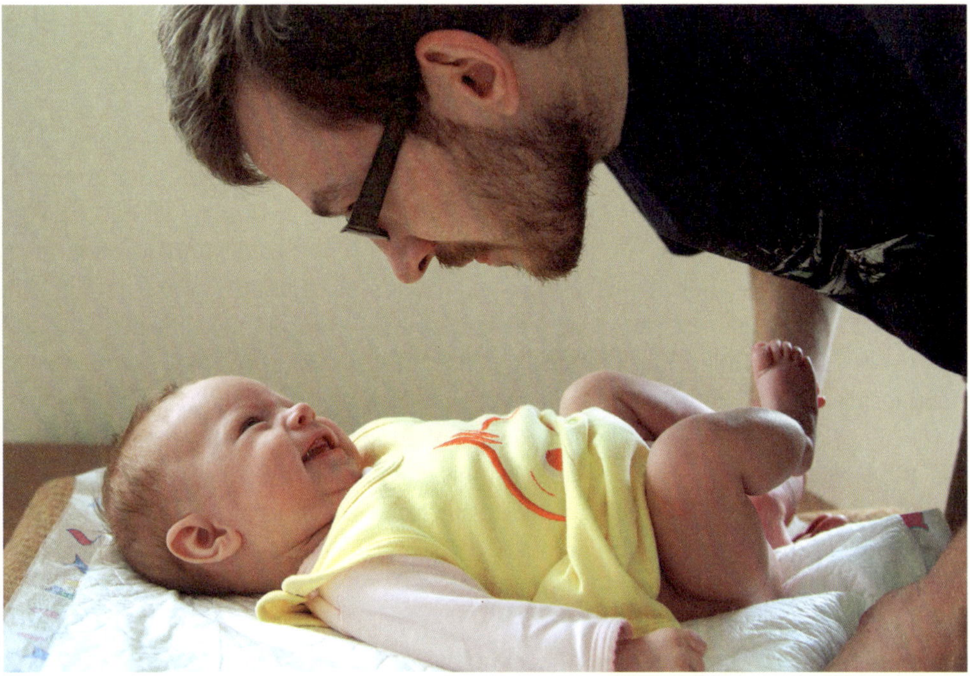

Wenn beide Eltern einverstanden sind, ist ein Rollentausch unproblematisch.

Menschliche, Wahre und Gute, schaut gerne auf seine Kindheit zurück, auch wenn materielle Armut und Not geherrscht haben. Jacques Lusseyran beschrieb in seiner Biografie die Liebe seiner Eltern zu ihm – dem später dann erblindeten Kind – als die »magische Rüstung«, die, wenn sie einmal angelegt ist, Schutz verleiht für das ganze Leben.[166]

Zum Rollentausch

Wenn beide Eltern einverstanden sind, ist ein Rollentausch nicht problematisch. Der Vater kann die mütterlichen Funktionen in hohem Maß erlernen, ebenso wie die Frau im Berufsleben stehen kann.

In Familien, in denen die Mutter die Verdienende ist, ist es schön zu sehen, wie beide Eltern versuchen, ihre naturgegebenen und neu erworbenen Fähigkeiten optimal aufeinander abzustimmen.

Schwieriger ist es, wenn dieser Rollentausch durch die Kündigung der väterlichen Arbeitsstelle erzwungenermaßen entsteht. Hier bedarf es einer großen Anstrengung, um der Resignation zu entgehen, noch mehr, wenn auch die Mutter keine Arbeit findet oder nicht genug verdient. Wenn es dennoch gelingt, eine positive Lebenshaltung zu bewahren, die Kontakte zu befreundeten Familien erst recht zu pflegen und sich für andere nützlich zu machen, wirkt ein solcher Versuch umso stärker auch auf die Kinder vorbildhaft.

Allein erziehen

Alleinerziehende vertreten Mutter und Vater in einer Person und können sich meist ein soziales Umfeld schaffen, in dem das Kind findet, was es braucht.

Schwierig wird es, wenn die alleinerziehende Mutter oder der alleinerziehende Vater Erwartungen an das Kind hat, die dieses nicht erfüllen kann, oder Erziehungsprinzipien, die keinen Ausgleich durch den Partner finden. So ist es für das Kind vielfach am besten, wenn die getrennt lebenden Eltern doch freundschaftlichen Kontakt pflegen oder aber andere feste Bindungen bestehen, die hier ausgleichend wirken können.

Ist dies nicht möglich, werden Mutter und Kind oder die Kinder vom Vater verlassen, so dauert es mindestens zwei Jahre, bis sich die äußeren Verhältnisse für Mutter und Kinder wieder geordnet haben und die inneren Verletzungen zu heilen beginnen. Da ist es – ganz unabhängig von der zu bewältigenden Konfliktsituation – wichtig, dass die Mutter das Positive, das sie mit dem Vater des Kindes zusammengebracht hat, nicht vergisst, sondern es pflegt und dazu steht. Denn dem verdankt das Kind sein Leben. Es bedeutet Kraft und Sicherheit für das Kind, wenn es das erleben darf.

Dasselbe gilt, wenn die Mutter den Vater mit den Kindern oder dem Kind zurücklässt, was zwar deutlich seltener, aber doch immer wieder vorkommt.

Bei den Zurückbleibenden ist oft zu beobachten, wie Mütter selbstständiger und freier werden und Väter ein beziehungsvolleres, wahrnehmenderes Wesen entwickelt, was beides positiv auf die Kinder zurückwirkt.

Hat man ein Kind aus einer gewaltsamen Beziehung empfangen, so ist zunächst das Kind der Dreh- und Angelpunkt, bevor sich dann das soziale Umfeld bildet, das durch seine Ankunft neu entsteht. Oft spüren die betroffenen Mütter ganz genau, dass das Kind zu *ihnen* kommen will, und so tragen sie es aus, selbst wenn das Umfeld zu einem Schwangerschaftsabbruch geraten hat. Hier kann helfen, sich spirituell zu orientieren und mit Schicksalsfragen zu beschäftigen.[167]

Wenn die Mutter arbeiten will

Ein Beispiel: Während einer Allgemeinuntersuchung eines knapp einjährigen Kindes fragt die Mutter mit einem Mal verzweifelt, was denn für das Kind in den ersten Lebensjahren wichtiger sei: die konstante Bezugsperson oder eine glückliche, zufriedene Mutter. Der Arzt versteht nicht gleich den Zusammenhang. Die Mutter erläutert: Sie habe ihr Studium abgebrochen, als das Kind unterwegs gewesen sei, und jetzt halte sie es einfach nicht mehr aus. Sie habe es eigentlich richtig machen und für das Kind ganz da sein wollen. Jetzt aber merke sie, dass sie auf dem Weg in die Depression sei. Sie sehe einfach nicht ein, warum für ihren Mann das Leben selbstverständlich weitergehe, auf sie aber, wenn sie etwas für ihre Ausbildung tun wolle, vonseiten ihrer Umgebung moralischer Druck ausgeübt werde. Sie würde mit dem Vorwurf konfrontiert, ihren Pflichten als Mutter ausweichen zu wollen und das Kindeswohl nicht genug im Auge zu haben.

Damit ist an eines jener vielen Mutterschicksale gerührt, die ganz individuell zu betrachten und zu bewältigen sind und die doch alle ähnliche Fragen aufwerfen: *Wie wird man seiner Verantwortung als Mutter gerecht, auch wenn man diese Rolle nicht 24 Stunden am Tag selbst übernimmt?*

Die Tragik vieler junger Mütter liegt heute auch darin, dass sie zunächst gern ihre Aufgabe in Angriff nehmen, dann jedoch merken, dass sie der Enge und Beschränktheit des häuslichen Kreises nicht gewachsen sind. Meist ist der Vater dann beruflich stark eingespannt, und Verwandte, die entlasten könnten, wohnen weit weg.

Andererseits hängt es mit der Oberflächlichkeit des heutigen Erziehungs- und Bildungslebens zusammen, wenn das Schöne und Belebende einer inneren Vertiefung und das Pflegen kultureller Werte gar nicht bekannt sind oder gesucht werden. In Situationen, wo an Rollentausch nicht zu denken ist oder er nicht gewollt wird, muss daher nach Auswegen und Hilfen gesucht werden, wie sie im Abschnitt über die Spielgruppe und Kleinkindförderung skizziert sind (siehe Seite 450 ff.).

Im oben angeführten Fall lautete die Antwort auf die Frage der Mutter ganz klar: Die glückliche Mutter ist wichtiger für das Kind als die deprimierte! Selbstverständlich kann und sollte die Mutter ihr Studium wieder aufnehmen, wenn sie das will. Es muss nur überlegt und mit dem sozialen Umfeld geplant werden, wie dies am besten einzurichten ist, sodass das Kind darunter nicht zu leiden hat. Eine dankbare, selbstständige Mutter zu erleben ist für ein Kind ein gutes Vorbild, auch wenn die Zeiten dieses Erlebens nicht denen einer Vollzeitmutter entsprechen.

In einer solchen Situation können aber auch ganz grundsätzliche Fragen bewusst werden: Warum bin ich eigentlich unzufrieden mit meiner Lebenslage? Liegt das vielleicht nur daran, dass ich mich nicht frei und mit eigenem Willen dazu entschließen konnte? Lässt sich das vielleicht nachholen?

Es ist für einen selbst, aber auch für die Kinder erlösend, wenn an die Stelle der Resignation die aktive Auseinandersetzung mit der eigenen Lebenssituation treten kann. Denn oft ist es auch so, dass die Mütter zwar gerne zu Hause sind und diese Aufgabe wahrnehmen wollen, aber ihren eigenen Ansprüchen nicht gerecht werden und daran leiden. Eine Mutter z.B. empfand in einer solchen Situation, wie gut es war, dass ihr das klar wurde und sie den Mut entwickelte, die Familie hin zur Nachbarschaft und zu Freunden und den Großeltern zu öffnen. Sie musste nur die Angst überwinden, diese Menschen könnten dann auch die Unvollkommenheiten im eigenen Haushalt wahrnehmen.

Zu sich stehen zu lernen, nicht zu meinen, man müsste sich andauernd anderen gegenüber beweisen, gehört ebenso zum Erwachsenwerden wie bewusst die Kon-

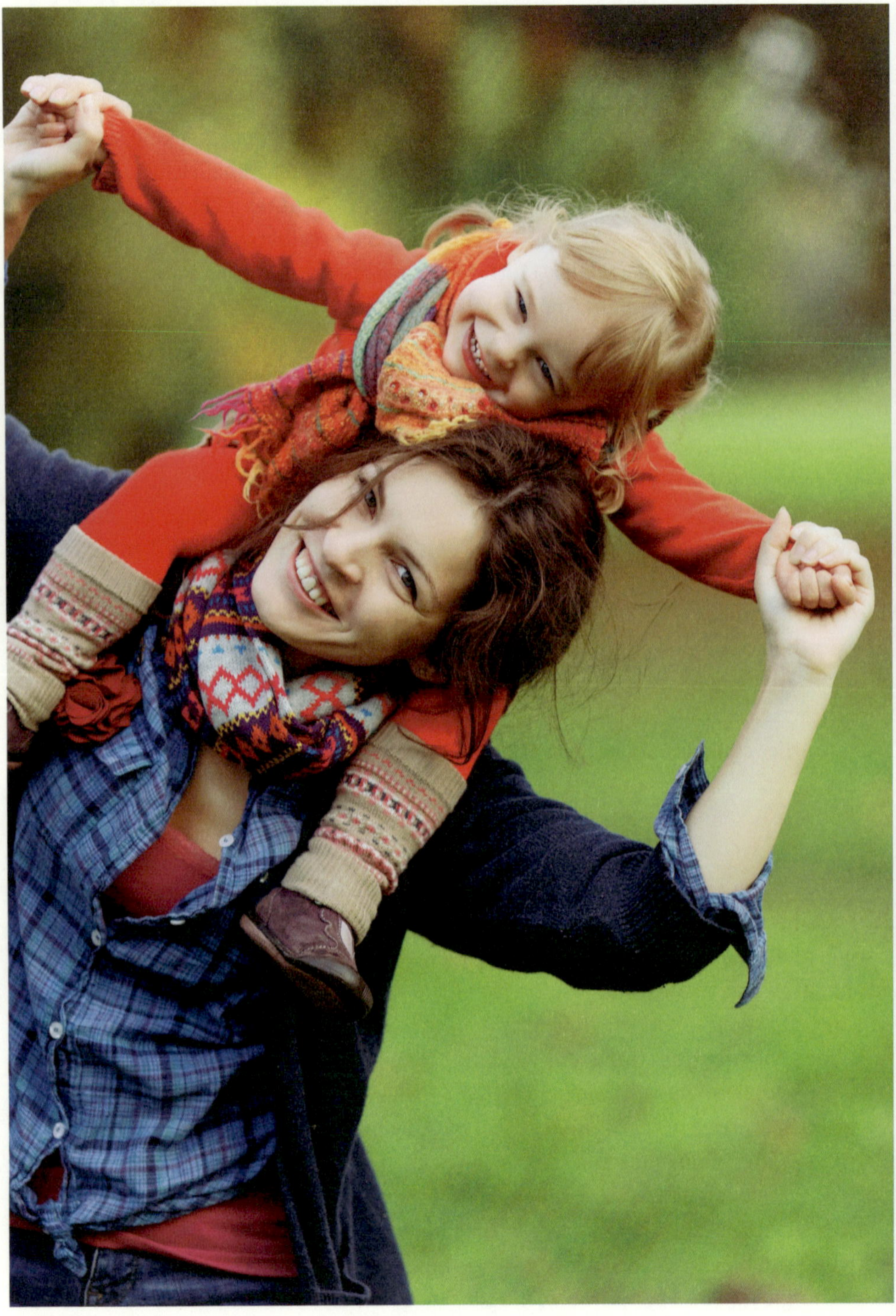

Ist die Mutter mit ihrer Situation zufrieden, profitiert auch das Kind davon.

sequenzen seines Tuns zu tragen. Ist so etwas gelungen, dann entstehen neue Sicherheiten und Freiräume für persönliche Initiativen. Dann können auch alte Wünsche wieder aufgegriffen werden und ihren Platz finden wie z.B. eine Fremdsprache zu erlernen, einen Online-Fernkurs zu buchen oder Gitarre zu spielen, auch wenn es täglich nur eine Viertelstunde ist.

Für Kinder ist es ein großer Gewinn, die Mutter auch mit einer Tätigkeit beschäftigt zu sehen, die nichts mit ihnen zu tun hat. Spätestens wenn alle Kinder in die Schule gehen, kann auch die Vollzeitmutter wieder vermehrt außerhäusliche Initiativen wahrnehmen.

Schauen wir auf die bisher angesprochenen Probleme, so wird erkennbar, dass wichtigste Hilfsreserven im Freundeskreis und in der Verwandtschaft liegen, wenn es zu Schwierigkeiten kommt.

Adoptiv- und Pflegekinder

Zunächst einige Beispiele, beginnend mit dem Erfahrungsbericht einer Adoptivfamilie:

■ »Wir sind eine normale, glückliche Familie. Unsere Tochter hat eine andere Hautfarbe als wir, und wir durften ihre ersten drei Erdenmonate nur mit Gedanken und Wünschen über eine große Distanz hinweg begleiten. Aber seither steht sie im Mittelpunkt unserer Kleinstfamilie, d.h. sie fordert mit einem Lächeln Zuwendung und Fröhlichkeit, sobald sie die Augen aufschlägt. Sie hat die Sonne Afrikas in unser vorher ichbezogenes Leben gebracht und nimmt Liebe und Förderung dankbar auf. So entwickelt sie sich zu einem kräftigen, aufgeschlossenen und fröhlichen Mädchen. Mit Singen und Tanzen lassen sich alltägliche Traurigkeiten und Launen überwinden.

Der Vater stimmt seine Arbeitszeit so mit dem Familienrhythmus ab, dass fast immer Zeit zum Toben und Turnen bleibt. Meine Arbeit als Kinderärztin ruht überwiegend, dafür machen mich die täglichen Aufgaben der Mutter, Hausfrau und Gärtnerin zufrieden. Wenn ich hin und wieder beruflich arbeite, merke ich, wie viel besser ich die Sorgen der anderen Mütter und die Ängste der Kinder verstehen kann.

Abends gönnen mein Mann und ich uns regelmäßig klärende Zweisamkeit und bearbeiten Sorgen und Probleme des Tages. Wir merken beide, wie sehr man sich als Eltern und Vorbild vor allem selber erziehen muss.

Diesem Familiengefühl gingen viele Ängste und Überlegungen voraus. Im Vorfeld hatten wir uns gegen eine Aufnahme von Pflegekindern entschieden, da wir uns den hohen pädagogischen Anforderungen gegenüber Kindern aus sozialen Krisensituationen nicht gewachsen fühlten und eine zu geringe Identifikation mit dem Kind befürchteten.

So entschieden wir uns für eine Auslandsadoption, der wir unvoreingenommener entgegensehen konnten. Dass das Schicksal ein Kind für uns bereithielt, glaubten wir fest; dass wir dafür um die halbe Welt fliegen mussten, schweißte uns nur enger zusammen.

An die Tatsache, dass wir überall auffallen und häufig befragt werden, haben wir uns bereits gewöhnt. Wir hoffen für unsere Tochter, dass sie in Zukunft ihr Schicksal akzeptieren wird, ihre Talente entfaltet und zu einem freien, liebenden Menschen heranwächst.

In nächster Zeit wollen wir ein weiteres Kind aus Afrika adoptieren.«

■ Ein Ehepaar mit zwei eigenen Kindern meldet sich beim Jugendamt, um ein drittes zu adoptieren, das – wie sie sagen – auch behindert sein darf. Sie erklären sich schon vor der Geburt eines fraglich behinderten Kindes, dessen junge Mutter es nicht hätte versorgen können, zur Adoption bereit. Dieses Kind bedarf in den ersten zwei Lebensjahren mehrerer größerer Operationen, um überhaupt zu überleben. Die Adoptiveltern begleiten es mit Selbstverständlichkeit durch alle Krankenhausaufenthalte und sonstige Schwierigkeiten bis an die Grenze ihrer Kräfte. Dann entwickelt sich das Kind als fröhlicher, völlig integrierter Mensch in Familie und Schule, trotz seiner Behinderung.

■ Ein anderes Ehepaar entschließt sich, nachdem die eigenen Kinder älter geworden sind, Kinder aus Heimen und sozial schwierigen Situationen in Pflege zu nehmen, unter ihnen auch schwer körperlich behinderte und solche mit fortschreitenden Krankheiten. Unter ihren Händen tauen die Kinder gleichsam auf, werden fröhlich, entwickeln sich und sind geborgen auch dann, wenn die medizinischen Möglichkeiten nicht weiterhelfen können.[168]

■ Es gibt aber auch tragische Situationen: Der einzige Sohn wohlhabender Eltern stirbt bei einem Verkehrsunfall. Die Eltern haben die Möglichkeit, rasch einen gleichaltrigen Jungen aus einem Kinderheim zu adoptieren. Dieser neue Sohn kann jedoch die entstandene Lücke nicht ausfüllen. Die Beziehung entwickelt sich so schwierig, dass die Adoptiveltern ihn wieder abgeben müssen.

Auch wenn die Frage nach dem besonderen Schicksal dieser Kinder nicht direkt zu beantworten ist, ergibt doch die Beobachtung der Lebensverhältnisse Anhaltspunkte für mögliche Deutungen. Dabei ist es interessant zu sehen, dass die Bindungen innerhalb einer Familie mit Adoptivkindern in ähnlicher Weise grundverschieden sind, wie dies auch bei Familien mit eigenen Kindern zu beobachten ist: Es gibt die unkomplizierten Beziehungen, bei denen sich Eltern und Kinder ziemlich selbstverständlich zusammenfinden und das Verhältnis von Dankbarkeit und Liebe geprägt ist. Ebenso gibt es »das schwarze Schaf«, wenn ein Kind von Anfang an den Erwartungen der Eltern nicht entspricht, was so weit führen kann, dass es früh von zu Hause weggeht oder später sagt, es habe sich bei seinen Eltern immer wie ein Fremdling gefühlt.

Hier liegen Schicksalstatsachen vor, deren Verständnis und positive Bewältigung eine echte Lebensaufgabe darstellt. Sie lassen sich aus dem Kontext eines Erdenlebens nicht deuten. Nur allzu offensichtlich erlebt man, wie hier Schicksalsbelastungen aus einem früheren Erdenleben hereinspielen, verbunden mit der Chance, durch Erziehung, Selbsterziehung und Pflege ein gutes Stück verwandelt und ausgeglichen zu werden.

Dabei gilt für Adoptiveltern und Pflegeeltern dieser Doppelaspekt des Schicksals: dass so tiefe Beziehungen wie die zwischen Adoptiv- oder Pflegeeltern und dem Kind einerseits ihre Veranlagung schon in komplizierten Schicksalen früherer Erdenleben haben oder aber jetzt der Ausgangspunkt sind für Schicksalskonstellationen, die in die Zukunft weisen und gleichsam ein Sich-Kennenlernen bedeuten für eine in einem späteren Leben zu erfüllende gemeinsame Aufgabe.[169]

Empfohlene Literatur

- Herbert Riedle, Barbara Gillig-Riedle, *Ratgeber Auslandsadoption. Wege – Verfahren – Chancen*, Würzburg ⁴2013.
- Jesper Juul, *Aus Stiefeltern werden Bonuseltern. Chancen und Herausforderungen für Patchwork-Familien*, München ³2014.
- Irmela Wiemann, *Adoptiv- und Pflegekindern ein Zuhause geben. Informationen und Hilfen für Familien*, Köln ⁴2014.

Wie kommt es zum »harmonischen Familienleben«?

Die Voraussetzung für ein harmonisches Familienleben ist der Wille zur Pflege guter Beziehungen.

Wann ist eine Beziehung gut, harmonisch? Die Antwort ist einfach – aber bedarf eines lebenslangen Arbeitens daran. Denn jeder Mensch fühlt sich gut, wenn man zu ihm ehrlich ist, sich für ihn interessiert und seine Autonomie respektiert.

Auch kleine Kinder spüren schon, ob sie »Besitz« ihrer Eltern sind oder – wie Rudolf Steiner es empfiehlt – in Ehrfurcht empfangen, in Liebe erzogen und in Freiheit entlassen werden.[170] So einfach und idealistisch dies auch klingen mag – so ist es doch das Fundament jeder menschlichen Kultur.

Aber im Alltag: Wie schnell fangen die kleinen Unehrlichkeiten an, um dem anderen zu gefallen, keinen Stress zu haben etc. Wie schnell ist man so mit sich und seinen Sorgen und Belangen beschäftigt, dass man den anderen aus dem Blick verliert, das Interesse nachlässt, ja mehr noch: man der Meinung ist, der andere müsste sich jetzt doch mal wirklich mehr für das Kind oder den Partner interessieren. Oder die Sache mit der Autonomie! Man erlebt sich im Zwang der Verhältnisse und wünscht, man wäre weit weg von hier.

! Angesichts dieser Tatsachen hilft nur eines: die Einsicht, dass menschliche Beziehungen Pflege brauchen, d.h.

Gelegenheiten, wo sie »stattfinden« können. Und dafür braucht es klare Verabredungen und das Veranlagen guter Gewohnheiten.

Wenn man sich darüber noch keine oder zu wenig Gedanken gemacht hat, ist es sehr sinnvoll, eine tägliche oder wöchentliche Zeit zu verabreden, wo man sich – allein oder mit der Hilfe eines Mediators – gegenseitig erzählt, wie es einem geht und was einem wichtig ist zu ändern bzw. zu erreichen. Die Regel dabei ist, dass die Zeit – z.B. eine Stunde – brüderlich geteilt wird und keiner den anderen in dessen Redezeit unterbrechen darf. Man übt, ehrlich zu sagen, was einen bedrückt, hört interessiert zu, was der andere sagt, und versucht dann in der verbleibenden Zeit einen Ansatz für die Lösung des Problems zu finden.

! Harmonisch wird das Familienleben dann, wenn solch übendes immer wieder neu Aufeinanderzugehen nicht erlahmt und sich aus dieser Begegnungskultur die Familienkultur entwickeln kann.

Dazu ein Beispiel: Für den Mann, wenn er der Verdienende ist, mag z.B. die Anerkennung zu Hause nicht so wichtig erscheinen, da er sie vielleicht in seinem Beruf bekommt. Für die Frau ist sie eine Lebensbedingung, solange sie fast ausnahmslos für die Familie lebt. Dies wird vom Ehemann oft nicht ausreichend erkannt. Denn anerkennen heißt, das Positive immer wieder zu bemerken – auch wenn sich Schwächen oder Gewohnheitstrott in den Vordergrund schieben. Erst dann können eine wertschätzende Atmosphäre und die notwendige Wärme entstehen, die stärkend wirken und auch zur Selbstkorrektur motivieren können. *Im Anerkennen des anderen lebt das »Sich-Kennen«, die Freude an der Beziehung, durch die erst wirkliche Harmonie entsteht.*

Ist solch ein Thema Gegenstand im vereinbarten Paargespräch, so kann es bewusst werden, und unsichtbare Hürden, die zwischen den Partnern entstanden sind, können plötzlich wie weggeblasen sein.[171]

Muttersein ist ein vollgültiger Beruf

Ob die Mutter, der Vater in Elternzeit oder eine Tagesmutter die Aufgabe wahrnimmt – »Muttersein« ist ein vollgültiger Beruf, der aus öffentlichen Mitteln honoriert werden müsste. Das hier investierte Geld wird dann später und an anderer Stelle eingespart, wenn die nachwachsenden Generationen eigenständiger sind, motivierter, gesünder, weniger gefährdet, süchtig zu werden oder in kriminelle Verhaltensmuster abzugleiten.

Ein erster Schritt zur allgemeinen Anerkennung des Mutterseins als vollgültiger Beruf wäre die praxisnahe Ausbildung aller Schülerinnen und Schüler im Umgang mit Säuglingen und Kleinkindern. Ein zweiter Schritt wäre eine Einkommenssicherung jeder Mutter seitens der öffentlichen Hand während der ersten drei Lebensjahre ihrer Kinder, sodass diese nicht weggegeben werden müssen. Und in den Familien sollte es selbstverständlich sein, dass die Mutter Finanzminister ist. Schließlich müssen – wie in jedem Beruf – Arbeit und Freizeit auch für die Mutter abwechseln.

Es gibt viele, die das gar nicht wollen, aber für die Entwicklung und Bewältigung der mütterlichen Arbeit ist es von unschätzbarem Wert, zwischendurch auch Besinnungspausen einlegen zu können, die man frei und unabhängig von den Wünschen anderer gestalten kann.

Das kann entweder so aussehen, dass die Mutter jeden Tag eine Stunde hat, in der sie sich einmal ganz zurückzieht und ihr Mann oder eine andere Person währenddessen für die Kinder und den Haushalt sorgt. Es kann aber auch sein, dass ein Abend in der Woche oder ein Nachmittag oder ein ganzes Wochenende pro Monat oder eine bestimmte Anzahl von Tagen im Jahr »ihr gehören«, über die sie frei verfügen kann.

Welche Lösung für die jeweilige Mutter die beste ist, hängt von ihrer Konstitution und ihren Interessen ab, aber natürlich auch von der beruflichen Situation des Ehepartners. Wichtig ist nur, dass so ein Thema – dass das Muttersein ein Beruf ist und honoriert und mit berufsfreien Zeiten ausgestattet werden sollte – sachlich besprochen werden kann und zur oben genannten Familienkultur gehört.

Wenn Kinder zeitweise weggegeben werden müssen

Für Säuglinge und Kleinkinder ist es wichtig, dass sich in Abwesenheit der Mutter in aller Regel nicht gleichzeitig Wohnplatz und Hauptbezugsperson ändern. Hat man z.B. ein acht Monate altes Kind in Pflege genommen, weil die Mutter dringend Erholungsurlaub braucht, so merkt man deutlich, dass dieser Wechsel des Milieus und der Menschen vom Kind stark erlebt wird.

Es dauert etwa eine Woche, bis der Säugling sich an die neue Mama und ihre Umgebung einigermaßen gewöhnt hat und mit sich und der Welt wieder so zufrieden ist wie zuvor.

Kommt dann die eigene Mutter wieder, so wird sie vom Kind zunächst nicht gleich angenommen. Es dauert wiederum eine ganze Weile, bis es in die alten Verhältnisse zurückgefunden hat.

Da ein Säugling oder Krabbelkind noch kein abstraktes Erinnerungsvermögen besitzt, fehlt ihm auch das Wissen von der eigenen Identität. Dieses Bewusstsein erwacht erst mit dem Ich-Sagen und wird von da an zum roten Faden im Gedanken- und Erinnerungsleben. Vorher ist das Kind darauf angewiesen, im täglichen Begegnen und Wahrnehmen durch mindestens einen vertrauten Menschen und durch immer wieder die gleichen Gegenstände der häuslichen Umgebung eine Bewusstseinskontinuität zu erleben. Das eigene Selbst kann in diesem Alter nur an der Begegnung mit der Welt, d.h. durch die Sinneswahrnehmung erlebt werden. Je dauerhafter und stabiler diese Selbsterfahrung an der Umgebung ist, umso stärker entwickelt sich daran das Selbstgefühl.

Unterbrechungen, Milieuwechsel und längere Krankenhausaufenthalte der Mutter können sich störend auf die Persönlichkeitsentwicklung auswirken mit Tendenz zu existenzieller Unsicherheit und mangelndem Selbst- und Weltvertrauen – wenn nicht eine beherzte Ersatzmutter einspringt, die das Kind solange in den Kreis ihrer eigenen aufnimmt.

Dasselbe gilt bei einer Krankheit des Kindes mit längeren Abwesenheiten von zu Hause, wenn nicht die Mutter oder ein nächster Angehöriger mit ins Krankenhaus aufgenommen wird. Daher empfehlen wir, wenn irgend möglich Übergänge zu schaffen, sodass Ort und Person nicht zur gleiche Zeit wechseln (vgl. auch Seite 484).

Wohnprojekte

In so mancher Großstadt übersteigt heute die Zahl der Alleinerziehenden bereits die 50 %-Grenze. Umso mehr ist es zu begrüßen, dass gegenwärtig – zum Teil mit öffentlicher Förderung – Wohnprojekte entstehen, die ihr Vorbild an der Großfamilie früherer Prägung nehmen. Hier schließen sich Menschen zusammen – oft wird auch gemeinsam gebaut –, die eines verbindet: Sie wollen eine sozial aufmerksame Nachbarschaft und mitmenschliche Verbindlichkeit mit Alleinsein und individueller Lebensgestaltung verbinden. Und so finden sich alleinstehende Frauen, junge Familien, Behinderte, junge und alte Menschen in Wohngemeinschaften zusammen. Sie verwalten ihre Wohnhäuser selbst und sind auch bereit, Menschen in ihre Wohnprojekte zu integrieren, die sonst auf dem Wohnungsmarkt Schwierigkeiten haben würden, etwas zu bekommen.

Wohnprojekte dieser Art bieten für die aufwachsenden Kinder ein reiches Feld sozialer Erfahrung und gewährleisten doch eine ungestörte Eltern-Kind-Beziehung, da jeder in dieser Wohngemeinschaft selbst das Maß an Gemeinsamkeit und Für-sich-Sein bestimmt.[175]

Empfohlene Literatur

- Monika Kiel-Hinrichsen, *Die Patchworkfamilie. Zusammenleben – Zusammenwachsen*, Stuttgart ^{2}2014.
- Christine Pflug (Hrsg.), *Allein oder gemeinsam. Lebensformen heute*, Stuttgart 1999.

Vererbung, Milieu, Individualität und helfende Erziehung

Die Natur macht aus dem Menschen ein Naturwesen,
die Gesellschaft ein gesetzmäßig handelndes –
ein freies Wesen kann er nur selbst aus sich machen.

Rudolf Steiner[172]

Ist der Mensch ein Produkt aus Vererbung und Milieu, und prägt ihn das eine mehr als das andere? Diese Frage wird immer wieder neu gestellt und unter Laien ebenso engagiert besprochen wie unter Fachleuten. Genetik, Soziologie, Kinderpsychiatrie, Sozialpädiatrie und andere Wissensgebiete bringen durch weitere Forschungsergebnisse immer wieder neue Anregungen dazu.

Der Verhaltensgenetiker Robert Plomin und die Entwicklungspsychologin Judy Dunn haben in ihrem Buch *Warum Geschwister so verschieden sind*[173] ihre Forschungen zu dieser Thematik dahingehend zusammengefasst, dass sie sagen: Wenn Vererbung und Milieu die allein bestimmenden Faktoren wären, so müssten Geschwister einander viel ähnlicher sein. Denn sie sind genetisch zu einem hohen Prozentsatz identisch und teilen dasselbe Milieu.

Sie fanden heraus, dass es noch etwas Drittes geben muss, das die Entwicklung entscheidend beeinflusst: die persönliche Beziehung des Kindes zu den Menschen und Dingen seiner Umgebung. Denn durch dieses ganz Individuelle in jeder Beziehung wird entschieden, wie stark der Einfluss eines Ereignisses oder eines Menschen auf ein bestimmtes Kind ist.

Schon zwei Kinder aus derselben Familie erleben Vater und Mutter sehr unterschiedlich, eventuell in einem solchen Maß, dass später eines z.B. die Mutter als überaus fürsorglich beschreibt und das andere sich als vernachlässigt und immer zurückgesetzt erlebt hat. Aus der Sicht der Mutter war die Behandlung jedoch gleich.

Hinzu kommen die neuen Forschungsergebnisse der Epigenetik, die das Erbgut als entwicklungsoffenes System beschreiben, das lebenslang lernfähig und wandelbar ist.[174] Hiervon ging auch Rudolf Steiner bereits aus, obgleich zu seiner Zeit noch das Paradigma des genetischen Determinismus bestand. Er sprach bereits über die das Erbgut modulierende Wirkung des Fiebers und wie es das sich inkarnierende Kind selber ist, das mithilfe der Kinderkrankheiten (siehe Seite 160 ff.) versucht, sich den Leib »passender« zu machen. Vererbung und Milieu geraten unter Berücksichtigung dieses Gedankens in ein neues Licht: Sie werden zu Arbeitsfeldern des Kindes, derer es bedarf, um sich seinen Fähigkeiten gemäß zu verkörpern. So gesehen kann die selektive Verwirklichung bestimmter, im Erbgut veranlagter Merkmale auch nicht mehr nur als Ausdruck eines genetischen Zufalls gewertet werden. Dass das erste Kind in einer Familie Merkmalsträger in Bezug auf Locken wird, das zweite glatte Haare bekommt und beim dritten gar der schüttere Haarwuchs

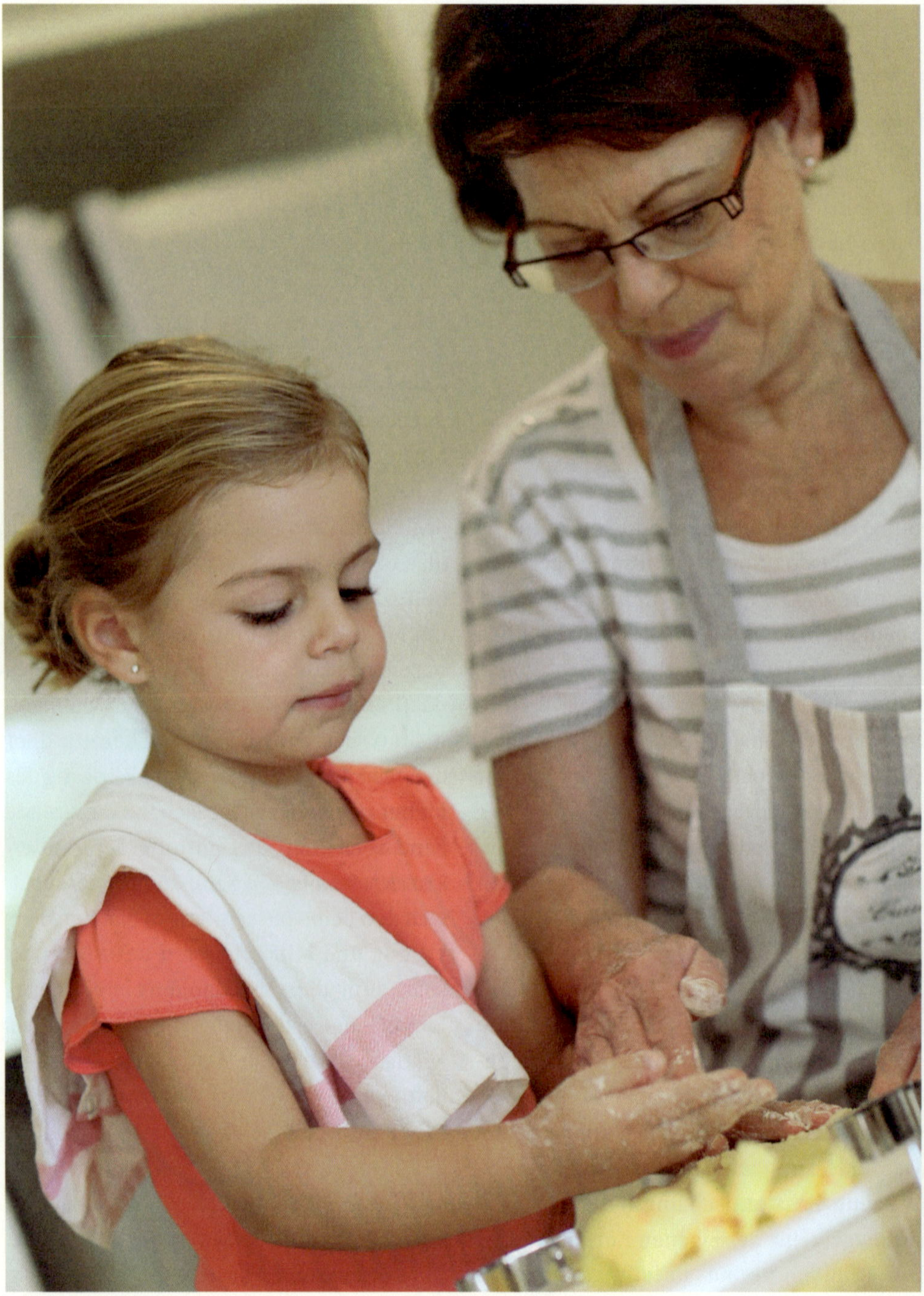

Fällt die Hauptbezugsperson des Kindes für eine Zeit aus, sollte es entweder von anderen vertrauten Menschen betreut werden oder zumindest in der gewohnten Umgebung bleiben. Gut, wenn sich die Großmutter in einem solchen Fall Zeit nehmen kann.

des Großvaters erscheint, wäre demnach nicht »Zufall«, sondern vom Kind vorgeburtlich »geplant« und aktiv mitgestaltet.

Ähnliches gilt für den Umgang mit den Milieufaktoren oder Umwelteinflüssen. Das eine Kind nimmt begierig alles auf, was seine schon früh in Erscheinung tretende Musikalität fördern kann. Ein anderes zeigt dagegen ein besonderes Interesse für alles Technische. Damit ist einmal mehr an die spannende Frage gerührt, wie es sich mit der Wiederverkörperung verhält. Woher kommen denn die so außerordentlich verschiedenen »Startbedingungen« – die Fähigkeit, einmal zielstrebig und aktiv sich das Notwendige anzueignen und ein anderes Mal sich mehr passiv den Eindrücken hinzugeben und sich formen zu lassen?

Wer mit dieser Frage Kinder im Laufe ihrer Entwicklung beobachtet, merkt nur zu deutlich, dass der Mensch seinen Lebensweg nicht als unbeschriebenes Blatt beginnt. Fähigkeiten und Schwächen, Zielsetzungen und Krankheitsdispositionen ragen als Ertrag aus früheren Erdenleben in dieses hinein.

Aus Vererbung und Milieu wird ergriffen, wozu eine Verwandtschaft besteht, anderes wird gleichsam »übersehen« oder muss umgearbeitet werden. Die Aufgabe von Erziehung und bewusster Milieugestaltung liegt nun darin, diesen Prozess des Ergreifens der eigenen Körperlichkeit und der Umgebungsverhältnisse mit zu gestalten, sodass es gelingt, das Kind vor einem Zuviel, Zuwenig, Zufrüh und Zuspät oder vor zu starker Vereinseitigung und Beschränkung zu schützen.

Ideal ist es, wenn Erziehung nicht nur zum Ausleben bestimmter »mitgebrachter« Begabungen führt, sondern zu einer vielseitigen Steigerung, Erweiterung und Weiterentwicklung der Persönlichkeit.

Die unbegrenzte Möglichkeit zu lernen liegt genauso im Wesen des Menschen begründet wie das Risiko, stehen zu bleiben oder eine einseitige Begabung auszuleben. Die Eigenaktivität des Kindes bedarf der fördernden, helfenden Einflüsse aus dem sozialen Umfeld. Durch ungünstige Bedingungen können sein Wille gelähmt und sein Lebensziel gefährdet werden. Es mag bestürzen, wie groß die Möglichkeit ist, Entwicklung zu behindern und zu fördern – aber es ist so. Denn die Natur bildet den Menschen nicht »von selbst« fertig. Er ist auf die bewusste Hilfe der Erwachsenen angewiesen und lässt sich von ihnen – als Teil des gesellschaftlichen Umfeldes – weiterprägen.

Diese Entwicklungsoffenheit und -störbarkeit hängt mit der geistigen Natur des Menschen zusammen, die ihn zu einem selbst entscheidenden freien Wesen macht. Freiheit ist ohne Labilität und Unsicherheit, ohne Wahl- und Irrtumsmöglichkeit nicht denkbar. Sie zu fördern und nicht zu missbrauchen ist die große Aufgabe der Erziehung und Selbsterziehung.

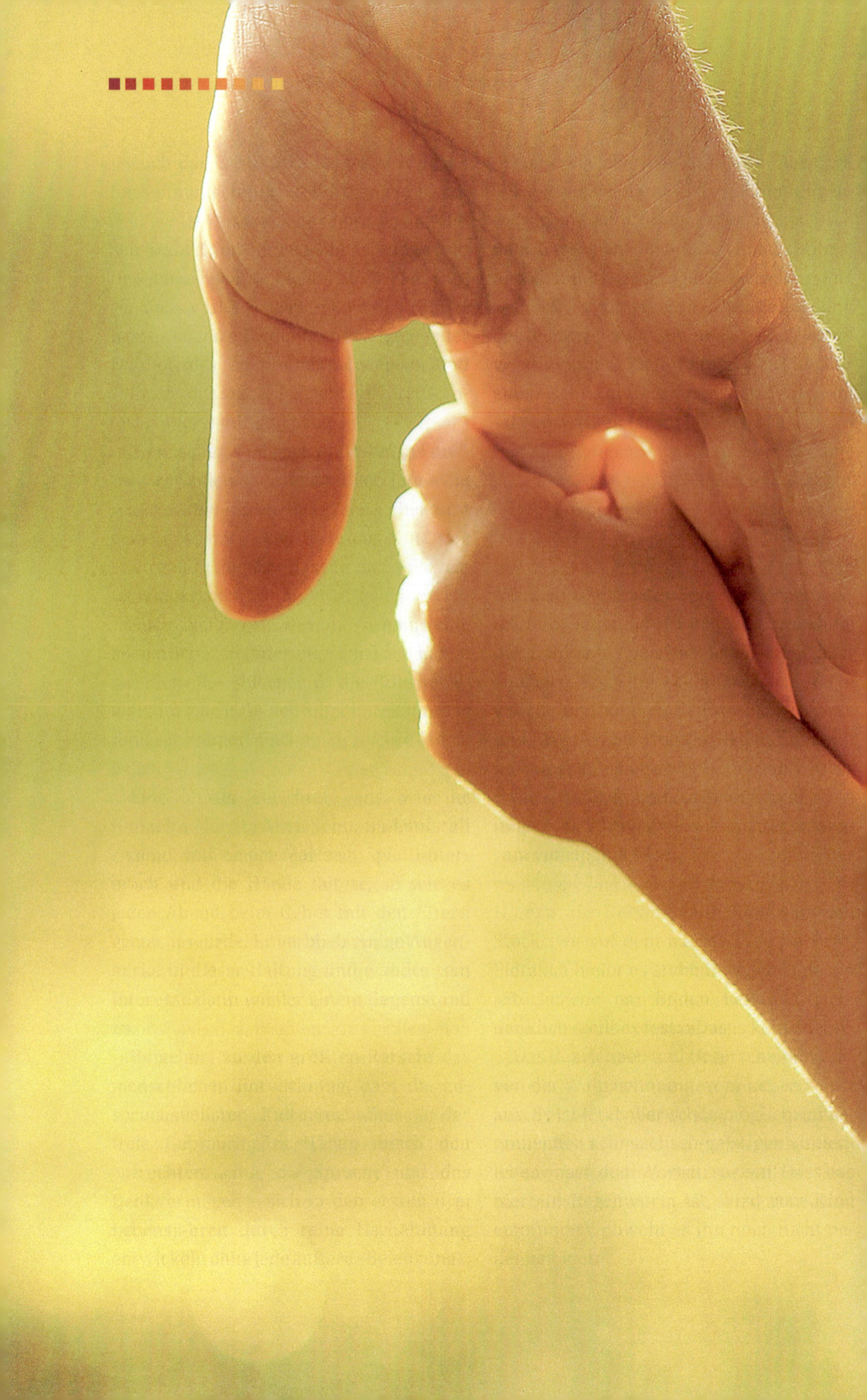

Gesundheit durch Erziehung

Die Liebe herrscht nicht,
aber sie bildet, und das ist mehr.

Goethe, »Das Märchen«

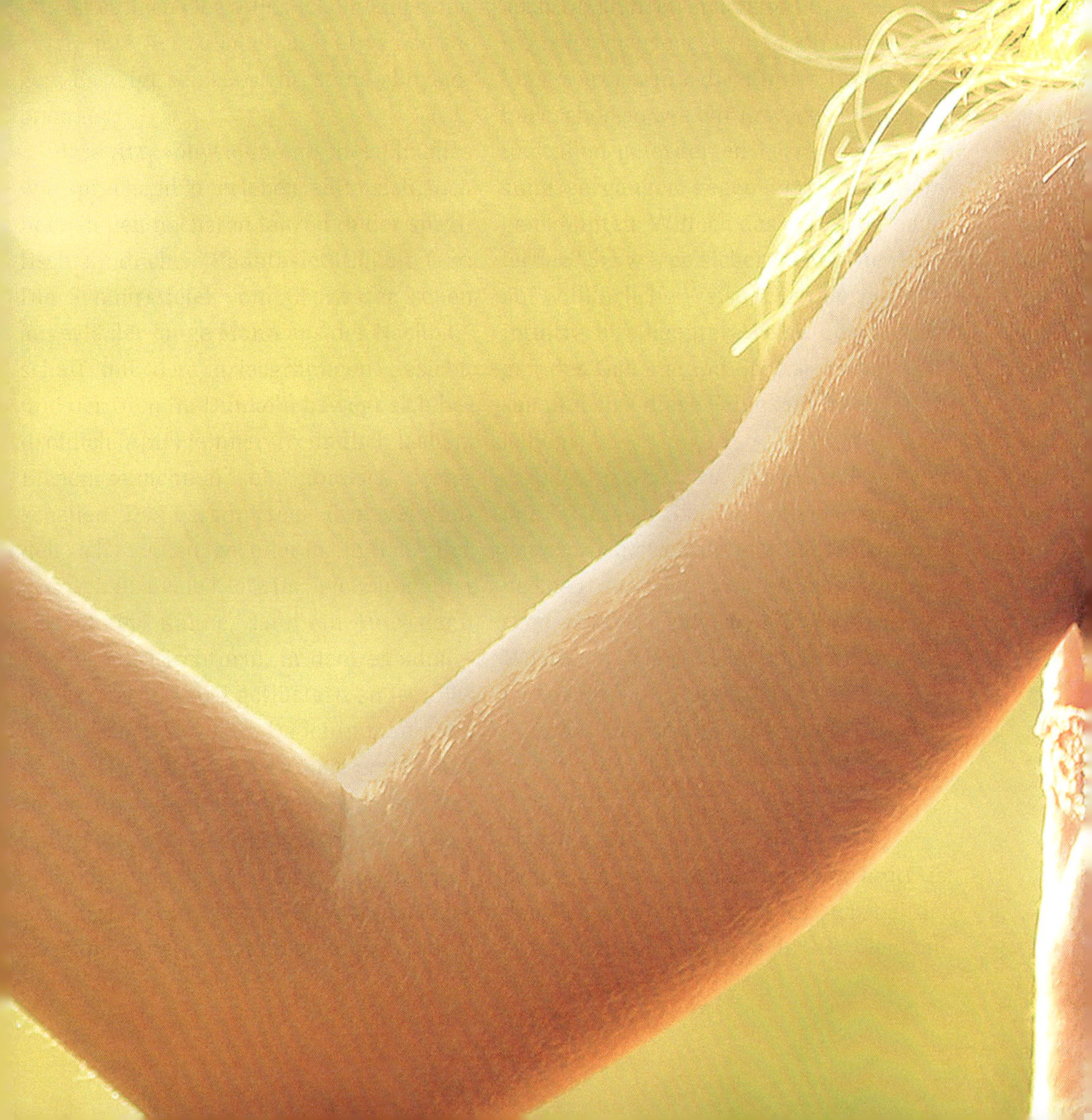

Gesundheit durch Erziehung

Erziehung und Selbsterziehung gehören zur menschlichen Entwicklung. Im Unterschied zum Tier erreichen wir unsere Ziele nicht »von Natur aus«, sondern durch lebenslange Lernprozesse. Diese Lernprozesse haben dadurch einen großen Einfluss auf unsere körperliche und seelische Reife. Durch sie kann sowohl lebenslange Gesundheit veranlagt werden – oder aber sie bewirken Krankheitsdispositionen und Entwicklungsstörungen. Eine altersentsprechende und kindgemäße Erziehung ist so gesehen Präventivmedizin.

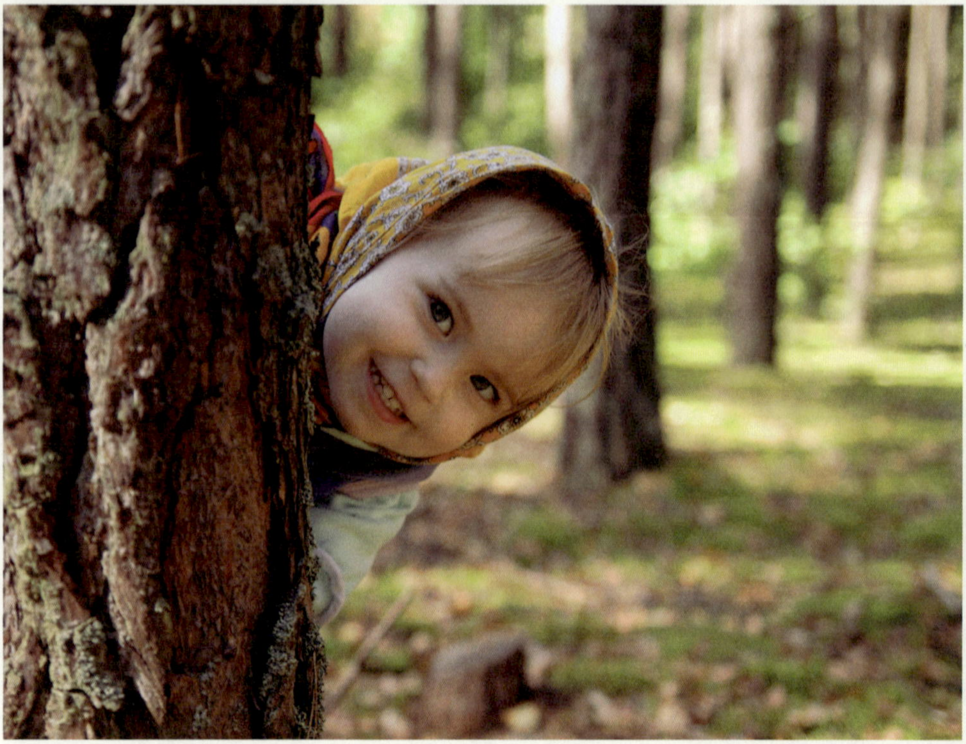

Kinder leben ganz in der Gegenwart. Sie freuen sich, wenn wir sie sehen, uns für sie interessieren und offen sind für das, was sie erleben und sagen. Ähnlich ist es mit allem, was wir »gesund« nennen, denn Gesundheit ist reine Gegenwart – sie entsteht in jedem Augenblick neu oder kann beeinträchtigt werden. Wenn ich heute gesund bin, heißt das nicht, dass ich es morgen auch sein werde. Daher ist es wichtig zu wissen, wie Gesundheit durch Erziehung gefördert werden kann und was ihr schadet.

Nervensystem und Sinnesorgane brauchen die ersten acht Lebensjahre, um ihre volle Funktionstüchtigkeit zu erreichen, auch wenn selbstverständlich im Bereich des zentralen Nervensystems lebenslang eine gewisse Prägbarkeit (Plastizität) und Entwicklungsfähigkeit der feineren Vernetzungsstrukturen erhalten bleibt.

Die Ausreifung der rhythmischen Funktionen des Herz-Kreislauf-Systems und der Atmungsorgane braucht länger und findet etwa mit dem sechzehnten Lebensjahr seinen Abschluss.

Die volle Funktionstüchtigkeit des Stoffwechsel- und Skelettsystems tritt hingegen erst mit dem Erreichen der vollen Körperlänge ein, die je nach Konstitutionstyp zwischen dem achtzehnten und zweiundzwanzigsten Lebensjahr erreicht wird (siehe die Grafik auf der nächsten Seite).

Eine Erziehung, die die körperliche Entwicklung fördern will, muss daher fragen, wie diese schrittweisen Reifungsprozesse des Körpers unterstützt werden können.

Bewegung und Spiel unterstützen insbesondere das Nervensystem in seiner Ausbildung. Das Organ für die geistige Tätigkeit braucht für seine gesunde Entwicklung vor allem körperliche Aktivität, Übung und Geschicklichkeit. Gefühle hingegen und jede Art seelischer Inanspruchnahme haben einen unmittelbaren Einfluss auf die Ausbildung des rhythmischen Systems, d.h. auf die Art der Atemtiefe und Atemführung sowie die Impulsierung eines freudigen oder beklommenen Herzschlags. Die geistige Entwicklung aber, die Fähigkeit, selber zu denken und schöpferisch zu sein, wirkt sich fördernd auf die gesunde Entwicklung der Stoffwechsel- und Gliedmaßen-Funktionen aus. Man sieht einem Menschen am Gang an, ob er »erhebende« oder »niederdrückende« Gedanken hat. Begeisterung und Idealismus hingegen wirken sich positiv auf die Verdauungsvorgänge und die mit ihnen assoziierte Tätigkeitsbereitschaft aus.

Förderung der Entwicklung im ersten Lebensjahr

Wie einfach ist es, am Verhalten des Kindes im ersten Lebensjahr abzulesen, was es jetzt gerade für seine Entwicklung braucht: Wenn es uns anlächelt, wird uns warm ums Herz, und wir lächeln spontan zurück. Unsere Freude wiederum verstärkt die seinige und bringt den kleinen Körper in strampelnde Erregung. Wenn es schreit, macht es deutlich, dass es Sehn-

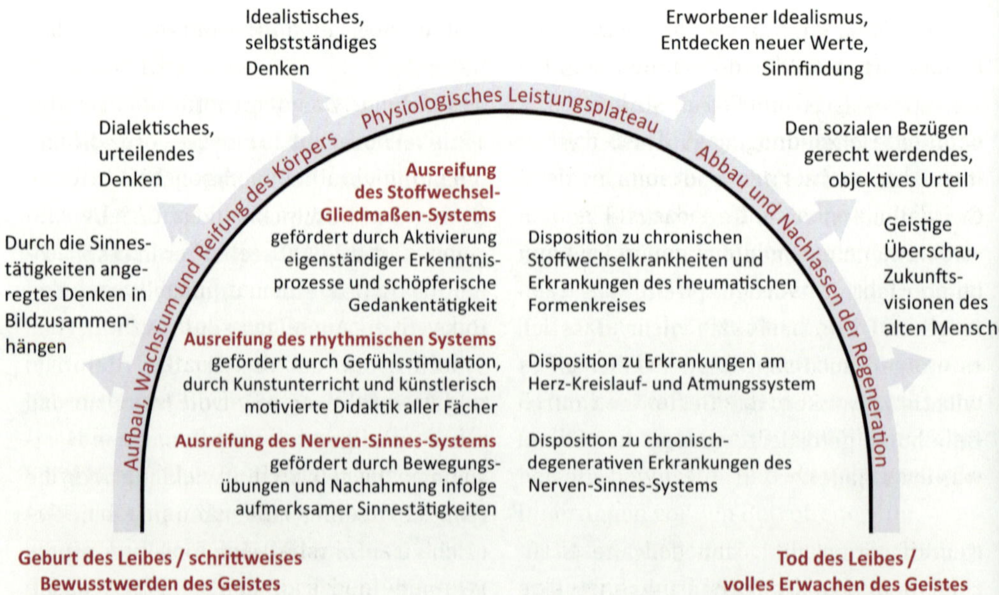

Aufbau- und Abbauvorgänge im menschlichen Organismus und die ihnen entsprechenden Reifungsschritte des Gedankenlebens.
Mit den Pfeilen ist das Freiwerden der für Wachstum, Entwicklung und Regeneration im Alter nicht mehr benötigten Lebenstätigkeiten für das Denken gekennzeichnet. Im Sterben tritt der ätherische Organismus ganz als lebendiger Gedankenorganismus aus dem zerfallenden physischen Leib heraus.

sucht nach Beziehung, nach Dialog, nach Nahrung oder Beschäftigung hat. Und es reagiert gestillt und befriedigt, sobald wir das Richtige getroffen haben.

Später ist es dann schon nicht mehr so einfach. Interessiert greift das Kind nach allem, was es umgibt, und kann zunächst die Gefährlichkeit einer Kerzenflamme oder einer scharfen Messerschneide nicht erkennen. Auch wenn es fasziniert auf ein bunt flimmerndes Fernsehbild zukrabbelt, bedeutet es noch lange nicht, dass das Anschauen dieser sich hektisch über den Schirm bewegenden Farbmuster eine für dieses Alter hilfreiche Anregung seiner Wahrnehmungsfunktionen darstellt.

Spätestens hier wird nur allzu deutlich, dass der Erwachsene die Verantwortung für die Milieu- und Umgebungsgestaltung des Kindes hat. Denn dessen Spontanverhalten zeigt: Ich bin offen für alles und bereit zum Kennenlernen und Mitmachen.

Woran also kann sich der Erwachsene orientieren? Wie lernt er, das Hinderliche vom Förderlichen zu unterscheiden und einen Maßstab zu gewinnen, mit dessen Hilfe immer wieder neu beurteilt werden kann, was und wie viel jetzt für das Kind »dran« ist?

Angesichts dieser Frage ist der Blick auf die Gesetze der körperlichen Entwicklung die wichtigste Orientierung.

Die zentrale Frage in den ersten Lebensjahren und ganz besonders im ersten Lebensjahr ist: Welche Tätigkeiten fördern Ausreifung und Vernetzung der zentralnervösen Strukturen im Gehirn mit den Sinnesorganen, den inneren Organen und dem gesamten Bewegungsapparat am besten?

Die Antwort ist einfach: *Eigenaktivität in möglichst sinnvoller, geschickter, koordinierter Form.* Denn es herrscht Einklang zwischen diesen heranreifenden Organen und dem sich entwickelnden denkenden Bewusstsein.

Die Erfahrung zeigt, dass z.B. bei einem hirngeschädigten Säugling eine wirksame Therapie darin besteht, in Form spezieller Gymnastik bis hin zur Säuglingsheileurythmie gesunde Bewegungsmuster zu üben. Die Anregung zu geschickten und angemessenen Tätigkeiten in der Grob- und Feinmotorik ist zugleich die beste Intelligenzförderung.[176]

Es ist dadurch auch ein Grundgesetz körperlicher Reifung angesprochen: *Jedes Organ entwickelt sich am besten durch ausgewogene Inanspruchnahme seiner Funktion.*

Wird das Nervensystem angeregt, komplexe Bewegungsabläufe und die damit verbundenen Organfunktionen wahrzunehmen, zu kontrollieren und zu koordinieren, so reift es dazu heran, auch komplexe gedankliche Zusammenhänge abbilden zu können.

Um zu verdeutlichen, wie dies konkret aussehen kann, sei ein Blick in den Alltag eines Kindergartens geworfen, der auf der Grundlage der Waldorfpädagogik entwicklungsorientiert arbeitet (weiterführende Literatur siehe Seite 500).[177]

Förderung durch Spiel und Eigentätigkeit in der Kindergartenzeit

■ Gesundheitsförderung im Kindergarten – wie sieht das konkret aus?[178]

Die Kinder treffen innerhalb der ersten Stunde nach Öffnung des Kindergartens ein. Ein Kleines wird von Hand zu Hand direkt übergeben, die Älteren laufen ihren Müttern bereits davon, einige kommen allein oder in kleinen Gruppen schon ganz selbstbewusst zur offenen Tür herein. Nachdem sie den Mantel ausgezogen haben und in die Hausschuhe geschlüpft sind, begrüßen sie ihre Erzieherin, die sie meist bei einer bestimmten Arbeit antreffen.

Während sich die Kleinsten gern in ihrer Nähe aufhalten, finden sich die Ältesten zielstrebig zum gemeinsamen freien Spiel zusammen. Da werden Tische und Ständer aufeinandergebaut, mit Tüchern verhängt und als Wohnung eingerichtet. Ein anderes Mal werden daraus Feuerwehr-, Müll- oder Notarztwagen, vielleicht auch ein Überseedampfer.

Die Vier- bis Fünfjährigen holen sich gern Pferd und Kutsche oder bauen einen Zug, in dem sie Steine, Tannenzapfen und anderes transportieren. Gerne wickeln und füttern sie auch ihre Puppenkinder und tragen sie spazieren. Mit Tüchern und Schleiern verkleiden sie sich als Mutter,

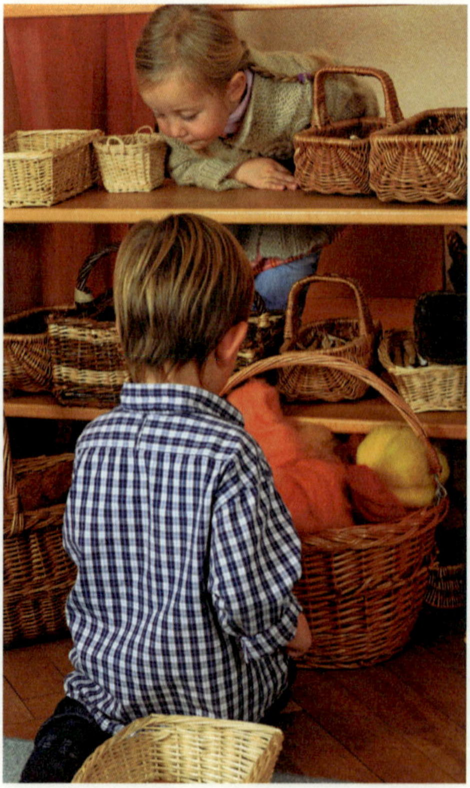

Kaufladen mit erlesenem Angebot.

Krankenschwester oder Postbote. Es ist ein emsiges, vielseitiges Tun und Treiben in dieser ersten Zeit am Morgen.

Die Rolle der Erzieherin

Sie ist der ruhende Pol im Tagesgeschehen. Obwohl sie selbst etwas arbeitet, nimmt sie dennoch an allem ringsum mit Interesse Anteil und sorgt dafür, dass das Leben dieser »Großfamilie« geordnet und anregend verlaufen kann.

Für ihre eigene Arbeit wählt sie aus der Vielzahl möglicher Alltagstätigkeiten diejenigen aus, die einfach und überschaubar sind und von den Kindern gerne nachgeahmt werden: Frühstück vorbereiten, abwaschen, Brot oder Plätzchen backen usw. Mitunter verlässt sie auch ihren Arbeitsplatz, um bei einer kleinen Gruppe den Puppengeburtstag mitzufeiern oder weil sie vielleicht eingeladen wird, eine Überfahrt auf dem Fährschiff mitzumachen, oder weil ein Kind ihren Zuspruch braucht.

Konfliktsituationen oder das Auftreten stereotyper Verhaltensweisen lassen sie aufmerksam werden und sich dem betreffenden Kind zuwenden.

Nähert sich das Ende der Spielzeit, so fängt sie an, ihren eigenen Arbeitsbereich aufzuräumen. Das wird von einigen Kindern bemerkt, die daraufhin ebenfalls anfangen aufzuräumen. Das Kind benötigt eine räumlich-materielle Umgebung, die »in Ordnung« ist und dadurch Sicherheit verleiht.

Der »rhythmische Teil« im Waldorfkindergarten

Verse in Verbindung mit Bewegungsspielen, Lieder und Singspiele pflegen nicht nur die Integration der Sinnestätigkeiten sowie des Sprach- und Bewegungsvermögens. Sie fördern auch das Erleben gesunder Rhythmen. Inhaltlich orientieren sich diese Singspiele meist am Jahreslauf und den jeweils typischen Tätigkeiten der Bauern oder an den zugehörigen Naturereignissen. Auch die Motive der christlichen Jahresfeste mit ihren Liedern, Bräuchen und Ereignissen können zu Höhepunkten im Kindergartenalltag werden.

Da über längere Zeit täglich die gleichen Singspiele und Lieder wiederholt werden, erwerben sich die Kinder dabei wie von selbst einen reichen Vers- und Liederschatz. Gleichzeitig verschaffen diese spielerischen Wiederholungen ein Gefühl der Sicherheit und Verlässlichkeit.

In einigen Kindergärten geht diesem rhythmischen Spiel ein sogenannter Morgenkreis voraus, bei dem man sich begrüßt und gemeinsam einen Spruch oder ein Gebet spricht, gefolgt von einem Morgenlied.

■ Gemeinsames Frühstück

Im Anschluss an diese gemeinsame rhythmische Tätigkeit folgt das Frühstück. Es besteht aus Brot, Müsli oder anderen kleinen Gerichten; dazu Obst und Tee. Viele Kinder essen in dieser Runde viel selbstverständlicher auch bisher unbekanntes Obst oder Gemüse, die Freude der geteilten Mahlzeit und die Nachahmung zeigen oft erfreuliche Wirkungen.

■ Spiel im Freien

Nun folgt wieder eine Zeit, in der die Kinder aus eigener Initiative spielen und tätig sind. Meistens geschieht dies im Garten, im Sand oder im Park oder auf einem kleinen Spaziergang. Neben der Bewegung an der frischen Luft gibt das Erleben der Elemente – auch von Regen, Schnee oder Eis – wertvolle Eindrücke für eine gesunde Sinnesentwicklung und Selbsterfahrung.

■ Märchenstunde

Zum Abschluss des Vormittages versammeln sich die Kinder noch einmal in lockerer Runde, um ein Märchen zu hören. Die Kleinen lieben und brauchen es, nahe bei der Erzieherin zu sitzen. Sie erzählt nicht dramatisch-emotional, sondern liebevoll und schlicht. Dadurch werden die oft dramatischen Szenen der Märchen als Bilder aufgenommen und nicht als bedrohliche oder faszinierende Handlungen.

Es ist zu spüren, wie sie jedes Wort und jeden Satz, den sie sagt, gern hat. Sie erlaubt sich auch keine Variationen beim Erzählen. Die Kinder würden es merken und korrigieren, da sie über eine längere Zeit jeden Tag dasselbe inzwischen vertraute Märchen hören, sodass sich die Worte und Bilder »befestigen« können und das schöne Gefühl entsteht, dass man das Märchen kennt und sich im Wiederhören erinnert.

Meist werden Märchen der Brüder Grimm gewählt. In Stil, Aufbau und Inhalt eignen sie sich ganz besonders gut dazu, Phantasie und Gefühl des kindlichen Seelenlebens anzuregen und zu bereichern (siehe Seite 448 f.).

Es gibt immer wieder Vorbehalte den Märchen gegenüber. Diese werden als grausam oder »moralin« empfunden. Daher ist es gut, wenn sich die Eltern von den Erziehern im Rahmen eines Elternabends in diese Märchenwelt einführen lassen und auch die notwendige ruhig-epische Erzählweise, in liebevoll warmem Ton gehalten, erleben.

Die Märchen der Brüder Grimm sind Entwicklungsmärchen. Sie bringen menschliche Schwächen und Stärken in differenzierten Bildern zum Ausdruck. Das Böse erscheint nur, um letztlich dem Guten zum Sieg zu verhelfen und dazu beizutragen, dass tieferliegende menschliche Eigenschaften zur Entwicklung kommen, z.B. Bescheidenheit, Freundlichkeit, Ausdauer, Ehrlichkeit, Tapferkeit und Treue.

Entwicklungshemmende Wirkung von Fernsehen und anderen Medien

Kinder, die viel Zeit vor Fernseher, Spielkonsole oder Computer verbringen und wenig Gelegenheit zu schöpferischer Eigentätigkeit haben, fallen im Kindergarten oft schon im Freispiel dadurch auf, dass sie nicht richtig mitmachen können und lieber zuschauen oder destruktiven Impulsen folgen und Chaos anrichten. Es fällt ihnen schwer, sich in den Gruppenprozess zu integrieren. Oft dauert es ein halbes Jahr, bis sich diese Kinder die notwendigen sozialen Fähigkeiten erworben haben. Wer sein Kind einige Zeit einer solchen Kindergartenpraxis anvertraut, bemerkt, wie es gekräftigt nach Hause kommt. Auch bringt es manche Anregungen mit, die im Familienalltag Änderungen hervorrufen. So verlangen z.B. einige Kinder zu Hause, dass jetzt vor dem Essen ebenfalls gebetet wird. Andere möchten mit den Geschwistern oder Eltern auch zu Hause das Singspiel machen oder das Lieblingsmärchen hören.

Der Tagesablauf als Instrument für Nachahmung und Willenserziehung

Der Tagesablauf gliedert sich in zwei größere Zeitspannen, in denen sich die Kinder ihrem Alter entsprechend betätigen können. Dabei werden die Anregungen in Form eines reichen Angebotes an Spielmaterial sowie durch das Vorbild der Erzieherin gegeben, die sich ähnlich wie die Mutter zu Hause im Wechsel mit allen möglichen nützlichen Haushaltstätigkeiten beschäftigt. Außer dem Zubereiten des Essens, Brotbacken, Wäschewaschen gehören dazu auch Stopfen, Bügeln, Spielzeugpflege oder künstlerische Tätigkeiten wie das Malen mit Wasserfarben und anderes. Durch dieses breite Angebot wird erreicht, dass jedes Kind »zu seiner Zeit« und »auf seine Weise« für sein Nachahmungsbedürfnis das findet, was seiner Entwicklung gerade gemäß ist. Es bleibt also dem Kind überlassen, was, wie und ob es etwas nachahmen will.

Zwei kürzere Zeiten sind dann dem gemeinsamen Tun gewidmet: das rhythmische Spiel und das Frühstück sowie das Märchenerzählen. Der Wechsel zwischen dem Freispiel und dem gemeinsamen Tun ist wie ein großes zweimaliges Ein- und Ausatmen.

Diese Kindergartenpädagogik ist an den Lebensbedürfnissen des Vorschulkindes abgelesen: Morgens möchte sich das Kind zunächst seine Umwelt erobern. Dabei steigen in ihm die Ereignisse des letzten Tages oder auch der letzten Woche wieder auf, und es freut sich, diese im Spiel noch einmal nachvollziehen und dadurch vertiefen zu können. Ein Kind dieses Alters begnügt sich nie mit einer einmaligen Handlung oder Erfahrung. Es will diese gerne wiederholen, sich mit ihr verbinden. Dadurch wird auf selbstverständliche Weise sein Willensvermögen, d.h. Geschicklichkeit und Handlungsfähigkeit, gestärkt.

Diese Willenserziehung ist es auch, auf die der ganze Tageslauf im Kindergarten hinorientiert ist, denn der Wille bedarf zu seiner Entwicklung und Stärkung der Wiederholung – so wie ein Muskel nur durch Training kräftiger wird. Zugleich wird aber auch auf selbstverständliche Weise durch Geschicklichkeit, Handlungsfähigkeit und Gleichgewicht ein bewegliches souveränes Denkvermögen vorbereitet. Eine hessische Langzeitstudie hat den unmittelbaren Zusammenhang von motorischer Reife bzw. Kompetenz mit der Lernfähigkeit, besonders eindrücklich bezüglich mathematischen Denkens, aufgezeigt.[179]

Je mehr sich eine Erzieherin mit ihrer Arbeit identifiziert, umso anregender ist ihr Vorbild für die Nachahmungs- und Handlungsbereitschaft. Ihr Anliegen ist, den Ablauf des Tages so zu gestalten, dass die Kinder dazu kommen, alle ihre Sinne und Aktivitätsmöglichkeiten gebrauchen zu lernen.

Entscheidend ist dabei jedoch, dass alles in einer Atmosphäre freudiger Geschäftigkeit geschieht, dass die Kinder in freier Weise ihren Spielraum ergreifen und das ordnende Element durch die Erzieherin nie lähmend oder eine Tätigkeit gewaltsam abbrechend zur Geltung gebracht wird.

Ist ein Kind gerade mit Feuereifer in ein Spiel versunken und soll jetzt gefrühstückt werden, dann muss es der Erzieherin gelingen, das Kind den Übergang aus seiner »Arbeit« zum gemeinsamen Essen finden zu lassen. Das ist ein besonders heikler Punkt. Wer kennt nicht das »Maulen« und Jammern, wenn ein Kind vom Spiel weggeholt wird, weil man »Wichtigeres« oder Notwendiges mit ihm vorhat. Der Erzieherin kommt hier zu Hilfe, dass sie bereits mit der entstandenen Gewohnheit in der Gruppe rechnen kann: Für einige reicht schon das beginnende Aufräumen oder Klappern mit den Tassen als Signal, dass jetzt das Frühstück dran ist. Zu Hause ist das ungleich schwerer, weil die Notwendigkeiten immer wieder andere sind und so individueller durchgesetzt werden müssen. Umso wichtiger sind die vorbereitenden Signale einige Minuten vor Abschluss des Spiels wie z.B.: »Du hast ja eine schöne Burg gebaut! Sitzen die da drinnen schon beim Essen? Bei uns gibt es jetzt auch gleich was, ich ruf dich ganz bald.«

Ohne Einsicht in solche Gesetze kindlichen Tätigseins kann viel geschadet werden. Erlebt sich doch das Kind am meisten als »es selbst«, wenn es ganz von sich aus tätig sein darf. Das spätere Freiheitsbewusstsein und Freiheitserleben haben hier, im freien Spiel und Sich-bewegen-Dürfen, ihren Ursprung.

Erlebt das Kind oft Eingriffe von außen in »seinen Spielraum« und dass seine Tätigkeiten jäh abgebrochen werden oder wird es durch Korrekturen und Zurechtweisungen abgelehnt, so wirkt sich das störend auf die Willensentfaltung aus. Die damit einhergehende körperliche Reifung leidet ebenfalls.

Beim fröhlichen Tätigsein vollziehen sich die physiologischen Prozesse in gesunder Weise, wohingegen sie beim frustrierten Kind geradezu ins »Stocken« geraten. Diese Tatsache kann gar nicht ernst genug genommen werden. Lebt doch der Mensch ein Leben lang mit den Körperfunktionen und Organen, wie sie sich in den Jahren der Reifung ausgestaltet haben.

Was hemmt eine gesunde Entwicklung in den ersten Jahren?

■ Abrupte Milieuwechsel, Verlust vertrauter Bezugspersonen

Je kleiner die Kinder sind und je unreifer der Organismus und insbesondere das Nervensystem, umso störanfälliger ist deren Entwicklung. Die tiefgreifendsten Förderungen oder Schädigungen erfolgen daher auch in den ersten drei Lebensjahren.[180] Aus diesem Grund raten wir, Kinder – wenn irgend möglich – erst nach Ablauf des dritten Lebensjahres aus dem Haus zu geben.

Wenn jedoch die Unterbringung bei einer Tagesmutter oder in der Kinderkrippe notwendig ist, empfehlen wir, den Übergang vom vertrauten häuslichen Milieu in das neue feinfühlig und durch eine bewusst geführte Gestaltung dieses Übergangs vorzunehmen.[181]

■ Nicht kindgerechtes Spielzeug

Bei der Fülle von Spielzeugangeboten für die Vorschulzeit empfehlen wir, stets die Frage zu stellen: Fördert es die Eigenaktivität und schult es eine reale differenzierte Sinneswahrnehmung? Das zu sehr Vorgefertigte und mechanisch Perfekte prägt sich dem ungeschützten nachahmungsbereiten Organismus ein und legt Phantasie und schöpferische Eigentätigkeit lahm.

Wenn ein fünfjähriges Kind genormte Steckteilchen im Baukastensystem ineinanderdrückt und keine Möglichkeit hat, aus dem vorgelegten Schema auszubrechen, wird seiner Phantasie ein entscheidender Spielraum genommen. Die Steckteile ermöglichen Konstruktionen, die den Gleichgewichtssinn nicht fördern. Wo Bauklotzbauten aus statischen Gründen längst eingestürzt wären und dem Kind gezeigt hätten, dass es mit dem Material und dessen Gewicht noch nicht richtig umgegangen ist, halten die ineinandergesteckten Teile aufgrund der Druckhaftung noch fest.

Bei den heute angebotenen Computerspielen, ferngesteuerten Autos und Eisenbahnen kann man erkennen, dass das Kind im Umgang mit ihnen nur fasziniert beobachten, kombinieren und bedienen lernt. Dies sind jedoch Funktionen, die erst in einem späteren Lebensalter entwicklungsfördernd wirken. In der Vernetzungsphase des Nervensystems, für die »selber tätig zu sein« das A und O darstellt, sind sie nicht förderlich, sondern deaktivieren altersgerechte Entwicklungsimpulse.

Was fördert die Entwicklung im Vorschulalter und den ersten Schuljahren?

Stützen, fördern und begleiten Sie Ihr Kind durch

- die Anregung von Initiative durch eigenes Tun und »Vorbild-Sein«, anstatt vom Kind etwas zu fordern,
- Spielmaterial, das die Eigenaktivität und Sinneserfahrung fördert: einfa-

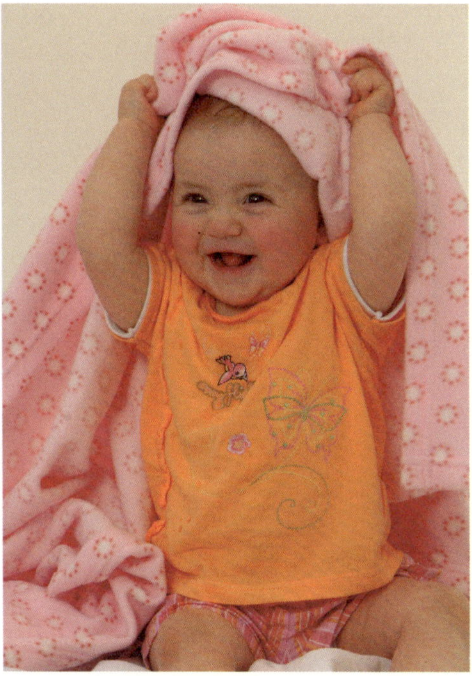

Kuckuck! – Sich zu verstecken und dann Mama oder Papa »wiederzuentdecken« macht Kindern große Freude.

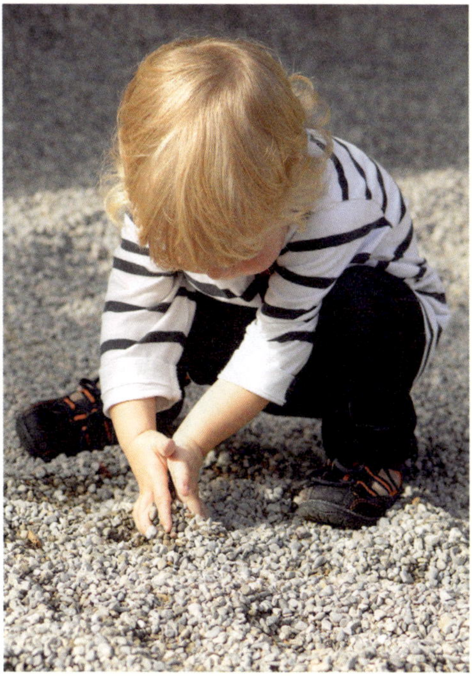

Mit den einfachsten Dingen kann man oft am schönsten spielen.

che Gegenstände und Materialien, die der Phantasie Raum lassen und viele Gestaltungsmöglichkeiten bieten (siehe Seite 354 ff.),

- die Aktivierung und Pflege der Sinne durch entsprechend ausgestattete Spielräume (siehe Seite 351 f.),
- das Veranlagen guter Gewohnheiten durch regelmäßiges Tun, kleine Rituale am Morgen, beim Essen, am Abend vor dem Schlafengehen (siehe Seite 247 ff.),
- eine rhythmische Gestaltung des Tages-, Wochen-, Monats- und Jahreslaufes (siehe Seite 249 ff.),
- Momente ungeteilter Aufmerksamkeit für das Kind, z.B. beim Aufstehen und Zubettgehen und im Verlauf des Tages. Wenn der Tag mit vielen Pflichten angespannt verläuft, versuchen Sie, das Kind im Bewusstsein zu haben, es »in den Gedanken zu tragen«, mitzunehmen. Dann sind die Momente der Begegnung intensiv und substanziell,
- einen »nonverbalen« Erziehungsstil: Nicht das Wort, sondern die Handlung, das Vorbild zeigt, worum es geht. Nur so erlebt sich das Kind als freigelassen. Denn es ahmt aus eigenem Antrieb nach.
- Schaffen Sie Möglichkeiten, der Natur zu begegnen,
- zeigen Sie Lebensfreude und Dankbarkeit. Nichts lieben Kinder mehr als eine fröhliche und dankbare Stimmung,
- setzen und »leben« Sie klare Grenzen, das gibt Sicherheit und Orientierung.

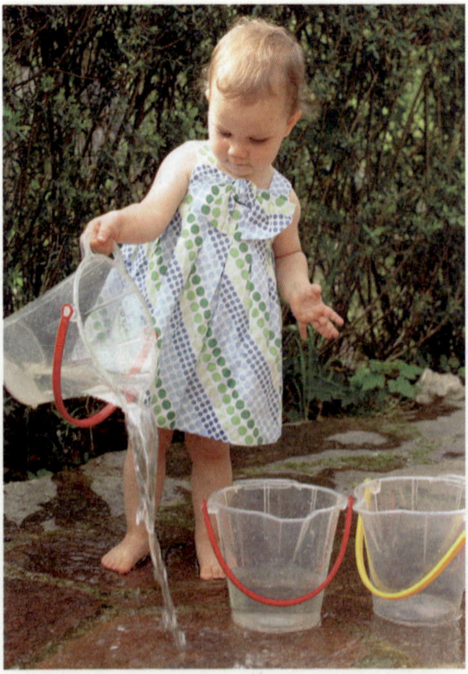

Entdeckung des flüssigen Elements: Wasser als unendliches Spielzeug.

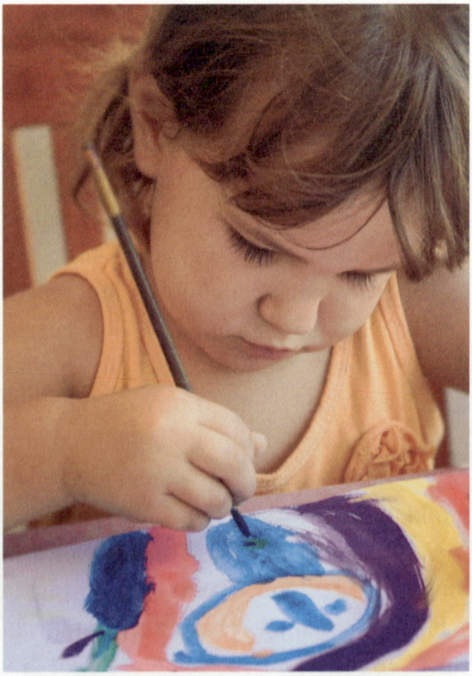

Durch das Malen kann schon früh die Fingerfertigkeit geübt werden.

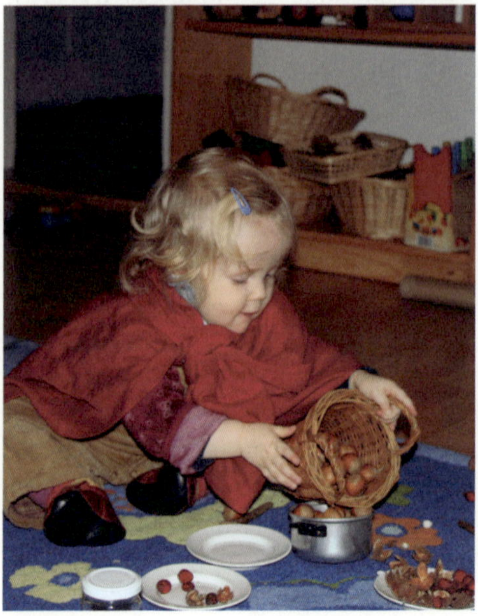

Was gibt's denn heute zum Essen?

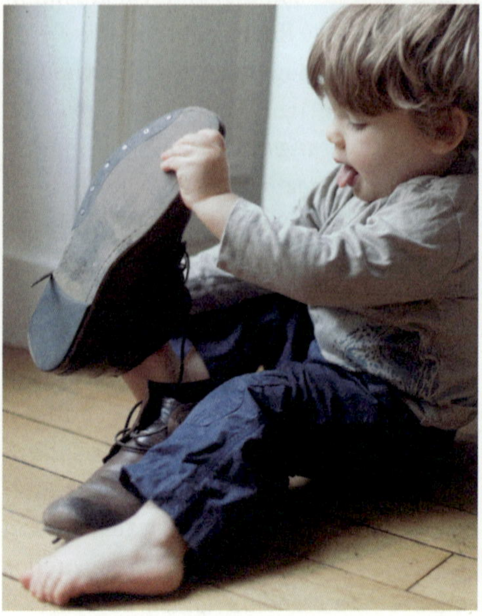

In den »Fußstapfen« des Vaters.

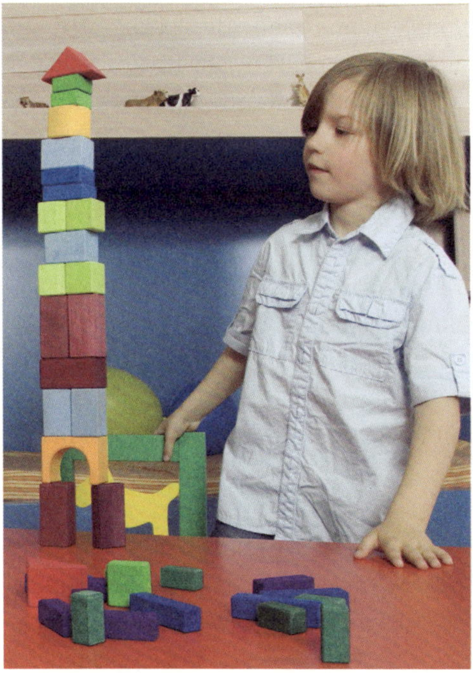

Kunst und Bauen.

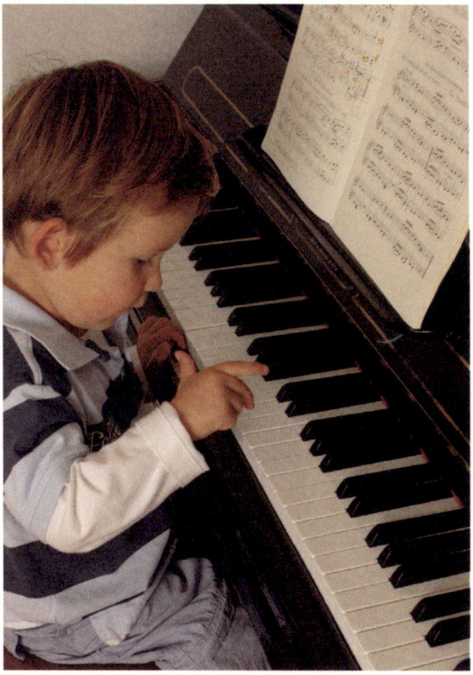

Töne zum Klingen zu bringen macht nicht nur den Großen Spaß.

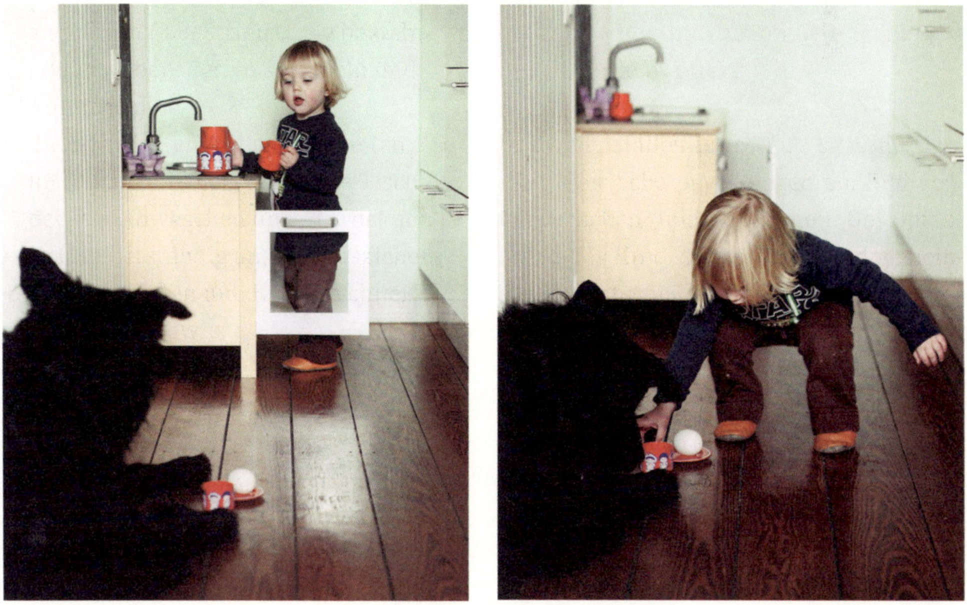

Wenn sich sonst niemand um den Hund kümmert, mach ich das mal.

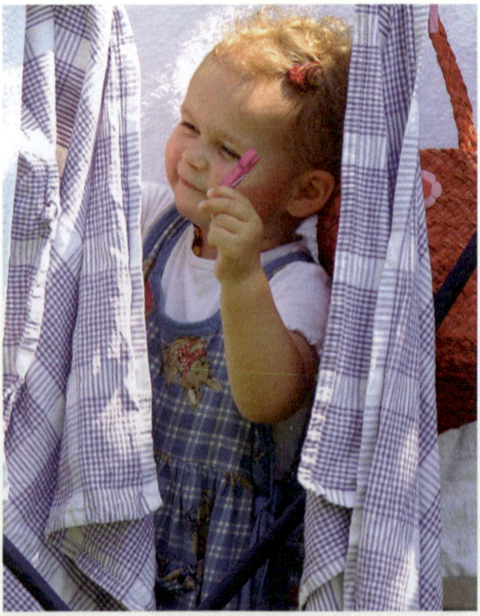

Waschtag.

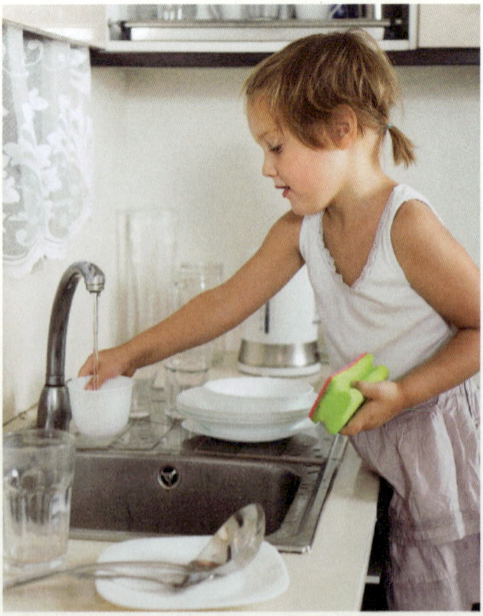

Eines der schönsten Spiele ist Spülen.

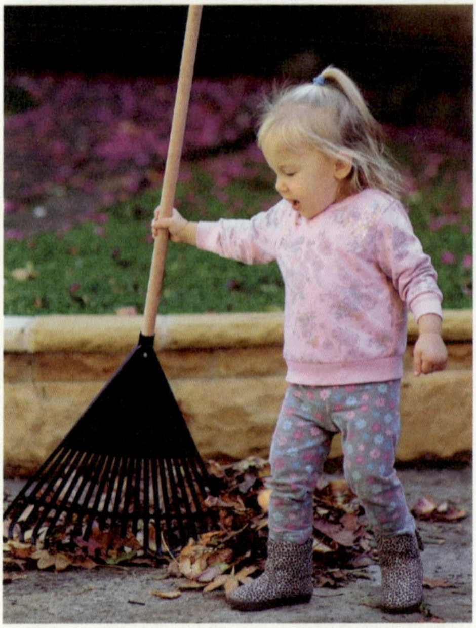

Nicht jede Hilfe muss gleich Entlastung bringen.

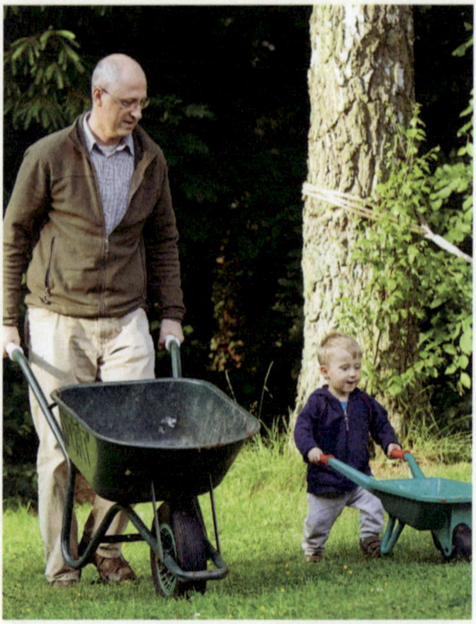

Spielen, was die Großen tun, ist schön. Selber aber richtig mitarbeiten dürfen ist ein seltenes Glück. Wie gut, wenn ein Erwachsener Zeit hat, gemeinsam mit dem Kind »zu arbeiten«.

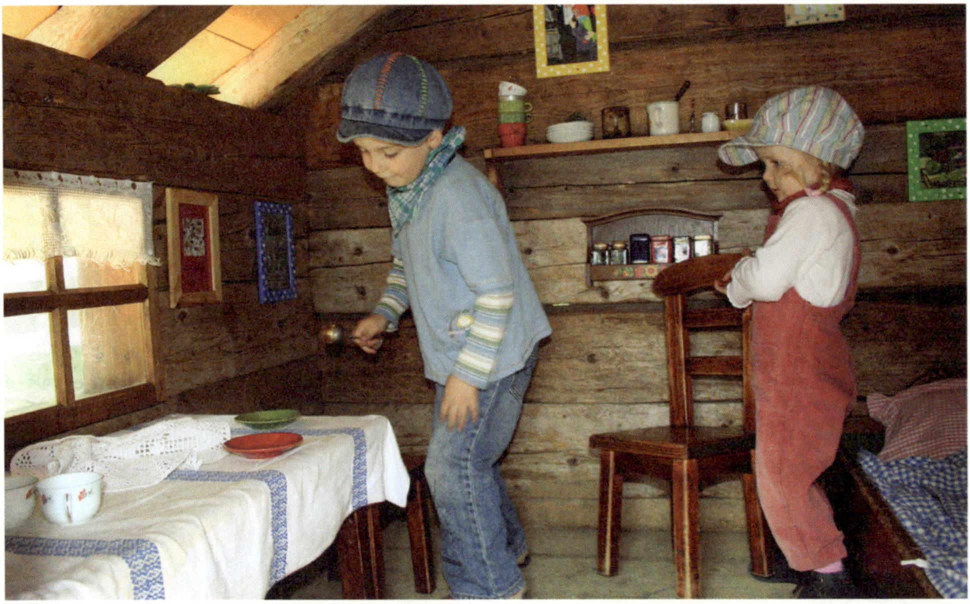

Für wen wird wohl die Festtafel gedeckt?

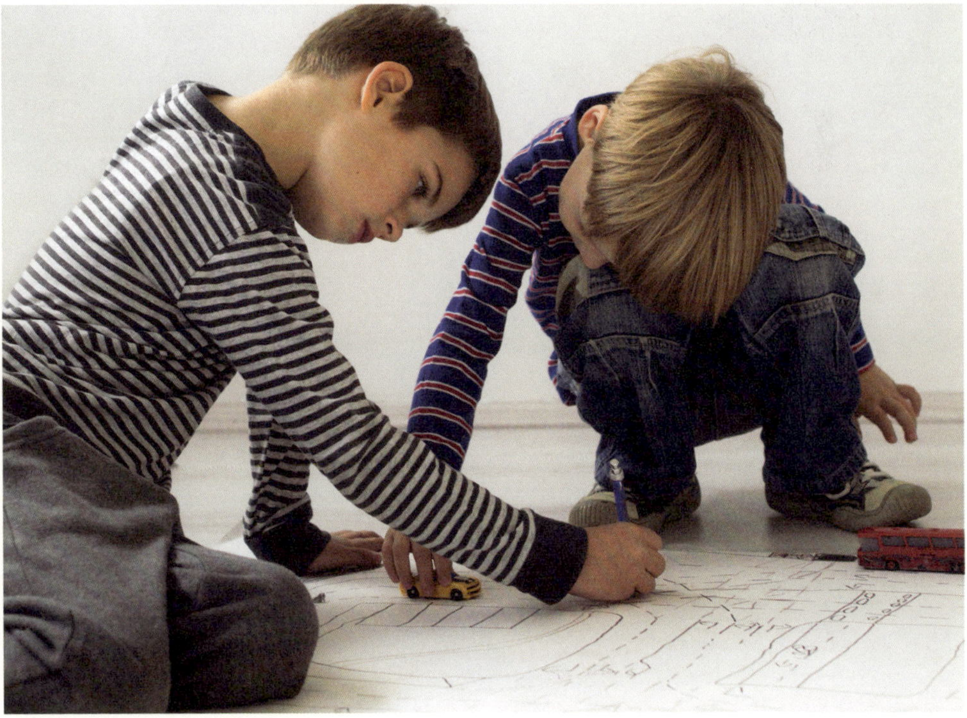

Die Welt der Großen als Vorbild für das Spiel.

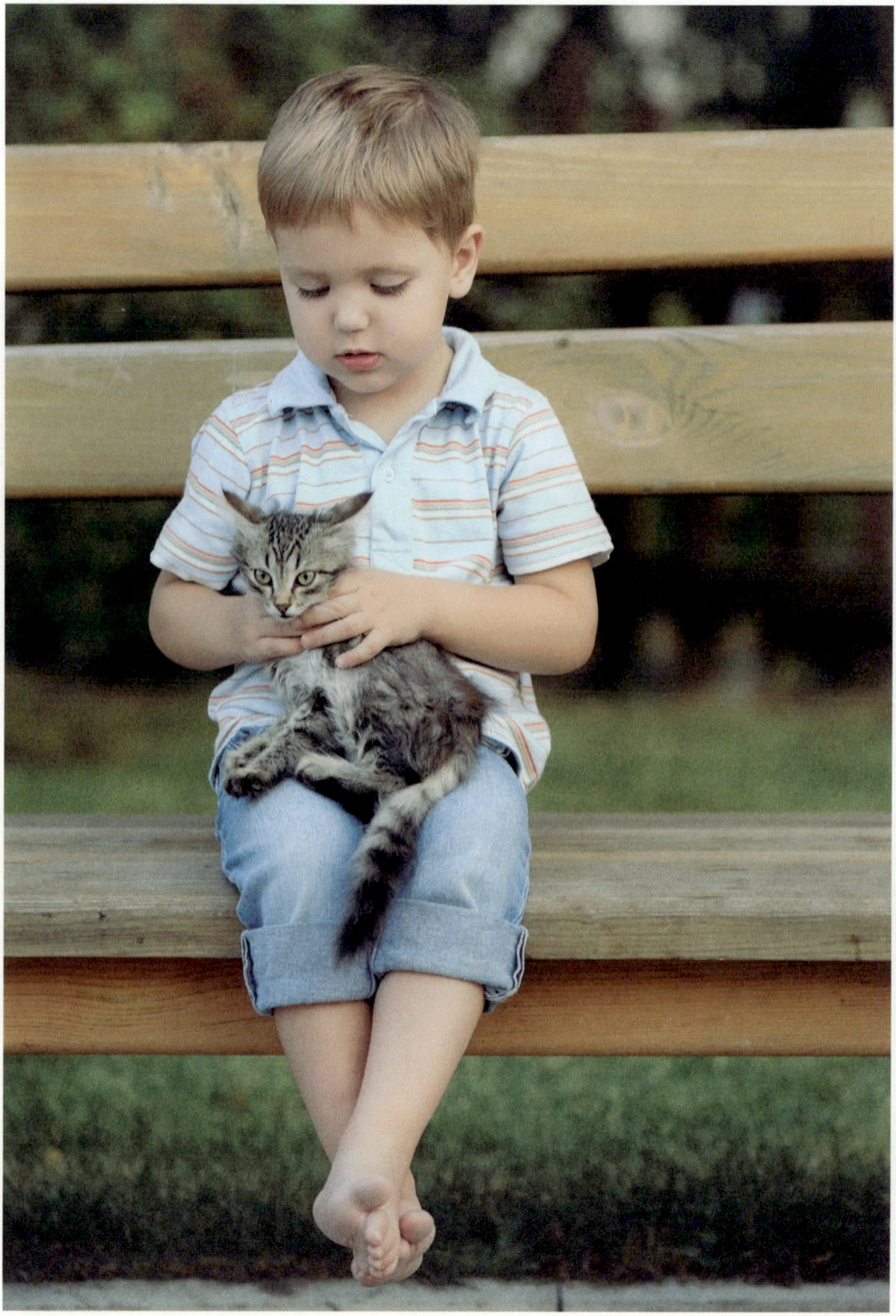

Tiere beobachten, Furcht überwinden, Freunde gewinnen.

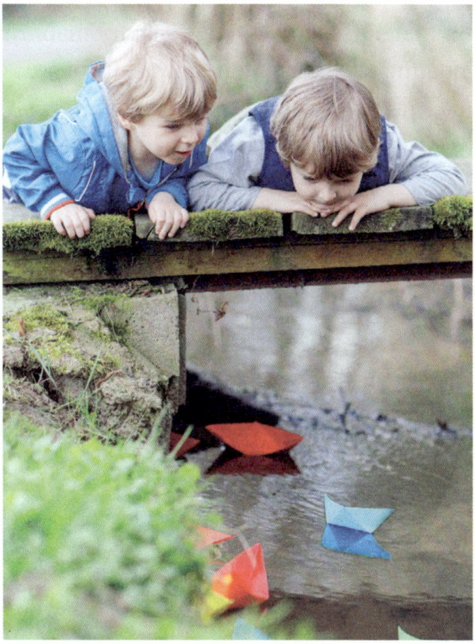
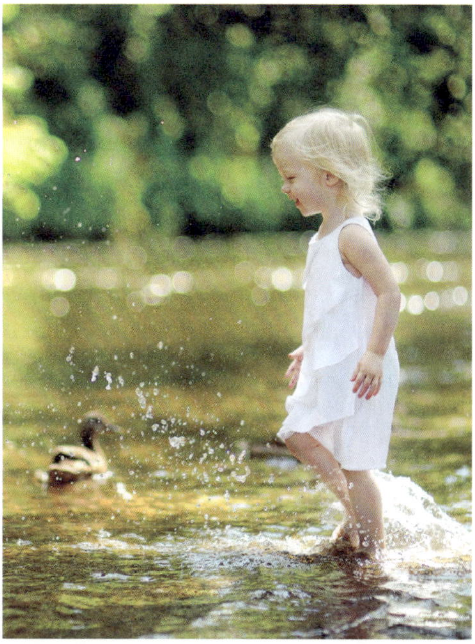

Winters wie sommers am Wasser – Erleben der Jahreszeiten.

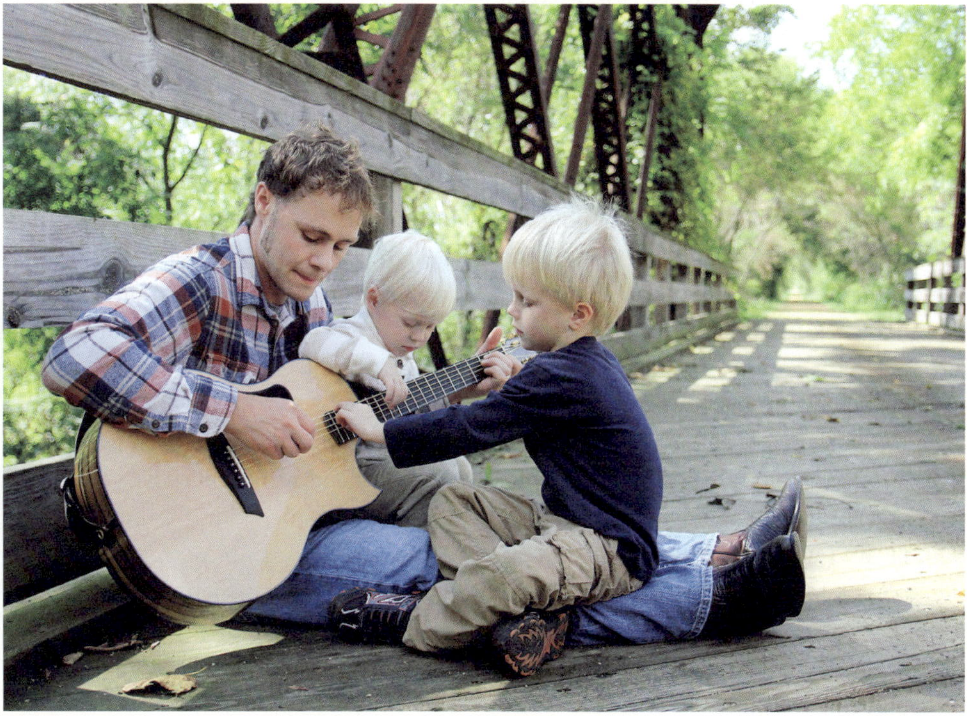

Heiß begehrt: mal auf einer »richtigen« Gitarre spielen dürfen.

Was fördert die Entwicklung im Schulalter bis zur Pubertät?

Bis zum sechzehnten Lebensjahr reifen insbesondere Atmung und Herz-Kreislauf-Tätigkeit zur vollen Erwachsenenkapazität heran (siehe auch Seite 479). Auch hier stellt sich die Frage, welche Tätigkeiten, welche Lernvorgänge Aufbau und Funktion dieser rhythmischen Organe unterstützen. Zwar ist sinnvolle körperliche Betätigung hier sicher auch gefragt. Ein Spezifikum ist sie jedoch nicht.

Alles, was das Gefühlsleben betrifft, wirkt hingegen unmittelbar und sehr spezifisch, indem es Rhythmus und Qualität von Atmung und Herzschlag modifiziert. Erleichterung, Freude, gespannte Erwartung wirken anregend, lassen das Herz klopfen, die Atmung geht leicht und eher schnell. Hingegen wirken Langeweile, Lustlosigkeit, Trostlosigkeit, Schreck und Depression verlangsamend bis hin zum »Stocken« der Atmung oder des Herzschlages. Angst und Unruhe haben einen unregelmäßig beschleunigenden Einfluss auf Herzschlag und Atmung und untergraben die harmonische Koppelung ihres Frequenzverhältnisses.

In diesem Alter wird zunehmend nur noch das getan, wozu man Lust hat, wofür man gefühlsmäßig motiviert ist. Das Lernen hängt jetzt davon ab, ob und wie das Kind emotional angesprochen wird.

Insbesondere »langweilige Dinge« wie Aufräumen oder Tischabräumen werden nur noch ausgeführt, wenn man dem Erwachsenen damit eine Freude machen möchte. Auch wird alles im Umkreis danach beurteilt, ob es einem gefällt oder nicht, nach Sympathie und Antipathie.

! Diese altersentsprechende Begabung und Neigung, alles gefühlsmäßig zu beurteilen, sollte man pädagogisch so zu nutzen versuchen, wie man sich im vorigen Entwicklungsabschnitt an der spontanen Bewegungsbegabung und Nachahmungsbereitschaft orientiert hat. Besonders wertvoll und wirksam ist dafür die künstlerische Betätigung: Bewegung, Musik, Sprache, Gesang, Malen, Modellieren und Werken. Hier kann sich das Gefühlsleben in all seinen Nuancen und seinem polaren Kräftespiel von Sympathie und Antipathie am umfassendsten ausleben.

Wird mit voller Aufmerksamkeit und Konzentration an einem Musikstück geübt oder entsteht in der eigenen Auseinandersetzung mit der Farbe ein Bild, so werden zwei wesentliche Wirkungen von Kunst realisiert: das Selbergestalten und das Wahrnehmen und ästhetische Beurteilen von Kunst und künstlerischen Prozessen. Kommen diese beiden Tätigkeiten in harmonische Wechselwirkung miteinander, so steigern sie sich gegenseitig.

Altersgerechtes Lernen in der Waldorfschule

Eine Studie der Universität Regensburg in Zusammenarbeit mit Forschern von der Universität von Otago (Neuseeland)

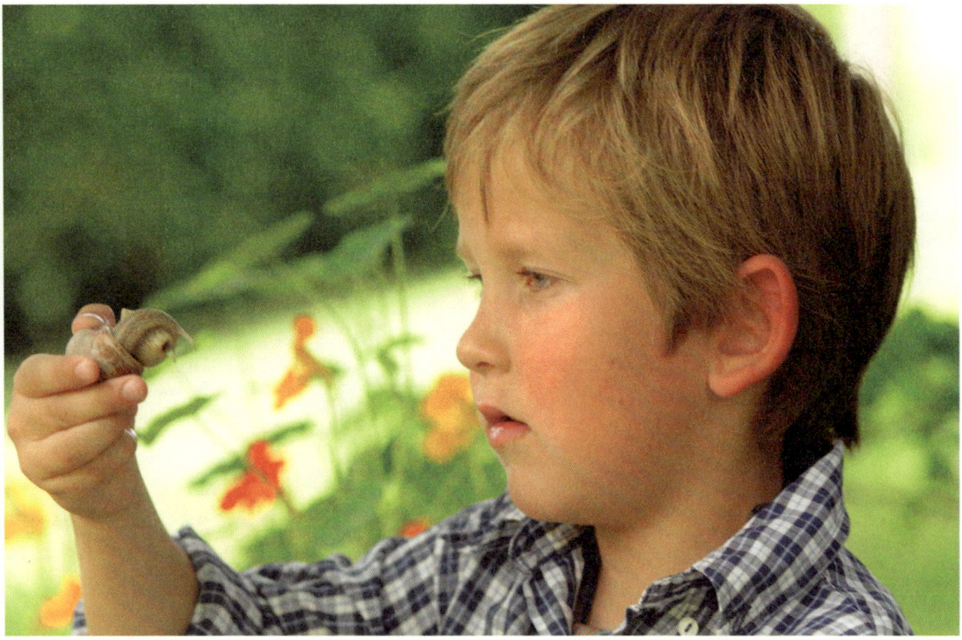

In der Nähe wird das Kleine groß.

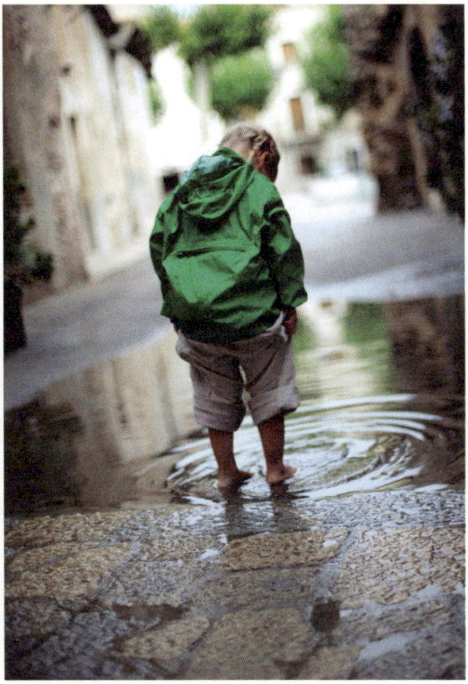

Vielfältige Eindrücke für den Tastsinn: kalt, nass, rau, hart.

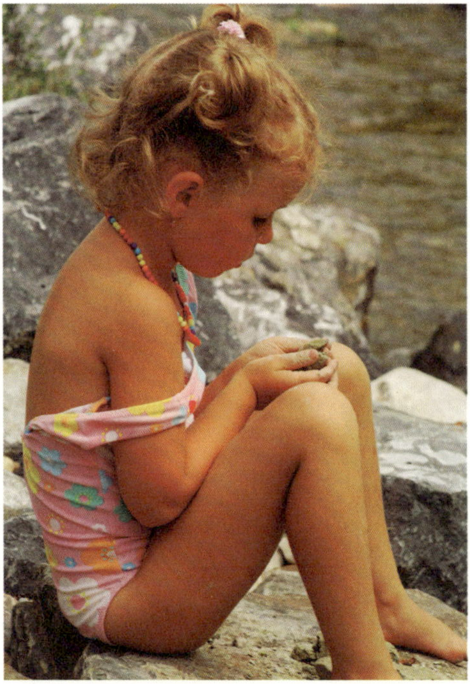

Glitzert da was?

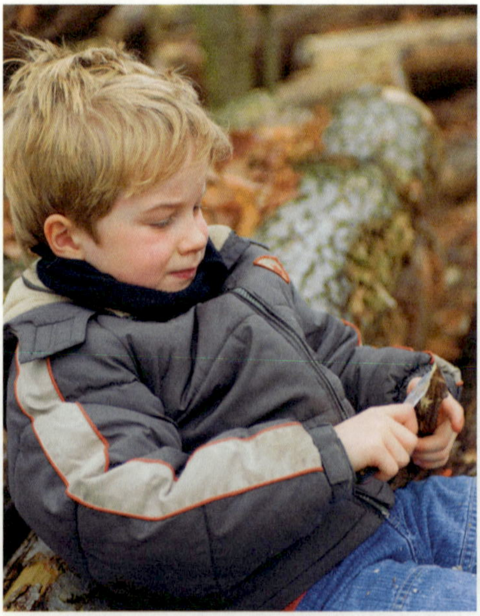

Von sich weg schnitzen ist richtig.

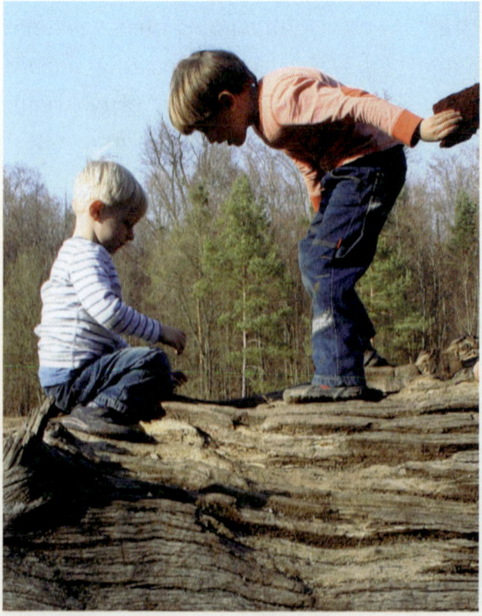

Spielen in der Natur macht besonders großen Spaß.

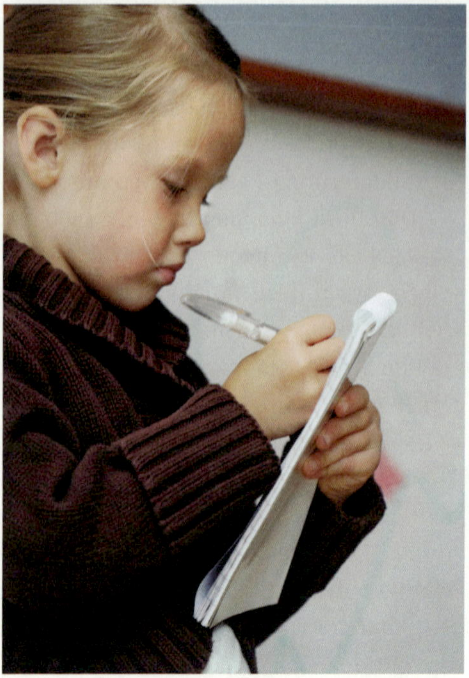

Sich Notizen zu machen ist nie ein Fehler.

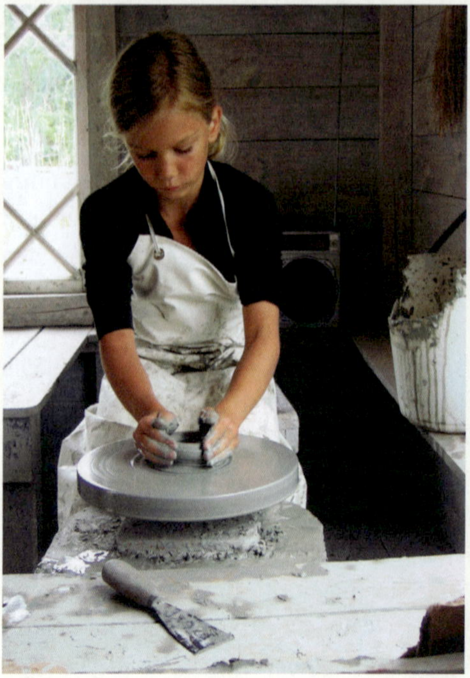

Hier kommt es auf die feinste Bewegung der Finger an.

vergleicht die Lesefähigkeit von Kindern staatlicher Schulen mit der von Waldorfschülern. Die Forscher begleiteten 370 neuseeländische Schüler durch mehrere Jahre und führten regelmäßig Tests durch. Dabei zeigte sich: Die Waldorfschüler, die erst mit sieben Jahren lesen lernen, holen den Vorsprung der Schüler an Staatsschulen, die schon mit fünf Jahren beginnen, auf, und mit elf Jahren lesen sie sogar besser. Die Forscher führen dies auf die Elternhäuser der Waldorfschüler zurück, aber auch auf die Methoden der Waldorfpädagogik.[182]

Ein Blick in den Alltag des Unterstufenunterrichtes an einer Waldorfschule möge dazu anregen, diese entwicklungsfördernden Erziehungsprinzipien auch zu Hause oder im Rahmen des Unterrichts anderer Schultypen anzuwenden.

Ein Beispiel aus dem Rechenunterricht der dritten Klasse

Es werden die Primzahlen behandelt. Der Lehrer könnte nun zu den Schülern sagen: »Eine Primzahl ist eine Zahl, die nur durch 1 und durch sich selbst teilbar ist.« Da ist die Sache begrifflich gefasst. Er kann aber auch sagen: »Primzahlen sind einsam. Sie sind die Bettler unter den Zahlen. Es sind die Ärmsten der Armen. Sie haben niemanden auf der Welt als nur sich selbst allein. Deshalb können sie sich auch nur durch sich selbst teilen, weil sie mit keiner anderen Zahl befreundet sind und ihr etwas mitteilen können.« Primzahlen sind »Bettlerzahlen«. Das Beispiel zeigt, dass sich das Prinzip des künstlerisch gehandhabten Unterrichts auch auf die natur- und geisteswissenschaftlichen Fächer anwenden lässt und nicht nur auf den Kunstunterricht.

Der Satz »Man sieht nur mit dem Herzen gut« hat für dieses Lebensalter richtunggebende Bedeutung. Das bedingt aber zugleich, dass der Lehrer seinen Unterricht nicht nur an den üblichen Schulbüchern orientiert. Er muss eigene Fragen mit einbringen, Aktuelles aufgreifen und Erlebnisbezüge zu den Schülern herstellen, die real vor ihm sitzen und Jahr für Jahr wieder anders sind. Auch muss er sich selbst für seinen Unterrichtsgegenstand immer wieder neu begeistern können. Ein so arbeitender Lehrer wird mit Selbstverständlichkeit von den Schülern angenommen. Er wird für sie zur »geliebten Autorität«. Dadurch gewinnt das sich entwickelnde und in Sympathie und Antipathie hin- und herschwankende Gefühlsleben einen festen Bezugspunkt. Wenn die Kinder wenigstens zu einer Lehrerpersönlichkeit mit solch liebegetragenem Vertrauen aufblicken können, festigt sich in ihrem Erleben auch ein gesundes Selbstgefühl.[183]

Wenn die Beziehungen im familiären oder schulischen Bereich Defizite aufweisen, wirkt sich dies in erster Linie auf das Gefühlsleben aus und mit ihm auch auf das in Bildung begriffene Selbstwertgefühl. Dieses braucht zu seiner Stabilisierung das Erlebnis persönlicher Anerkennung in einer stabilen, vertrauensvollen Beziehung.

Vor solchem Hintergrund gesehen gibt es für diesen Entwicklungszeitraum nichts

Problematischeres als einen intellektuell fordernden, emotional langweiligen Unterricht. Dadurch wird quasi Beziehungslosigkeit geprobt! Der Verstand bekommt zwar ungefähr mit, worum es geht, das Herz aber bleibt unbeteiligt. Eine Spaltung im Seelenleben wird veranlagt: Gefühl und Gedanke gehen getrennte Wege. Und: Eine persönliche Beziehung zum Lerngegenstand und zum Lehrer kann nicht wirklich entstehen.

Das Rubikon-Erleben in der Mitte der Kindheit

Ein besonders sensibler Punkt in der Schulkind-Entwicklung liegt im zehnten Lebensjahr. Rudolf Steiner nannte diesen Zeitpunkt den Rubikon der kindlichen Entwicklung.

So wie Caesar den Rubikon überschritt und die Rückkehr unmöglich machte, so lassen die Kinder zwischen dem neunten und zehnten Geburtstag zu einem oft von den Eltern genau bemerkten Zeitpunkt ihre Kindheit unwiederbringlich hinter sich.

Wer die Gelegenheit hat, in einer dritten oder vierten Schulklasse zu hospitieren, kann den Schülern die damit eintretende Veränderung direkt ansehen. Das zunächst noch unbekümmerte und heiter um sich blickende Kind wirkt mit einem Mal ernster, in sich gekehrter, den Lehrer wie leise prüfend. Es empfindet erstmals mit ganzer Vehemenz, dass es gar nicht so selbstverständlich in die Welt eingebettet ist und zu Vater und Mutter gehört, wie es das bisher erlebt hat. Es ist, als würde es jetzt erstmals die Einsamkeit des eigenen Schicksals ahnen, das man nur selbst erfüllen kann.

Manche Kinder fragen in diesem Alter auch nach ihrer Herkunft. Dabei geht es ihnen nicht um »Aufklärung«, sondern vielmehr um die genauen Umstände der Geburt. Sie möchten herausfinden, ob sie vielleicht in Wirklichkeit gar nicht das Kind ihrer Eltern sind …

Zu dem *Gedanken* des eigenen Selbst, der mit dem »Ich«-Sagen im dritten Lebensjahr aufgetaucht ist, tritt jetzt das *gefühlsmäßige Erleben* dieses eigenen Selbst. Dieses wird in seiner evidenten Andersartigkeit gegenüber Vater und Mutter erlebt, wodurch oft auch ein starkes Einsamkeitsgefühl entsteht und eine hohe Sensibilität dafür, inwieweit man sich verstanden fühlt oder nicht.

Schüler prüfen jetzt auch viel genauer, von wem sie sich »etwas sagen lassen« und wer wirklich vertrauenswürdig ist. Ungerechtigkeiten werden stärker erlebt als vorher und auch nicht mehr so leicht vergeben und verziehen wie früher. Damit erwacht auch das Gewissen als innere Instanz zur Beurteilung von Gut und Böse, Schön und Hässlich.

Stützen, fördern und begleiten Sie Ihr Kind durch

- die von Steiner empfohlene »künstlerische« Methodik und Didaktik im Unterricht,

- das Erleben von Gesprächskultur zu Hause, in der Schule und sonst in der Gesellschaft,
- das Leben mit inneren Fragen: Wie war unser letztes Gespräch? Wann hatte ich Zeit, Interesse? Habe ich das Anerkennenswerte bemerkt, lobe ich genug oder bringe ich eher zum Ausdruck, was mich stört?
- indem Sie gerne aus Fehlern lernen. Wer aus seinen Fehlern lernt, entwickelt sich nachhaltig – entsprechend auch ein Team zusammenarbeitender Menschen. Wie gehe ich mit Fehlern und Fehlverhalten der Kinder und Jugendlichen zu Hause und in der Schule um? Wie helfe ich, aus Fehlern zu lernen, den positiven Gewinn daraus zu ziehen? Solange Fehler zu machen mit Angst behaftet ist und Schamgefühle auslöst, entstehen Demütigungen, gefolgt von Lernunlust und Lernblockaden. Auch werden dadurch kriminelle Energien geweckt in Form von Sinnen auf Betrug und Vorspiegelung falscher Tatsachen. Denn man möchte kompetenter erscheinen, als man tatsächlich ist,
- eine klare Führung in Grundsatzfragen im Tagesablauf unter Einbezug der Wünsche der Kinder. Treffen Sie Verabredungen und vereinbaren Sie klar, wie sie eingehalten werden sollen,
- künstlerische Betätigung, insbesondere Erlernen eines Musikinstrumentes, Singen und Musizieren in Gemeinschaft,
- kontrollierten Multimediagebrauch zu Hause und, wo immer möglich, das Aufarbeiten des Gesehenen und Erlebten im Gespräch. In der Schule sollte der Einsatz elektronischer Medien als Unterrichtsmittel noch konsequent vermieden werden zugunsten kreativer und menschlich-interaktiver Lern- und Entwicklungsprozesse.

Förderung im Jugendalter

Wer einmal einen Jugendlichen beobachtet hat, dem »ein Licht aufgegangen ist«, der sich selbst etwas klar machen konnte, der wirklich etwas verstanden hat, sieht, wie dies unmittelbar und im wahrsten Sinne des Wortes »aufrichtend« auf ihn wirkt. Wer Gelegenheit hat, in einer Oberstufenklasse zu hospitieren, kann dies täglich erleben.

Wenn gute Fragen gestellt werden, sitzen die Schüler, die sich am Unterrichtsgespräch beteiligen, in aufrechter Position oder zumindest in angeregt angespannter Körperhaltung – auch wenn sie sich zurücklehnen oder den Kopf in die Hand stützen. Wohingegen diejenigen, die nicht »einsteigen«, eher schlaff sind und alle viere von sich strecken oder den Kopf auf der Bank oder auf dem Arm gelagert haben.

Gedankliche Arbeit führt keinesfalls nur zu einer Betätigung des Nervensystems, sondern bringt das gesamte Stoffwechsel- und Gliedmaßensystem von innen her in begleitende Anspannung und Regsamkeit. Es ist leicht an Gang und Bewegungsspiel junger Leute abzulesen, ob sie beschwingt durch gute Ideen sind oder nichts haben, was sie derzeit innerlich »erhebt« und aufrichtet.

So wie sich Drogenabhängige schon von Weitem am Gang erkennen lassen, so fallen auch idealistisch gestimmte und motivierte Jugendliche nicht nur Gleichaltrigen auf. Man sieht es an der Bewegung, am Blick, an der ganzen Körperhaltung, ob sie bereits im Laufe von Kindheit und Jugend ein interessevolles und einsatzbereites Verhältnis zur Welt entwickeln konnten, das sie Probleme anpacken lässt.

Körperhaltung und Lebenshaltung entsprechen einander. Letztlich richten wir uns innerlich auf und nicht nur aufgrund unserer muskulären Kompetenz. Und nicht jeder, der stehen kann, steht wirklich »auf eigenen Füßen«.

Interessante Fragestellungen und ein dialogischer Unterricht fördern das wissenschaftliche Vermögen, regen zum Experimentieren an und verhelfen zu der notwendigen Eigenständigkeit. Jetzt treten gute Ideen an die Stelle von Vorbild und Autorität. Wichtig wird der Erwachsene, der einen versteht und einem zum Verständnis verhilft.

Der Jugendliche ist auch fähig, von Menschen zu lernen, die ihm unsympathisch sind. Jetzt lernt er auch, das Persönliche vom Sachlichen zu trennen.

Das eigenständige Denken und Handeln, das sich in diesem Lebensabschnitt entwickelt, hilft ihm, sich von unliebsamen Ereignissen zu distanzieren. Er muss diese nicht mehr so ungeschützt miterleben, geschweige denn nachahmen wie früher. Dafür kann er jetzt stundenlang debattieren, philosophieren und sich während eines langweiligen Unterrichts seine eigenen, ihn interessierenden und beglückenden Gedanken machen. Viele gute Einfälle, Gedichte und Zeichnungen sind gerade während solcher Stunden entstanden! Das ist etwas ganz anderes als das lustlose Herumschmieren und Kritzeln auf Bänken in früheren Jahren.

Eigenes Engagement, eigene Projekte (»meine Band«, »meine AG«, »mein Sportverein« oder »mein Umweltschutzverein«) und Begeisterung für ganz andere Gebiete als die von den Eltern vorgelebten machen die errungene Handlungsfreiheit sichtbar.

Das Ziel einer Erziehung, welche die in diesem Alter anstehenden Entwicklungsschritte fördert, wurde einmal von dem Pädagogen Michael Bauer so formuliert: »Der Erzieher kann nur wachrufen, ermuntern, zur Antwort auffordern; er kann da nichts erzeugen noch erzwingen. Viele erzieherische Maßnahmen haben nur den Wert, dass sie Hindernisse beseitigen und den Weg erhellen. Hätte der Erzieher nur darin Erfolg, dürfte er nicht zufrieden sein. Er darf es erst, wenn im Innern des Zöglings gleichsam ein zweiter Erzieher entstanden ist, der den ersten Erzieher überflüssig macht.«[184]

So können Sie stützen, fördern und begleiten

- Nehmen Sie sich Zeit zum Gespräch,
- regen Sie das Selbstdenken, Beobachten, Forschen und Auswerten an,

- seien Sie Freund und Begleiter, haben Sie Interesse für das, was den Jugendlichen beschäftigt,
- respektieren Sie das wachsende Freiheitsbewusstsein und die zunehmende Selbstständigkeit, stellen Sie eigene Erwartungen zurück,
- halten Sie »Familienrat«, treffen Sie Verabredungen gemeinsam, analysieren Sie deren Erfolg oder Misserfolg und beraten Sie das weitere Vorgehen,
- lernen Sie, sich über das »ganz andere« zu freuen, versuchen Sie wirklich zu verstehen, was den Jugendlichen bewegt,
- riskieren Sie Vertrauen und signalisieren Sie: Ich stehe zu dir – egal, was kommt – und bin gespannt, wie du werden wirst,
- entwickeln Sie Medienkompetenz durch den bewussten Einsatz elektronischer Medien, wo es altersentsprechend sinnvoll ist.

Drei bestimmende Faktoren

Folgende drei Faktoren üben einen wesentlichen Einfluss auf die Entwicklung der körperlichen, seelischen und geistigen Gesundheit aus:

■ Genetische, naturgegebene Veranlagungen, durch die »Reaktionsnormen« festgelegt sind; z.B. wird im ersten Lebensjahr alle Aufmerksamkeit darauf konzentriert, den Körper aufzurichten, im zweiten Lebensjahr auf das Sprechen. Nicht die erworbenen Fähigkeiten sind vererbt, sondern jeweils nur die Disposition, sie zu erlernen. Daher braucht es altersentsprechende Lernangebote.

■ Einflüsse aus der Umwelt, die über die Vielfalt der Sinneseindrücke und ihr Miterleben auf die körperliche Entwicklung des Kindes unmittelbar Einfluss nehmen. Nur das kann nachgeahmt werden, was das Kind zu sehen bekommt. Fehlen bestimmte Eindrücke und Erfahrungen, können sich bestimmte Anlagen nicht entfalten.

■ Die Individualität des Kindes, die sowohl seine körperliche Veranlagung als auch sein Milieu durch ihre tätige Anteilnahme mitbestimmt. Aus der Resilienzforschung wissen wir seit Langem, wie zutreffend der Hinweis Rudolf Steiners war, das Kind müsse liebevoll angesprochen, durch Interesse und Anteilnahme in den Leib und durch diesen in die Welt »hereingerufen« werden. Je mehr das Kind erlebt, dass es »gewollt« und »angenommen« ist, umso stärker folgt es diesem Ruf und bemüht sich, für sich und die Mitwelt »da zu sein«.

So konnten manche Kinder sich zu gesunden lebensbejahenden Menschen entwickeln, die eine familiäre genetische Belastung hatten oder aus einem traumatisierenden Milieu stammten, während viele andere es nicht schafften und wegen mangelnder Ansprache gewaltbereit, kleinkriminell, alkohol- oder drogenabhängig wurden.

Diese drei Faktoren – genetische Veranlagung, Umwelteinflüsse und die sich inkarnierende einmalige Individualität –

bestimmen im Laufe der Entwicklung den Grad der körperlichen, seelischen und geistigen Gesundheit.

Jedes Kind setzt sich individuell mit seiner genetischen Veranlagung und seinem Milieu auseinander. Eltern und Erziehern kommt die Aufgabe zu, wahrzunehmen, was das Kind jeweils braucht, was es lernen kann und will. Dabei gilt die von Steiner charakterisierte Grundhaltung, »Erziehung« als einen vom Kind aktiv provozierten und gesteuerten Lernprozess zu betrachten, den der Erwachsene zwar unterstützen, fördern und begleiten kann, jedoch nicht konditionierend beeinflussen sollte. Je besser dies verstanden und realisiert werden kann, umso selbstbestimmter und »authentischer« kann sich das Kind entwickeln und die Meilensteine seiner körperlichen, seelischen und geistigen Reifung erreichen.

Weiterführende Literatur

- Marie-Luise Compani, Peter Lang (Hrsg.), *Waldorfkindergarten heute. Eine Einführung*, Stuttgart 2011.
- Frans Carlgren, *Erziehung zur Freiheit. Die Pädagogik Rudolf Steiners*, Stuttgart [10]2009.
- Reinmar DuBois, *Jugendkrisen: erkennen – verstehen – helfen*, München 2000.
- Michaela Glöckler, *Gesundheit und Schule. Schulärztliche Tätigkeit an Waldorfschulen und Rudolf-Steiner-Schulen*, Dornach 1998.
- Michaela Glöckler, *Macht in der zwischenmenschlichen Beziehung. Grundlagen einer Erziehung zur Konfliktbewältigung*, Stuttgart [4]2010.
- Michaela Glöckler, *Die Würde des kleinen Kindes. Pflege und Erziehung in den ersten drei Lebensjahren*, Persephone Kongressband 2, Dornach o.J.
- Jesper Juul, *Pubertät. Wenn Erziehen nicht mehr geht*, München [9]2010.
- Monika Kiel-Hinrichsen, Helmut Hinrichsen, *Pubertäts-Sprechstunde. Jugendliche verstehen, praxiserprobte Hilfen, Pubertät als Chance*, Stuttgart [2]2014.
- Helmut von Kügelgen (Hrsg.), *Plan und Praxis des Waldorfkindergartens. Beiträge zur Erziehung des Kindes im ersten Jahrsiebt*, Stuttgart 1991.
- Henning Kullak-Ublick, *Jedes Kind ein Könner. Fragen und Antworten zur Waldorfpädagogik*, Stuttgart 2014.
- Remo H. Largo, *Das passende Leben. Was unsere Individualität ausmacht und wie wir sie leben können*, Frankfurt a. M. [3]2017.
- Rudolf Steiner, *Die gesunde Entwicklung des Menschenwesens. Eine Einführung in die anthroposophische Pädagogik und Didaktik* (GA 303), Dornach [4]1987.

Lebensvorgänge und Denktätigkeit

»Es ist von der allergrößten Bedeutung zu wissen, dass die gewöhnlichen Denkkräfte des Menschen die verfeinerten Gestaltungs- und Wachstumskräfte sind. Im Gestalten und Wachsen des menschlichen Organismus offenbart sich ein Geistiges. Denn dieses Geistige erscheint dann im Lebensverlaufe

als die geistige Denkkraft. Und diese Denkkraft ist nur ein Teil der im Ätherischen webenden menschlichen Gestaltungs- und Wachstumskraft. Der andere Teil bleibt seiner im menschlichen Lebensbeginne innegehabten Aufgabe getreu. Nur weil der Mensch, wenn seine Gestaltung und sein Wachstum vorgerückt, das ist, bis zu einem gewissen Grade abgeschlossen sind, sich noch weiter entwickelt, kann das Ätherisch-Geistige, das im Organismus webt und lebt, im weiteren Leben als Denkkraft auftreten.«[185]

Im ersten und zweiten Teil dieses Buches wurde verschiedentlich auf die geisteswissenschaftliche Entdeckung Steiners hingewiesen, dass die geheimnisvolle Tätigkeit, die wir »Denken« nennen, derselben Quelle entstammt wie die Lebensvorgänge und damit auch die Regenerations- und Heilungsvorgänge des Organismus (vgl. Seite 445). Ein wenig nachempfinden kann man diese Erkenntnis beispielsweise an folgenden Erlebnissen: Gut gesättigt gelingt das Denken eher mühsam, weil die Lebenskräfte für Ernährungs- und Verdauungsvorgänge abgezogen sind, andererseits kann man durch sinnvolles Fasten seine Konzentrationsfähigkeit bekanntermaßen steigern.

Die typischen Entwicklungsschritte, die das menschliche Denken im Laufe von Kindheit und Jugend bis zur Mündigkeit durchmacht, stimmen mit den Reifungsschritten der Wachstums- und Entwicklungsvorgänge des Körpers überein. Besonders eindrucksvoll ist dies beim Zahnwechsel zu beobachten. Erstmals wird mit den Schmelzkronen ein Organ fertig gebildet, das sich nicht mehr regenerieren kann, d.h. das seine Regenerations- und Lebenstätigkeit vollständig verliert.

Wenn der Mensch also mit seinen von der Wachstumstätigkeit befreiten Lebenskräften denkt, so muss man parallel zur Reifung der Zahnschmelzkronen das Auftreten von einem »geistigen Biss« erwarten. Und genau das ist mit dem zwischen dem sechsten und achten Lebensjahr auftretenden abstrakten Erinnerungsvermögen der Fall.

Erst jetzt ist der geistige Biss da, der einen befähigt, etwas im Gedächtnis zu behalten, was man nur einmal gehört hat. Nicht mehr die geliebte Geschichte, die einem im Kindergarten gerade beim Wiederhören so gut gefallen hat, ist jetzt gefragt – sondern vielmehr die neue! Etwas zu wiederholen wird als langweilig empfunden, wenn es nicht mit einer neuen Fragestellung verbunden ist.

In der Pubertätszeit hingegen tritt die Freude am dialektischen Denken, dem Denken in Gegensätzen auf. Diese neue Fähigkeit korreliert mit der Reifung der rhythmischen Funktionsordnung von Atmung und Kreislauf. Ein- und Ausatmung sind wie Entweder/Oder, ein Gegensatzpaar wie der Grundsatz der dialektischen Philosophie in Form von dem Gegensatzpaar Sein und Nichts. Dazwischen liegen die Prozesse des Werdens und Vergehens. Und: Was ist denn Urteilen anderes als ein rhythmisches Abwägen und Bewegen von Gedanken und Fragestellungen?

Die Selbstständigkeit im Denken und Urteilen sowie die autonome Kreativität des schöpferischen Denkens hingegen treten in den Jahren zutage, in denen auch Stoffwechsel- und Skelett-System ihre Endausreifung erfahren.

Im letzten Lebensdrittel aber, wenn die Regenerationsfähigkeit des Organismus nachlässt und Prozessen der Involution (d.h. der natürlichen Rückbildung von Organen) Platz macht, treten beim gesund alternden Menschen neue geistige Entwicklungsmöglichkeiten auf: Indem die Leistungsfähigkeit des Stoffwechsel- und Gliedmaßen-Systems nachlässt, können die dadurch »eingesparten« Regenerationskräfte als neue schöpferische Gedankenmöglichkeiten in Erscheinung treten. Entsprechendes gilt für die Regenerationskräfte, die aus den alternden Organsystemen der rhythmischen Funktionsordnung und des Nerven-Sinnes-Systems frei werden. So entwickelt sich das, was wir Altersweisheit nennen, als neuer Idealismus, als reifes Urteilsvermögen und als reges, bilderreiches Innenleben.

Eine solche Betrachtung des Zusammenhangs körperlicher und geistiger Entwicklungs- und Wachstumsvorgänge führt zu einer neuen Auffassung von Erziehung als Gesundheitsvorsorge, als Präventivmedizin. Denn je mehr Kinder und Jugendliche Anregungen erhalten, die ein gesundes Wachstum der Organsysteme unterstützen, umso wirksamer wird vorzeitigen Alterungsprozessen und vermeidbaren Krankheitszuständen vorgebeugt. Einem solchen Ziel sind die pädagogischen Hinweise in diesem Buch gewidmet.

Wenn von der physiologischen Anregung der Organfunktionen durch altersgerechte Erziehung die Rede ist, liegt auch die Frage nahe, was geschieht, wenn diese versäumt wird. Wenn Nerven-Sinnes-System, rhythmisches System und Stoffwechsel-Gliedmaßen-System unphysiologisch beansprucht werden, müsste dies dann nicht zu Krankheitsdispositionen in der zweiten Lebenshälfte führen?

Diese These erfährt dadurch eine Unterstützung, dass sich in der Behandlung der drei genannten Formen chronischer Erkrankungen im Alter (vgl. die Grafik auf Seite 478) Therapieformen bewähren, die einen direkten Bezug zu den in der entsprechenden Aufbauzeit des Organismus empfohlenen pädagogischen Ratschlägen haben.

Beispiele

■ Stoffwechsel-Gliedmaßen-System

Es hat sich beispielsweise in der Behandlung rheumatischer Erkrankungen und klimakterischer Beschwerden sehr bewährt, in Form einer Biografieberatung oder Psychotherapie Fragen zu bearbeiten wie: Was ist der Sinn meines Lebens? Welche Ideale habe ich noch oder kann ich mir mit ganz neuen Möglichkeiten aufgrund meiner jetzigen Erfahrungen wieder erringen?

Auf die Prognose dieser genannten Erkrankungen und Erkrankungen des Bewegungsapparates wirkt es sich besonders günstig aus, die Wende zum Älterwerden bewusst zu vollziehen und sich gerade für diesen letzten Lebensabschnitt neue Fragen zu stellen und eine neue Lebensmotivation zu erarbeiten. Wer in diesem Alter wieder eigenständig fragen lernt, dem geht es entschieden besser als demjenigen, der nur auf die medikamentöse Therapie vertraut und ansonsten alles beim Alten lässt.

Was also in der Jugend hilft, diese Organfunktionen aufzubauen und besser »zu ergreifen«, hilft im Alter, sie zu regenerieren und zu erhalten.

Rhythmisches System

Entsprechend gilt dies auch für die Begleitbehandlung der Funktionsstörungen im Bereich des rhythmischen Systems. Gerade bei Herzrhythmusstörungen oder einem Infarkt geht die Lebensberatung in erster Linie dahin, auf Ruhepunkte im Laufe des Tages zu achten und entspannen zu lernen. Der Umgang mit dem Gefühlsleben wird neu zur Aufgabe. Hierbei bewährt sich ganz besonders der Einsatz künstlerischer Therapien wie Malen, Musik, Sprachgestaltung und Eurythmie. Dabei werden bestimmte Übungen wie hilfreiche Begleiter für das weitere Leben beibehalten und oft bis zum Lebensende treu durchgeführt, weil ihre wohltätige Wirkung auf die Funktionen des rhythmischen Systems und des damit verbundenen Gefühlslebens erfahren wird. Die Fähigkeiten, sich zu entspannen und flexibler zu verhalten, erfahren Unterstützung.

Nerven-Sinnes-System

Für den dritten Formenkreis chronischer Alterserkrankungen ist wiederum das Aufschauen zu den großen Vorbildern hilfreich. Diese heißen natürlich jetzt nicht mehr Mutter und Vater, an denen man sich orientiert, sondern es sind die großen Wahrheiten der Religion und Kunst, der Märchen und Mythen, die großen Wahrbilder der Schöpfung und Menschheitsentwicklung. Werden sie jetzt entdeckt oder wieder neu ins Bewusstsein gerufen, so können sie das seelisch-geistige Leben des alten Menschen anregen, beruhigen und konsolidieren, sodass der Betreffende mit den unter Umständen auch nachlassenden geistigen Möglichkeiten länger in selbstbewusster Weise arbeiten und leben kann, als dies ohne solche Verrichtungen und Übungen möglich wäre.

Die Zusammenhänge zwischen Erziehungseinflüssen und der gesundheitlichen Verfassung im späteren Leben gehen aber noch weiter. Was ist eine mögliche Folge, wenn ein Kind mit einem jähzornigen Elternteil oder Lehrer aufwächst und immer wieder jäh erstarrt bei einem Wutausbruch? Der kindliche Kreislauf zentralisiert und es wird blass. Was bedeutet es aber, wenn solche Gefäßverkrampfungen infolge Kreislaufzentralisierung immer wieder auftreten und viel zu wenig ausgeglichen werden durch die entsprechenden Gegenerfahrungen wie liebevoll angenommen zu sein, ausatmen zu können, Fehler machen zu dürfen, geholfen zu bekommen? Es bleibt eine feine Disposition zurück zu arterieller Minderdurchblutung bei einem so »einseitig erzogenen« Kreislaufsystem. Und so kann man oft erleben, wie seelisch Funktionelles bei den Erwachsenen sich bei den Kindern in körperlich Funktionelles umsetzt und Probleme, die die Erwachsenen im Seelischen haben, bei Kindern als körperliche Krankheitsdispositionen wieder erscheinen. So ist es auch recht häufig, dass Kinder, die stottern, einen Elternteil haben, der die Tendenz zum Stottern hat, indem er beispielsweise zu schnell und etwas atemlos spricht, doch selbst kein eigentliches Stottern entwickelt hat.

Damit wird aber auch deutlich, wie Krankheitsfragen mit Schicksalsfragen und Entwicklungsfragen zusammenhängen und dass die Fähigkeit zur Selbsterziehung Grundlage für jedes gesundheitsfördernde Erziehungsverhalten ist. Für eine solche Einsicht Verständnis zu wecken und die Motivation zur Selbstentwicklung zu stärken – dafür sind diese Ausführungen gedacht.

Selbst wenn manches aus der Luft gegriffen erscheinen mag, ist es doch anregend, über solche möglichen Zusammenhänge nachzudenken und – im Zweifelsfall – das erzieherische Verhalten daran auszurichten. Rudolf Steiner hat darüber hinaus in seinen Vorträgen zur Pädagogik eine Vielzahl möglicher Zusammenhänge aufgezeigt, die Erziehungsformen und gesundheitliche Disposition im späteren Leben miteinander in Beziehung setzen. Einige Beispiele mögen dies verdeutlichen:[186]

Erziehungseinflüsse

Auswirkungen im späteren Leben

- Erfahrungen der Freude, der Zuwendung, des Glücks und der Liebe
  Physischer Leib bleibt länger plastisch-beweglich, leichtes In-Beziehung-Kommen mit Menschen und der Umwelt.

- Staunen und bewundern
  Die Welt lieben.

- Das Leben schön finden, aus Liebe zur Autorität etwas annehmen können
  Lebensgrundzufriedenheit, am Leben etwas haben können.

- Erziehung zu Weltinteresse
  Immer stärker werdendes Interesse für Menschen.

- Vom Leben lernen
  Innerer Halt im Leben.

- Ungestörtes Nachahmungsverhalten
  Freier, offener Wechselverkehr mit der Umwelt, offener Charakter.

- Selbstständige Wahrheitssuche
  Mut und Initiative.

- Aufnehmen religiöser Bilder, religiöser Stimmung
  Neigung zu religiöser Toleranz und menschenfreundlichem Verhalten.

- Beten lernen in der Kindheit
  Segnen können im Alter.

- Die Art und Weise, wie man spielen lernt
  Art und Weise, wie man sich zum Leben stellt und mit ihm und seinen Verhältnissen umgeht.

- Kennen- und Liebenlernen der Pflanzenwelt
  Neigung zu lebendigen, beweglichen Begriffen.

- Kennen- und Liebenlernen der Tierwelt
  Kräftigung des Willens.

- Von den Rätseln der Welt angezogen sein, vieles als Frage hegen
  Gesundes Verhältnis zum Machtproblem und zur Erotik.

- Materialistische Erziehung
  Nachlassen des Interesses an der Welt.

- Aufnehmen mathematischer Gesetzmäßigkeiten ohne Gemütsbeteiligung
  Disposition zum Materialismus.

- Erziehung zu einer kritisch-skeptischen Lebenseinstellung (fehlender Idealismus)
  Disposition zu seelischer Zermürbtheit.

- Abstrakter Grammatikunterricht
  Disposition zu funktionellen Magen-Darm-Erkrankungen.

- Fehlen einer tragenden Beziehung (Fehlen einer geliebten Autorität)
  Disposition, im Leben einen »Knick« zu bekommen, nicht die Kraft zu finden, sich selbst zu helfen.

- Intellektuelle Überforderung und Gedächtnisüberlastung in den ersten Schuljahren
  Neigung zu Sklerose und vorzeitiger Abbau im Bereich des Nervensystems.

- Zu frühes Kritisieren- und Urteilenlernen
  Neigung zu lieblosem, hartem Urteil.

- Unkünstlerischer, einseitig intellektueller Unterricht
  Disposition zu Rhythmusstörungen, insbesondere zu verstärkter Einatmung hin; verschobener Atemrhythmus mit entsprechender Disposition zu Engegefühlen und asthmatischen Beschwerden.

- Oberflächliches, »rasch verstandenes« Wissen
  Neigung zu frühem seelischem Altern, da man nichts Tiefergehendes mehr zu verarbeiten hat.

Erkennen und Pflegen des kindlichen Temperaments

Es mag verwundern, in einer sich an der modernen Medizin und Pädagogik orientierenden Kindersprechstunde auf ein Kapitel zu stoßen, das von den sogenannten vier Temperamenten handelt. Es ist das Verdienst Rudolf Steiners, die durch Hippokrates aus der antiken Medizin überlieferte Lehre von den Temperamenten neu in die Pädagogik eingeführt zu haben. Sie verhilft zu einem vertieften Verstehen des Leib-Seele-Zusammenhangs und der kindlichen Konstitution.

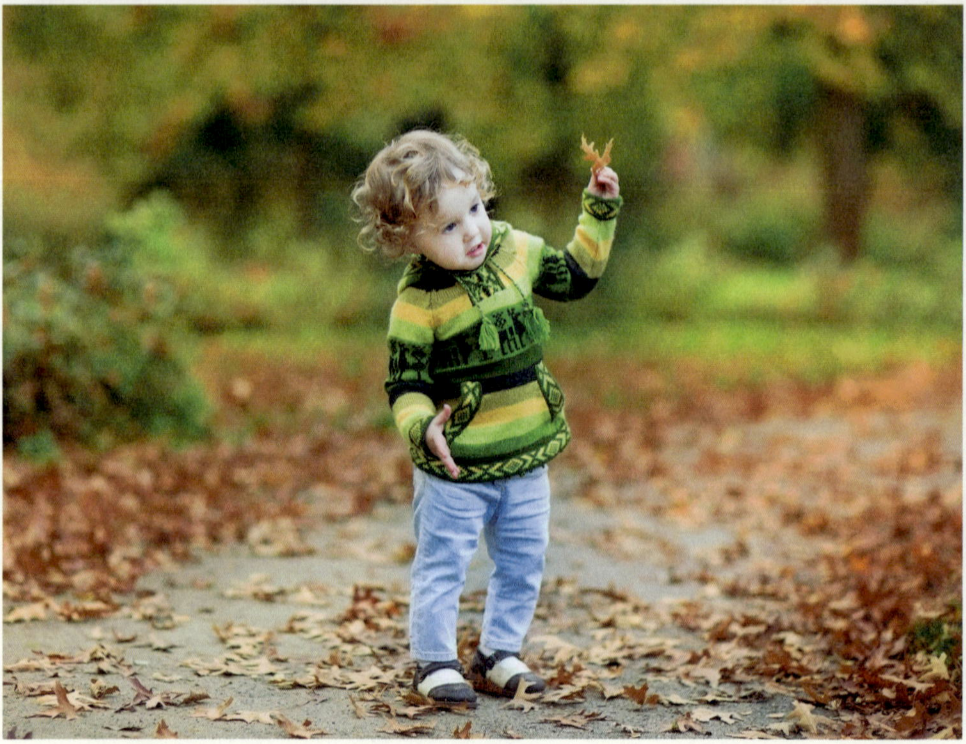

Die vier Temperamente

Wie sehr Temperamente unsere Reaktionsweisen und unser Verhalten prägen, zeigt in humorvoller Weise folgendes Gedicht:

Die vier Temperamente
und der Stein im Weg

Leicht springt über den Stein der
Sanguiniker keck und mit Anmut,
Stolpert er trotzdem darob, macht er
sich wenig daraus.

Grimmig stößt ihn beiseit' des
Cholerikers kräftiger Fußtritt,
Und sein funkelndes Aug' freut sich
des guten Erfolgs.

Kommt das Phlegma daher, so hemmt
es gemäßigt die Schritte:
»Gehst du mir nicht aus dem Weg,
gehe ich eben herum.«

Aber grübelnd vor ihm bleibt der
Melancholiker stehen,
Unzufried'nen Gesichts über sein
ewiges Pech.

Heinrich Peitmann

Was in diesem Gedicht so liebevoll charakterisiert wird, ist oft schmerzliche Lebensrealität. Denn wir können scheinbar nicht »aus unserer Haut«. »Temperare« heißt »mischen« – wir sind eben so oder so »gemischt« und konstituiert.

Rudolf Steiners Verdienst ist nun, aufgezeigt zu haben, wie man gerade in der Kindheit vieles tun kann, um einseitige Temperamentsanlagen nicht zu nivellieren, sondern dadurch zu harmonisieren, dass das Kind mit seinem Temperament umgehen lernt. So kann aus einer Schwäche eine Stärke werden, aus einer einseitigen Reaktionsweise eine Begabung, die man handhaben kann.

Im menschlichen Organismus wirken nicht nur die Organe und Prozesse zusammen, sondern auch die sogenannten Aggregatzustände der Materie: fest, flüssig, gasförmig. Hinzu kommt die Wärme, die nicht mehr materiell ist, jedoch als Qualität alles Materielle beherrscht. Schon zwei Grad mehr als die normalen 37 °C und wir haben Fieber und müssen uns schonen oder gleich ins Bett gehen.

Aristoteles nannte den Gesetzeszusammenhang der Wärme (heute Thermodynamik genannt) das vierte »Element« (vgl. Seite 222). Es versteht sich von selbst, dass man in der Antike nicht an Elemente im heute üblichen Sinn dachte, denn die einzelnen Stoffe als chemische Elemente wurden ja erst in der Neuzeit entdeckt und erforscht. Die Art des Zusammenwirkens dieser »vier Elemente« bewirkt vielmehr, wie wir insgesamt konstituiert sind, wie bei uns das Materielle und seine Haupteigenschaften fest, flüssig, luftig, warm in Erscheinung treten. Dies hat auch einen entscheidenden Einfluss auf unser seelisches Erleben.

Wenn das Feste überwiegt, ist es eher schwerblütig und traurig gestimmt. Umgekehrt ist es zu Heiterkeit und Frohsinn veranlagt, wenn die luftförmige Eigenschaft vorherrscht. Wenn das flüssige Element dominiert, erleben wir uns eher ruhig und ausgeglichen. Beim Überwiegen der Wärmeeigenschaften jedoch sind wir initiativ und gern in Aktion.

Rudolf Steiner hat erkannt, dass diese vier Haupteigenschaften des materiellen Daseins Funktionsordnungen sind, Gesetzeszusammenhänge, durch die sich der Mensch nicht nur körperlich, sondern auch seelisch und geistig ausdrücken kann: Sein Körper erscheint als fest begrenzt. Die Funktionen des Lebens brauchen zu ihrer Manifestation primär das flüssige Element. Die seelischen Eigenschaften jedoch kann der Mensch nur über die Luft zeigen durch Atmung, Bewegung, Sprechen und Hören. Das Wesen der menschlichen Persönlichkeit hingegen offenbart sich in der Wärme des Blicks, der Hand, der liebevollen, kalten oder zu heißen Berührung. Er nannte diese vierfache Funktionsordnung daher die vier Wesensglieder der Menschen, die sich als Körper, Leben, Seele und »Ich« materiell darstellen können (siehe auch Seite 222).

Das cholerische Temperament

Entsprechend der im Organismus dominierenden Wärmegesetzlichkeit oder Ich-Organisation wirkt der Choleriker leicht gestaut und stets ein wenig »wie unter Druck« stehend. Historischer Prototyp dieses Temperamentes ist Napoleon: eine gedrungene Gestalt mit imposantem Kopf, kurzem Nacken und im Verhältnis zu dem langen Rumpf relativ kurzen Gliedmaßen.

Der Gang des Cholerikers ist resolut und dynamisch, meist tritt er kräftig mit der Ferse auf. Initiative, idealistischer Einsatz und Durchhaltevermögen sind ihm eigen, ebenso Wahrheitsliebe, Begeisterungsfähigkeit, Pünktlichkeit – aber auch leichte Erregbarkeit, wenn etwas nicht so läuft, wie es geplant war.

Selbstverständlich können sich all diese Eigenschaften ins Negative verkehren, wenn sich der betreffende Mensch nicht für ein idealistisches, sondern für ein eigennütziges Ziel einsetzt. Dann treten leicht rücksichtsloses Verhalten, Sturheit, Geltungsbedürfnis und Machtbesessenheit in den Vordergrund. Es ist verständlich, dass derart zielbewusste Menschen im beruflichen Leben häufig in führenden Positionen anzutreffen sind.

Temperament	**Element / Aggregatzustand**	**Wesensglied**
cholerisch	Wärme	Ich-Organisation
sanguinisch	Luft	Seelenorganismus (Astralleib)
phlegmatisch	Wasser	Lebensorganismus (Ätherleib)
melancholisch	feste Erde	physischer Leib

Die vier Temperamente mit ihren jeweils dominierenden Elementen bzw. Wesensgliedern.

Cholerische Kinder sind recht anstrengend. Sie fallen durch Zornanfälle oder dramatische emotionelle Ausbrüche auf, können toben, um sich schlagen und bisweilen tatsächlich versuchen, »mit dem Kopf durch die Wand« zu gehen. Sie können sich aber auch vorbildlich für besondere Aufgaben, für andere Kinder oder für die Wiedergutmachung von Fehlern einsetzen.

In der Schule sind sie stets anregend. Meist stellen sie die »Zugpferde« beim Unterrichtsgespräch dar, kommen ungern zu spät, freuen sich, wenn sie vom Lehrer »drangenommen« werden und der Klasse etwas zeigen dürfen. Allerdings sind sie auch anspruchsvoll und lassen sich keinesfalls alles bieten oder sagen.

Das sanguinische Temperament

Der Sanguiniker fühlt sich erst richtig wohl, wenn er einen Umkreis hat, mit dem er kommunizieren kann. Er interessiert sich für nahezu alles und ist offen, Neues zu erfahren. Sein Urteil ist selten prinzipiell; auch trägt er normalerweise nichts nach und ist außerordentlich kontaktfreudig.

Sanguinische Kinder erkennt man daran, dass sie ständig in Bewegung sind und sich leicht verausgaben. Das führt dazu, dass sie nachts oft mehr Schlaf brauchen und auch mittags bis ins Schulalter hinein einer Pause bedürfen.

In der Schule erfreut sich der Sanguiniker oft allgemeiner Beliebtheit, weil ihm leicht etwas Lustiges einfällt. Auch im Erwachsenenalter schätzt man das Anregende seiner Unterhaltung und freut sich, dass er einen gleich beim Namen kennt.

Zur Gefahr wird dieses Temperament dann, wenn das Fröhliche ins Unverbindliche abgleitet und der oberflächliche »Hans Dampf in allen Gassen« in den Vordergrund rückt.

Konstitutionell ist der Sanguiniker meist von schlankem Wuchs, leichtem, feingliedrigem Knochenbau, er neigt zu lockigem, kräftigem Haarwuchs, beweglicher Mimik und Gestik. Sein Gang ist eher hüpfend und zehenbetont. Der Volksmund nennt ihn »Luftikus«.

Das phlegmatische Temperament

Wer überwiegend die Seeleneigenschaften des Phlegmatikers besitzt, hat die Fähigkeit, in schwierigen Situationen die Ruhe zu bewahren und da ausgleichend zu wirken, wo z.B. der Choleriker längst die Tür hinter sich zugeknallt hätte. Ohne die Geduld dieser Menschen, ihre Treue, Ausgeglichenheit und Gewohnheitsliebe sowie ihre Genauigkeit in der Ausführung von Arbeiten könnte eine Gemeinschaft von Menschen nicht existieren. Unter den Phlegmatikern finden sich ideale Mütter und Lehrer: Sie sind der ruhende Pol im System, im Wesen nicht aggressiv, stets um Ausgleich bemüht und außerordentlich verlässlich.

Im Kindesalter erkennt man den Phlegmatiker zuweilen an den staunenden Augen, mit denen er in die Welt blickt. Mitten im Trubel kann er stillvergnügt dasitzen, besonders dann, wenn er etwas zum Essen entdeckt hat und es nun genüsslich verzehrt. Er lässt sich nicht aus der Reserve locken, schon gar nicht durch einen Kommandoton, mit dem man ihn endlich einmal auf Trab bringen will. Angesichts solcher Zumutungen wird er erst recht gemütlich. Er kann seinen Lehrer leicht zur Verzweiflung bringen, wenn er z.B. seinen Füllhalter erst dann aufschraubt, wenn die anderen schon fünf Sätze geschrieben haben. Es liegt auf der Hand, dass dieses Temperament zur Gefahr wird, wenn Ruhe in Langweiligkeit, Gewohnheitsliebe in Pedanterie ausartet.

Konstitutionell ist der Phlegmatiker von harmonischen Proportionen, solange die Sympathie für gutes Essen ihn nicht pummelig werden lässt. Sein Gang ist gemächlich mit solider Sohlenabrollung. Seine negativen Eigenheiten werden in der Umgangssprache gern als »zähflüssig«, »lahm« oder »tranig« bezeichnet.

Das melancholische Temperament

Bereits im Kindesalter fallen die ausdrucksvollen Augen in dem oft schmalen Gesicht des Melancholikers auf. Erlebnisse und Begegnungen wirken lange bei ihm nach, und er kann noch am Abend über etwas weinen, das ihm am Vormittag begegnet ist. Als Kind und Jugendlicher fühlt er sich oft unverstanden und unerkannt. Er selbst nimmt lebhaften Anteil an allem tragischen Geschehen und leidet besonders in einer Umgebung, die von Oberflächlichkeit und Unverbindlichkeit geprägt ist.

Im Erwachsenenalter treten Tiefsinn, Ernsthaftigkeit und die Fähigkeit mitzuleiden positiv hervor. Zur Gefahr wird die Melancholie dann, wenn Selbstbezug, Selbstbespiegelung und nörgelnde Kritiksucht sich und anderen gegenüber in den Vordergrund treten oder wenn der Gerechtigkeitssinn in neidisches Vergleichen abgleitet.

Konstitutionell finden wir beim Melancholiker meist einen schlanken, hohen Wuchs, oft verbunden mit einer leichten allgemeinen Bindegewebsschwäche, die den Eindruck des Sich-hängen-Lassens oder einer »schlechten Haltung« unterstützt. Der Kopf ist oft besonders schön geformt mit tiefliegenden Augen. Der Gang kann fest und gemessen, aber auch schwerfällig sein.

Schon aus dieser knappen Charakteristik der Temperamente wird deutlich, dass es von der Persönlichkeit, der Ich-Aktivität des einzelnen Menschen abhängt, ob ihm das Temperament zur besonderen Begabung oder zur Gefahr wird. Daher muss das Ziel der pädagogischen Behandlung die Stärkung eben dieser Ich-Funktion sein. Das wird erreicht, indem man dem Kind Gelegenheit bietet, den Umgang mit seinem Temperament zu üben und es beherrschen zu lernen, d.h. die damit verbundene Einseitigkeit in die Gesamtpersönlichkeit zu integrieren.

Zum pädagogischen Umgang mit den Temperamenten

Die Erfahrung zeigt, dass es nichts nützt, einen Phlegmatiker anzutreiben oder einem Choleriker zu sagen, er solle nicht so wild sein. Ebenso wenig wird es gelingen, einen Sanguiniker durch Ermahnungen zur Aufmerksamkeit zu bringen oder einen Melancholiker mit Späßen aufzuheitern. Vielmehr wird eher das Gegenteil des Gewünschten eintreten: Bei solchem Ansporn wird der Phlegmatiker in noch tiefere Ruhe versinken, der Choleriker wird durch die Zurechtweisung erst recht ärgerlich werden, der Melancholiker sich weiter verschließen und der Sanguiniker nach wenigen Minuten wieder genauso unruhig sein wie zuvor.

Im Umgang mit dem kindlichen Temperament gilt vielmehr das »Simileprinzip«, dass Gleiches nur durch Gleiches geheilt werden kann. Das heißt für die Schulpraxis z.B., dass die Kinder nebeneinander gesetzt werden, die dasselbe einseitig hervorstechende Temperament besitzen. Da attackieren sich die Choleriker nun gegenseitig, sie können ihre Kräfte aneinander messen und erhalten dadurch Gelegenheit, ihr eigenes Temperament am Gegenüber wahrzunehmen und so langsam, aber sicher aneinander abzuschleifen. Sie erleben unbewusst die Einseitigkeit ihres eigenen Wesens in der Auseinandersetzung mit dem anderen. Etwas Ähnliches geschieht mit den Phlegmatikern. Sitzen sie nebeneinander, so öden sie sich bald gegenseitig an und werden durch das damit verbundene Unbehagen schließlich wacher und aktiver. Das hat zur Folge, dass sie anfangen, sich gegenseitig anzuregen oder mehr nach den anderen Kindern zu schauen. Die Melancholiker freuen sich, einen Nebensitzer zu haben, von dem sie sich verstanden fühlen. Dadurch werden sie im Innern friedvoller und nach außen hin entsprechend aufgeschlossener. Sie sind besonders darauf angewiesen, einen Freund oder eine Freundin zu finden, denen sie ihr Inneres anvertrauen können und die sie verstehen. Die Sanguiniker jedoch fangen bald an, sich gegenseitig auf die Nerven zu gehen. Das damit verbundene Missbehagen aneinander bringt sie etwas mehr zu sich und macht sie dadurch konzentrierter.

Gelingt es dem Lehrer außerdem noch, seinen Unterricht entsprechend den Temperamentsbesonderheiten der Schüler zu gestalten, so werden diese gepflegt. Rudolf Steiner hat in der Lehrerausbildung großen Wert darauf gelegt, dass sich der Pädagoge durch Selbsterziehung die Handhabung aller vier Temperamente aneignet. Denn um mit einem Choleriker zurechtzukommen, muss er selbst in der Lage sein, kräftig in Erscheinung zu treten – ebenso wie er fähig sein muss, sich im nächsten Augenblick auf den Lebensrhythmus und das Lebensgefühl eines Phlegmatikers einzustellen. Er sollte in der Lage sein, jedes Kind da abzuholen, wo es steht.

■ Die Entwicklung des *Cholerikers* wird unterstützt, wenn ihm von Taten großer

Menschen so erzählt wird, dass er Achtung vor ihren Leistungen gewinnt und sie schätzen lernt. Ebenso sinnvoll ist es, ihm schwierige Aufgaben anzuvertrauen, die seine Kräfte voll in Anspruch nehmen. Auch ist es hilfreich, gerade ihn ein Solo-Instrument lernen zu lassen, denn dadurch wird seine Tendenz zu Ehrgeiz und Geltungsbedürfnis so eingesetzt, dass etwas Schönes für andere Menschen dabei herauskommt. *Das Grundprinzip der Förderung ist deutlich: positives Ergreifen der vorhandenen Möglichkeiten, keine Unterdrückung und Dämpfung der überschießenden Kräfte!* Ließe man sie brachliegen, so würden sie die Kinder zu »Dummheiten« verleiten.

■ Gelingt es dem Erzieher, den Freund oder Kameraden eines *Phlegmatikers* für ein bestimmtes Vorhaben zu gewinnen, dann wird dieser aus Liebe zu seinem Freund eher in Bewegung geraten, als wenn man ihn direkt anspricht. Das Klavier ist für ihn ein ideales Instrument: Die Töne sind bereits potenziell vorhanden und müssen nur noch angeschlagen werden. Außerdem kommt man damit seinem Bedürfnis nach Harmonie und Ganzheit durch Tonfülle und Zusammenklang entgegen.

Gelingt es, ihn dann noch davon zu überzeugen, dass er kräftig genug ist, ohne Zwischenmahlzeiten auszukommen, so ist viel gewonnen!

■ Der Flüchtigkeit des *Sanguinikers* kann man durch Vorwürfe, Drohungen und Schimpfen nicht beikommen. Vieles gelingt jedoch, wenn er aus Liebe zu einem Erwachsenen bei einer Sache bleibt. So braucht gerade er besonders viel persönliche Zuwendung, Verständnis und Interesse für seine Schwierigkeiten, die ihm ja meist aus seiner Flüchtigkeit erwachsen. Kann er z.B. im Schulorchester ein Blasinstrument spielen, so kommt man seinen Fähigkeiten entgegen.

Da er Freude an verschiedenen Aktivitäten hat und leicht Übersicht gewinnt, kann man ihm gut verschiedene Tätigkeiten zumuten. Bei der Ernährung ist zu beachten, dass er nicht zu viele Süßigkeiten bekommt. Dadurch würde er noch unruhiger werden.

■ Dem *Melancholiker* tut es gut, wenn man ihm Schicksale anderer Menschen so erzählt, dass er tiefen inneren Anteil daran nehmen kann und erlebt, wie schwer es auch andere Menschen im Leben haben. Für ihn sind diejenigen ideale Erzieher, die selbst viel im Leben durchgemacht haben.

Seiner von Einsamkeit geprägten Seelenstimmung tut es wohl, wenn er singen darf – am besten solistisch. Da kann er seine Gefühle nach außen wenden und sich seelisch weiten. Auch das Erlernen eines Streichinstrumentes ist für ihn förderlich. Im Gegensatz zum Sanguiniker sollte bei ihm das Süße in der Nahrung durchaus regelmäßig vorkommen. Seine stets etwas »säuerliche« oder »bittere« Grundstimmung dem Leben gegenüber erfährt so einen gewissen Ausgleich. Zu viele schwer verdauliche Nahrungsmittel würden ihn hingegen besonders belasten.

Selbstschulung des Erwachsenen

Wird der Umgang mit den Temperamenten auf Elternabenden besprochen, so wird oft gefragt, ob man denn als Erwachsener auch noch an seinem Temperament arbeiten könne. Diese Frage ist eindeutig mit Ja zu beantworten - auch wenn eine konstitutionelle Veränderung nicht mehr in dem Maß erzielt werden kann wie bei dem noch nicht ausgewachsenen Kind.

Ein Choleriker kann, wenn er nach einem Wutausbruch um Verzeihung bittet, sagen: »Du weißt doch, dass ich es nicht so meine, wie es herauskommt. Ich hatte mich einfach nicht mehr in der Hand.« Ein Phlegmatiker kann selbstbewusst bemerken: »Nun mach mal schön langsam - bei mir geht das eben nicht so schnell.«

Beide Beispiele zeigen, wie das Ich sich seiner einseitigen Wesensäußerung bewusst geworden ist und nun daran zu arbeiten beginnt. *Ziel der Selbsterziehung ist auch hier, mit den Temperamentseigenschaften so umgehen zu lernen, dass sie im positiven Sinne wirksam werden und als integraler Bestandteil der Persönlichkeit in Erscheinung treten.*

Empfohlene Literatur

- Caroline von Heydebrand, *Vom Seelenwesen des Kindes*, Stuttgart [13]2014.
- Helmut Eller, *Die vier Temperamente. Anregungen für die Pädagogik*, Stuttgart [2]2010.
- Rudolf Steiner, *Das Geheimnis der menschlichen Temperamente*, Basel [3]2012.

Warum brauchen Kinder eine religiöse Erziehung?

Spirituelle Orientierung und Religionszugehörigkeit haben gemeinsam, dass sie mit ethischen Grundhaltungen und Werten verbunden sind, die den Familienalltag prägen und Vertrauen und Sicherheit vermitteln. Daher heißt es in der Überschrift, »warum« und nicht »ob« Kinder eine religiöse Erziehung brauchen. Wenn im Umkreis des Kindes die tieferen menschlichen Kulturwerte wie Andacht, Verehrung und Dankbarkeit vorgelebt werden, zeigt sich dies bei den Kindern später als innere Stärke und Lebenszuversicht, selbst wenn diese eines Tages aus der Kirche austreten oder zu einer anderen Religion konvertieren. Hierfür Verständnis zu wecken und Anregungen zu geben, was gerade auch konfessionslose Erwachsene in ihren Familienalltag integrieren können, ist unser Anliegen.

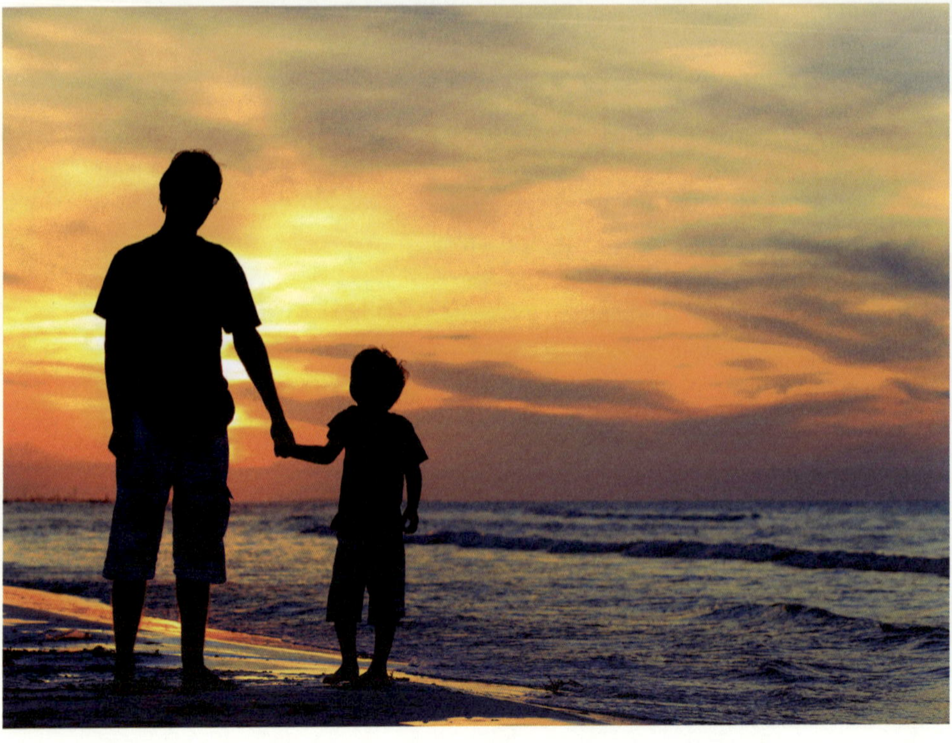

Das kleine Kind *ist* religiös

Kinder bringen ein bedingungsloses Vertrauen mit auf die Welt, das an Intensität nur mit tiefster religiöser Hingabe zu vergleichen ist. Es kann sich dies z.B. schon bei der Allgemeinuntersuchung eines drei Monate alten Säuglings zeigen. Das Kind liegt ausgepackt auf dem Wickeltisch, die Mutter steht daneben und wartet darauf, dass der Arzt nun der Reihe nach prüft, ob »alles in Ordnung« ist. Er möchte gerade beginnen, als er bemerkt, wie ihn das Kind mit seinen wohlausgeschlafenen Augen ansieht. Er fühlt, wie ihm dieser Blick in sein Innerstes geht – wohin schaut das Kind? Wem will es begegnen?[187] Wie kommt es, dass es so lange, so unverwandt, so offen einem fremden Erwachsenen in die Augen schauen kann?

Wo begegnet uns im späteren Leben ein solcher Blick? Es geschieht in Momenten, in denen wir uns einem anderen Menschen gegenüber ganz öffnen. Der Säugling dagegen ist jedem Menschen gegenüber so aufgeschlossen.

Was zuerst im Blick erscheint, wird dann in den folgenden Lebensjahren auch im übrigen Verhalten sichtbar: ein unbefangenes Zugehen auf die Welt, ein hingebungsvolles Aufnehmen und Nachahmen alles dessen, was im Umkreis geschieht. Daraus spricht ein tief berührendes »Urvertrauen« und die grenzenlose Erwartung, dass der Erwachsene, die Umwelt, geben und verfügbar haben, was man gerade braucht.

Jeder von uns hat in der frühen Kindheit eine solche Zeit uneingeschränkter Hingabe erlebt, ein solches Urvertrauen gehabt. Im späteren Leben taucht ein derartiges Verhältnis zur Welt erst wieder als eine errungene Charaktereigenschaft auf: z.B. in der Fähigkeit, sich mit einer Sache verbinden zu können, sich an eine Aufgabe »hinzugeben«, eine verbindliche Ehe oder Partnerschaft einzugehen, aber auch als bewusste religiöse Hinwendung zu Gott, zum Engel, zu einer geistigen, spirituellen Welt.

Kommt man mit Eltern darüber ins Gespräch, dass die kleinen Kinder sich so verhalten, als sei die Welt durch und durch gut, vertrauenswürdig und nachahmenswert und eigentlich »göttlich«, so wird oft eingewendet: »Muss man aber nicht dem Kind möglichst bald klar machen, dass das nicht stimmt? Dass die Welt nicht heil ist, dass man sich schützen, auseinandersetzen und wehren muss?«

Die Frage beantwortet sich von selbst, wenn man den Blick auf die erwartungsfrohen Kinderaugen richtet. Sie sind selbst die Antwort: Das »Augenöffnen« für Not und Unheil der Welt kann erst dann sinnvoll sein, wenn das Kind auch die Möglichkeiten für die Bewältigung dieser Probleme entwickelt hat. Ein verfrühtes »Augenöffnen« führt zu Unsicherheit und Schwachheit, zu später nur schwer überwindbaren Zweifeln am Sinn der eigenen Existenz. Ja, es kann nachhaltig traumatisieren.

Vielmehr gilt es zu fragen: Was können wir tun, damit dieses Urvertrauen in die Welt nicht enttäuscht wird? Dass das Kind spürt, dass in seinem Umkreis Erwachsene sind, die sich darum bemühen, dass die Welt – auch – »gut« ist? Was können wir tun, damit es so weit gestärkt wird im Lauf seiner Entwicklung, dass es mit dem Unguten im Leben konstruktiv umgehen lernen kann?

In der frühen Kindheit gibt es die »Mutter« und den »Vater«, die »wie im Paradies« alles für einen tun, für alles sorgen, was man braucht, die einen einfach lieben, weil man »da ist«. Und dieses Motiv sollte die Eltern auch leiten, wenn es Gründe gibt, sich schon bald wieder zu trennen. Dadurch kann sich Existenzvertrauen bilden. Je mehr Eindrücke wir dem Kind vermitteln, die dieses Existenz- bzw. Urvertrauen nicht enttäuschen, desto mehr kann sich diese Erfahrung festigen und später zum Ideal der Selbstentwicklung, der Charakterbildung werden.

Angesichts einer solchen Betrachtung wird häufig eingewendet, dass das Vorgebrachte zwar einleuchtend klingt, dass es jedoch in der gegenwärtigen Zeit schwer ist, Existenzvertrauen zu entwickeln. Gewalt und Aggression, soziale Unsicherheit, Terror- und Kriegsgefahren, Umweltzerstörung, verborgene Gifte in der Nahrung, Angst vor bedrohlichen Krankheiten, radioaktive Verseuchung weiter Erdgebiete, aber auch persönliche Misserfolge im Leben stehen als existenzielle Bedrohung da.

Genauso unbezweifelbar wie diese Gefährdungen ist aber auch die Erfahrung, dass mit jedem Kinderblick etwas in unser Leben hereinschaut, das noch von anderen Lebensrealitäten kündet und an die Frage rührt, woher wir geistig stammen und was das Ziel menschlicher Entwicklung ist.

Religiosität so gesehen ist etwas, das wir als Erwachsene – so paradox das klingen mag – von den kleinen Kindern lernen können. Erlebnisse im Umgang mit ihnen rühren an eine religiöse Gestimmtheit, die allgemein menschlich ist.

Warum ist aber der bewusste Zugang zu dieser Welt so schwer zu erlangen – selbst heute, wo sich die Sehnsucht der Menschen nach einer realen Verbindung mit der geistigen Welt wieder viel deutlicher artikuliert und viele Menschen auf der Suche sind nach einer tragfähigen Spiritualität?

Wie kann der Erwachsene wieder zu einem Verstehen und Erleben der geistigen Welt kommen?

Das unmittelbare Verstehen und Fürwahr-halten-Können religiöser Überlieferungen hört in dem Maße auf, als sich das kritische, auf die sinnlichen Gegebenheiten gerichtete Gedankenleben entwickelt. Viele Menschen hören zu dem Zeitpunkt auf zu beten, wenn sie nicht mehr wissen, an wen sich dieses Gebet eigentlich richtet, d.h. in dem Augenblick, in dem sie selbstständig zu denken anfangen und nicht mehr einfach hinnehmen möchten, was Autoritäten sagen. Auch stellt es für

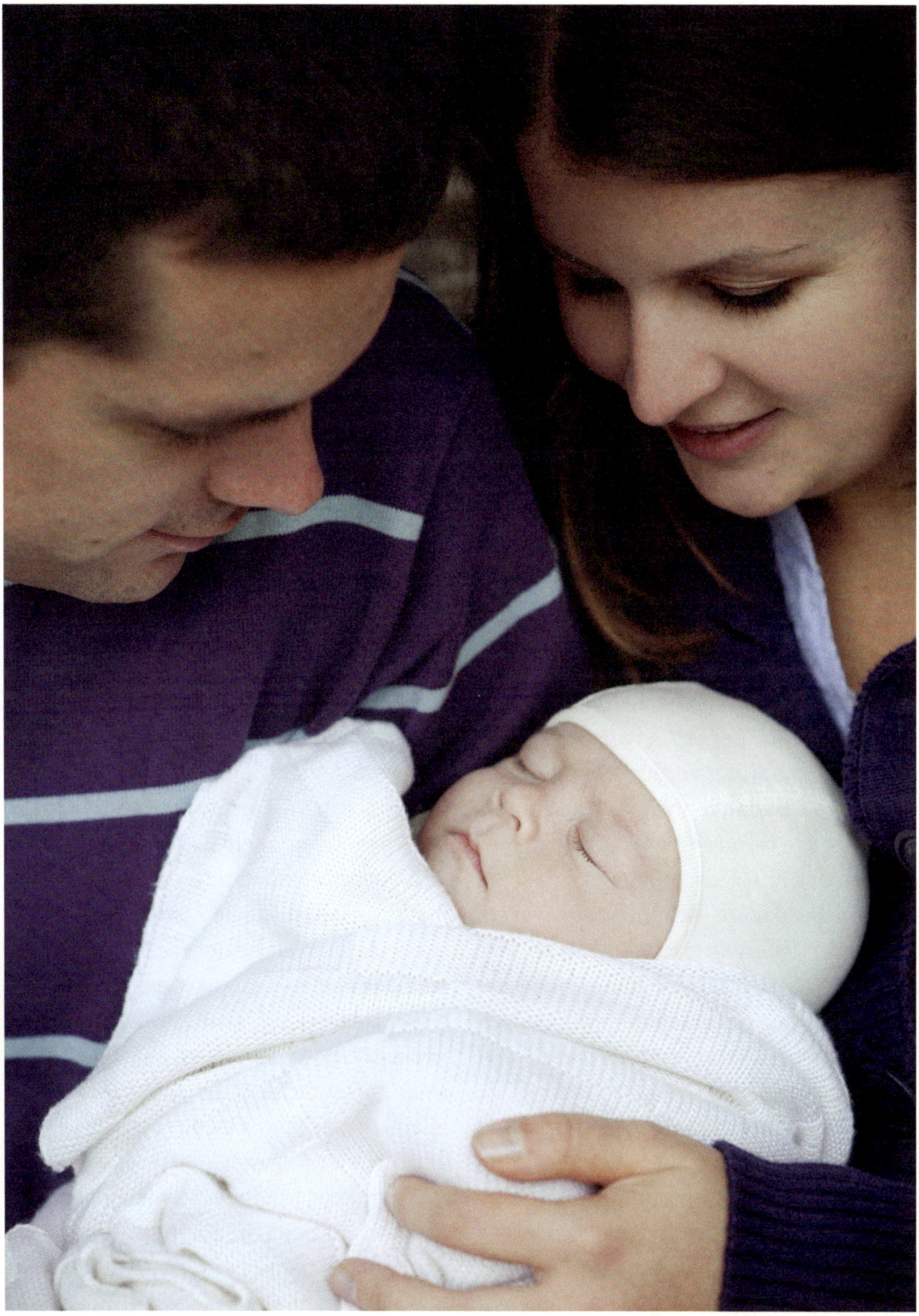

Die Erfahrung, dass immer jemand da ist, der für alles Nötige sorgt, hilft dem Kind bei der Entwicklung eines gesunden Urvertrauens.

viele Menschen keine Lösung mehr dar, Spiritualität und gläubiges Vertrauen vom normalen »Wissen« getrennt zu halten. Man will verstehen, was man glaubt, und glauben, was man versteht. Daher ist es für den Erwachsenen hilfreich, zunächst einmal über das Denken selbst nachzudenken. Denn alles was wir über Gott und Welt, über Glaube und Unglaube wissen, ist unserem Denken zugänglich und von diesem abhängig. Wo der Gedanke, das Verstehen fehlt, schwinden der Bezug und die Sicherheit. Das gilt auch gegenüber Worten wie Geist, Geistigkeit oder Spiritualität und Gott (siehe Seite 440 ff.).

Durch das Denken können alle Gesetzmäßigkeiten gefunden werden, nach denen sich die natürliche Welt gestaltet und verhält. Dass wir so »nach«-denken können, setzt eine bereits gewordene Welt, d.h. eine Schöpfung voraus. Diese »nachgedachten« Gedanken führen so zur Erkenntnis der Naturgesetze, zugleich aber auch zu der Frage nach dem, der das von uns Nachgedachte schöpferisch vorgedacht hat. Denn wir erleben deutlich, wie schattenhaft sich unsere Reflexionen neben den in der Naturschöpfung *unmittelbar wirksamen Naturgesetzen und Gedanken* ausnehmen.

Wir sehen aber auch das Besondere und Einmalige des Menschen. Bei ihm sind Denken und Tun nicht unmittelbar verbunden: Keiner muss tun, was er oder sie denkt, oder denken, was man gerade tut. Wir können bei einer stupiden Arbeit singen oder an anderes denken und Handlungen bewusst unterlassen.

In der Natur wirken Gedanken als Gesetzmäßigkeiten unmittelbar anschaulich – »real«. Das Auseinanderfallen jedoch von »nur« Denken und dann erst Realisieren – oder etwas tun, dessen Sinn oder Unsinn uns erst später klar wird –, wie es für uns Menschen typisch ist, verdanken wir dieser besonderen Möglichkeit, dass bei uns das Denken »abstrakt«, d.h. unabhängig von einem real wirksamen Bezug zum Leben auftritt. Damit ist es Grundlage unserer Freiheit, aber auch all unserer Unsicherheit und Zweifel, weil wir immer noch absichern oder prüfen müssen, ob und was wir realisieren wollen bzw. ob das, was wir geforscht und getan haben, auch »richtig« ist oder war. Denken und Wollen können in der menschlichen Natur getrennt gehandhabt werden und sind nicht wie überall sonst in der Natur und Umwelt verbunden, »eins«.

Dass sich viele Gedanken auf Realitäten in der Natur in Form von Naturgesetzen beziehen, ist uns selbstverständlich. Dass sich aber auch alle anderen Gedanken bis hin zu unseren Idealen ebenfalls auf »etwas« in der Welt beziehen, bedenken wir weniger. Jeder Gedanke gehört zu »etwas«, das geistig, seelisch oder sinnlich in der Welt vorhanden ist. Es ist das wirksame, gesetzliche, intelligente »Etwas« in allem. Dieses Etwas ist das »ewige Leben« der Dinge und Wesen.

Gedanken, Intelligenz, sind nicht zeitlich und räumlich bedingt, begrenzt oder gar Tod und Geburt unterworfen. Sie können sich manifestieren, wenn die materiellen Bedingungen dafür gegeben sind, oder sie sind einfach nur abstrakt denkbar bzw. rein »übersinnlich« erfahrbar. Das vergängliche Körperleben und das ewige Gedankenleben sind im menschlichen Lebensorganismus, dem sogenannten Ätherleib miteinander verbunden. (siehe Seite 222 und 445). Wenn wir etwas denken, berühren wir geistig dasjenige, worauf sich der Gedanke bezieht, d.h. wovon er ausgeht bzw. »wozu er gehört«. Hinzu kommt, dass durch Gedanken und sich daran knüpfende Gefühle ein Wesen oder Ding für mich so wichtig werden kann, dass ich es in mir leben lassen will, es nicht mehr vergessen will. Ich habe mich geistig damit verbunden, es teilt jetzt mein »ewiges« Leben, weil es Teil meines Denkens geworden ist. Es lebt »in mir« und ich »in ihm«.

Wenn Paulus sagt: »Nicht ich, sondern der Christus in mir« (Gal. 2,20), so deutet er auf diese Tatsache hin. Jesus sagt von sich selber: »Wo zwei in meinem Namen zusammen sind, da bin ich mitten unter ihnen« (Matth. 18,20). Und: »Ich und der Vater sind eins« (Joh. 10,30); »Ich tue den Willen dessen, der mich gesandt hat« (Joh. 6,38). In der geistigen Welt lassen sich die Dinge und Wesen nicht so voneinander trennen, wie das in der sinnlichen Welt der Fall ist, wo die Objekte einander ausschließen, neben, unter oder übereinander liegen. Aus dem täglichen Leben kennen wir auch gut, wie es ist, wenn wir einen Menschen lieben und diese Verbundenheit als innere lichtvolle Wärme erleben, die Kraft gibt und gegenseitige Bereicherung gewährt.

Rudolf Steiner hatte die Fähigkeit, die geistige Natur des Denkens wiederzuentdecken und es durch meditatives Üben zum Wahrnehmungsorgan für die übersinnliche Welt weiterzubilden.[188] Durch seine ausführlichen Schilderungen der Evolution von Erde und Mensch[189] und des Lebens zwischen Tod und neuer Geburt im Zusammenhang mit den Wesen der höheren Hierarchien und Gott kann sich heute jeder denkend in die geistige Welt einleben und dadurch jedes religiöse Bekenntnis tiefer verstehen lernen. Dementsprechend ist auch die Einsicht in die spirituelle Natur des Denkens der sicherste Weg zu einer umfassenden religiösen Toleranz.

Wer sich durch sein Denken mit der übersinnlichen Welt verbindet, entwickelt damit auch eine religiöse Lebenshaltung. Er lernt neu, Vertrauen und Dankbarkeit gegenüber der eigenen Existenz zu haben und seine Entwicklung im Einklang mit den Gesetzen dieser Welt in die Hand zu nehmen. Er erlebt, dass sein eigenes Wesen – das er denken kann – genauso ewig und unzerstörbar ist, wie die Gedanken selbst es sind.

Religiöse Erziehung in der Praxis

Da sich das Kind der Sinneswelt gegenüber offen und »religiös« verhält, müssen ihm die Realitäten der übersinnlichen Welt in sinnlicher Form erlebbar gemacht werden. Genau das geschieht bei religiösen Festen, Ritualen und Bräuchen. Deshalb spielen die Jahresfeste, das tägliche Beten und auch das »Abendritual« vor dem Einschlafen eine wichtige Rolle.

Die Jahresfeste

Anders als bei Geburtstagen und Familienfesten wird bei den Jahresfesten etwas gefeiert, das vielen Menschen gemeinsam ist, etwas, das über das Persönliche hinausweist. Wir schildern hier zwar im Folgenden den Kreis der christlichen Jahresfeste, möchten aber anregen, das damit verbundene religiöse Prinzip auf den jeweils eigenen Kulturkreis und seine spirituelle Tradition zu übertragen. Denn: Was wird gefeiert? In allen Festen geht es darum, eine bestimmte menschliche Eigenschaft, die es zu entwickeln gilt, sinnlich und geistig erlebbar zu machen.

- Im *Advent* und an *Weihnachten* wird die Erwartung und Befähigung gefeiert, dass das Göttliche in jedem Menschen zur Entwicklung gebracht werden kann. Das Kind, das Werdende steht im Mittelpunkt. Wie gestalten wir dies mit den Kindern so, dass sie dieses spirituelle Erwartungs- und Freudeelement in sinnlich erlebbarer Form erfahren?

- An *Ostern* feiern wir die Möglichkeit der Verwandlung, den biografischen Weg, der durch viele »Stirb-und-werde«-Momente führt.

- *Pfingsten* ist das Fest brüderlicher Verbundenheit aller Menschen über die Erde hin.

- *Johanni* ist das Fest der Reinigung und Gewissensprüfung, der »Sinnesänderung«.

- *Michaeli*: Da das Michael-Fest noch weniger bekannt ist – und meist nur in ländlichen Gegenden das Erntedankfest im Herbst gefeiert wird –, möchten wir es als Beispiel einer möglichen Festgestaltung mit Kindern ausführlicher schildern. Weitere Anregungen zur Gestaltung aller Jahresfeste finden sich in den Literaturhinweisen auf Seite 525.

Das Michael-Fest findet am 29. September, dem Michaelstag, statt. Der Blick auf die Natur zeigt Herbstbeginn. Die Blätter färben sich bunt und beginnen zu fallen. In den Blattachseln kann man jedoch bereits die Knospen für die Blätterfülle des nächsten Jahres entdecken.

In der Apokalypse des Johannes wird vom Kampf Michaels mit dem Drachen berichtet (Offb. 12,7), ein Motiv, das in vielen Sagen und Legenden eine Rolle spielt und die Auseinandersetzung mit dem Bösen in der Welt schildert. Wie kann nun der für diesen Kampf mit dem Bösen so nötige innere Mut für die Kinder erlebbar gemacht werden? Und wie kann man ihnen das Hoffnungsvolle, das sich in den im herbstlichen Blätterfall verborgenen Knospen anzeigt, anschaulich vermitteln?

Wir schildern eine von vielen Möglichkeiten: Am 29. September wird zu einem »Mutprobenfest« im Garten eingeladen. Kinder verschiedenen Alters kommen mit den sie begleitenden Erwachsenen oder Jugendlichen dort zusammen und finden Geräte aufgestellt, an denen sie ihren Mut selbst unter Beweis stellen können: eine hohe Leiter, eine Wippe, einen Sack oder Trog, in den blind zu greifen ist und dessen Inhalt dann erraten werden muss; Schnittlauch, Muscheln, Schlamm und ähnliche Dinge befinden sich darin. Für die Größeren bedeuten diese Proben schon eine deutliche Überwindung, bei den Kleinen, die gerne nachahmen, bleibt es eher eine Mutprobe für die Mütter.

Ein einfaches Puppenspiel, in dem die Sankt-Georgs- oder Michaels-Legende aufgeführt wird, und das Singen von Herbst- und Sankt-Michaels-Liedern tragen zur Festlichkeit der Stimmung bei.

Es gehört zu diesem Fest, dass jedes Jahr andere Mutproben gestellt werden. Die älteren Kinder sehen sich vor schwierigen Aufgaben: Ein Baum muss erstiegen werden, eine unwegsame Waldwanderung hinter einem verborgenen Waldhornbläser her wird unternommen. Dabei haben die Kinder vielleicht die Aufgabe, einen im Wald versteckten Koffer zu suchen, in dem sich Verkleidungen für einen Sankt Michael und einen Drachen befinden. So kostümiert kommen sie dann nach Hause zurück und können den Kleineren ein improvisiertes Michaels-Spiel zum Inhalt des gesungenen Liedes vorführen.

Das Beispiel zeigt, worauf es ankommt: *Die Inhalte der religiösen Offenbarung werden in Bildform so gestaltet, dass die Kinder Erlebnisse und Tätigkeiten damit verbinden können.*

Kinder aus Familien, die die Jahresfeste entsprechend pflegen, erscheinen später meist kräftiger und harmonischer entwickelt und stellen sich vertrauensvoller in die Welt als Kinder aus einem Umkreis, in dem nur konventionell ohne innere Überzeugung oder gar nicht gefeiert wurde.

Entscheidend für das Feiern ist jedoch, dass die Erwachsenen nicht nur einfach für die Kinder etwas »veranstalten«, sondern dass sie sich selbst innerlich um das Motiv des Festes bemühen, an dessen Sinnhaftigkeit arbeiten. Geschieht dies auch nur in Ansätzen, so ist dem äußeren Rahmen die tragende Stimmung gegeben, ohne die kein wirkliches Fest stattfinden kann. Wichtig ist jedoch, dass der äußere Rahmen des jeweiligen Festes in Form von bestimmten Liedern, Evangelieninhalten und Festesgewohnheiten jedes Jahr wiederkommt. Kinder lieben und brauchen solche Sicherheiten und wiederkehrenden Bräuche für die Pflege ihres Gedächtnisvermögens und ihres Willens (vgl. Seite 526 ff.) – ganz abgesehen von der Tatsache, dass »Wiedersehen« Freude macht.

Zur gesundheitlichen Bedeutung der Pflege bestimmter Rhythmen siehe Seite 247 ff.

Das Abendgebet

Gebete markieren immer Einschnitte im Gang des Tages, herausgehobene Momente oder die Schwelle zwischen Schlafen und Wachen. An solchen Zeitpunkten kann durch ein Lied und insbesondere durch ein Gebet eine Stimmung der Andacht erzeugt werden, die die Seele des Kindes (und möglichst auch der Eltern) zur Ruhe kommen lässt und für einige Augenblicke aus dem Alltagsleben heraushebt.

Kinder lieben solche Momente, auch wenn sie den Wortinhalt der Gebete noch nicht verstehen. Hierfür seien zwei Beispiele genannt von Jungen, mit denen die Eltern jeweils am Abend folgendes Gebet sprachen:

Vom Kopf bis zum Fuß
Bin ich Gottes Bild,
Vom Herzen bis in die Hände
Fühl ich Gottes Hauch.
Sprech ich mit dem Mund,
Folg ich Gottes Willen.
Wenn ich Gott erblick'
Überall, in Mutter, Vater,
In allen lieben Menschen,
In Tier und Blume,
In Baum und Stein,
Gibt Furcht mir nichts,
Nur Liebe zu allem,
Was um mich ist.

Rudolf Steiner[190]

- Bei dem zweieinhalbjährigen Jakob, der gerade »ich« zu sagen gelernt hatte, wuchs die Begeisterung beim Mit- und Nachsprechen dieses Gebetes zusehends von Zeile zu Zeile. Ab dem Moment, in welchem Vater und Mutter angesprochen werden, sagte er nach jedem Wort »ich auch« und war erst zufrieden, als die Eltern am Ende des Gebetes noch einmal bestätigten: »Ja, und in Jakob auch.«
- Der zweijährige David liebte es sehr, die Zeilen nachzusprechen, die die Eltern ihm langsam vorsagten. Nur die Zeile mit der Furcht ließ er aus. Dafür wiederholte er die vorangehenden Zeilen, wo von Pflanzen und Tieren die Rede war: »Tier und Bume, Tier und Bume, Baum und Teine, Baum und Teine ...« Am Ende war er so beglückt, dass er regelmäßig im Bett aufsprang und sich mit den Worten »Schön ist das!« freudig in die Kissen warf.

Das heißt aber nicht, dass man mit Kindern erst beten kann, wenn sie zu sprechen beginnen. In dem auf Seite 525 empfohlenen Buch *Gebete für Mütter und Kinder* sind auch für die allererste Lebenszeit Worte enthalten, die der Erwachsene sogar schon für das Ungeborene sprechen kann.

Der Schutzengel

Zu wissen, dass jeder Mensch von seinem Schutzengel begleitet und insbesondere jedes Kind von ihm behütet wird, kann in vielen Lebenslagen eine Hilfe sein.[191] Oft wird eingewendet, dass ja doch ständig Unfälle und Grausamkeiten geschehen – warum schützt denn da der Engel nicht?

Hier kann nur entgegnet werden, dass täglich ungezählte Wunder geschehen, durch die Unfälle und Grausamkeiten von den Menschen ferngehalten werden. Der Schutzengel lässt nur die Ereignisse an den Menschen herankommen, an denen dieser zu lernen und zu wachsen in der Lage ist und die in der Weisheit seiner Schicksalsführung begründet liegen. Vor allem anderen kann er uns unausgesetzt behüten. Dies immer klarer empfinden zu lernen kann zu tiefem Schicksalsvertrauen führen und zu einer dankbaren Grundstimmung dem Leben und der eigenen Entwicklung gegenüber. Der Dichter Christian Morgenstern hat dieses Erlebnis so gefasst:[192]

Du Weisheit meines höhern Ich,
Die über mir den Fittich spreitet
Und mich vom Anfang her geleitet,
Wie es am besten war für mich, –

Wenn Unmut oft mich anfocht: nun –
Es war der Unmut eines Knaben!
Des Mannes reife Blicke haben
Die Kraft, voll Dank auf Dir zu ruhn.

Vom Umgang mit dem Tod

Ein echtes Fragen nach den vergänglichen und unvergänglichen Aspekten der eigenen Existenz und damit ein Mitempfinden dessen, was Tod bedeutet, beginnt erst in der Vorpubertät mit dem neunten bzw. zehnten Lebensjahr, oft auch erst später. Es sei an folgenden Beispielen verdeutlicht:

- In einer Familie mit fünf Geschwistern ist die Großmutter gestorben. Ernst berichtet der Vater von den letzten Ereignissen im Krankenhaus. Alle hören gespannt zu. Die unterschiedliche Teilnahme der Kinder lässt deutlich erkennen, welchen Reifegrad das seelische Leben schon erreicht hat. Während das Vierjährige bald darauf wieder im Sandkasten sitzt und selbstvergessen spielt, hat die Neunjährige wach alles beobachtet und deutlich gemerkt, dass sie nicht in derselben Weise traurig sein kann wie die Großen. Sie versteht zwar tief im Innern, dass die Großmutter nun nicht mehr wiederkommt und gestorben ist, kann aber diesem Erleben noch wenig seelischen Ausdruck verleihen.

Ganz anders die Zwölfjährige! Sie erinnert sich im Zuge der Erzählungen auch an ihre letzte Begegnung, die sie mit der Großmutter hatte. Es war während einer Krankheit gewesen, als diese ihr den Rücken mit Kölnisch Wasser eingerieben hatte. Nun, als sie daran denkt, kommen ihr die Tränen. Die Großmutter würde nie wieder kommen, um ihr bei einer Krankheit Gesellschaft zu leisten. Wohin war die Großmutter gegangen? Das Unerbittliche und doch auch Erhabene des Todes wird zum tagelang noch nachklingenden seelischen Erlebnis. Sie empfindet dieser übermächtigen Realität gegenüber Bangigkeit und Zuversicht zugleich.

Kinder sind Realisten. Sie nehmen die Welt und auch das Ereignis des Todes zunächst so, wie sie sind. Es liegt am Verhalten der Erwachsenen und ihren Gefühlsäußerungen, ob die Begegnung mit dem Tod etwas Negatives, Dramatisches oder Belastendes an sich hat oder nicht. Wenn der Todestag eines geliebten Menschen z.B. als »Himmelsgeburtstag« gefeiert wird, lernen sie etwas Wesentliches. Sie erleben, dass das Wesen eines Menschen eine sichtbare und eine unsichtbare Daseinsform hat. Sie lernen, dass man an Verstorbene denken, sich an deren Ziele und Eigenschaften erinnern, ja sich an ihnen auch weiterhin freuen kann. Sie erfahren im regelmäßigen Feiern solcher Himmelsgeburtstage, dass die geistige Welt mit all ihren Wesen in die sichtbare hineinragt.

■ In einer Familie mit sechs Kindern war der Älteste im dritten Lebensjahr durch einen Unfall gestorben. Sein Himmelsgeburtstag war immer ein besonderes Fest, an dem die ganze Familie etwas besonders Schönes unternahm. Auch der Gang zum Grab hatte nichts Bedrückendes an sich. Man pflegte es, sprach über »das Brüderchen im Himmel«, sagte ein Gebet und sang ein Lied. Beim Essen wurden Geschichten aus seiner kurzen Lebenszeit erzählt, und es war nicht erschreckend, dass die Mutter dann oft zu Tränen gerührt war.

Kann das Ereignis des Todes als etwas zum Leben Dazugehöriges, Feierlich-Ernstes und doch auch Heiter-Zuversichtliches erlebt werden, so kommt dadurch ein weiteres Element echter Frömmigkeit in den Alltag herein, das zur religiösen Erziehung Wesentliches beiträgt.

Wenn ein Kind mit dem eigenen Tod konfrontiert wird

Welche Hilfen gibt es nun aber, wenn ein Kind nicht nur den Tod in seiner Umgebung erlebt, sondern durch eine schwere Krankheit oder einen Unfall mit dem eigenen Tod konfrontiert wird?

Die Reaktionen des Kindes sind je nach Lebensalter sehr verschieden. Im Kapitel über die chronischen Erkrankungen (siehe Seite 196 ff.) wurden schon einige Beispiele genannt.

Je nüchterner und sachlicher der Erwachsene dem Kind angesichts der Realität des Todes begegnen kann, umso besser ist dies für die Betroffenen. Die Kinder spüren ja doch die Sorge, den Schmerz und die Angst der Erwachsenen und erleben bedrückt, dass man ihnen etwas Wesentliches vorenthält. Es ist befreiend, wenn Kinder mit den Erwachsenen offen über ihre Gedanken und Gefühle angesichts des bevorstehenden Todes sprechen können und zugleich auch Wünsche an das Leben äußern dürfen.

Christoph Tautz und Manfred Grüttgen haben in dem Buch *Die Gegenwart eures Todes könnte die Zukunft des Lebens retten* (siehe rechts) ergreifende Darstellungen von krebskranken Kindern gesammelt, die vielen Eltern eine Hilfe sein können.

Ebenso empfehlenswert ist das Buch von Arie Boogert *Beim Sterben von Kindern,* das wesentliche Texte und Mitteilungen der Anthroposophie über das Sterben und das Begleiten von Kindern in Todesnähe enthält.

Rudolf Steiner hat einmal auf die Frage, welchen Sinn der Tod im Kindesalter haben könne, geantwortet, dass Kinder durch ihr Sterben Frömmigkeit in die Familie bringen.

Das ist – unabhängig von den Hintergründen eines solchen Schicksals – eine immer wieder zu beobachtende Erfahrung: Das sterbende Kind lässt Eltern und Geschwister zurück, die durch dieses Ereignis ganz neu wachgerüttelt werden für die Frage nach dem Sinn des Lebens, nach der ewigen Existenz des Menschen und nach der Bedeutung des Todes für das Leben.

Empfohlene Literatur

- Brigitte Barz, *Feiern der Jahresfeste mit Kindern. Für Eltern dargestellt*, Stuttgart [7]2004.
- Arie Boogert, *Beim Sterben von Kindern. Erfahrungen, Gedanken und Texte zum Rätsel des frühen Todes*, Stuttgart [2]1998.
- Michaela Glöckler, Rolf Heine, *Ethik des Sterbens – Würde des Lebens. Geistige, rechtliche und wirtschaftliche Fragen zum Altwerden, Sterben und nachtodlichen Leben*, Dornach [2]2006.
- Michaela Glöckler, Rolf Heine, *Handeln im Umkreis des Todes. Praktische Hinweise für die Pflege des Körpers, die Aufbahrung, die spirituelle Begleitung des Verstorbenen*, Dornach [2]2003.
- Michaela Glöckler, *Die Heilkraft der Religion. Erziehungsfragen, spirituelle Gemeinschaftsbildung*, Kultus, Stuttgart 1997.
- Michaela Glöckler, *Elternsprechstunde. Erziehung aus Verantwortung*, Kapitel »Engel«, Stuttgart [8]2008.
- Mona Jacobi (Hrsg.), *Ein Zeichen nur in dieser Nacht und Stille. Sternengedichte*, Stuttgart [2]2014.
- Irene Johanson, *Geschichten zu den Jahresfesten. Für Kinder erzählt*, Stuttgart [4]1995.
- Karin von Schilling, *Der Tod meines Kindes. Leben lernen mit dem Schicksal*, Stuttgart [2]1992.
- Hans-Werner Schroeder, *Mensch und Engel. Die Wirklichkeit der Hierarchien*, Stuttgart [6]2002.
- Rudolf Steiner, *Gebete für Mütter und Kinder*, Dornach [7]1994.
- Christoph Tautz, Manfred Grüttgen (Hrsg.): *»Die Gegenwart eures Todes könnte die Zukunft des Lebens retten.« Eltern berichten über die Krebserkrankung ihrer Kinder*, Stuttgart 1990.

Motivation und Willenserziehung

Was meinen wir, wenn jemand einen starken oder schwachen Willen hat, gut motiviert ist oder nicht? Welches sind die geeigneten Bedingungen, damit ein Kind willensstark wird? Kann man zu »Willensstärke« erziehen? »Des Menschen Wille ist sein Himmelreich« – so sagt es das Sprichwort, dessen Stimmigkeit jeder unmittelbar bei sich selber nachprüfen kann: Wenn wir tun, was wir wollen, und wollen, was wir tun, so fühlen wir uns froh und stark.

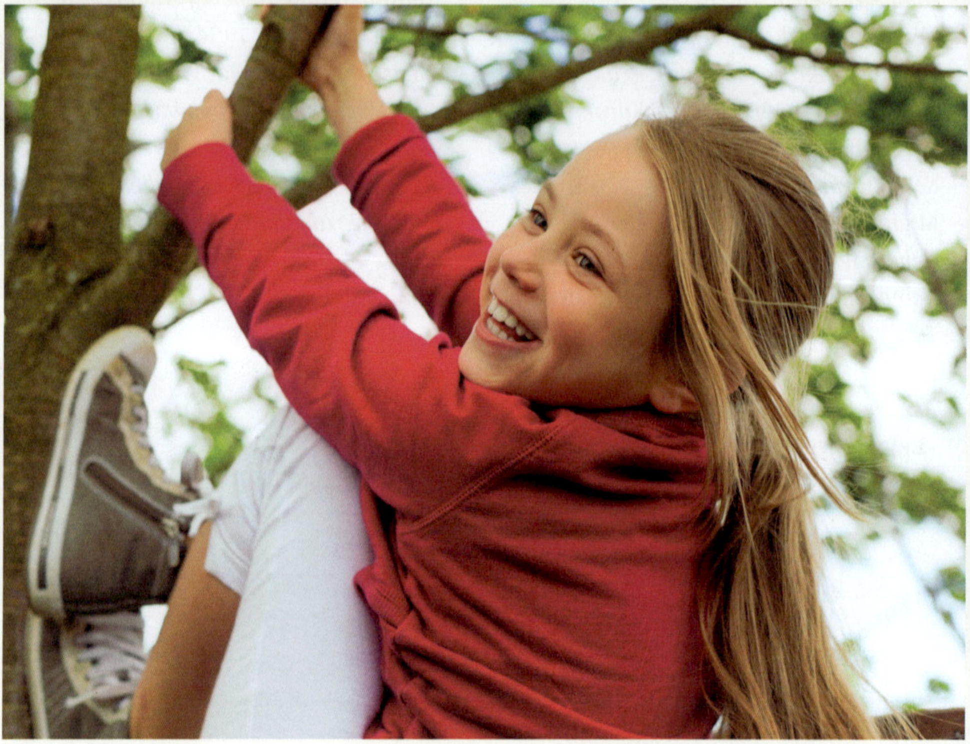

Drei Beispiele für Erziehungsstile

In der kinderärztlichen Sprechstunde werden wir immer wieder auch Zeuge der unterschiedlichsten Erziehungsstile. Wir berichten von drei typischen Vorgehensweisen, die verschiedene erzieherische Grundhaltungen zeigen. Dabei steht hier »Mutter« für den jeweiligen Erziehungsverantwortlichen.

■ »Setz dich da schön hin und sei ruhig!« Mutter und Arzt wollen ins Gespräch kommen. Der vier Jahre alte Sprössling beginnt, sich im Zimmer herumzutummeln, am Instrumententisch zu spielen und das Telefon zu benutzen. Dabei reagiert die Mutter so, als hätte sie einen Stab mit Fangnetz in der Hand, manchmal schon, bevor das Kind sich überhaupt rührt: »Bleib da!« – »Lass die Finger weg.« – »Das gehört dem Herrn Doktor.« – »Lässt du wohl die Lampe in Ruhe?« – »Muss ich dich auf den Schoß nehmen?!« – »Willst du einen Klaps haben?!«

■ Ein anderes Kind beginnt während des Gesprächs mit dem Arzt seine Mutter in alle möglichen Fragen zu verwickeln. Es interessiert sich für das Bild an der Wand, auf dem der Erzengel Michael im Kampf mit dem Drachen dargestellt ist. Es spielt sich folgender Dialog ab:

Kind: »Mama, wer ist das auf dem Bild?«

Mutter: »Ein Mann, der tötet ein Tier.«

Kind: »Warum kommt da Feuer raus?«

Mutter: »Weißt du, das soll eben ein Drache sein.«

Kind: »Mama, warum hat der so was um den Kopf?«

Mutter: »Weißt du, der Maler wollte den Leuten zeigen, dass das ein lieber Mann ist, deshalb hat er ihm die gelbe Scheibe um den Kopf gemalt.«

Pause.

Mutter: »Und, Herr Doktor, dann kann sie abends einfach nicht im Bett bleiben.«

Kind: »Mama, hat der Mann Flügel? Das ist doch kein Vooogel!«

Mutter: »Das soll ein Engel sein.«

Kind: »Mama, es gibt doch keinen Teufel, oder?«

Mutter: »Nein, das weißt du doch. Lässt du mich jetzt mal mit dem Doktor reden?«

Kind: »Mama, ich will trinken.«

Es bekommt die Flasche.

Mutter: »Und sie will nichts zu Mittag essen. Ich zwinge sie auch nicht.«

Kind: »Aber Mama, Pommes, hast du gesagt, esse ich immer gern. Mama, ich will einen Keks.«

Es bekommt die ganze Keksschachtel.

Mutter: »Aber das gibt es nur einmal in der Woche. Und sonst rührt sie nichts an.«

Arzt: »Aber irgendetwas muss sie doch essen. Was magst du denn?«

Kind: »Marmelade.«

Mutter: »Ja, da kann sie ein halbes Glas nur so auslöffeln.«

Arzt: »Und Sie lassen das so einfach zu?«

Mutter: »Ja, darf man ihr das verbieten? Ich dachte, die Kinder wüssten, was sie brauchen.«

■ Das dritte Kind spielt zunächst für sich. Nach einiger Zeit beginnt es, das Zimmer ein wenig zu erkunden, um dann leise drängend die Mutter etwas zu fragen. Anschließend spielt es wieder ruhig weiter. Das Gespräch mit dem Arzt wird dadurch nicht merklich gestört.

Im ersten Beispiel tritt uns eine erzieherische Haltung entgegen, die meint, das Gute durch Ermahnungen und Zurechtweisungen erzielen zu können. Im zweiten Beispiel dagegen stellt sich der Erzieher willen- und entscheidungslos dem Kind zur Verfügung. Im ersten Fall kann der kindliche Wille nicht gedeihen, weil er keine eigenen Erfahrungen machen darf. Im zweiten Fall kann er es nicht, weil der »Erzieherwille« nicht als notwendiger Widerstand in Erscheinung tritt.

Es stehen sich zwei entgegengesetzte Haltungen gegenüber: das Autorität beanspruchende Prinzip – meist unwillkürlich von den Eltern aus der eigenen Kindheit übernommen – und die antiautoritäre Tendenz, das »laisser faire«. In beiden Fällen erhält der »Seelenraum«, die Beziehung zwischen Mutter und Kind eine ganz bestimmte Struktur. Im ersten Beispiel »hängt« die Mutter gleichsam an dem Kind und stülpt ihm ihre Mahnungen in dem Moment über, in dem es eine Eigenregung zeigen möchte. Im extremen Fall kann die erste Situation so hart werden, dass dem Kind nur noch die Flucht in ängstliche Anpassung oder aggressive Provokationen bleibt.

Im zweiten Beispiel fließt die Mutter gleichsam seelisch aus in Richtung Kind, wobei dieses vergeblich nach einem Widerstand sucht. Als letzte Konsequenz solch grenzenloser Weichheit entstehen beim Kind Unruhe, Unsicherheit, Orientierungslosigkeit, Quengelei, Störlust – die Suche nach einem Vorbild.

Nun zur dritten Situation: Dieses Kind lässt sich zunächst da nieder, wo es sich am meisten angezogen fühlt. Nach einiger Zeit spürt es, dass die Erwachsenen mit ihrer Konzentration ganz woanders sind. Deshalb kommt es zur Mutter und versucht durch eine Frage festzustellen, ob es auch noch »mit dazugehört«. Die Mutter geht darauf ein oder nimmt es – wortlos – kurz in den Arm, bis Gelegenheit ist, ihm die Antwort zuzuflüstern. Daraufhin ist das Kind seelisch »gesättigt« und spielt wieder eine Zeit lang alleine. Je nach Müdigkeit schaltet es sich in kürzeren oder längeren Abständen wieder ein, nach einiger Zeit auch probeweise beim Arzt, und versichert sich so der Tatsache, dass es in den zwischen Arzt und Mutter entstandenen Seelenraum mit hineingehört.

Hier atmet etwas zwischen dem Kind und den Erwachsenen. Worte wie »Du sollst nicht«, »Bitte lass mich«, »Du darfst nicht« sind nicht nötig. Auch keine langen Erklärungen, weil das Kind Vertrauen hat. Offenbar gilt hier das Wort der Mutter. Sie hat ihr Kind auch nicht in besonderer Weise auf den Arztbesuch »vorbereitet«. Man könnte hier von einem »souveränen Erziehungsstil« sprechen – er gibt sowohl Sicherheit als auch Spielraum.

Die drei Beispiele haben natürlich eine Vorgeschichte. Wie sind die Kinder in den ersten Lebensjahren erzogen worden?

Die letztgenannte Mutter hatte ein Gespür für die seelischen Bedürfnisse des

Kindes im zweiten und dritten Lebensjahr. Sie war offen, ging auf das Kind ein und bot Widerstand, wenn es nötig war.

Bei den vielen kleinen Prüfungen im zweiten Lebensjahr verzettelte sie sich nicht bei der Arbeit durch ständiges Mahnen, Verbieten und Nachlaufen. Sie gab dem Kind einen interessanten Gegenstand in die Hand und stellte es in den Laufstall.

Sie hatte auch ein Gefühl für Hunger und Müdigkeit des Kindes, für Zuwendung und Eigentätigkeit. Wenn etwas verboten werden musste, sagte sie es wahrscheinlich nur ein- oder zweimal. Hatte es das Kind dann immer noch nicht »verstanden«, so fühlte es sich sanft an einen anderen Platz versetzt, von dem aus es die Mutter genauso gut sehen konnte, die geliebte Steckdose aber nicht mehr zu erreichen war. Ihre Handlungen waren geprägt von »Tatsachenlogik« und Entscheidungsfreude. Die gesprochenen Worte waren dazu nur die Begleitung.

Das Kind ist in einer Atmosphäre aufgewachsen, in der es sich als zugehörigen Teil empfinden konnte und in der Worte und Handlungen zusammenstimmten. In den Seelenraum der Mutter war der des Kindes immer eingeschlossen. Mit zunehmender Selbstständigkeit konnte es sich seinen eigenen Raum gestalten, noch mehr oder weniger von dem der Mutter überlagert. Musste die Mutter Widerstand bieten, so geschah es nicht aus der Emotion, sondern aus der Überschau der Verhältnisse. Das Kind erlebte dies als etwas Geheimnisvolles, Wertvolles, was zum Erwachsenen gehört.

Einmal von der Mutter ganz aufgenommen zu sein, wenn es Schutz und Nähe suchte, sie dann aber auch wieder im Nein-Sagen sich gegenübergestellt zu finden – dieser Wechsel zwischen Hingabe und verstärkter Selbstempfindung legte den Grund für ein gesundes Selbstbewusstsein.

Auch wurde das Kind nicht vor Entscheidungen gestellt, die die Mutter weit besser überschauen und fällen konnte.

Es ist anzunehmen, dass auch diese Mutter sich Gedanken gemacht hat, ob sie jeweils »richtig« entschieden hat. Dem Kind teilte sich jedoch diese Unsicherheit nicht mit. Wenn sie handelte, tat sie es jeweils so sicher und gut, wie sie es eben in diesem Moment konnte.

Wie erlangen wir Sicherheit im Erziehungsalltag?

Was kann eine Mutter tun, wenn sie merkt, dass sie die Fähigkeiten der zuletzt genannten Mutter noch nicht besitzt? Dass sie manches »falsch« gemacht hat? Wenn sie nicht weiß, was sie in einer bestimmten Situation sagen oder tun soll, und Angst hat, das Kind könnte sich dadurch nachteilig entwickeln? Hier hilft es, sich an bewährte Hinweise zu halten:

■ Gesprochene Worte und getane Handlungen gelten.

Es sind auch die anderen Familienmitglieder mit eingeschlossen. Wird also etwas verboten, so ist es tatsächlich verboten und kann nicht durch Quengeln und Aufbegehren außer Kraft gesetzt werden.

■ Wenn Provokationen und Quengeln auftreten, d.h. wenn »Theater gemacht wird«, muss dem Kind der Zuschauer weggenommen werden.
Lenken Sie sich möglichst ab und tun Sie bewusst etwas anderes, bis die Verstimmung vorbei ist. Kinder sind Realisten: Wenn sie merken, dass sie mit ihrer Provokation die Aufmerksamkeit des Erwachsenen nicht bekommen, stellen sie sich auf die neue Situation ein. Sie erleben eine gesunde »Grenzerfahrung« und kommen »zu sich«.

■ Nehmen Sie die eigene Arbeit ernst.
Machen Sie sich das Sinnvolle – auch an scheinbar unbedeutenden Tätigkeiten – klar und lassen Sie sich nicht durch alles Mögliche ablenken. Lassen Sie das Kind wo immer möglich mitgehen und mitmachen, ohne es »pädagogisch« einzuengen. Richten Sie die eigene Initiative nicht auf das Kind aus, sondern lassen Sie das Kind an dem teilhaben, was Ihnen wesentlich ist und Freude macht.

■ Pflegen Sie eine abendliche Rückschau auf die Tagesereignisse.
Wie war das Kind heute? Was hat es erlebt? Wo steht das Kind in seiner Entwicklung? Entsprach das Erzieherverhalten seinem augenblicklichen Stadium? Was hat es hinter sich, was steht ihm bevor? Was erwartet es von mir? Wo habe ich mich geirrt?

■ Tauschen Sie sich mit Ihrem Partner aus.
Hat man die Möglichkeit, diese Hinweise und pädagogischen Haltungen mit dem Partner zu besprechen, so kann man auch verabreden, sich hin und wieder abends gegenseitig aufmerksam zu machen, wenn Worte und Handlungen nicht miteinander übereingestimmt haben.

Herrscht in Erziehungsvorstellungen Einigkeit, so ist das für das Kind ein Glück. Es gibt kaum etwas, das den Erziehungsprozess mehr stört, als wenn Kind und Erziehungsfragen zum Streitobjekt werden.

Sind diese und die noch folgenden Vorschläge zum erzieherischen Umgang nicht erfolgreich oder nicht umsetzbar und hat man das Gefühl, mit seinen Maßnahmen »quer zu liegen«, so gibt es kompetente pädagogische Beratung und Hilfe bei Erziehungsberatungsstellen.

Beispiele aus dem Erziehungsalltag

■ Streiten
Normalerweise erziehen sich Kinder zumindest in einer größeren Familie gegenseitig – ohne dass der Erwachsene eingreift. Daher weiß eine erfahrene Mutter, dass sie weniger nach ihren Kindern schauen muss, wenn sie kleine Zänkereien hört, als wenn es mäuschenstill wird. Manchmal kann sie dann gerade noch eine Überschwemmung oder ähnliches Unheil verhüten.

Wenn aber im Kinderzimmer ein Sturm ausgebrochen ist mit umfallenden Stühlen und lautem Geschrei, dann geht die Mutter ebenfalls hin. Die Kinder können in diesem Moment nicht anders ausdrücken, was sie sagen wollen: Komm, hilf uns, wir finden allein keine Lösung!

Jetzt steht die Mutter ruhig in der Tür, schaut sich die Bescherung an und überlegt: Sind die Kinder vom langen Spielen müde? Passen sie bei diesem Spiel vielleicht nicht zusammen? Wem kann man jetzt was zumuten?

Ein Kind stürzt weinend auf sie zu. Das andere sagt schnell: »Ich hab sie nicht gehauen.«

Die Älteste ruft wütend: »Ich darf nicht einmal bestimmen, was es zu essen geben soll, wenn doch meine Puppe Geburtstag hat. Und jetzt will die Anja einfach nicht zur Einladung kommen!« Zornig weinend will sie weglaufen.

Schimpfen würde in dieser Situation nicht helfen, auch keine Fragen zum Konflikt – das Geschrei würde nur noch lauter. Beruhigend wirkt jedoch die Frage: »Wie alt ist denn deine Puppe geworden? Drei Jahre? Dann kann es doch schon mehrere Gänge zum Essen geben! Was wolltest du denn kochen ...?«

Das Spiel bekommt so wieder eine neue Richtung, und die Kinder lernen, wie man auch die Wünsche der anderen berücksichtigen kann.

Oder: »Ihr zwei helft mir jetzt beim Abendbrotmachen, die anderen räumen das Zimmer wieder so auf, dass wir nachher eine schöne Geschichte vorlesen können – und passt auf, dass die Puppen solange noch ruhig spielen, damit sie nicht zu müde zum Zuhören sind.«

Hier werden die Kampfhähne getrennt, das Spiel beendet, Aufgaben verteilt und der Blick auf das gerichtet, was folgen wird.

Wenn abends noch eines der Kinder schmollt, hilft die Frage: »Seid ihr euch wieder gut?«

Wenn das offensichtlich nicht der Fall ist, reichen meist ein paar geflüsterte Worte – für alle anderen unhörbar: »Du, in den Schlaf nehmen wir den Ärger nicht mit. Darf ich der Anja sagen, dass du sie ganz da drinnen schon wieder lieb hast?«

Und wenn sie es noch nicht sagen kann, so hat es die Mutter doch gehört und flüstert es Anja ins Ohr.

Umgang mit Neid

Die zehnjährige Sarah hat sich zum Nachtisch wieder einmal mit Geschick den größten Apfel aus der Schale genommen. Der dreizehnjährige Thomas sieht es missbilligend, sagt aber nichts. Die zwölfjährige Kathrin bemerkt jedoch in anklagendem Ton: »Immer nimmt sie sich den größten weg, und ihr erlaubt das einfach, das finde ich so ungerecht!«

Der Vater fragt: »Wer soll ihn denn dann haben?«

Schweigen.

Kathrin: »Du zum Beispiel oder ... die Mama, oder immer abwechselnd.«

Vater: »Die kleineren Äpfel schmecken manchmal besser. Aber eines muss ich sagen: Gestern hat Sarah ohne zu maulen den Riesenmittagsabwasch nach dem Essen ganz alleine gemacht, weil die Spülmaschine nicht ging – gönnst du ihr den großen Apfel heute mal?«

Mit dieser Episode ist das vielschichtige Problem von Eifersucht und Neid nur von einer Seite her angedeutet. Gerade unter Menschen, die sich eigentlich lieb haben, kann es mit besonderer Heftigkeit auftreten.

Hier hilft es, sich klarzumachen, dass alles, was man neidet, etwas ist, wovon man meint, dass man selbst oder ein anderer es mehr verdient hätte. Man gönnt es dem Betreffenden also nicht. Das gesteht man sich natürlich nicht gern ein, weshalb stattdessen im Bewusstsein eine moralisch klingende Rechtfertigung auftaucht, z.B. in Form des Gerechtigkeitsgedankens. Es wird also nicht von Neiden oder Gönnen gesprochen, sondern davon, dass etwas ungerecht oder gerecht sei. In dieser Maskierung verstecken sich Neid und Missgunst in einer scheinbar berechtigten Kritik.[193] Wer diesen Zusammenhang jedoch durchschaut, wird so manchen Streit und manches abfällige Kritisieren vermeiden oder neutralisieren können.

Die Kinder erleben dabei, dass es im Leben keine allgemein gültigen Moralprinzipien gibt, sondern vielmehr individuelle Situationen, in denen jedes Mal wieder neu nach dem richtigen Verhalten gesucht werden muss. In unserer kleinen Szene am Tisch könnte das auch so aussehen, dass der Vorschlag gemacht wird, dass das Kind an den folgenden Tagen den schönsten Apfel aussuchen und ihn dann jeweils dem geben darf, der ihn seiner Meinung nach an diesem Tag haben soll. Oder es darf eine Zeit lang selbst den Nachtisch austeilen. Kränkend wirkt jedoch, wenn es sich nur moralisch verurteilt sieht und nicht empfinden darf, dass die Freude am schönen, großen Apfel auch durchaus berechtigt ist. Bloßstellungen ohne Möglichkeit einer tätigen Korrektur wirken verunsichernd und haben eine Schwächung des Selbstbewusstseins zur Folge. Wird jedoch ein solches Ereignis zum Anlass genommen, eine neue Aufmerksamkeit oder sonstige Fähigkeit zu wecken, so wirkt dies stärkend.

Eine einfache, aber hilfreiche Regel zum Teilen unter Geschwistern: Einer darf teilen – der andere aussuchen. Bei mehreren Geschwistern geht das entsprechend abwechselnd.

■ (Un-)Geliebtes Aufräumen

Eine Mutter geht unter, wenn sie diejenige ist, die von morgens bis abends die im Familienalltag anfallende Unordnung stets wieder in Ordnung verwandeln will. Hier gibt es nur eines: von Anfang an gemeinsam aufräumen und die Kinder am eigenen Vorbild erleben lassen, wie schön und sinnvoll es ist, wenn alles wieder an seinem Platz ist. Wird dann früh die Gelegenheit zum Mitmachen geboten und schrittweise die Verantwortung für dieses und jenes übertragen, dann sind die Kinder auch stolz darauf, jetzt selbst das Notwendige zu tun – insbesondere, wenn es auch immer und immer wieder von den Erwachsenen bemerkt und anerkannt wird –, auch wenn nicht immer alles so perfekt ist, wie es sein könnte.

Dabei können ein paar kleine Regeln helfen, diesen Prozess der Übernahme von Verantwortung zu unterstützen. Sind sie Gewohnheit geworden, so ist viel gewonnen.

Essen gibt es ...

- wenn der Schulranzen neben dem Schreibtisch steht und nicht in einer Ecke auf dem Boden liegt ...,
- wenn die Jacke an der Garderobe aufgehängt ist,
- wenn die Hände gewaschen sind.
- Die Kinder dürfen im Wochen- oder Monatsrhythmus selber bestimmen, wer welches kleine Amt im Haushalt übernimmt.
- Nicht zu oft fragen: »Hast du schon ...«, »Du wolltest doch noch ...« und vor allem zum richtigen Zeitpunkt fragen, sodass diese Fragen nicht als »Strafe« erscheinen, wenn das Kind sich ohnehin gerade danebenbenommen hat, sondern dann, wenn es in guter Stimmung ist.
- Von Zeit zu Zeit die betreffende Arbeit auch ganz bewusst wieder einmal selber tun, wenn dadurch eine Kumulation von Erinnern, Ermahnen, Zurechtweisen usw. verhindert werden kann, oder einfach nur zur Überraschung, aus Freude.
- Im Schulalter kann auch das gemeinsame Aufräumen nach dem Abendbrot eine gute Gewohnheit werden, wobei jeder noch rasch tut, was eben noch zu tun ist.
- Und vor allem: Meinen Sie nicht, dieses Problem könnte »gelöst« werden. Entscheidend ist, dass Sie versuchen, mit dem Grad von »Ordnung« zufrieden zu sein, den man jeweils erreichen kann. Soll doch die Ordnung dem Leben dienen und nicht das Leben der Ordnung!

Wie kann man den Willen erziehen?

Wie kann das Kind Willensstärke, Mut und Konzentration entwickeln? Was können Erwachsene dazu beitragen, dass es den Herausforderungen seines ganz eigenen Lebens gewachsen ist? – Geht doch beim Menschen nichts »von selbst«! Alles muss »gewollt«, gelernt oder weiterentwickelt werden. Selbst so »natürliche« Dinge wie Essen, Schlafen und Wachen und der Umgang mit der Sexualität müssen erlernt werden.

Die genetische Ausstattung, das »Instinktprogramm«, sie bedürfen der Ergänzung durch Lernprozesse, durch liebevolles »Dabeisein« und Wahrnehmen der Lernerfolge sowie Ermutigung und Trost bei Misserfolg.

! Wenn das Kind immer wieder neu erlebt, wie es normal ist und zum Leben gehört, dass man vieles noch »nicht kann« und was es alles noch zu lernen gibt und was manchmal auch so mühsam und frustrierend erscheint (vgl. Seite 476 ff.), dann ist die Willensentwicklung auf gutem Wege. Denn der Wille kann in seiner Entwicklung »von außen« nur unterstützt und begleitet werden – er ist das »Innerste« des

Kindes, Ausdruck seines »Ich«, seiner Person, und kann gesund nur durch inneren, eigenen Antrieb erstarken. Gefühle wie Freude, Neugier, Interesse und Liebe sind dabei die gesündesten Motivationen. Eine Motivation aus Angst oder »Pflicht« stärkt die autonome Selbstbestimmung des Willens nicht.

Willensbildung und -entwicklung brauchen die Herausforderung von außen, das Widerstand-Erleben an der Grenze – und das freudige Selbsterleben im Tun.

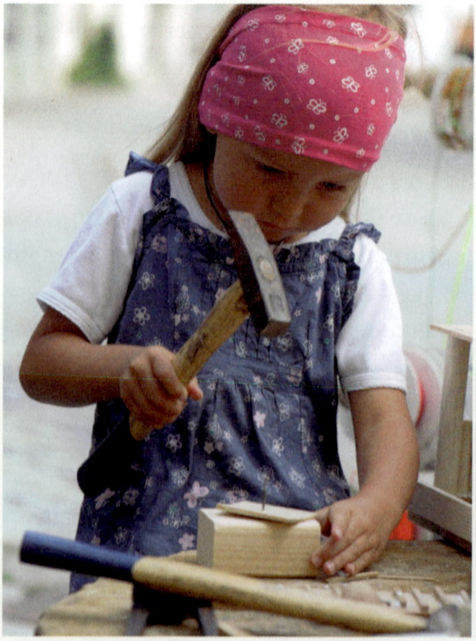

Beim Arbeiten Widerstände überwinden zu müssen ist mühsam, stärkt aber auch die Willenskraft.

Hilfen für den Erwachsenen zur Unterstützung der Willensentwicklung

■ **Bewusste Wiederholung stärkt den Willen.**

So knapp hat Rudolf Steiner in seinen pädagogischen Vorträgen die Grundmaxime jeder Willenserziehung geschildert. Gerade das, was dem Intellekt so schnell langweilig wird: die Wiederholung, ist für den Willen die Grundlage seiner Stabilität.

Der gute Pianist weiß, wie schon das Unterlassen von bestimmten Fingerübungen an ein, zwei oder drei Tagen sein Spielvermögen insgesamt beeinträchtigt. Wohingegen jede Wiederholung Verstärkung bedeutet.

! Bei der Willenserziehung kommt es gerade nicht auf das Einmalige an, sondern auf die Treue zu den vielen kleinen Schritten, an deren Ende dann die gewünschte Fähigkeit steht.

So hat auch hier das Vorbild des Erwachsenen eine starke Wirkung. Wenn er sich selber auch erzieht, seinen Willen z.B. an guter Gewohnheitsbildung schult, fällt dies auch dem Kind leichter.

So hat es auch keinen Sinn, einmal sein Augenmerk auf die Willenserziehung zu lenken und dann die vielen guten Regeln, die man eingeführt hat, bald wieder schleifen zu lassen. Da gilt: Weniger ist mehr. Lieber wenige Dinge konsequent verfolgen, bis sie Gewohnheit geworden sind, als längere Zeit das Leben so vor sich hingehen zu lassen und dann plötzlich innerhalb weniger Wochen zu versuchen, alles Mögliche umzukrempeln.

Wie oft schwächen wir den Willen, wenn wir eigene Entschlüsse nicht verwirkli-

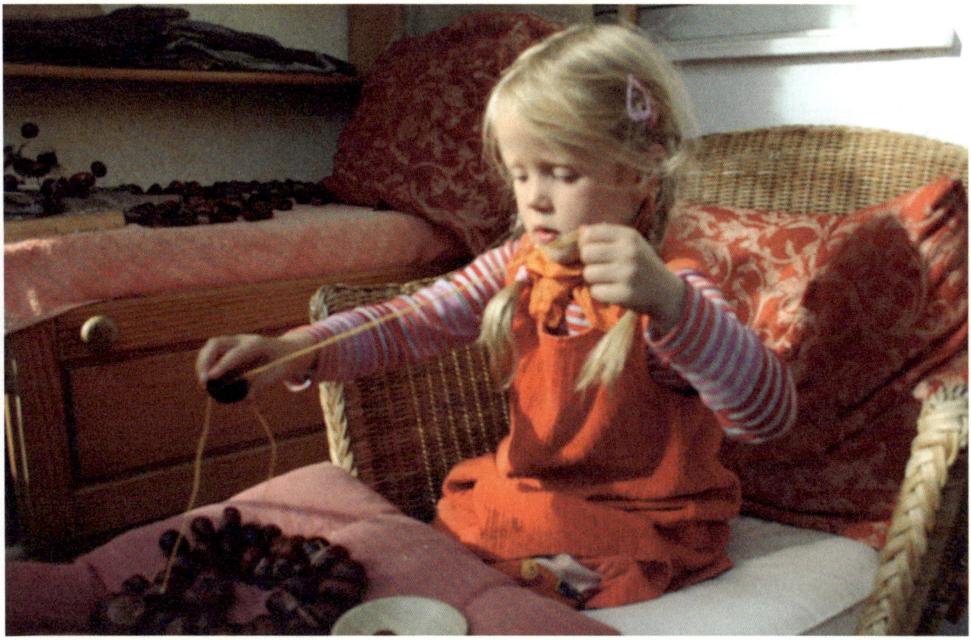

Hier ist Ausdauer gefragt – aber auch das schult den Willen.

chen oder unvermeidbare Fremdbestimmungen nicht akzeptieren und annehmen lernen. Wer dies öfters erlebt hat, beginnt an sich zu zweifeln und traut sich später bestimmte Dinge gar nicht mehr zu. Dem muss vorgebeugt werden!

»Ich kann, was ich will.«

Hilfreich ist, selber immer auch an etwas dran zu sein, was man übt, was man sich zutraut, was man lernen möchte – auch wenn es kleine Dinge sind. Beobachten Sie gut, was das Kind gerade zu lernen und zu tun versucht – und begleiten Sie dies dann so lange unterstützend, bis das Ziel erreicht ist. *Das Gefühl: »Ich habe Kraft, ich gebe nicht auf, ich kann zu dem stehen, was ich will, ich kann mich auf mich verlassen« ist wichtig für jede Form der Willens- bzw. Selbstschulung.*

Jede Entscheidung ist besser als keine.

Entscheidungen zu treffen ist für viele Menschen schwierig. Kinder brauchen aber auch hier ein nachahmenswertes Vorbild. Da hilft nur, sich klarzumachen, dass im Zweifelsfall jede Entscheidung besser ist als keine. Das heißt, man entscheidet – und prüft dann, »ob es richtig war«.

Oder wenn sich die Entscheidung als weniger gut herausstellt, wie man sie im Nachhinein zur richtigen machen kann. Und wenn es wirklich falsch war, hat man daraus gelernt und es entsteht erneut Handlungsbedarf.

Fehler einzusehen und aus ihnen zu lernen ist ebenso nachahmenswert wie jeder Akt einer erfolgreichen Entscheidung oder eines gelungenen Versuchs. Für Kinder ist es eine Wohltat, entscheidungsfreudige und selbstbewusste Erwachsene zu erleben, die zu dem stehen, was sie tun, und nicht immer einen Schuldigen suchen müssen für das, was misslingt. Und: das Gefühl zu haben, dass der Erwachsene das Bestmögliche tut – das schafft Sicherheit und Vertrauen. Wohingegen es das Gegenteil bewirkt, wenn der Erwachsene – scheinbar oder wirklich – nicht weiß, was er will, und das Kind zum Entscheidungsträger macht.

Denn Kinder können die drei Grundbedingungen des Entscheidens noch nicht erfüllen:

- das Wissen, worum es geht (Kompetenz),
- das Abwägen des Für und Wider,
- die Bereitschaft, die Konsequenzen zu tragen (Verantwortung).

Diese Dinge können Kindern nur vorgelebt werden. Das notwendige Überschauen der Zusammenhänge, eine entsprechend differenzierte Diskussion über das Für und Wider und eine in der Folge zumutbare Übernahme der Verantwortung ist vor dem Jugendalter nicht möglich.

Die Tatsache, dass wir in Deutschland ein Jugendstrafrecht haben, ist der dann erst beginnenden Entwicklung in Richtung Verantwortungsfähigkeit und Strafmündigkeit geschuldet.

Auch für die Willensentwicklung gilt das Motto: Alles zu seiner Zeit!

Die drei Etappen der Willensentwicklung in Kindheit und Jugend

Ein Blick auf die Stadien der kindlichen Entwicklung zeigt, dass hier auf individuelle Weise geschieht, was sich in der Menschheit im Großen abgespielt hat. Im Altertum empfand sich der Großteil der Menschen als von äußeren Autoritäten gelenkt, durch Vorbild und kollektive Werte und Gebote geführt. Mit dem Auftreten des Christentums erfolgte bewusstseinsgeschichtlich der Übergang vom »Du sollst« zum »Ich will« in Erfüllung des »einzigen Gebotes«, einander zu lieben (Joh. 13,34).

Besonders anschaulich wird dieser Übergang im Gleichnis von der Ehebrecherin (Joh. 8,1–11). Von Männern vor Gericht gezerrt, wird die Ehebrecherin Jesus vorgestellt mit der Frage, ob sie für ihr Vergehen im Sinne des Moses gesteinigt werden soll oder nicht. Jesus fordert die Ankläger auf, dem äußeren Gesetz nur zu folgen, wenn das eigene Innere damit übereinstimmt: »Wer unter euch ohne Sünde ist, der werfe den ersten Stein auf sie.« Darauf ziehen sich die Umstehenden einer nach dem anderen betroffen zurück. Als Jesus mit der Frau allein ist, entlässt er sie freundlich mit einer Aufforderung für ihre persönliche Willenserziehung.

■ In der *Vorschulzeit* lässt sich der Wille des Kindes durch Vorbild und Nachahmung von außen orientieren und weitgehend leiten. Was das Kind sieht und erlebt, wird nachgeahmt (siehe Seite 441 f.).

- In der *Schulzeit* sind bereits in hohem Maß Sympathie oder Antipathie dem Erwachsenen gegenüber entscheidend dafür, ob das Kind tut, was es lernen oder machen soll oder nicht. Durch Liebe – oder Angst – lässt sich das Kind am leichtesten zu Handlungen bewegen. Gefühle, nicht mehr nur Vorbilder sind es, die jetzt zu den entscheidenden Motivationen werden.

- Erst im *Jugendalter* sind die Heranwachsenden dann so weit unabhängig von ihrer Umgebung, dass sie fähig sind, sich selbst durch eigene Einsicht leiten zu lassen, d.h. selbst zu bestimmen und zu begründen, was sie tun und lassen möchten.

Solange Kinder in ihrem Handlungsvermögen noch vom Vorbild und von Lust und Unlust abhängig sind, sind sie noch nicht mündig, d.h. nicht »willensreif«.

Interessant ist dabei, dass das Kind zunächst noch mit unreifem Eigenwillen bis zum achten, neunten Lebensjahr Wahrnehmen, Merkfähigkeit und Denkvermögen entwickelt, dann das Gefühlsleben bis hin zu seiner Kulmination in der Pubertätszeit und erst danach die volle Verantwortung für das eigene Tun (siehe Seite 448).

Für Eltern und Erzieher heißt dies, sich »auf Zeit« als eine Art Stellvertreter der noch in Entwicklung begriffenen Selbstverantwortung des Kindes zu fühlen. Das Verlangen absoluten Gehorsams oder Drohungen sind genauso unangebracht wie die Haltung, sich vom Kind gängeln zu lassen und ihm den eigenen Willen unterzuordnen.

Willenserziehung sieht also in den einzelnen Epochen der Kindheit verschieden aus – je nach dem Reifegrad der kindlichen Persönlichkeit. Dabei sind die Liebe zum Erwachsenen und dessen Wirkung als Vorbild die entscheidenden Hilfen für das Kind, gesunde, starke Antriebe für die Schulung des eigenen Willens zu bekommen.

Schulung von Konzentration und Aufmerksamkeit

Haben Kinder Gelegenheit, konzentriert arbeitende Erwachsene zu erleben oder mit ihnen etwas zu beobachten, so ist ein solches Vorbild zugleich der beste Wegweiser für die Entwicklung des eigenen Konzentrationsvermögens.

Für die Schulung von Konzentration und Aufmerksamkeit sind wichtig

- Interesse für den Gegenstand,
- hingebungsvolles, begeistertes Beobachten,
- innere Ruhe beim Anschauen.

Beispielsweise ist es sinnvoll, an Weihnachten Geschenke so auszupacken und anzuschauen, dass dies nicht nur ein oberflächliches Registrieren, sondern ein wirkliches »Annehmen« ist. So hat es sich auch bewährt, wenn Kinder viel geschenkt bekommen, sie nicht alles auf einmal auspacken zu lassen, sondern nur so viel, wie »verdaut« und angenommen

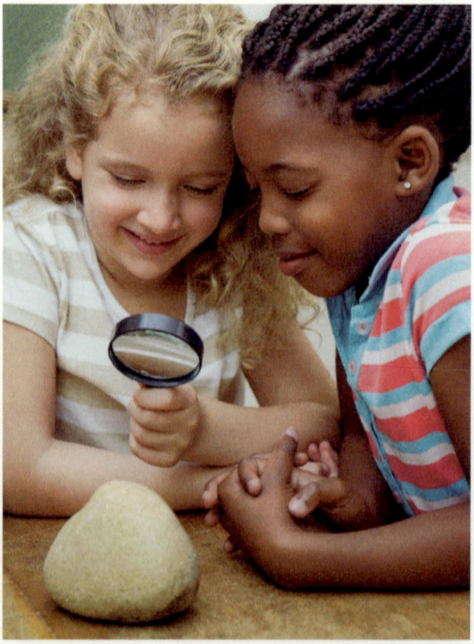

Interessiertes, genaues Beobachten fördert die Konzentrationsfähigkeit.

werden kann. Das Übrige kann auf den Abend oder sogar auf die folgenden Tage verschoben werden.

Ruhe und Besonnenheit

Wer Menschen beobachtet, die sich auf körperliche oder künstlerisch-geistige Leistungen vorbereiten, sieht, wie sie sich »zusammennehmen«, konzentrieren und ganz ruhig werden. Je größer die Sammlung und Ruhe vor dem Beginn, umso größer die Chance, wirklich die ganze Kraft und alle Geschicklichkeit in die zu vollbringende Leistung zu stecken.

Wohltätig ist es für ein Kind, mit Menschen zusammenzukommen, die in bestimmten Momenten Ruhe ausstrahlen können oder auch einmal still und konzentriert dasitzen, etwas lesen, beobachten, sich nicht ablenken oder stören lassen.

In einer Familie war es z.B. klar, wenn die Mama still in ihrem Zimmer saß und »nachdachte«, dass man sie nicht unterbrechen durfte. Dafür war sie dann besonders »lieb«, wenn sie wieder auftauchte. Manchmal kann dieser Eindruck für ein Kind so stark sein, dass es gar nicht wagen würde, den Erwachsenen anzusprechen, sondern sich still im Umkreis zu schaffen macht, bis der Erwachsene sich zuwendet.

Wer von einem zum anderen hetzt, kann für Konzentration und Ruhe kein Vorbild sein. Übt der Erwachsene jedoch, Struktur und Entschiedenheit für das, was jetzt Priorität hat, in seinen Tagesablauf zu bringen, ist dies für das Miterleben der Kinder eine Wohltat.

Aggressivität

Kinder im Vorschul- und ersten Schulalter begegnen sich aufgrund ihres altersentsprechenden Bewegungs- und Tätigkeitsdranges oft auch körperlich, indem sie einander drängeln, schubsen, kneifen, Spielsachen wegnehmen und ärgern.

Was wir das sogenannte Aggressionspotenzial oder auch die Angriffsbereitschaft nennen, ist Ausdruck – wenn auch noch nicht bewusst und sozial verträglich gehandhabt – des Willensvermögens des Kindes. Willens- und Aggressionspotenzial sind identisch. So ist es wichtig, unruhigen, zur Aggressivität neigenden Kindern zu helfen, ihr Willenspotenzial konstruktiv zu betätigen.

Oft bedarf es richtiggehender Überlegungen oder auch der Zusammenarbeit mehrerer Elternhäuser, um den Kindern genügend Gelegenheit für *körperliche Tätigkeiten* in Haus, Garten oder in handwerklichen Bereichen zu geben.

Jede geordnete Tätigkeit ist ein Schulungsmittel – besonders schön auch das Üben eines Musikinstrumentes und das Musizieren miteinander.

Sehr unterschätzt wird dabei noch immer das ganz normale Gehen! Wie vielen Kindern konnte schon dadurch geholfen werden, in der Schule konzentrierter zu sein und vor allem ruhiger, dass man sie täglich einen etwa halbstündigen Schulweg machen ließ. Im Zeitalter, in dem die Kinder mit dem Auto oder öffentlichen Verkehrsmitteln in die Schule gefahren werden, ist das regelmäßige Gehen für viele zur Seltenheit geworden, sehr zum Nachteil für die körperliche Stabilität und Willenserziehung, aber auch für die damit stets verbundene Aktivierung des Immunsystems.

Ein zweites wichtiges Element zur Erziehung insbesondere aggressiver Kinder ist der *Aufbau einer Sprech- und Erzählkultur* in der Familie. Am besten beginnt man, indem man etwas vorliest und anschließend darüber spricht. Dann kann man darauf achten, dass es immer wieder Gelegenheiten gibt, die das Entstehen von Gesprächen fördern können: beim Autofahren, beim Essen, in der Küche, beim Fernsehen, im Treppenhaus, am Bach ... Fragen oder auf etwas aufmerksam zu machen, was man sieht, sind die besten Auslöser für ein Gespräch oder die Idee: Das könnte ihn bzw. sie interessieren. *Sich verbal auseinandersetzen, sich streiten und wieder vertragen – das sind die besten Mittel, um angestaute Aggressionen abzubauen* (siehe auch Seite 572 f.).

Das Willensvermögen entwickelt sich zunächst auf der Basis körperlicher Tätigkeit, dann im Umgang mit der Sprache und den Gefühlen, die man ausdrücken möchte. Reif wird der Wille erst, wenn er sich im eigenen autonomen Denken betätigt und als »Identität« und Selbstbestimmung erlebt wird.

Freude am Tun

! Freude am Tun, Liebe zur Handlung ist die schönste Motivation, die eine Arbeit oder Lernprozesse begleiten kann. Da »identifiziert« man sich völlig mit dem, was man tut. D.h. »freiwillig« kann eine Handlung nur sein, wenn man sie gerne tut. Die sogenannte Willensfreiheit kann sich nur entwickeln, wenn Kinder das, was sie gerade machen, aus sich heraus und damit gerne tun.

Belohnung und Strafe hingegen konditionieren den Willen. Denn sie bringen die kindliche Aktivität in Abhängigkeit vom Erwachsenen.

Eine Erziehung zur Freiheit braucht genügend Anlass, dass möglichst jede noch so kleine Handlung aus innerem Antrieb heraus geschehen kann, d.h. aus einem Sinnbezug heraus, den das Kind erleben kann: als Nachahmungsfreude, als etwas, das gebraucht wird, womit man anderen eine Freude machen kann, oder aber aus eigener Phantasiebetätigung heraus.

Erziehung im Spannungsfeld von »Nein« und »Ja« – von »Strafe« und »Belohnung«

Trifft der Wille des Kindes auf eine von den Eltern gezogene Grenze, bäumt er sich auf und erlebt sich schmerzhaft in Opposition. Schauen wir jedoch dem kindlichen Tätigkeitsdrang zu oder erlauben etwas, was sonst verboten ist, so kann er sich frei entfalten, und die Kinder sind zufrieden, da sie »ihren Willen« bekommen haben. Nachgeben und Widerstand bieten, versprechen, bitten, ablenken und drohen – wie vieles spielt sich im Spannungsfeld dieser Extreme ab!

Wie lernt man als Erzieher, sich in diesem Spannungsfeld zum Wohl des Kindes zu bewegen? Was ist eine pädagogisch sinnvolle Strafe oder Belohnung?

Die nachfolgenden Beispiele aus dem Alltag von Kindern und Jugendlichen mögen helfen, sich das Prinzipielle, Alterstypische bewusst zu machen und auf die Vorkommnisse mit den eigenen Kindern zu übertragen:

- »Mein Kind hat mich bestohlen.« (vier Jahre alt)
- »Er ist so aggressiv, dass mir schon ein paarmal die Hand ausgerutscht ist. Wird er dadurch seelischen Schaden leiden?« (zweieinhalb Jahre)
- Ein Fünfjähriger sagt genauso sicher wie sein älterer Bruder: »Ich war's nicht!« In diesem Fall weiß die Mutter genau, dass er lügt. Was tun?
- »Ich finde, man soll Kinder täglich loben oder belohnen – das stärkt ihr Selbstwertgefühl.«
- Ohne jede Rücksicht stellt der Vierzehnjährige seine Musik auf volle Lautstärke.
- »Warum hilft sie mir nicht ein bisschen im Haushalt – alles lässt sie herumliegen, was habe ich nur falsch gemacht?« (dreizehn Jahre)
- »Er ist so faul und lustlos geworden. Was soll ich nur mit ihm anfangen?« (fünfzehn Jahre)
- Ein anderes Kind hat im Zorn eine Fensterscheibe durchgetreten. (acht Jahre)
- Ein knapp Dreijähriger untersucht trotz Verbot eine besonders schöne Blumenvase, und jetzt liegt sie in Scherben.
- Schon zweimal ist laut zum Essen gerufen worden. Ein Kind fehlt am Esstisch.
- »Bei uns gibt es oft Streit um den Nachtisch, dabei bekommen doch alle genug davon!«

Solche und ähnliche Aussagen werden in der Sprechstunde vorgebracht mit der Frage: »Wie handeln wir situationsgerecht und dem Lebensalter der Kinder gemäß?«

Überall im Leben – ob unter Kindern oder Erwachsenen – stoßen unterschiedliche Intentionen aufeinander. Wer hat wem etwas zu sagen? Wer muss sich nach wem richten? Wer hat »die Macht«? Es ist eine der sensibelsten Fragen des modernen Lebens überhaupt, da im Zeitalter der Gleichberechtigung und Mitbestimmung immer mehr Bewusstsein für das Freiheitsbedürfnis und die Selbstbestimmung jedes Einzelnen entsteht.[194] Und dennoch: Das Leben ist voll von Grenzerfahrungen, Aufgaben, Notwendigkeiten. Was kann also angesichts dieser Fragen aus dem Kinder- und Elternalltag gesagt und getan werden?

»Nonverbale Erziehung« im Vorschulalter

■ Wenn Mamas Lieblingsvase durch Unachtsamkeit kaputtgegangen ist, lernt der Dreijährige am besten zu erleben, »was er getan hat«, wenn er sieht und nachahmend mitempfindet, wie sie jetzt traurig ist, schweigend die Scherben zusammensucht und das Ganze in Ordnung bringt. In diesem Alter muss sich die Mutter aber auch sagen, dass Verbote wie: »Das darfst du nicht anfassen, das könnte kaputtgehen« nicht altersgerecht sind. Kostbare Vasen sollten wirklich nicht in Reichweite des Kindes stehen! Denn was die Mutter schätzt und gerne anfasst, möchte das Kind auch gerne »haben«. Ist es jedoch nicht erreichbar, so wählt es in seiner Phantasie einen Ersatz und spielt dann mit ihm, als wäre es die kostbare Vase.

Im Vorschulalter ist nonverbale Erziehung angesagt. Es wirkt das am besten, was getan wird.

Die Vase so hinzustellen, dass nichts passieren kann, bedeutet: Das darfst du nicht anfassen. Tatsachenlogik – nicht erklärte Logik – überzeugt am besten. Je eindeutiger und sicherer der Erwachsene handelt (und nicht redet, begründet, erklärt und sich endlos wiederholt), umso weniger wird ein Kind dieses Alters selbst argumentieren und provozieren. Es lernt am Erleben der sachbezogenen und sinnvollen Handlungen, selbst geschickt und sachdienlich tätig zu sein.

■ Auch der Vierjährige, der Geld aus der Schublade nimmt, tut es meist, weil er die Mutter so oft dabei beobachtet hat. Es handelt sich hier also um Nachahmung und nicht etwa um Stehlen. Ähnliches gilt für das »Stehlen« von Spielsachen. Das Kind hat in diesem Alter noch nicht gelernt, dass die Welt ihm nicht ganz gehört. Es bedarf noch der regulierenden Anwesenheit des Erwachsenen, der hilft, die Spielsachen der Freunde am Ort zu belassen, wenn es nach Hause geht.

■ Wie begegnet man aber der Situation, wenn Kinder beim Essen herumschmieren und lachend über Tisch und Stühle klettern, obwohl die Mutter sie »zur Ordnung« ruft? Auch hier liegt das Problem bereits in der Tatsache, dass das Wort der Mutter nicht mehr gilt. Wahrscheinlich ist es zu oft vorgekommen, dass die Eltern bei anderen Unarten am Ende doch immer – lachend oder erlahmend – nachgegeben haben und mit ihren Ermahnungen erfolglos blieben. Vielleicht liegt es auch daran, dass einer der Partner dem anderen öfters zugerufen hat: »Ach, lass ihn doch machen.« Solcher Situationen können die Eltern nur Herr werden, wenn sie sich über ein gemeinsames Vorgehen einigen oder fachkundigen Rat einholen. Und dann: konsequent realisieren, was man neu als Gewohnheit veranlagen will.

■ Und wenn ein Fünfjähriger lügt? Er weiß doch genau, dass er es war (siehe die Beispiele auf Seite 540). Hier wird der Erwachsene zunächst seine Betroffenheit zum Ausdruck bringen. Er wird sich aber auch klar machen, dass das Kind es eigentlich nicht gewesen sein will. Und diese Einsicht will das Kind auch am Erwachsenen, an der Art, wie er reagiert, erleben. Es braucht sowohl den klaren vertrauenden Blick, der weiß, dass das Kind kein Lügner ist, auch wenn es jetzt geschwindelt hat, und das Erlebnis, dass der Erwachsene die Situation durchschaut hat und entsprechend in Worte fasst.

■ Eltern, denen die Hand häufiger ausrutscht, müssen sich sagen: Wenn ich mich gehen lasse, tue ich eigentlich dasselbe wie mein tobendes und provozierendes Kind. Das einzusehen ist ein erster wichtiger Schritt zur grundlegenden Verhaltensänderung.

Ziel ist dabei, dem Kind ruhig und bestimmt die nötigen Grenzen aufzuzeigen, es aber nicht schutzlos den eigenen Emotionen und Affekten auszusetzen, die immer nachteilig auf die Entwicklung des Kindes wirken. Denn jeder Schreck setzt sich bis in die vegetativen Funktionen seiner Organe hinein fort (siehe auch Seite 328 ff.). Außerdem hat das Kind etwas erlebt, das ganz und gar nicht vorbildlich ist, in keinem Verhältnis steht zu den Tatsachen, um die es ging. Bei nächster Gelegenheit wird es die Eltern nachahmen und selber zu schlagen anfangen. Das Unrecht, das ihm widerfahren ist, wird es unter Umständen auch »weitergeben« und vom Opfer zum Täter werden.

»Verbale Erziehung« im Schulalter

Vieles kann jetzt schon im Gespräch geklärt werden, wenn etwas schiefgelaufen ist oder eine Strafe ansteht, weil eine vereinbarte Grenze überschritten wurde. Oft haben die Kinder selber die besten Ideen, was zum Ausgleich getan werden kann oder zur Vorbeugung, dass es nicht mehr geschieht.

»Ins Gewissen zu reden« ist dabei nur sinnvoll, wenn das Innenerleben des Kindes so weit entwickelt ist, dass es seine persönliche Gewissensstimme empfindet. Das ist selten vor dem zehnten Lebensjahr der Fall (siehe Seite 496 f.). Außerdem bildet sich das Gewissen gerade durch die Art und Weise, wie Lebenserfahrungen in Glück und Pech, Schaden und Nutzen verarbeitet werden.

Nicht »Moralpredigten« sind es, die das Gewissen wecken, sondern die Begegnung mit der Wirklichkeit, mit Tatsachen, mit dem »Leben«.

■ Im Fall der von einem Achtjährigen eingetretenen Scheibe (siehe die Beispiele auf Seite 540) setzt man zunächst gemeinsam ein Stück Pappe oder einen Vorhang ein, wodurch das Fenster zwar provisorisch verschlossen, der Schaden aber immer noch sichtbar ist. Es wird erlebt, dass man nicht mehr hindurchschauen kann. Auch hier werden sich die Eltern überlegen, was die Voraussetzungen waren, unter denen das Unglück geschah, und prüfen, was sie hätten anders machen können. Dann wird die neue Scheibe möglichst im Beisein des Kindes eingesetzt. Es kann auf diese Weise erleben, wie viel Aufwand und Arbeit eine solche Angelegenheit mit sich bringt.

■ Ein weiteres Beispiel: Das Mittagessen ist angekündigt und es fehlt ein Kind beim Essen. Erhitzt vom schnellen Laufen kommt es mit einer Viertelstunde Verspätung an und berichtet atemlos, dass es unbedingt das Völkerballspiel noch habe zu Ende spielen wollen. Das ist eine andere Situation, als wenn sich die Kinder bereits daran gewöhnt haben, dass die Mutter häufig zum Essen ruft und dann doch jeder kommt, wann er Lust hat, da ihre Worte offenbar bei den Kindern kein Gewicht haben. Im erstgenannten Fall hat das Kind durch die Art seiner Erzählung zum Ausdruck gebracht, dass es deutlich weiß, dass es eigentlich pünktlich zum Essen hätte zu Hause sein müssen. Ist jedoch durch häufige Inkonsequenz der Erwachsenen das Thema schon »ausgeleiert«, so ist es nötig, gemeinsam einen neuen Anfang mit klaren Regeln zur Bildung neuer Gewohnheiten zu machen, einschließlich der – gemeinsam – verabredeten Konsequenzen.

Auf dem Weg zu bewusster Selbsterziehung im Jugendalter

Individuelle und soziale Verantwortung zu lernen ist eine der Kernaufgaben im Jugendalter. Es geht jetzt darum, sich seine Lern- und Arbeitsziele selbst zu setzen und aus Fehlern und Fehlverhalten entsprechende Konsequenzen zu ziehen.

■ Stellt der Vierzehnjährige seine Musik auf volle Lautstärke, so ist dies Provokation – oder aber Gedankenlosigkeit. Denn er weiß, dass Zimmerlautstärke verabredet ist. Jetzt muss man ihn freundlich-sachlich darauf aufmerksam machen, dass es zu laut ist.

Ist er uneinsichtig und provoziert weiter, so wird angekündigt, dass hierüber nochmals gesprochen werden muss, und man lässt es im Augenblick auf sich beruhen. Wichtig ist, dass er, wenn das Problem dann im »Familienrat« zur Sprache kommt, die Möglichkeit hat, selber an der neuen Regelung mitzuarbeiten.

Ist die Situation insgesamt schon sehr verfahren, sodass kaum mehr etwas richtig vereinbart und eingehalten werden kann, gelingt die Bearbeitung der Problematik nur mithilfe eines neutralen Dritten bzw. eines Familientherapeuten.

■ Die Dreizehnjährige, die zu Hause alles herumliegen lässt, darf dies in ihrem eigenen Zimmer tun, nicht jedoch in der Wohnung. Auch hier ist es nötig, klare Absprachen zu treffen, die von Zeit zu Zeit kontrolliert, aufgefrischt oder optimiert werden. »Strafe« ist in diesem Alter die persönliche Einsicht und Korrektur des eigenen Verhaltens, »Belohnung« hingegen Freude und Dankbarkeit der Umgebung, dass »es klappt«. *Gerade Jugendliche brauchen Lob und Anerkennung für sogenannte Selbstverständlichkeiten – auch wenn es nur ein Lächeln ist oder ein kleines Zeichen, dass man ihr Bemühen wahrgenommen hat.*

■ Sind Gewalttätigkeiten vorgekommen, so überlegt man gemeinsam, welche Freude oder Hilfe dem Geschädigten zukommen soll. Wurde etwas gestohlen oder beschädigt, sind der Rückgabemodus und die Wiedergutmachung gefragt. *Immer aber sind solche Vorkommnisse auch Signale, dass der Jugendliche das Gespräch, den engeren Kontakt vermisst oder Enttäuschungen mit sich herumträgt, die er nicht verarbeiten kann.*

Entgleitet der Jugendliche aber und droht das Fehlverhalten zur Regel zu werden, empfiehlt es sich, jemanden zu suchen, der mit ihm sprechen kann. Eltern sind in solchen Situationen oft nicht mehr die »Richtigen«. Das gilt auch, wenn sich ein Suchtverhalten abzeichnet (siehe Seite 636 ff.).

Beispiele positiver Verstärkung, Bestätigung und »Belohnung«

■ »Wenn wir auf dem Gipfel angekommen sind, gibt es einen Saft!« – Hier wirkt bei der Wanderung eine Vorstellung beschwingend auf die ermüdeten Glieder der Familie. Diese Art von »Belohnung« hat auch tatsächlich etwas mit der vorangegangenen Anstrengung zu tun und entspricht nicht zuletzt auch der Freude, ein Ziel erreicht zu haben.

■ »Wenn du schnell ins Bett gehst, gibt's noch eine Geschichte.« Auch das ist stimmig, weil es sonst zu spät zum Vorlesen ist.

■ »Wenn du mir noch das Brot besorgst, darfst du dir auch ein Eis kaufen.« Hier besteht kein Zusammenhang zwischen der Tat und der Belohnung.

■ Schon etwas anders ist es, wenn sich die Situation folgendermaßen darstellt: »Hol mir bitte noch das Brot vom Bäcker.« Marion fällt es sichtlich schwer, sich von ihren Puppen zu trennen. Als sie wiederkommt, erlebt sie die Freude der Mutter über eine geleistete Hilfe. Vielleicht findet sie am nächsten Tag ein neues rotes Schleifchen im Haar ihrer Puppe.

■ Durch Bestätigung und Lob fühlt sich das Kind in seiner Persönlichkeit bzw. Identität gestärkt. Im Erleben der Freude darüber, dass etwas gelungen ist, erfährt es etwas über die Wirkung seiner Handlung. Betontes und übertriebenes Loben ruft beim Kind dagegen unbewusst ein leises Erstaunen darüber hervor, dass es sich so lobenswert verhalten hat. Es hätte also auch anders handeln können, als es selbstverständlich getan hat. Dem Kind wird seine Tat als etwas Besonderes gegenübergestellt, während es selbst ganz damit verbunden war. Das bewirkt eine Distanzierung, die im Vorschulalter besonders ungünstig ist.

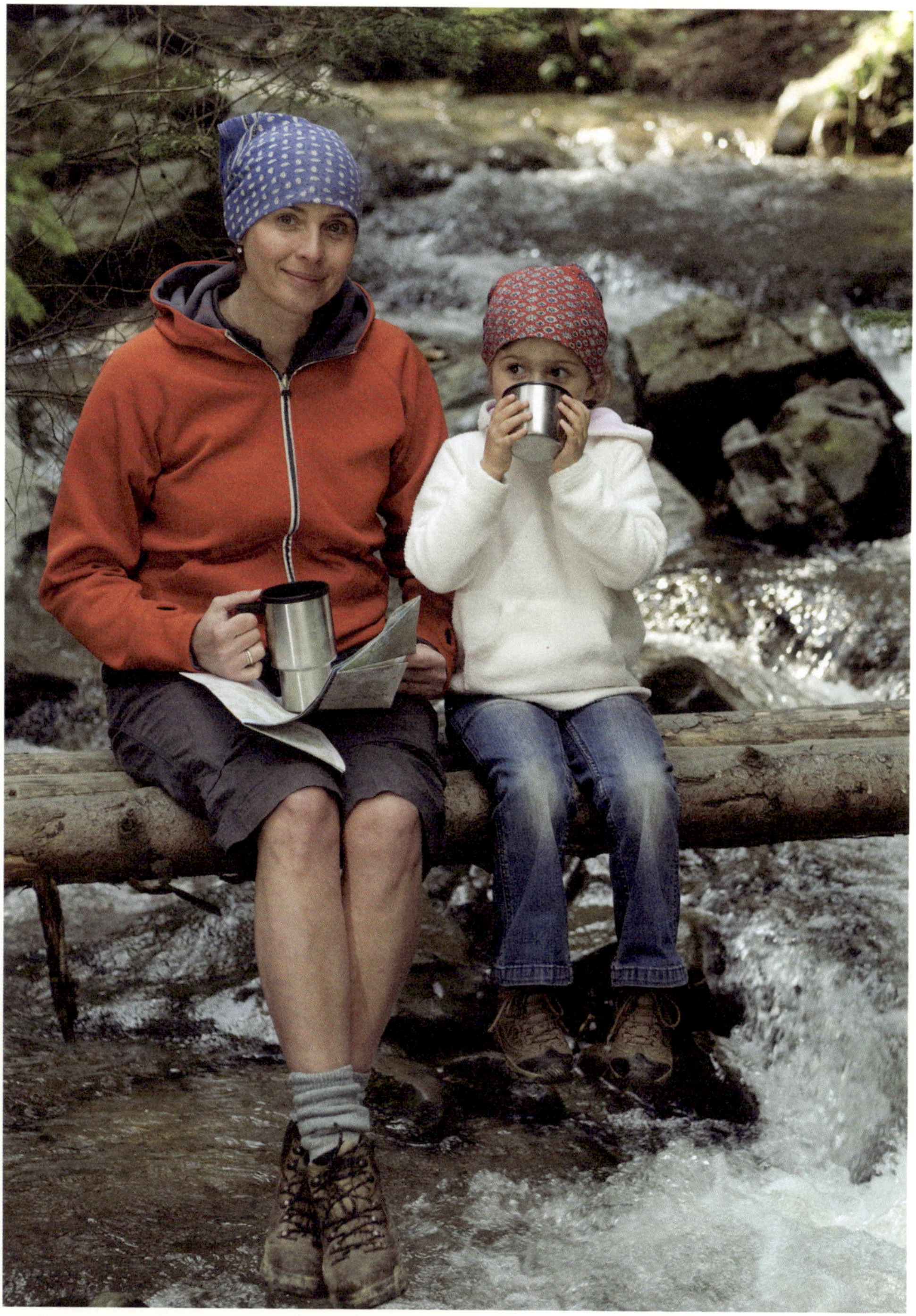

Weil alle tapfer mitwandern, gibt es bei der Rast eine leckere Stärkung. – Hier hat die Belohnung einen direkten Bezug zu ihrer Ursache.

■ Wenn Kinder einen dringenden Wunsch haben, sollte dieser immer ernst genommen werden.

Das kann einmal so aussehen, dass der Gegenstand – z.B. ein Scharnier für eine Tür an der Bude – rasch benötigt und deshalb bald gekauft wird. Ein anderes Mal wird man auf den Geburtstag verweisen oder auf Weihnachten, weil »wir es da vielleicht schaffen können«. Oder man wird eine Metamorphose des Wunsches anstreben. So können aus einer heiß ersehnten Pistole ein neuer Ball oder eine Zielscheibe mit Wurfpfeilen werden. *Es liegt jedoch nicht im Wesen eines bestimmten Wunsches, dass seine Erfüllung zur »Belohnung« oder seine Nichterfüllung zur »Strafe« gemacht wird.*

■ Ist »Geldverdienen« eine angemessene Belohnung? Wird Geschirrspülen, Aufräumen, Einkaufen und Ähnliches mit Geld honoriert, so erziehen wir die Kinder – so unpopulär das klingt – zu einer sozialen Fehlhaltung, nämlich zu der Ansicht, dass man nicht primär deshalb arbeitet, um den anderen zu helfen und ihnen eine Freude zu machen, sondern um des eigenen materiellen Vorteils willen. Meist erfüllen sich die Kinder dann von »ihrem Geld« Wünsche, von denen sie annehmen müssen, dass diese von den Eltern nicht ernst genommen oder nicht erfüllt würden.

Die Folge davon ist, dass ein Kind unbewusst von der Gesinnung durchdrungen wird, dass jeder letztlich doch sich selbst der Nächste ist, für sich selber sorgen muss, wenn es um die Erfüllung persönlicher Anliegen geht, und dass von den anderen diesbezüglich nicht viel zu erwarten ist.

Erfährt das Kind jedoch, dass seine eigenen Bedürfnisse und Wünsche von den Eltern wahrgenommen werden und die eigene Arbeit den anderen nützlich ist, wird der Grund zu einer neuen Sozialauffassung gelegt: Wir helfen uns gegenseitig durch unsere Arbeit. Die anderen interessieren sich für unsere Lebensbedürfnisse. Und: ich arbeite, weil es mir Freude macht, weil es nützlich ist oder gebraucht wird – nicht weil ich dafür bezahlt werde und damit meine Arbeitskraft verkaufe.

■ Etwas anderes ist es natürlich, wenn z.B. auf eine größere Anschaffung hin »gespart« werden muss. Hier das Kind mit einzubeziehen und ein Bewusstsein dafür zu wecken, dass Geld »verdient« werden muss, um etwas kaufen zu können, ist etwa vom zehnten/elften Lebensjahr an durchaus eine wichtige Überlegung und Erfahrung.

Ab diesem Zeitpunkt kann dann auch »Geldverdienen« mit einer Arbeit verbunden werden, die das Kind vorher gerne bzw. den anderen zuliebe – ohne an Geld zu denken – getan hat.

Dass Arbeit freiwillig getan und dennoch bezahlt werden kann, ist ein wichtiges Paradox, das sich bewusst zu machen lohnt. Dann sind Notwendigkeit – nämlich dass Geld verdient werden muss – und Freiheit – ich arbeite, weil ich will – keine Gegensätze mehr. Vielmehr bedingen sie sich. Rudolf Steiner nannte dies die Trennung von Arbeit und Einkommen.

- Unsachgemäßes Belohnen führt zu einer selbstbezogenen Lebenseinstellung und unter Umständen auch zur Abhängigkeit von anderen. Man tut die Dinge nicht mehr um ihrer selbst willen, sondern in erster Linie, weil man Anerkennung, Ehre oder finanziellen Gewinn davon hat.

Empfohlene Literatur

- Michaela Glöckler, *Macht in der zwischenmenschlichen Beziehung. Grundlagen einer Erziehung zur Konfliktbewältigung*, Stuttgart 42010.
- Jesper Juul, *Nein aus Liebe. Klare Eltern – starke Kinder*, München 152013.
- www.familylab.de.

Aufklärung

Aufklärung im engeren Sinne bezieht sich auf den Umgang mit der Sexualität und die Identifikation mit dem eigenen Geschlecht. Aufklärung im weiteren Sinne umfasst die Bereiche gesellschaftlichen Lebens, für die die Heranwachsenden Aufklärung brauchen, sodass sie keine unangemessenen Risiken eingehen. So gehören Themen wie Gewalt, Prostitution, sexueller Missbrauch, Drogen, Kriminalität und jugendgefährdende Sekten ebenso dazu wie auch weitergehende Fragen nach Hunger und Elend in der Welt und den Lebenschancen unseres Planeten. Ihre Fragen: Wie können die Menschen angesichts so vieler ungelöster Probleme leben? Wie hält man das aus? Was kann eine neue Generation anpacken und ändern? – sind auch unsere Fragen.

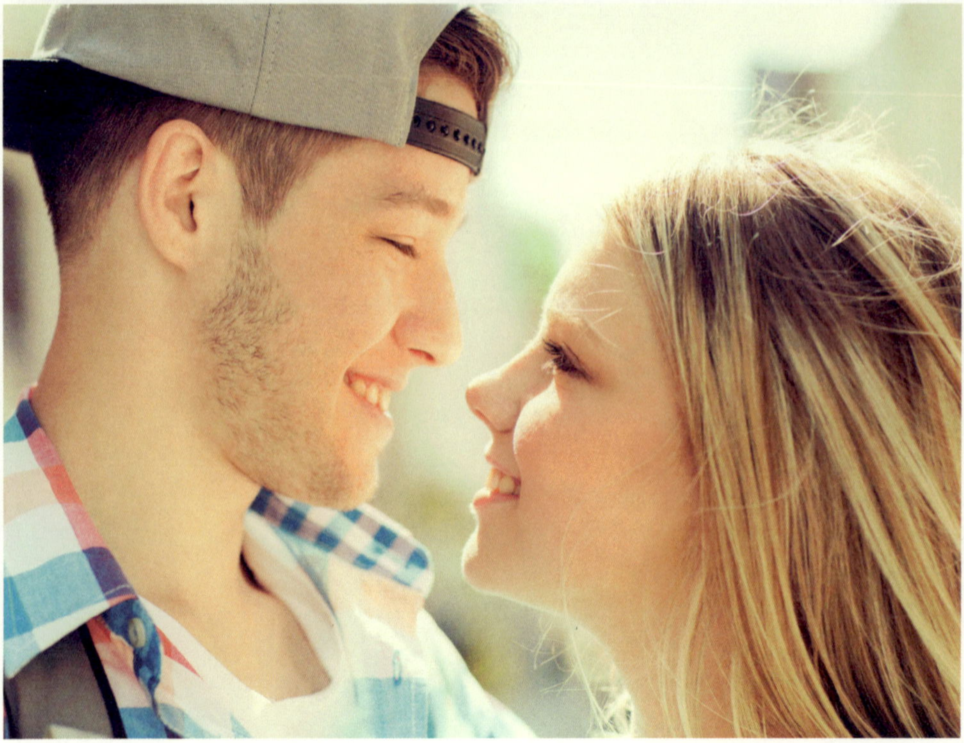

Wann ist der richtige Zeitpunkt?

So begrüßenswert es ist, dass es immer weniger Tabus in der Gesellschaft gibt und auch die problematischen Seiten des Lebens offen angesprochen werden, so birgt dies doch auch die Gefahr, dass insbesondere Kinder und Jugendliche dieser Informationsflut nicht gewachsen sind. Sie werden mit Dingen konfrontiert, die ihre Lebenszuversicht untergraben und dazu beitragen können, den Sinn des Lebens infrage zu stellen und Freude und Hoffnung zu verlieren.

Daher ist der »richtige Zeitpunkt« für das aufklärende Gespräch ebenso entscheidend wie die verstehende zuversichtliche Haltung der Erwachsenen. Denn immer mehr Kinder und Jugendliche klären sich über alles und jedes weitgehend selbst auf. Sie nutzen die umfangreichen Angebote im Internet, durch Videos und Fernsehen, seltener durch Sachbücher, einschlägige Darstellungen in Illustrierten, und nicht zuletzt auch durch Gespräche untereinander.

Dabei lebt jedoch zunehmend die Frage, ja oft auch eine große innere Not auf, wie man mit dem Gehörten und Gelesenen zurechtkommen kann. Welche Maßstäbe für die Beurteilung gibt es hier? Wie würden Erwachsene, von denen man etwas hält, auf die gesehenen Informationen reagieren? Wie gehen sie mit diesen Fragen um?

Oft sprechen Kinder und Jugendliche diese Themen von sich aus den Erwachsenen gegenüber nicht an. Zum einen fehlt ihnen häufig noch das sprachliche Ausdrucksvermögen, zum anderen vermeiden sie es auch, problematische Themen anzuschneiden, wenn sie bemerken, dass diese bei den Erwachsenen tabu sind.

Im Familienalltag oder im Ablauf des Unterrichts in der Schule ist selten wirklich Raum, um Lebensfragen dieser Art mit der gebotenen Gründlichkeit und Sorgfalt besprechen zu können. Zur Aufklärung gehört eben nicht nur ein bestimmtes Wissen, sondern vor allem Zeit und Ruhe, um dieses Wissen persönlich zu verarbeiten.

In diesem Sinne können gerade die genannten Themenkreise viel dazu beitragen, ein ehrliches und partnerschaftlich-persönliches Gesprächsklima zwischen Kindern und Erwachsenen zu schaffen. Sind doch alle sogenannten Aufklärungsfragen von der Art, dass auch Erwachsene davon betroffen sind und nicht sagen können, sie hätten die Frage oder das damit verbundene Problem bereits gelöst. Es sind tiefgreifende Lebensfragen, die mit den Höhepunkten der menschlichen Existenz ebenso zusammenhängen wie mit ihren Tiefpunkten und Schattenseiten. Es ist der Bereich, wo im Zwischenmenschlichen Gutes, Liebevolles in Erscheinung treten oder auch nachhaltig misslingen kann. Daher ist immer dann der »richtige Zeitpunkt«, wenn eine diesbezügliche Frage beim Kind oder Jugendlichen lebt und der Erwachsene dies bemerkt und sich darauf einstellen kann.

Im Gespräch mit Kindern und Jugendlichen

Blick in eine große Familie

In einer Familie sind die Geschwister fünf, acht, zehn und elf Jahre alt, als das Jüngste erwartet wird. Viele Gespräche drehen sich um das »neue Kind«. Ob es ein Brüderchen oder ein Schwesterchen wird, welchen Namen es haben wird, wann man zum ersten Mal mit ihm spazieren fahren darf und vieles mehr. Alle Geschwister wissen, dass das erwartete Kind im Leib der Mutter gut »eingepackt« und geschützt heranwächst und erst geboren wird, wenn es ganz »fertig« ist. Dennoch sind die Fragen höchst unterschiedlich, die die einzelnen Geschwister an diesen Vorgang knüpfen.

! Hier liegt bereits ein erstes wichtiges Moment für die Praxis der Aufklärungsgespräche: Man antwortet nur auf die Fragen, die wirklich vom Kind gestellt werden und die es interessieren. Denn was ungefragt erklärt wird, erweist sich meist als seelischer Ballast und stört Gedanken und Empfindungen, die für das Kind mit der Frage nach seiner Herkunft verbunden sind.

In unserem Fall will die Älteste ganz genau wissen, auf welche Weise denn das Kind aus dem Leib der Mutter herauskommen kann, wenn es »fertig« ist, und auch, wieso es denn so plötzlich anfangen konnte, dort zu wachsen. Das Jüngste interessiert sich dagegen ausschließlich dafür, wie es im Himmel aussieht und was die Seele so lange macht, bis der Körper fertig ist, in dem sie leben will. Organische Einzelheiten sind nicht gefragt.

Die vielfältig vorhandenen »Aufklärungsbücher« für Kleinkinder gehen an dem Seelenleben dieser Kinder, ihren Fragen und ihrem jeweiligen Auffassungsvermögen meist vorbei, indem (nur) die »technischen Vorgänge«, oft noch in Comic-Manier, dargestellt werden. Für dieses Alter ist z.B. das schöne Buch *Die Erdenreise des kleinen Engels*[195] zu empfehlen.

Das Achtjährige hat schon einen anderen Zugang und ist fasziniert von dem Gedanken, dass es auch Zwillinge sein könnten. Ansonsten fragt es nichts Besonderes. Die Mutter hört jedoch, wie beim Puppenspiel zusammen mit dem jüngsten Geschwisterchen vieles aus den Gesprächen wieder auftaucht. Da wird fast täglich geheiratet oder ein Kind zur Welt gebracht. Natürlich sind es oft Zwillinge ...

Doktorspiele im Kindergartenalter

Ein Fünfjähriger hat entdeckt, dass es Aufsehen erregt, wenn er anderen Kindern seinen Penis zeigt. Oder: Eine entsetzte Mutter berichtet: »Stellen Sie sich vor, als ich neulich in das Zimmer meines Jungen hineinkam, da hatte er sich auf seine Spielkameradin von nebenan gelegt und mir stolz verkündet: Wir spielen gerade Mann und Frau im Bett.«

Meist handelt es sich bei diesen Spielen um Vier- bis Achtjährige, also um Kinder, die sich im Nachahmungsalter befinden. Wenn Berichte dieser Art auftauchen, so fragen wir die Eltern zuerst nach möglichen Vorbildern für dieses Verhalten in Videos, Fernsehen oder täglicher Umgebung. Meist zeigt sich dann, dass die Kinder weder sexuell frühreif noch »verdorben« sind, sondern dass sie schlicht und einfach aufnehmen, spielen und nachahmen, was sie in ihrer Umgebung wahrnehmen. Deswegen ist der wichtigste Bestandteil der sogenannten Sexualerziehung das Vorbild der Erwachsenen – d.h. die Art und Weise, wie sie selbst über die entsprechenden Themen reden und sich in ihren Beziehungen verhalten.

Sind nun Dinge wie die oben erwähnten vorgekommen, so gilt oft, dass sie umso häufiger reproduziert werden, je mehr Beachtung die Erwachsenen ihnen schenken; genießen es doch die Kinder sehr, wenn sie Aufmerksamkeit und Interesse der Erwachsenen erregen. Erreichen sie dieses Ziel nicht durch positive Verhaltensweisen oder einfach durch ihr So-Sein, so suchen sie sich durch diese und andere Provokationen deren Beachtung zu erzwingen.

Bei Verdacht auf sexuellen Missbrauch siehe Seite 555 ff.

Empfohlene Literatur

Eine gute Information bietet z.B. die Website von Zartbitter e. V. zum Thema: www.zartbitter.de/gegen_sexuellen_missbrauch/Muetter_Vaeter/4200_doktorspiele_oder_sexuelle_uebergriffe.php.

Pubertätszeit

Spätestens mit neun bis zehn Jahren sind Kinder heute meist durch Internet und andere Medien, auf der Straße oder untereinander »aufgeklärt« worden, wenn dies nicht vorher von den Eltern in entsprechender Weise eingeleitet wurde. Wichtig ist jedoch, dass die Mädchen von der Mutter oder einer Vertrauensperson alles »praktisch Wissenswerte« erfahren haben, wenn sie mit durchschnittlich 11,5 Jahren ihre erste Menstruation bekommen, und dass sie sich auf dieses Ereignis, eine Frau zu werden, auch freuen. Auch Vater und Sohn sollten über körperliche und seelische Veränderungen, den ersten Samenerguss, Fragen der Selbstbefriedigung und erwachende Libido gesprochen haben.

Mit Beginn der Pubertät wachsen die Anforderungen an die Jugendlichen, da die körperliche Entwicklung stetig früher eintritt. So lag das mittlere Alter der ersten Menstruation 1860 noch bei 16,5 Jahren, 1920 bei 14,5 Jahren, jetzt zwischen zwölf und dreizehn Jahren. Auch das Alter beim ersten Geschlechtsverkehr rückt deutlich vor. 50 % der fünfzehnjährigen Mädchen haben das schon hinter sich.

Da die Zahl der Schwangerschaftsabbrüche bei Mädchen unter achtzehn Jahren von 1996 bis 2002 um 75 % zugenommen hat (bei einem generellen Rückgang der Abtreibungen!), sehr viele junge Mädchen schon die Pille nehmen und die sogenannte »Pille danach« rezeptfrei in der Apotheke erhältlich ist, ist notwendiger denn je, schon deutlich früher die Themen Sexualität, Verhütung und Lebenskunde sowohl zu Hause als auch in der Schule aufzugreifen. Wenn die körperliche Reifung und die Auseinandersetzung mit dem anderen Geschlecht und dem eigenen erwachenden Gefühls- und Triebleben schon so früh ihren Lauf nehmen, die seelische Reifung jedoch noch nicht so weit ist, brauchen die Jugendlichen besondere Aufmerksamkeit und Begleitung sowie Gelegenheiten zu Gespräch und Austausch.

Zur Verhütungspraxis

Wird der Gebrauch der Pille und anderer Empfängnisverhütungsmethoden besprochen, so ist es wichtig, dass der Jugendliche spürt, dass ihm die damit verbundenen Fragen nach den Ebenen menschlicher Beziehung und der Verantwortung für den anderen niemand abnehmen kann: Will er z.B., dass die fünfzehnjährige Freundin ihren Körper hormonell manipuliert, oder möchte er sie so lieben, dass es nicht nötig ist? Auch ist es sinnvoll, auf das Leben eines Kindes vor der Geburt sowie die Abtreibungsfrage einzugehen.

Nicht selten sind die Eltern mit dieser Aufgabe überfordert, haben keine Zeit, finden – vielleicht aufgrund der eigenen Geschichte – nicht die richtige Sprache oder sind alleinerziehend und können deshalb nur ungenügend auf den Jugendlichen des anderen Geschlechts eingehen. So ist es wünschenswert, wenn auch in der Schule über Themen gesprochen wird, die mit der sexuellen Reifung zusammenhängen: Pubertät, Sexualität, Homosexualität, Liebe und Verantwortung in der Partnerschaft, natürliche, mechanische und hormonelle Verhütungspraktiken, Abtreibung und In-vitro-Fertilisation, d.h. die sogenannte künstliche Befruchtung. Wichtig ist dabei, dass auch die dunklen Seiten der Sexualität mit thematisiert werden – wie es zu sexuell übertragbaren Erkrankungen kommt, zum exzessiven Konsum von Pornografie, zum sexuellen Missbrauch (siehe Seite 555 ff.), aber auch, warum Gewalt und Sexualität so nahe beieinander liegen. Gerade dieses Phänomen kann dem Jugendlichen bewusst machen, dass Triebkontrolle und Triebverzicht – wenn man es will – wichtige menschliche Qualitäten sind, die man lernen kann. Sie sind Zeichen menschlicher Kultur und wichtige Meilensteine auf dem Weg zu einem friedlichen sozialen Miteinander.

Sexualkunde sollte nicht isoliert dastehen, sondern in persönliche und soziale Fragen der Lebenshaltung und Entwicklung integriert gelehrt werden. Die bloße »Aufklärung von der Straße« bedarf einer umfassenden Ergänzung, gegebenenfalls auch der Korrektur. Jugendliche sind sehr offen und dankbar, wenn solche Gesprächs- und Unterrichtsstunden auf altersgerechte Weise in den verschiedenen Klassen angeboten werden.

Zudem ist immer wieder zu erleben, dass sich Kinder und Jugendliche auf biologischer Ebene längst aufgeklärt haben und über idealistische, oft sehr zarte Liebeserfahrungen verfügen, die sie in krassem Widerspruch erleben zu vielem, was sie sonst lesen und hören. Umso mehr können sie sich dann bestätigt oder beruhigt fühlen, wenn der Erwachsene ehrlich Stellung bezieht.

Bei vielen Jugendlichen taucht auch angesichts der widersprüchlichen Ansichten über den Umgang mit der Sexualität die geheime Frage auf, ob sie denn wirklich »normal« seien. Insbesondere dann, wenn unter den befreundeten Altersgenossen feste Partnerschaften und intime Beziehungen bestehen und bei ihnen noch nicht. Sicherlich wird in Zeitschriften wie *Bravo* vermittelt, dass es »normal« ist, wenn junge Jugendliche miteinander schlafen, sie sollten nur gut verhüten. Wir haben in Einzelgesprächen mit vierzehn- bis achtzehnjährigen Jugendlichen wiederholt erlebt, dass diese tief befriedigt waren, ebenfalls für ganz »normal« angesehen zu werden, auch wenn sie noch keinen Geschlechtsverkehr hatten und auch das Bedürfnis danach noch nicht im Vordergrund stand.

Empfohlene Literatur

- Merkblatt über »die Pille« der GAÄD, einzusehen unter: www.gaed.de/merkblaetter.html.

Gibt es die kindliche Sexualität?

Hierüber gehen die Ansichten auseinander. Unsere Erfahrung ist, dass hier die Nachahmung eine große Rolle spielt. Rein biologisch setzt die Reifung der Keimdrüsen im neunten bzw. zehnten Lebensjahr ein und mit ihr die sexuelle Erlebniswelt und Entwicklung. Davor lebt das Kind weniger körperbezogen und mehr umweltoffen. Es will als »ganzes Kind« geliebt sein und nicht sexuell stimuliert werden. Wird dies jedoch durch Aufmerksamkeit und Vorbild seitens des Erwachsenen oder älterer Kinder provoziert, so löst es sich auch wieder davon, wenn dem daraus entspringenden Verhalten keine sonderliche Aufmerksamkeit geschenkt wird und man den Kontakt mit entsprechenden Spielkameraden reduziert oder klar begleitet.

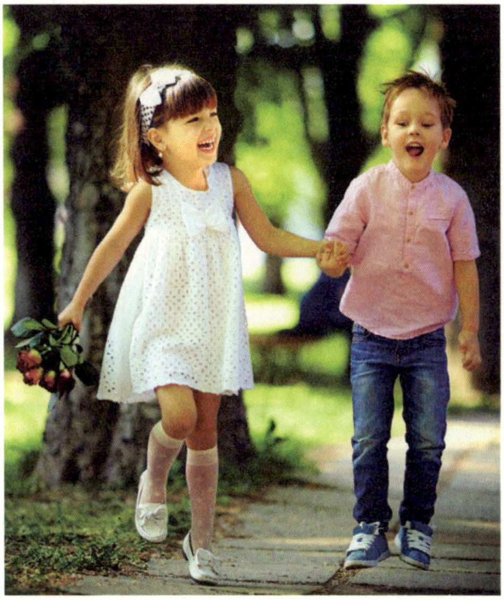

Bei Kindern spielt die Nachahmung noch eine große Rolle.

Anders ist es, wenn das Kind allein gelassen ist, sich langweilt oder Angst hat. Das Bedürfnis nach verstärkter Selbstwahrnehmung wird dann zwar in der Regel durch Daumenlutschen (siehe Seite 595 ff.) oder Essen befriedigt. Es kann jedoch auch Anlass zu exzessivem Onanieren werden (siehe Seite 601 f.). Auch kann dann eher eine Gefährdung entstehen, sexuell missbraucht zu werden (siehe Seite 555 ff.).

Zur Homosexualität

Wer Homosexualität als etwas Abwegiges, Perverses, Krankhaftes oder Unnormales betrachtet, kann sicher sein, dass er hier einem menschenverachtenden Vorurteil aufsitzt, für dessen Stimmigkeit es keine Belege gibt. Weder lässt es sich statistisch belegen, dass unter heterosexuellen Menschen weniger sexuelle Ausbeutung, weniger Kriminalität, weniger Perversionen im Umgang der Geschlechter miteinander und weniger krankhafte Neigungen vorkommen als bei homosexuellen Männern und Frauen. Noch findet diese negative Beurteilung Bestätigung durch die tägliche Lebenserfahrung, die bis hin zur Begegnung mit so begnadeten Künstlern wie dem Schauspieler und Regisseur Gustaf Gründgens, dem Dichter Oscar Wilde oder dem Komponisten Peter Tschaikowski und anderen bedeutenden Gestalten des Kultur- und Geisteslebens reichen kann.

Es entspricht den Gegebenheiten der Natur, dass der männliche und weibliche Organismus sich beim Geschlechtsakt komplementär ergänzen und dass die gleichgeschlechtliche Liebe, so gesehen, unvollständig ist.

Geht man jedoch davon aus, dass sexuelle Betätigung beim Menschen nicht ausschließlich der Zeugung dient, so ist sie außerhalb dieses Bereichs als liebevolle Hinwendung zum Partner durchaus vergleichbar.

Bei den meisten Tieren ist die sexuelle Betätigung an von der Natur vorgegebene Brunftzeiten gebunden, beim Menschen jedoch unabhängig von den empfänglichen Tagen der Frau. Körperliche Zärtlichkeit und Liebe sind daher jederzeit möglich und – in unterschiedlicher Intensität und Ausprägung – tragende Elemente menschlicher Beziehungsgestaltung. Was dabei jedoch körperlich, seelisch und geistig erlebt wird, ist individuell und entzieht sich einer »Normierung«.

In der Schule können Lehrer durch kleine Bemerkungen bei den zwei, drei davon betroffenen Schülerinnen oder Schülern in ihrer Klasse ein Gefühl des Angenommenseins und Verstandenwerdens erzeugen. Es ist befreiend, wenn beispielsweise bei der Schilderung einer historischen Persönlichkeit nicht verschwiegen wird, dass diese homosexuell war. Die Art, wie darauf – wenn auch nur kurz – eingegangen wird, kann bei den homophil empfindenden Schülern für ihr weiteres Leben einen entscheidenden positiven Akzent setzen. Fühlen sie sich doch durch eine solche Bemerkung in ihrem »Anderssein« angenommen.

Auch für die nicht selbst betroffenen Schüler ist es sinnvoll, das Thema Homosexualität zu besprechen, einerseits um den diskriminierenden Gebrauch von Schimpfwörtern einzudämmen, andererseits um Verständnis für anders fühlende Menschen zu entwickeln.[196]

Sexueller Missbrauch

Kinder brauchen Nähe und auch Zärtlichkeit. In ihnen lebt ein Urvertrauen in die Welt. Dieses Vertrauen wird im Laufe der Zeit durch verschiedene Anlässe bestätigt und gestärkt, aber auch angegriffen und verletzt.

Von Eltern und Erziehern wird erwartet, das Kind seine Erfahrungen machen zu lassen und es keinen unnötigen Gefahren auszusetzen. Dafür braucht es Zuversicht und Vertrauen in die Entwicklung des Kindes, wenn auch kein blindes. Neben Nähe und Zärtlichkeit brauchen Kinder schützende Eltern mit einem klaren und geistesgegenwärtigen Urteilssinn für das Kind und seine Umwelt.

Eine der Gefahren, der viele Kinder ausgesetzt sind, ist der sexuelle Missbrauch. Eindeutige Zahlen liegen nicht vor, da die meisten Fälle gar nicht ans Licht kommen.

Warum gibt es so viele Menschen, die nie oder erst nach vielleicht dreißig Jahren über ihre Missbrauchserfahrungen sprechen? Warum wird so selten Strafanzeige erstattet und so selten ein Hafturteil ausgesprochen?

Es gibt so viele Antworten. Opfer fühlen sich oft schuldig, weil sie meinen oder ihnen eingeredet wurde, selber Anlass gegeben zu haben. Vielen Kindern wird nicht geglaubt, weil die »heile Welt der Familie« nicht in Verruf kommen darf. Andere Kinder haben Angst, ihr »Geheimnis« zu verraten und ihr Versprechen, niemandem etwas zu erzählen, zu brechen. Oft werden die Aussagen der Kinder verharmlost und die Eltern wissen nicht, was sie tun sollen ... Vielleicht will auch eigentlich niemand hören, wozu Menschen in der Lage sein können.

Verführung und Missbrauch Minderjähriger ist prozentual die Domäne heterosexueller Männer und Frauen und kein Spezifikum für die homosexuellen Lebensformen. Hier ist es besonders wichtig, sachliche Aufklärung vorzunehmen.

Größeren Studien zufolge ist davon auszugehen, dass ungefähr jedes vierte Mädchen und jeder achte Junge in Deutschland missbraucht wird![197] Daher möchten wir dieser Thematik hier etwas mehr Raum geben.

Missbrauch ist ein breites Feld; es ist nicht auf Vergewaltigung zu beschränken, sondern umfasst jegliche Art der Grenzüberschreitung, bei der ein Erwachsener – oder auch in ca. 30 % Jugendliche! – einem Kind körperlich zu nahe kommt.

Liebevolle Zuwendung und zärtliche Berührung tun jedem Kind und jedem Menschen gut, das brauchen wir. Aber manche Zuwendungen und Berührungen sind eben anders, sie sind nicht für den anderen gemeint, sie sind für das Kind verwirrend, eventuell auch verletzend oder seltsam oder beängstigend und tun nicht gut. Sie sind nur für den Täter selber gedacht, sie sind rücksichtslos. Es können Handlungen oder Berührungen sein oder Aufforderungen, den Erwachsenen zu berühren, es können auch »nur« Blicke auf den nackten Körper sein, eine zu lange Umarmung, es können Verabredungen zur Geheimhaltung mit entsprechenden Drohungen sein, es kann das gemeinsame Anschauen von Pornofilmen sein, es kann orale, vaginale, anale oder manuelle Befriedigung sein und vieles mehr.

Die Täter sind nur sehr selten wildfremde Menschen, die impulsiv handelnd ein Mädchen mitnehmen und vergewaltigen. In der allergrößten Mehrzahl sind es Männer, die ganz überlegt und überhaupt nicht impulsiv ihre Absichten sorgfältig vorbereiten, sich viel Zeit nehmen, um sich dem Kind zu nähern, und immer weitere kleine Grenzüberschreitungen vornehmen. Missbrauchsverhältnisse können über Jahre bestehen, meist unter strengster Geheimhaltung. Es sind nur selten spontane »Ausrutscher«, sondern meistens geplante Absichten. Es kann sich dabei z.B. um Männer aus dem Familien- oder Bekanntenkreis handeln, die das Vertrauen der Eltern genießen.

Oft haben die Täter nicht nur ein Opfer, sondern mehrere gleichzeitig oder nacheinander. Sie sind meist nicht als Sexualstraftäter erkennbar, die mit ihrem ungebändigten Triebleben nicht umgehen können. Auf den ersten Blick erscheinen sie eher freundlich, gebildet, gepflegt, beruflich erfolgreich und sozial umgänglich. Dahinter verbirgt sich jedoch oft eine tragische Entwicklung z.B. mit einer gestörten oder fehlenden Vaterbeziehung, einer emotionalen Vernachlässigung, eigenen Missbrauchserfahrungen, einer gestörten Reifung, einem eingeschränkten Selbstwertgefühl, Beziehungsunfähigkeit und anderes mehr.

Wie können Eltern auf einen eventuellen Missbrauch aufmerksam werden?

Woran ist sexueller Missbrauch zu erkennen, gibt es Hinweise oder Beweise?

Wenn ein Kind über Missbrauch berichtet, ist das fast immer glaubwürdig. Kinder erfinden solche Dinge nicht und müssen sehr ernst genommen werden. Das Problem ist, dass sie nur selten darüber reden.

Erhöhte Aufmerksamkeit ist geboten, wenn auffällt, dass sich das Verhalten des Kindes unerklärlich verändert, wenn es verschlossen oder gerade distanzlos wird oder unruhig und bedrückt, wenn es nicht mehr wie sonst von seinen Erlebnissen erzählt, wenn es schlecht schläft oder plötzlich Angst im Dunkeln hat. Die Eltern können das Gefühl bekommen, dass irgendetwas mit dem Kind nicht stimmt, dass sie es so gar nicht kennen (vgl. die Liste der möglichen Symptome auf der folgenden Seite). Natürlich können diese Stimmungs- und Verhaltensänderungen auch viele andere Ursachen haben, zumindest aber sollten sie Anlass sein, vorsichtig das Gespräch zu suchen. Andererseits ist es für das Kind sehr belastend, wenn die Eltern ständig Angst vor Missbrauchssituationen haben. Auch wenn darüber nicht direkt gesprochen wird – die Kinder spüren die Ängste ihrer Eltern, was sie dann auch verunsichert.

Stärkend wirkt eine zuversichtliche Begleitung des Kindes und ein sehendes (im Gegensatz zum blinden) Vertrauen in die Welt.

Wenn das Kind von sich aus mal etwas andeutet, geschieht dies meistens verdeckt oder verschlüsselt. Nicht selten wird die Botschaft nicht verstanden und so beantwortet, dass dann weitere Hilferufe vorläufig ausbleiben. Wenn ein Mädchen z.B. auf die Bemerkung, nicht mehr zu Opa zu wollen, die Antwort bekommt, dass Opa doch so nett sei und sich freue, wenn er von ihr besucht werde, dann kann das sogar so verstanden werden, dass die Eltern wissen, was da abläuft, und dass sie damit einverstanden sind. Es ist wichtig, in Ruhe nachzufragen, inwieweit solche Äußerungen auf Grenzüberschreitungen zurückzuführen sind, die das Kind erlebt hat, oder ob sie andere Ursachen haben.

Oft wird dann etwas von einem Geheimnis erzählt, das nicht verraten werden darf. Geheimnisse sind schön, wenn es um etwas geht, worauf man sich freuen kann, wie z.B. ein Geburtstagsgeschenk. Aber wenn Geheimnisse mit einer Strafe oder Drohung oder mit Angst in Zusammenhang stehen, sollte dem Kind erklärt werden, dass solche Geheimnisse nicht gelten und dass es gerade dann wichtig ist, davon zu erzählen.

Mögliche Symptome bei betroffenen Kindern

Körperliche Symptome

Verletzungen (selten) im Genitalbereich, Bisswunden bzw. Blutergüsse an der Brust, am Unterleib, am Gesäß oder im Bereich der Oberschenkel. Wiederholte Entzündungen an den Geschlechtsorganen, Blutflecken in der Unterwäsche.

Mögliche Verhaltensauffälligkeiten

Spielen sexueller Verhaltensweisen und Benützen entsprechender Ausdrücke, weibliche Posen zeigen oder masturbieren, sexuelle Handgriffe gegenüber Kindern oder Erwachsenen ausüben, übertriebenes Schämen, sich nicht ausziehen lassen wollen. Bei Säuglingen und Kleinkindern außergewöhnliche Schwierigkeiten beim Windelwechseln und später autoaggressives Verhalten wie Haareausreißen, Nägelkauen, Schnippeln. Malen und Zeichnen entsprechender Kinderbilder zu Hause und im Kindergarten, direkte sprachliche Äußerungen, die je nach dem erworbenen Vokabular des Kindes teilweise recht eindeutig sind, teilweise aber auch bildhaft oder von der Situation her geprägt. Später können es auch Verletzungen des eigenen Körpers sein, Suizidversuche oder Suchtverhalten. Jedenfalls sollten Erwachsene immer hellhörig sein, wenn Kinder erwähnen, dass sie nachts von einem dunklen Geist merkwürdig angefasst worden seien oder ein Lehrer sich komisch benommen habe bzw. wenn das Kind plötzlich sagt, es möchte da oder dort, zu diesem oder jenem Menschen nicht mehr hin.

Psychosomatische Symptome

Neigung zu Kopfschmerzen, Appetitlosigkeit, Erbrechen, Schlaflosigkeit, Einnässen, Einkoten, nächtliche Angst- und Erstickungsanfälle, Asthma, Sprach- und Sehstörungen sowie Konzentrationsstörungen.

Seelische Symptome

Minderwertigkeitsgefühle, starke Selbstzweifel, allgemeine Angstzustände, Kontakt- und Beziehungsschwierigkeiten, Neigung, sich zurückzuziehen, oder aber zu distanzlosem Verhalten und ungeniertem Zugehen auch auf Fremde, Scham- und Schuldgefühle, Leistungsabfall oder extreme Leistungsmotivation, Hilflosigkeit oder extremes Machtstreben, Auftreten psychischer Krankheiten, Depressionen, Phobien.

Wenn der Verdacht gegeben ist

Die Liste dieser Symptome macht deutlich, dass es sich hier bis auf wenige Ausnahmen um unspezifische Anzeichen handelt, die auch bei anderen Konflikten, denen ein Kind ausgesetzt sein kann, vorkommen können, z.B. bei einem Ehescheidungskonflikt, dem Tod eines nahen Freundes, dem Erleben einer Grausamkeit oder einer traumatisierenden Situation. Aus diesem Grund raten wir dringend dazu, nicht selbst den Versuch zu machen, mit dem betroffenen Kind über den eventuellen Missbrauch zu sprechen, sondern sich, bevor irgendetwas unternommen wird, über mögliche Vorgehensweisen und erste Schritte von Fachleuten beraten zu lassen. Familienberatungsstellen, Sozial- und Gesundheitsämter sowie erfahrene Kinder- und Jugendpsychiater können und sollten erste Anlaufstelle bei einem gegebenen Verdacht sein. Denn es muss unter allen Umständen verhindert werden, dass durch Verdächtigung und unprofessionelle Aufklärungsversuche dem betroffenen Kind noch zusätzliches Leid beschert wird.

Wenn professionelle Hilfe in Anspruch genommen wird, zeigt man damit dem Kind, dass es ernst genommen wird. So kann zumindest ein kleines Stückchen Vertrauen in die Welt der Erwachsenen gerettet und Schlimmeres vermieden werden.

Die Folgen eines sexuellen Missbrauchs sind vielfältig und von den individuellen Umständen abhängig (siehe Seite 557 f.). Der Missbrauch verursacht eine Störung in der Entwicklung der Persönlichkeit, wobei das Kind keine gesunde Beziehung zu seinem Körper und seiner Seele aufbauen kann.

Natürlich sind die genannten Probleme nicht immer auf sexuellen Missbrauch zurückzuführen. Es können auch andere Erlebnisse von Gewalt und Demütigung zugrunde liegen oder auch komplexe Ursachen, die sich aus mehreren Faktoren zusammensetzen.

Eine frühzeitige Diagnose und Therapie nach einer traumatischen Belastung kann das Ausmaß der späteren Folgen verringern und Wege zu einer weitgehenden Heilung aufzeigen.

Zur Vorbeugung

Ist durch die Erziehung eine Vorbeugung möglich, in dem Sinne, dass sich die Kinder besser abgrenzen und gegebenenfalls lernen, sich zu wehren, und somit nicht zum Opfer werden?

Wie oft kommt es vor, dass »süße, nette Kinder« auf der Straße, beim Einkaufen oder im Bus von Fremden am Kopf gestreichelt werden? Dies kann eine völlig harmlose Intention haben, gibt dem Kind aber den Eindruck, jeder darf mich berühren, und meine Eltern finden das in Ordnung. Oder wenn zu Hause die Oma oder ein Onkel zu Besuch kommt und das liebe Kind begeistert umarmt und drei Küsschen gibt – was passiert, wenn das Kind das nicht möchte und sich dagegen wehrt? Dann wird es nicht selten von den Eltern oder dem betreffenden Besuch gemahnt, es gehöre sich nicht, sich zu wehren, wenn liebe verwandte Erwachsene es umarmen und küssen wollen. So kann dem Kind leider beigebracht werden, dass es zu körperlicher Nähe oder Berührung, die es als unangenehm empfindet, nicht Nein sagen darf.

Jedes Kind braucht Nähe, Geborgenheit und Schutz. In dieser Geborgenheit kann es wachsen und seine Persönlichkeit zur Reifung bringen. Erst in der späteren Jugend oder im Erwachsenenalter lernt der Mensch, aufgrund von Erfahrungen, Wahrnehmungen und Beurteilungen zu unterscheiden, worauf bzw. auf wen er sich einlassen will und wovon bzw. von wem er sich abgrenzen möchte.

Der Säugling vertraut sich seiner Umgebung vorbehaltlos an. Sein unbefangenes Vertrauen und seine Hingabe an die Umgebung sind die Voraussetzung für eine gesunde erste Lebensphase. Die überwiegende Geste des kleinen und jüngeren Kindes ist noch die Weltoffenheit, aber die meisten kennen auch schon die Angst, die Wut und das Neinsagen. Damit beginnt sich das Kind von der Welt abzugrenzen und erlebt auf kindlicher Stufe eine Trennung zwischen Welt und Selbst.

Später entwickelt sich dann auch das kritische Hinterfragen. In Abhängigkeit von der Lebenserfahrung kann daraus auch argwöhnische Skepsis, Ablehnung, Angst und Ausgrenzung werden.

! Wichtig ist, den Mittelweg vorzuleben und zu unterstützen, damit die Kinder weder zu ängstlich und argwöhnisch ihrer Umwelt gegenüber werden noch sich zu weltoffen, gutgläubig und blauäugig auf Situationen und Menschen einlassen, die dieses Vertrauen missbrauchen könnten.

Auch ein kleines Kind kann lernen, über seine Gefühle zu reden, wenn es merkt, dass die Eltern das auch tun, und wenn Zeit und Raum dafür da sind. Ebenso ist es wichtig, dass Jungen und Mädchen ihren Körper und ihre Geschlechtsorgane benennen lernen. Natürlich kann ein fünfjähriges Kind noch nicht beurteilen, was jemand im Sinn hat, wenn er sich dem Kind mit eigennützigen Absichten nähert. Aber es kann wohl schon gelernt haben, dass die Menschen, die es gut mit ihm meinen, Respekt vor seiner seelischen und körperlichen Integrität haben, vor seinen Grenzen und seinen Empfindungen, und dass es nicht in Ordnung ist, Geheimnisse zu haben, über die man mit Papa oder Mama oder seinen Erzieherinnen nicht sprechen darf. Eine Erziehung, in der ein bestimmtes von außen vorgegebenes Benehmen erzwungen wird, hinterlässt andere Spuren, als wenn man sich von der Frage leiten lässt: »Wer ist dieser Mensch und was will *er* in diesem Leben?«

Es gibt Kinder, die schon früh über einen eigenen Willen und eine klare Sprache verfügen und schon deutlich merken lassen, was ihnen passt und was nicht. Diese Kinder sind auf den ersten Blick oft »anstrengender« in der Erziehung als diejenigen, die brav und »gut erzogen« das tun, was die Erwachsenen verlangen. Dafür sind die ersteren selbstständiger und können so auch leichter »Nein« sagen und sind in der Regel geschützt vor Missbrauch bzw. sie finden rasch Wege, »das Seltsame« zu beenden.

Missbrauch als gesellschaftliches Phänomen und die Frage nach einer primären Prävention

Nichts, was der Mensch handhabt, ist vor Missbrauch geschützt. Das haben das 20. und das beginnende 21. Jahrhundert nur allzu deutlich gezeigt.

Daher gibt es auch kaum einen Kulturbereich, in dem nicht Fragen der Heilung, der Sozial- und Friedensarbeit thematisiert werden. An zentraler Stelle steht dabei auch die menschliche Sexualität, die auf der einen Seite mit Wohlbefinden und Liebe assoziiert wird und auf der anderen Seite mit Machtinstinkten, Ichsucht und Zerstörungsdrang.

Alle Missbrauchsfragen stehen daher in einem direkten Zusammenhang mit der Willens- und Freiheitsfrage. Daher kommt einer konstruktiven Willenserziehung eine so hohe Bedeutung zu (siehe auch Seite 526 ff.).

Weitere Beratung und Hilfen zur präventiven Erziehung

- www.beauftragter-missbrauch.de/praevention/praeventive-erziehung/.
- www.zartbitter.de – Kontakt- und Informationsstelle gegen sexuellen Missbrauch an Mädchen und Jungen.

Empfohlene Literatur

- Ellen Bass, Laura Davis, *Trotz allem. Wege zur Selbstheilung für Frauen, die sexuelle Gewalt erfahren haben*, Berlin ^{15}2009.
- Ursula Enders (Hrsg.), *Zart war ich, bitter war's. Handbuch gegen sexuellen Missbrauch*, Köln 2011.
- Michaela Glöckler, *Elternfragen heute. Erziehung aus Verantwortung*, Stuttgart ^{2}1995.
- Michaela Glöckler, *Die männliche und weibliche Konstitution. Medizinisch-menschenkundliche Aspekte zur Ehe*, Stuttgart ^{3}1993.
- Michaela Glöckler, *Macht in der zwischenmenschlichen Beziehung. Grundlagen einer Erziehung zur Konfliktbewältigung*, Stuttgart ^{4}2010.
- Karl König, *Sinnesentwicklung und Leiberfahrung. Heilpädagogische Gesichtspunkte zur Sinneslehre Rudolf Steiners*, Stuttgart ^{6}2010.
- Bartholomeus Maris, *Sexualität, Verhütung, Familienplanung. Methoden, Entscheidungshilfen, Vor- und Nachteile*, Stuttgart 1999.

- Bartholomeus Maris, Michael Zech, *Sexualkunde in der Waldorfpädagogik,* Stuttgart 2006.
- Jeanne Meijs, *Liebe und Sexualität im Kindes- und Jugendalter. Das große Aufklärungsbuch,* Stuttgart 2008.
- Wolfgang Schad, »Die Scham als Entwicklungsraum des Menschen«, in: ders., *Erziehung ist Kunst. Pädagogik aus Anthroposophie,* Stuttgart ^{5}2015.

Individuelle Freiheit und soziale Verantwortung

Liest man das Gesetz zum Schutz der Jugend in der Öffentlichkeit,[198] so ist man angenehm berührt davon, wie weitgehend hier der Gesetzgeber versucht hat, Rahmenbedingungen zu schaffen, die ein möglichst ungefährdetes Aufwachsen garantieren sollen. Der Blick in die Lebenswirklichkeit und die tatsächliche Handhabung dieses und anderer Jugendschutzgesetze zeigt jedoch, wie schwer es ist, diese Bestimmungen tatsächlich durchzuführen, und dass es nicht zuletzt die häuslichen Bedingungen selbst sind – die Freiheit der Privatsphäre –, mit deren Hilfe diese Rahmenschutzbedingungen unterlaufen werden, wenn der Staat hier nicht – so wie seit 2008 in der Schweiz – zusätzliche Kontrollen und Verfügungen vorsieht.

So ist es oft nicht zu vermeiden, dass Kinder und Jugendliche Konfrontationen mit Gewalt, Alkohol, Drogen und Sex in einem Alter erleiden, in dem dies noch nicht konstruktiv verarbeitet werden kann. Hinzu kommt der immer vorhandene »Reiz des Verbotenen«, weswegen es hin und wieder sinnvoll sein kann, gemeinsam mit dem Jugendlichen auch einmal etwas »Verbotenes« anzuschauen oder durchzusprechen, damit diesem die Faszination genommen ist und es nicht zur Abstumpfung menschlicher Regungen, sondern zur Schärfung des Verantwortungsgefühls kommen kann.

Damit sind die beiden wichtigsten Stichworte gefallen, die für den Umgang mit dem sogenannten Gefährlichen und Verbotenen richtungsweisend sind: Freiheit und Verantwortung. Goethe hat diesen beiden Begriffen sein Drama *Faust* gewidmet.

Im ersten Teil des *Faust* dominiert das Freiheitsbewusstsein: Faust hat alles studiert – bis hin zur Theologie und Medizin. All diese Studien konnten ihm jedoch nicht die Frage beantworten, wer er wirklich selber ist und was Sinn und Wahrheit des Lebens sind. Mitten in dieser Krise der Selbsterkenntnis wird ihm deutlich, dass er zu den tieferen Wahrheiten des Lebens und seiner eigenen Entwicklung nur kommen kann, wenn er bereit ist, das Böse als Bestandteil seiner Entwicklung und Existenz zu akzeptieren. Dichterisch wird dies so dargestellt, dass er sich mit seinem eigenen Blut bewusst dem Teufel verschreibt. Künstlerisch wird das so zum Ausdruck gebracht, dass Faust erlebt, wie seiner eigenen Existenz diese Möglichkeit zum Bösen ebenso innewohnt wie die zum Guten.

Dass die Entwicklung zu Freiheit, persönlicher Verantwortung und Gewissensfähigkeit die Möglichkeit von Irrtum und Schuld mit einschließt, ist zentraler Bestandteil der großen Identitätskrise, die mit der Pubertät beginnt und mit dem Erwachsenwerden – d.h. der »Verantwortungsfähigkeit« – endet.

Sexualität als Gestaltungselement in der menschlichen Beziehung

Es mag zunächst verwundern, warum in früheren Jahrhunderten und alten Kulturen gerade der Bereich der geschlechtlichen Liebe Heiligung und Behütung durch religiöse Sitten und Gewohnheiten erfahren hat. Da jedoch damals das Bewusstsein des Einzelnen gegenüber der Zugehörigkeit zu einem bestimmten Familien-, Stammes- oder Volkszusammenhang zurücktrat, wurden solch traditionelle Reglementierungen des geschlechtlichen Lebens als Teil der ohnehin geltenden Sozialordnung in der Großfamilie in der Regel angenommen. Sie wurden nicht als Eingriff in die persönliche Freiheit empfunden, wie dies später der Fall war und heute der Fall ist.

Der religiös oder persönlich motivierte Verzicht auf Polygamie (Vielehe) und deren Rechtsgrundlage trugen dazu bei, die Sexualität immer weniger gattungshaft auszuleben, sondern sie in der Individualisierung und Hinwendung zu einem Mann bzw. einer Frau zu etwas sehr Persönlich-Menschlichem zu machen. Die Sexualität wurde zum Gestaltungselement einer persönlichen Beziehung. Daher gilt heute auch, dass das, was zwei Menschen miteinander verbindet über soziale, ethnische und ideologische Schranken hinweg, von eben diesen beiden verantwortet werden muss. Es entzieht sich Beurteilungskriterien von außen, auch dann, wenn es gegen – noch – geltende allgemeine Normen und ethische Wertsetzungen zu verstoßen scheint.

Eine Folge dieser – gegenwärtigen – Individualisierung und Enttabuisierung ist, dass die Sexualität nicht nur sehr verschieden gelebt wird, sondern auch durch die Art der Integration in menschliche Beziehungen zu einem hilfreichen oder destruktiven Faktor werden kann.

Menschliche Beziehungen haben Dauer. Selbst wenn wir sie abbrechen, wissen wir doch ganz genau, dass damit nicht das Ende dieser Beziehung gekommen ist. Auch abgebrochene Beziehungen leben mit uns weiter. Das Bild des Menschen, mit dem wir einmal verbunden waren, lässt sich zwar verdrängen, aber nicht auslöschen. Was wir mit ihm erlebt haben, gehört zu uns und wird bleiben.

Dies zu wissen ist sehr weitreichend. Es kann daran auch deutlich werden, dass die Beziehung immer das Umfassendere ist: Die Sexualität kann zwar eingebettet sein in eine menschliche Beziehung, doch ist die menschliche Beziehung nicht von ihr abhängig. Es gibt auch nichts, was man in eine Ehe oder Partnerschaft nicht einschließen könnte – so wie es auch sicherlich nichts gibt, was man nicht zum Anlass nehmen kann, eine Ehe oder Partnerschaft aufzulösen.

Letztlich entscheidet über die Fruchtbarkeit und die Dauer einer menschlichen Beziehung, wie groß das gegenseitige Interesse füreinander ist. Daher sind diejenigen Beziehungen am beglückendsten, die alles mit einschließen können, was dem Partner begegnet, ihn trifft und womit er sich auseinandersetzt.

Wachsen Kinder in einem solchen »einschließenden«, von liebevollem Interesse für den anderen und das Umfeld geprägten Beziehungsnetz auf, sind die besten Voraussetzungen dafür gegeben, auch den für einen selbst passenden Umgang mit der Sexualität zu lernen.

Körperliche und seelische Unterschiede bei Mann und Frau

Wir gebrauchen dieselben Worte, wenn wir Vorgänge der sexuellen Vereinigung und Zustände geistiger Produktivität beschreiben wollen, wie z.B. den Erkenntnisakt. Wir sprechen von gegenseitiger geistiger Anregung, Stimulierung, Befruchtung, gehen mit einem bestimmten Gedanken oder einer Idee »schwanger«, wollen sie ausreifen lassen und nicht über »ungelegte Eier« reden.

Diese Tatsache hängt mit dem Faktum zusammen, auf das wir in diesem Buch schon an verschiedenen Stellen eingegangen sind: mit der Entsprechung zwischen der Lebenstätigkeit des Organismus und der Gedankentätigkeit, von Rudolf Steiner Gesetz der Metamorphose der Wachstums- und Regenerationskräfte in Gedankenkräfte genannt (siehe Seite 445 f. und 222).[199]

Dieser Zusammenhang kann zugleich wichtige Unterschiede von Mann und Frau in körperlicher und geistiger Hinsicht bewusster machen.

Was Mann und Frau in körperlicher Hinsicht unterscheidet, sind zunächst die primären und sekundären Geschlechtsorgane bzw. -merkmale. Umso erstaunlicher ist es, dass ein männlicher und ein weiblicher Fötus in den ersten sieben Wochen der Embryonalentwicklung gleich aussehen. Beide haben noch eine zwittrige, d.h. eine die männlichen und die weiblichen Merkmale umfassende Anlage der Geschlechtsorgane. Erst von der siebten Woche an bildet sich das genetisch nicht determinierte Geschlecht zurück, und es erfolgt auch sichtbar die Geschlechtsdifferenzierung in eine männliche oder weibliche Anlage der Fortpflanzungsorgane. Es ist dies der gleiche Zeitpunkt, zu dem auch die Großhirnbläschen als organische Grundlage der späteren Denktätigkeit aussprossen.

Damit ist evident, dass potenziell sowohl der Mann als auch die Frau von den veranlagten Wachstumskräften her die Möglichkeit der Zweigeschlechtlichkeit besitzt. Deshalb kann ja auch zeitlebens bei Mann und Frau durch entsprechende dosierte Hormongaben die körperliche

Ausbildung der sekundären Geschlechtsmerkmale des jeweils anderen Geschlechts stimuliert werden. Eine Frau, die z.B. aus therapeutischen Gründen Testosteron einnimmt, kann den Stimmbruch erleiden und den männlichen Behaarungstyp sowie die Wachstumszunahme im Bereich der Muskulatur auf Kosten des typisch weiblichen Fettansatzes entwickeln. Entsprechend kann auch der Mann infolge der Einnahme von Östrogen feminisieren.

All das bedeutet, dass die Wachstums- und Regenerationskräfte für das männliche und weibliche Geschlecht – von Steiner ätherische Bildekräfte genannt (siehe Seite 222) – bei Mann und Frau für jeweils beide Geschlechter veranlagt sind. Aufgrund der chromosomalen Determinierung bildet sich dann nur eines von beiden körperlich aus. Die ätherischen Kräfte des jeweils anderen Geschlechtes bleiben folglich physisch »arbeitslos«. Sie können dadurch von Geburt an der Entwicklung des Denkvermögens dienen.

Was also bei der männlichen Fortpflanzungstätigkeit das sprühende, nach außen gerichtete, mit Bezug auf Intensität, Häufigkeit und Menge stark variable Geschehen der Samenbildung und deren Ejakulation ist, steht als ätherische Funktionsdynamik des Denkens der Frau von vornherein zur Verfügung: Ihr Gedankenleben verläuft in der Regel sprühender, unsteter als das des Mannes, hingegen oft überraschend, anregend und stimulierend. Die Freude an der Abwechslung, die Offenheit gegenüber Neuem, die Bereitschaft, sich auf Unvorhergesehenes einzulassen oder aber etwas gründlich Besprochenes am nächsten Tag doch noch einmal zu hinterfragen und wieder in anderem Licht zu sehen, ist für sie typisch.

Für das Denken des Mannes hingegen ist charakteristisch, dass es der Dynamik der weiblichen Fortpflanzungsorgane und ihrer Funktionalität entspricht: So wie hier mit schöner Regelmäßigkeit, vom Organismus selbst gesteuert, Monat für Monat eine Eizelle heranreift und demgemäß auch die Schleimhaut der Gebärmutter auf die mögliche Einnistung vorbereitet wird, so vollzieht sich der Grundgestus männlichen Denkens: Kontinuität, Ruhe, eine gewisse Abgeschlossenheit und Zuverlässigkeit sind charakteristisch. Das Denken des Mannes ist dazu veranlagt, mit einer gewissen Systematik und Gediegenheit sowie einer relativen Unabhängigkeit von äußeren Einflüssen – und daher auch abstrakter – abzulaufen und die gewohnten Bahnen zu schätzen. So ist es auch typisch, dass die großen philosophischen Werke der Weltliteratur ausnahmslos von Männern geschrieben sind. Es liegt ihnen, »Gedanken zur Reife zu bringen« und zu ganzen Gebäuden bzw. »organismushaften« Zusammenhängen auszugestalten. Allerdings stehen dabei oft Frauen im Hintergrund, die mit ihren kritischen Fragen und guten Einfällen die philosophische Gedankenarbeit anregen und produktiv weiterbringen.

Leiblich und seelisch-gedanklich stehen sich die Geschlechter also polar gegenüber und können sich dadurch auf vielfache Weise anregen und ergänzen. Entsprechend sind auch das Gefühlsleben und die emotionalen Äußerungen verschieden.

Durch die beweglichere Art zu denken schließt sich das Gefühlsleben leichter an das Gedankenleben an und wird dadurch differenzierter und leibunabhängiger erlebt. Beim Mann hingegen bleibt das Gefühlsleben mehr mit den Sinnen und dem Körper verbunden. Das Denken ist dafür meist emotionsloser und abstrakter.

In geistiger Hinsicht sind Mann und Frau gleich – das »Ich« weist als ewiger Wesenskern des Menschen keine Geschlechtsunterschiede auf. Es kann in seiner männlichen bzw. weiblichen körperlich-seelischen Konstitution jedoch sehr unterschiedliche Erfahrungen machen, was es heißt, ein Mensch zu sein und zu lernen, immer menschlicher zu werden.

Der anthroposophische Gynäkologe Bartholomeus Maris und der engagierte Waldorfpädagoge Michael Zech haben ein informatives und hilfreiches Buch zum Thema Sexualkunde in der Waldorfpädagogik herausgegeben, in dem diese komplexe Thematik anschaulich aufgearbeitet wurde. Es eignet sich auch zum Studium für Jugendliche und als Grundlage für Gespräche.

Ebenso möchten wir die Bücher des australischen Psychologen Steve Biddulph empfehlen, der die Welt der Jungen und Männer nicht nur für diese, sondern auch für Mädchen und Frauen menschlich nah und einfühlsam beschreiben konnte – und umgekehrt auch die Welt der Mädchen und Frauen.

Empfohlene Literatur

- Bartholomeus Maris, Michael Zech, *Sexualkunde in der Waldorfpädagogik,* Stuttgart 2006.
- Steve Biddulph, *Jungen! Wie sie glücklich heranwachsen,* München 2002.
- Steve Biddulph, *Mädchen! Wie sie selbstbewusst und glücklich werden,* München 2013.

Multimedia und die Kinder

PC- und Handyspiele, Internet und insbesondere die Vernetzung durch soziale Medien begeistern und beschäftigen die Erwachsenen und dementsprechend auch die Kinder immer mehr. Im Gegensatz zu früheren technischen Entwicklungen besteht die Kernproblematik nicht mehr in einer Integration dieser Technik ins menschliche Leben. Es geht darum, wie sich der Mensch in der Welt des Multimedia und der virtuellen sozialen Netzwerke positionieren will.

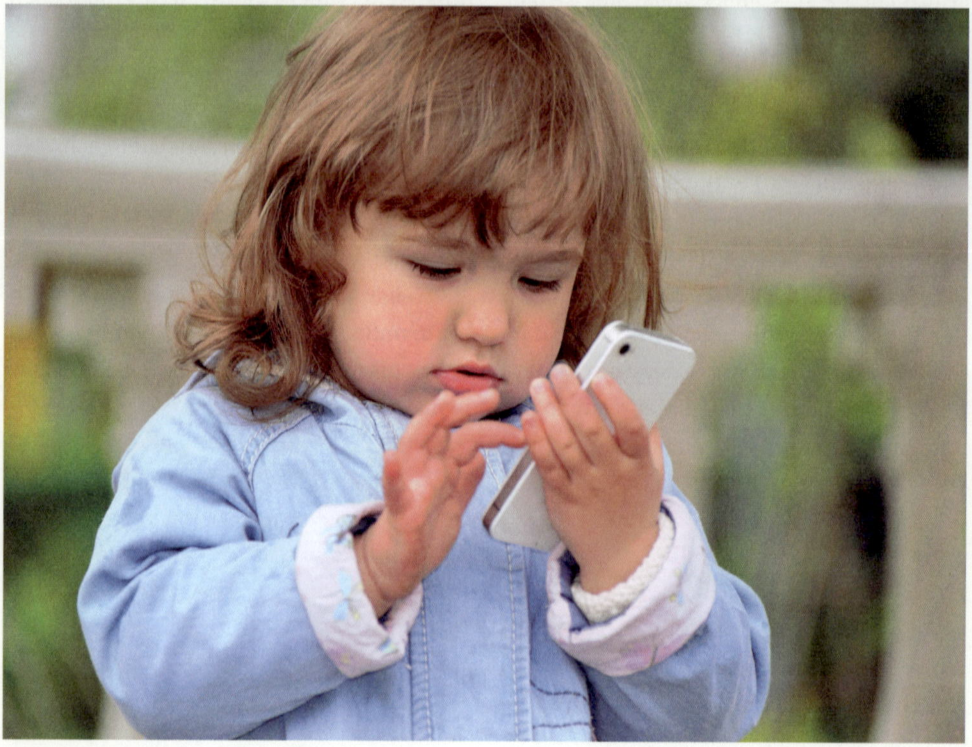

Natürliche vor technischen Eindrücken!

Ermöglichen Sie Ihrem Kind, singen zu lernen, zu malen, zu gestalten, zu tanzen und Theater zu spielen, bevor die ganze Welt der Bilder, Farben und Töne durch die optischen und akustischen Medien es mit Eindrücken überschüttet und sein eigenes schöpferisches Vermögen lahmzulegen droht.

Beraten Sie sich mit den Lehrern, dass der Rechencomputer in der Schule erst dann eingeführt wird, wenn die Fähigkeiten im Bereich der Grundrechenarten und insbesondere des Kopfrechnens bis zu einem gewissen Grad entwickelt sind.

Denn warum sollte der Computer benützt werden und zum ständigen Begleiter der Schüler geworden sein, bevor man die Arbeiten kennen und schätzen gelernt hat, die er übernimmt, und bevor man weiß, wie er überhaupt funktioniert?

Zur Technik gehören Perfektion und Optimierung. Defekte werden repariert, unbrauchbar gewordene oder alte Modelle verschrottet.

Wird das so an der Technik geschulte Verhalten auf Mensch und Natur übertragen, treten Probleme auf.

Diese werden noch dadurch verschärft, dass Kinder und Erwachsene sich im Umgang mit »ihrem Computer« oder »ihrem Smartphone« über viele Stunden des Tages sehr persönlich beschäftigen. Was Menschen in der Begegnung miteinander oft vermissen – volle Aufmerksamkeit, Interesse für die Reaktionen, Fragen, Nöte und Sorgen des anderen –, wird mit einer bestürzenden Selbstverständlichkeit den Computern zugewendet.

Je mehr seelischer Umgang dieser Art mit den Maschinen gepflegt wird, die so reagieren, wie man es erwartet, oder die, nachdem man einige Korrekturen vorgenommen hat, den Erwartungen entsprechen, desto stärker wird dadurch ein Verhalten eingeübt, welches anderen Menschen und insbesondere der Natur gegenüber versagt. Denn diese reagieren nicht im vorgelegten Schema, sondern aus ihren eigenen Lebens- und Entwicklungsbedingungen heraus.

Clifford Stoll – Astronom und Spezialist für Datenschutz und Computersicherheit – hat in seinen Büchern *LogOut. Warum Computer nichts im Klassenzimmer zu suchen haben* und *Die Wüste Internet. Geisterfahrten auf der Datenautobahn*[200] ein Doppelbekenntnis abgelegt: für einen sachgemäßen Umgang mit dem PC im Jugend- und Erwachsenenalter und gegen einen Gebrauch in Kindergarten und Unterstufe der Schule und im entsprechenden Alter zu Hause.

Diese Haltung unterstützen führende Kinderpsychologen und Hirnforscher (siehe die Literaturempfehlungen auf Seite 576 f.). Denn in dieser Zeit kommt dem Aufbau und der Pflege menschlicher Beziehungen höchste Priorität zu. Zu Hause spielen Ruhe und Frieden, Nachdenklichkeit und Wärme eine Rolle – Qualitäten also, die einem nicht primär einfallen, wenn man an Computer denkt.

Zur technischen Entwicklung vor dem Internet

Die Entwicklung von Maschinen betraf im Gegensatz zum Internet, das besonders im Bereich von Information und Sozialem massiv das Leben veränderte, mehr die Tätigkeiten des Lebens in Beruf, Haushalt, Fortbewegung, etc. Mit den Maschinen erschienen menschlicher Wille und Arbeitskraft auf körperlicher, seelischer und geistiger Ebene entlastet bzw. auf dem Weg in die Arbeitslosigkeit. Dadurch waren – neben Armut und Arbeitslosigkeit – geradezu epidemische Erscheinungen von Sinnlosigkeitserleben, Resignation und Depression aufgetreten. Millionen von Menschen erlebten sich nicht mehr als sinnvoll tätig in das gesellschaftliche Leben integriert.

Das Problem, das mit der technischen Entwicklung entstanden war, ist die Konfrontation mit der Zweck- und Sinnbestimmung des eigenen Wollens, des Umgangs mit den eigenen Fähigkeiten. Denn Arbeit bedeutet immer auch Entwicklung von Fähigkeiten und ein damit verbundenes Sinnerlebnis.

! Daraus ergibt sich für den Umgang mit Technik in der Erziehung eine goldene Regel: Erst so weit wie möglich die Arbeit selber machen und erleben, bevor sie an die Maschine abgegeben wird.

So wie auch im Laufe der Geschichte die Übernahme menschlicher Arbeit durch Maschinen erst sukzessive erfolgt ist, so ist es auch für die Entwicklung der Kinder und Jugendlichen notwendig, dass sie die verschiedenen Bereiche menschlicher Arbeit und Befähigung selbst kennen und entwickeln lernen, ehe sie sich dies alles durch die entsprechenden Maschinen abnehmen lassen. Es lähmt das schöpferische Vermögen, wenn man von den Maschinen alles und von sich selbst nicht viel zu erwarten hat. Auch erzieht es zu Anspruchshaltung und Undankbarkeit, wenn man selbst keinen Maßstab gewonnen hat für dasjenige, was einem durch die maschinellen Leistungen an eigener Arbeit erspart wird.

- Geben Sie Ihrem Kind die Möglichkeit, im Laufe seiner Entwicklung die technisch-kulturelle Revolution nachzuerleben.

- Leben Sie ihm vor, dass es nicht selbstverständlich ist, dass jederzeit warmes Wasser aus der Leitung kommt und Licht sowie Energie in beliebiger Menge per Knopfdruck verfügbar sind. Ermöglichen Sie Urlaubserfahrungen auf einem abgelegenen Bauernhof oder beim Camping bzw. Urlaub in zivilisationsferner Umgebung, wo die Wäsche noch von Hand gewaschen werden muss, Wasser über dem Feuer oder mithilfe eines Gaskochers erwärmt wird, sodass man den Segen technischer Errungenschaften wirklich schätzen lernt.

- Leben Sie einen Umgang mit Energie und Technik vor, die dem Kind erlebbar macht, dass die Ressourcen nicht unbegrenzt sind und der Einsatz technischer Möglichkeiten nur da geschehen sollte, wo er tatsächlich gebraucht wird und sinnvoll ist.

Wenn Kinder medienmündig werden – Gesundheitsrisiken bleiben

Fernsehen, DVD, Blu-ray-Disc, CD-Spieler, E-Book, daneben Smartphone und Computer mit E-Mail-Funktion, Internet, Blogs, Facebook, WhatsApp, Twitter, Youtube, Online-Spiele wie »World of Warcraft« u.a. sind Bestandteile des Alltagslebens geworden. Neben dem Aufsuchen von Informationen und Anregungen zur Weiterbildung stehen besonders auch Vergnügen und Ablenkung in Hülle und Fülle bereit. Dabei hat die Medienpädagogik einerseits zur Folge, dass viele Kinder den Erwachsenen im Umgang mit den Medien überlegen sind. Wir verstehen inhaltlich oft weniger, wenn unsere Kinder aus ihren virtuellen Welten erzählen. So wird die »zeitlich« bedingte Sprachlosigkeit heute durch die medienbedingte verstärkt.

Dieses »zwischenmenschliche Vakuum« bleibt oft lange Zeit unerkannt. Andererseits verantworten vor allem Eltern, Lehrer und Medienpädagogen, dass unsere Kinder Schritt für Schritt auch medienmündig werden.

! Es ist eine schwierige und doch dankbare Aufgabe zu sagen: Lasst eure Kinder so weit wie irgend möglich medienfrei ihre Kindheit erleben! Lasst sie Natur und Menschenleben in der Umgebung und auf Reisen so wahrnehmen, wie sie wirklich sind, damit eine echte Beziehung aufgebaut werden kann, die dann ein Leben lang trägt. Unterhaltet euch mit euren Kindern, spielt mit ihnen, lasst nicht zu, dass Maschinen die liebsten Freunde und Begleiter eurer Kinder werden und sie in einer virtuellen Welt mehr zu Hause sind als in eurer.

Es gibt heute eine Fülle von Studien zu den Auswirkungen des Medienkonsums bei Kindern. Wir wollen daher auf eine Meta-Analyse aus den USA von 173 Einzelstudien hinweisen, die folgende Ergebnisse zusammenfasst:

- 82 % aller Längsschnittstudien unterstützen einen Kausalzusammenhang zwischen Medienexposition und negativen Gesundheitsfolgen.
- Die stärksten Zusammenhänge wurden zwischen Bildschirmmediennutzung und Rauchen und Übergewicht gefunden.
- Mittlere Zusammenhänge bestehen zu Schulversagen, Alkoholkonsum und Drogenkonsum sowie
- ein schwacher Zusammenhang zur Aufmerksamkeits-Defizit-Hyperaktivitäts-Störung.

Die Meta-Analyse zeigt zwar eine hohe Variabilität in der methodischen Qualität der Einzelstudien, aber höhere Medienzeiten konnten in keinem einzigen Fall mit einer positiven Auswirkung in Zusammenhang gebracht werden.[201]

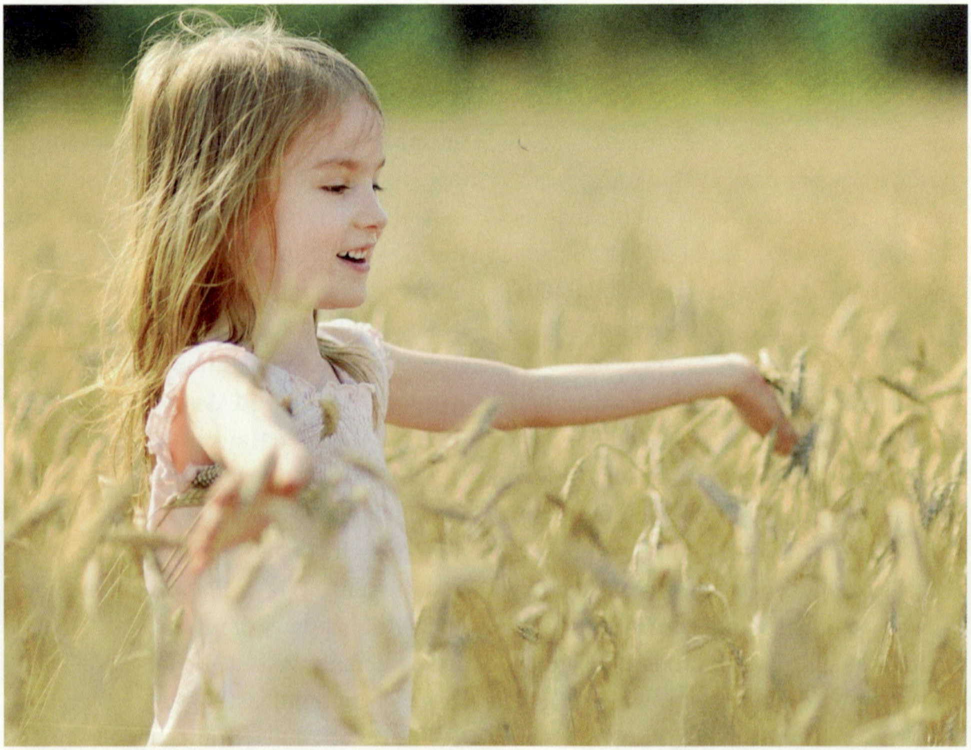

Wie viel Freude bereitet es, wenn man die Natur erleben darf, so wie sie ist – im wahrsten Sinne des Wortes »unvermittelt«.

2011 ist eine interessante Studie an 60 vierjährigen Kindern zum Einfluss von Fernsehclips erschienen, veröffentlicht in dem renommierten Journal der amerikanischen Akademie für Kinderheilkunde *Pediatrics.* Eine Gruppe der Studienkinder sah sich einen neunminütigen Filmclip an, wie sie im Kinderfernsehen gezeigt werden: ein rasanter Comicablauf. Die zweite Gruppe sah sich einen neunminütigen pädagogischen Fernsehclip an, die dritte Gruppe durfte neun Minuten frei malen. Anschließend wurden die Kinder zu einem altersgerechten Geschicklichkeits- und Gedächtnistest gebeten. Das Ergebnis war eindeutig: Die erste Kindergruppe, die den Comicfilm mit rasant wechselnden Bildern sah, hatte sehr schlechte Werte in den Geschicklichkeits- und Gedächtnisübungen, die dritte Kindergruppe, die malte, dagegen die besten.[202]

Warum ist Fernsehen »nichts für Kinder«?

Warum schädigt gerade das Medium Fernsehen die Entwicklung des Nervensystems und der Sinnesorgane so nachhaltig?

Unphysiologischer Sehvorgang und Desintegration der Sinnestätigkeiten

Die Verarbeitung der Bildschirmeindrücke im Gehirn geschieht nicht in der Weise, wie dies beim normalen, aktiven Sehvorgang der Fall ist, bei dem die Augen ständig beobachtend in Bewegung sind und die feinsten Farbabstufungen und die wirklichen Gegenstände mit allen Sinnen wahrnehmen.

Auch übersteigt der Informationsfluss, der vom Bildschirm geliefert wird, bei Weitem die Möglichkeit des Kindes, das Angebotene aufzunehmen und selbstständig zu verarbeiten. Es nimmt einmal dieses, einmal jenes auf und kann oft für sich den Zusammenhang zwischen den wahrgenommenen Bildern und den aufgefassten Sätzen nicht herstellen. Das Gehirn wird zu bruchstückhaften und assoziativen Gedankenabläufen angeregt, was sich bis auf die noch im Werden begriffenen feinen Nervenverbindungen des Gehirns dementsprechend auswirkt.

Hinzu kommt der negative Einfluss auf die regenerativen, die Lernprozesse verankernden und konsolidierenden Nerventätigkeiten während des Schlafs: Fernsehen und Computerspiele stören die Schlafarchitektur – d.h. die Abfolge und Qualität der Schlafphasen – nachweislich. Regenerations- und Lerndefizite sind die Folge.[203]

Hinzu kommt, dass keine Farbe, keine Proportion, die der Bildschirm zeigt, mit der Wirklichkeit übereinstimmt. Räumliches wird auf eine zweidimensionale Fläche projiziert. Nur zwei Sinne können miteinander kommunizieren: Auge und Ohr, während die anderen Sinne kaum stimuliert werden und die Desintegration ihrer Funktionen dadurch gefördert wird.

Besonders schädlich ist jedoch, dass die Augen beim Fernsehen starr auf den Bildschirm gerichtet sind, während sich das Bild dort bewegt. Das Kind sitzt in der typischen muskelstarren faszinierten Haltung davor, was sich auf die gesamte Körpermuskulatur überträgt, die ebenfalls reglos angespannt reagiert. Bildlich ausgedrückt könnte man sagen: Nicht nur die Augenpartie, sondern der gesamte Körper wird wie in einen »Gips« gelegt. Diese Tatsache macht man sich in den Augenkliniken therapeutisch zunutze, indem man Patienten nach Augenoperationen mehrere Stunden Fernsehen verordnet, weil dies die einzige Möglichkeit ist, die Muskeln der Augen wirklich ganz in Ruhe zu halten.

Die Ruhigstellung der Muskulatur ist eine wichtige Unterstützung für die Heilung eines operierten Muskels. Was aber, wenn weltweit unzählige Kinder täglich zwischen dem dritten und zwölften Lebensjahr vier bis sechs Stunden fernsehen?

Bei durchschnittlich acht Stunden Schlaf und der Zeit, die für die Mahlzeiten und für die Schule notwendig ist, hat ein zwölfjähriges Kind pro Tag etwa sechs Stunden Zeit für freies Spiel, Eigenaktivität und körperliche Bewegung. Hier finden die wichtigsten entwicklungsfördernden Vorgänge statt. Geht man von der eher niedrig angesetzten Zahl von durchschnittlich zwei

Stunden Fernsehen pro Tag aus, so könnte man dies auch so betrachten, dass ein zwölfjähriges Kind in seinem bisherigen Leben nicht nur fast ein ganzes Jahr seiner Entwicklungszeit verloren hat, sondern zudem noch inaktiv und zentral-nervös fehlstimuliert wurde.

Förderung aggressiv-unruhigen Verhaltens

Nach dem Fernsehkonsum kommt es häufig zu einer ebenso unnatürlichen Bewegungsunruhe, wie es während des Zuschauens zu einer unnatürlichen Bewegungsruhe gekommen war. Es hängt nicht in erster Linie mit dem Inhalt der gesehenen Sendung zusammen – ob sie grausam, blödsinnig oder sinnvoll war –, sondern mit dieser Art erzwungener Bewegungsruhe vor dem Bildschirm, dass die Kinder eine Zeit lang nach dem Fernsehkonsum eher lustlos-unruhig sind, nichts Rechtes mit sich anzufangen wissen und zur Aggressivität neigen.

Weitere Symptome und Erfahrungen in der Kindersprechstunde

Regelmäßig fernsehende Kinder fallen gegenüber anderen in der Sprechstunde dadurch auf, dass sie

- anderen Menschen mit wenig Distanz und Achtung entgegentreten,
- es schwer haben, einen persönlichen Kontakt zu knüpfen,
- gerne grimassieren und einem kaum in die Augen sehen,
- oft oberflächlich oder stereotyp antworten und ihr Interesse an den Gegenständen nicht sehr tief geht,
- weniger lesen und lieber auf Bilddarstellungen ausweichen, meist auf Comics und Non-Books,
- das Gelesene und Gesehene kaum aktiv verarbeiten,
- konzentrationsschwächer sind.
- Die Neigung zur Alkohol-, Medikamenten- und Drogenabhängigkeit wird gefördert, da die Kinder sich daran gewöhnen, Anregungen für Seele und Geist ohne eigene Anstrengung zu gewinnen; sozusagen auf Knopfdruck.[204]
- Die Willensentwicklung wird zentral gestört, weil die Kinder reglos vor dem Bildschirm sitzen und sich nicht wie sonst aktiv und nachahmend betätigen.
- Die Sprachentwicklung bleibt erwiesenermaßen deutlich zurück.[205]

Oft wird eingewendet:

- Es gibt doch Kindersendungen, die alle Kameraden sehen. Da kann ich doch mein Kind nicht ausschließen!
- Ich kann da nichts machen – Fernsehen gehört heutzutage in den Alltag einer normalen Familie. Auch brauche ich die Fernsehstunden meiner Kinder, um einmal ungestört meine eigenen Angelegenheiten zu erledigen.
- Wieso gibt es denn dann Schulfernsehen, Kinder-PCs und Kinderprogramme – wenn es wirklich so schädlich ist?
- Es ist doch besser, zu Hause fernzusehen als beim Nachbarn ...
- Die Kinder wollen doch mitreden können ... etc.

Wir können hier nur entgegnen: Schaut man für Kinder empfohlene TV-Sendungen an, so bestehen sie meistens aus phantastischen, wirklichkeitsfremden Darstellungen, deren Bilder sich karikaturhaft-distanzierend in die Seele des Kindes eingraben.

Dieser Aufbau einer wirklichkeitsfremden Illusionswelt sollte so weit wie möglich eingeschränkt und durch selbst erzeugte Phantasiebilder ersetzt werden, wie sie beim Erzählen und Vorlesen von Geschichten und Märchen entstehen.

Was Sie im Umgang mit Medien für Ihr Kind tun können

- Wählen Sie das Alter für den Erstkontakt mit Medien spät!
- Sprechen Sie sich als Eltern gut miteinander ab.
- Seien Sie Vorbild bei der Nutzung von Medien.
- Das wirkliche Leben geht vor – machen Sie Ihrem Kind Lust darauf!
- Mehr Chancen ohne Risiken: DVD statt TV, Unifunktions-Handy.
- Aus den Augen, aus dem Sinn – das gilt für alle Geräte.
- Setzen Sie Medienentzug nicht als Strafe ein und Medieneinsatz nicht als Belohnung.

Ihre Kinder werden es Ihnen danken, wenn auch vielleicht erst in zwanzig oder dreißig Jahren.[206]

Empfohlene Internetseite

- Weitere Anregungen bietet die Webseite: www.medienwissen-mv.de.

Fernsehfrei erzogene Kinder sind beliebte Spielkameraden

Was fördert die Entwicklung zur Selbstständigkeit mehr: sich nicht zu unterscheiden von den anderen, ganz »in« zu sein, oder aber Mut zu entwickeln und zu sagen: »Wir sehen zu Hause nicht fern, wir spielen lieber.« Fernseh-, DVD- und PC-frei erzogene Kinder sind beliebte Spielkameraden und werden gerne eingeladen, weil die eigenen Kinder dann nicht so viel fernsehen.

Vielleicht freut sich der Nachbar sogar, wenn seine Kinder zu Ihnen zum Spielen eingeladen werden, und geht auf die Bitte, auch umgekehrt die Kinder bei sich nicht fernsehen zu lassen, ein.

! Was versäumen die Kinder, wenn sie Natur und Mensch und das soziale Leben nicht als Karikatur und aus Trickfilmen kennen, dafür aber aus eigenem Erleben oder Erzählungen, zu denen sie sich ihre eigenen Bilder und Gedanken machen durften? Spiel, körperliche Bewegung und als Ausgleich ein Märchen erzählt zu bekommen, das erweckt im Kind Fähigkeiten, die für das ganze Leben von bleibendem Wert sind.

Wie sag ich's meinem Kind?

Wenn der Fernseher aus der Wohnung verschwunden ist oder noch nicht angeschafft wurde, muss von Zeit zu Zeit Überzeugungsarbeit bei den Kindern geleistet werden. Hier ein Beispiel, bei dem das Vorbildliche nicht die Art der Argumentation, sondern die eindeutige und entschiedene Haltung der Mutter ist:

Anna: »Warum haben wir keinen Fernsehapparat?«

Mutter: »Weil wir gar keine Zeit zum Gucken haben.«

Anna: »Aber ich hätte doch Zeit. Die Kinder in der Schule und auf der Straße dürfen doch auch!«

Mutter: »Ich möchte aber nicht, dass du jetzt auch schon damit anfängst.«

Anna: »Warum denn nicht?«

Mutter: »Weil diese Fernsehsachen die Phantasie kaputtmachen und für Kinder genauso schädlich sind wie Zigaretten und Alkohol. Das bekommen auch nur die Großen, denen es nicht mehr so viel ausmacht.«

Anna: »Aber warum erlauben es dann die anderen Leute ihren Kindern?«

Mutter: »Weil sie das nicht so genau wissen. Es gibt aber heute schon immer mehr Eltern, die es so machen wie wir – zum Glück bist du nicht die Einzige in deiner Klasse.«

Je sicherer sich die Eltern ihrer Sache sind, umso eher nehmen ihnen die Kinder das ab. Glauben Mutter oder Vater jedoch, dass den Kindern etwas entgeht, wenn sie »nicht mitreden können«, dann entstehen endlose Diskussionen und nicht zuletzt auch unnötige Kompromisse.

Ideal ist es, wenn das Fernsehen als Medium erst eine Rolle spielt, wenn die Willens- und Gefühlsentwicklung zum Abschluss gekommen ist, also ab dem dreizehnten bis fünfzehnten Lebensjahr. Bis zu dem »Rubikon« des zehnten Lebensjahres sollte es jedoch auf alle Fälle tabu sein (siehe hierzu Seite 496 f.). Dazwischen liegt ein Ermessensspielraum, der den individuellen Gegebenheiten entsprechend gestaltet werden kann.

Wie lernen Kinder, mit dem Fernsehen – als Prototyp optisch-akustischer Medien – umzugehen?

Wenn Eltern anfangen, ihre Kinder fernsehen zu lassen, so ist das Allerwichtigste, dass sie zunächst selbst mitschauen. Nur so ist gewährleistet, dass bewusst an- und abgeschaltet wird. Auch dass die Sendungen gemeinsam ausgesucht werden und verabredet wird, wie lange, was und warum gesehen wird, ist entscheidend, um den selbstständigen Umgang zu lernen. Das Gesehene kann dann im Gespräch verarbeitet und so wenigstens im Nachhinein das passiv Aufgenommene noch einmal aktiviert werden.

Später sollten Eltern zumindest noch wissen – und sich erzählen lassen –, was ihre Kinder sehen. Denn auch jetzt ist öfters noch Verarbeitungshilfe sinnvoll und/oder nötig.

Nach der Pubertät sieht es dann schon anders aus. Haben die Jugendlichen bis dahin genügend andere Anregungen bekommen, so wird das Fernsehen keine sonderliche Faszination auf sie ausüben und sie werden eher fernsehmündige Menschen werden.

Die Erwachsenen sollten die von ihnen benützten Medien in einem Zimmer aufstellen, das für die Kinder nicht ohne Weiteres zugänglich ist. Kinder akzeptieren es, dass es Dinge gibt, die eben nur »für Erwachsene« sind.

Hilfen für einen menschenwürdigen Umgang mit der Multimedia-Kultur

Es ist zu hoffen, dass die Bücher, Vorträge und Workshops des amerikanischen Computerspezialisten und Internet-Vaters Clifford Stoll vielleicht den Beginn einer derartigen Volksbewegung für einen menschenwürdigen Umgang mit der Multimedia-Kultur markieren. Einige seiner aufrüttelnden Aussagen möchten wir hier wörtlich wiedergeben:[207]

»Der Computer verändert das Umfeld des Klassenzimmers. Man kann leicht voraussehen, dass die Kinder ihre Computer lieben und es sich im Kindergarten immer mehr wie in einer Spielhölle anhört und es auch so aussieht. Die Maschinen rücken in den Mittelpunkt des Interesses und verdrängen Knetmasse, Kreide – und Lehrer. [...]

Irgendwann nimmt man an, der Computer sei ›gut‹, weil er interaktiv ist und keine Werbeblöcke hat, dagegen ist Fernsehen ›schlecht‹, weil es passiv ist und viel Werbung zeigt. Im Großen und Ganzen sind auch Videos ›gut‹, weil sie keine Werbung enthalten. Ich meine, dass das für ein Kind keinen entscheidenden Unterschied macht. Alle drei Medien haben den großen bunten Bildschirm, alle drei zeigen die Lieblingshelden in temporeichen Clips und sorgen für viele Stunden geistiger Aufregung bei geringster Muskelanstrengung.

Nehmen wir an, wir wollten Wahrnehmungsstörungen fördern. Ich kann mir keinen besseren Weg vorstellen, als Jugendlichen schnelle Videoclips vorzusetzen oder Computerspiele mit Autorennen, mit Kämpfen zwischen Raumschiffen, Schießereien und viel Explosionslärm, grelle Farben und unzusammenhängende Informationen aus verschiedenen Quellen, postmoderne Medien mit Hyperlinks statt einfach erzählter Geschichten. Oder man regt sie an, Turtle-Graphics-Programme zu schreiben, statt richtige Schildkröten anzufassen. Kurz: Man sperre sie in ein elektronisches Klassenzimmer!

Es sei unbestritten, dass Multimedia-Systeme optisch anregende Bilder liefern. Fast jede Software für Kinder trägt den Stempel ›aufregend‹. Aber der Mangel an Aufregung ist kein Grundproblem von Kindern; eher sind sie mit Fernsehen, Video und Nintendo zu vielen bewegten Bildern ausgesetzt. Zeigen Sie mir ein Computerprogramm, das zum ruhigen Nachdenken anregt! [...]

Es gibt auch viele Computerprogramme mit Inhalten, die auf überzeugende Weise pädagogisch aufgemacht sind und auf billige Gags verzichten. Die machtvolle Parole des Mediums heißt aber trotz allem: Wir bringen den Kindern bei, die Welt mit dem Computer zu erforschen – und nicht mit Händen und Füßen oder mit der Vorstellungskraft. [...]

Ich kann mir kaum einen weniger geeigneten Platz für Computer vorstellen als Kindergärten und Vorschulen. Was ein Dreijähriger am meisten braucht, ist Liebe, persönliche Zuwendung und vor allem Fürsorge. Vier- und Fünfjährige müssen ihre sozialen Fähigkeiten entwickeln: Wie kann man miteinander auskommen? Wir sollten mit realen Gegenständen spielen, nicht mit virtuellen Bildern. [...]

Für Rechner und Computer sind alle Fehler trivial: Wenn ein Schüler eine falsche Antwort bekommt, wird er den Fehler typischerweise mit ›Oh, da habe ich wohl die falsche Taste gedrückt‹ abtun, statt zu versuchen herauszubekommen, ob er einen falschen Weg eingeschlagen hat, um die Aufgabe zu lösen. Wenn ein Schüler einen Fehler macht, wird ein guter Mathematiklehrer von ihm alle Aufzeichnungen sehen wollen, um nachvollziehen zu können, ob er die Aufgabe nicht verstanden oder nur falsch gerechnet hat. Der Lehrer wird eine gute Note geben, wenn der Lösungsweg richtig und nur ein Rechenfehler unterlaufen war. Er wird also den Weg zur Lösung bewerten und nicht das Ergebnis. Wenn man aber einen Taschenrechner benützt, gibt es keine Spur des Rechenablaufes und keine Auskunft darüber, welcher Fehler unterlaufen ist. Kein Lehrer kann dann weiterhelfen. [...]

Wie wirken sich Computer auf den mathematischen Unterricht aus? In den letzten fünfzehn Jahren ist an den Universitätsseminaren die Zahl der Hilfskurse für Mathematik erstaunlich gewachsen. Die Anfänge der Algebra, früher Stoff für die Siebt- und Achtklässler, werden jetzt an der Universität unterrichtet. Zwei Drittel der Studienanfänger schreiben sich in Kurse ein, die eigentlich an die High School gehören. [...]

In den 30er-Jahren dachte man, durch die Elektrifizierung auf dem Land könne man die Familienbetriebe in der Landwirtschaft erhalten. Nach drei Jahrzehnten intensiver Bemühungen waren alle Bauernhöfe an das Stromnetz angeschlossen. Und wo sind die Familienbetriebe geblieben? Es gibt sie nicht mehr!

In den 50er-Jahren wurde das Fernsehen als ein Segen für die Bildung gepriesen. Es würde die besten Lehrer in die Klassenzimmer und selbst den ärmsten Familien ins Haus bringen. Das klappte ursprünglich auch, weil die Regierung viel Geld in Fernsehsender und Unterrichtsprogramme steckte. Aber wie sah der große Segen für die Bildung aus, den man vorausgesagt hatte?

Glaubwürdigkeit und die Fähigkeit, Vertrauen zu vermitteln, konnte man noch nie aus dem Internet beziehen, und auch in hundert Jahren wird man die Fähigkeit, mit Leuten umzugehen, nicht am Computer lernen können. Ganz im Gegenteil: Die Stunden, die man im Internet surft, sind Stunden, in denen unsere Fähigkeiten, mit anderen umzugehen, eher verkümmern. Wer eine Welt mit voneinander isolierten Menschen will und eine Gesellschaft, in der die Menschen nicht miteinander auskommen, für den ist es das Beste, die Kinder in den Cyberspace abzuschieben und ihnen zu sagen, sie sollen nur noch elektronisch miteinander Kontakt aufnehmen.«

Empfohlene Literatur

- Wolfgang Bergmann, Gerald Hüther, *Computersüchtig. Kinder im Sog der modernen Medien,* Weinheim 2013.
- Paula Bleckmann, *Medienmündig,* Stuttgart [4]2014.
- Paula Bleckmann, Ingo Leipner, *Heute mal bildschirmfrei. Das Alternativ-*

programm für ein entspanntes Familienleben, München 2018.
- Andreas Neider, *Medienbalance. Erziehen im Gleichgewicht mit der Medienwelt. Ein Elternratgeber,* Stuttgart 2008.
- Rainer Patzlaff, *Medienmagie oder die Herrschaft über die Sinne,* Stuttgart [3]1999.
- Rainer Patzlaff, *Der gefrorene Blick. Bildschirmmedien und die Entwicklung des Kindes,* Stuttgart [7]2013.
- Neil Postman, *Das Verschwinden der Kindheit,* Frankfurt a.M. [17]2009.
- Christian Rittelmeyer, *Kindheit in Bedrängnis. Zwischen Kulturindustrie und technokratischer Bildungsreform,* Stuttgart 2007.
- Manfred Spitzer, *Vorsicht Bildschirm! Elektronische Medien, Gehirnentwicklung, Gesundheit und Gesellschaft,* Stuttgart [6]2009.
- Manfred Spitzer, *Digitale Demenz. Wie wir uns und unsere Kinder um den Verstand bringen,* München 2014.
- Clifford Stoll, *LogOut. Warum Computer nichts im Klassenzimmer zu suchen haben und andere High-Tech-Ketzereien,* Frankfurt a.M. 2002.

Auch Computerspiele sind nicht harmlos

Sobald man einem am Computer spielenden Kind über die Schulter sieht, wird ersichtlich, dass die Vernachlässigung der körperlichen Entwicklung sich nicht wesentlich von der unterscheidet, die vor dem Fernseher stattfindet. Der Unterschied besteht darin, dass es nicht die Fernbedienung, sondern die Maus in der Hand hat. Mit kleinsten Bewegungen des Handgelenks und des Zeigefingers können virtuell sämtliche Körperbewegungen ausgeübt werden (Fußballspielen, Kämpfen, Springen, Ringen, usw.).

Wenn ein zehnjähriges Mädchen beim Computerspiel darauf kommt, einen Drachen in der Wüste zu kitzeln, so wird das von den Herstellern als »kreativer Einfall« gelobt.

Inhalte der meisten Computerspiele sind: Fußball, Krieg, Science Fiction, Verbrecherjagd, Autofahren und Ähnliches. Gemeinsam ist ihnen, dass Menschen- und Weltbegegnung reduziert werden auf Aktion und Reaktion; dass Handlungen und auch die sogenannte Kreativität nur im vorgelegten Schema, in den vom Computer vorgegebenen Grenzen möglich sind.

Welche positiven Lerneffekte treten dabei auf? Wachsamkeit und Reaktionsbereitschaft werden zweifellos gefördert, aber an welchen Inhalten? Ist es sinnvoll, dies z.B. an einem außerirdischen Angriff auf unseren Planeten zu üben oder daran, Verbrecher zur Strecke zu bringen?

Das Kind oder der Jugendliche wird in eine illusionäre, verzerrte Welt eingespannt, die mit der tatsächlichen Umwelt nur wenig übereinstimmt. Überheblichkeit, Manipulierfreudigkeit, Zynismus und der Spaß am Sich-lustig-Machen werden provoziert. Es werden in einseitiger Weise intelligente Reaktionen mobil gemacht und dabei eng an die visuellen

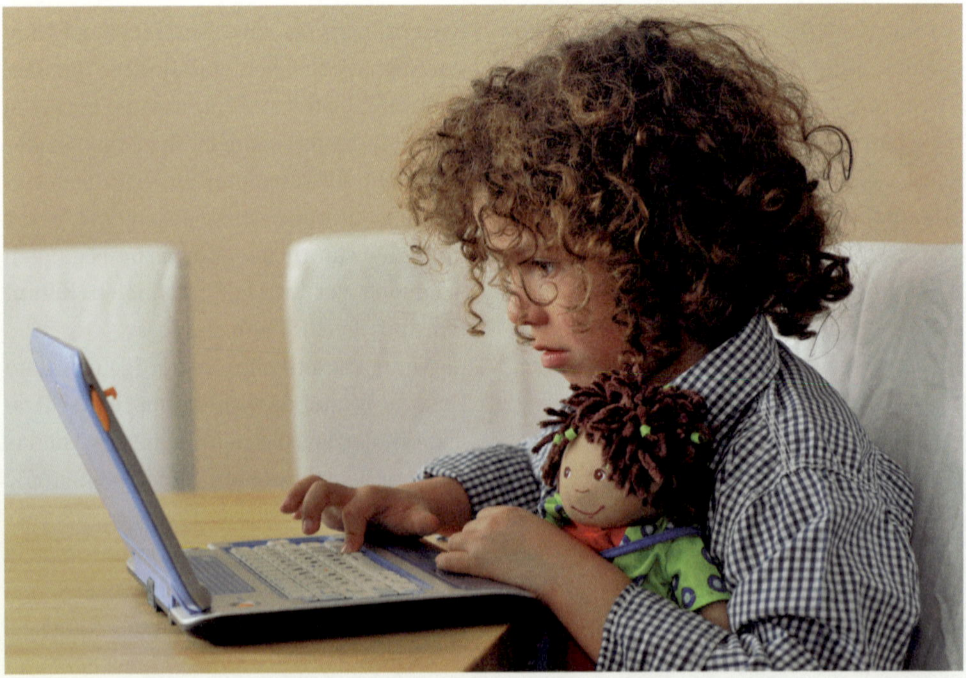

Das, wofür sich die Großen interessieren, ist für Kinder besonders reizvoll, auch wenn diese Tätigkeit nicht entwicklungsfördernd ist …

Erscheinungen gekoppelt. Die phantasievolle, schöpferische – da noch nicht gegenständlich fixierte oder bildlich festgelegte –, rein aus dem Inneren aufsteigende Intelligenz wird nicht gefördert, sondern unterdrückt. In einem Milieu von genüsslicher Distanz zum Objekt, einer spöttisch-gaghaften Szenerie oder einer solchen faszinierender Grausamkeiten oder spannungsgeladener Wettkämpfe kann sie sich nicht entfalten. Sie braucht Momente der Stille, des Zuhörens, des Bewegens von Eindrücken im Innern, um zu entstehen.

Comics und die Welt der Bilder

Comics prägen die Vorstellungswelt. Lässt man Kinder im Wartezimmer ein Bild malen, solange man sich mit der Mutter bespricht, so ist die Armut und Stereotypie dieser Produkte erschütternd. Umrandete Wolken, wohlbekannte Fratzen und Schemata tauchen auf ohne sonderliche Originalität. Diese Kinder können sich auch beim Märchenerzählen nicht mehr ihre eigenen Bilder machen, sondern es tauchen vorgefertigte Karikaturismen auf.

Warum lassen sich Kinder von diesen Bilderfolgen so faszinieren, und zwar schon lange bevor sie die dazugehörigen

Blasen mit dem Schriftinhalt verstehen können? Weil ihr eigenes Denken noch nicht zum Bildlos-Abstrakten neigt, sondern ein durch die Bilder der Wahrnehmungswelt gesättigtes Bilder-Denken ist. So fühlen sie sich von allen Bildern angezogen und schauen auch in jedem Buch zuerst nach den Bildern. Und so, wie sie intensiv die Bilder der Umwelt in sich aufnehmen, so haben sie auch eine besondere Affinität zu diesen in bunten Farben und scharfen Umrissen sich anbietenden Gestaltungen. Diese lassen jedoch die Seele nicht frei wie die Sinneseindrücke sonst. Vielmehr fesseln sie das Vorstellungsvermögen in ihrer Abgeschlossenheit und Suggestivkraft.

Ein Erwachsener kann sich von Comics und Fernsehbildern mithilfe seines abstrakten Denkvermögens leichter distanzieren, sie eher von sich abschütteln – ein Kind kann das nicht. Seine Phantasieentwicklung wird gelähmt und belastet, genauso wie seine Gemütsentwicklung. Hinzu kommt, dass oft ideelle Inhalte, die moralisch wertvoll sind, mit den Karikaturen verbunden werden. Dadurch werden auch Ideale und reine Begriffe an solche Bildvorstellungen fixiert.

Warum sind Zeichentrickfilme und Comics so beliebt?

Fragt man Jugendliche, warum sie das gerne sehen, so sagen sie: »Dabei kann ich so schön entspannen«, oder: »Das ist so blöd, da kann man mal richtig lachen«, oder: »Man weiß ja, dass es Spinnerei ist, und trotzdem ist es oft supercool« und Ähnliches. Der Grund für die Faszination liegt jedoch tiefer. Mehr oder weniger bewusst suchen die Designer – Künstler und Literaten unserer Zeit – nach Antworten auf grundlegende Entwicklungsfragen.

Schaut man auf Ablauf und Inhalt dieser Trickfilme und entsprechender Comic-Literatur, so fällt auf, dass zwei Gebiete ganz im Vordergrund stehen:

- **Darstellungen verborgener Wünsche, Phantasien und Ängste, Sehnsucht nach Selbsterkenntnis:** Grausamkeit, Zerstörungswut, Spottlust, Zynismus – die Helden, die sich gegenseitig jagen, übervorteilen, zerstören, überfallen oder sich lieben und helfen, sind zumeist tierähnliche Gestalten wie z.B. Alf oder Bully oder Maus und Elefant, Katze und Hund, Hunde und Hühner oder Ähnliches. Es ist, als komme hier die noch nicht vermenschlichte und ins Bewusstsein heraufgehobene Triebnatur des Menschen in einer Art karikierter Selbsterkenntnis zur Darstellung.

Auch was man in der Psychologie das Doppelgängererlebnis nennt, wird hier wie instinktiv gesucht: die Begegnung mit dem niederen Selbst und die Suche nach Vorgehensweisen, sich damit bewusst auseinanderzusetzen.[208]

- **Eine nicht sinnliche Wirklichkeit wird ins Bild gebracht:** Weder Bewegungsabläufe noch Sprache, Farbe oder Größenverhältnisse der Darstellungen entsprechen der Wirklichkeit, die sich den Sinnen darbietet – ganz abgesehen davon, dass die Helden meistens extra-terrestrisch zu Hause sind und entweder von einem bekannten oder einem unbekannten

Planeten auf die Erde versetzt werden. Als ob sich hier die unbewusste Sehnsucht der Menschheit nach einem Überschreiten der Schwelle zur geistigen Welt und einem Verlassen der Sinneswelt Bahn brechen würde und sich eine Karikatur ihrer selbst schaffen wollte, um wenigstens so die Menschen aufmerksam zu machen auf diese andere Dimension des Daseins.

Hilfen bei der Überforderung der Sinne

Genauso wichtig wie die Wahrnehmung selbst ist das Erfassen des Zusammenhangs, in dem sie steht und einen »Sinn« ergibt.

Drei Beispiele mögen dies verdeutlichen:

■ Im Kinderwagen wird das Kleine oft mit Blick nach vorne in das bunte Treiben auf der Straße geschoben, Eindrücke über Eindrücke – ohne dass die Aufmerksamkeit irgendwo verweilen kann. Die Unaufmerksamkeit wird geradezu trainiert.

■ Was geschieht, wenn ein Kind auf dem Spaziergang das Gesicht der Mutter sieht, weil es in einem entsprechend gebauten Kinderwagen sitzt? Ist das langweilig? Es kann in aller Ruhe die Feinheiten des mütterlichen Mienenspiels aufnehmen, ihr Lächeln, ihre Überlegungen, ihre Freude, wenn sie etwas Schönes sieht usw. Hier kann es den Zusammenhang der Wahrnehmungen herstellen, denn es handelt sich immer um ein und dieselbe Mutter, die gesehen wird und die die Kontinuität in den wechselnden Inhalten der Wahrnehmungen darstellt.

■ Die Mutter lässt das Radio laufen oder legt für den sechs Monate alten Säugling eine CD auf. Kann das Kind zwischen der Musik und der wahrnehmbaren Wirklichkeit seiner Umgebung einen Zusammenhang herstellen?

Im ersten und dritten Beispiel fallen die Sinneseindrücke auseinander, weil das Kind sich nicht selbst bewegt und auch keinen eigenen Bezugspunkt für die Fülle der Einzelwahrnehmungen hat. Wenn die Eltern im Nachbarzimmer sowohl stimmlich als auch durch die von ihnen ausgeübte Tätigkeit zu hören sind, erlebt das Kind den Zusammenhang dessen, was durch Arbeit und seelische Regung geschieht.

Es kommt nicht auf die Menge der Sinneseindrücke an, sondern darauf, dass sie einen wahren Zusammenhang haben. Das Kind kann seine Aufmerksamkeit leichter auf einen hervorgehobenen Gegenstand (bzw. eine Person) richten – z.B. auf den allein eintretenden Vater – als auf eine Fülle gleichzeitiger Eindrücke, noch dazu, wenn diese vor unruhigem Hintergrund wie z.B. dem Kaufhausmilieu erlebt werden. Dort verwischen sich die Eindrücke, und die einzelne Wahrnehmung wird unwichtig. Dadurch tritt eine Überforderung der Sinnestätigkeit ein, das Erleben ermüdet stark, und es entsteht eine abschirmende Grenze nach draußen: Das Kind nimmt sein Däumchen, oder aber es schläft ein. Das ist dann zwar ein Schutz, jedoch arbeitet das Kind im Schlaf unbewusst auf, was es im Wachzustand aufgenommen hat, und das war ein verschwommenes Erleben, wenn nicht Chaos.

Die auf diese Weise bewirkte Schulung zur Oberflächlichkeit und die Wertminderung der einzelnen Sinneseindrücke setzen sich in den Sprech- und Denkbereich hinein fort. Daher sei an dieser Stelle nochmals auf die Kapitel zur Förderung der gesamten Entwicklung hingewiesen (Seite 328 ff., 342 f., 419 ff. und 476 ff.).

Intellektuelles Frühtraining und Früheinschulung

In der Schweiz und in Deutschland sind in den letzten Jahren neue Konzepte entstanden, wie die Zeit in Kindergarten und Grundschule so genutzt werden kann, dass Kinder mehr und vor allem früher lernen. Daneben wächst ein Spielzeugmarkt für intelligenzfördernde Maßnahmen. Da man gewohnt ist, dem neuesten Stand der Wissenschaft zu glauben, werden solche Angebote oft kritiklos in das kindliche Leben eingeschleust.

Schon mit der Fröbel'schen Spielmethode wollte man seinerzeit durch das spezifische Angebot an Spielmaterial im Kindergarten die Kreativität fördern. Fröbel stellte richtig fest, dass das Kind zunächst Ganzheiten versteht und von dort zur Erkenntnis des Einzelteiles fortschreitet. So gab er zuerst eine Kugel, dann einen Würfel und schließlich einen aus acht gleichen Teilwürfeln bestehenden Würfel. Damit ist die Richtung klar erkennbar: Das Kind soll zum logisch-mathematischen Denken erzogen werden. Dem Kind bleibt jedoch nur übrig, aus solchen Spielen herauszuholen, was der Erwachsene an Gedanken hineingelegt hat. Entsprechend ist es auch, wenn »Erkenntnisformen« (Zahlenreihen) oder »Schönheitsformen« (Sternmuster und Ordensmuster) oder »Lebensformen« (Möbel) zusammengelegt werden sollen. Es ist ersichtlich, wie hier aus einer abstrakten Vorstellung heraus das Beste gewollt wird. Nur: Kreativität ist niemals in Anbindung an ein vorgelegtes Schema zu erreichen!

So wie durch Sinnesreizüberflutung der wahrgenommenen Welt ihre Tiefe genommen und durch Comics und Fernsehbilder das Denken in illusionäre Bereiche geführt wird, so wird durch logisches Frühtraining die Welt der nur durch reine Gedankenarbeit zu erschließenden Begriffe in unsachgemäßer Weise an die Sinneswahrnehmung gebunden. Anstatt das schöpferische Ideenvermögen zu entdecken und zu entwickeln, lernt das Kind, sich im vorgelegten Schema intelligent zu bewegen. Dasselbe gilt für »kindgerechte« Computerlernprogramme. Demgegenüber sehen wir die Förderung von Kreativität in allen altersgerechten Anregungen fürs »Selber-Denken« und »Selber-Tun« als die entscheidende Aufgabe an (siehe auf Seite 479 ff. die Ausführungen über die Kindergartenzeit).

Schlafstörungen, Essprobleme und andere Sorgen

In diesem Kapitel haben wir quälende Alltagssorgen zusammengefasst, die nur manchmal einer medizinischen Behandlung bedürfen, in den meisten Fällen jedoch gut auf eine pädagogische Behandlung ansprechen. Es sind psychosomatische Probleme, deren Ursachen zu erkennen und zu verstehen zugleich auch den Ansatz für ihre pädagogisch-therapeutische Behandlung bietet.

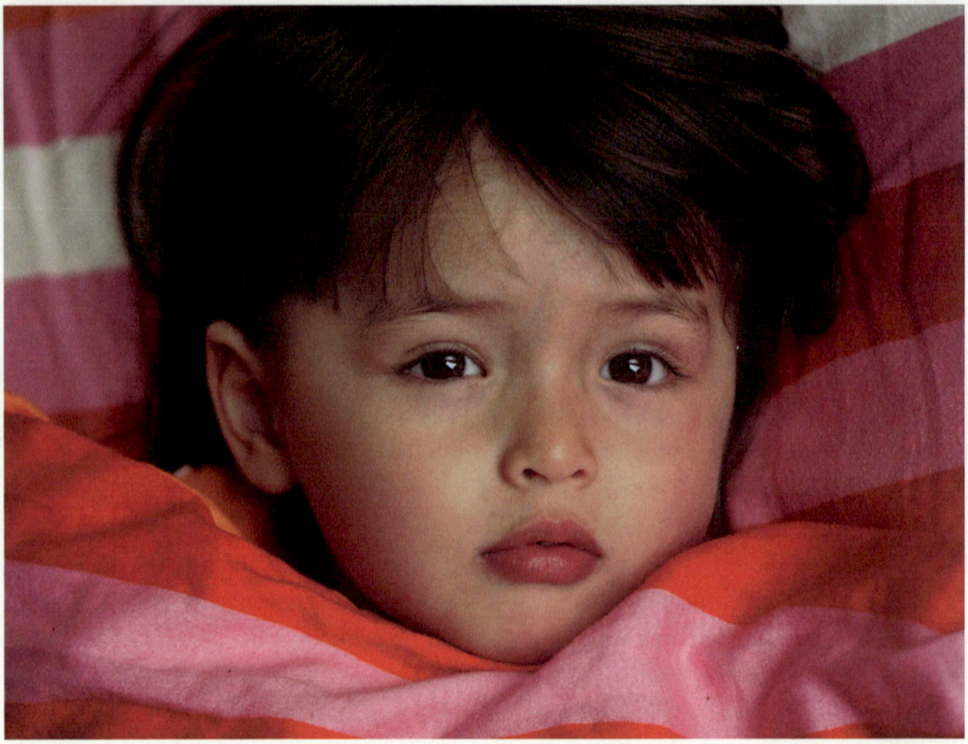

Schlafstörungen

Schlafstörungen von Kindern und Eltern gehen oft Hand in Hand. Sie stellen eine große Belastung dar und führen zu einer Schwächung der Gesundheit. Bei Kindern kann es dadurch zu Entwicklungsstörungen kommen, bei Eltern zu Erschöpfung und Erkrankung. Da durch den gestörten Schlaf-Wach-Rhythmus auch nachhaltig falsche Gewohnheiten entstehen können, sollten diese möglichst bald erkannt und behoben werden.

Durchschlafstörungen

Beispiele

- Ein Säugling von neun Monaten wacht nachts regelmäßig zwischen 23 und 1 Uhr auf und jammert unglücklich. Durch nichts ist er in seinem Bettchen zu beruhigen. Ganz gegen die Prinzipien der Eltern wird er schließlich ins Bett der Mutter genommen, wo er ruhig weiterschläft.

  Eines Tages fällt den Eltern zufällig auf, dass das Bettchen an der Außenwand des Hauses steht und sich zwischen dem Köpfchen des Kindes und der Wand nur die Gitterstäbe des Bettes befinden. Schon in der ersten Nacht, in der ein Schleier über Kopf und Bettchen gehängt wird, schläft das Kind ruhig durch. Ursache des Aufwachens war die an der Außenwand herabsinkende kühle Luft gewesen, die am Köpfchen entlanggestrichen war.

- Ein Säugling von mehreren Monaten wird jede Nacht Punkt 23.12 Uhr unruhig und schläft nach etwa dreißig Sekunden wieder fest und tief. Es dauerte einige Zeit, bis die Eltern das Geräusch des hoch oben am Himmel ganz leise brummenden Linienflugzeuges als Ursache erkannten.

- Ein Kleinkind schläft bisher immer bei geschlossener Tür. Eines Tages erschallt jedoch ein dumpfer Ton im Schornstein, verursacht durch einen heftigen Windstoß. Es klingt ähnlich wie das Nebelhorn eines Ozeanriesen, und das Kind wacht davon auf, schreit herzzerreißend und will von da an nicht mehr im Dunkeln und schon gar nicht bei geschlossener Türe schlafen.

- Ein Säugling schreit im Zimmer der Eltern jede Nacht und ist auch im Bett der Mutter noch so unruhig, dass keiner schlafen kann. Es werden stundenlange Riten vollzogen mit Trinken, Singen, Spielen usw. Der Erfolg ist stets nur von kurzer Dauer, dann geht alles wieder von vorne los. Schließlich wird der Säugling in höchster Not wieder ins Zimmer des älteren Brüderchens geschoben, denn um dessen Schlaf zu schonen, hatten die Eltern den Säugling vorsorglich in ihr eigenes Zimmer genommen, da der Ältere nach dem Aufwachen immer zu den Eltern hinübergelaufen war. Merkwürdigerweise war von dieser Nacht an Ruhe im Haus. Beide Kinder schliefen tief, und keines wachte mehr nachts auf.

- Man kann zuweilen erleben, dass Säuglinge und Kleinkinder die Augen öffnen, wenn Vater oder Mutter auf Zehenspitzen noch einmal leise ins Zimmer kommen. Dieselben Kinder können tief und selig weiterschlafen, wenn neben ihnen ein Geschwisterkind lauthals schreit. Von dem Säugling, der im Schlaf die Mundwinkel zu einem kurzen Lächeln verzieht, haben wir schon berichtet (siehe Seite 420). Man kann auch erleben, wie sich ein schreiendes Kleinkind einfach dadurch beruhigt, dass man ihm innerlich Raum gibt und nicht ängstlich ist, ebenso wie sich die Unruhe steigern kann, wenn man selbst von Rastlosigkeit und sich im Kreise drehenden Gedanken gefangen ist.

Mögliche Ursachen

Die Beispiele zeigen die Vielfalt kindlicher Schlafstörungen und machen auch deutlich, wie verschieden die Ursachen sein können. Wir möchten daher eine Reihe von Gesichtspunkten anführen, die man im konkreten Einzelfall auf Zutreffendes oder Nichtzutreffendes überprüfen kann.

■ Das Allgemeinbefinden des Kindes am Tag und in der Nacht

War das Kind draußen an der frischen Luft, hatte es genug Bewegung? Hat es Hunger – besonders in der ersten Zeit des Abstillens bzw. Zufütterns! –, leidet es unter Durst, Schmerzen, Unwohlsein, Schwitzen, Frieren, seelischer Überforderung?

■ Das Befinden der Eltern – bei Säuglingen vor allem der Mutter

Erschöpfung, Übermüdung, Anspannung und andere seelische Belastungen wirken sich eindrücklich auf das Wohlbefinden und damit die Entspannungsfähigkeit eines Kleinkindes aus.

■ Die Umgebung des Kindes

Wie – bzw. auch wo – sind Bett, Geräusche, Lichtquellen, Temperatur, WLAN, Radio und Fernsehen? (Siehe auch die entsprechenden Kapitel.)

■ Veränderte Schlafgewohnheiten

Lag vorübergehend ein konkretes Bedürfnis vor, in das Bett der Eltern zu dürfen, z.B. während einer Krankheit, und ist jetzt eine Gewohnheit daraus geworden, die es wieder zu ändern gilt?

■ Organische Ursachen

Wacht das Kind immer zwischen 1 und 3 Uhr nachts auf, so kann dies ein Hinweis auf eine konstitutionelle Leberschwäche sein. Liegen Verdauungsstörungen wie Blähungen, Verstopfung oder Durchfälle vor, die dem Kind ggf. sogar Schmerzen bereiten? Wacht das Kind in der ersten Nachthälfte gehäuft auf und weint wegen Zahnungsbeschwerden? Besteht eine Vorzugshaltung, d.h. bevorzugt ein Kind immer eine besondere Lage, was mit schmerzhaften Blockierungen und einem asymmetrischen Köpfchen verbunden sein kann? In solchen Fällen weint das Kind immer wieder, oft die ganze Nacht hindurch.

■ Nächtliche Angstzustände und Pavor nocturnus (Nachtschreck)

Nächtliches Aufschreien kann unterschiedliche Gründe haben.

Beim sechs bis achtzehn Monate alten Kind denkt man als Arzt zuerst an andere Ursachen als beim Dreijährigen. Die Eltern sollten deshalb beim erstmaligen Auftreten dieses Symptoms nachschauen, ob das Kind dabei ganz wach ist oder im Traum schreit.

Im letzteren Fall streichelt man es oder weckt es vorsichtig auf. Dann prüft man, ob es Schmerzen, beispielsweise erkennbar an einem prallen Bauch, Fieber oder Luftnot durch Schnupfen hat. Schließlich fragt man sich, ob am Tag ein Schreckerlebnis vorgefallen ist oder eine besondere Schreckhaftigkeit am Kind beobachtet werden konnte. Aus der eigenen Beurteilung der festgestellten Symptome ergibt sich, ob man den Arzt aufsuchen muss (siehe die entsprechenden Kapitel im ersten Teil des Buches).

Treten Unruhe, Angst und Schreien nachts öfter und besonders zwischen 23 und 1 Uhr auf, so spricht man von »Pavor nocturnus«, d.h. nächtlicher Angst. Die Kinder schreien im Schlaf auf oder wälzen sich stöhnend im Bett und können nicht sofort aufwachen, aber auch nicht ruhig weiterschlafen. Auch hier sollte man nach besonderen Tagesereignissen fahnden und sich fragen, ob sich vielleicht die Unruhe in einem Vier-Wochen-Rhythmus äußert, der dann auf einen Zusammenhang mit den Mondphasen deutet.

Möglicherweise bestand die Abendmahlzeit aus blähenden, zellulosehaltigen Nahrungsmitteln. Oder das Kind hatte in warmer Jahreszeit noch ein Wollmützchen auf dem Kopf. Oder das jüngere Geschwisterchen lernt gerade laufen, dies ist ein typischer Moment, in dem Eifersuchtsgefühle auftreten können. Auch ständiges Ermahnen und Verbieten tagsüber kann zu nächtlicher Unruhe führen.

Sind die Eltern im Durchdenken dieser verschiedenen Gesichtspunkte dahintergekommen, woran es liegen könnte, dass ihr Kind nicht durchschläft, so ist die nächste Frage, wie man Abhilfe schaffen kann.

So können Sie helfen

- Wenn sich die Ursache der Schlafstörungen beheben lässt, sollte man dies nach Möglichkeit rasch tun.
- Sorgen Sie am Tag möglichst immer für viel Bewegung, frische Luft und ausreichend verträgliche Nahrung.
- Halten Sie einen möglichst stabilen Schlaf-Wach-Rhythmus ein.
- Sorgen Sie dafür, dass die Schlafzimmertemperatur bei ca. 18 °C liegt.
- Vermeiden Sie Luftzug.
- Ein Betthimmel schirmt ab, und das Kind fühlt sich wohl und geborgen.
- Achten Sie bei der Abschirmung von Sinnesreizen auch darauf, Geräusche, Licht, strenge Gerüche, kalten Luftzug etc. wenn möglich zu vermeiden oder zu minimieren.
- Auch Eltern brauchen Schlaf – nicht nur das Kind! Im Fall einer Erkrankung oder in Zahnungsphasen muss man sich abwechseln und eventuell auch einmal für ein paar Nächte Hilfe von Dritten annehmen bzw. suchen, um den Teufelskreis zu durchbrechen, bei dem das Kind die Eltern nervt und die gestressten Eltern das Kind. Dieser Dritte muss jedoch gut eingeführt und dem Kind bekannt sein, bevor sich Mutter, Vater oder beide aus dem Geschehen zurückziehen.

- Stellen Sie im Krankheitsfall das Bett des Kindes direkt neben das des betreuenden Erwachsenen, damit dieser nicht unnötig aufstehen muss, sondern die Hand hinüberreichen oder ein paar beruhigende Worte sagen und gleich wieder einschlafen kann. Ins eigene Bett sollte man das Kind nur dann nehmen, wenn man selber dabei gut schlafen kann. Wichtig ist jedoch, dass dies nicht zu oft hintereinander geschieht, damit keine Gewohnheit daraus wird, die man dann wieder mühsam abgewöhnen muss ...
- Versuchen Sie, seelische Verstimmungen, Sorgen und Konflikte möglichst noch vor dem Schlafengehen zu beruhigen und bestenfalls zu lösen, sodass sie nicht unverarbeitet mit in die Nacht genommen werden. Das gilt für alle Familienmitglieder untereinander.
  Beispiel: Zwei Schwestern im Alter von sieben und acht Jahren haben sich furchtbar gestritten, wälzen sich abends im Bett und können nicht einschlafen. Eine überwindet sich und knurrt der anderen zu: »Gute Nacht.« – Das erlösende Wort ist gesprochen, und beide schlafen sofort ein. Sie wissen: Morgen ist ein neuer Tag, und das Vorkommnis von heute hat keine Macht mehr.
- Schalten Sie Störungsquellen wie Sender, Mobilfunk, WLAN, Überwachungsgeräte und störende Elektrizität möglichst aus (siehe Seite 650 ff.).
- Trinken muss ein gesundes Kind nachts eigentlich nicht. Gegebenenfalls hilft es aber, die gewohnte Flasche Tee einfach hinzustellen, sie dem Kind jedoch nicht mehr selber zu geben. Oft verschläft es dann das Trinken, wenn es selber zupacken muss.
  Man kann auch den Zuckergehalt – sofern sich diese Gewohnheit eingeschlichen hat – langsam senken, bis schließlich gar kein Zucker mehr enthalten ist; dies hat meist denselben Erfolg. Oder man erklärt eines Tages freudig: »Und ab heute brauchst du auch nachts deine Flasche nicht mehr und hast stattdessen dieses Zwerglein, das dir dann eine Geschichte erzählt, wenn du aufwachst«, oder so ähnlich. Es gibt gestrickte Gnome und Zwerge aus Wolle. Sie sind besonders geeignete Schlafgenossen in diesem Alter; sie können auch bei Krankheiten trösten und bisweilen sogar zum Ersatz für die bisher notwendige Nähe der Mutter werden.[209]
- Wenn ein Säugling nachts vermehrt wegen Hungers erwacht, sollte beim bis dahin voll gestillten Säugling ans Zufüttern und danach eventuell an eine reichhaltigere Abendmahlzeit, z.B. einen dickeren Brei mit Sahne und/oder weißem Mandelmus, gedacht werden.
- Bei Vorzugshaltungen, d.h. wenn der Säugling eine bestimmte Lage bevorzugt, bzw. bei Verdacht auf Blockierungen ist eine osteopathische Behandlung zu empfehlen.

Medikamente zu den oben genannten Beispielen

- Bei Zeichen einer Leberschwäche: *Hepatodoron*® (Weleda), ½ bis 1 bis

2 Tabletten abends. Hierzu gehören beispielsweise eine Neigung zu Verstopfung und nächtliches Aufwachen zwischen 1 und 3 Uhr. Ggf. dazu: *Stannum metallicum* 0,4 % Salbe (Weleda), *Leberwickel* zur Nacht (siehe Seite 306).
- Bei Zahnungsbeschwerden siehe Seite 30 f.
- Bei Pavor nocturnus: *Arsenicum album* D12 Globuli velati (Wala), 3-mal täglich 5 bis 10 Globuli.
- Nach erschreckenden Erlebnissen: *Arnica/Aurum II* Globuli velati (Wala), 1- bis 3-mal täglich 5 bis 10 Globuli.

Einschlafstörungen – wenn Kinder nicht zur Ruhe kommen

Ursachen

Bei Kleinkindern können ein zu aufregender Tag, ein ungewohnter Besuch am Abend, der anstehende Ausflug oder Geburtstag am nächsten Tag, ein fehlender stabiler Rhythmus oder einfach ein lebhaftes Temperament, eine überwache neurasthenische Konstitution Grund genug sein, dass sie nur schwer zur Ruhe kommen und in den Schlaf finden. Auch wenn die Eltern abends noch zu viel vorhaben (egal ob beruflich, im Haushalt oder zum Vergnügen), kann dies ein empfindsames Kind am Einschlafen hindern.

Bei Jugendlichen können neben dem durch ein entsprechendes Verhalten verlorenen Rhythmus auch die hormonellen Prozesse der Pubertät das Einschlafen deutlich erschweren.

Auch kühle Gliedmaßen treten in diesem Alter gehäuft auf.

So können Sie helfen

- Die schon oben genannte Vermeidung von Sinnesreizen (Licht, Lärm usw.) ist auch hier wichtig.
- Kleinkindern mit Ablösungsschwierigkeiten kann man ein Kleidungsstück der Mutter, das deren vertrauten Geruch trägt, ins Bett legen.
- Ein immer gleiches, konsequent durchgehaltenes Vorgehen in den abendlichen Abläufen ist gerade für Kinder, die mit wachsender Müdigkeit »überdrehen«, d.h. immer reizbarer werden, eine gute Hilfe.

Beispiel

- Ein blaues Tuch wird an die Wand oder über das Bett gespannt und mit ein paar Goldsternen zum »Sternenhimmel« gemacht.
- Bei Kerzenschein wird ein Lied gesungen oder ein Stück auf der Kinderharfe oder auf einem anderen Instrument gespielt.
- Blicken Sie mit dem Kind auf den Tag zurück: Was war heute das Schönste? Was war nicht schön? Auch für Jugendliche kann es entlastend wirken, wenn man über den vergangenen oder bevorstehenden Tag spricht.
- Gemeinsam mit den Eltern auf dem Sofa einer ruhig erzählten kleinen Geschichte zuzuhören ist immer ein sehr willkommenes Geschehen.
- Wenn die Eltern abends selber entspannen und loslassen, hilft das dem Kind, auch wenn man nicht mehr neben ihm sitzt oder im selben Raum ist.

Medikamente

- *Bryophyllum* 50 % Trituration (Weleda), ½ bis 1 Teelöffel bei fehlendem Müdigkeitsempfinden und Nervosität,
- *Bryophyllum Argento cultum* Rh D3 Dilution (Weleda), 5 bis 10 Tropfen abends bei nervöser Erschöpfung,
- *Calmedoron*© (vormals *Avena sativa comp.*) (Weleda), 5 bis 10 Streukügelchen zur Nacht bei Unruhe,
- *Passiflora* Kinderzäpfchen (Wala), 1 zur Nacht bei überwachen Kleinkindern,
- *Solum Öl* (Wala), *Einreibung* des Rückens oder der Beine bzw. Füße,
- bei Unruhe und kühlen Gliedmaßen: warme Bettsocken anziehen, ggf. nach einem warmen *Fußbad* und *Öleinreibung* von Füßen und Waden.

Was tun bei Schlafstörungen im Schulalter?

■ Vor dem Schlafen achtet man auf warme Füße. Hier kann man mit einer Wärmflasche, warmen Socken oder einem Fußbad helfen, oder man bereitet dem Kind sogar ein warmes Bad mit beruhigenden Ölen wie z.B. *Lavendelbademilch.*

■ Manchmal fehlt vor lauter Hausaufgaben ausreichende Bewegung, sodass ein kleiner Gang um den Häuserblock an der frischen Luft guttut.

■ Vielleicht muss auch das Abendbrot Speisen enthalten, die das Einschlafen nicht erschweren: leicht verdauliche Kohlenhydrate – nicht zu fett, aber auch nicht zu viel Rohkost oder grobes Getreide. Gut ist auch ein warmer Milchbrei aus gequollenem Grieß oder Hirse. Ein warmer Tee mit Honig oder eine Honigmilch kann ebenfalls helfen.

■ Die Geschichte bzw. das Märchen wird abends wieder vorgelesen und nicht nur vom Kind selber gelesen. Man nimmt sich noch einige Minuten bewusst Zeit am Bett des Kindes und bespricht die Ereignisse des Tages, bei ängstlichen Kindern auch die bevorstehenden Dinge des folgenden Tages, damit sie überschaubarer werden. Das ist auch dann wichtig, wenn die Eltern selbst Sorgen haben, die das Kind mitbekommt, aber nicht recht versteht. Ein kurzes klärendes Wort hilft ebenso wie der Trost: Wir werden das schon schaffen.

Nachtwandeln (Somnambulismus)

Dieses häufig vollmondabhängige Geschehen spielt sich im Schlaf ab und kann bekanntlich gefährlich werden, wenn der Nachtwandler dabei aufwacht. Auch dieses Symptom verliert sich oft von selbst oder spricht gut auf Medikamente an (siehe unten). Auf Psychopharmaka kann hier wie auch bei den nächtlichen Angstzuständen verzichtet werden.

So können Sie helfen

- *Aurum/Stibium/Hyoscyamus* Globuli velati (Wala), 3-mal täglich 5 Globuli,
- *Dyskrasit* D6 Trituration (Weleda), 1 Messerspitze Pulver zur Nacht.

»Mein Kind isst nichts«

Einige Szenen aus der Kindersprechstunde

■ Ein munter blickender Dreijähriger kommt mit seiner Mutter in die Sprechstunde: »Er isst absolut nichts«, berichtet sie.

»Ja, was isst er denn?«

Mutter: »Nichts! Er rührt nichts an, was ich ihm anbiete. Nur Milch könnte er den ganzen Tag trinken und Joghurt essen!«

Die nähere Befragung bringt an den Tag, dass der Kleine außer der Milch noch gerne Süßigkeiten verzehrt. Trotzdem hat die Mutter Recht: Er isst nichts von dem, was sie zubereitet hat.

Folgendes Vorgehen hat hier geholfen: Milchprodukte werden länger als eine Woche ganz weggelassen, dann pro Tag höchstens zwei Becher Milch oder Joghurt gegeben. Zwischen den Mahlzeiten gibt es keine Süßigkeiten, sie bleiben dem Dessert mittags vorbehalten, und süße Getränke werden ganz durch Wasser und Tee ersetzt. Damit entstand ein gesunder Appetit auf anderes.

■ Eine andere Mutter berichtet von ihrem Jungen ein ähnlich eingeschränktes Essverhalten, nur trinkt er keine Milch. Das genauere Befragen ergibt, dass er etwas Quark, Ei oder Fleisch zu sich nimmt, außerdem Eis, Limonade oder Apfelsaft in regelmäßigen Abständen. Bei Tisch rühre er dann nur wenig von der Hauptmahlzeit an.

Mit folgenden Maßnahmen konnte geholfen werden: Zwischen den Mahlzeiten werden keine Naschereien mehr erlaubt, und es wird nur bei Tisch gegessen. Dabei ist es wichtig, dem Essverhalten des Kindes keine Beachtung zu schenken und sich möglichst angeregt bei gutem Appetit zu unterhalten. Der Saft wird hier ebenfalls durch Wasser und ungesüßten Tee ersetzt.

■ Jetzt kommt ein zartes zehnjähriges Mädchen mit feinen Gesichtszügen und schmalen Händen in die Sprechstunde. Es habe diesen Winter mehrere Infekte durchgemacht und sei nun oft morgens schon abgeschlagen und immer appetitlos. Die Eltern sind sehr besorgt. Hier erkundigt sich der Arzt noch nach einigen anderen Dingen wie Geburtsgewicht, Vorerkrankungen, Hinweisen auf einen Vitamin-D-Mangel und den Habitus der Eltern im selben Alter. Das Kind esse von allem nur ein Häppchen, und die gute Kraftbrühe der Oma lehne es ganz ab. Die eingehende körperliche Untersuchung ergibt aktuell zum Glück keinen Hinweis auf eine organische Erkrankung oder noch bestehende Reste der Infekte.

Folgende Maßnahmen waren erfolgreich: Mithilfe des Arztes wurde eine Mutter-Kind-Kur im Gebirge genehmigt. Im Rahmen des vierwöchigen Aufenthaltes wurden täglich gemeinsame Ausflüge zusammen mit anderen Kindern und Jugendlichen unternommen, die Gelegenheit für viel Bewegung in der herrlichen Umgebung boten. Über das Essen hat keiner mehr nachgedacht, sondern es wurde mit wachsendem Appetit mit den anderen genossen. Später zu Hause wird das Kind vermutlich gar nicht so viel mehr essen als zuvor, aber die Atmosphäre wird entspannter sein.

■ Eine andere Mutter kommt mit einem etwas steif wirkenden, missmutig dreinschauenden achtjährigen Jungen. Er sei eigentlich sehr begabt, aber schöpfe sein Potenzial in Schule, Sprachkurs und Tennisverein nicht annähernd aus. Er wolle vieles nicht so, wie die Eltern es von ihm erwarteten. Und natürlich esse er auch nicht.

Hierbei wird die Lösung wahrscheinlich erst im Laufe einiger Gespräche mit Mutter und Vater ohne den Jungen zu finden sein. Geht es doch um die Einsicht, dass die Kinder nicht dazu da sind, Lieblingsvorstellungen der Eltern zu verwirklichen, sondern am besten gedeihen, wenn sie sich an dem motivierten und lebensfrohen Verhalten der Eltern orientieren, aber auch ihre ganz eigenen Fähigkeiten entdecken und entwickeln dürfen und nicht unablässigen Fragen, Ermahnungen, Erklärungen und überhöhten Erwartungen ausgesetzt sind.

■ Ein anderes Kind mag absolut nichts – außer rotem Traubensaft und einer ganz bestimmten Art von Keksen. Dabei würde die Mutter trotz der vielen Arbeit im Haushalt und der ganzen Buchhaltung für den Betrieb ihres Mannes dennoch immer eigens für das Kind das beste und vielseitigste Menü zaubern. Ja, sie koche extra für ihr Kind, weil sie selber wegen ihrer Diät nicht mitessen könne, und ihr Mann bekomme mittags bei der Arbeit eine warme Mahlzeit.

Dieses Kind wird bei seiner selbst gewählten Diät bleiben, bis sich jemand dankbar und mit gutem Appetit an den gedeckten Tisch setzt und selber gern mitisst. Manchmal kompensiert die fröhliche Gemeinschaft einer Kindertagesstätte noch am besten eine Situation, in der die Mütter überlastet, die Väter abwesend sind und andere Familienmitglieder oder Mitbewohner fehlen.

Zuletzt sei noch ein Blick in rosige Verhältnisse geworfen, von denen auch Kinderärzte mal träumen dürfen: Die durstig nach Hause kommenden Kinder nehmen ein Glas vom bereitstehenden ungesüßten Tee, bis das Essen fertig ist. Die auf dem Schulweg geschenkten Bonbons und ausgetauschten Süßigkeiten gibt es zur Nachspeise, oder sie werden in einer hübschen Büchse gesammelt, und wenn diese voll ist, wird sie gegen einen Lederball oder etwas ähnlich Nützliches eingetauscht.

Zu Hause läuft kein Radio oder Fernseher, wenn sie kommen, damit die Ruhe gegeben ist, sich gegenseitig zu begrüßen und das Neueste zu erzählen. Dadurch kann die Mutter die Stimmung, in der die Kinder gerade sind, besser wahrnehmen.

Vor der gemeinsam begonnenen Mahlzeit wird ein Tischgebet gesprochen oder ein Lied gesungen, anschließend gibt man sich im Kreis die Hände und wünscht einen guten Appetit oder eine gesegnete Mahlzeit. Jetzt erst geht es los. Man freut sich aufs Essen, fragt die anderen etwas, neckt sich gegenseitig. Vom Essen selbst wird kaum gesprochen. Jeder isst, so viel er mag, in der Regel von allem etwas. Darüber hinaus darf jedes Kind (und jeder Erwachsene) eine Speise haben, von der man, wenn es sie mal gibt, nichts essen muss. Was sonst noch schwerfällt, wird klein zerdrückt und unter das andere gemischt. Oder es gilt die von allen akzeptierte Regel: Drei Löffel werden von allem gegessen, was auf den Tisch kommt, wobei die Kinder dankbar sind, dass es auch kleine Kaffeelöffel gibt ...

Das Gespräch ist meist so interessant, dass man gern sitzen bleibt, bis alle aufgegessen haben. Dann gibt man sich vielleicht noch einmal die Hände und sagt z.B. »Dank für das Essen«.

Einnässen und Bettnässen (Enuresis diurna und nocturna)

Tritt noch nach dem vierten Lebensjahr Bettnässen auf, ist eine ärztliche Untersuchung und Beratung nötig. Es können konstitutionelle, organische und psychische Ursachen vorliegen. Wir besprechen an dieser Stelle Maßnahmen, die hilfreich sind, nachdem eine organische Ursache ausgeschlossen worden ist.

Psychische Ursachen

Das Kind ist in seiner seelischen Entwicklung noch so überwältigt von den Ereignissen eines Tages, dass deren Verarbeitung erst nachts im ganz erschöpften Tiefschlaf im Unterbewussten an der Niere stattfindet. Es geschieht hier etwas Vergleichbares unbewusst, was viele bei großer Aufregung beispielsweise vor einer Prüfung auch als Erwachsene noch kennen: Die Harnbildung ist erhöht und der Harndrang verstärkt.

Der Hauptansatz für eine Behandlung liegt hier im Vermeiden von zu vielen oder zu aufregenden Erlebnissen und in der Unterstützung ihrer Bewältigung, zum Beispiel bei einer abendlichen Rückschau auf den Tag. Auch sucht man nach auslösenden Schocks, Eifersuchtskonstellationen, Krankheitsfolgen und Ähnlichem.

Wenn ein jüngeres Geschwisterkind geboren ist oder gerade laufen gelernt hat und dies der Anlass für geringere Beachtung wurde, nimmt man das ältere Kind besonders oft fest in die Arme und lässt es so ganz dicht an der Freude über dieses Ereignis teilnehmen. Auch zeigt man ihm, dass die Eltern stolz darauf sind, dass es schon so groß ist.

Sind diese Fragen geklärt, lohnt sich auch der Versuch, dem Kind in seinem Bedürfnis nach mehr Schutz und Geborgenheit entgegenzukommen. Dabei werden Gewohnheiten aus der früheren Kindheit bewusst für eine längere oder kürzere Zeit wieder aufgegriffen.

Zum Teil ist auch einfach das Abwarten der seelischen Reifung notwendig.

Konstitutionelle Ursachen und physiologisch verzögerte Reifung

Dass bei spätem Trockenwerden oft ein Elternteil auch erst spät trocken wurde, weist darauf hin, dass es auch eine familiäre Veranlagung gibt, die die Blasenkontrolle früher oder später ausreifen lässt. Auch hier ist oft Abwarten gefragt.

Bei zunehmendem Leidensdruck des Kindes, weil alle anderen es schon können und es auf der Klassenfahrt gar nicht erst mit möchte, können folgende Maßnahmen helfen:

- *Trinken*: morgens viel und wässrige Flüssigkeiten, mittags in normalem Maß das Gleiche, zur Nacht möglichst wenig und eher nahrhafte Getränke wie Kuh-, Reis- oder Hafermilch.
- *Positive Verstärkung*: Eine »Konditionierung« und damit Beschleunigung der Beherrschung des Prozesses entsteht durch viel Lob und positive Rückmeldungen, beispielsweise mit einem »Thrönchenkalender«, auf den bei jeder trockenen Nacht oder anfangs auch Nachthälfte ein Aufkleber kommt. Bei einer vollen Woche mit Aufklebern folgt ein kleines Geschenk – ein schöner Stift, eine Murmel, ein Edelstein.
- Eine Konditionierung mithilfe einer Klingelhose empfehlen wir nur bei älteren Kindern und einem positiven Verhältnis zu dieser Methode.

Äußere Anwendungen

- Bei kalten Füßen: *Einreibung* mit *Kupfersalbe rot* (Wala), abends,
- bei »fehlender Hülle«, reizbaren Sinnen: *Solum-Öl-Einreibung* am Rücken, abends,
- bei Verschlechterung in kaltem Klima: *warmer Blasenwickel* mit *Hypericum ex herba* 5 %, Oleum (Wala), abends.
- Günstig wirkt auch eine morgendliche kräftige *Einreibung* der Beine, z.B. mit Johanniskrautöl, z.B. *Hypericum ex herba* 5 %, Oleum (Wala).

Medikamente

- *Berberis/Quarz* Globuli velati (Wala), 3-mal täglich 5 bis 10 Globuli. *Achtung*: Erstverschlimmerung möglich!
- *Berberis/Hypericum comp.* Globuli velati (Wala), 3-mal täglich 5 bis 10 Globuli,
- bei sehr tiefem Schlaf: *Argentum metallicum praeparatum* D 12 Trituration (Weleda), abends eine Messerspitze Pulver,
- *Argentum nitricum comp.* Globuli velati (Wala), 3-mal täglich 5 bis 10 Globuli bei gleichzeitiger Neigung zu Harnwegsinfekten.

Ist das Kind gewöhnt, kleine Geschichten zu hören, so können auch Erzählungen erfunden werden, die gleichnishaft für das Bettnässen sind, z.B. von dem Gewittersturzbach oder der Quelle oder der Flut, die von Menschenhand unter Mithilfe eines kleinen Kindes gebändigt werden müssen. Es kann auch die Schilderung vom Abflussbrett eines Forellenteiches sein, das von einem alten Mann regelmäßig gewartet wird, bis ihm eines Tages ein kleiner Junge dabei hilft oder ihm die Arbeit abnimmt.

Verurteilung und Ablehnung des Einnässens verstärken das Bedürfnis des Kindes nach mehr Zuwendung. Das hat eine Verschlechterung der Symptomatik zur Folge. Hat man sich jedoch durch Entgegenkommen und Bejahung der Problematik den Zugang zum Kind verschafft, so kann das Symptom im wahrsten Sinne des Wortes »weggepflegt« werden. Hierzu seien einige Beispiele gegeben.

- Wenn das Kind regelmäßig nachts um 22.30 Uhr und morgens um 6 Uhr einnässt, so wird der »letzte Bach« vor dem Zubettgehen abends durch eigene Anwesenheit »gepflegt«. Man lässt ihn »schön« und »groß« sein. Nachher achtet man etwa ein bis zwei Stunden nach dem Einschlafen auf Unruhe, und wenn man das Gefühl hat, dass die Blase des Kindes voll sein könnte, so trägt man es auf die Toilette und lässt es im Sitzen seinen Bach machen. Ein leiser wohlwollender Zuspruch gehört dazu.

Genauso verfährt man morgens um 6 Uhr, wenn dies den Schlaf nicht sonderlich beeinträchtigt. Das Kind wird dann leise geweckt, damit es zur Toilette gebracht werden kann – man muss also vor ihm aufwachen. Dadurch hat man einen Teil der »Verantwortung« wieder auf sich genommen und muss später dann abspüren, wann dieser Teil an das Kind zurückgegeben werden kann.

Nicht geeignet für diese Methode sind Kinder, die auch nachts zwischendurch einnässen oder sich beim Aufweckversuch wehren und schreien. Auch bei Kindern, die ganz tief weiterschlafen und vom Wasserlassen gar nichts merken, ist die Wirkung zweifelhaft. Dabei ist individuell zu entscheiden, ob nachts erst einmal wieder gewickelt werden muss oder ob die Gummiunterlage reicht.

Ein rhythmischer Tagesablauf wirkt sich auf die Konstitution des Kindes in jedem Fall positiv aus. Man achtet darauf, dass das Kind genügend nachahmenswerte Tätigkeiten zu sehen bekommt, die es zur Weiterentwicklung anregen. Das Gefühl des »Leerlaufes« und der Langeweile fördert ein Zurückfallen in frühere Entwicklungsstadien und damit auch das Bettnässen.

Wichtig ist warme Kleidung. Sie sollte je nach Jahreszeit dünner oder dicker sein und die Nierengegend mit warm halten. Werden die Füße einmal länger kalt und nass, so behandelt man sie mit einem heißen Fußbad und anschließenden Einreibungen (siehe Seite 592).

Andere Auslöser wie Streitereien zu Hause, Berufstätigkeit beider Eltern oder Ehescheidungskonflikte machen meist das Gespräch mit dem Psychologen oder Kinderarzt nötig.

- Beim *Tag-und-Nacht-Einnässen* (Enuresis diurna et nocturna) sind, wenn organische Ursachen ausgeschlossen wurden, dieselben Maßnahmen zu ergreifen, nur dass man eben auch tagsüber einen »inneren Wecker« stellen muss. Das normale Trockenwerden wird nicht anders begleitet. Ohne darüber zu sprechen, führt man neue Gewohnheiten ein. Zu bestimmten Zeiten geht es eben auf die Toilette oder auf den Topf.

Häufig verweigert das Kind in dieser Situation die Aktion mit den Worten »Ich muss jetzt nicht«. Es droht ein Autonomiekonflikt zwischen Eltern und Kind. Hier hilft einem Kind ab etwa fünf Jahren die Verabredung am Abend im Hinblick auf den nächsten Tag: »Wenn du willst, dass ich dir beim Trockenwerden helfe, dann erinnere ich dich morgen daran, wenn es Zeit ist. Dann gehst du aufs Klo und probierst einfach, ob etwas kommt.« Auf keinen Fall sollte man sagen: »So, jetzt musst du wieder aufs Klo.« Stattdessen: »Komm, wir gehen jetzt mal kurz aufs Klo ...«

- *Harnträufeln:* Das »feuchte Höschen« im Gegensatz zum nassen ist zum Ausschluss einer Infektion oder von Funktionsstörungen auch abklärungsbedürftig. Oft ist es allerdings ein Zeichen dafür, dass man den Toilettengang zu lange hinausgezögert hat. In solchen Fällen wird der Gang zur Toilette in regelmäßigen Abständen und so oft wie möglich begleitet, ohne dass das Kind diese Zuwendung zu sehr genießt. Man achtet auch darauf, dass das letzte Tröpfchen kommt.

Für eine optimale Blasenentleerung sollte die Sitzposition so sein, dass die Beine etwa rechtwinklig stehen, ggf. durch einen kleinen Fußschemel unterstützt.

- Sind die Kinder sieben bis acht Jahre alt, kann man auch noch anders helfen. Sie sind gemäß der Schulreife so weit, dass sie gern auf Vertrauen erweckende oder verehrte Erwachsene wie Lehrer, Paten, Ärzte usw. hören. Eine direkte Ermahnung würde sie allerdings noch überfordern. Bewährt hat sich hier eine kleine Geschichte, in der das Einnässen direkt erwähnt wird. Diese sollte von der betreffenden Vertrauensperson erzählt werden. Sie lautet etwa so: »Jedes Kind hat nachts neben sich ein unsichtbares Zwerglein auf der Schulter (oder ein Vögelchen oder eine kleine Fee, je nachdem), das wacht, während du schläfst, und dir dann heimlich ins Ohr ruft: ›Wach auf, du willst doch aufs Klo gehen.‹ Aber du liegst da und hörst einfach nichts. Dabei will es dir so gerne helfen. Du musst wirklich einmal aufpassen, ob du es in der Nacht nicht doch vielleicht hören kannst. Dann wachst du auf und gehst leise aufs Klo. Du musst es dir nur abends ganz fest vornehmen vor dem Einschlafen. Die Mutter erinnert dich beim Gute-Nacht-Sagen daran.«

Mutter oder Vater erhalten also von dem, der die Geschichte erzählt hat, den Auftrag, dem Kind abends noch geheimnisvoll ins Ohr zu flüstern: »Denk an das Zwerglein, dass du es auch hörst!« Es hat sich nicht bewährt, Mutter oder Vater diese Geschichte erzählen zu lassen.

Einer solchen Erzählung liegt die Wahrheit zugrunde, dass das Kind ja eigentlich nicht mehr einnässen will. Das Zwerglein, die Fee oder der Vogel werden zum Bild für die noch schwache Intention des Kindes, nachts wach zu werden. Wirkt dieses Bild auf das Bewusstsein des Kindes und wird es jeden Abend daran erinnert, so kann es diese noch zu schwache Intention stärken und tatsächlich das Aufwachen erleichtern.

Direktes Ermahnen oder der »Appell an das Gewissen« gehören – wenn überhaupt – in die Zeit nach dem zehnten Lebensjahr. Dann ist es günstiger, die Durchführung der Behandlung einem Dritten zu überlassen, am besten dem Arzt.

Manchmal ist auch ein vorübergehender Milieuwechsel zu empfehlen, der das Kind zusätzlich noch auf sich selbst stellt und sein Selbstgefühl verstärkt.

Je nach Reife und Konstitution des Kindes kann die Blase direkt durch Belastung trainiert werden.

Gut ist es in diesem Fall, wenn die Kinder ihren Ess- und Trinkplan dazu selber aufstellen.

Einkoten (Enkopresis) und Stuhlschmieren

Nicht die verschmierte Wäsche (Stuhlschmieren) bei verstopften oder unachtsamen Kindern, sondern das bewusste Absetzen des Stuhles in die Hose oder in eine Ecke der Wohnung nach dem vierten Lebensjahr ist mit Einkoten gemeint.

Stuhlschmieren tritt gehäuft gleichzeitig mit Einnässen auf, weshalb allgemeine Maßnahmen wie der rhythmische Tagesablauf, die positive Verstärkung und das Vermeiden von Kränkung und Überforderung in beiden Fällen wichtig sind.

So können Sie helfen

- Es bedarf vor allem der humorvollen Achtsamkeit seitens der Eltern sowie des Zusammenstimmens von Tages- und Stuhlrhythmik.
- Abendliche *Einreibungen* der Beine und Füße oder bei nervösen Kindern auch des Rückens mit *Solum Öl* (Wala) haben sich ebenfalls sehr bewährt.
- Bei Verstopfung ist *Hepatodoron®* (Weleda), 1 bis 3 Tabletten am Abend, ein bewährtes Medikament.

Dem echten Einkoten (Enkopresis) werden nur wenige Leser dieses Buches selbst begegnet sein. Vielleicht, dass sich das Kind einmal in der Folge turbulenter menschlicher Situationen da einen Ausweg suchte oder seine Eltern auf die Probe stellte oder Angst vor einer ungewohnten Toilette hatte. Diese Dinge sind leicht erklärbar und korrigierbar. Wenn sich aber das Symptom des Einkotens über Wochen und Monate hinzieht, ist das immer ein Zeichen der Resignation – des Kindes und auch seiner Eltern. Ohne fremde Hilfe ist hier in der Regel nichts zu machen. Wer solches im Umkreis der Familie miterlebt, kann versuchen, durch seine Beziehung zu den Eltern den Gang zur Erziehungsberatungsstelle, zum Kinderpsychiater oder Kinderarzt zu unterstützen.

Daumenlutschen, Schnuller

Zieht man einem zweijährigen lutschenden Kind den Daumen aus dem Mund, merkt man sofort, was los ist: Wie an einer unsichtbaren Feder hängend schnappt der Daumen zurück. Hält man ihn jedoch draußen fest, so wacht das Kind unliebsam aus seiner Träumerei auf. Es bemerkt erst jetzt den Störenfried und quittiert die unfreundliche Beendigung seines »Bei-sich-Seins« mit Unwillen! Hört es jedoch ein verlockendes Geräusch wie das Grießbreiauskratzen in der Küche oder das Richten des Sportwagens zum Spazierengehen, so kommt der Daumen schnell von selbst aus dem Mund.

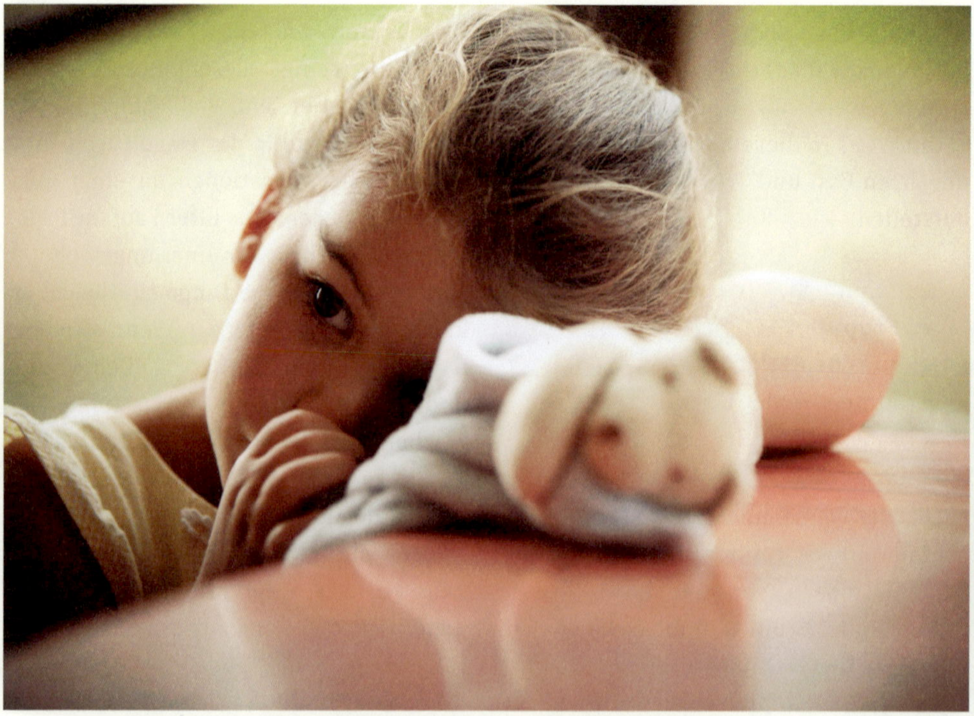

Daumenlutschen als Möglichkeit, sich innerlich zurückzuziehen.

Der Dauergebrauch des Schnullers wird oft schon in den ersten Lebenswochen zur Gewohnheit gemacht, wenn man dem Kind bei Unruhe oder wenn es weint den Schnuller in den Mund schiebt. Dadurch entsteht eine Abhängigkeit des Wohlbefindens vom Schnuller, weswegen wir dies nicht empfehlen.

Gründe die gegen den Gebrauch eines Schnullers sprechen

- *»Saugverwirrung«*: Babys saugen an einem Sauger oder Schnuller anders als an der Brust. Bei manchen Kindern reicht oft schon die einmalige Gabe eines Schnullers, um ihre Saugtechnik zu verändern. Bereits beim nächsten Stillen kann dies zu wunden Brustwarzen führen. Deshalb sollte in den ersten vier bis sechs Wochen nach der Geburt kein Schnuller eingesetzt werden.
- *Verschleierte Hungersignale*: Wenn ein Baby am Schnuller saugt, kann die Mutter seine Feinzeichen, die bereits vor dem Schreien signalisieren, dass das Baby Hunger hat, nicht erkennen. Das Anlegen des Babys an die Brust kann dadurch viel schwieriger werden und setzt Mutter und Kind unter Stress.
- *Beeinträchtigte Zahnentwicklung*: Jeder Gegenstand, der längere Zeit auf den Kiefer des Babys einwirkt, kann auf Dauer zu einer Beeinträchtigung führen. Das gilt auch für sogenannte »kiefergerechte« Sauger.
- *Sprachentwicklung*: Mit dem Schnuller im Mund kann das Baby schlecht Laute

formen. Das ist aber ein wichtiger Schritt beim Sprechenlernen.

– *Häufigere Mittelohrentzündungen*: Das Risiko für Mittelohrentzündungen ist bei häufigem und langem Schnullergebrauch nachweislich erhöht.

Wenn man sich für den Gebrauch eines Schnullers entscheidet, sollte Folgendes beachtet werden

– Versuchen Sie, den Ursachen der Unruhe Ihres Babys auf den Grund zu gehen. Ist der Säugling hungrig, dann sollte man ihn stillen oder ihm sein Fläschchen geben. Der Schnuller sollte nicht zum Hinhalten eingesetzt werden. Wenn das Kind müde ist, sollte es umgehend zu Bett gebracht werden. Manchmal ist es dem Baby einfach nur langweilig. Es möchte die Aufmerksamkeit der Eltern und mit ihnen spielen.

– Wenden Sie zuerst andere Beruhigungsmaßnahmen an: Durch Stillen, Tragen, Wiegen, Streicheln lassen sich Babys wunderbar beruhigen.

– Verwenden Sie einen Sauger, der möglichst weich und anpassungsfähig ist. Außerdem sollte er im Zahn- und Lippenbereich einen kleinen Durchmesser haben, um den Mundschluss und die Zahnentwicklung möglichst wenig zu behindern.

– Setzen Sie den Schnuller bewusst ein und nehmen Sie ihn wieder weg, wenn das Baby ihn nicht mehr braucht. Man lässt den Schnuller besser nicht herumliegen oder an der Schnullerkette sichtbar baumeln. Dies verleitet das Kind dazu, den Schnuller in seinen Mund zu stecken.

– Geben Sie Ihrem Baby den Schnuller möglichst selten. Je häufiger ein Baby einen Schnuller erhält, desto mehr gewöhnt es sich an dieses »Beruhigungsinstrument«. Natürlich gestaltet sich das spätere Abgewöhnen dann umso schwieriger.[210]

Was für das Daumenlutschen spricht

– Die Oberfläche des Daumens erneuert sich selbst, er ist weniger pilzanfällig als der Gummi. Er ist immer greifbar, wird jedoch nie im Mund behalten, wenn das Kind aktiv wird und spielen will.

– Lutschen bedeutet, sich von der Umwelt abzuschirmen, behaglich bei sich zu sein. Dieses Bedürfnis ist so lange berechtigt, bis das Kind eine Art des »Bei-sich-Seins« entwickelt hat, die nicht mehr dem Kleinkindalter entspricht.

– Noch ein Wort zum Lutschkiefer: Er bildet sich glücklicherweise oft von selbst wieder zurück, wenn die bleibenden Zähne kommen und das Kind langsam zu lutschen aufhört.

Soll man demnach gar nichts gegen das Daumenlutschen unternehmen?

– Beim Lutschen des Kleinkindes vor dem Einschlafen bejahen wir das aus den oben genannten Gründen.

– Im Übrigen gilt es, Geduld zu haben. Die Entwöhnung geht schnell – wenn der richtige Augenblick gekommen ist. Es gibt Kinder, die schon mit etwa drei Jahren von einem Tag auf den anderen sagen: »Ich lutsche jetzt nicht mehr« und es auch durchhalten. Eine Mutter beobachtete sogar, wie das Ärmchen im Schlaf jetzt immer wieder wegzuckte.

– Wenn – etwa vom dritten Jahr an – einmal wieder eine Schrunde oder Wunde am Finger entstanden ist, kann ein Verband helfen, das Lutschen leichter abzugewöhnen: Das »Wehweh« wird in Salbe und Mull gebettet, der Daumen und das Handgelenk verbunden, und zuletzt verschwindet die ganze Hand noch in einem Taschentuchsäckchen. Jetzt schaut das Kind verwundert auf seine neue Gliedmaße, und die Eltern bestätigen durch ihre Freude, dass alles in bester Ordnung ist. Der Verband wird täglich gewechselt und erst nach einer Woche wieder weggelassen. Bis dahin hat sich das Kind das Lutschen meist schon abgewöhnt. Pflaster sind nicht erlaubt, da sie verschluckt werden können!

Nägelkauen und -knibbeln

Nägelkauen geschieht mithilfe der Zähne, das Fingerknibbeln hingegen mit den eigenen Fingern. Beide Aktivitäten haben mit Kalkmangel nichts zu tun. Sie gehören zu den vielen nervösen oder gewohnheitsmäßigen Bewegungen infolge von seelischem Druck, Spannungszuständen, Verlegenheit, Langeweile oder Müdigkeit.

Kinder können sich das abgewöhnen, wenn sie es selbst wollen. Elterliche Ermahnungen bewirken meist das Gegenteil bzw. die Verschlimmerung der Symptome.

So können Sie helfen

Achten Sie zunächst darauf, wie viel Forderndes, Spannungsgeladenes im eigenen Verhalten dem Kind gegenüber liegt oder ob ihm vielleicht zu wenig Anregungen für sinnvolle Tätigkeiten gegeben werden. Sehr interessant ist es für das Kind, wenn es eine schöne große Nagelfeile und ein feines Hautscherchen geschenkt bekommt und ihm gezeigt wird, wie man jeden Morgen seine Fingernägel mit der Nagelfeile peinlich genau von allen überstehenden »Häkchen«, Häutchen und Rauigkeiten befreit. Anschließend werden die Nägel dann gut eingefettet. Trockene, juckende Häutchen sind der häufigste Anlass dafür, den Nagel zur lindernden Befeuchtung in den Mund zu nehmen. Fällt dieser Anreiz weg, verschwindet die Gewohnheit bald oder geht in bewusste Kontrolle über. Natürlich eignet sich diese Vorgehensweise nur für ältere Kinder.

Harmlose Zwänge

Fast jedes Kind läuft eine Zeit lang nur auf dem Bordstein, auf dem Steinpflaster nur in den Feldern oder auf den Linien, so wie es sich gerade selber die Regel gegeben hat. Wenn es sich aber nicht mehr bewegen kann, ohne bestimmte Regeln einzuhalten, und das Auslassen Angst erzeugt, spricht man von einem echten Zwang. Beobachtet man z.B. im Schulalter einen Händewaschzwang, einen Drehzwang um die eigene Achse oder einen Zählzwang, so ist ein Gang zum Kinderpsychiater oder Kinderarzt nötig.

Alle Gewohnheiten und regelmäßigen Bewegungswiederholungen haben die Tendenz, zwanghaft zu werden. Dies tritt jedoch nur ein, wenn sich die Bewegung oder Handlung aus dem Sinnzusammenhang mit der Umwelt herauslöst und nur noch um ihrer selbst willen ausgeführt wird.

Hier gilt es nach pädagogischen oder auch medikamentösen Wegen zu suchen, um das Ich des Kindes zu stärken. Dadurch fällt ihm dann auch die Kontrolle seiner Bewegungen wieder leichter.

Kissenklopfen und Schaukeln

Viele Kinder wiegen sich durch regelmäßige Bewegungen in den Schlaf. Dies kann sich auch beim Aufwachen in zwanghafter Weise wiederholen. In besonderem Maße kommt diese Symptomatik bei geistig behinderten, hirnorganisch kranken oder vernachlässigten Kindern vor. Sie verstärken dadurch ihre Selbstwahrnehmung, ähnlich wie beim Lutschen oder Onanieren. Allerdings ist die Selbstwahrnehmung beim Schaukeln noch betont durch den selbst gewählten Rhythmus, der Entspannung bewirkt und die Kinder in einen tranceähnlichen Zustand versetzen kann.

In die Kindersprechstunde kommen wegen dieser Symptomatik jedoch meist Eltern, deren Kinder weder vernachlässigt noch geistig behindert sind.

So können Sie helfen

Zur Lösung der aus irgendeinem Grund aufgetretenen inneren Spannung trägt bei, vor dem Einschlafen etwas Ruhiges zu singen und den von Unruhe erfüllten Kopf besonders im Stirnbereich wiederholt und sanft zu streicheln. Dabei hat es keinen Sinn, mit einem baldigen Erfolg zu rechnen. Denn dass das Kind auf Spannungszustände so reagiert und nicht anders, ist immer auch konstitutionell mitbedingt.

Manchmal erweist sich auch die Gabe eines geeigneten Konstitutionsmittels aus der homöopathischen oder anthroposophischen Therapierichtung über längere Zeit als hilfreich, beispielsweise:

- *Aurum/Stibium/Hyoscyamus* Globuli velati (Wala), 3-mal täglich 5 Globuli oder
- *Helleborus niger e planta tota* D 12 Globuli velati (Wala), 5 Globuli abends.
- Im Schulalter oder noch später verliert sich das Symptom in den meisten Fällen von selbst.

Kindliche Tics und Bewegungsunruhe

Unter einem *Tic* werden wiederholt einschießende unwillkürliche Bewegungsrudimente wie Blinzeln, Grimassieren, Räuspern, Kopfschütteln, Schulterhochheben u.a. verstanden. Die Betroffenen spüren dabei häufig etwas wie eine kurze Spannung vor der Entladung. Bei Konzentrationszunahme verliert sich die Spannung, bei Entspannung schießt sie dafür umso mehr wieder ein. Fühlt man sich beobachtet, so verstärkt sich der Tic ebenfalls. Gefördert wird er durch Überbeanspruchung der Sinne und durch seelische Belastungen, die vom Kind oder seiner Umgebung nicht verarbeitet werden können. Unbeachtet verschwinden diese Tics oft von allein.

■ Seltener und nicht so leicht erkennbar findet man manchmal eine feine *allgemeine Tic-artige Unruhe,* die alle Bewegungen durchdringt und das Kind ungeschickt erscheinen lässt. Diese Kinder werden zu Hause oder in der Schule oft bloßgestellt wegen ihrer Ungeschicklichkeit, unschöneren Schrift oder Verhaltensstörungen.

■ Damit nicht zu verwechseln, aber diese Erscheinungen manchmal überlagernd sind *unwillkürliche Bewegungselemente* aufgrund von regelmäßigem audiovisuellem Medienkonsum. Das Grimassieren hat hier fratzenhaften Charakter, in den Bewegungen sind deutlicher bestimmte typische Abwehr- und Angriffshaltungen, die bekannten »Peng, Peng«-Gesten oder witzig erscheinende Schnalz- und Grunzlaute wahrzunehmen. Sie sind Teile von Erlebnisabläufen, die automatischen Charakter angenommen haben. Die Phantasie dieser Kinder ist mit festen Bildern besetzt, die sich in Bewegung umwandeln. Dieses Verhalten wird allerdings von Eltern meist nicht als Störung erkannt. Ohne ihre Mithilfe ist jedoch gegen den diagnostizierbaren Fernseh-, Comic- oder Horrorkonsum nichts zu machen.

Ohne einen erfahrenen Arzt lassen sich diese Bewegungsstörungen untereinander sowie vom hyperkinetischen Syndrom (siehe Seite 611 ff.) oft nicht abgrenzen. Tatsächlich bestehen fließende Übergänge, insbesondere auch bei Kindern, die schon in den ersten Lebensjahren ferngesehen haben (siehe auch Seite 566 ff.). Hier findet man Kinder, die ohne vorherige Regung blitzartig und absichtlich empfindliche Gegenstände mit grober Kraft zerbrechen. Sie können neue Gegenstände nur auf ihre primitivsten Eigenschaften prüfen, d.h. auf Härte, Zerbrechlichkeit, Eignung als Wurfgeschoss oder Hammer. Die Dinge »sprechen« hier nicht mehr zum Kind. Es kann sich mithilfe seiner Sinne und Bewegungen nicht sachgemäß zu ihnen in Beziehung setzen. Das kann so weit gehen, dass diese Kinder gewissermaßen an einem vorbeileben und kein Kontakt oder nur eine ganz oberflächliche Beziehung möglich ist. Dabei kann durchaus der Eindruck einer Konversation entstehen, weil unter Umständen etliche Fragen vom Kind gestellt werden. Für die Antwort ist es aber schon nicht mehr offen. Man hat den Eindruck, dass man dem Ich als dem Bewusstseinsmittelpunkt des Kindes nicht begegnet. Ärztlicherseits spricht man hier von autistischen Zügen, ohne dass dabei ein Autismus im psychiatrischen Sinne vorliegt. Häufig finden sich bei diesen Kindern auch Sprachentwicklungsstörungen.

Wurden seltene Erscheinungsformen wie PANDAS (engl. Pediatric Autoimmune Neuropsychiatric Disorders Associated with Streptococcal Infections) oder ein Gille-de-la-Tourette-Syndrom ausgeschlossen und hat sich ein Arzt aufgrund des Gespräches, seiner Beobachtungen und weiterer Untersuchungen ein Bild von den Faktoren gemacht, die bei dem einzelnen Kind die Unruhe bestimmen, so kann eine Therapie erarbeitet werden.

Im Folgenden sollen einige pädagogische Maßnahmen angeführt werden, die in allen genannten Fällen unabhängig von der mehr neurologischen, d.h. organisch-körperlichen, oder der mehr seelischen Natur der Störung sinnvoll sind.

So können Sie helfen

- Wichtig ist ein geordneter Tageslauf mit Wechsel von Bewegungsanregungen und vermehrt beschaulicher Tätigkeit. Achten Sie auf regelmäßige Schlafens-, Wach- und Essenszeiten. Innerlichkeit, Konzentration und Aufmerksamkeit können entstehen, wenn sich der Bewegungsdrang nach außen geordnet in Bewegungsspielen mit ihren rhythmischen Klopf-, Stampf- und Singeinlagen ausleben darf. Als hilfreich erweist sich nach dem Toben und Spielen das Erzählen von Geschichten mit klaren, in der Phantasie noch nicht fixierten Bildern. So kommen in das unruhige Innenleben formende Elemente herein, die beruhigend wirken.
- Sinnvoll sind Eurythmie und Heileurythmie, insbesondere bei den Tics.
- Ständiges Beachten, Ansprechen und Ermahnen verstärkt die Unruhe. Hilfreich ist, sich zu fragen, warum das Kind gerade so sein muss und nicht anders sein kann. Dann können aus eigener ruhiger Überschau Lösungen gefunden werden.
- Unerlässlich ist jedoch der Ausschluss aller Medien – Radio, Märchen-CDs, Fernsehen, Videospiele, PC – und Bildhefte. Bieten Sie Ihrem Kind stattdessen täglich gestaltetes Spielen, z.B. im Kindergarten konstruktives, begleitetes Freispiel, Schatten-, Kasperle- oder Marionettentheater (siehe die Literaturempfehlung). Bei solchen Spielen dürfen besetzte Bildvorstellungen langsam ins Unbewusste absinken zugunsten solcher Bilder, die die eigene Phantasie anregen und keinen Zwang ausüben.

Empfohlene Literatur

- Rudolf Kischnik, Wil van Haren, *Dreh dich nicht um ... 300 Kreis- und Bewegungsspiele für Kinder und Jugendliche*, Stuttgart 2008.
- *Werkbücher für Kinder, Eltern und Erzieher*, siehe das Literaturverzeichnis, Seite 697.

Onanieren

Onanieren im Kindesalter ist ein Symptom und stellt für sich genommen keine Störung oder »Perversität« dar.

Manchmal ist abheilendes Wundsein der auslösende Faktor im Säuglingsalter, zuweilen tritt es auch als »Entdeckung« auf und schwindet nach einiger Zeit wieder.

Manchmal bemerkt man beim älteren Säugling oder Kleinkind beim Einschlafen ein rhythmisches Reiben oder Schaukeln im Becken- und Oberschenkelbereich mit oder ohne Kissen oder Puppe zwischen den Beinen. Die Kinder wirken wie weggetreten oder sind schon im Halbschlaf, zuletzt manchmal in Schweiß gebadet. Bevor man unbedacht sorgenvoll versucht gegenzusteuern, ist es besser, sich einmal mit dem Kinderarzt zu unterhalten. Im Zweifelsfall muss auch ein sexueller Missbrauch ausgeschlossen werden. Auf jeden Fall achtet man tags darauf, dass das Kind im spontanen Spiel körperlich ermüdet und dass man es öfters auf den Arm nimmt.

Tritt das Onanieren beim älteren Kind gewohnheitsmäßig und exzessiv auf, sollte ähnlich wie beim Schaukeln und anhaltenden Daumenlutschen auf auslösende oder verstärkende Umgebungseinflüsse geachtet werden: z.B. Ablehnung, fehlende Freundschaften, Langeweile, zu strenge oder beengende Erziehungselemente oder seelischer Druck.

Ziel ist die Wiederherstellung des seelischen Gleichgewichtes. Das Wecken von Interesse lenkt die Aufmerksamkeit vom eigenen Körper ab.

Bewährt haben sich auch körperliche Anstrengungen durch Spiel und Wandern, das Vermeiden intellektueller Überforderung und das abendliche Vorlesen, welches das Kind an den Rand des Schlafes bringt. Das Kind wird dann auf die Seite gelegt und ihm ein geliebter Gegenstand in die Hand gegeben.

Frechheit

Diese Zeilen möchten den kleinen und größeren Frechdachsen helfen, Verständnis bei den Menschen ihrer Umgebung zu finden.

Frechheit hat nichts mit Aggressivität zu tun. Wenn Kinder beginnen, sich etwas einfallen zu lassen – beispielsweise beim Nachbarn das Gartentörchen auszuhängen und einige hundert Meter weiter abzusetzen – oder aber die Klingeln in der Nachbarschaft auszuprobieren und aus sicherer Entfernung zuzuschauen, welches Gesicht der Betroffene jetzt macht – oder einmal in die Zuckerdose Salz zu füllen und umgekehrt – oder sich gar deftige Aprilscherze zu überlegen –, so ist dies ein Zeichen von Intelligenz und Handlungsbereitschaft, also Beweis für eine gewisse Ich-Stärke. Es ist Ausdruck der Vorstufe einer Fähigkeit, die später im Erwachsenenalter hoch gepriesen wird: des Humors.

Selbstverständlich sind die hier gemeinten Frechheiten nicht zu verwechseln mit sadistischen, zerstörerischen, bösartig erscheinenden Handlungen, die immer Ausdruck desolater Erziehungssituationen sind.

Glücklich ist das Kind, das in seiner Umgebung Erwachsene findet, die selbst einmal ihren Schabernack getrieben haben, innerhalb vertretbarer Grenzen mitgehen können und dem Kind vermitteln, sich nicht dauerhaft auf Kosten anderer zu amüsieren. Sie begegnen einer Spitz-

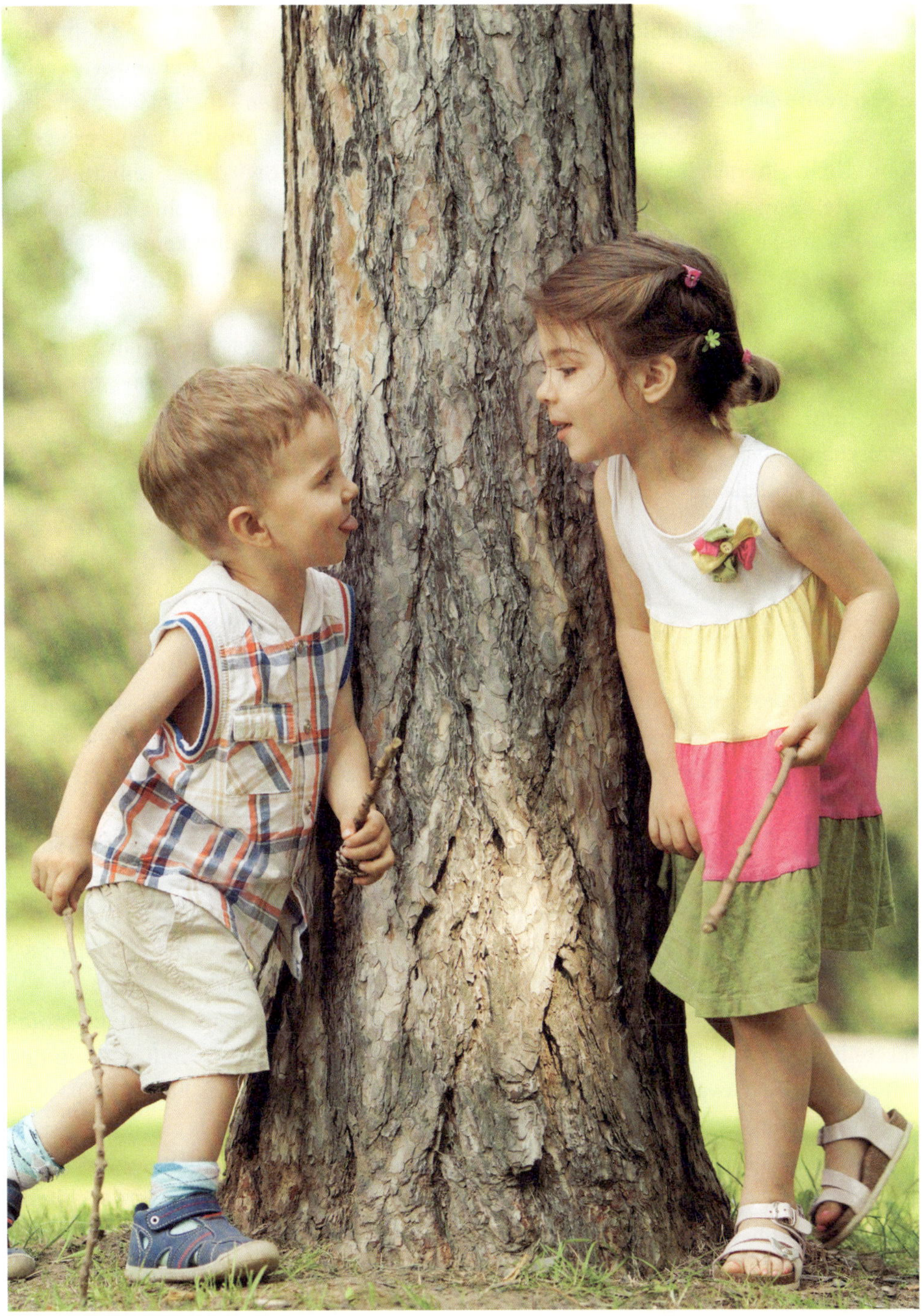

Frechheiten haben normalerweise nichts mit Aggressivität zu tun, sondern eher mit einer Fähigkeit, die im späteren Alter als Humor hoch geschätzt wird.

bübigkeit mit Verständnis, das spürbar bleibt, auch wenn sie bei echten Grenzüberschreitungen eingreifen müssen.

Streiche sind Ausdruck dafür, dass beim Kind Überschusskräfte vorliegen, dass Intelligenz am Werk ist und Aktivitätsbedürfnisse da sind, die noch keinen sinnvollen Gegenstand zur Betätigung gefunden haben.

Im späteren Leben werden daraus Einsatzbereitschaft, Umsicht und hilfreiches Verständnis für die großen und kleinen, komischen oder ernsten Versagenszustände des Alltags.

Fettsucht (Adipositas)

Beim Kinderarzt taucht das Dicksein als Problem hauptsächlich in zwei Varianten auf, die beispielhaft so aussehen können:

- Das etwa zweijährige Kind mit dem Gewicht eines Vier- bis Fünfjährigen isst gerne und gut, trinkt viel und besitzt mindestens einen Elternteil mit der gleichen Konstitution. In diesem Fall hat meist nur der Kinderarzt ein Problem, weil seine Vorstellungen von äußerer Beweglichkeit und unbeschwertem Atmen sowie seine Sorge um Herz, Kreislauf und ein beschwerdefreies späteres Leben nicht gefragt sind.

Wird das Kind aber wegen dieser Fettsucht vorgestellt, hängt es an den Eltern, ob sie sich selbst konsequent einer Abmagerungskur unterziehen wollen, und das ist leider nur selten der Fall.

- Ein für sein Alter großes und sehr korpulentes Schulkind im Alter von etwa zehn bis dreizehn Jahren – in der Mehrzahl sind es Jungen – wird vorgestellt, weil es in der Klasse gehänselt wird. Die Teilnahme am Sport ist nur noch eingeschränkt möglich, auf Bewegung wird auch kein großer Wert gelegt, es bestehen deutliche Rückzugstendenzen.

Jungen ziehen sich dabei meist an den Computer zurück, allerdings wenden sich auch immer mehr Kinder beiderlei Geschlechts ihrem Smartphone zu. Immer häufiger und früher haben Kinder- und Jugendärzte es mit der ungünstigen Wechselwirkung von Übergewicht, Bewegungsarmut und Internet(spiel)sucht zu tun.

Oft wird gefragt, ob etwas mit den Drüsen oder Hormonen nicht in Ordnung sei. Ärztlicherseits kann diese Sorge – meist schon an der leichten Übergröße erkennbar – als unbegründet aufgelöst werden.

Vielfach sind diese Kinder seelisch empfindsam und leicht verletzlich. Sorgfältig muss deshalb nach Problemen und Konflikten zu Hause oder in der Schule gesucht werden. Oft ist dann eine kinderpsychiatrische Behandlung angezeigt.

Alles hängt davon ab, ob in den einfachen Fällen der selbstständige Wille des Kindes aktiviert werden kann.

Mit dem Jugendlichen kann der Arzt oder eine Vertrauensperson außer den Eltern einen Vertrag abschließen, in dem ein bis drei Ziele vereinbart werden:

- Erstens wird beschlossen, ein Lieblingsgetränk oder -nahrungsmittel wegzulassen: eines, das häufig genommen wird, viele Kalorien hat und bei dem es leider besonders schwerfällt, darauf zu verzichten, wie Milch, Cola, Limo, Saft, Schokolade, Nudeln, Kartoffeln. Damit wird die Gewohnheitsänderung zur Willensanstrengung, die sich auf einen Punkt konzentrieren darf.

- Zweitens wird eine Bewegungsart ausgesucht, die unabhängig von der Schule ausgeübt wird, wie z.B. Fahrradfahren, Inline-Skaten, Rudern. Schwimmen ist weniger geeignet, da es den Appetit sehr fördert. Wenn keine Einigung zu erzielen ist, können auch andere nicht sportliche Initiativen angeregt werden. *Familiäre Mindestvereinbarung muss sein, dass die tägliche Zeit an Smartphone und anderen Bildschirmen nie die Zeit an Bewegung und schöpferischem Tun übersteigen darf!* Über das Essen wird möglichst nicht mehr gesprochen.

Die *Bothmergymnastik* ist zwar noch wenig bekannt, aber zur Entwicklung eines guten Körpergefühls ausgezeichnet geeignet. Sie entstand in der Gründungszeit der Waldorfschule und wurde – unter therapeutischen Gesichtspunkten – z.B. für unruhige Kinder und Jugendliche mit Essstörungen weiterentwickelt.[211]

Theaterspiel und *Sprachgestaltung* stärken die seelische Konstitution und das Selbstbewusstsein. Auch ein *Hinführen zu sozialem Verhalten außerhalb von Familie und Schule,* beispielsweise gegenüber hilfsbedürftigen Kindern oder älteren Menschen, fördert die Anerkennung auf neuen Gebieten.

- Drittens wird ein (realistisches) Gewichtsziel von 1 bis 2 kg Abnahme in zwei Wochen vereinbart und dann jeweils neu festgelegt.

Bei genügend eigener Motivation kann es auch sinnvoll sein, sich einem örtlichen Adipositasprogramm z.B. bei größeren Kliniken oder örtlichen Krankenkassen anzuschließen, das für Kinder und Jugendliche angeboten wird. Dort findet man »seinesgleichen« und braucht sich beim gemeinsamen Sport nicht zu genieren.

Magersucht (Anorexia nervosa)

Bei der Magersucht handelt es sich um eine seelisch bedingte Essstörung mit verzerrt-fixierten Vorstellungen von Nahrungsaufnahme, Angst vor Gewichtszunahme und fehlender Krankheitseinsicht. Die Körperwahrnehmung ist gestört. Diese Krankheit tritt nur in der heutigen industrialisierten Welt auf, betrifft ganz überwiegend Mädchen und junge Frauen, selten, aber zunehmend, auch Jungen.

Begleitend zur extremen Abmagerung bleibt die Regelblutung aus, und meist liegt auch eine Obstipation (Verstopfung) vor. Es überrascht die Neigung zu körperlicher Hochleistung und schulischem Ehrgeiz, oft ein Drang zum Füttern anderer und zur Kochkunst.

Die Patientinnen wirken zwanghaft. Ihre Gedanken kreisen unausweichlich um Essen und Kalorien, Gewicht und Figur – oft jedoch auch um Reinheit und Unreinheit bis hin zu Schuld- und Versündigungsvorstellungen. Dabei bilden sich Strategien aus, die zu körperlichem Abbau und zur Störung der Entwicklung führen, bis hin zur gelegentlich lebensbedrohlichen Abmagerung.

Diese Krankheit gibt trotz vieler psychologischer und sozialer Deutungsversuche immer wieder neue Rätsel auf. *Sie wirkt wie ein tief verankerter Trieb, die Weiterentwicklung zur verantwortlichen Persönlichkeit abzubrechen.*

Therapeutisch liegt die Aufgabe vor, die Lebensgrundlagen des physischen Leibes wieder aufzubauen. Es werden neben Sondenernährung und Infusionsbehandlungen – wenn nötig – sowie anthroposophischen und naturheilkundlichen Medikamenten äußere Anwendungen in Form von Wickeln und Einreibungen durchgeführt, die den Lebens-, Tast- und Wärmesinn anregen und kräftigen. Hinzu kommt bald auch eine künstlerische Therapie in Form von Malen, Heileurythmie oder Musiktherapie, später Sprachgestaltung und Bothmergymnastik. Der Reifung der Persönlichkeit und Öffnung für die soziale Umgebung dienen psychotherapeutische Einzel- und Familiengespräche.

In den letzten Jahren wurde in der Filderklinik bei Stuttgart für die beiden großen Essstörungen Anorexia und Bulimia nervosa ein erfolgreiches Therapiekonzept entwickelt, durch das 80 % Heilungen und Besserungen erzielt werden konnten.[212] Ebenso hat sich der systemische Therapieansatz nach Weber/Stierlin bewährt, insbesondere im ersten Halbjahr des Auftretens der Erkrankung (siehe die Literaturangabe).

Empfohlene Literatur

- Monica Bissegger u.a., *Die Behandlung von Magersucht. Ein integrativer Therapieansatz,* Stuttgart 1998. (Dieser Behandlungsansatz wurde in der psychosomatischen Abteilung der Filderklinik bei Stuttgart entwickelt.)
- Johannes Bockemühl, *Anorexie und Bulimie. Krankhafte Störungen der Essgewohnheiten,* hrsg. vom Verein für Anthroposophisches Heilwesen (»gesundheit aktiv«), Bad Liebenzell 2000.
- Gunthard Weber, Helm Stierlin, *In Liebe entzweit. Ein systemischer Ansatz zum Verständnis und zur Behandlung der Magersuchtsfamilie,* Heidelberg ²2003.

Angst

Fast jeder staunt über Kleinkinder, die völlig unbesorgt eine Leiter hinaufklettern oder an einer Kante stehen ohne jede Angst. Das kann sich schlagartig ändern, wenn sie z.B. von einem schrecklichen Traum oder einem lauten Krach aufwachen, ihnen womöglich wiederholt ein Schmerz zugefügt wird oder sie einer Misshandlung zusehen mussten, oft jedoch auch, wenn sie verlassen wurden oder sich verlassen fühlen. Es gibt Kinder und auch Erwachsene, die solche Erlebnisse zum Anlass nehmen, um daran stark zu werden. Bei anderen zieht die Angst sichtbar ein und begleitet sie von da an als Frage und Aufgabe durch das Leben.

Menschen, die konstitutionell mehr zum Nachdenken, Vorplanen, Erklären

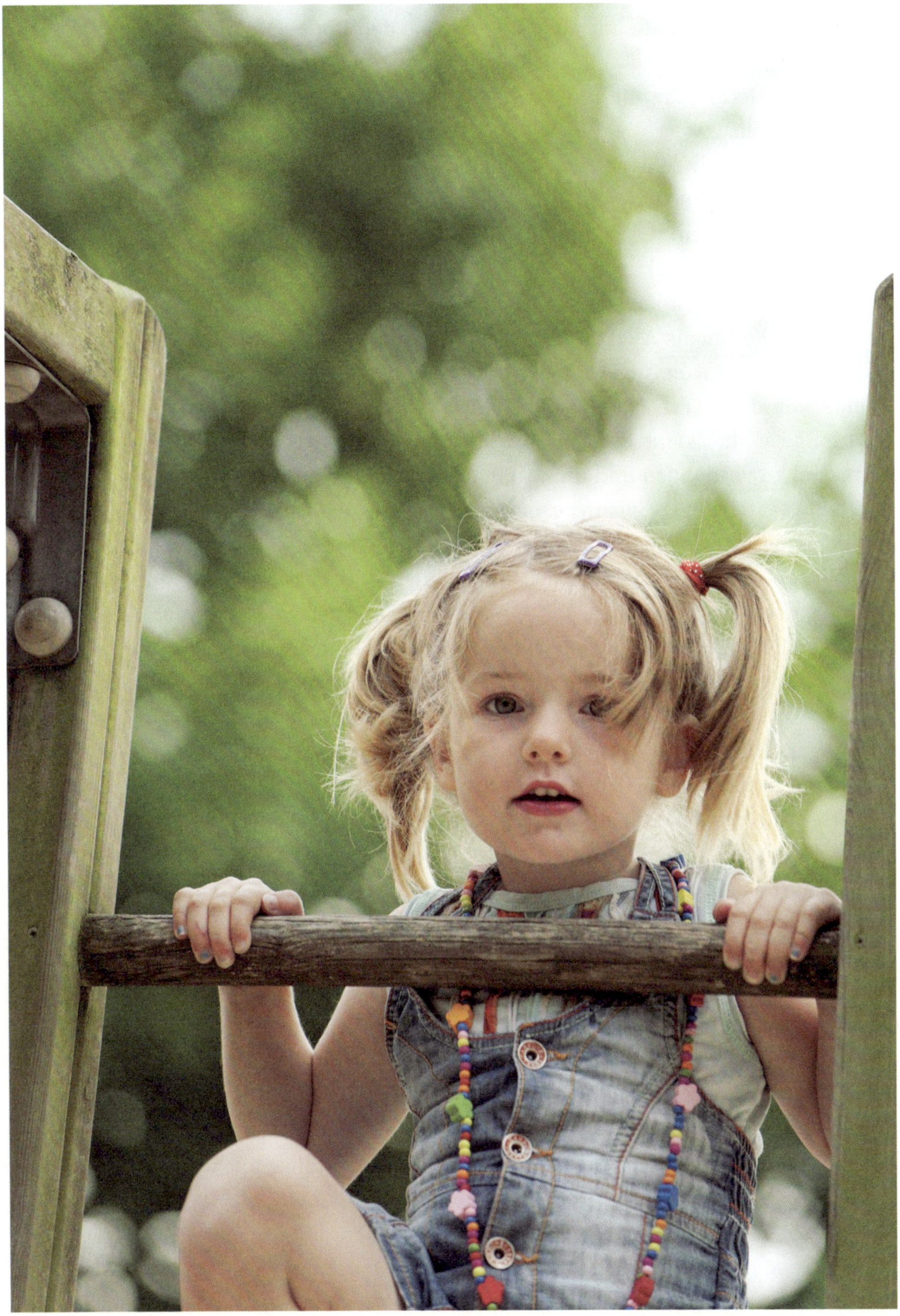

Kleinere Kinder scheinen oft keine Angst zu kennen.

und zur inneren Distanz zu den Dingen neigen, sind in der Regel ängstlicher als die »Ausprobierer«, die mit Herz, Sinn und Hand zugreifen.

Natürlich wirken wir als Erwachsene auf die Kinder so, wie wir sind, und nicht, wie wir gerne wären.

Vorsorgliche Bemerkungen wie: »Du brauchst keine Angst vor dem Doktor zu haben« wecken mehr Ängste, als sie beruhigen, da die Mutter Angst hat, das Kind könnte vor dem Arzt Angst haben. Der Arzt hingegen hat keine Chance, sich mit dem Kind zu verbünden und unmittelbar mit den Hantierungen auch die nötigen beruhigenden Erklärungen des Verlaufs einer Untersuchung zu geben.

Am schwersten haben es in solchen Situationen Heimkinder. Die meisten von ihnen geraten in eine existenzielle Panik bei Blutabnahmen oder besonderen Untersuchungen. Dies zeigt die Verletzung der Entwicklung ihres natürlichen Selbstbewusstseins durch den Mangel an menschlicher Zuwendung, den sie in den ersten Lebensjahren erfahren haben.

Die Behandlung von Ängsten ist eine der großen Aufgaben der Psychiatrie, Psychotherapie, ja der gesamten Medizin, aber auch der Seelsorge. Sie alle wirken durch das Gespräch, das Verstehen und die Zeit, manchmal auch durch Medikamente.

Hier können nur einige typische Beispiele für den Umgang mit Angst gegeben werden:

Bei Angst vor Gewitter

Nehmen Sie das Kind auf den Arm, schauen Sie den Blitzen zu und kommentieren Sie den Donner, je nach Lautstärke. Wenn das Kind ruhiger wird, kommentieren Sie die Blitze mit »Schau, wie hell« und später »Schau, wie schön«, in dem Maße, wie man das selbst erleben kann.

Jenseits von neun Jahren verstehen Kinder schon den Satz: »Der Blitz, den ich höre, hat nicht bei mir eingeschlagen.« Das Beruhigende daran ist weniger die Logik als die Tatsache, dass jemand das Wahrgenommene ganz sachlich kommentiert.

Angst vor dem Blutabnehmen

Die beste Vorbereitung ist, wenn die Mutter sagt oder zu erkennen gibt: »Ich halte dich und passe gut auf, und der Doktor sagt uns genau, was er macht.« Damit hat sie die Führung im Raum an den Arzt abgegeben, das Kind fühlt sich körperlich geborgen und kann sich auf den »Handlungsbevollmächtigten« einlassen.

Die vorgestellte Angst

Vorstellungen vom »schwarzen Mann« oder vom »dunklen Keller« sind meist durch dumme Reden oder aufgeschnappte Äußerungen anderer entstanden. Natürlich gilt das auch für Ausdrücke wie »wasserscheu« oder »schwindelig« oder »ängstlich«.

In nachdenklichen Kinderköpfen wuchern solche Gedanken wie die Pilze, schwinden aber auch mit großem Stolz, wenn in Abwesenheit der so redenden Personen ein unbefangener Vertrauter das Kind in dunkle Räume, ins Wasser und an Abgründe führt und es sicher und gut wieder herauskommt.

Allgemein gilt

Angst zuzulassen und zu akzeptieren ist der erste Schritt zu ihrer Überwindung. Körperliche Nähe und Zeit und ein kurzes sachgemäßes Wort helfen, nicht aber lange Reden.

Es ist die Aufgabe des Erwachsenen, angesichts der Angst des Kindes die eigene Ruhe und Überschau zu verstärken und Verständnis zu zeigen, anstatt sorgenvoll-ängstlich zu werden, weil das Kind Angst hat.

Oft hilft es auch, das Interesse von den angstbesetzten Vorstellungen abzuwenden und auf das konkret Wahrnehmbare und Verstehbare hinzulenken.

Lassen Sie das Kind wenn irgend möglich Menschen kennen lernen, die keine Angst haben oder mit ihrer Angst umgehen können.

Angst hat im körperlichen und seelischen Erleben auch eine wichtige Schutzfunktion und sollte daher als »normal« und zum Leben gehörig betrachtet werden. Sie weckt auf, macht sensibel und verstärkt die Selbstwahrnehmung. An ihrer Überwindung zu arbeiten und sie in gesunden Grenzen zu halten ist – je nach Persönlichkeitsveranlagung – »kein Problem« oder lebenslange Aufgabe.

Der Leib ist verletzlich und immer wieder Gefährdungen von außen oder innen ausgesetzt. Nur das Ewige im Menschen, seine geistige Natur, sein Wesen, ist unzerstörbar – unvergänglich. Je mehr dies bewusst erfasst werden kann, umso leichter kann der Körper- und Seelenangst gegengesteuert werden.

Bewährt hat sich das Gebet, das Dietrich Bonhoeffer wenige Monate vor seiner Hinrichtung im Konzentrationslager schrieb:

Von guten Mächten wunderbar
geborgen
Erwarten wir getrost,
was kommen mag.
Gott ist bei uns am Abend
und am Morgen
Und ganz gewiss an jedem neuen Tag.

Empfohlene Literatur

– Michaela Glöckler, *Vom Umgang mit der Angst. Eine biografisch-menschenkundliche Studie*, Stuttgart [2]1993.

Schulprobleme

Lernschwierigkeiten und Schulprobleme, insbesondere Schulängste, belasten Kinder, Eltern und Lehrer. Die damit verbundenen individuellen und sozialen Probleme führen oft nicht nur zum Kinderarzt, sondern auch zum Kinderpsychiater oder Psychologen. Wie lassen sich Kinder verstehen, die aufgrund ihrer körperlichen und seelischen Verfassung besondere, einseitige Begabungen haben, wodurch es ihnen schwerer fällt, sich an die Normvorstellungen und Anforderungen in Schule und Gesellschaft anzupassen? Schon wenn sie auf dem Land leben können, dort vieles entdecken und mit tätig sein dürfen, gedeihen sie bedeutend besser als im engen Stadtmilieu. Wie kann man ihnen helfen, ihre besonderen Begabungen gut handhaben zu lernen und die nicht vorhandenen Fähigkeiten so weit als möglich zu erwerben?

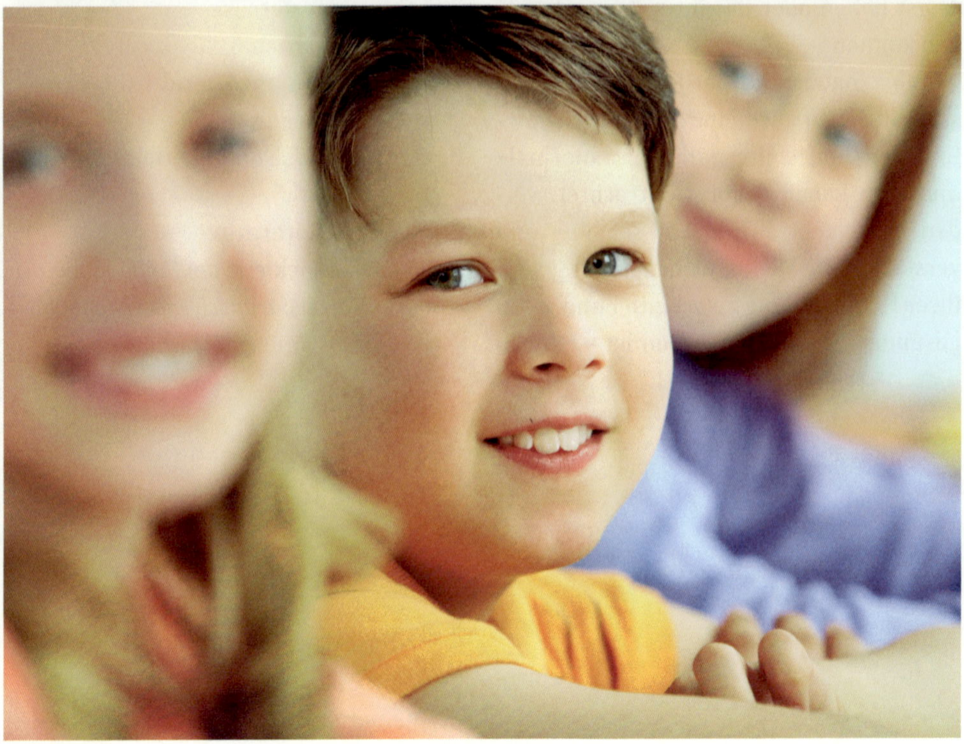

Aufmerksamkeitsstörung (ADS) und konstitutionelle Bewegungsunruhe (hyperkinetisches Syndrom)

Jeder kennt Kinder, die unruhig und getrieben wirken, unvermittelt impulsiv handeln, oft schwer anzusprechen sind und schon auf kleine oder vermeintliche Störungen frustriert und infolgedessen aggressiv reagieren. Ihre überschießenden Sympathie- und Antipathie-Bekundungen stoßen immer wieder auf Unverständnis – ebenso wie ihre oft destruktiven Handlungsweisen.

Die betroffenen Kinder haben bei aller Vielfalt und Originalität ihrer Verhaltensweisen eines gemeinsam: Ihre Fähigkeit, die Aufmerksamkeit zu lenken und ihre Impulse und Handlungsbereitschaft zu kontrollieren, ist unterentwickelt, weswegen sich als Bezeichnung dafür »Aktivitäts- und Aufmerksamkeitsstörung« eingebürgert hat.

Diese Kinder sind bewegungs- und handlungsbegabt! Es gelingt ihnen nur nicht, ihr Interesse und ihre Aktivitätsbereitschaft so zu lenken und zu strukturieren, dass sie damit zu sinnvollen Leistungen und anerkannten Handlungsweisen kommen können. Und genau das gilt es zu lernen. Da diese Eigenschaften aber auch die meisten Vorschulkinder kennzeichnen, wird eine ADHS-Diagnose bei zu früh eingeschulten Kindern häufig fälschlich gestellt. Studien haben dies zunächst in Kanada und den USA, inzwischen jedoch auch in Deutschland an Schulkindern belegt.[213]

Früher wurden diese Kinder als »Zappelphilipp« bezeichnet und oft als Störenfriede ausgegrenzt. Heute herrscht Einigkeit darüber, dass es sich um eine konstitutionelle Störung handelt, die mit pädagogischen und medizinischen Mitteln behandelt werden muss (siehe auf Seite 234 ff. das Kapitel über die Konstitutionstherapie) – ein jeweils individueller Lernprozess für alle Beteiligten.

Ursachen

Die konstitutionelle Bewegungsunruhe kommt familiär gehäuft vor, kann ihre Ursache jedoch auch in vielem haben, was die Entwicklung von Aufmerksamkeit und Konzentration behindert (siehe Seite 580). Sie äußert sich bei Jungen überwiegend in Form von überschießender körperlicher Aktivitätsbereitschaft, bei Mädchen hingegen mehr innerlich als Gedankenchaos und seelische Unruhezustände. Letzteres wird nicht selten zunächst in der Schule als »Minderbegabung« gedeutet und infolgedessen oft nicht oder zu spät erkannt und behandelt.

Manchmal wird die Bewegungsunruhe noch kompliziert durch andere Störungen wie Tics (siehe Seite 599 ff.) und Teilleistungsstörungen wie z.B. Legasthenie, isolierte Rechenschwächen, Schwierigkeiten, gezielt zuzuhören, wenn mehrere sprechen, oder überhaupt Gehörtes zu verstehen. So ist zunächst eine gründliche Untersuchung und Diagnosestellung erforderlich, wie sie vom Kinderpsychiater oder Kinderarzt vorgenommen wird.[214]

Zur Therapie

Zu Beginn der Therapie sind folgende Fragen zu beantworten:

- Wer ist der verantwortliche Erwachsene zu Hause oder in der Schule, der das Kind gern hat und auf seinem nicht einfachen Weg der Konzentrations- und Aufmerksamkeitssteigerung begleiten will? Wer hat oder erwirbt sich die Fähigkeit und Kraft, das Kind in seinen Wesensäußerungen zu verstehen, sich einzufühlen und für es einzustehen?
- Findet sich eine erfahrene Therapeutin bzw. ein Therapeut im heilpädagogischen Arbeitsbereich, der auf die Individualität des Kindes eingehen kann und Lehrern und Eltern Hilfestellungen gibt?

Es hängt alles davon ab, dass die Hilfe zur Selbsthilfe möglichst früh ansetzt und gelingt.

- Wie können symptomverstärkende Faktoren im Alltagsleben reduziert und wo möglich ausgeschaltet werden?
- Welche Art der Therapie möchte man in Anspruch nehmen? Greift man zur inzwischen weltweit praktizierten Therapie mit Psychostimulantien wie z.B. Methylphenidat-Derivaten (Ritalin®, Medikinet®, Concerta® u.a.)?

Diese Medikamente bewirken in geringer Dosierung bei den meisten hyperaktiven Kindern eine Beruhigung und steigern ihre Aufmerksamkeit für einige Stunden.

Ihre Wirkung ist die der Amphetamingruppe der leistungssteigernden »Wachmacher«, die auch als Appetitzügler bekannt sind.

Begeisternde Berichte von Betroffenen liegen vor, da sich mit ihrer Hilfe die schulische und häusliche Situation vieler Kinder schlagartig verbessert hat. So ist verständlich, dass der Einsatz dieser Medikamente in Deutschland und in vielen anderen Ländern enorme Zuwachsraten verzeichnet. Der ständig zunehmende Gebrauch kann aber auch deutlich machen, dass die heutigen Lebensformen augenscheinlich die Veranlagung zur konstitutionellen Bewegungsunruhe und Konzentrationsschwäche fördern. *Wir empfehlen daher, die medikamentöse Behandlung nur zu Beginn und auch nur wenn nötig oder aber zur Intervention bei Krisen in der Schule oder im Elternhaus vorzunehmen.*

Nicht selten fordern die Lehrer in der Schule den Einsatz von Methylphenidat-Derivaten, wohingegen sich die Eltern, zunehmend aber auch die Kinder eine verhaltenstherapeutische bzw. pädagogische Behandlung wünschen. Denn die Kinder merken, dass nach etwa vier Stunden die positive Wirkung des Medikaments erloschen ist und dass sie unter dessen Einnahme nicht wirklich »sie selber« sind, sondern abhängig von etwas Fremdem. Ein Junge, der schon länger unter Ritalin® stand und es auf dringenden Geheiß der Schule bzw. der Lehrer einnahm, sagte eines Tages zu seiner Mutter: »Ich will das nicht mehr nehmen – ich möchte ich selber sein. Kann ich nicht auf eine andere Schule gehen?«

Wir empfehlen, dieses Krankheitsbild nur im Notfall symptomatisch mit Ritalin® oder Ähnlichem zu behandeln, und halten die ursächliche Therapie mit pädagogischen und verhaltenstherapeutischen Mitteln für entwicklungsgemäß und gesundheitsfördernd.

- Ein Zuviel an Therapie kann man durch sorgfältige Planung des Notwendigen mit einem erfahrenen Kinderarzt, Psychologen oder Heilpädagogen vermeiden. Neben der notwendigen Beobachtung und Behandlung zu Hause sowie in Kindergarten und Schule gibt es eine Vielzahl therapeutischer Möglichkeiten, die auch dazu verleiten kann, zu viel zu tun und zu unkoordiniert vorzugehen. Die Leidtragenden sind die betroffenen Kinder, die ständig mit ihrem Sonderstatus konfrontiert sind und sich nur nach einem sehnen: normal sein zu dürfen, so wie die anderen es sind.

! Das Gefühl vermittelt zu bekommen: So wie du bist, haben wir dich lieb – ist für diese Kinder, die ihren Namen oft im Zorn oder in ermahnendem, genervtem Ton ausgesprochen erleben, ganz besonders wichtig. Gerade sie sind auf die Entwicklung eines gesunden Selbstbewusstseins besonders angewiesen. Wie aber soll dies geschehen, wenn man sich als Problemfall der Familie und in der Schule erlebt?

Daher gilt auch hier, nicht in Gegenwart der Betroffenen mit Ärzten, Therapeuten, Nachbarn und Freunden den Zustand des Kindes und seine Problematik auszubreiten, sondern in Abwesenheit. Mit dem Kind werden die positiven Aufgabenstellungen besprochen in dem Sinne, dass wir alle viel lernen müssen – und dass es sehr verschieden ist, was beim Einzelnen gerade »dran« ist. Je normaler es erscheint, dass jeder das lernt, was er braucht, umso ungestörter kann sich die Entwicklung auch dieser Kinder vollziehen.

Therapie mit den Mitteln der Pädagogik und Heilpädagogik

Bei dieser Therapie, die zu Hause, im Kindergarten und in der Schule erfolgt, muss auf zwei Dinge geachtet werden:

- die Reduzierung und – wo immer möglich – Ausschaltung von symptomverstärkenden Umwelteinflüssen und
- eine möglichst frühzeitige gezielte heilpädagogische Förderung. Diese dient der individuellen Schulung des Kindes zur Stärkung seiner Persönlichkeit durch Übungen zur Willensschulung und Aufmerksamkeitslenkung.

Fördermöglichkeiten zu Hause

- **Begleitende Gespräche**

Sorgen Sie dafür, dass regelmäßig ein begleitendes Gespräch zwischen den an der Erziehung und Behandlung des Kindes beteiligten Personen stattfindet, d.h. zwischen den Eltern, Erziehern, Lehrern, dem Arzt, dem Therapeuten einschließlich anderer relevanter Bezugspersonen. In dem Gespräch trägt jeder sein aktuelles Bild vom Kind und dessen Begabungen und Lernmöglichkeiten vor. Dieses Bild wird dann durch eine möglichst exakte Charakteristik der Lernbehinderungen und Schwierigkeiten, aber auch der Fähigkeiten und Stärken abgerundet. Dann werden Teilziele und ein Fernziel der Behandlung ins Auge gefasst.

Nach den Möglichkeiten der Teilnehmer werden auch die Aufgaben verteilt, eventuell noch Helfer hinzugezogen und regelmäßige Fortsetzungen des Gesprächs verabredet.

Entscheidend ist, dass mit dem Kind ganz konkrete Absprachen getroffen werden, wie diese oder jene besondere Schwierigkeit gemeistert werden kann, indem man mit ihm gemeinsam eine Strategie überlegt, die auch Spaß macht und zu Erfolgserlebnissen führt. Denn ohne Motivation ist tatsächlich nichts zu machen.[215] Diese aber ist nicht schwer zu wecken, wenn das Kind Vertrauen hat, sich geliebt fühlt und merkt, dass der Prozess zu Erfolgserlebnissen führt.

Rhythmus im Tageslauf

Die Kinder brauchen von außen gute Zeitstrukturen für jeden Tag der Woche. Die Erwachsenen müssen wissen, was täglich, was periodisch geschieht, wer wann für was zuständig ist. Wie werden die ersten Minuten nach dem Aufwachen und die letzten vor dem Einschlafen gestaltet?

Insbesondere der Moment des Gute-Nacht-Sagens kann zu einem Höhepunkt des Tages werden. Das Kind hört eine kurze Geschichte, ein Lied wird gesungen, ein paar rückblickende Worte zum Tag werden ausgetauscht – was ist gewesen, was wird morgen sein? –, am besten ruhig betrachtend und in einer Stimmung, die den Tag gut sein lässt. Zum Abschluss ein Lied, ein schöner Spruch oder ein Gebet. So kann das Kind sowohl die Tageserlebnisse als auch die genossene Nahrung besser »verdauen«. Die Begrüßung am nächsten Morgen wird dann auch eher mit der nötigen Leichtigkeit und humorvollen Wärme gelingen, die Sicherheit ausstrahlt, dass man den Aufbruch zur Schule schaffen wird ...

Visuelles Training

Da die Kinder oft Probleme haben, aus dem gesprochenen Wort verbindliche Vorstellungen zu bilden, ist für sie ein ausgehängter schriftlicher Tages- und Wochenplan hilfreich, weil sie diesen immer wieder sehen und dadurch leicht erinnern können.

Ausreichend körperliche Betätigung

Unruhige Kinder brauchen einen Schulweg! Wenn sie zwanzig bis dreißig Minuten stramm gelaufen sind, haben sie in der Schule erst einmal das Bedürfnis zu sitzen ...

Auch die Nachmittage zu Hause müssen genügend Gelegenheit für körperliche Tätigkeit bieten. Wenn dies z.B. nicht in einem eigenen Garten möglich ist, dann beim Nachbarn oder auf einem in der Nähe gelegenen Freizeitpark oder wenn irgend möglich auf einem Bauernhof. Gartenarbeit, Holzsägen, Helfen mit dem Bollerwagen, Einkaufen, Handwerkliches und Basteln oder aber organisierte Halbtageswanderungen, als Elterninitiative in der Schule oder privat zu Hause, sind sehr hilfreich.

Striktes Medienverbot

Smartphone, Fernsehen, Video, PC, MP3-Player oder CDs sollten aus dem häuslichen Umkreis insbesondere dieser Kinder

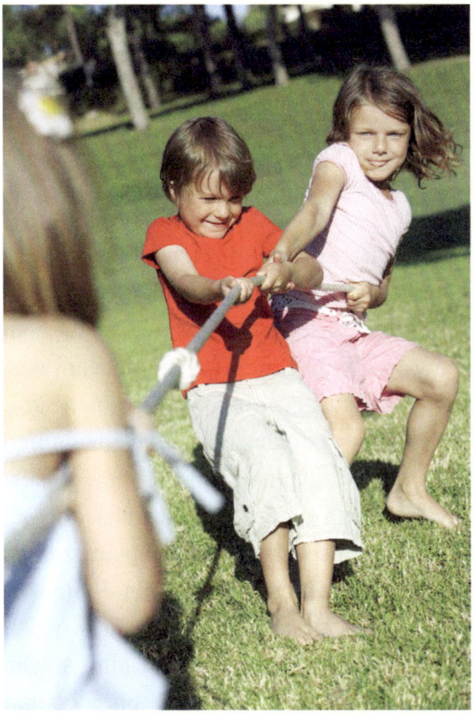

Wenn Kinder überschüssige Kräfte loswerden können, fällt es ihnen anschließend meist leichter, sich zu konzentrieren.

verschwinden. Der frühe und häufige Konsum verursacht schon bei konstitutionell gesunden Kindern deutliche Schäden, die sich als Störungen der Aufmerksamkeit, des Zuhörenkönnens, des innerlichen Auffassens und Herstellens von Zusammenhängen bemerkbar machen. Daher trägt der Gebrauch der Medien bei von Unruhe und Konzentrationsschwäche betroffenen Kindern deutlich zur Symptomverstärkung und damit zur Verschlechterung der Gesamtsituation bei.

Wenn dann vom elften, zwölften Lebensjahr an hin und wieder gemeinsam Sendungen oder Filme ausgesucht und angeschaut werden, sollten die Sendungen anschließend auch im Gespräch verarbeitet werden.

Erzählen und Sprachpflege

Dem Alter und Fassungsvermögen des Kindes angepasst kann eine tägliche Erzähl-»Stunde« segensvoll wirken. Meist wird man mit natürlicher, nicht dramatisierender, sondern teilnahmsvoll-ruhiger Stimme etwas vorlesen (siehe Seite 448 f.).

Künstlerische Tätigkeiten

Künstlerisches Tun in Form von Malen, Kneten, Flechten, Fingerweben oder Arbeiten mit stumpfer Stopfnadel hilft den Kindern, ihren Tätigkeitsdrang zu lenken, sich dabei zu konzentrieren und mehr zur Ruhe zu kommen.

Werkstattarbeiten

Werkstatttätigkeiten wie Hämmern, Arbeit mit Keilen, Hölzerspalten und vor allem Sägenlernen mit väterlicher Führung der Säge sind sehr hilfreich. Sind solche Förderungen zu Hause nicht möglich, können sie auch im Rahmen der Ergotherapie von außerhalb erfolgen.

Gestaltung der Wohnung

Empfohlen wird, alles wegzuräumen, was man nicht unbedingt braucht. Gut ist, als Geschirr schwere Keramikbecher und Krüge zu benutzen, die nicht so leicht umfallen können. Anstatt Kerzen in Leuchtern, die umfallen und leicht ausgepustet werden können, können Sie Laternen mit Teelichtern verwenden. Ein Hocker unter dem Tisch bewirkt, dass die Füße fest auf etwas stehen können.

Kleine Kinderzimmer mit schließbaren Türen unterstützten das »Bei-sich-Sein« und sind daher besser als große offene Koch-Wohn-Spiel-Bereiche.

Wenn das Kind in Werkstatt und Küche hilft, kann es auf einem Hocker stehen, damit es mehr Bewusstsein für seinen Standort bekommt.

Elterntraining

In manchen Städten wird Elterntraining angeboten. Hier geht es darum, den Eltern erzieherische Hilfen aus Elementen der Verhaltenstherapie und Motivationsforschung zu vermitteln. Sie lernen dabei, typische Alltagsprobleme selbstständig zu reflektieren und das Kind mit seinen Besonderheiten besser zu verstehen.

Fördermöglichkeiten im Kindergarten

Je nach Art des Kindergartens können für die Eltern erhebliche Entlastungen erzielt werden. In der kleinen Kindergartengruppe oder dem integrativen Kindergarten ist von vornherein die Möglichkeit gegeben, sich auf die besonderen Möglichkeiten der betroffenen Kinder einzulassen. Je größer die Gruppe und je geringer die Anzahl der Betreuer, umso eher können Schwierigkeiten auftreten, die zu ersten Ausgrenzungen führen. Das sollte wenn irgend möglich vermieden werden und hängt nicht zuletzt von der pädagogischen Kompetenz der Erzieherin und ihrer Helfer ab. Wenn sie es jedoch schafft, das Kind in die große Gruppe zu integrieren und es durch guten Kontakt zu führen, ist das für alle Beteiligten ein Gewinn.

Für jede dieser Betreuungsformen gilt jedoch, dass es für die weitere Entwicklung der Kinder von großem Wert ist, wenn die oben genannten begleitenden Gespräche schon in dieser Zeit beginnen.

Bei zusätzlichen Auffälligkeiten oder dem Auftreten unbeherrschbarer Probleme wäre ein integrativer Kindergarten die erforderliche Alternative, d.h. ein Platz in einem Kindergarten, in dem verhaltensauffällige Kinder oder solche mit Beeinträchtigungen aller Art zusammen mit »unauffälligen« Kindern betreut werden. Sehr zu empfehlen ist auch die Begleitung dieses Sozialisierungsprozesses durch einen niedergelassenen Heilpädagogen oder verhaltenstherapeutisch orientierten Psychologen. Wird eine solche Therapie über ein Jahr ein- bis zweimal pro Woche durchgeführt, so können damit deutliche Besserungen der Symptomatik erzielt werden, wenn das Kind gerne hingeht. Wenn das Kind dann in die Schule kommt, bringt es diese begleitende Unterstützung schon mit und kann eventuell dort auftretende Probleme entsprechend aufarbeiten.

Fördermöglichkeiten in der Schule

In der Schule treten die Probleme oft erst klar hervor. Kleine Klassen oder die Bildung von Kleingruppen in größeren Klassen können eine große Hilfe sein. Man muss den Lehrern zugutehalten, dass ein bis zwei betroffene Kinder in einer Großklasse einen geordneten Unterricht sprengen können.

Das konstruktive Gespräch zwischen Angehörigen und Lehrern sollte möglichst vor dem Auftreten der Probleme stattfinden. In jedem Fall ist es zur Vertrauensbildung wichtig und hilft es dem Kind, wenn es so bald wie möglich »seinen Platz« in der Klasse und im Bewusstsein des Lehrers auf konstruktive Weise finden kann.

Analog zu der Erfahrung, dass ein unruhiges Kind auf einem Pferderücken ruhig und aufmerksam wird, weil es unbewusst balancieren muss, kann z.B. das unkonventionelle Angebot eines großen Gymnastikballes oder eines Barhockers als »Sitzplatz« in der Klasse hilfreich sein. Wenn der Lehrer oder das Kind selbst merkt, dass es unruhig wird, darf es eine Zeit lang darauf sitzen und von dort aus zuhören. Geschickt eingefädelt erhält die Klasse so das Signal, dass eine solche Unruhe bei diesem Kind ein »Naturereignis« ist, an dem man sich nicht weiter aufhält. Das Kind hingegen fasst Vertrauen, dass der Lehrer ihm helfen will.

Diese und auch andere Hilfestellungen können aber nur gedeihen, wenn ein guter Kontakt zwischen allen gebildet wurde.

Seit vermehrt Kinder, die früher in Kleinklassen oder Sonderschulen waren, durch »Inklusion« das Recht haben, auch am Regelunterricht in den öffentlichen Schulen teilzunehmen, finden sich immer öfter auch Möglichkeiten einer persönlichen Assistenz bzw. geschulten Begleitperson im Unterricht. Dadurch kann noch mehr auf die besonderen Bedürfnisse der konzentrations- und kontrollschwachen Kinder eingegangen werden. Auf die Wichtigkeit eines morgendlichen Schulweges wurde schon hingewiesen.

Bewährte zusätzliche Hilfs- und Fördermöglichkeiten

Je nach der individuellen Situation können die nachstehend aufgeführten Maßnahmen und Fördermöglichkeiten einzeln oder auch in Kombination zusätzlich zur pädagogischen Behandlung zum Einsatz kommen.

Singen und Musiktherapie

Beim Singen wird die Fähigkeit kultiviert, die Gefühlswelt bewusst handhaben zu lernen.

Wir wissen aus spannenden Untersuchungen, dass sich regelmäßiges Musizieren und das Spielen eines Instrumentes im Grundschulalter vielfältig auswirken: Diese Kinder haben auch beim Zuhören, Lesen und Rechtschreiben Vorteile und können Hyperaktivität und Impulsivität besser kontrollieren. Darüber hinaus wurden eine verbesserte Hörfähigkeit bezüglich Klangspektrum, Tonhöhe und Rhythmus sowie neuroplastische Veränderungen des Gehirns nachgewiesen. Und: Musizierende Kinder mit ADHS zeigten eine verbesserte Zusammenarbeit ihrer beiden Hirnhälften – oder anders ausgedrückt: eine verringerte Asynchronizität der Hirnhemisphären.[216]

Sensorische Integrationstherapie und Krankengymnastik

Sensorische Integrationstherapie und/ oder Krankengymnastik ist immer dann angezeigt, wenn die Wahrnehmungs- und Handlungsseite des Kindes nicht sinnvoll zusammenstimmen.

Ergotherapie
Bei einer Ergotherapie werden konkrete Fördermaßnahmen durch den sachgerechten Gebrauch von Alltagsgegenständen sowie sinnvolle handwerkliche Beschäftigungen und Tätigkeiten vorgenommen.

Rhythmische Massage
Rhythmische Massage nach Ita Wegman verhilft dem Kind zu einer besseren Selbstwahrnehmung. Es fühlt sich in seinem Körper wohler und lernt ihn besser zu durchdringen.

Bothmergymnastik
Diese Gymnastikform ist zwar noch wenig bekannt, aber zur Entwicklung eines gesunden Körpergefühls ausgezeichnet geeignet. Sie wurde in der Gründungszeit der Waldorfpädagogik entwickelt und unter therapeutischen Gesichtspunkten unter anderem erfolgreich für unruhige Kinder und auch für Jugendliche mit Essstörungen angewandt.[217]

Heileurythmie
Heileurythmie wird auf Seite 625 f. beschrieben. Sie vermag – angepasst an die kindlichen Erlebnisweisen – körperliche und seelische Bewegung koordiniert einzuüben und das Kind in seiner Selbstfindung zu unterstützen.

Sinnespflege
Damit sind die zwölf Sinnesfunktionen gemeint, wie sie in diesem Buch beschrieben werden (siehe Seite 357 ff.). Besonders in Betracht kommen die körperbezogenen Sinne wie Tast-, Gleichgewichts-, Eigenbewegungs- und Lebenssinn, Letzterer besonders unter dem Gesichtspunkt des Rhythmus für die Einschlaf- und Aufwachsituation und dem der Ernährung. Alle im Weiteren besprochenen Therapien und pädagogischen Maßnahmen schließen diese Sinnespflege umfassend mit ein.

Ernährungstherapie, äußere Anwendungen und Behandlung mit homöopathischen und anthroposophischen Arzneimitteln

Ernährung
Zu empfehlen ist eine gesunde, vielseitige Kost einschließlich Getränken aus möglichst naturbelassenen Nahrungsmitteln in regelmäßigen Abständen über den Tag verteilt. Phosphate, Geschmacksverstärker, Glutamat, Farbstoffe und Konservierungsmittel werden in Verbindung mit einer Reihe möglicher Nahrungsmittelallergien als Symptomverstärker angeschuldigt.[218] Wir raten zu keiner speziellen phosphatreduzierten Diät – nicht zuletzt, weil gerade so lebenswichtige Nahrungsmittel wie Milch und Nüsse Phosphat enthalten. Wir empfehlen eine gesunde Ernährung auf Getreidebasis – einschließlich Dinkel, Hirse, Buchweizen und Quinoa. Vegetarische Kost mit ausreichend Salat und Obst bzw. sparsamer Fleischkonsum sollte bevorzugt werden.

Hat man einen Verdacht auf symptomverstärkende Nahrungsmittel, bespricht man sich erst mit einem erfahrenen Kinderpsychiater oder -arzt, bevor aufwendige Auslassversuche oder obskure Tests durchgeführt werden.

Süßigkeiten in Maßen, in Form von Rosinen und anderen Trockenfrüchten, werden meist vertragen. Industriezucker jedoch und Süßigkeiten wie Bonbons, Schokolade, Kuchen und süße Limonaden sollten gemieden werden. Sie sind sämtlich übersüßt und fördern die Unruhe, da sie Energie im Körper freisetzen, für die so gut wie keine Verdauungsarbeit geleistet wurde. Meist enthalten sie auch künstliche Farb- und Zusatzstoffe, die irritieren. Echter Bienenhonig, etwas Vollrohrzucker oder auch weißer Zucker sind jedoch kein Problem, wenn man sie zum mäßigen Süßen von Speisen benützt.

Sollte das Kind einmal nach einer selbst gemachten Süßspeise besonders unruhig geworden sein, so ist es besser zu sagen: »Das probieren wir übermorgen noch einmal aus«, als diesen Versuch gleich abzubrechen. Dann hat das Kind Gelegenheit zu zeigen, ob es gegen seine Unruhe angehen kann. Andererseits sollten Belastungsversuche mit bestimmten Nahrungsmitteln nicht vor der Schule gemacht werden, weil das dem Kind Enttäuschungen bereitet.

Ein erfahrener Kinderpsychiater hat den Schulkindern morgens eine Tasse Kaffee empfohlen. Diese hatte – ähnlich wie die medikamentöse Therapie mit Ritalin® – eine beruhigende Wirkung und außerdem den psychologischen Effekt, dass sich die Kinder von den Eltern anerkannt und verstanden fühlten.

Äußere Anwendungen

Einreibungen, Wickel und Bäder können dem Kind in verschiedenster Weise bei sekundär aufgetretenen Befindlichkeitsstörungen oder als zusätzliche anregende oder beruhigende Maßnahmen helfen. Eine abschirmende und beruhigende Wirkung hat beispielsweise die *Einreibung* mit *Solum Öl* (Wala).

Medikamentöse Behandlung mit anthroposophischen oder homöopathischen Konstitutionsmitteln

Wenn es unumgänglich ist, kann – zur Kriseninvention – eine vorübergehende Behandlung mit einem Methylphenidat-Derivat (siehe Seite 612) durchgeführt werden, von erfahrener Seite ausgewählt, dosiert und nach einer gewissen Zeit wieder abgesetzt. Ein Trost ist die Tatsache, dass der Körper in der Pubertät auswächst und das Gewicht so zunimmt, dass die Bewegungsunruhe nachlässt und zumeist ganz schwindet.

An der Förderung von Konzentration und Aufmerksamkeitslenkung weiter zu arbeiten bleibt jedoch eine lebenslange Aufgabenstellung. Diese aber teilen die betroffenen Jugendlichen mit vielen ihrer Altersgenossen und sehr vielen Erwachsenen – nicht nur mit »ihresgleichen« ...

Zur Konstitutionsbehandlung siehe Seite 234 ff.[219]

Empfohlene Literatur

- Johannes Bockemühl, *Das unruhige Kind. Hilfen für Eltern und Erzieher,* Verein für anthroposophisches Heilwesen (gesundheit aktiv), Bad Liebenzell-Unterlengenhardt ³1994.
- Edward Hallowell, John Ratey, *Zwanghaft zerstreut oder Die Unfähigkeit, aufmerksam zu sein,* Reinbek ⁸2005.

- Manfred Döpfner u.a., *Wackelpeter und Trotzkopf. Hilfen für Eltern bei ADHS-Symptomen, hyperkinetischem und oppositionellem Verhalten,* Weinheim [4]2011.
- Gerald Hüther, Helmut Bonney, *Neues vom Zappelphilipp. ADS verstehen, vorbeugen, behandeln,* Weinheim [3]2013.
- Georg Soldner, H. Michael Stellmann, *Individuelle Pädiatrie. Leibliche, seelische und geistige Aspekte in Diagnostik und Beratung. Anthroposophisch-homöopathische Therapie,* Stuttgart [4]2011, Kap. »Aufmerksamkeitsdefizit-syndrom mit und ohne Hyperaktivität (ADHS/ADS)«, Seite 695–745.
- *Medizinisch-Pädagogische Konferenz,* Heft 71, November 2014 und Heft 73, Mai 2015.

Die Lese- und Rechtschreib-schwierigkeit (LRS)

Die Lese-Rechtschreibschwierigkeit (LRS) ist international anzutreffen. Sie wird auch Legasthenie genannt, was wörtlich »Lese-Schwäche« heißt, und kommt in allen Ländern der Welt ungefähr gleich häufig vor. Es sind durchschnittlich mehr Jungen als Mädchen betroffen, insgesamt 3 bis 8 % der Kinder.

Die Schwierigkeiten, die beim Erwerb der Schreib- und Lesefähigkeiten auftreten, sind jedoch keine Folge mangelnder Intelligenz. Sie treten unabhängig von äußeren Einflüssen auf, doch sind die äußeren Einflüsse wichtig für einen positiven Verlauf des Erwerbs dieser Fähigkeiten. Daher sind Eltern und Lehrer aufgerufen, sich nach wirksamer Hilfe umzusehen, da sonst für die Kinder ein unzumutbarer Leidensweg beginnt.

Symptome erkennen

Die Buchstabenschrift zu lernen fordert vom Kind die Fähigkeit und Bereitschaft, aus den Worten, die es als Ganzheit kennt, einzelne Laute herauszulesen, d.h. das Wort in Silben und Buchstaben zu zerlegen, zu analysieren. Statt dem Sinn der Worte zu lauschen, soll jetzt nur noch einem Teil des Wortklangs die Aufmerksamkeit zugewendet werden. Gleichzeitig wird eine zweite Abstraktion verlangt: das bildlose Zeichen mit dem Laut selbst zu identifizieren.

Man mache sich einmal klar, was es für Kinder bedeutet, die bisher ein Bilderbuch mühelos auf dem Kopf »lesen« konnten, wenn sie jetzt mit folgenden nichts-»sagenden« und qualitativ ganz gleichen Zeichen konfrontiert werden:

d b
q p

Diese abstrakten Zeichen aus Geraden und Bögen bekommen ihren Sinn nur durch eine ganz bestimmte Lage zu einem selbst. Aus diesen Zeichen für bestimmte Laute nun wieder Worte entstehen zu lassen ist zunächst eine »undurchschaubare Kunst«. Warum schreibt man das Wort »echt« nicht mit ä, warum hört man »legn« und schreibt »legen«? Wenn ich »g«

alleine ausspreche, wird ja auch kein »e« dahinter geschrieben.

Aus diesen Andeutungen mag hervorgehen, wodurch etliche der Unsicherheiten und Störungen auftreten können. Kinder, die ein Zeichen noch als Bild sehen, werden Schwierigkeiten bekommen, ebenso Kinder, die die Aussagen des Lehrers zu wörtlich nehmen. Vollends verwirrt sind sie, wenn ihnen gesagt wird: »Schreibe es so, wie du es hörst oder sprichst« und sie das dann glauben.

Deutlich wird schon hier, dass ein zeitlich weit gespannter Rahmen für das Schreiben- und Lesenlernen kindgemäß ist. Aber auch der Wunsch taucht auf, dass der Lehrer doch möglichst ein Schriftgelehrter in dem Sinne sein möge, dass er die Fallstricke für Legastheniker kennt und das Schreiben in sicheren Etappen aufbaut, die ja durch die Lautanalyse erforscht sind.

Erstaunlich ist, wie manche Kinder Schreiben und Lesen wie von selbst lernen und die Ausnahmen der Rechtschreibregeln mühelos verarbeiten. Sie machen den Eindruck, als ob sie das Schreiben nur wieder erinnern müssten.

Bei anderen dagegen bricht eine Welt zusammen, weil sie bisher keine oder nur gering erscheinende Orientierungsschwierigkeiten hatten und überall mitmachen konnten, während ihnen jetzt plötzlich etwas abverlangt wird, das für sie undurchschaubar bleibt. Einige Zeit schreiben sie dann noch nach Gesetzen, die Kenner der Legasthenie als Versuche besonders guten Zuhörens identifizieren können. Später treten immer stärkere Deformierungen der schriftlichen Wortgestalt auf, woran ihre zunehmende Resignation erkennbar wird.

Oft stellen sich zu diesem Zeitpunkt vegetative Symptome ein wie Blässe, Krankheitsanfälligkeit, Müdigkeit, Schlappheit, Schlafstörungen, Bauchweh, Einnässen oder Aggressionen. Es finden sich auch schwere organische Krankheiten in der Liste derjenigen, die als unerkannte Legastheniker in ärztliche Behandlung kommen. Gerade bei diesen Kindern mit organischen Symptomen wird leicht übersehen, dass auch eine Rechtschreibschwäche ursächlich zugrunde liegen oder verschlechternd eine Rolle spielen kann. Aber auch die vegetativen und seelischen Symptome zeigen deutlich an, dass der Zustand jetzt Krankheitswert hat.

Individuell fördern: mit Optimismus, Geduld und langem Atem

Wichtig ist, dass man beim Auftreten solcher Symptome auch an eine Schreib-, Lese- oder Rechenschwäche denkt und entsprechende Tests durchführt. Dabei genügt es natürlich nicht, sich nur auf die Verwechslungen von d und b oder p und q zu stützen.

Schwieriger ist es, die anderen inzwischen eingetretenen Leistungsmängel hinsichtlich ihres Ursprungs zu bewerten. Hier ist eine eingehende Diagnostik und anschließende individuelle Förderung notwendig. Die Schreibfehler des Kindes müssen analysiert werden, aber auch seine allgemeine Orientierungsfähigkeit, die Körperbeherrschung, Gestaltwahrnehmung sowie Sprachaufnahme- und Sprechfähigkeit. Danach wird die Therapie jeweils individuell geplant.

Sobald sich das Kind durch die Therapie auf gutem Wege erlebt und erste Fortschritte sichtbar werden, wächst sein Vertrauen, und die vegetativen Symptome verschwinden bald.

Für den Erfolg des Schreib- und Leseunterrichtes müssen längere Zeiträume vorgesehen werden, bei früher Erkennung und ganzheitlicher Betreuung ein bis zwei Jahre, sonst meist länger. Für schwere Fälle ist die Kontaktaufnahme mit einem Institut für Legasthenie-Therapie zu empfehlen. Zusätzlich können die sensomotorische Integrationstherapie, neuromotorische Entwicklungsförderung,[220] Embodiment-Rota-Therapie[221] und/oder Heileurythmie in Betracht gezogen werden, um die Voraussetzungen für ein erfolgreiches Lesen- und Schreibenlernen zu verbessern. Denn je geschickter und koordinierter sich das Kind in seinem Körper »zu Hause fühlt«, umso besser kann es sich auch abstrakt-gedanklich orientieren. Nicht umsonst geht dem Sprechen- und Denkenlernen der Prozess des Laufenlernens und der Bewegungsentwicklung voraus (siehe Seite 418 ff.).

Es braucht daher auch die enge Zusammenarbeit mit den Eltern, die das Kind in all seinen Äußerungen am besten kennen, um die bestmögliche Vorgehensweise zu erarbeiten. Für das Kind ist es am wenigsten belastend, wenn es auf Verständnis für seine Schwierigkeiten trifft und nicht alle möglichen Therapien machen muss, sondern gezielt das, was ihm wirklich hilft.

Zur Vorbeugung

Zur Vorbeugung eignet sich, was wir im Kapitel »Vom Säugling zum Kleinkind« (siehe Seite 344 ff.), im Kapitel »Kindliche Entwicklung und soziales Umfeld« (siehe Seite 414 ff.) sowie im Kapitel »Gesundheit durch Erziehung« (siehe Seite 476 ff.) für die Vorschulzeit ausgeführt haben. Im Zentrum stehen dabei die Sinnespflege sowie die Bewegungs- und Sprachförderung für Kleinkinder, die ungeschickt oder »verschlafen« wirken oder sprachlich nicht den Entwicklungsstand ihrer Altersstufe erreichen und bezüglich ihrer Sinnestätigkeiten und der Gedächtnisbildung gefördert werden können.

Die abwechslungsreiche und doch klar strukturierte Gestaltung des Tages- und Jahreslaufes wie z.B. in einem Waldorfkindergarten kann dafür als Vorbild gelten. Durch die regelmäßig gegebenen Anregungen zur koordinierten Sinnestätigkeit, zur Geschicklichkeit beim Bewegen, Sprechen und Singen, Malen und Spielen werden auch die Voraussetzungen für das Lesen- und Schreibenlernen geschaffen. Auf diese Weise wird auch die geordnete Metamorphose der Wachstumskräfte in Gedankenkräfte unterstützt (siehe Seite 445 ff.), die für alles denkerische Tun und insbesondere für die klare Raum- und Zeit-Orientierung im denkenden Bewusstsein Voraussetzung ist. Liegt eine Lese-und Rechtschreibschwierigkeit vor, so ist diese Metamorphose unregelmäßig verlaufen und bedarf der nachträglichen therapeutischen Harmonisierung.

Hilfen in der Schule

In den ersten Schuljahren sind für Kinder mit Orientierungsstörungen in Raum, Zeit und Bewusstsein Maßnahmen möglich, die vom Lehrer im Unterricht für alle oder vom Förderlehrer bzw. Therapeuten im Schulzusammenhang mit den direkt Betroffenen ausgeführt werden können:

Wahrnehmungsübungen

Gemeinsames Betrachten, Betasten, Untersuchen und Beschreiben geformter Gegenstände, im Unterricht gemalter Bilder, von den Schülern mitgebrachter Dinge.

Langsam angebahnter Buchstaben- und Lauterkennungsvorgang

Die Buchstabenform wird zunächst aus einem lebensvollen Bild entwickelt: z.B. ein »F« aus einem Fisch und seiner Lebensgeschichte. Dann wird diese Buchstabenform mit der »Schreibhand« mehrmals in die Luft gezeichnet. Anschließend lässt man die Kinder diese Form als Ganzkörpererfahrung im Raum laufen. Dann erklingt der Laut, und die Kinder lautieren und hören sich dabei wechselseitig zu. Schließlich wird ein Stift zwischen die Zehen genommen und die Buchstabenform groß auf ein Stück Packpapier am Boden gezeichnet. Zuletzt erfolgt das Schreiben ins Heft.

Wird dieser Prozess vom Lehrer künstlerisch geführt und lebendig »inszeniert«, so wird das Buchstaben-Kennenlernen zu einem freudigen Ereignis.

Dazu eine Begebenheit aus einer ersten Klasse in einer Waldorfschule: Ein Junge konnte bereits lesen und schreiben, bevor er in die erste Klasse kam. Die Eltern waren besorgt, ob er sich jetzt nicht langweilen würde. Eines Tages lag der Junge mit Fieber im Bett und weinte, als die Mutter sagte, er dürfe morgen nicht in die Schule. Sie fragte, warum denn das so schlimm sei. Darauf der Junge: »Da verpasse ich einen Buchstaben.«

Die Mutter: »Aber du kannst doch schon schreiben und lesen.«

Der Junge: »Aber ich kenne doch nicht die Geschichte der Buchstaben und alles, was wir damit machen ...«

Aufbauende Übungen

Förderlich sind aufbauende Übungen im Schreiben von Gehörtem, beginnend mit einfachsten Silben. Dann kann man spielerisch, aber systematisch zu mehrsilbigen lautgetreuen Wörtern übergehen und später zu Wörtern, die nur durch die Beachtung von Regeln richtig geschrieben werden können.

Diktate

Später kann man die Kinder regelmäßig kurze Diktate mit lautgetreuen Wörtern schreiben lassen, die möglichst wenige Misserfolgserlebnisse erzeugen.

Symmetrieübungen

Man lässt die Kinder einfache Formen und deren Spiegelbilder auf dem Fußboden laufen – jeweils zu zweit und dies abwechselnd.

Formenzeichnen mit dem Fuß

Lassen Sie die Kinder einen Stift zwischen die Zehen nehmen und auf hellem Einwickelpapier schreiben – am besten mit Wachsmalstiften oder sogenannten Dickys.

Symmetrieübungen mit den Händen in der Luft

Hierbei beschreiben die Kinder die Formen mit der Hand in der Luft bei offenen und geschlossenen Augen – alternierend rechts und links.

Gedächtnisübung

Lassen Sie die Kinder die Formen am nächsten Tag aus dem Gedächtnis aufs Papier zeichnen, nachdem der ganze Vorgang real und in der Erinnerung mit dem Kind wiederholt wurde.

Heileurythmische Behandlung

Hier können die Laute und Buchstaben intensiv geübt werden, da es für jeden Laut bzw. für jeden Buchstaben eine eurythmische Geste gibt. Wird diese intensiv geübt und das Sprechen dazu, so erleichtert dies den Lernvorgang des Lesens und Schreibens deutlich. Mit der Heileurythmie kann auch schon beim kleinen Kind und im Kindergartenalter begonnen werden.

! Im Umgang mit lese- und rechtschreibschwachen Kindern sollte freudiger Optimismus verbreitet werden. Denn oft werden die vorhandenen Probleme dadurch noch vertieft, dass die Kinder unter ihren Versagenszuständen leiden und nicht genügend moralische Unterstützung erfahren bzw. resignierende Erwachsene erleben.

Entsprechend gibt es Techniken für die Behandlung der Dyskalkulie, d.h. der Schwierigkeit zu rechnen.[222]

Empfohlene Literatur

- Roswitha Defersdorf, *Ach, so geht das! Wie Eltern Lernstörungen begegnen können,* Freiburg [11]2006.
- Cornelia Jantzen, *Rätsel Legasthenie. Begabung oder Handicap? Denkanstöße für ein neues Verständnis,* Stuttgart [2]2004.
- Annette Mensink, Hans de Rijke, *Moniek Terlouw, Kinder mit Rätseln. Hilfestellungen bei Entwicklungsproblemen,* Stuttgart 2002.
- Klaus R. Zimmermann, *Jedes Kind kann rechnen lernen. Rechenschwäche und Dyskalkulie. Wie Eltern helfen können,* Weinheim 2010.

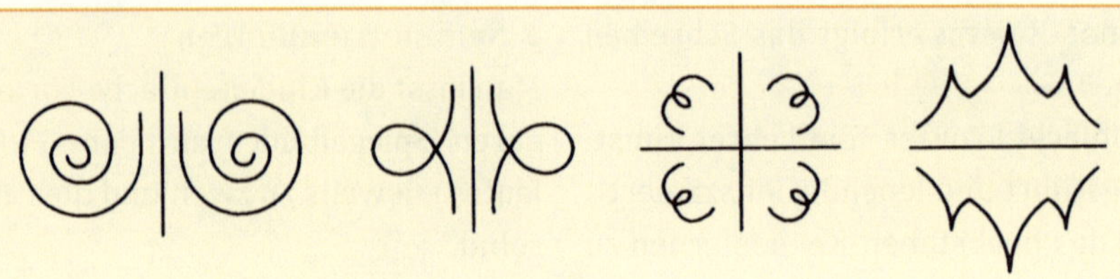

Beispiele für Symmetrie-Übungen zum Laufen oder Zeichnen. Vgl. auch Ernst Michael Kranich, Margrit Jünemann u.a., *Formenzeichnen,* Stuttgart [3]2000.

Zur Wirkungsweise der Heileurythmie

In der von Rudolf Steiner in den Jahren 1911 bis 1924 begründeten und weiter ausgearbeiteten Bewegungskunst Eurythmie werden die Laut- und Tonelemente von Sprache und Musik in spezifischen Bewegungsformen zur Darstellung gebracht.

Grundlage dafür ist ein genaues Erfassen der einzelnen Sprach-, Laut- und Tonqualitäten. Die Vokale und Konsonanten werden ebenso wie die Töne und Tonintervalle von der Prim bis zur Oktave in ihrem Zusammenhang mit der menschlichen Gestalt studiert. Denn die Bewegungen, die den Lauten und Tönen entsprechen, sind die gleichen, die auch als Wachstumsgesten während der Embryonalentwicklung zu beobachten sind: Aussprossen und Einstülpen, Erweitern und Konzentrieren, Umschließen und Abstoßen, Berühren und Durchformen, Ausgestalten der Symmetrien und Proportionen der Organe sowie in den Strömungsformen der Blut- und Gewebeflüssigkeit.

Mit den sich daran orientierenden Grundgesten der Eurythmie ist sowohl der Reichtum aller Bewegungstendenzen des menschlichen Organismus erschlossen als auch derjenige in der belebten und unbelebten außermenschlichen Natur. Denn auch hier finden wir dieselben Formprinzipien und Entwicklungsgesten in den verschiedenen Wuchsformen der Pflanzen und Tiere und im Bewegungsspiel an Grenzflächen zwischen den Medien des Festen, Flüssigen und Gasförmigen. Aus diesem Grund kann man die Eurythmie eine »sichtbare Ursprache« nennen, in der Natur und Mensch ihre Botschaften »körpersprachlich« durch Gesten ausgestalten. Dadurch ist Eurythmie auch eine Schulungsmöglichkeit, um sich in das Werden der sichtbaren Natur einzuleben, in der jede entstandene Form als zur Ruhe gekommene Bewegung aufgefasst werden kann.

In der Kunsteurythmie werden Gedichte, Erzählungen und dramatische Werke sowie ein- und mehrstimmige Musikstücke bis hin zu ganzen Orchesterwerken einstudiert und auf der Bühne in Einzeldarstellungen und im Ensemble aufgeführt.

In der pädagogischen Eurythmie lernt sich der Schüler vom Kindergartenalter an bis zum zwölften Schuljahr immer bewusster und differenzierter gemeinsam mit anderen und allein im Raum zu orientieren und zu bewegen. Beim Einstudieren von künstlerischen Werken aus Dichtung und Musik lernt er seine Bewegungen so zu gestalten, dass er auch die darin zum Ausdruck kommenden seelischen Erlebnisse in vielfältigster Weise ausdrücken kann. Außerdem erfährt er beim gemeinsamen Tun mit den anderen, dass eine große künstlerische Darstellung nur gelingt, wenn er seinen Beitrag selbstlos dem Ganzen einfügen kann. Dadurch werden in hohem Maße auch soziale Fähigkeiten gefördert.

In der Heileurythmie werden bestimmte Laut- und Toneurythmie-Übungen so erarbeitet, dass sie durch wiederholtes

Ausführen die Aufbautätigkeiten des Körpers anregen und krank machenden Veränderungen entgegenwirken. Geschwindigkeit und Intensität der einzelnen Übungen werden so gewählt, dass sie die zu schwachen oder überschießenden Bilde-Impulse des Organismus je nach gegebener Situation unterstützen oder zügeln. Ebenso können harmonisierende, anregende, konzentrationsfördernde oder beruhigende Übungen gemacht werden.

Heileurythmie bei Lese-Rechtschreibschwierigkeit

Hier sind insbesondere Geschicklichkeits-, Raumorientierungs- und Symmetrie-Übungen hilfreich. Beim Vorliegen manifester Bewegungsstörungen, Taubheit und Blindheit kann das betroffene Kind durch Heileurythmie die Fähigkeit steigern, seinen Körper seelisch besser zu durchdringen und zu beherrschen. Die Verordnung erfolgt durch den Arzt in Zusammenarbeit mit dem Lehrer und dem Heileurythmisten.

Empfohlene Literatur

- Sylvia Bardt, *Eurythmie als menschenbildende Kraft. Erfahrungen aus der pädagogischen Praxis,* Stuttgart 2010.
- Hans Broder von Laue und Elke E. von Laue, *Zur Physiologie der Heileurythmie. Lautgesetze und Therapieordnungen,* Dornach 2007.
- Ursula Zimmermann, *Eurythmie. Skizze einer neuen Kunst,* Dornach 2013.

Zum Umgang mit der Linkshändigkeit

Es ist heute üblich, Linkshändern in der Schule von Anfang an »freie Hand« und sie links schreiben zu lassen. Das früher im staatlichen Schulsystem streng geforderte Schreibenlernen mit der rechten Hand auch für Linkshänder war für viele Kinder ausgesprochen traumatisch. Erleben zu müssen, wie man mit einer Hand schreiben soll, die viel ungeschickter ist als diejenige, mit der man bis jetzt gegessen, gemalt, gebastelt und vielleicht auch schon vor Beginn der Schule geschrieben hat, das war ein rechtes Elend. Die Folgen davon waren Schulunlust, Nervosität, Unruhe, Versagensängste bis hin zu Ideenflucht und Stottern sowie legasthenische Symptome, rasche Ermüdbarkeit und generelle Anzeichen seelischer Labilität.

Diese Tatbestände sind heute auch großenteils als Phänomene neurophysiologischer Überlastung des gesamten Gehirns belegt. So ist verständlich, dass sich die Zahl derer gemehrt hat, die – so wie Barbara Sattler – aufgrund langjähriger Erfahrung und engagierter Forschungstätigkeit entschieden davon abraten, linkshändigen Kindern das Schreiben mit der rechten Hand beizubringen.[223] Es erstaunt auch nicht, dass unter diesen Befürwortern, den Kindern freie Hand zu lassen, viele »umgestellte« Linkshänder sind.

Warum widmen wir also diesem von psychologischer Seite so ziemlich abgehakten Thema dennoch ein eigenes Kapitel?

Grund dafür ist, dass in Waldorfschulen zum einen von engagierten Klassenlehrern weiterhin linkshändigen Kindern, die das möchten, die Gelegenheit geboten wird, mit der rechten Hand schreiben zu lernen. Zum anderen gibt es dort langjährige schulärztliche Erfahrungen mit ausgesprochen positiven Resultaten für die Persönlichkeitsentwicklung, wenn ein Linkshänder mit der rechten Hand schreiben gelernt hat. Auch erwerben sich die Betroffenen dadurch einen zusätzlichen Freiheitsgrad, indem sie durch die stärkere Inanspruchnahme der rechten Hand mit dieser geschickter werden und zudem »so wie die anderen« schreiben können. Außerdem gibt es ein durch Forschungen Rudolf Steiners angeregtes vertieftes Studium der Linkshändigkeit, was ebenfalls motivieren kann, den Kindern die Möglichkeit zu geben, das Schreiben mit der rechten Hand zu erlernen.[224]

! Eines ist dabei jedoch entscheidend: dass der Prozess des Schreibenlernens ohne Zwang und ohne psychologischen Druck geschieht. Denn diese führen unserer Ansicht nach zu den gefürchteten Störungen und Problemen beim »Umlernen« oder »Umstellen«. Wird jedoch das Schreibenlernen mit der rechten Hand liebevoll und behutsam angelegt und begleitet, so geschieht das Gegenteil: Die Kinder sind motiviert und freudig bei der Sache. Es muss nur der Entscheid gemeinsam mit ihnen und den Eltern gefällt werden. Wichtig ist, dass alle Beteiligten an einem Strick ziehen.

Im Folgenden möchten wir auf oft gestellte Fragen zum Thema eingehen und Gesichtspunkte vorstellen, die die Sinnhaftigkeit des Schreibenlernens mit der rechten Hand weiter verdeutlichen können.

Schreibenlernen und das Sprachzentrum

Bekanntlich kreuzen sich die Nervenbahnen vom Körper kommend etwa in der Höhe des Eintritts in den Schädel (sogenannte Pyramidenbahnkreuzung). Deshalb muss bei einer Hirnverletzung der einen Seite eine Lähmung oder Empfindungsstörung auf der anderen Körperseite auftreten.

Neue Untersuchungsverfahren konnten jedoch unbestritten zeigen, dass die beiden Hirnhälften zudem unterschiedliche Funktionen repräsentieren. So steht die linke Hirnhemisphäre mehr dem logisch abstrakten, analysierenden Denken, die rechte hingegen mehr dem bildbezogenen ganzheitlichen Denken zur Verfügung. Deshalb bildet sich auch das sogenannte Sprachzentrum für die primär analytisch veranlagte Fähigkeit des Sprechens im Laufe der Kleinkindzeit meist in der linken Hemisphäre aus.

Was lange nur vermutet, inzwischen aber durch Untersuchungsergebnisse übereinstimmend bestätigt wurde, ist die Tatsache, dass sich die Bildung dieses Sprachzentrums mehrheitlich auch beim Linkshänder auf der linken Hirnseite vollzieht: Während bei Rechtshändigkeit das motorische Sprachzentrum bei 97 % der

Menschen einseitig linkshemisphärisch lokalisiert ist, ist es bei Linkshändigkeit bei 60 % einseitig linkshemisphärisch, bei 30 % ist es bihemisphärisch und nur bei 10 % rechtshemisphärisch lokalisiert.[225]

Darüber hinaus weiß man heute, dass lebenslang beim Erlernen neuer Sprachen weitere Sprachzentren entstehen können, was deutlich macht, dass der Spracherwerb eine äußerst komplexe und entwicklungsfähige Repräsentanz im Gehirn hat und keineswegs vom Handgebrauch beim Schreibenlernen abhängt.

Aus den Ergebnissen physiologischer und psychologischer Untersuchungen sowie durch die bildgebenden Verfahren der neueren Hirnforschung lässt sich erkennen, dass Repräsentationen und Kompetenzen im Gehirn in den ersten Lebensjahren weitgehend beidseitig veranlagt werden. Dann aber erfolgen zunehmend einseitige und regionale Prägungen und Festlegungen bestimmter »Zentren«.

Für das Schreiben gilt nun, dass sich die Repräsentation des Schreibvorgangs im Gehirn erst mit dem Vorgang des Schreibenlernens ausbildet und auch nicht zur Prägung eines »Schreibzentrums« führt. Vielmehr sind verschiedene Regionen beider Hirnhemisphären beim Schreibenlernen aktiv. Insofern gibt es von neurophysiologischer Seite keinen Einwand, dass linkshändig veranlagte Kinder nicht – wenn sie es möchten – den Versuch machen sollten, das Schreiben mit der rechten Hand zu erlernen. Im Gegenteil: Der analytische, in der Zeit verlaufende Prozess des Schreibenlernens stimuliert die linke Hirnhemisphäre physiologisch, da diese insgesamt – im Gegensatz zur rechten – für analytische Funktionen vorgeprägt ist. Zudem fördert es die Zusammenarbeit, d.h. die Vernetzung beider Hemisphären, da Worte und Sätze Ganzheiten sind, zu deren komplexem Erfassen wiederum die rechte, mehr raum- und bildorientierte Hälfte vorgeprägt bzw. veranlagt ist. Auch handelt es sich ja nur um das Schreibenlernen mit der rechten Hand. Alle anderen Spontanbewegungen bleiben links – d.h. das Kind hat in allem Übrigen »freie Hand«. Es wird gemäß unserer Empfehlungen *nicht* »umgestellt«!

Die Qualitäten von rechts und links

Dass rechts und links nicht einfach austauschbar sind, sondern jeweils eigene Qualitäten besitzen, war schon in alten Kulturen bekannt. Delaware-Indianer bevorzugten bei bestimmten Verrichtungen die linke Hand, z.B. wenn sie den ovalen Pfad, auf dem die Tänzer die beiden Feuer umkreisten, mit Truthahnschwingen fegten, »denn die Linke ist heilig, die Rechte unheilig«.[226]

Lao-Tse sagte: »Ist der Weise daheim, schätzt er die Linke, braucht er die Waffen, schätzt er die Rechte. Waffen sind Unglückswerkzeuge, nicht des Weisen Werkzeuge [...] Erfreuliche Handlungen bevorzugen die Linke, schmerzliche Handlungen bevorzugen die Rechte.«[227]

Im alten China wurde die linke Schulter für eine fröhliche Zeremonie entblößt, die rechte in Erwartung einer Strafe. Beim

Grüßen verbargen die Knaben die rechte Hand unter der linken, die Mädchen die linke Hand unter der rechten. Im Sudan erfolgt die Differenzierung nach rechts und links im Sinne von männlich/weiblich. Tätigkeiten, die als weiblich angesehen wurden, nahm man mit der linken Hand vor, als männlich angesehene Aktivitäten jedoch mit der rechten. Geschenke wurden beidhändig gekreuzt überreicht.

Schaut man daraufhin einmal an, welche Organe des Menschen mit ihren spezifischen Funktionen rechts und links im Körper ihre typische Lage haben, so zeigen auch sie deutliche Qualitätsunterschiede an. Die mehr rechtsbetont liegenden Organe Lunge (sie hat rechts drei Lappen, links nur zwei) und Leber stellen die für den Organismus notwendigen Außenbeziehungen her, die Lunge für die Luft, die Leber für das nährstoffreiche Blut aus dem Darm, in das die Nahrungsmittel – von außen kommend – aufgenommen werden. Die links liegenden Organe Herz und Milz dienen hingegen primär der Innenwelt, der Versorgung von Kreislauf und Immunsystem. So gesehen entspricht es den Gegebenheiten unseres Organismus mehr, wenn eine so stark dem äußeren Verkehr dienende und im späteren Leben mehr automatisch ablaufende Tätigkeit wie die des Schreibens mit der rechten Hand geschieht. Entsprechend sinnvoll ist es daher auch, dass das Fingerspiel beim Geige- und Cellospielen mit der linken Hand geschieht. Diese Tätigkeit ist mehr dem Hören und Verinnerlichen zugeneigt, geht mehr »zu Herzen« und entspricht den Qualitäten der linken Körperhälfte.

Was sich als Bevorzugung einer Körperhälfte oder »Schreibhand« zeigt, beruht auf Art und Grad neurologischer Verbindungen zwischen den Hirnhälften. Die neuronalen Verschaltungen sind Ausdruck der Plastizität des Gehirns. Sie können sich bei Nichtgebrauch zurück- und bei Übvorgängen wie dem Schreibenlernen neu bilden.[228] So hat es uns auch nicht erstaunt, dass ein Sechzehnjähriger, der nach einem Unfall seinen rechten Arm verlor, bereits wenige Monate später alle erforderlichen Tätigkeiten – einschließlich Schreiben – seinem linken Arm und dessen neuronaler Repräsentanz im Gehirn zumuten konnte, ohne dass dabei hinderliche psychomotorische Symptome aufgetreten sind. Seine hohe Motivation konnte potenziellen vorübergehenden Störungen vorbeugen.

Regelmäßiges Üben stärkt den Willen

Jede bewusst vorgenommene Wiederholung einer Handlung, und sei sie noch so klein, stärkt den Willen. So ist das Schreiben für jedes Kind zugleich ein Willenstraining. Verstärkt gilt dies jedoch für das linkshändige Kind, das zudem noch den Verzicht auf den Spontangebrauch der rechten Hand leisten muss. Umso größer ist dann aber auch der Erfolg – nicht nur für das Schreibenlernen, sondern auch für seine Willenserziehung allgemein, wenn es gelungen ist, das Schreiben mit der rechten Hand zu einer ganz normalen Gewohnheit zu machen.

Um dem Kind das Üben zu erleichtern, ist es hilfreich, die Formen der Buchstaben aus einem Bild zu entwickeln, dann mit Hand und Arm zunächst auf Packpapier zu gestalten, dann erst an der Tafel und schließlich groß auf einer ganzen Heftseite, sodass der ganze Körper des Kindes noch an Bewegung und Form beteiligt ist. Wird das Kind im Weiteren auch beim immer kleiner werdenden Schreiben mit Verständnis, Liebe und Humor begleitet, so macht das Üben trotz aller Mühe Freude.

Die durch einen solchen Übungsvorgang erfolgte Willensstärkung führt dann oft auch zur Besserung anderer Symptome wie Ungeschicklichkeit, Unaufmerksamkeit, mangelnde Selbstkontrolle und geringes Selbstvertrauen.

Von »Umschulung« kann also bei dem hier vorgeschlagenen Vorgehen keine Rede sein, wohl aber von Willenserziehung und Kompetenzentwicklung der rechten Hand.

Der Schicksalsaspekt

Ein Linkshänder bringt andere Aufgaben und Qualitäten mit ins Leben als ein Rechtshänder. Rudolf Steiner hat darauf aufmerksam gemacht, dass sich Linkshändigkeit als Folgezustand eines früheren Erdenlebens ergeben kann, in dem der betreffende Mensch sich körperlich und seelisch stark verausgabt hat. Das kann im nächsten Erdenleben dazu führen, dass die rechte Körperseite weniger kräftig ausgebildet ist als die linke.[229]

Unter diesem Gesichtspunkt erscheint die Dominanz der linksseitigen Qualitäten als Möglichkeit, im jetzigen Erdenleben mehr Innerlichkeit, Sensibilität und Bewusstheit auszubilden. Der Erziehung käme so gesehen die Aufgabe zu, die veranlagte Entwicklungsmöglichkeit zu unterstützen und dafür zu sorgen, dass die Veranlagungen der rechten Seite eine zusätzliche Stärkung erfahren.

Hinzu kommt, dass es für die linke Seite besser ist, wenn sie fähigkeitsorientiert eingesetzt wird und nicht zum Schreiben, wofür das Qualitäts- und Fähigkeitsprofil der rechten Seite des Körpers veranlagt ist.

Da die Waldorfpädagogik die geisteswissenschaftlichen Forschungsergebnisse Steiners berücksichtigt, ist es verständlich, warum den Eltern angeboten wird, ihrem Kind den Schreibversuch mit der rechten Hand zu ermöglichen. Alle anderen Handfertigkeiten jedoch wie Malen, Nähen, Schneiden dürfen selbstverständlich mit der linken Hand erfolgen, wenn das Kind es will. Dazu gibt es heute ja auch spezielle Scheren und Brotmesser für Linkshänder.

Es geht also in keinem Fall darum, eine Umstellung von links auf rechts anzuraten. Folglich wird auch keine Dominanzänderung mit Bezug auf die Lateralität provoziert. Es wird nur das Schreibenlernen mit der rechten Hand empfohlen, wo dies als sinnvoll erlebt und von den Beteiligten gewollt wird. Dies erscheint aufgrund der heutigen Erkenntnisse der Dominanz- und Hirnforschung sowohl naturwissenschaftlich begründet als auch durch unsere eigenen guten pädagogischen Erfahrungen belegt.

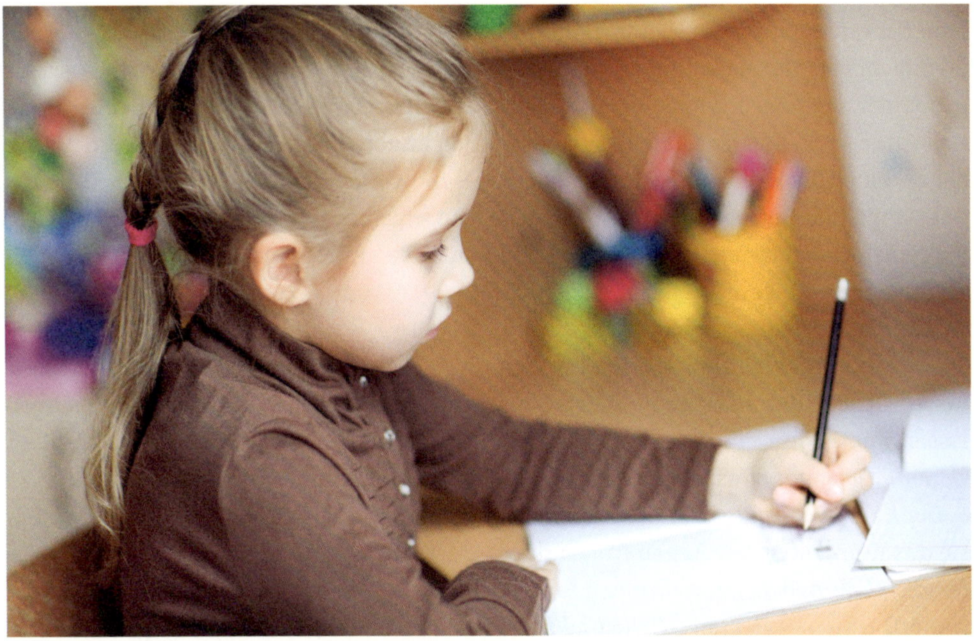

Bei der Frage nach dem Schreibenlernen muss für jedes linkshändige Kind eine individuelle Lösung gesucht werden. Eine Überlegung ist das Schreibenlernen mit der rechten Hand auf jeden Fall wert.

Empfehlung zur individuellen Entscheidung

Wir empfehlen, für jedes Kind »seine« individuelle Lösung zu suchen. Dazu einige Beispiele:

- In einer Klasse wurden von der Lehrerin fünf Linkshänder festgestellt. Vom Schularzt wurden sie einzeln untersucht, und es wurde mit den Eltern beschlossen, probeweise das Schreiben mit der rechten Hand zu üben. Interessant war, dass sich darunter ein Junge befand, der nach Gebrauch, Geschicklichkeit und Kraft ein eindeutiger Rechtshänder war. Ausgerechnet er blieb konstant bei der linken Hand für das Schreiben und wollte den Versuch des Rechtsschreibens nicht fortsetzen. Man hatte ihm schon im Kindergartenalter – der Phase der Beidhändigkeit – zu verstehen gegeben, wie gut für ihn das Halten des Mal- und Schreibstiftes in der linken Hand sei, da die Eltern überzeugt waren, er sei Linkshänder, und ihm unbedingt »freie Hand« lassen wollten. Bei den anderen gab es keine Probleme, rechts schreiben zu lernen, auch später nicht, und sie waren zufrieden mit ihrer Situation.

- Bei der Einschulungsuntersuchung eines linkshändigen Erstklässlers sagte die Mutter, sie lege Wert darauf, dass ihr Kind in der Schule mit der linken Hand schreiben dürfe. Sie selbst sei auch Linkshänderin, und man habe sie seinerzeit zum Schreiben mit der rechten Hand gezwungen, was für sie zeitlebens in unangenehmer Erinnerung geblieben wäre. Der Vater – wie sich im Laufe des Gespräches herausstellte ebenfalls ein Linkshänder – sagte auf Befragen, dass für ihn das Schreibenlernen mit der rechten Hand kein Problem gewesen sei und er eigentlich durchaus dafür wäre, dass sein Sohn auch rechts schreiben lernt. Er wolle aber diese Sache nicht zum Streitfall werden lassen und habe sich daher der Meinung seiner Frau angeschlossen.

Die Lehrerin fragte nun die Eltern, ob sie das Kind unter vier Augen fragen dürfe, wie es in der Schule schreiben lernen wolle. Die Eltern blickten sich an und zeigten sich einverstanden. Daraufhin fragte die Lehrerin den Kleinen unter vier Augen: »Möchtest du so schreiben lernen wie die Mama oder so wie der Papa?«

Der Kleine antwortete prompt: »Wie der Papa …«

Und es gelang – auch zur vollen Zufriedenheit der Mutter, die jetzt erlebte, dass das Schreibenlernen eines Linkshänders mit der rechten Hand auch ganz anders erfolgen kann, als sie es damals in ihrer eigenen Schulzeit erlebt hatte.

Wird das Schreibenlernen mit der rechten Hand als ein spannender Versuch angesehen und dem Arbeitsrhythmus des Kindes angepasst, so kann dies, wie schon angedeutet, auch andere Probleme des Kindes »mitglätten«. Natürlich wird verabredet, wie lange der Versuch dauern soll und wann und wie man sich zwischenzeitlich über den Verlauf verständigt. Selbstverständlich wird dabei nur das Schreiben und – im Falle der Waldorfschule – auch das Formenzeichnen rechts geübt. In allen anderen Tätigkeiten, z.B. beim Malen, Handwerken, Schneiden, Essen, Ballwerfen etc., hat das Kind – wie schon angemerkt – »freie Hand«.

Praktische Hilfen

Die folgenden Gesichtspunkte können helfen, den Vorgang des Schreibenlernens mit der rechten Hand für Linkshänder zu erleichtern:

- Einigkeit von Eltern und Lehrern ist Voraussetzung für den Erfolg. Nur so erlebt das Kind die gleich bleibende unterstützende und motivierende Haltung der Erwachsenen bei seinen Bemühungen.

- Ist der Lehrer praktizierender Linksschreiber, so schreibt auch er in den ersten Schuljahren, wenn die Nachahmung der Kinder noch stark ist, in Gegenwart der Kinder mit der rechten Hand an die Tafel, um durch sein Vorbild zu helfen. Dies hat nie zu Problemen geführt, da die Plastizität des Nervensystems das bei guter Motivation auch im Erwachsenenalter ohne Weiteres gestattet.

- Lassen Sie dem Kind genügend Zeit! Das wird besonders an staatlichen Schulen nur nach individueller Rücksprache mit dem Lehrer möglich sein. In den Waldorfschulen sollte es kein Problem darstellen, da Schreiben und Lesen ohnehin langsamer eingeführt werden. In der Regel wird man nach etwa drei bis fünf Monaten des Übens entscheiden, ob der Schreibversuch rechts erfolgreich war und die rechte Hand endgültig »die Schreibhand« wird.

- Ist der Entschluss zwischen Eltern und Lehrer gereift, den Rechtsschreibversuch eines linkshändigen Kindes als »gescheitert« zu beenden, so sollten beide voll dahinterstehen und dem Kind jede Möglichkeit bieten, das Schreiben mit der linken Hand möglichst entspannt nach den hierfür erarbeiteten Erfahrungen zu lernen (siehe die Literatur Seite 635).

- Achten Sie auf Verhaltensänderungen des Kindes und prüfen Sie sorgfältig, ob diese mit dem Schreibenlernen zu tun haben oder mit Beziehungsstörungen wie z.B. Angst vor Nachbarskindern, Freundschaftsverlust oder Eheprobleme der Eltern, die ebenfalls für die eingangs genannten Störungen verantwortlich sein können.

- Für alle Kinder sind während der Zeit des Schreibenlernens Formenzeichnen und Eurythmie eine wertvolle Unterstützung. Bei besonderer Ungeschicklichkeit können noch Geschicklichkeits- und Aufmerksamkeitsübungen hinzugenommen werden, die bei Beidhändern und Linkshändern die Konzentration auf die rechte Seite fördern, z.B. wenn sie mit dem Blick einen lustigen Gegenstand verfolgen, der den rechten Arm »hinunterkrabbelt«.

- Versprechen Sie keine Belohnungen materieller Art. Die wirkliche Belohnung besteht in der Freude der Erwachsenen an den kleinen Fortschritten und dem Stolz des Kindes, wenn es merkt, dass es vorwärtskommt. Werden materielle Belohnungen versprochen, gewöhnt sich das Kind daran, nicht aus Freude am Tun, aus Liebe zur Sache zu arbeiten, sondern in Abhängigkeit von der Belohnung. Man kann jedoch dem Kind ein schönes Steinchen oder eine Muschel schenken, die es während des Schreibens in der linken Hand festhalten kann, um nicht aus Versehen den Stift von rechts nach links wandern zu lassen.

  Hierzu ein Beispiel: Ein linksdominanter Erstklässler war zunächst gar nicht erbaut davon, dass er rechts schreiben sollte. Eltern und Lehrer berieten noch einmal darüber und entschlossen sich, doch gemeinsam zu ihrer Vereinbarung zu stehen. Der Junge bekam vom Lehrer einen schönen Stein für die linke Hand zum Festhalten. Nach einer Woche erhielt der erstaunte Lehrer den Stein mit den Worten zurück: »Ich denke jetzt selbst daran, du kannst den Stein wiederhaben.« Die Sicherheit der Erwachsenen hatte sich auf seine eigene Motivation positiv ausgewirkt.

- Wer sich im späteren Lebensalter noch dazu entschließt, das Schreiben mit der rechten Hand zu lernen, unternimmt dies am besten in den Sommerferien. Wenn ältere Schüler dies wollen, so raten wir ihnen, sich ein schönes Heft bzw. Buch mit leeren Seiten zu kaufen und jeden Tag etwas mehr an Tagebuchaufzeichnungen, Dichtungen und sonstigen Texten hinein-

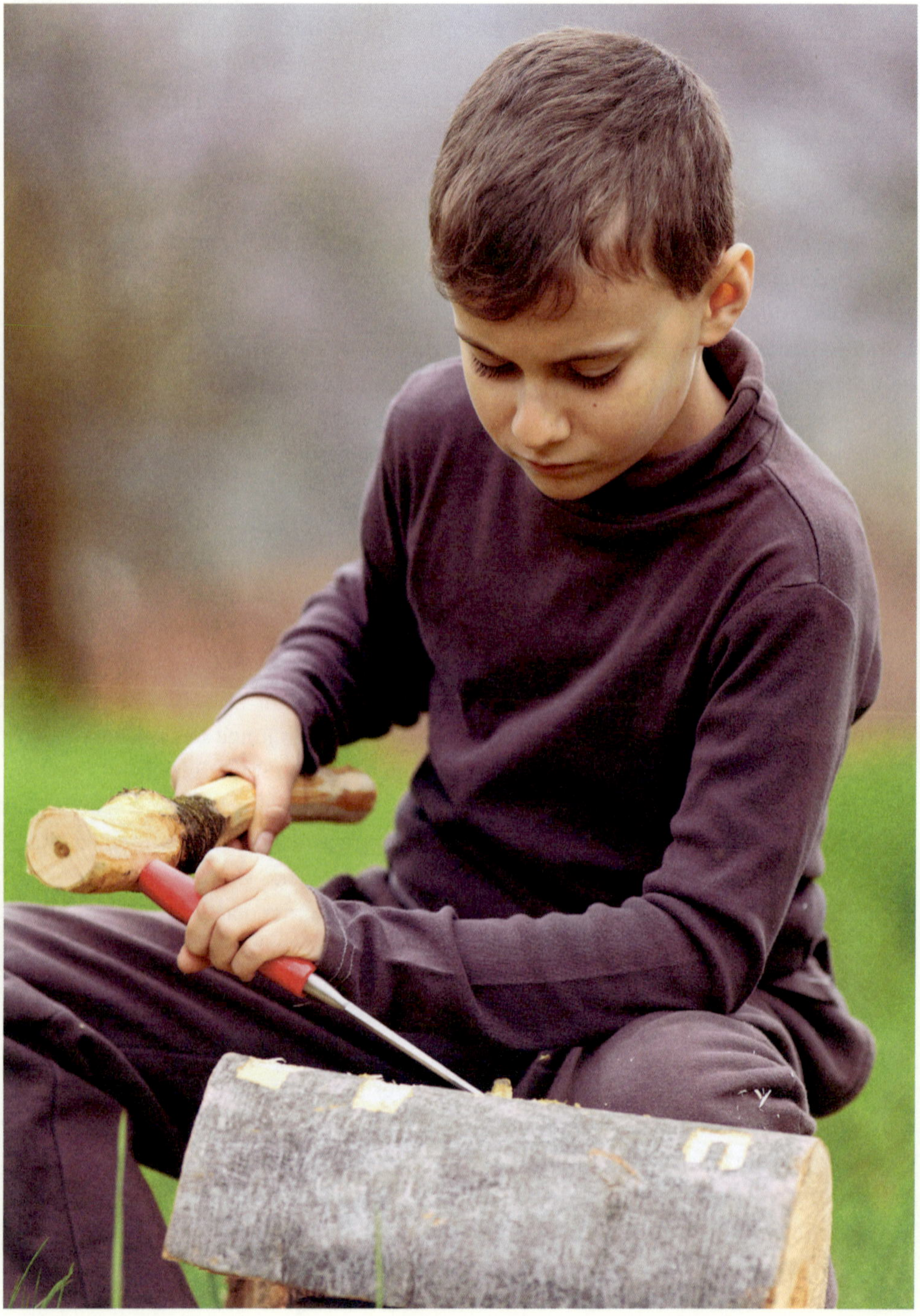

Linkshänder, die mit der rechten Hand schreiben möchten, sollten bei allen anderen Tätigkeiten frei wählen können, mit welcher Hand sie arbeiten wollen.

zuschreiben, die ihnen gefallen. Probleme sind nicht zu erwarten. Motivation und schon entwickelte Selbstwahrnehmung verhindern das.

Wir sind sehr an Erfahrungsberichten von Linkshändern zum Schreiben mit der rechten Hand interessiert und danken für jede Zusendung, die diese spannende Fragestellung weiter beleuchten kann.

Empfohlene Literatur

- Michaela Glöckler (Hrsg.), *Das Schulkind. Gemeinsame Aufgaben von Arzt und Lehrer. Konstitutionsfragen, Unterrichtschwierigkeiten, therapeutische Lehrplanprinzipien*, Dornach [3]1998.
- Michaela Glöckler, *Gesundheit und Schule. Schulärztliche Tätigkeit an Waldorfschulen und Rudolf-Steiner-Schulen*, Dornach 1998.
- Manfred Spitzer, *Lernen. Gehirnforschung und die Schule des Lebens*, Heidelberg 2007.

Sucht verstehen – Drogen meiden

Warum greifen Erwachsene, Jugendliche und zunehmend auch Kinder zur Droge? Wie kommt es, dass Stoffe eingenommen werden, von denen man sicher weiß, dass sie den Körper schädigen und das Leben verkürzen? Für Autoren wie den Psychologen Mathias Wais ist eine wesentliche Ursache dann gegeben, wenn Kinder im Übermaß beschützt werden und nicht lernen können, Verantwortung zu übernehmen.[230] Den Kern der Problematik sehen wir aber darin, dass die Suche nach der eigenen Identität nicht dazu führt, von sich selbst abzuhängen – die Droge wird zum Ersatz dafür und tritt »an die Stelle des Ich«.

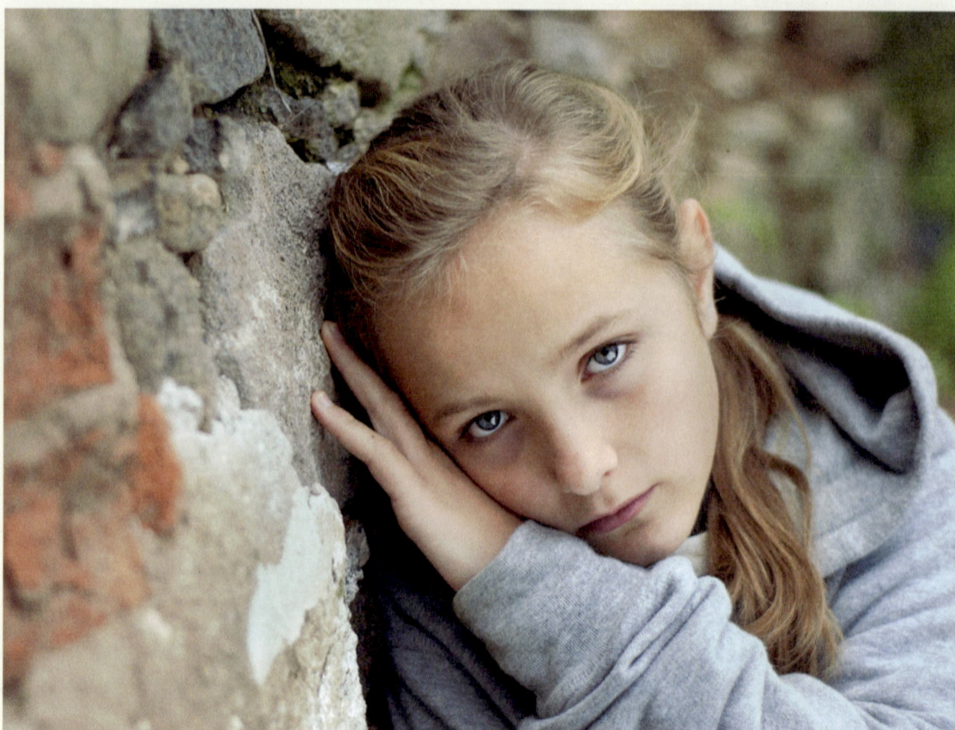

Drogen- und Suchtprobleme als Teil unserer Lebenswelt

Die 53 Mitgliedsstaaten der Weltgesundheitsorganisation WHO sind aktuell mit dem Leitprogramm »Gesundheit 2020« eine Vielzahl von Verantwortlichkeiten für die Gesundheitsförderung und Entwicklung von Kindern und Jugendlichen eingegangen.

Dazu gehört auch insbesondere die Drogenprävention und -therapie.

Mehr als 140 neue Substanzen sind in den letzten Jahren auf den illegalen Drogenmarkt gelangt. Und Substanzmissbrauch ist eines der gravierendsten Gesundheitsprobleme von Jugendlichen, die mit Risiken für Leib und Leben einhergehen.[231]

Doch gibt es auch die ganz andere Sucht: nach Süßem, nach Essen, nach sexueller Vereinigung, nach Spiel und Sensation.

Abhängigkeiten in unserem Verhalten, die wir nicht selber steuern können, bezeichnen wir als Sucht. Daher wirkt alles sucht- und abhängigkeitsfördernd, was den Gebrauch des eigenen Willens und seiner Entwicklung hemmt (siehe Seite 526 ff.).

So ist es unser Anliegen, deutlich zu machen, wie verständlich, ja wie selbstverständlich heute das Drogenproblem zu unserer Lebenswelt dazugehört. Denn einerseits führen Emanzipation und Isolierung den Einzelnen schon vom Kindesalter an in eine Art der Konfrontation mit sich selbst und seiner Einsamkeit, die nicht einfach zu ertragen ist. Zum anderen ziehen die Defizite in der Willens- und Gemütsentwicklung einen seelischen Leerlauf nach sich, den die Droge bis zu einem gewissen Grad kompensieren kann. Daher stellt das Drogenproblem *die Herausforderung* für die Erziehung im 21. Jahrhundert dar.

Sucht verstehen

Eine Hilfe zum Verständnis der Drogensucht ist es, sich die Erlebnisse zu vergegenwärtigen, die durch die verschiedenen Stoffe vermittelt werden, und sich dann zu fragen, wie ebendiese Erlebnisse und Erfahrungen auf gesunden Erziehungs- und Entwicklungswegen erreicht werden können.

Ein Kind ist drogengefährdet ...

- wenn es nicht lernen durfte, seine Sinne zu gebrauchen und sich in dieser Welt hier und jetzt zu beheimaten,
- wenn es nicht üben darf, in jedem Lebensalter neu den Herausforderungen zu begegnen, die es in der Auseinandersetzung mit Menschen und Dingen in seinem Umkreis zu bestehen gilt,
- wenn es stattdessen – zu sehr beschützt und behütet – mit einer digitalen Parallel- und Ersatzwelt befriedigt wird, die es von der realen Welt ablenkt,
- wenn ihm nicht die Möglichkeit gegeben wird, auch sich selbst in der Begegnung mit der Umwelt und den nahen Menschen erleben und bejahen zu lernen.

! Aufklärung und Information – statt Vorenthalten der Risiken des Daseins – ist einer der Schlüssel im Umgang mit dieser Zeitherausforderung, aber auch das tiefe Vertrauen in die Persönlichkeit des Kindes, die sich aus seiner geistigen Heimat Ideale mit ins Leben bringt, die über seinen persönlichen Alltag hinausweisen und es zunächst unbewusst und dann immer bewusster anspornen, mit seinem Leben etwas in der Welt zu bewirken.

Wie kommt es zum Griff nach der Droge?

Bei Kindern und Jugendlichen sind es oft Neugierde oder soziale Gründe, die dazu führen. Man möchte nicht durch das Ablehnen der Droge seinen Freund verlieren oder aus der Gruppe ausgeschlossen werden. Es können aber auch schon klar umschriebene persönliche Motive sein, wie wir sie auch in der Erwachsenenwelt jeden Alters finden:

- Flucht aus einer Welt, die man nicht versteht, aus einem von Streit und Missverstehen geprägten häuslichen Milieu, vor Sorgen und Problemen in der Schule oder am Arbeitsplatz,
- Angst vor dem Leben, Angst zu versagen – in einer Beziehung, im Beruf, in der Schule,
- Sehnsucht nach Wärme, Freude, Harmonie, nach Nähe und Geborgenheit in einer Gemeinschaft, in der man endlich findet, was einem in Kindheit und Jugend versagt wurde,
- Sehnsucht nach spiritueller Erfahrung,
- Neugier auf das Gefährliche, Abenteuerliche – der Wunsch, vom Leben »echt etwas zu haben«, weil einem das eigene Leben langweilig und grau vorkommt.

Diese ungestillten Sehnsüchte, Hoffnungen, Wünsche – sie sind vollkommen verständlich. Die Frage ist nur, ob es gelingt, durch Erziehung und Entwicklung der eigenen seelischen und geistigen Fähigkeiten die Möglichkeit zu veranlagen, diese Sehnsüchte und Wünsche durch eigene Aktivität und innere Arbeit zu befriedigen und nicht durch passiven Konsum und Fremd-Stimulation mit Substanzen.

Erfahrungen und Folgeschäden der wichtigsten Drogen

Hier sollen zunächst die wichtigsten Erlebnisse, Erfahrungen und Folgeschäden genannt werden, die durch die verschiedenen Drogen ausgelöst werden.

Alkohol

■ Erhoffte Erlebnisqualität und Fähigkeit

Gemeinschaftsgefühl, locker miteinander sprechen können, die Alltagssorgen hinter sich lassen, einmal so richtig fröhlich sein und abtauchen, Trost in der Einsamkeit.

■ Einige gesundheitliche Folgeschäden

Hirnschäden, Lebererkrankungen, Nierenschäden, Muskelzittern, erhöhter

Blutdruck, Schlafstörungen, Schwitzen, Nervenlähmungen, Bauchspeicheldrüsenerkrankungen, Alkohol-Embryopathie bzw. Schädigung des Kindes im Mutterleib.

Nikotin

Erhoffte Erlebnisqualität und Fähigkeit

Konzentrationsvermögen, Beruhigung, Abstand bekommen, noch einmal neu an eine Sache herangehen können, eine kurze wirkliche Pause machen und ganz zu sich kommen, nicht aus Nervosität etwas essen oder trinken und damit unnötige Kalorien aufnehmen, gemütlich zusammensitzen und interessante Gespräche führen, das Schlafbedürfnis herabsetzen, länger wach bleiben können.

Einige gesundheitliche Folgeschäden

Herzbeschwerden, Kopfschmerzen, Erkrankungen der Atmungsorgane, erhöhtes Krebsrisiko, Mangeldurchblutung der Gliedmaßen, Minderung der Spermafruchtbarkeit, Zunahme embryonaler Missbildungen.

Opium und sein wichtigster Bestandteil Morphium sowie Heroin und andere Opiate

Erhoffte Erlebnisqualität und Fähigkeit

Tiefe Ruhe, trotz Schmerzen und Sorgen entspannt und warm schlafen können, sich außerkörperlich erleben bzw. als gedankenleicht dahinschwebendes Wesen, das eins werden kann mit Licht und Farbe und Wesen im Umkreis. Sehnsucht nach ewiger Ruhe und Schlaf, Dunkelheit, Erlöschen des Bewusstseins. »Im Paradies sein«, sich wie nach dem Tod in einer geistigen Welt erleben, euphorische Freude und Seligkeit, den »Flash« erleben, der einen blitzartig aus der Enge des Lebens, des Alltags entführt.

Einige gesundheitliche Folgeschäden

Schwächung des Verdauungssystems, Hemmung der Sexualfunktionen, Muskelkrämpfe, blasse Haut, Abmagerung, Steifwerden der Gelenke und Gliedmaßen, letztendlich Ruinierung aller Körperfunktionen und Kräfteverfall, Hepatitis-Infektion.

Cannabis und seine Verarbeitungsprodukte Marihuana und Haschisch (aus der weiblichen Hanf-Pflanze)

Erhoffte Erlebnisqualität und Fähigkeit

Relativierung der Realität, über den Zwängen des Alltags mit seinen Gewohnheiten, Verpflichtungen, Terminen, Stress und Ärger stehen, sich »high« erleben, am »Lachkick« erfreuen, »gut drauf sein«. Gedanken, Gefühle und Sinneswahrnehmungen sowie Raum und Zeit neu und anders als im Alltagsleben erfahren. Viele Eindrücke erscheinen elementarer, aus ihren gewohnten Zusammenhängen herausgenommen, in neuer Perspektive oder auch vereinzelt oder bizarr vergrößert. Sich bewusst im Traumzustand zwischen Wachen und Schlafen erleben.

Einige gesundheitliche Folgeschäden

Fahruntüchtigkeit, verminderte Konzentration und Lernfähigkeit, geringere Anzahl von Samenzellen im Sperma, Unregelmäßigkeiten im weiblichen Zyklus, Entwicklungsstörungen bei Ungeborenen, Schwächung des Immunsystems, Antriebsarmut.

LSD (Lysergsäurediethylamid/Mutterkorn-Alkaloide)

Erhoffte Erlebnisqualität und Fähigkeit

Außerkörperliche Erfahrungen, farbige Visionen und Halluzinationen, Licht und Wärme erleben, Panorama-Erleben der eigenen Biografie, Auftauchen längst vergangener Erfahrungen und Erinnerungen, ganz bei sich und doch aus sich heraus in einer anderen Welt sein.

Einige gesundheitliche Folgeschäden

Vorübergehende psychotische Zustände, Wahnideen, Nieren- und Leberschäden, Unberechenbarkeit der Sinneseindrücke, Flashbacks.[232]

Kokain und Amphetamine (Speed)

Erhoffte Erlebnisqualität und Fähigkeit

Sich stark und fähig und vor allem außergewöhnlich klar denkend und intelligent erleben, Sehnsucht nach geistiger Anstrengung und Aufregung, nach dem ganz Besonderen des eigenen Auftrags, grandioses Selbstwertgefühl und Überheblichkeit gegenüber allen anderen, orgiastisches Glückseligkeitsgefühl, körperlich unbegrenzt leistungsfähig sein, normale Grenzen des Müdigkeitserlebens überspielen können, wach und stark sein.

Einige gesundheitliche Folgeschäden

Reizbarkeit, Ruhelosigkeit, Gehetztheit, Kopfschmerzen, Herzrasen, Angst, Schlaflosigkeit, Bauchkrämpfe, Schwindelgefühle.

Ecstasy (XTC) und psychoaktive Substanzen (»Designer-Drogen«)

Erhoffte Erlebnisqualität und Fähigkeit

Änderung im Gefühlsleben, sich öffnen können, Gefühle zeigen können, Verminderung der Angst, verstärkte Gesprächs- und Beziehungsbereitschaft. Intuitiv erleben, wie es dem anderen geht, Hemmungen abbauen in jeder Beziehung. Sich total »outen« – dem anderen die Gefühle zeigen, so wie sie sind – ganz hemmungslos und direkt.

Einige gesundheitliche Folgeschäden

Desorientiertheit, Halluzinationen, Angstgefühle, Depressionen, »Ausgepumptsein«, Schlaflosigkeit, Herzklopfen.

Für alle Drogen gilt als gemeinsamer gesundheitlicher Folgeschaden

Vorzeitiges Altern, Störungen der Ich-Funktion und Selbstkontrolle auf körperlicher, seelischer und geistiger Ebene.

Vorbeugung und Therapie

An Stelle des Ich heißt das sehr lesenswerte Buch des holländischen Drogentherapeuten und Psychologen Ron Dunselman, in dem er in differenzierter Weise die körperlichen, seelischen und geistigen Wirkungen der Drogen beschreibt.[233] Es ist wirklich so – wie auch aus der obigen Übersicht hervorgeht –, dass die jeweilige Droge an die Stelle des Ich tritt, indem sie eigene Aktivität ersetzt und bestimmte Erlebnisse und Erfahrungen vermittelt, ohne dass man die dafür nötige Entwicklungsarbeit selbst hätte leisten müssen. Auch die Psychotherapie kämpft mit diesem Problem. Wie viel leichter ist es doch, ein Schlafmittel oder eine Beruhigungspille zu nehmen, als beispielsweise beten zu lernen oder einen meditativen Weg zu beschreiten, durch den man selber die innere Ruhe findet. Oder aber durch Meditation dahin zu gelangen, dass einem die Natur wieder geistdurchdrungen erscheint, das eigene Gedanken- und Gefühlsleben farbiger und realer wird. Wie viel leichter ist es, Tabletten zu schlucken, die einen abschirmen oder euphorisieren, anstatt notwendige Übungen zur Selbsterziehung und inneren Stabilisierung vorzunehmen, um die Lebensumstände besser auszuhalten! Andererseits ist es auch immer wieder erstaunlich zu sehen, welches Ausmaß an Leid manche Menschen zu tragen bereit sind, woran sie innerlich arbeiten und wie rasch unter Umständen ein anderer – weil es ihm unerträglich ist – nach der Droge greift.

Wenn nun im Folgenden einige Gesichtspunkte zur Vorbeugung und zur Therapie genannt werden, so geschieht dies in dem Bewusstsein, dass all dies nur Sinn hat, wenn zu dem Betroffenen ein echter tragfähiger menschlicher Kontakt aufgebaut werden kann. Kann doch der Mensch allen Versuchungen widerstehen, wenn er es sich selbst oder einem anderen Menschen zuliebe tut, wenn er vom Ich aus die Herrschaft in seinem Denken, Fühlen und Wollen anstrebt. Dabei sind sicher diejenigen die begabtesten Helfer und Therapeuten, die aus ihrem eigenen Leben Situationen kennen, in denen sie nahe daran waren, nach der Droge zu greifen, oder sie auch vorübergehend genommen haben, um dann wieder davon loszukommen aufgrund der Erfahrung, dass dies kein weiterführender Weg ist. Drogenkonsum und -abhängigkeit sind – wenn nicht wirksam eingegriffen wird – der Weg in Krankheit und zunehmende Ausschaltung der Eigenaktivität und damit des Ich. Die Anzeichen dafür sind Antriebs- und Willensschwäche, Aushöhlung des Gefühlslebens und die Untergrabung einer geordneten Gedankentätigkeit. Alles, was in diesem Buch über Gesundheit durch Erziehung dargestellt ist, möchte insbesondere auch der hier dargestellten Suchtgefährdung vorbeugen.

Da Orientierungslosigkeit, Zweifel, Hassgefühle gegenüber der Ungerechtigkeit und Schlechtigkeit der Welt sowie existenzielle Angst und Sorgen weltweit zunehmen und auch vor Jugendlichen und Kindern nicht Halt machen, ist es verständlich, dass etwa jeder Dritte bis Fünfte weltweit Alkohol konsumiert und jeder Zehnte bis Fünfzehnte gefährdet ist, unter entsprechendem innerem oder äußerem Druck auch nach anderen Drogen zu greifen. Ebenso ist es verständlich, dass immer mehr Stimmen nach

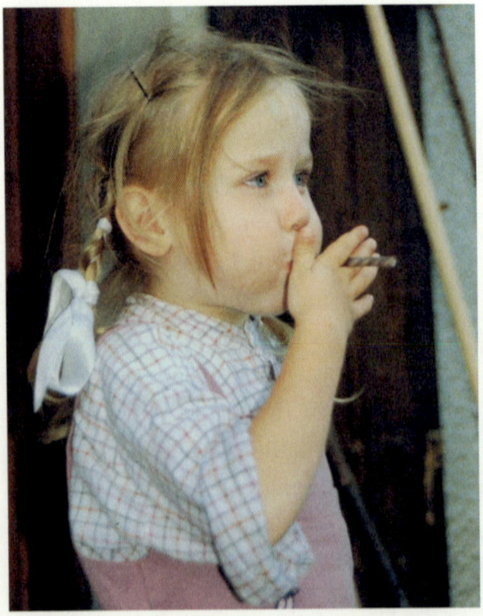

Auch was den Umgang mit Suchtmitteln angeht, hat das Verhalten der Erwachsenen eine Vorbildfunktion für Kinder.

der Legalisierung der Drogen rufen und den Umgang damit in die Verantwortung des Einzelnen legen wollen. Denn wie will man wirksam verbieten, was immer mehr Menschen als normal ansehen, weil sie es »brauchen«?

In einer Zeit, in der die gesellschaftlichen Kräfte und auch die religiösen Traditionen nicht mehr als tragfähig empfunden werden und neue innere Tragekräfte und persönliche Stabilität noch nicht zureichend entwickelt sind, muss es zu solchen krisenhaften Erscheinungen kommen, wie wir sie gegenwärtig erleben. Doch anstatt hier aufzugeben und das Kranke für gesund zu erklären, möchten wir zu der Motivation beitragen, alles nur irgend Mögliche dafür einzusetzen, dass an die Stelle der Droge das aktive Menschen-Ich treten kann, das sich und seiner Mitwelt auf dem Entwicklungsweg weiterhilft.

Alkohol- und drogenabhängige Kinder und Jugendliche sind oft empfindsamer als andere. Sie sind den Härten des alltäglichen Lebens nicht genügend gewachsen. Sie weichen Problemen entweder aus oder versuchen sie gewaltsam zu lösen – es fällt ihnen schwer, sich Tag für Tag mit ihnen auseinanderzusetzen, bis sie verstanden und gelöst sind.

Demgemäß ist die Therapie nur mit großer individueller Anstrengung der Betroffenen und einer stützenden Umgebung Erfolg versprechend. Wir können hier nur die wichtigsten Elemente einer Suchtprophylaxe in der Erziehung anführen.

Prophylaxe durch Erziehung

- Stillen Sie Ihr Kind in der Säuglingszeit, statt ihm Flaschennahrung zu geben (siehe Seite 373 ff.).
- Bringen Sie echtes Interesse für die Entwicklungsschritte Ihres Kindes auf (siehe Seite 414 ff.).
- Pflegen Sie seine Sinne (siehe Seite 357 ff.).
- Pflegen Sie gute Gewohnheiten im Tagesablauf bis hin zu regelmäßigen Mahlzeiten (siehe Seite 247 ff.).
- Vermeiden Sie Zwischenmahlzeiten in Form von Süßigkeiten (siehe Seite 589 f.).
- Setzen Sie Ihrem Kind Grenzen, finden Sie einen Mittelweg zwischen Strenge und Nachgiebigkeit, sodass sich das Kind sicher fühlen kann (siehe Seite 540 ff.).

- Stärken Sie die Phantasie Ihres Kindes durch Märchenerzählen und Vorlesen inhaltsreicher Geschichten, Sagen und Lebensberichte (siehe Seite 448 f.).
- Schützen Sie Ihr Kind vor passivem Konsum vorgefertigter Bilder (siehe Seite 566 ff.).
- Hilfreich sind eine spirituelle Erziehung und ein undogmatisches Religionsverständnis (siehe Seite 514 ff.).

Informationen, Beratung und Einrichtungen der anthroposophisch orientierten Suchthilfe

Auf folgenden Internetseiten finden Sie Ansprechpartner in Deutschland und international:

- Jugendhilfe und Suchthilfe im Verbund par-ce-val: www.parceval.de.
- Suchtkrankenhilfe für Berlin und Brandenburg: www.hiram-haus.de.
- Fachklinik für Drogenkrankheiten: www.siebenzwerge.info.
- Internationale Vereinigung für anthroposophisch orientierte Suchthilfe: www.hiram-haus.de/bildungsarbeit_ivas.htm.

Empfohlene Literatur

- Ron Dunselman, *An Stelle des Ich. Rauschdrogen und ihre Wirkung,* Stuttgart 2004.
- Felicitas Vogt, *Sucht hat viele Gesichter. Warum der Griff nach Drogen? Verstehen, vorbeugen, behandeln,* Stuttgart 2000.
- Mathias Wais, *Suchtprävention beginnt im Kindesalter. Erziehung als Begleitung zur Eigenständigkeit,* Stuttgart 2002.
- »Sucht & Drogen. Wie Rauschmittel wirken und was Süchtigen hilft«, Themenheft *Gehirn und Geist,* 1/2015.

Umweltschadstoffe, Umweltkrankheiten, Umweltschutz

Die Weltgesundheitsorganisation WHO berichtet, dass 34 % aller Krankheiten bei Kindern unter fünfzehn Jahren auf Umweltschadstoffe zurückzuführen sind.[234] Lebewesen sind umweltgebunden – sie leben von Licht, Luft und Nahrung, gestalten aber auch durch ihre Lebensformen ihre jeweilige Umgebung mit. Daher sind viele Tier- und Pflanzenarten in den letzten Jahrzehnten ausgestorben, da »ihr« Lebensraum zerstört oder durch neue Stoffe, Energien und Kräfte aus der industriellen und technischen Entwicklung zu sehr verändert wurde. Unser Anliegen ist es aufzuzeigen, wie man den negativen Folgen der modernen Lebensverhältnisse für den Menschen entgegenwirken kann und lernt, die Umwelt positiv mitzugestalten.

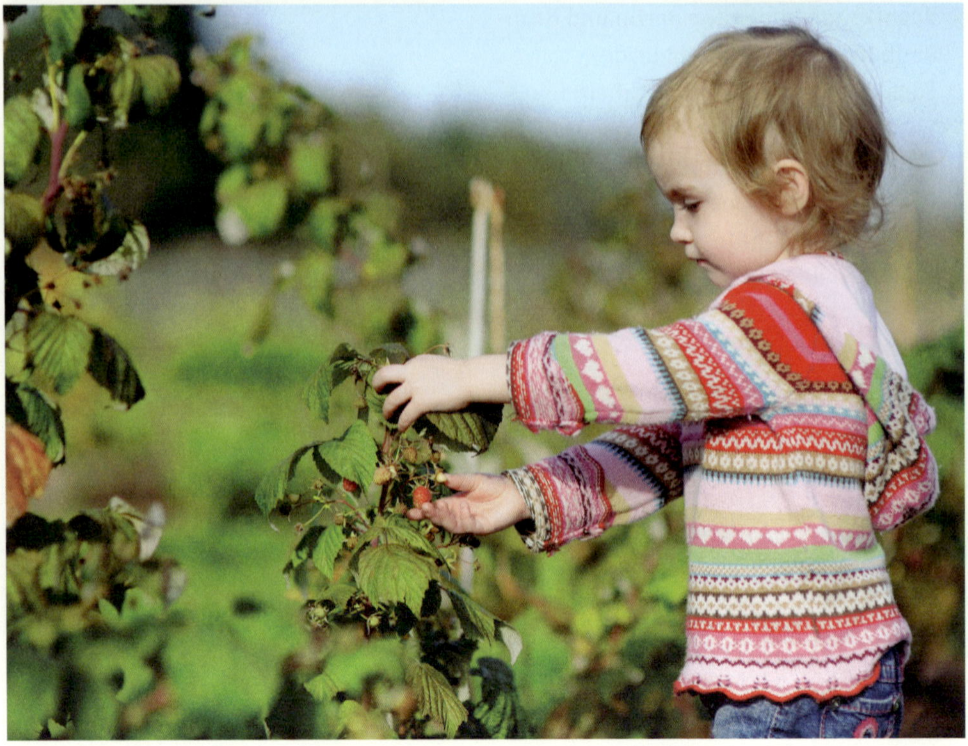

Was sind umweltbedingte Krankheiten?

Zu den durch Umweltschadstoffe und Elektrosmog (siehe Seite 650 ff.) ausgelösten Krankheiten, die in der Kindersprechstunde zur Behandlung kommen, gehören chronische Ermüdung (Elektrosmog!) sowie Kopfschmerzen, Allergien, Erkrankungen der Augen, Hautausschlag, Durchfall durch Coli-Bakterien und Fieber durch Legionellen. Luftschadstoffe verschlimmern eindeutig Asthma und andere Atemwegserkrankungen, möglicherweise lösen sie sie auch aus. Metalle, Lösungsmittel, Pestizide und andere Gifte schädigen das zentrale Nervensystem; sie tragen so zu den verschiedensten Lernschwächen, Konzentrations- und Verhaltensstörungen bei.

Hier hilft eine gründliche Erhebung der Vorgeschichte einer Erkrankung im Gespräch zwischen Arzt und Eltern, um einem möglichen Schadstoffauslöser auf die Spur zu kommen. Denn neben der Behandlung des erkrankten Kindes muss die weitere Schadstoffexposition verhindert oder weitestmöglich eingeschränkt werden, damit nicht mögliche Langzeitfolgen wie Entwicklungsstörungen oder Tumorkrankheiten entstehen.

Dabei wird deutlich, dass Schutz und Pflege der Umwelt eine Aufforderung an alle ist – wir Menschen sind nicht nur die Verursacher der Umweltschäden, sondern können auch die besten Umweltschützer sein. Da wir aber auch – im Gegensatz zu Pflanzen und Tieren – die Folgen von Umweltschäden aufgrund unserer hohen Anpassungsfähigkeit am besten kompensieren können, halten viele die Umweltprobleme für nicht so dringlich. Denn für die meisten Menschen wird ein Problem erst real, wenn es bei ihnen selber »ankommt«. Die persönliche Betroffenheit gibt dann den Anstoß zur Verhaltensänderung. Demgegenüber möchten wir dazu anregen, nicht so lange zu warten, sondern aus Einsicht mitzuhelfen, hier und jetzt den Lebensraum Erde zu schützen und an seinem Erhalt mitzuwirken.

Umweltschutz »von innen«

Auch wenn umweltbedingte Krankheiten und Schädigungsmöglichkeiten beim Menschen zunehmen, ist es doch im Einzelfall schwer, dies nachzuweisen, da es sich um Langzeitwirkungen wechselnder Konzentrationen unterschiedlicher Stoffe – noch dazu in einem schwer zu differenzierenden Zusammenwirken – handelt.

! Eines gilt jedoch immer: Die schädigenden Einflüsse werden umso besser verkraftet, je mehr Erziehung und elterliche Zuwendung das Kind stabilisieren und anregen. Eine das Immunsystem stärkende Erziehung, die die Eigenaktivität fördert, ist ein wirksamer Umweltschutz »von innen«.

Und so gibt es neben der Aufgabe, alles zu tun, um mit den äußeren Umweltschäden fertig zu werden und die demokratischen

Mittel der Bürger hierfür auszuschöpfen, immer auch noch die Möglichkeit, von der kulturellen, d.h. seelisch-geistigen Umwelt aus gesundend und ausgleichend zu wirken. Dies gilt auch für die oft verharmlosten Tatsachen des Elektrosmogs (siehe Seite 650 ff.), der schwindenden Ozonschicht in der Erdatmosphäre und der radioaktiven Umweltbelastung. Hier ist noch viel Aufklärungsarbeit zu leisten.

Schadstoffe im Boden, im Wasser und in der Luft

Schadstoffe im Boden

Kinder können mit Schwermetallen wie Blei, Quecksilber und Cadmium im Boden in Kontakt kommen, die von Abgasen aus Industrie und Verkehr stammen. Im Spielplatzsand reichern sich häufig Luftschadstoffe an. Sie können für schwere Nervenschädigungen verantwortlich sein. Auch auf Verunreinigung durch Hunde- oder Katzenkot in öffentlichen oder eigenen Gärten ist zu achten, da sie im kindlichen Organismus Infektionen auslösen können.

Wie können Kinder vor Bodenschadstoffen geschützt werden?

- Obst und Gemüse vor dem Essen gut waschen und/oder die äußeren Blätter entfernen.
- Sandkisten bei Nichtgebrauch abdecken.
- Gewissheit über eine mögliche Schwermetallbelastung kann durch einen Bodentest erlangt werden.

Schadstoffe im Wasser

Durch alte Kupfer- oder Bleileitungen können diese Metalle im Trinkwasser in erhöhter Konzentration vorkommen. Auch Bakterien wie E. coli, Enterokokken oder Legionellen können durch defekte Rohre oder Standwasser in Leitungen in das Trinkwasser gelangen und schwere Durchfallerkrankungen und Entzündungen der Harnwege oder der Lunge bei Kindern auslösen, deren Immunsystem noch nicht genügend entwickelt ist.

Wie können Kinder vor Wasserschadstoffen geschützt werden?

- Verwenden Sie für Säuglinge statt Leitungswasser nitratarmes Mineralwasser ohne Kohlensäure.
- Bevor Kinder Leitungswasser trinken oder über die Nahrung aufnehmen, sollte man das Leitungswasser testen lassen.
- Schwermetalle können durch Abkochen des Wassers nicht entfernt werden!
- Bakterien im Leitungswasser hingegen können durch einige Minuten abkochen vernichtet werden.

Schadstoffe in der Luft

Bei Luftschadstoffen denken wir zunächst an eine Luftverunreinigung durch starke

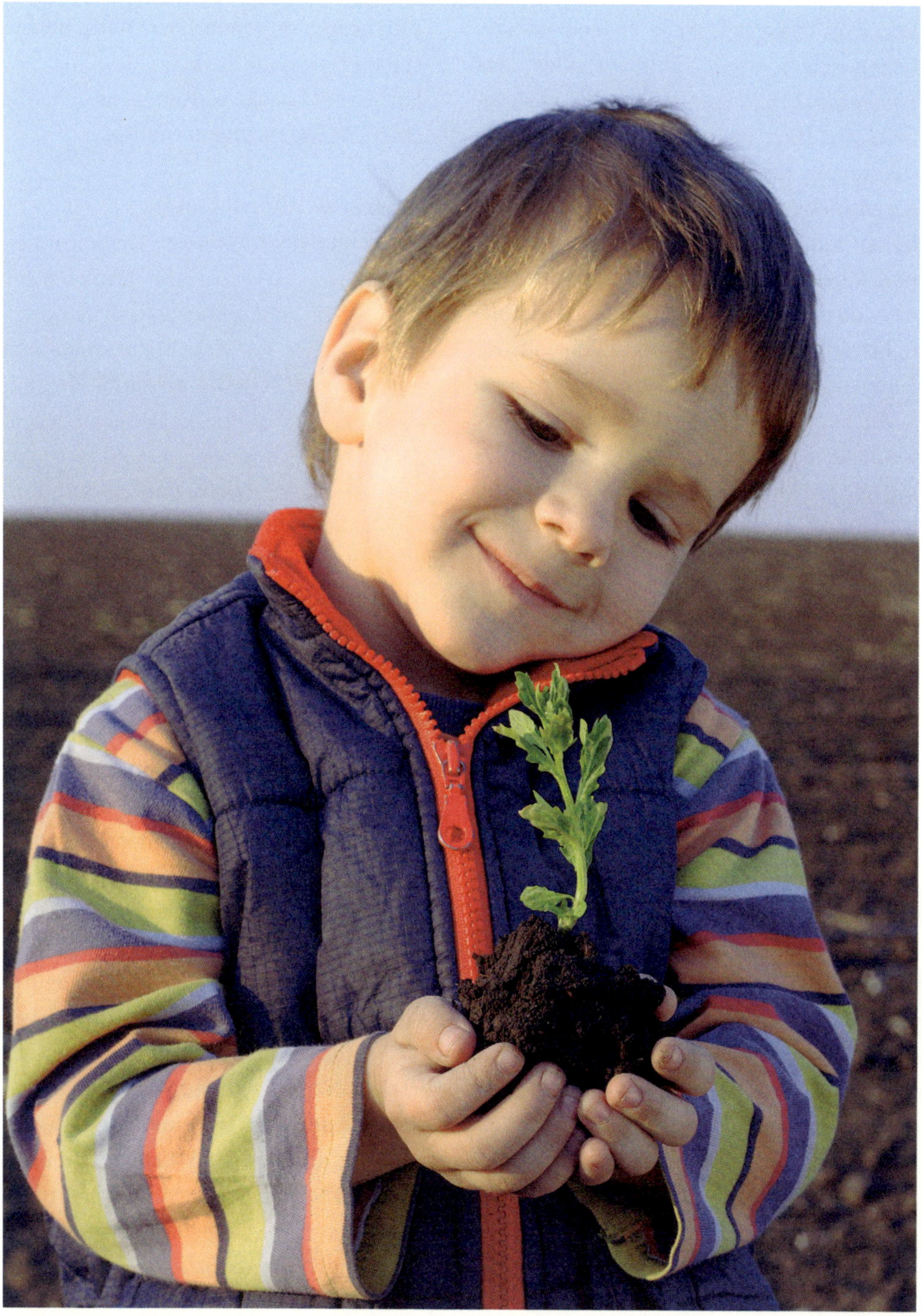

Kinder sind besonders darauf angewiesen, dass der Boden und damit unsere Nahrungsmittel möglichst frei von schädlichen Stoffen sind.

Verkehrsbelastung. Aber zu den gefährlichen Schadstoffen zählt vor allem das Passivrauchen, das in jedem Fall gesundheitsschädlich ist und bei Kindern das Risiko für Krebserkrankungen, Lungenentzündungen, Asthma und Allergien erhöhen kann. Etwa 60 Säuglinge versterben jährlich infolge des Passivrauchens bzw. durch die vorgeburtliche Schadstoffbelastung, weil die Mutter während der Schwangerschaft geraucht hat.[235]

Auch die Raumluft im Kinderzimmer kann belastet sein: durch Holzschutzmittel, Weichmacher aus Fußböden und Kunststoffgegenständen sowie durch leicht flüchtige Lösungsmittel aus Farben, Lacken und Klebstoffen. Allergien, Neurodermitis, Kopfschmerzen, Übelkeit und Konzentrationsstörungen können ursächlich durch eine erhöhte Exposition von Luftschadstoffen ausgelöst werden.

Wie können Kinder vor Luftschadstoffen geschützt werden?

- Rauchen im Auto setzt Kinder einer extremen Schadstoffbelastung aus und sollte daher unbedingt vermieden werden.
- In Haushalten mit Kindern darf möglichst nicht in den Innenräumen geraucht werden. Lüften reduziert die Rauchbelastung nur bedingt, da sich Schadstoffe des Tabakrauchs in Gardinen, Tapeten, Fußböden etc. festsetzen.
- Rauchen während der Schwangerschaft sollte tabu sein.
- Fußböden und Möbel sollten wegen des hohen Weichmacheranteils nicht aus PVC bestehen, sondern aus naturbelassenem Holz oder Kork.
- Farben und Lacke sollten keine schädlichen Lösungsmittel enthalten.

Empfohlene Internetseite

- www.kinder-umwelt.de.

Zur radioaktiven Umweltbelastung

Das Leben auf der Erde bedeutet für den Menschen ein permanentes Aufnehmen natürlicher radioaktiver Stoffe und Strahlung, sowohl innerlich als auch äußerlich. Innerlich über die Atemluft und Nahrung, äußerlich durch kosmische Strahlung, die von der Sonne und aus den Tiefen des Weltalls zur Erde gelangt, und durch natürliche radioaktive Stoffe, die in den Böden und Gesteinsschichten der Erdkruste vorhanden sind.[236]

Unnatürlicherweise ist durch die jüngsten Reaktorkatastrophen zusätzliche Radioaktivität vorhanden.[237] Was bedeutet das?

Wie viel Radioaktivität der Einzelne verträgt, ist unterschiedlich. Kinder sind jedoch wesentlich empfindlicher als Erwachsene. Hauptangriffsort ist die Zelle selbst, deren Stoffwechsel durch direkte Strahlungsschädigung des Erbguts beeinträchtigt wird bis zur krebsigen Entartung und Produktion neuer Stoffe.

Eine für Mensch und Tier mit Sicherheit unwirksame Strahlendosis gibt es nach derzeitiger Erkenntnis nicht, denn es liegt im Wesen dieser Strahlung, dass sie die Materie instabil macht und die Lebenskräfte (Regenerationsfähigkeit, Aufbauvorgänge) der Organismen schwächt und bei längerer Einwirkung langfristig schädigt.

In diesem Zusammenhang ist es wichtig zu wissen, dass die Gewebe des Organismus mit intensiver Zellteilung besonders empfindlich sind, z.B. Darmschleimhaut, Knochenmark, Keimdrüsen, wogegen das Gehirn weitgehend unempfindlich ist. Das Kind und vor allem der Embryo als wachsende Organismen sind daher aber besonders gefährdet.

Möglichkeiten, den Schädigungen durch Radioaktivität entgegenzuwirken

Auch wenn derzeit – außer durch radikalen Kernenergie-Stopp – das Problem der radioaktiven Umweltbelastung nicht nachhaltig gelöst werden kann, ist es doch wichtig, auf Möglichkeiten zu schauen, den Schädigungen durch ionisierende Strahlen entgegenzuwirken.

- Wichtigste Hilfe ist dabei, ein Verständnis für das Wesen der Regenerations- und Aufbauvorgänge im lebendigen Organismus zu entwickeln. Wir haben dies an verschiedenen Stellen dieses Buches darzustellen versucht. Der Ätherleib als Träger der Denk- und Wachstumsvorgänge (siehe Seite 222) kann seiner Natur nach von zwei Seiten unterstützt und gestärkt werden: von seiner Naturseite (Regeneration und Wachstum) und von seiner »Kulturseite« her (Denktätigkeit).

Was über die Pflege des Rhythmus und der Gewohnheiten in der Kindheit dargestellt wurde, erweist sich hierbei als sehr wirksam; ebenso die Pflege der Sinneseindrücke, die gesunde Ernährung und religiöse Erziehung (siehe Seite 247 ff., 357 ff., 372 ff. und 514 ff.).

- Besonders hervorgehoben sei jedoch die Eurythmie, weil sie wie keine andere Maßnahme den Ätherleib unmittelbar vom Ich aus aktiviert (siehe Seite 625 f.). Die Tatsache der Strahlung im Körper lässt sich hierdurch zwar nicht direkt beeinflussen, wohl aber indirekt, indem den Zerstörungsprozessen eine gestärkte Regenerationsfähigkeit des Organismus entgegengesetzt wird.

Bis in die Lebensvorgänge einzelner Zellen hinein läuft im Organismus alles in Rhythmen ab (siehe Seite 247 ff.), und diese können durch die genannten Maßnahmen unterstützt und angeregt werden.

- Was die Ernährung betrifft, so kann man – abgesehen von der Wahl möglichst gering strahlenbelasteter Nahrungsmittel – versuchen, den Organismus in seiner Lebenstätigkeit durch eine entsprechende Kombination von Nahrungsmitteln, die ihn allseitig anregen, zu unterstützen (siehe Seite 394 ff.).

Die Auseinandersetzung mit den unsichtbaren Atomkräften macht es nötig, sich ebenso intensiv um eine Auseinandersetzung mit den unsichtbaren geistigen Kräften zu bemühen, zu denen auch die ätherischen Bildekräfte gehören. Entsprechendes gilt auch für die elektromagnetischen Strahlungen.

- Eine praktische Möglichkeit zum Schutz vor allgemeiner Strahlenbelastung sind Heimtextilien und Kleidung aus Torffasern. Rudolf Steiner hat ca. 1920 die begründete Vermutung geäußert, dass Textilien aus Torffasern einen Schutz vor Strahlenwirkungen bieten. Viele Geobiologen bestätigen heute anhand empirischer Versuchsketten die isolierende Wirkung bei geo-pathogenen Störfeldern.

Empfohlene Internetseiten

Informationen zu Torffaserprodukten finden sich auf diesen Webseiten:

- www.wandil.de,
- www.strohmatratzen.de/torf_wolle_produkte.htm,
- www.allnatura.de/ratgeber/unsere_rohstoffe/steppwaren/Torf.html.

Empfohlene Literatur

- Andreas Suchantke, *Lesen im Buch der Natur. Wege zum Erfahren des Ätherischen,* Dornach 2012.
- Internationale Ärzte für die Verhütung des Atomkrieges/Ärzte in sozialer Verantwortung e.V. (IPPNW): Auf der Internetseite befinden sich engagierte Reportagen über die gesundheitlichen Folgen der Katastrophen von Fukushima u.a.m.: www.ippnw.de.

Mobilfunk und Elektrosmog: ein dauerhaft aktuelles Thema!

Mit Elektrosmog werden künstliche, also durch Menschen hervorgerufene elektrische, magnetische und elektromagnetische Felder bezeichnet. In Deutschland gibt es rund 300.000 Mobilfunk-Sendeanlagen, etwa zwei Millionen kleinere Sendeanlagen, rund 100 Millionen häusliche Sendeanlagen wie WLAN oder schnurlose Telefone sowie ca. 100 Millionen Mobiltelefone. Sie alle senden elektromagnetische Strahlen aus, die uns draußen und in den eigenen vier Wänden ungeschützt durchdringen. Zu diesen hochfrequenten elektromagnetischen Feldern kommen niederfrequente Felder hinzu, die durch Hochspannungsleitungen, Elektrogeräte, Kabel und Leitungen im Haushalt, Verkehr und Industrie entstehen.

Viele Studien belegen mittlerweile deutliche Zusammenhänge von Erkrankungen bei Pflanze, Tier und Mensch mit Elektrosmog. Die Weltgesundheitsorganisation WHO stuft die durch Handys produzierten elektromagnetischen Felder als mögliche Krebserreger für den Menschen ein. Intensive Nutzer nehmen ein stark erhöhtes Risiko in Kauf, an einem Gehirntumor zu erkranken.[238] Daran hat sich auch mit der technischen Weiterentwicklung hin zu strahlungsärmeren Geräten nichts geändert.

Warum ist das Thema weiterhin in jeder Hinsicht wesentlich? Weil die Einflüsse elektromagnetischer Schwingungen,

Wellen oder Strahlung auf lebende Systeme, auf den menschlichen Organismus meist unbewusst verlaufen – sich der Sinnesbeobachtung entziehen – und dennoch tiefgreifend sind.

Es ist dies auf die Eigenart des Lebens selbst zurückzuführen. Wir erleben die Lebensvorgänge weitgehend unbewusst. Allenfalls bemerken wir unseren Herzschlag bei körperlicher Anstrengung oder Aufregung oder aber die Atmung. Am ehesten sind es die das Leben tragenden und ordnenden rhythmischen Vorgänge, die wir bei gesundheitlicher Belastung bemerken. Und eben diese rhythmische Organisiertheit des Lebens wird durch elektromagnetische Wellen und insbesondere die niederfrequenten gepulsten Strahlungen beeinflusst.

Wie kann das geschehen? Jede Zellaktivität erzeugt in kleinsten Mengen Elektrizität, elektrochemische Potenziale. Was diese körpereigene Elektrizität – die schwach- und niederfrequent ist – von der technisch erzeugten sowohl hoch- wie niederfrequenten elektromagnetischen Strahlung unterscheidet, ist ihr rhythmischer Charakter. Leben ist aufgrund der es bestimmenden Rhythmen anpassungs- und entwicklungsfähig (siehe Seite 247 ff.). Eine Mobilfunkübertragung basiert hingegen auf einer technisch perfekt erzeugten Schwingung, die gerade keine Rhythmen, sondern »uniformen Takt« erzeugt, d.h. die abgestrahlte Frequenz wiederholt sich exakt. Sie ist nicht flexibel – wie die in sich differenzierten Rhythmen.

So wie keine zwei Herzschläge oder Atemzüge sich ganz genau gleichen, so gilt das auch für die elektrochemischen Zellpotenziale und deren Integrale, die wir als Hirn- (EEG), Herz- (EKG) und Muskelstromkurven (EMG) kennen. Hingegen sind Sender und Empfänger bei technisch erzeugten Schwingungen genau auf die Frequenzen abgestimmt, die gesendet und empfangen werden. Sonst wäre die Kommunikation gestört bzw. unmöglich.

Gesundheitliche Auswirkungen

Bei der hochfrequenten Strahlung werden thermische, d.h. Wärmewirkungen (Mikrowellen-Erhitzung) und nicht-thermische Wirkungen unterschieden, so wie bei der niederfrequenten Strahlung die Reiz- bzw. unterschwelligen Wirkungen differenziert werden. Gefährlich für die Gesundheit wird diese Wärmewirkung gemäß dem Bundesamt für Umwelt BAFU, wenn sich die Gewebetemperatur um 1 bis 2 °C erhöht. Dadurch werden Wirkungen wie das Abnehmen der Gedächtnisleistung und die Beeinträchtigung verschiedener Körperfunktionen sowie der Fortpflanzungsfähigkeit ausgelöst.

Die gesundheitlichen Auswirkungen unterhalb der Wärmeschwelle sind schwieriger festzustellen. Sie reichen von Nervosität, Unruhe, allgemeiner Schwäche und Müdigkeit bis hin zu Gliederschmerzen und Schlafstörungen. Die Reizwirkungen erzeugen im menschlichen Organismus elektrische Ströme, welche bei Nervenzellen fehlerhafte Impulse auslösen und Muskeln zu ungewollter Kontraktion bringen können, was besonders für den Herzmuskel gefährlich werden kann.

Interessant ist nun, dass elektrosensible Menschen sowie eine Vielzahl von Studien zeigen, dass die beklagten gesundheitlichen Störungen genau die Funktionen und Funktionssysteme betreffen, durch die der Mensch sich an sein natürliches und soziales Umfeld anpasst:

Sinnestätigkeit und Denkvermögen

Die Beschwerden reichen von vorübergehenden Ohrgeräuschen und anhaltendem sogenanntem Tinnitus über Aufmerksamkeitsstörungen, Konzentrationsschwäche, Gedächtnisprobleme und Müdigkeit bis hin zu Kopfschmerzen, Nervosität und Schlafproblemen.

Auch wurde schon 1999 festgestellt, dass sich das EEG insgesamt unter dem Einfluss von Mobilfunkstrahlung verändert. Es wird vermutet, dass dadurch auch das interzelluläre Kommunikationssystem im Gehirn gestört wird. Außerdem wird durch Mobilfunkstrahlung die Durchlässigkeit der Blut-Hirn-Schranke erhöht, wodurch das Gehirn weniger Schutz vor schädlichen Stoffwechselprodukten, Pharmaka, Giften, usw. genießt.[239] Durch Störungen der Blut-Hirn-Schranke werden auch Krankheiten wie Alzheimer und Parkinson gefördert.

Atmung

Das Blutbild aus dem Ohrläppchen zeigt bereits nach dreiminütiger Bestrahlung durch ein Handy eine geldrollenartige Verklebung der Blutkörperchen untereinander, was ihre Sauerstofftransportfähigkeit erheblich einschränkt und durch die Verklumpung auch die Gefahr von Thrombose und Infarkt erhöht.[240] Nach einiger Zeit bildet sich diese Anomalie wieder zurück.

Immunsystem

Die krebserregende Wirkung von Mobilfunkstrahlung ist im Tierversuch unbestritten und wird aufgrund der bisherigen Ergebnisse bei Kindern vermutet, etwas weniger häufig auch bei Erwachsenen. Auch gibt es eindrucksvolle Ergebnisse über den deutlichen Anstieg der Fehl- und Missgeburtenrate in einer Milchviehherde, die in unmittelbarer Nähe eines Sendeturms untergebracht war. Andere Phänomene waren, dass die Tiere abmagerten, sich an Zäunen und anderen Gegenständen ihre entzündeten Augen rieben und unter Orientierungslosigkeit, Hektik sowie unüblicher Apathie litten. Schon in einer Entfernung von 25 km verschwanden diese Symptome innerhalb weniger Tage.[241]

Bewegungsfähigkeit

Immer wieder wird mangelnde Bewegungsfreude infolge Müdigkeit und gemindertem Vitalitätsgefühl beobachtet.

Edwin Hübner schließt seine bei *gesundheit aktiv* erschienene, sehr instruktive Informationsbroschüre *Mobilfunk – die riskante Kommunikation* mit einer Szene aus einer Berufsschule ab, die diese auf ihrer Internetseite publiziert hat und ein Gespräch zwischen ihrem Mathematiklehrer und einem Schüler zum Thema Handy wiedergibt:[242]

Lehrer: »... und weil ich nicht den ganzen Tag über in diesen Strahlen stehen möchte, werden die Handys eben ausgeschaltet! Nach der Schulordnung sind sie ja sowieso verboten.«

Schüler: »Wieso? Was sollen denn die Strahlen schon machen?! Ich habe mein Handy immer bei mir, Tag und Nacht.«

Lehrer: »Nachts?! Wo hast du es da?«

Schüler: »Da liegt es auf meinem Nachttischchen.«

Lehrer: »Und du hast es immer eingeschaltet?«

Schüler: »Nein, jetzt schalte ich es nachts immer aus.«

Lehrer: »Warum denn?«

Schüler: »Weil ich da nicht so gut schlafen konnte ...«

Herzliches Gelächter beendete die Diskussion.

Mobilfunk und das Integrated Services Digital Network ISDN sind auf ein digitales Übertragungsverfahren angewiesen, durch das der kontinuierliche Sprachfluss im Takt von 800/Sek. abgetastet und digital erfasst, d.h. in das binäre Zahlensystem umgewandelt wird. Der heute so dichte Mobilfunkverkehr macht es nötig, dass die zu übertragenden binären Signale so in »Datenpakete« zusammengefasst werden müssen, dass mehrere Teilnehmer gleichzeitig dieselbe Sendefrequenz nutzen können, ohne sich gegenseitig zu überlagern, wie es bei dem analogen Datenübermittlungsverfahren der Fall wäre. Das bedeutet, dass bei acht Gesprächsteilnehmern jedes Handy 217-mal pro Sekunde ein sehr kurzes Hochfrequenzsignal an die Basisstation sendet, wobei die Pause zwischen diesen Einzelsignalen (Pulsen) von den jeweils anderen Gesprächsteilnehmern zum Versand ihrer Signale genützt werden kann. Dadurch sendet während eines Telefonats jedes Handy eine mit 217 Hz niedrigfrequent gepulste Hochfrequenz aus. Die bisherigen Untersuchungsergebnisse legen nahe, dass es vor allem diese niederfrequente Pulsung der hochfrequenten elektromagnetischen Wellen ist, die sich besonders schädigend auf den Organismus auswirkt, da dessen Lebensrhythmen ebenfalls niederfrequent sind und mit den gepulsten nicht rhythmischen, sondern taktpräzisen Signalen interferieren.

Edwin Hübner formuliert diesen Sachverhalt einleuchtend: »Indem die festen Takte der niedrigfrequent gepulsten elektromagnetischen Wellen die rhythmischen Vorgänge des Körpers durchdringen, beeinflussen sie die Variabilität und Anpassungsfähigkeit des rhythmischen Systems, das zwischen Nerven-, Sinnes-, Stoffwechsel- und Gliedmaßen-System vermittelt. Der tote Takt prägt sich dem lebendigen Rhythmus auf und nimmt ihm seine Flexibilität. Ein Mensch aber, der im rhythmischen System beengt und in seiner Variabilität beeinflusst ist, zeigt auf Dauer die klassischen Zeichen der Leistungseinschränkung und der Starre und ist daher gesundheitlich gefährdet.«[243]

Wo jemand jedoch seine schwache Stelle hat und die schädlichen Einflüsse nicht gut kompensieren kann, ist individuell verschieden, weswegen der naturwissenschaftliche Nachweis – ohne Zuhilfenahme solch ganzheitlicher Überlegungen – schwer zu führen ist. Daher kann sich die breite Front der Verharmloser des Problems immer wieder neu darauf berufen, dass die Forschungsergebnisse noch nicht eindeutig und hinreichend genug seien.

Was können wir tun?

Da es noch lange dauern wird, bis das Lebensfeindliche dieser unsichtbaren »Unternatur« allgemein anerkannt ist – selbst die radioaktive Umweltbelastung wird aufgrund massiver wirtschaftlicher und politischer Interessen immer noch verharmlost –, möchten wir mit unseren Ratschlägen auf den »gesunden Menschenverstand« unserer Leser bauen.

! Jede Stunde, die ein Kind selbst kreativ sein darf und möglichst wenig durch die externe Einwirkung elektromagnetischer Schwingungen belastet wird, ist ein Gewinn für seine körperliche und seelisch-geistige Reifung und Entwicklung.

Daher empfehlen wir

- Installieren Sie Steckdosen ausschaltbar (und schalten Sie ggf. die Sicherung während der Nacht ab).
- Schalten Sie den Standbymodus von Geräten aus.
- Begrenzen Sie Fernsehkonsum und andere drahtlose Kommunikation auf das wirklich Notwendige und halten Sie sie von Kindern unter zwölf Jahren möglichst fern.
- Auf schnurlose DECT-Telefone und -Babyphone sollte verzichtet werden.
- Telefonieren Sie nicht schnurlos mit dem Baby auf dem Arm oder in seiner Nähe.
- Computer lassen sich über Kabel anstelle von WLAN mit dem Internet verbinden. Wenn Sie ein Kabel verwenden, vergessen Sie nicht, das WLAN am PC (und, falls Sie einen Router verwenden, auch dort) direkt oder über Ihre Software zu deaktivieren.
  Wenn Sie nicht völlig darauf verzichten können, sollten Sie WLAN und Bluetooth bei Nichtgebrauch ausschalten.
- Halten Sie das Schlafzimmer von elektronischen Geräten frei.
- Handys sollten nach Möglichkeit nicht direkt am Kopf, sondern mittels Headset (Kopfhörer und Mikrofon) oder über Lautsprecher betrieben werden. Grundsätzlich nimmt die Feldstärke mit der Entfernung vom Sender ab.
- Benützen Sie nur im Flugmodus befindliche Handys als Wecker und legen Sie es in mindestens einem Meter Abstand vom Kopf ab.
- Legen Sie Handys nicht angeschaltet in Kinderwägen und tragen Sie es nicht nah am Körper, sondern lieber körperfern, z.B. in Taschen. Schalten Sie Ihr Handy nachts aus.
- Achten Sie darauf, dass auch im Kindergarten und in der Schule der Elektrosmog weitestgehend reduziert ist.
- Stellen Sie Ihr Handy bei sozialen Anlässen, künstlerischen Veranstaltungen und Versammlungen auf Flugmodus oder schalten Sie es vollständig aus.
  Je mehr Menschen dies tun, umso mehr kann der Elektrosmog reduziert werden!

- Da viele Strahlungsquellen von außen in die eigene Wohnung eindringen (z.B. WLAN, DECT-Telefon, Mobilfunk-Sendeanlagen), kann eine Messung der Strahlenbelastung, fachliche Beratung und ggf. Abschirmung sinnvoll sein.

Empfohlene Literatur und informative Internetseiten

- Edwin Hübner, *Mobilfunk – die riskante Kommunikation*, Bad Liebenzell [3]2004.
- Andreas Neider, *Medienbalance. Erziehen im Gleichgewicht mit der Medienwelt. Ein Elternratgeber*, Stuttgart 2008.
- Christian Rittelmeyer, *Kindheit in Bedrängnis. Zwischen Kulturindustrie und technokratischer Bildungsreform*, Stuttgart 2007
- Bund für Umwelt und Naturschutz Deutschland e.V. (BUND): www.bund.net/service/publikationen/detail/publication/mobilfunk-im-kinderzimmer-eine-kritische-betrachtung/publication-topic/ressourcen-technik/.

Bündnisse für die Zukunft – das notwendige Engagement der Zivilgesellschaft

Die Welt der Kinder und Erwachsenen hat sich grundlegend verändert. Der durch Computer vernetzte Lebensraum Erde ist Alltagserfahrung geworden. Pragmatisch-wirtschaftliches Denken hat alle Arbeitsbereiche erfasst – auch Medizin, Pflege und das Kultur- und Erziehungswesen. Überall spielen die Ideale des Wirtschaftslebens herein: Effizienz, Leistungssteigerung, Käuflichkeit so gut wie jeder Dienstleistung, Wertschätzung in Form von Geld. Qualitätssicherungsstandards, Zertifizierungssysteme, Reorganisationsstrategien und Bürokratisierungsprozesse tragen zu dieser immer transparenteren und strukturierteren Vermarktung der menschlichen Arbeit bei.

Parallel dazu haben der wissenschaftliche Fortschritt und die ständige Erweiterung des technisch Machbaren zu einer Vielzahl von neuen – auch ethischen und ökologischen – Fragen und Aufgaben geführt, die sich aus den bisherigen sozialen und politischen Verantwortlichkeiten heraus nicht befriedigend bearbeiten und realisieren lassen. Hinzu kommt, dass allem Fortschritt zum Trotz Hunger und Elend, Krieg und Gewalt weltweit nicht ab-, sondern zunehmen. Sie sind Teil des modernen Weltbildes geworden, das von Umweltzerstörung, Ressourcenknappheit und unkontrolliert wachsenden Schäden an Mensch und Natur ebenso geprägt wird wie durch den technischen Fortschritt und die immer perfektere Ökonomisierung des Lebens und der Arbeit.

So gibt es zunehmend Anlass, sich auf die Mitverantwortung jedes Einzelnen an diesem globalen Geschehen zu besinnen. Immer mehr Initiativen und zivilgesellschaftliche Aktivitäten verschaffen sich Gehör – und engagieren sich dort, wo Politik und Wirtschaft schmerzlich versagen oder Machtmissbrauch und Korruption offen zutage treten. Zwei davon seien hier kurz vorgestellt. Denn hier braucht es das zivilgesellschaftliche Engagement. Hier können offensichtlich auch Rechtsvorschriften nicht nachhaltig schützen – hier hilft nur die Stärkung der menschlichen Persönlichkeit und ihres Bewusstseins von Wert und Würde menschlicher Existenz und Entwicklung.

Das Wort von Novalis: »Nach innen geht der geheimnisvolle Weg«[244] gewinnt in dem Maß Aktualität, in dem grundlegende Sicherheiten des Lebens und tragende Werte schwinden. Dieser »Ruf von innen« bewirkt jedenfalls, dass immer weniger Menschen die Tatsache hinnehmen können, dass trotz aller Versprechungen seitens Wissenschaft, Politik und Wirtschaft auch heute noch drei Viertel der Menschheit unterhalb des Existenzminimums leben müssen und das Recht jedes Kindes auf Schutz, Angenommensein, Nahrung,

Kleidung und Schulbildung kaum irgendwo – wirklich – umsetzbar ist.

Aus diesem Erleben heraus hat sich im Februar 1999 in New York, London und Stuttgart die weltweit tätige »Alliance for Childhood«, das Bündnis zum Schutz der Kindheit, begründet. Sie versteht sich als freier Zusammenschluss von Menschen, Institutionen und Organisationen, die sich verstärkt für den Schutz der Kindheit und das Recht auf Kindheit einsetzen.

Im Jahr 2006 entstand die »Europäische Allianz von Initiativen angewandter Anthroposophie ELIANT«. Ihre Gründungsmitglieder sind die europäischen Dachorganisationen der biologisch-dynamischen Landwirtschaft, der Anthroposophischen Heilpädagogik und Sozialtherapie, Waldorfpädagogik, Medizin sowie der Patientenorganisationen. Ziel der Allianz ist, gemeinsam mit anderen ökologisch und sozial engagierten zivilgesellschaftlichen Organisationen gesetzliche Rahmenbedingungen zu schaffen, die es auch qualifizierten Minderheiten gestatten, Produkte verkehrs- und entwicklungsfähig zu halten, deren Lebensqualität und Vielseitigkeit überzeugen. Im Jahr 2010 wurde eine Unterschriftensammlung zur Stärkung dieser Allianz unter dem Namen »Aktion ELIANT« erfolgreich mit einer Million europäischer und 200.000 außereuropäischen unterstützenden Unterschriften abgeschlossen und am 13. Mai 2011 zusammen mit einem Memorandum und 15 Forderungen in der Kommission in Brüssel dem für Gesundheit und Verbraucher zuständigen Kommissar John Dalli überreicht.

Wer die Allianz unterstützt, hilft mit, dass z.B. die hochwertige Demeter-Säuglingsnahrung wieder für den Markt zugelassen wird. Denn aufgrund der EU-Vitaminverordnung von 2004, die für die Säuglingsnahrung künstliche Vitaminzusätze vorschreibt, konnten sich die Demeter-Produkte nicht mehr halten, da die Demeter-Richtlinien keine Vitaminzusätze gestatten. Vielmehr besitzen diese Produkte aufgrund der gesunden Anbauweise einen ausreichenden natürlichen Vitamingehalt, er liegt aber unter dem überhöhten Wert, der zum Richtwert für die künstliche Vitaminierung gemacht wurde.

Wer ELIANT unterstützt, trägt auch dazu bei, dass das Saatgut nicht zum alleinigen Besitz der Großkonzerne wird, dass Wahlmöglichkeiten für qualitativ hochwertige Produkte erhalten bleiben und z.B. auch Arzneimittel wie die der anthroposophischen Therapierichtung verkehrsfähig bleiben und nicht aufgrund zu hoher und unangemessener bürokratischer Hürden seitens der EU auf nationale Nischen beschränkt bleiben müssen.

Kinder wachsen in die Welt von morgen hinein – ihnen und ihren Eltern ist dieses Buch gewidmet. Daher auch der Hinweis auf Initiativen, durch die das Ringen um bessere Bedingungen für ein gesundes Aufwachsen und mehr Menschlichkeit im individuellen und sozialen Leben Unterstützung erfährt.

Internetseiten

- www.allianceforchildhood.org,
- www.eliant.eu.

Haus- und Reiseapotheke Arzneimittel für die Selbstmedikation

Auf den folgenden Seiten geben wir Arzneimittelempfehlungen, die sich – je nachdem, was gebraucht wird – für die Haus- und Reiseapotheke eignen. Dabei werden die von uns gegebenen Hinweise zur Therapie in den einzelnen Kapiteln dieses Buches ergänzt durch eine Reihe weiterer Arzneimittel, die sich in der Haus- und Reiseapotheke bei Kindern und Erwachsenen bewährt haben. Das Gesamtverzeichnis all unserer Arzneimittelempfehlungen findet sich auf Seite 698 ff. Es ist heute keine Frage mehr, dass medizinische Grundkenntnisse – auch zur Selbstmedikation – zur Allgemeinbildung gehören und unsere Haltung in Gesundheit und Krankheit mitprägen.[245] Dennoch ersetzen sie nicht das Gespräch mit dem Haus- oder Kinderarzt über den Bestand einer individuellen Hausapotheke und den ggf. angezeigten individuellen Behandlungsvorschlag in der konkreten Situation. Wie bereits im Vorwort erwähnt, möchten wir mit unseren Empfehlungen in keinem Fall einen notwendigen Arztbesuch ersetzen.

Dass wir hauptsächlich Präparate der beiden großen anthroposophischen Arzneimittelfirmen Weleda und Wala empfehlen und eher selten bewährte Hausmittel anderer Hersteller von Naturarzneimitteln, liegt nicht an einem Mangel an Wertschätzung. Es beruht vielmehr auf der Tatsache, dass wir – so wie viele anthroposophische Haus- und Kinderärzte – mit diesen Arzneimitteln und ihrer Herstellungsweise über viele Jahre unsere täglichen Erfahrungen gemacht haben. Sie sind – soweit es sich nicht um Körperpflegemittel handelt – ärztlich verordnungsfähig und apothekenpflichtig.

Sind Nebenwirkungen möglich?

Bei den hier empfohlenen, größtenteils nach homöopathischen Verfahren hergestellten Arzneimitteln sind Nebenwirkungen sehr selten: *Geum urbanum* kann zu Verstopfung führen, *Hepatodoron*® zu dünnem Stuhlgang, *Bryophyllum* 50 % ist auch wehen-hemmend, *Infludoron*® kann spastische Bronchitis und Reizhusten verstärken.

Diese Wirkungen lassen sich jedoch durch richtige Dosierung und Gabe zur richtigen Zeit vermeiden. Trotzdem raten wir bei mangelnder Erfahrung bezüglich dieser Medikamente zur Rücksprache mit dem Arzt.

Anthroposophische Arzneimittel gelten als sicher und sind grundsätzlich auch für Kinder, Schwangere und stillende Frauen geeignet.

Allgemeine Gesichtspunkte zur Dosierung

Streukügelchen/Globuli

Der Zusatz comp. = compositum heißt: zusammengesetzt.
Globuli sind Kügelchen mit Pflanzenextrakt oder homöopathischen Flüssigkeiten. Sie bestehen in der Regel aus reinem Kristallzucker (Saccharose), selten aus Xylitol (Zuckerersatzstoff).

Gemäß der homöopathischen Richtlinie werden die Verreibungen fester und nicht löslicher Arzneisubstanzen in Milchzucker (Laktose) vorgenommen, was bei der Weiterverarbeitung in Globuli dazu führt, dass diese nicht mehr nur aus Saccharose bestehen. Das gilt beispielsweise für manche Globuli der Firmen DHU und Wala (Beipackzettel beachten!). Menschen mit ausgeprägter Milchzuckerunverträglichkeit (Laktoseintoleranz) könnten hierauf reagieren. Die Firma Weleda verwendet für die von ihnen hergestellten Globuli reine Saccharose (Zucker).

- **Bis 1 Jahr**
  3- bis 6-mal täglich 3 Globuli: je akuter das Geschehen, desto häufiger!
- **bis 6 Jahre**
  3- bis 6-mal täglich 5 Globuli,
- **bis 12 Jahre**
  3- bis 6-mal täglich 7 bis 10 Globuli: Die Anzahl der Globuli sollte etwa dem Alter in Jahren entsprechen, maximal werden 10 Globuli gegeben.

Tabletten auf Milchzuckerbasis von Weleda

- **Bis 1 Jahr**
  3-mal täglich ½ Tablette, bei Bedarf in Wasser gelöst,
- **bis 6 Jahre**
  3-mal täglich 1 Tablette,
- **bis 12 Jahre**
  meist 3-mal täglich 1 Tablette, gelegentlich aber mehr bei akuten Beschwerden, z.B. Halsschmerzen mit starker Heiserkeit: *Pyrit/Zinnober*, 3- bis 6-mal täglich 1 Tablette lutschen.

Bezüglich der Milchzuckerbasis der Tabletten von Weleda gilt entsprechend regelhaft, dass sie bei Laktoseintoleranz nicht oder nur in kleineren Mengen vertragen werden können. Es gibt von der Firma Weleda zudem Tabletten, die neben der Laktose auch Weizenstärke enthalten, z.B. *Hepatodoron*® Tabletten. Daher sollte man im Falle von bekannten oder vermuteten Unverträglichkeiten auf die Begleitstoffe in den Tabletten achten und ggf. Rücksprache mit dem Arzt nehmen.

Tropfen (Dilution)

Bei Tropfenzubereitungen mit Alkohol zur Extraktion der Pflanzeninhaltstoffe und zur Konservierung empfehlen wir die Einnahme der Arzneimittel immer in etwas Wasser verdünnt.

Die Weleda-Rh-Präparate werden ohne Alkohol hergestellt. Sie sind rein wässrig und daher nach Anbruch nur 3 Wochen bei 2 bis 8 °C im Kühlschrank haltbar.

- **Bis 1 Jahr**
  3- bis 6-mal täglich 3 Tropfen: je akuter das Geschehen, desto häufiger,
- **bis 6 Jahre**
  3- bis 6-mal täglich 5 Tropfen,
- **bis 12 Jahre**
  3- bis 6-mal täglich 7 bis 10 Tropfen. Die Anzahl der Tropfen sollte etwa dem Alter in Jahren entsprechen. Maximal können 10 Tropfen gegeben werden.

Alkoholgehalt bei alkoholischen Tropfen: meist 18 Volumen-%, Urtinkturen bis 69 Volumen-%.

Verreibung (Trituration)

- **Bis 1 Jahr**
  1- bis 3-mal täglich 1 Messerspitze, bei Bedarf gelöst,
- **ab 1 Jahr**
  3- bis 6-mal täglich 1 Messerspitze: je akuter, desto häufiger. Ausnahme: *Bryophyllum* 50 % Pulver: ½ bis 1 Teelöffel zur Nacht.

Die pulverförmigen Arzneimittel der Firma Weleda enthalten Laktose als Trägersubstanz. Kinder mit Laktoseintoleranz, erblicher Galaktoseintoleranz oder Glukose-Galaktose-Malabsorption sollten diese Zubereitungen meiden.

Bolus alba comp. Pulver (Wala), das bei Durchfällen hilft, hat vor allem Kaolinum-Pulver als Basis, enthält aber in geringen Mengen auch Laktose. Die Dosierung ist ausnahmsweise höher: 1 bis 2 Teelöffel gelöst in Tee oder Wasser schluckweise über den Tag verteilt einnehmen.

Zäpfchen (Suppositorium)

Meist genügt eine einzelne rektale Gabe, z.B. bei *Fieber- und Zahnungszäpfchen* (Weleda). Von *Viburcol*® oder *Echinacea/ Mercurius comp.* Zäpfchen für Kinder kann man jedoch in akuten Fällen 3-mal täglich 1 Zäpfchen verabreichen.

Die Grundsubstanz besteht bei der Firma Weleda aus Kakaobutter, bei der Wala aus Hartfett und Honig.

Augentropfen

Man gibt 3- bis 6-mal täglich 1 Tropfen in das – vorher mit klarem Wasser oder Augentrosttee gereinigte – betroffene Auge.

Die Akzeptanz bei kleineren Kindern erhöht sich, wenn man bei geschlossenem Lid in den inneren Lidwinkel tropft. Der Tropfen fließt dann beim nächsten Blinzeln ins Auge und reizt weniger, weil er bereits angewärmt ist.

Salben, Gelees

Diese werden 1- bis mehrmals täglich aufgetragen, je mehr Beschwerden, desto häufiger.

Wollwachs- und Wollwachsalkohole in den Salbengrundlagen können Hautreizungen hervorrufen. Arnika in *Combudoron*® *Gel* (Weleda), *Wund- und Brand-Gel* (Wala), *Arnica-Salben* und *Arnica-Gelee* können lokal allergische Reaktionen auslösen.

Arzneimittel-Liste zur Selbstmedikation

In der linken Spalte finden sich die wichtigsten Beschwerden und Symptome in alphabetischer Reihenfolge, in der rechten Spalte die apothekenübliche Bezeichnung des Arzneimittels und der Herstellername.

Beschwerden/Symptom	Arzneimittel Äußere Anwendung
■ Allergie	
Heuschnupfen	- *Heuschnupfenspray* (Weleda) - *Nasenbalsam für Kinder* (Wala)
Insektenstichallergie	- *Apis mellifica* D30 Streukügelchen (DHU)
Nesselsucht, Juckreiz	- *Calcium Quercus* Glob. (Wala) oder/und - *Urtica comp.* Glob. (Wala) - *Combudoron*® Gel (Weleda)
■ Augenentzündung	
Bindehautentzündung	- *Mercurialis* Augentropfen (Wala) oder - *Echinacea Quarz comp.* Augentropfen (Wala)
Eitrige Bindehautentzündung	- *Calendula* D4 Augentropfen (Weleda) oder - *Echinacea Quarz comp.* Augentropfen (Wala)
Gereiztes Auge	- *Euphrasia Augentropfen* (Weleda, Wala)
■ Bauchschmerzen	
Bauchkoliken	- *Chamomilla e rad.* D6 Glob. (Wala) oder - *Nicotiana comp.* Globuli (Wala) oder - *Colocynthis* D4 Dil. (Weleda) oder - *Veratrum comp.* Glob. (Wala) - *Warmer Bauchwickel* mit *Oxalis,* Folium 10 % Salbe (Weleda) oder *Oxalis-Essenz* (Wala)
Bittermittel bei Magenschmerzen und Verdauungsschwäche (z.B. Laktoseintoleranz)	- *Gentiana Magen Globuli* (Wala)

Beschwerden/Symptom	Arzneimittel Äußere Anwendung
Dreimonatskoliken	– *Kümmelöl, Fenchelöl, »Baby-Bäuchleinöl«* (Weleda) – *Nicotiana comp.* Glob. (Wala)
Koliken mit Blähungen	– *Carum carvi* Supp. für Kinder (Wala)
Koliken mit Spuckneigung	– *Belladonna/Chamomilla* Glob. (Wala)
■ Durchfall	
Anhaltender Durchfall	– *Stibium arsenicosum* D8 Dil. (Weleda)
Durchfall mit Bauchkoliken	– *Veratrum comp.* Glob. (Wala)
»Magen-Darm-Grippe«	– für Säuglinge: *Geum urbanum* Rh D3 Dil. (Weleda) – Kinder ab 6 Monate: *Bolus alba comp.* Pulver (Wala)
■ Erbrechen	– *Nux vomica* D6 oder D12 Glob. (Wala)
Starke akute Übelkeit	– *Tabacum Cupro cultum* Rh D3 Tropfen (Weleda)
■ Erkältung	– *Infludoron*® Streukügelchen (Weleda) (ehem. *»Ferrum phosphoricum comp.«)*
■ Gliederschmerzen	– *Aconitum e tubere* D6 Glob. (Wala)
■ Fieber	
Fieber in der Zahnungszeit	– *Fieber- und Zahnungszäpfchen* (Weleda) oder – *Viburcol*® Supp. (Heel)
Fieber mit Kopfschmerz und Schnupfen	– *Gelsemium comp.* Glob. (Wala)
Fieber mit Entzündung oder Lymphknotenschwellung	– *Lachesis comp.* Glob. (Wala)
Fieberhafter Infekt mit drohender bakterieller Infektion	– *Echinacea/Mercurius comp.* Zäpfchen für Kinder (Wala)

Beschwerden/Symptom	Arzneimittel Äußere Anwendung
hohes Fieber (allgemein)	- *Apis/Belladonna Glob.* (Wala) - *Wadenwickel:* Nur bei warmen Füßen! Wasser wenige Grade unter Körpertemperatur! Zugeben von Zitronensaft. 3-mal 5 bis 10 Minuten, dann Pause
Fieberkrampfneigung	- *Belladonna* Rh D6 Dil. (Weleda)
■ Halsschmerzen	
Rachenentzündung/ eitrige Mandelentzündung	- *Apis/Belladonna cum Mercurio* Glob. (Wala) oder - *Zinnober comp.* Trit. (Weleda) - zusätzlich: *Echinacea Mund- und Rachenspray* (Wala)
Angina/Rachenentzündung bei älteren Kindern	- *Bolus Eucalypti comp.* Pulver (Weleda) zum Gurgeln
Halsschmerzen mit starker Heiserkeit	- *Pyrit/Zinnober* Tbl. (Weleda)
Halsentzündung/ Lymphknotenschwellung	- *Archangelica comp.* Glob. (Wala) und - *Quarkhalswickel*
■ Hauteiterungen (siehe Wunden)	
■ Husten/Bronchitis	- Hustensaft wie z.B. *Hustenelixier, Flechtenhonig* Sirup, *Fenchelhonig, Prospan®, Bronchicum®, Monapax®*
Hustenreiz, Bronchitis	- *Plantago Bronchialbalsam* (Wala) oder - *Thymian/Myrte Balsam* (Stadelmann) oder - *Lavendelöl* 5 bis 10 %, Brustwickel zur Nacht
Reizhusten mit zähem Schleim	- *Tartarus stibiatus comp.* Trit. (Weleda)
Pseudokrupp, heiserer Husten	- *Bryonia/Spongia comp.* Dil. (Weleda)
Fieberhafte Bronchitis	- *Bryonia comp.* Glob. (Wala) oder - *Bronchi Plantago* Glob. (Wala)
Asthmatische Bronchitis	- *Cuprum aceticum* D4 Glob. (Weleda) - *Ingwermehl-Brustwickel* mittags

Beschwerden/Symptom	Arzneimittel Äußere Anwendung
■ Insektenstiche	– *Combudoron®* Gel (Weleda)
■ Kopfschmerzen	
Kopfschmerzen bei Infekt	– *Gelsemium comp.* Glob. (Wala) oder – *Atropa belladonna e radice* D6 Glob. (Wala)
Spannungskopfschmerzen	– ab 12 Jahren: *Neurodoron®* (Weleda)
Kopfschmerzen nach Reisen	– *Atropa belladonna e radice* D30 Glob. (Wala)
Kopfschmerzen durch Sonnenstich	– *Atropa belladonna e radice* D30 Glob. (Wala)
■ Kreislaufbeschwerden	– *Skorodit Kreislauf-Globuli* (Wala) oder – *Cardiodoron®* Dilution (Weleda) – Körperöl: *Rosmarinus, Oleum aethereum* 10 % (Wala) – *Rosmarin Aktivierungsbad* (Weleda)
■ Ohrenschmerzen	– *Aconit Ohrentropfen* (Wala)
Akute Ohrenschmerzen	– *Apis/Levisticum I* Glob. (Wala) und zusätzlich – *Silicea comp.* Glob. (Wala)
Akute Mittelohrentzündung	– *Kochsalz-Nasentropfen* (NaCl 0,9 %) oder – *Euphorbium comp.* Nasentropfen (Heel) – *Apis/Levisticum I* Glob. (Wala) – *»Zwiebelwatte«:* einige Zwiebelwürfel mit Knoblauchpresse auspressen. Ca. 5 bis 7 Tropfen auf einen kleinen Wattebausch, diesen sanft in Gehörgang einlegen, mind. 1 Std. bis ganze Nacht belassen
■ Prellungen	– *Arnika-Gelee* (Weleda) – *Arnica e planta tota* D3 Glob. (Wala) – *Arnika Wundtuch* (Wala)
Bei Schädelprellung, Schreck	– *Arnica e planta tota* D30 Glob. (Wala)
■ Schlafstörungen	Hier werden die Mittel in der Regel nur zur Nacht gegeben.

Beschwerden/Symptom	Arzneimittel Äußere Anwendung
Einschlafstörungen	- *Bryophyllum* 50 % Trit. (Weleda)
Zahnung	- *Fieber- und Zahnungszäpfchen* (Weleda) oder - *Passiflora Kinderzäpfchen* (Wala)
Durchschlafstörungen	- *Arsenicum album* D12 Glob. (Wala)
1 bis 3 Uhr wach (»Leberzeit«)	- *Hepatodoron®* Tabl. (Weleda)
■ Schnupfen	- *Rhinodoron®* Nasenspray (Weleda) - *Nasenbalsam für Kinder* (Wala)
Trockene, gereizte Nasenschleimhäute	- *Engelwurz Nasenbalsam* (Stadelmann)
Eitriger Schnupfen	- *Sambucus comp.* Glob. (Wala)
Fließschnupfen	- *Berberis/Quarz* Glob. (Wala)
Schnupfen mit Fieber, Ohrbeteiligung	- *Silicea comp.* Glob. (Wala)
■ Verbrennungen	- *Wund- und Brandgel* (Wala)
Sonnenbrand	- *Combudoron®* Gel (Weleda)
Zur Nachbehandlung und Vorbeugung von Narbenbildung	- *Combudoron® Salbe* (Weleda) oder s.u. Wunden
■ Verstopfung	- *Aquilinum comp.* Glob. (Wala) - *(Mikro-)Klistier* - für ältere Kinder mit träger Verdauung: *Hepatodoron®* Tbl. (Weleda)
■ Wunden und Entzündungen der Haut	
Oberflächliche Wunden, Schürfungen	- Weleda *Heilsalbe* oder - *Calendula Essenz* (Weleda, Wala)
Entzündliche Wunden	- *Calendula Wundsalbe* (Weleda)
Eitrige Wunden/Pickel	- *Calendula Essenz* (Weleda, Wala) und - *Mercurialis* Salbe 10 % (Weleda) oder - *Calcea Wund- und Heilcreme* (Wala)
Vorbeugung, Behandlung von Narben	- *Narben-Gel* (Wala) oder - *Rosatum* Heilsalbe (Wala)

Gewichtstabelle

- Erste Lebenstage: Gewichtsverlust bis zu 10 % normal
- nach 2 Wochen: Geburtsgewicht wieder erreicht
- bis zur 8. Woche: wöchentliche Zunahme ca. 125 g
- bis 6. Monat: wöchentliche Zunahme 140 bis 170 g
- bis 12. Monat: wöchentliche Zunahme durchschnittlich 100 g.

Verdoppelung des Geburtsgewichtes meist im fünften Lebensmonat, Verdreifachung etwa mit einem Jahr.

Orientierung in Länge und Gewicht

	Monatl. Zunahme in g (etwa)	Länge in cm (etwa)	Gewicht in kg (etwa)
Bei Geburt		50	3,4
Erste 4 Wochen	800		
Zweiter Monat	750		
5 Monate alt	600	64	7
9 Monate alt	400	70	9
1 Jahr alt	250	75	10

	Jährl. Zunahme in kg (etwa)	Länge in cm (etwa)	Gewicht in kg (etwa)
2 Jahre alt	2	87	12
3 Jahre alt	2	95	14
4 Jahre alt	2	103	16
5 Jahre alt	2	108	18
6 Jahre alt	3,5	116	21,5
7 Jahre alt	2,5	123	24
8 Jahre alt	3	130	27
9 Jahre alt	2,5	134	29,5

Bis zur beginnenden Pubertät etwa gleich bleibende Zunahmen, dann individuelle Wachstumsschübe und Gewichtszunahmen. Jungen sind durchschnittlich größer und schwerer als Mädchen. Zudem gibt es – neben Krankheiten – familiäre, ethnische und individuelle Einflussfaktoren auf Wachstum und Gewicht, die im Zweifel immer das Urteil des Kinderarztes erfordern. Im Untersuchungsheft werden die Verläufe eingetragen und geben so eine gute Orientierung.

»Overall« für Ekzemkinder

vgl. S. 146

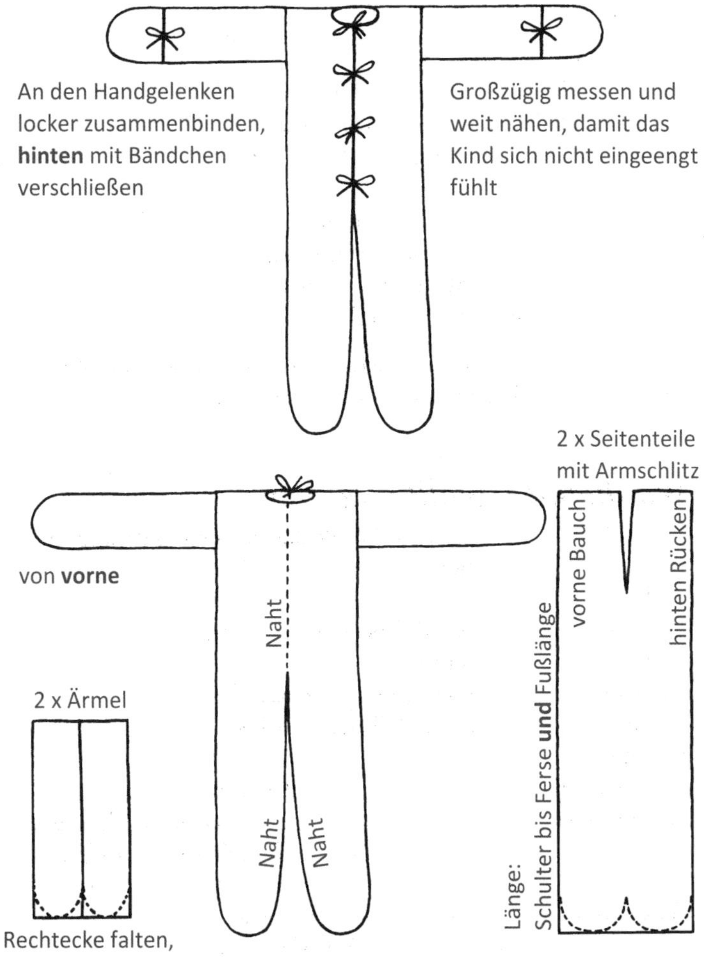

Strickanleitungen

(Bezugsquellen s. S. 674 f.)

Windelhose

Material: 50 g naturbelassene Schafwolle (3-fädig)

Nadelstärke: 2 ½

Anschlag: 60 Maschen

Bündchen: 2 rechts, 2 links, 10 Reihen

Übrige Hose: 36 Reihen nur rechts gestrickt, 56 Reihen 1 rechts, 1 links, 36 Reihen nur rechts

Die einteilig gestrickte Hose seitlich zusammennähen vom Bündchen an bis zum Beginn der Reihen 1 rechts, 1 links.

Wollhemd / Wollpullunder

Material: wie bei der Windelhose oder etwas dünner oder Seide

Nadelstärke: 2 – 2 ½

Anschlag: je 50 Maschen für das Vorder- und für das Rückenteil

Bündchen: 2 rechts, 2 links, 10 Reihen

Hauptteil: 40 – 50 Reihen nur rechts

Brust und Schulteranteil: 20 – 25 Reihen 2 rechts, 2 links

Zusammennähen: Seitlich mit Aussparung der Armlöcher und auf den Schultern mit Aussparung des Halsausschnittes.

Verwendung:

- direkt auf dem Leib zu tragen,
- über dem Unterhemd zu tragen (bei sehr empfindlichen Kindern),
- über der Bluse als Pullunder, um den Rumpf gleichmäßig warm zu halten,
- zum Befestigen und Warmhalten des Brust- oder Leibwickels während einer Krankheit,
- unter oder über dem Nachthemd, um bei Losstrampeln oder Aufdecken einem Abkühlen vorzubeugen.

Käppchen

(stricken wie die Ferse einer Socke)

Material: Wolle oder Seide, kein Mohair oder Angora (Fusseln dringen in Nase und Auge)

Nadelstärke: 2 – 2 ½

Anschlag: 75 Maschen; 10 Reihen 2 rechts, 2 links; ca. 25 Reihen glatt rechts; 26. Reihe Maschenzahl dritteln; Masche 50 und 51 zusammenstricken; Strickzeug wenden, zurückstricken bis Masche 25; Masche 25 und 26 zusammenstricken; dann Arbeit wieder wenden usw., bis die jeweils äußeren 25 Maschen verstrickt sind; dann abketten; Kordel drehen und durchziehen.

Woll- oder Seidenmützchen für das Neugeborene

Material: wie beim Wollpullunder

Nadelstärke: 2

Strickart: wie bei der Ferse einer Socke

Anschlag: entsprechend der Kopfgröße.

Erkältungswickel

Material: naturbelassene Merinowolle (3-fädig)

Nadelstärke: 2–2 ½

Anschlag: 120 Maschen; 1 rechts, 1 links, bis ca. 13 cm erreicht sind, die Arbeit teilen und am mittleren Rand in jeder 2. Reihe 1 Masche abnehmen. Fortfahren, bis nur noch 6 Maschen auf der Nadel sind. Für die Träger diese Maschen weiterstricken bis zu einer Länge von ca. 70 cm. Die Gegenseite ebenso fertigstellen.

Adressen und Bezugsquellen

Ärzte für Kinder- und Jugendmedizin mit der Fachrichtung anthroposophische Medizin

Deutschland: Bundesweite Arztsuche unter www.gaed.de/nc/arztsuche.html
Österreich: Ärzteliste unter www.anthromed.at/anthroposophische-aerzte

Ärzte-Hotline für Anthroposophische Medizin

Montag bis Freitag von 9–12 Uhr
Montag bis Donnerstag von 14–16 Uhr
Tel. **(018 03) 30 50 55** (Arztsuche)
(deutsches Festnetz: 9 Cent/Minute, Mobil-Telefone: höchstens 42 Cent/Minute)

Kliniken

Gemeinschaftskrankenhaus Havelhöhe
Kladower Damm 221 | D-14089 Berlin
Tel. (030) 365 01-0
info@havelhoehe.de
www.havelhoehe.de

Gemeinschaftskrankenhaus Herdecke
Gehard-Kienle-Weg 4 | D-58313 Herdecke
Tel. (023 30) 62-0
kontakt@gemeinschaftskrankenhaus.de
www.gemeinschaftskrankenhaus.de

Filderklinik
Im Haberschlai 7 | D-70794 Filderstadt-Bonlanden
Tel. (07 11) 77 03-0
www.filderklinik.de

Klinik Öschelbronn
Am Eichhof 30 | D-75223 Niefern-Öschelbronn
Tel. (072 33) 68-0
info@klinik-oeschelbronn.de
www.klinik-oeschelbronn.de

Paracelsus-Krankenhaus
Burghaldenweg 60 | D-75378 Bad Liebenzell-Unterlengenhardt
Tel. (070 52) 925-0
info@paracelsus-krankenhaus.de
www.paracelsus-krankenhaus.de

Belegklinik für Homöotherapie am Klinikum Heidenheim
Schlosshaustraße 100 | D-89522 Heidenheim
Tel. (073 21) 33-0
info@kliniken-heidenheim.de
www.kliniken-heidenheim.de

Klinik Arlesheim
Pfeffingerweg 1 | CH-4144 Arlesheim
Tel. (061) 705 71 11
info@klinik-arlesheim.ch
www.klinik-arlesheim.ch

Paracelsus-Spital Richterswil
Bergstr. 16 | CH-8805 Richterswil
Tel. (044) 787 21-21
info@paracelsus-spital.ch
www.paracelsus-spital.ch

Kurkliniken

Alpenhof – Mutter/Vater-Kind-Kurheim
Hinterberg 7 | D-87549 Rettenberg
Tel. (083 27) 923-0
info@alpenhof-kranzegg.de
www.alpenhof-kranzegg.de

Hänslehof
Hofstraße 13 | D-78073 Bad Dürrheim
Tel. (077 26) 667-0
info@haenslehof.de
www.haenslehof.de

Hilfe bei Suchtproblemen

Hiram Haus e.V.
Alt-Tempelhof 28 | D-12103 Berlin
Tel. (030) 788 30 53
hiram@hiram-haus.de
www.hiram-haus.de

siebenzwerge
Grünwanger Straße 4 | D-88682 Salem
Tel. (075 44) 5 07-0
mail@siebenzwerge.info
www.siebenzwerge.info

Auskünfte zur Anthroposophischen Medizin international

Medizinische Sektion am Goetheanum
Postfach | CH-4143 Dornach
Tel. (061) 706 42 90
info@medsektion-goetheanum.ch
www.medsektion-goetheanum.org

Berufsverbände und Vereine in Deutschland

Gesellschaft Anthroposophischer Ärzte in Deutschland GAÄD
Herzog-Heinrich-Straße 18 |
D-80336 München
Tel. (089) 716 77 76-0
info@gaed.de
www.gaed.de

Arbeitsgemeinschaft Freier Stillgruppen
Wallfriedsweg 12 | D-45479 Mülheim a.d.R.
Tel. (060 81) 688 33 99
Hotline (02 28) 92 95 99 99
geschaeftsstelle@afs-stillen.de
www.afs-stillen.de

La Leche Liga Deutschland e.V.
Eva Stroh |
Dörriesstraße 2 | D-53894 Mechernich
Tel. (024 84) 918 40 87
info@lalecheliga.de
www.lalecheliga.de

Berufsverband für Anthroposophische Kunsttherapie BVAKT
Am Hessenberg 34 | D-58313 Herdecke
Tel. (023 30) 60 66 73
berufsverband@ anthroposophische-kunsttherapie.de
www.anthroposophische-kunsttherapie.de

Berufsverband Heileurythmie BVHE
Roggenstraße 82 | D-70794 Filderstadt
Tel. (07 11) 779 97 23
vs@bvhe.de
www.bvhe.de

Berufsverband Rhythmische Massage e.V.
Roggenstraße 82 | D-70794 Filderstadt
Tel. (07 11) 779 97 21
info.bv@rhythmischemassage.com
www.rhythmischemassage.com

Internationaler Berufsverband für Bothmergymnastik e.V.
Am Eichenhain 25 | D-70619 Stuttgart
vorstandBV@bothmer-movement.com
www.bothmer-gymnastik.com

Deutsche Gesellschaft für Anthroposophische Psychotherapie e.V.
Theodor-Storm-Straße 31 | D-01219 Dresden

Tel. (03 51) 47 93 08 88
kontakt@dtgap.de
www.anthroposophische-psychotherapie.de

Anthropoi – Bundesverband anthroposophisches Sozialwesen e.V.
Schlossstraße 9 | D-61209 Echzell
Tel. (060 35) 811 90
bundesverband@anthropoi.de
www.anthropoi.de

Camphill Schulgemeinschaften e. V. (Heilpädagogik)
Föhrenbühlweg 5/8 | D-88633 Heiligenberg
Tel. (075 54) 80 01-0
info@camphill-schulgemeinschaften.de
www.camphill.de

gesundheit aktiv – Anthroposophische Heilkunst e.V.
Gneisenaustraße 42 | D-10961 Berlin
Tel. (030) 695 68 72-0
verein@gesundheit-aktiv.de
www.gesundheit-aktiv.de

Sterntaler e.V.
Gemeinnütziger Verein zur Förderung erweiterter Therapieformen für krebskranke, chronisch erkrankte und frühgeborene Kinder
Gehard-Kienle-Weg 4 | D-58313 Herdecke
Tel. (023 30) 62-38 09
info@sterntaler-ev.de
www.sterntaler-ev.de

Berufsverbände und Vereine in Österreich

Gesellschaft für Anthroposophische Medizin in Österreich
Tilgnerstraße 3 | A-1040 Wien
Tel. (06 99) 13 72 37 00
info@anthromed.at
www.anthromed.at

La Leche Liga Österreich
Oskar-Matulla-Gasse 21 | A-2700 Wr. Neustadt
kontakt@lalecheliga.at
www.lalecheliga.at

Österreichische Vereinigung anthroposophisch orientierter Kunsttherapien
Tilgnerstraße 3 | A-1040 Wien
Tel. (06 76) 421 17 58
oevaok11@gmail.com
www.anthroposophische-kunsttherapien.at

Verband diplomierter Heileurythmisten in Österreich
Südtirolerstraße 16 | A-4020 Linz
verband@heileurythmie.at
www.heileurythmie.at

Österreichische Patientenorganisation für Anthroposophische Medizin ÖPAM
Badstraße 23 | A-8063 Eggersdorf bei Graz
Tel. (031 17) 24 51 10
kontakt@oepam.at
www.heilwesen.at

Berufsverbände und Vereine in der Schweiz

Vereinigung anthroposophisch orientierter Ärzte in der Schweiz VAOAS
Pfeffingerweg 1 | CH-4144 Arlesheim
Tel. (061) 705 75 11
info@vaoas.ch
www.vaoas.ch

La Leche League Schweiz
Postfach 197 | CH-8053 Zürich
Tel. (044) 940 10 12
info@lelecheleague.ch
www.lalecheleague.ch

Schweizer Verband für Anthroposophische Kunsttherapie SVAKT
J.-J.-Balmer-Straße 3 | CH-4053 Basel
Tel. (061) 381 25 82
info@svakt.ch
www.svakt.ch

Heileurythmie Berufsverband Schweiz
Oberer Zielweg 60 | CH-4143 Dornach
Tel. (061) 701 72 94
info@heileurythmie.ch
www.heileurythmie.ch

Verband Rhythmische Massage Schweiz
Im Chloster 32 | CH-8214 Gächlingen
Tel. (052) 681 14 81
sekretariat@rhythmische-massage.ch
www.rhythmische-massage.ch

Verband für anthroposophische Heilpädagogik und Sozialtherapie in der Schweiz
Beitenwil | Postfach | CH-3113 Rubigen
Tel. (031) 838 11 29
matthias.spalinger@vahs.ch
www.vahs.ch

anthrosana – Verein für ein anthroposophisch erweitertes Heilwesen
Postplatz 5, Postfach | CH-4144 Arlesheim
Tel. (061) 701 15 14
info@anthrosana.ch
www.anthrosana.ch

Waldorfkindergärten und -schulen

Vereinigung der Waldorfkindergärten e.V.
Landauer Straße 66 |
D-67434 Neustadt an der Weinstraße
Tel. (063 21) 95 96 86
info@waldorfkindergarten.de
www.waldorfkindergarten.de

Suche eines waldorfpädagogisch geführten Kindergartens: www.waldorfkindergarten.de/kindergarten/suche/national.html

Liste der Waldorfkindergärten in Österreich: www.waldorf.at/kika2/kigadressen.htm

Liste der Vorschulangebote in der Schweiz: www.steinerschule.ch/adressen/adressen-vorschulangebote

Bund der Freien Waldorfschulen
Wagenburgstraße 6 | D-70184 Stuttgart
Tel. (07 11) 210 42-0
bund@waldorfschule.de
www.waldorfschule.de
Suche einer Waldorfschule in Ihrer Nähe: www.waldorfschule.de/organisation/schulen/interaktive-karte

Österreichischer Waldorfbund
Endresstraße 100 | A-1230 Wien
Tel. (01) 888 74 61
bund@waldorf.at
www.waldorf.at
Liste der Waldorfschulen in Österreich: www.waldorf.at/schulen/schuladressen.htm

Arbeitsgemeinschaft der Rudolf-Steiner-Schulen in der Schweiz und Liechtenstein
Apfelseestraße 9A | CH-4147 Aesch
Tel. (043) 268 53 80
info@steinerschule.ch
www.steinerschule.ch
Liste der Waldorfschulen in der Schweiz: www.steinerschule.ch/standorte-schulen

Zeitschriften

Erziehungskunst
Waldorfpädagogik heute
Wagenburgstr. 6 | D-70184 Stuttgart
Tel. (07 11) 210 42-50

info@waldorfschule.de
www.erziehungskunst.de

Punkt und Kreis
Zeitschrift für anthroposophische Heilpädagogik, individuelle Entwicklung und Sozialkunst
Schlossstraße 9 | D-61209 Echzell-Bingenheim
Tel. (060 35) 811 90
bundesverband@anthropoi.de
www.anthropoi.de/new/index.php?id=26

Der Merkurstab
Zeitschrift für Anthroposophische Medizin
c/o Gemeinschaftskrankenhaus Havelhöhe
Kladower Damm 221 | D-14089 Berlin
Tel. (030) 20 89 82 68-0
redaktion@merkurstab.de
www.merkurstab.de

Lebendige Erde
Biologisch-dynamische Landwirtschaft, Ernährung, Kultur
Brandschneise 1 | D-64295 Darmstadt
Tel. (061 55) 84 69-0
redaktion@lebendigeerde.de
www.lebendigeerde.de

Ernährungsrundbrief des Arbeitskreises für Ernährungsforschung
Niddastr. 14 | D-61118 Bad Vilbel
Tel. (061 01) 52 18 75
info@ak-ernaehrung.de
www.ak-ernaehrung.de

Hilfreiche Internetseiten

Stillen
- Arbeitsgemeinschaft Freier Stillgruppen: www.afs-stillen.de bundesweite Hotline: (02 28) 92 95 99 99
- La Leche Liga Deutschland e.V.: www.lalecheliga.de
- www.stillen-huellen-pflegen.de

Impfentscheidung
- Ärzte für individuelle Impfentscheidung: www.individuelle-impfentscheidung.de
- www.impf-info.de
- Informationen zu den aktuellen Impfempfehlungen: www.rki.de

Ernährung
- Arbeitskreis für Ernährungsforschung: www.ak-ernaehrung.de
- Demeter-Bund: www.demeter.de

Merkblätter zu medizinischen Themen
- www.gaed.de/merkblaetter.html

Individualrezepturen der Anthroposophischen Medizin
- www.apotheke-weleda.de

Medienkompetenz
- www.medienwissen-mv.de

Kinder und Umwelteinflüsse
- www.kinder-umwelt.de

Sexueller Missbrauch
- Kontakt- und Informationsstelle gegen sexuellen Missbrauch an Mädchen und Jungen: www.zartbitter.de
- Bundesarbeitsgemeinschaft Prävention & Prophylaxe e.V.: www.praeventionstag.de./nano.cms/institutionen/id/1190

Anregungen für den Alltag
- Auszüge aus Vortragsmitschriften und Büchern von Dr. med. Michaela Glöckler: www.anthroposophie-lebensnah.de
- www.familylab.de

Hautpflege

Imlan/Amryt AG
Streiflingsweg 11 | D-75223 Niefern-Öschelbronn
Tel. (072 33) 97 49-200
www.imlan.de

Pekur
Rostocker Straße 4 |
D-49124 Georgsmarienhütte
Tel. (054 01) 34 75-0
service@pekur-online.de
www.pekur-online.de

Rausch AG Kreuzlingen
Bärenstraße 12 | CH-8280 Kreuzlingen
Tel. (071) 678 12 12
info@rausch.ch
www.rausch.ch

Spezielles Material für äußere Anwendungen, »Wickelsets«

Kickels-Wickelsets
Naturproduktehaus Feige
Altenkirchener Straße 27 | D-53567 Asbach
Tel. (026 83) 94 55 15
dieter@naturproduktehausfeige.de
www.feige-natur.de

Wachswerk
Schmachtenbergstraße 172 | D-45219 Essen
Tel. (020 54) 12 47 26
info@wachswerk.de
www.wachswerk.de

Bahnhof-Apotheke Kempten
Bahnhofstraße 12 |
D-87435 Kempten im Allgäu
Tel. (08 31) 522 66 11
info@bahnhof-apotheke.de
www.bahnhof-apotheke.de

Leib & Lieb Wickel
Hahnemannstraße 16 | D-04177 Leipzig
Tel. (01 76) 82 34 63 76
www.leibundlieb.de

Natürliche Kleidung, Babypflege, Stoffwindeln, Spielzeug

Aßmus Naturtextilien OHG
Gröninger Weg 1 | D-74379 Ingersheim
Tel. (071 42) 97 46-0
assmus@assmus-natur.de
www.assmus-natur.de

Frau Wolle
Fischinger Straße 39 |
D-72172 Sulz-Mühlheim
Tel. (074 54) 85 12
info@frauwolle.de
www.frauwolle.de

Hans Natur
Bahnhofstraße 18 | D-24392 Süderbrarup
Tel. (046 41) 98 89 22
onlineshop@hans-natur.de
www.hans-natur.de

Livipur Kinder Spiel Versand GmbH
Hessenring 84 | D-61348 Bad Homburg
Tel. (061 72) 12 14 12
info@livipur.de
www.livipur.de

Maas-Naturwaren GmbH
Werner-von-Siemens-Straße 2 |
D-33334 Gütersloh
Tel. (08 00) 070 12 00
info@maas-natur.de
www.maas-natur.de

Minibär (Waschbär Umweltversand)
Wöhlerstraße 4 | D-79108 Freiburg i.Br.
Tel. (07 61) 70 77 89 20
kundenservice@waschbaer.de
www.waschbaer.de/minibaer

Naturzwerg
Scharnhorststraße 161 | D-28211 Bremen
Tel. (04 21) 23 97 27

Primel Naturwaren
Im Schlattes 16 | D-87496 Untrasried
Tel.(083 72) 76 62
info@primel.de
www.primel.de

Schäfereigenossenschaft Finkhof eG
St.-Ulrich-Str. 1 | D-88410 Bad Wurzach
Tel. (075 64) 93 17 11
info@finkhof.de
www.finkhof.de

Wollwerkstatt Brettachhöhe
Brettachhöhe 100 | D-74582 Gerabronn
Tel. (079 52) 92 67-0
gross@weckelweiler-gemeinschaften.de

Torf-Textilien

Allnatura Vertriebs GmbH & Co. KG
Am Flugplatz 2 | D-73540 Heubach
Tel. (071 73) 71 69-0
service@allnatura.de
www.allnatura.de

J. Lange Strohmatratzen
Am Bahnhof 13 | D-34439 Willebadessen
Tel. (056 46) 211
strohmatratzen@gmx.de
www.strohmatratzen.de

Wandil
Zum Alten Wasserwerk |
D-99438 Oettern
Tel. (03 64 53) 748 88
info@wandil.de
www.wandil.de

Musikinstrumente

Gärtner Atelier für Leierbau
Fritz-Arnold-Straße 18 | D-78467 Konstanz
Tel. (075 31) 617 85
info@leier.de
www.leier.de

Saiteninstrumente Salem
Oberrehna Nr. 5 | D-88633 Heiligenberg
Tel. (075 54) 98 66 29
willkommen@leierbau.de
www.leierbau.de

Choroi Vertriebs GmbH
c/o Zentraldepot Karl-Schubert-Werkstätten
Kurzer Str. 31 | D-70794 Filderstadt
Tel. (07 11) 770 91 29
choroi@ksg-ev.eu
www.choroi.org

Stutenmilch

Deutscher Fachverband für Stutenmilch e.V.
Wennekath 2 | D-21401 Thomasburg
Tel. (022 35) 921 99 30
mail@stutenmilchfachverband.de
www.stutenmilchfachverband.de

Kurgestüt Hoher Odenwald (Demeter)
Simmesstraße 17
D-69429 Waldbrunn-Mülben
Tel. (062 74) 242
info@kurgestuet.de
www.kurgestuet.de

Anmerkungen

1 Rudolf Steiner, *Wahrspruchworte,* Dornach [8]1998, S. 252.

2 Viren sind sehr kleine, nur im Elektronenmikroskop sichtbare Zellparasiten, die sich außerhalb einer lebenden Zelle nicht vermehren können.

3 B. Zernikow (Hrsg.), *Schmerztherapie bei Kindern*, Heidelberg 2011.

4 Die Deutsche Migräne- und Kopfschmerzgesellschaft hat einen Fragebogen für Betroffene entwickelt, um die Schmerzen besser beschreiben zu können. Siehe unter: www.dmkg.de > Patienten > Downloadbereich > Wenn Kinder Kopfschmerzen haben.

5 Siehe www.patientenleitlinien.de > Mittelohrentzündung.

6 Wir wissen aus Studien, die v. a. seit den 1990er-Jahren bis heute zur (Breitband-) Antibiotika-Behandlung bei Otitis media durchgeführt wurden, wie hoch die Rate von Therapieversagen hierbei ist. Darüber hinaus kann die routinemäßige Verordnung von Antibiotika zur Entwicklung von resistenten Infektionen führen. Siehe U. Bollag, E. Bollag-Albrecht, »Empfehlungen für die Behandlung einer Otitis media nach Überprüfung in einer Arztpraxis«, in: *The Lancet*, dt. Ausgabe 1:43–46, 1992 und J.J. McGrath et al., »Trends in Antibiotic Treatment of Acute Otitis Media and Treatment Failure in Children 2000–2011«, in: *Plos One*, 8:12, 2013.

7 Siehe z.B. F. Grehn, *Augenheilkunde*, Berlin 2012, S. 95 ff.

8 Bakterien sind im Lichtmikroskop sichtbare »Kleinstlebewesen«, die auf organischen Nährböden gezüchtet werden können. Antibiotika wirken nur bei bakteriellen Entzündungen; Viren sprechen auf sie nicht an.

9 Siehe *DGPI-Handbuch*, Stuttgart [6]2013, S. 509 ff. und 785 ff.

10 Säuglinge schreien oft am späten Nachmittag bis in den Abend hinein, ohne dass sie Hunger haben oder müde sein können. Auch Schmerzäußerungen hören sich anders an. Allerdings können durch die beim Schreien in den Magen gedrückte Luft Bauchschmerzen entstehen. Das Tragen im Tragetuch ist das beste Beruhigungsmittel. – Viele Eltern wissen nicht, dass ein kleiner Säugling nicht zur Ruhe erzogen werden kann. Die meisten Hirnverletzungen dieses Alters stammen vom Schütteln des Kindes durch hilflos aufgebrachte Eltern.

11 Unter Smegma versteht man weiße, krümelige Beläge zwischen Vorhaut und Eichel aus abgestoßenen Epithelzellen.

12 C.P. Speer, M. Gahr (Hrsg.), *Pädiatrie*, Berlin 2013, S. 710.

13 Leitlinie der Deutschen Gesellschaft für Kinderchirurgie, der Deutschen Gesellschaft für Urologie und der Deutschen Gesellschaft für Kinder- und Jugendmedizin (2008): *Hodenhochstand – Maldeszensus testis.* www.uni-duesseldorf.de/AWMF/ll/006–022.htm.

14 In Deutschland ist das Leitungswasser quasi steril. Im Ausland ist das nicht immer der Fall.

15 Siehe Anmerkung 14.

16 Siehe auch »Abends Unterschenkel und Kopf nach Zecken absuchen – das ist der beste Borreliose-Schutz«, in: *ÄrzteZeitung online* vom 24.4.2009, www.aerztezeitung.de/medizin/krankheiten/infektionskrankheiten/zecken/article/544775/abends-unterschenkel-kopf-nach-zecken-absuchen-beste-borreliose-schutz.html.

17 T. Meissner, »Kinder mit Schmerzen. Therapie ohne Arzneien bevorzugt«, in: *Ärzte-Zeitung* vom 3.4.2014; siehe auch E. Schönau, E.G. Naumann, A. Längler, J. Beuth (Hrsg.), *Pädiatrie integrativ. Konventionelle und komplementäre Therapie*, München 2004.

18 C. Waruiru, R. Appleton, »Febrile seizures – an update«, in: *Arch. Dis. Child.*, 2004; 89:751–756.

19 H. Siemes, *Epilepsien bei Kindern und Jugendlichen*, Bern 2009.

20 M. Offringa, R. Newton, »Prophylactic drug management for febrile seizures in children«, in: *Cochrane Database Syst. Rev.*, 2012, Apr 18.

21 M.J. Kluger, W. Kozak, C.A. Conn, L.R. Leon, D. Soszynski, »Role of fever in disease, in: *Annals of the New York Academy of Sciences*, online veröffentlicht: 7.2.2006, doi: 10.1111/j.1749-6632.1998.tb08329.x 2006.

22 B.C. Witsenburg, »Masernsterblichkeit und Therapie«, in: *Der Merkurstab*, 1992, 3:177–180; 2006, doi: 10.1089/sur.2005.6.369.

23 F.M. Russell, F. Shann, N. Curtis, K. Mulholland, »Evidence on the use of paracetamol in febrile children«, in: *Bull. World Health Organ.*, 2003, 5:367–372.

24 R. Beasley et al., »Association between paracetamol use in infancy and childhood and risk of asthma, rhinoconjunctivitis and eczema in children aged 6–7 years«, in: *The Lancet*, 2008 372:1039–1048.

25 H. Flöistrup, J. Swartz, A. Bergström et al., »Allergic disease and sensitization in Steiner school children, in: *J. Allergy Clin. Immunol.*, 2006, 1:59–66.

26 Übersicht in M. Orange, *Mistletoe therapy for cancer patients,* Kap. 2.5.4: »Spontaneous remission. School of cancer sciences«, University of Birmingham 2010.

27 H.U. Albonico, »Häufigkeit fieberhafter Infektionskrankheiten im Kindesalter in der Vorgeschichte von Karzinompatienten«, in: *Der Merkurstab*, 1996, 6:1–19; D.W. Cramer et al., »Mumps and ovarian cancer: modern interpretation of an historic association«, in: *Cancer Causes & Control*, 8 (2010).

28 Siehe M. Spitzer, *Rotkäppchen und der Stress. (Ent-)Spannendes aus der Gehirnforschung*, Stuttgart 2014 und J.C. Rüegg, *Gehirn, Psyche und Körper*, Stuttgart 2011.

29 Vgl. P. Heusser, »Das zentrale Dogma nach Watson und Crick und seine Widerlegung durch die moderne Genetik«, in: *Verhandlungen der Naturforschenden Gesellschaft Basel*, 1989, 99:1–14 und J. Wirz, E. Lammerts van Bueren (Hrsg.), *The Future of DNA*, Dordrecht NL 1997.

30 Siehe auch G. Soldner, H.M. Stellmann, *Individuelle Pädiatrie*, Kap. »Entzündliche Erkrankungen«, Stuttgart 2011.

31 Siehe www.apotheke-weleda.de.

32 H. Flöistrup, J. Swartz et al., »Allergic disease and sensitization in Steiner school children«, in: *Journal of allergy and clinical immunology*, 2006, 117:59–66 und J.S. Alm, J. Swartz, G. Lilja, A. Scheynius, G. Pershagen, »Atopy in children of families with an anthroposophic lifestyle«, in: *The Lancet*, 1999, 353: 1485–1488.

33 H. Hamre et al., »Anthroposophische vs. konventionelle Therapie bei akuten Ohr- und Atemwegsinfekten: eine prospektive Outcome-Studie«, in: *Der Merkurstab*, 2005, 3:172–184.

34 Anleitungen dazu finden Sie in dem Buch *Berührung Rhythmus Heilung. Die Rhythmische Massage nach Dr. med. Ita Wegman* von Stefan Härter, Herbrechtingen-Bolheim 2005. Siehe auch die Website des Berufsverbandes: www.rhythmischemassage.com/.

35 Siehe z.B. die Informationsblätter als Download auf der Website der Deutschen Atemwegsliga e.V.: www.atemwegsliga.de/asthma.html, »Infos für Patienten«.

36 Siehe G. Soldner, H.M. Stellmann, »Krank-

heitsbekämpfung und Gesundheitsentwicklung: Therapiemöglichkeiten der Pneumonie im Kindesalter«, in: *Der Merkurstab*, Sonderheft IV, 2002, 43–59.

37 R. Steiner, *Wahrspruchworte* (GA 40), Dornach [8]1998, S. 321.

38 Siehe auch T. Reckert, »Sonnenlicht, Vitamin D, Inkarnation«, in: *Der Merkurstab*, 2009, 6: 577–593.

39 Siehe www.emedien.oekotest.de/cgi/index.cgi?artnr=96846&bernr=07.

40 Weizenkeimspülungen gibt es inzwischen von mehreren Herstellern, z.B. von der Firma Rausch, Kreuzlingen, Schweiz.

41 Die Firma Pekur produziert eine parfum-, cortison- und mineralölfreie Pflegeserie für Ekzeme und empfindliche Haut. Siehe www.pekur-online.de. Ein Katalog kann auch telefonisch bestellt werden unter: ++49 (0)5401-3475-14.

42 Zur Vermeidung toxischer Belastungen empfiehlt es sich, grundsätzlich Öl in Demeter- oder zumindest Bio-Qualität zu verwenden.

43 Siehe auch: www.klinik-hygiene.de; F. Sitzmann, »Die mikrobielle Abwehr der Pflanzen nutzen«, in: *Der Merkurstab*, Heft 1/2006.

44 Ausführliche Informationen finden Sie unter: www.reinigungslexikon.de/flohe.

45 Zur weiteren Information siehe auch de.wikipedia.org/wiki/Kopflaus.

46 Weitere Informationen online unter: www.gpau.de.

47 Im Internet kann nach Adressen von Stuten- bzw. Ziegenmilchhöfen gesucht werden. Anschriften finden sich auch im Anhang auf S. 675.

48 T. Alfven et al., »Allergic diseases and atopic sensitization in children related to farming and anthroposophic lifestyle – the PARSIFAL study«, in: *Allergy*, 2006, 4:414–421.

49 R. Beasley et al., »Association between paracetamol use in infancy and childhood, and risk of asthma, rhinoconjunctivitis, and eczema in children aged 6–7 years: analysis from Phase Three of the ISAAC programme«, in: *The Lancet*, 2008; 372(9643): 1039–48.

50 W. Goebel, *Schutzimpfungen selbst verantwortet*, Stuttgart [4]2009.

51 Siehe www.rki.de/DE/Content/Infekt/EpidBull/Merkblaetter/Ratgeber_Masern.html.

52 B.C. Witzenburg, »Masernsterblichkeit und Therapie«, in: *Beiträge zu einer Erweiterung der Heilkunst*, 1975, 3:116.

53 M. Hirte, *Impfen Pro & Contra*, München 2011, S. 284.

54 Dieses Kapitel verdanken wir der Kinderdiabetologin am Gemeinschaftskrankenhaus Herdecke, Dr. med. Dörte Hilgard.

55 *Vademecum Anthroposophische Arzneimittel*, hrsg. von der Gesellschaft Anthroposophischer Ärzte in Deutschland (GAÄD) und der Medizinischen Sektion am Goetheanum, Filderstadt [3]2013.

56 R. Heine, »Das Rosmarin-Öldispersionsbad beim Diabetes mellitus«, in: *Der Merkurstab*, 2002, 55:62–64.

56a M. Glöckler (Hrsg.), *Meditation in der Anthroposophischen Medizin*, Berlin 2016.

57 Siehe auch M. Glöckler, »Welche Aufgabe stellt die chronische Krankheit an den Menschen? Aspekte zur Prävention und Hygio-Salutogenese«, in: *Der Merkurstab*, Sonderheft Diabetologie, 2002, 2:74–79.

58 Siehe auch G.S. Kienle, M. Meusers, B. Quecke, D. Hilgard, »Patient-centered diabetes care in children: an integrated, individualized, systems-oriented, and multidisciplinary approach«, in: *Global Advances in Health and Medicine*, 2013, 2:12–19.

59 *Vademecum Anthroposophische Arzneimittel*, hrsg. von der Gesellschaft Anthroposophischer Ärzte in Deutschland (GAÄD) und der Medizinischen Sektion am Goetheanum, München [4]2017.

60 Siehe www.apotheke-weleda.de.

61 R. Heine, »Das Rosmarin-Öldispersions-

bad beim Diabetes mellitus«, in: *Der Merkurstab*, 2002, 55:62–64.

62 Diesen Beitrag verdanken wir unserem kinderonkologischen Kollegen Dr. med. Genn Kameda am Gemeinschaftskrankenhaus Herdecke.

63 A. Längler, C. Spix, F. Edelhäuser, D.D. Martin, G. Kameda, P. Kaatsch, G. Seifert, »Anthroposophic medicine in paediatric oncology in Germany: results of a population-based retrospective parental survey«, in: *Pediatr Blood Cancer*, 55(6):1111–1117.

64 *Leitlinie zur antiretroviralen Therapie bei Kindern und Jugendlichen*, hrsg. v. d. Deutschen AIDS-Gesellschaft, Hamburg 2011.

65 Weitere Informationen erhalten Sie beim Berufsverband Heileurythmie, www.berufsverband-heileurythmie.de.

66 Rudolf Steiner, *Meditative Betrachtungen und Anleitungen zur Vertiefung der Heilkunst* (GA 316), Dornach [5]2008, S. 119.

67 J. Dunn, R. Plomin, *Warum Geschwister so verschieden sind*, Stuttgart 1996.

68 Vgl. Hans Jonas, *Der Gottesbegriff nach Auschwitz. Eine jüdische Stimme*, Berlin [12]2009.

69 Vgl. auch Michaela Glöckler, *Begabung und Behinderung. Praktische Hinweise für Erziehungs- und Schicksalsfragen*, Stuttgart [3]2004.

70 Paracelsus (Theophrast von Hohenheim), *Werke*, Bd. 2: *Medizinische Schriften*, Basel [2]1982.

71 Elise Wolfram, *Paracelsus. Die okkulten Ursachen der Krankheiten. Volumen Paramirum*, Nachdruck der Ausgabe von 1912, Dornach 1991.

72 Siehe z.B. R. Steiner, *Physiologisch-Therapeutisches auf Grundlage der Geisteswissenschaft* (GA 314) Dornach 1989.

73 Rudolf Steiner hat diese Zusammenhänge bis hin zu einzelnen Krankheitsveranlagungen und deren Auflösung oder Verschiebung 1910 in einer Reihe von Vorträgen geschildert. Mitschriften in: *Die Offenbarungen des Karma* (GA 120) Dornach [8]1992.

74 M. Glöckler, »Urteilskompetenz und Entscheidungsfindung im Kontext von Hirntod und Organtransplantation«, in: *Der Merkurstab*, 2014, 5:391–399.

75 Siehe R. Steiner, *Die Philosophie der Freiheit* (GA 4), Dornach [10]2011.

76 D. Bauer, M. Hoffmeister, H. Görg, *Gespräche mit Ungeborenen. Kinder kündigen sich an*, Stuttgart [6]2006.

77 R. Steiner, *Okkulte Untersuchungen über das Leben zwischen Tod und neuer Geburt* (GA 140), Vortrag vom 11. Oktober 1913, Dornach [4]1990.

78 R. Steiner, *Geisteswissenschaftliche Menschenkunde* (GA 107), Vortrag vom 21. Dezember 1908, Dornach [3]2014.

79 R. Steiner, *Anthroposophische Menschenerkenntnis und Medizin* (GA 319), 1. Vortrag, 28.08.1923, Dornach [3]1994, S. 25.

80 Siehe auch www.ssk.de.

81 Von Hygieia, dem Namen der griechischen Göttin der Gesundheit, und lateinisch »salus« = »gesund«. Siehe auch A. Antonovsky, *Salutogenese. Zur Entmystifizierung der Gesundheit*, Tübingen 1997; J. Bengel, R. Strittmatter, H. Willmann (Hrsg.), »Was erhält Menschen gesund? Antonovskys Modell der Salutogenese – Diskussionsstand und Stellenwert«, aus der Reihe *Forschung und Praxis der Gesundheitsförderung*, Bd. 6, hrsg. von der Bundeszentrale für gesundheitliche Aufklärung, Köln [7]2002 (als kostenloser Download: www.bzga.de/botmed_60606000.html).

82 Vgl. M. Glöckler (Hrsg.), *Gesundheit und Schule. Schulärztliche Tätigkeit an Waldorfschulen und Rudolf-Steiner-Schulen*, Dornach 1998; M. Glöckler (Hrsg.), *Das Schulkind. Gemeinsame Aufgaben von Arzt und Lehrer. Konstitutionsfragen, Unterrichtschwierigkeiten, therapeutische Lehrplanprinzipien*, Dornach [3]1998.

83 J.S. Alm, J. Swartz, G. Lilja, A. Scheynius,

G. Pershagen, »Atopy in children of families with an anthroposophic lifestyle«, in: *The Lancet*, 1999, 353:1485–1488.

84 G. Opp, D. Bender, *Was Kinder stärkt. Erziehung zwischen Risiko und Resilienz*, München [3]2008.

85 »Gottes schützender, segnender Strahl / erfülle meine wachsende Seele / dass sie ergreifen kann / stärkende Kräfte allüberall / Geloben will sie sich / der Liebe Macht in sich / lebensvoll zu erwecken / und sehen so Gottes Kraft / auf ihrem Lebenspfade / und wirken in Gottes Sinn / mit allem was sie hat.«, R. Steiner, *Wahrspruchworte* (GA 40), Dornach [8]1998, S. 114.

86 R. Steiner, »Nervosität und Ichheit«, in: *Erfahrungen des Übersinnlichen. Die drei Wege der Seele zu Christus* (GA 134), Dornach [4]1994; R. Steiner, *Die praktische Ausbildung des Denkens*, Stuttgart [5]2013.

87 Siehe www.icaat-medsektion.net/index.php/de/therapie/malen-zeichnen.

88 Armin Husemann, *Der musikalische Bau des Menschen. Entwurf einer plastisch-musikalischen Menschenkunde*, Stuttgart [4]2003.

89 Rudolf Hauschka, *Wetterleuchten einer Zeitenwende*, Berlin [3]2012.

90 Vergleiche auch die ausführliche Darstellung in: M. Glöckler (Hrsg.), *Gesundheit und Schule. Schulärztliche Tätigkeit an Waldorfschulen und Rudolf-Steiner-Schulen*, Dornach 1998.

91 Vergleiche hierzu Wolfgang Schad, »Zur Hygiene des Unterrichts«, in: *Erziehung ist Kunst*, Stuttgart [6]2014.

92 Ebd.

93 C. Bertilone, T. Wallace, L.A. Selvey, »Finding the ›who‹ in whooping cough: vaccinated siblings are important pertussis sources in infants 6 months of age and under«, in: *Commun. Dis. Intell. Q. Rep.*, 2014, Sep 30;38(3):E195–200.

94 M. Hirte, *Impfen Pro & Contra*, München 2011.

95 Siehe www.ncbi.nlm.nih.gov/pmc/articles/PMC3922557/.

96 Siehe www.ncbi.nlm.nih.gov/pmc/articles/PMC3896208/.

97 Siehe www.cdc.gov/mmwr/preview/mmwrhtml/mm6207a4.htm.

97a A.R. Mawson, B.D. Ray, A.R. Bhuiyan, B. Jacob, »Pilot comparative study on the health of vaccinated and unvaccinated 6- to 12-year old U.S. children«, in: *Journal of Translational Science*, Vol. 3(3): 1–12, 2017.

98 Siehe z.B. die Arbeit von K. Nakajima, S.C. Dharmage, J.B. Carlin et al., »Is childhood immunisation associated with atopic disease from age 7 to 32 years?«, in: *Thorax*, 2007, 3:270–275, und T. Alfvén, C. Braun-Fahrländer, B. Brunekreef et al., »Allergic diseases and atopic sensitization in children related to farming and anthroposophic lifestyle – the PARSIFAL study«, in: *Allergy*, 2006, 4:414–421.

99 H. Kollaritsch, Institut für Spezifische Prophylaxe und Tropenmedizin an der Medizinuniversität Wien, siehe www.auswaertiges-amt.de/cae/servlet/contentblob/333026/publicationFile/3191/Kollaritsch.pdf.

100 Quelle: *Epidemiologisches Bulletin* Nr. 30/2011, S. 292, Robert-Koch-Institut.

101 Siehe ebd.

102 Z.B. unter www.vitanet.de/krankheiten-symptome/diphtherie.

103 K. Hartung, »Studie zur Epidemiologie der Pertussis-Erkrankungen in der Bundesrepublik 1976–1980«, in: *Der Kinderarzt*, 1982, 12:1847–1850; C. Christie et al., »The 1993 epidemic of pertussis in Cincinnati: resurgence of disease in a highly immunized population of children, in: *New England Journal of Medicine*, 1994, 331:16–21.

104 Eine Karte der Länder, in denen in den letzten Jahren Fälle von Polio aufgetreten sind, ist zu finden unter www.de.wikipedia.org/wiki/Poliomyelitis#/media/File:Poliomyelite_aug_2015.png.

105 Stand: Juni 2017.

106 Für eine detaillierte Auflistung siehe unter www.awmf.org/leitlinien/detail/ll/048-012.html.

107 Siehe das *Epidemiologische Bulletin* Nr.15/2014. Es kann heruntergeladen werden unter www.rki.de/DE/Content/Infekt/EpidBull/epid_bull_form.html.

108 W.A. Price, *Nutrition and physical degeneration. A comparison of primitive and modern diets and their effects*, Price Pottenger Nutrition [8]2009.

109 Vgl. H.J. Gülzow, »Bewährter Schutz vor Karies«, in: *Zahnärztliche Mitteilungen*, 2001, 12:54–55 und B. Øgaard, G. Rölla, J. Ruben, T. Dijkman, J. Arends, »Microradiographic study of demineralization of shark enamel in a human caries model«, in: *Scand J Dent Res*, 1988, 96:209–2011.

110 A.L. Choi, G. Sun, Y. Zhang, P. Grandjean, »Developmental Fluoride Neurotoxicity: A Systematic Review and Meta-Analysis«, in: *Environ Health Perspect*, 2012, 10:1362–1368. In diesem Zusammenhang ist interessant, dass Rudolf Steiner schon zu seiner Zeit nicht nur auf die zahnbildende Funktion des Fluors hingewiesen hat. Vielmehr thematisiert er auch in einem Vortrag vor Ärzten sowohl dessen hochkomplexe Stoffwechselwirkung als auch seine die Intelligenz mindernde neurotoxische Wirkung (in: *Geisteswissenschaft und Medizin* (GA 312), Dornach [7]1999, Seite 241 ff. und Seite 310.

111 Kleinkindnahrung wird häufig mit Mineralwässern zubereitet, die aber erst ab einem hohen Fluoridgehalt über 1,5 mg/l als fluoridhaltig deklariert werden müssen. Der nach der DGZMK empfohlene Mindestfluoridgehalt pro Liter Trinkwasser liegt aber schon bei 0,7 mg/l.

112 N. Pawley, N.J. Bishop, »Prenatal and infant predictors of bone health: the influence of vitamin D«, in: *Am J Clin Nutr.*, 2004, 80(6 Suppl):1748S–1751S und S.A. Zamora, R. Rizzoli, D.C. Belli, »Long-term effect of early vitamin-D supplementation on bone mineral status in prematurely born infants«, in: *J Pediatr Gastroenterol Nutr.*, 2000, 31(1):94.

113 Siehe auch W. zur Linden, *Geburt und Kindheit. Pflege, Ernährung, Erziehung*, Frankfurt a.M. [14]1998.

114 Siehe auch Rudolf Steiner, *Geisteswissenschaft und Medizin* (GA 312), 19. Vortrag vom 8. April 1920, Dornach [7]1999.

115 Dieses Kapitel verdanken wir Petra Lange, Autorin des empfehlenswerten Buches *Hausmittel für Kinder. Natürlich vorbeugen und heilen*, Reinbek 2012.

116 R. Steiner, *Die pädagogische Praxis vom Gesichtspunkte geisteswissenschaftlicher Menschenerkenntnis* (GA 306), Dornach [4]1989, S. 131.

117 P.A. Janssen et al., »Outcomes of planned home birth with registered midwife versus planned hospital birth with midwife or physician«, in: *Canadian Medical Association Journal*, CMAJ 2009; doi: 10.1503/cmaj.081869.

118 Kornelia Strobel, *Frühgeborene brauchen Liebe. Was Sie für Ihr »Frühchen« tun können*, München [7]2006.

119 Die Intensität der natürlichen Ultraviolettstrahlung nimmt mit der vierten Potenz der abnehmenden Wellenlänge zu; d.h. der blaue Himmel enthält viel mehr Rachitis-vorbeugende Strahlung als der horizontnahe gelbe Himmel. Wir halten außerdem die Polarisierung des Himmelslichtes für bedeutungsvoll. Sie gibt bekanntlich den Bienen die Raumorientierung, auch bei bedeckter Sonne, und kann vom Menschen mit etwas Aufmerksamkeit als sogenanntes Haidinger'sches Büschel ebenfalls wahrgenommen werden. Eine sonnenorientierte Struktur des ganzen Himmels hat sicher auf das Kind eine ganz andere Wirkung als eine nur blau leuchtende Fläche.

120 Im Gegensatz zur Geburtsgeschwulst, die nach ein bis zwei Tagen verschwin-

det, bildet sich der Bluterguss unter der Knochenhaut bei der Kopfgeschwulst, dem Kephalhämatom, erst nach einigen Wochen oder Monaten zurück.

121 W. Nystad et al., »Baby swimming and respiratory health«, In: *Acta Paediatr*, 2008; 97:657–662.

122 J.W. von Goethe, »Wilhelm Meisters Wanderjahre«, Zweites Buch, 11. Kapitel, in: ders., *Goethes Werke*, Band VIII, München [13]1994, S. 268 f.

123 C. Keysers, *Unser empathisches Gehirn. Warum wir verstehen, was andere fühlen*, Gütersloh [2]2013.

124 Siehe auch unter www.wms-schuh.de/was.html.

125 R. Steiner, »Die Erziehung des Kindes vom Gesichtspunkte der Geisteswissenschaft«, in: *Lucifer – Gnosis* (GA 34), Dornach [2]1987, S. 324.

126 Ebd.

127 F. Schiller, *Über die ästhetische Erziehung des Menschen in einer Reihe von Briefen*, 15. Brief, Stuttgart 2013.

128 R. Steiner, »Die Erziehung des Kindes vom Gesichtspunkte der Geisteswissenschaft«, in: *Lucifer – Gnosis* (GA 34), Dornach [2]1987; S. 324–326.

129 W.M. Auer, *Sinnes-Welten*, München [3]2007; R. Steiner, *Anthroposophie. Ein Fragment* (GA 45), Dornach [5]2009.

130 Meister Eckhart in seiner Predigt *Von der Erkenntnis Gottes.*

131 Informationen findet man beim Deutschen Hebammen-Verband e.V., www.hebammenverband.de/familie/links-fuer-eltern/, oder beim Verein für Anthroposophische Hebammenkunde e.V. (VfAH), www.vfah.de, E-Mail: vfah@web.de.

132 Section of Breastfeeding: »Breastfeeding and the use of human milk«, in: *Pediatrics*, 2012;129(3):e827; M.J. Lentze, Michael, J. Schaub, F. Schulte, et al. (Hrsg.), *Pädiatrie. Grundlagen und Praxis*, Berlin [3]2007.

133 J.C. Sadeu, C.L. Hughes, S. Agarwal, W.G. Foster, »Alcohol, drugs, caffeine, tobacco, and environmental contaminant exposure: reproductive health consequences and clinical implications«, in: *Crit Rev Toxicol.*, 2010, 40(7):633–52.

134 Siehe auch: www.doraschweitzer.de/resources/Zahnbehandlung+bei+Lokalan$C3$A4sthesie+in+der+Stillzeit.pdf.

135 Informationen finden Sie auch unter: www.embryotox.de. Die dort genannte Notrufnummer wurde für Schwangere eingerichtet; falls die Informationen auf der Internetseite nicht ausreichen sollten, wird gebeten, sich an eine Hebamme bzw. den verordnenden Arzt zu wenden.

136 Die Richtlinie ist im Internet einsehbar unter: www.eur-lex.europa.eu/legal-content/DE/TXT/?uri=CELEX:32006L0125.

137 Siehe die S3-Leitlinie Allergieprävention – Update 2014 der Deutschen Gesellschaft für Allergologie und klinische Immunologie (DGAKI) und der Deutschen Gesellschaft für Kinder- und Jugendmedizin (DGKJ). Kostenloser Download unter: www.awmf.org/uploads/tx_szleitlinien/061-016l_S3_Allergieprävention_2014-07.pdf.

138 R. Steiner, *Geisteswissenschaftliche Grundlagen zum Gedeihen der Landwirtschaft* (GA 327), Dornach [8]1999.

139 Anschriften finden sich im Anhang auf S. 675. Ansonsten ist zu empfehlen, sich nach Haltung und Fütterung der Tiere zu erkundigen.

140 Der Verdacht, dass zwischen starkem Kartoffelgenuss in der Schwangerschaft (im Frühjahr bei Vergrünung) und dem Auftreten von Missbildungen an Hirn und Rücken ein Zusammenhang bestehe, fand tierexperimentelle Unterstützung. Siehe z.B. J.H. Renwick et al., »Neural-Tube Defects Produced in Syrian Hamsters by Potatoe Glycalcaloids«, in: *Teratology*, 1984, 30:371–381.

141 *R. Steiner,* »Ernährungsfragen und Heilmethoden«, in: ders., *Ursprungsimpulse*

der Geisteswissenschaft (GA 96), Dornach [2]1989.

142 H.-U. Grimm, *Die Suppe lügt. Die schöne neue Welt des Essens*, München 2014. Dieses Buch sollte man nur portionenweise und nicht während des Essens zu sich nehmen.

143 Zu BSE-Krise und Rinderwahnsinn siehe die sehr informative Schrift von N. Fuchs und C. Hiss, *BSE. Hat der Wahn einen Sinn? Ideen für die Wende*, Heidelberg 2001.

144 Vortragsfolie von Remo Largo, adz-netzwerk, Oktober 2008.

145 R. Michaelis, R. Berger, U. Nennstiel-Ratzel, I.Krägeloh-Mann, »Validierte und teilvalidierte Grenzsteine der Entwicklung. Ein Entwicklungsscreening für die ersten 6 Lebensjahre«, in: *Kinderheilkunde*, 2013, 10:898–900.

146 S. Waxmann, A. Vouloumanos, »Listen up! Speech is for thinking during infany«, in: *Trends in Cognitive Sciences*, 2014, 11.

147 S. Seehagen et al., »Timely sleep facilitates declarative memory consolidation in infants«, in: *Proceedings of the National Academy of Sciences*, 2015, www.pnas.org/cgi/doi/10.1073/pnas.1414000112.

148 K.W. Brady, J.C. Goodman, »The type, but not the amount, of information available influences toddlers' fast mapping and retention of new words«, In: *American Journal of Speech-Language Pathology*, 2014; 23:2.

149 R. Steiner, *Die Methodik des Lehrens und die Lebensbedingungen des Erziehens* (GA 308), Dornach [5]1986, S. 28.

150 Johann Wolfgang von Goethe, Einleitung zur »Farbenlehre«, in: *Goethes Werke*, Band XIII, München [11]1994, S. 323.

151 R. Steiner, *Die Methodik des Lehrens und die Lebensbedingungen des Erziehens* (GA 308), Dornach [5]1986, S. 28 f.

152 G. Hüther, C. Nitsch, *Wie aus Kindern glückliche Erwachsene werden*, München 2013.

153 R. Largo, *Babyjahre. Entwicklung und Erziehung in den ersten vier Jahren*, München 2010.

154 W. Schad, »Die Scham als Entwicklungsraum des Ich«, in: ders., *Erziehung ist Kunst. Pädagogik aus Anthroposophie*, Stuttgart [3]1994.

155 B. Rosslenbroich, *On the origin of autonomy. A new Look at the major transitions in evolution*, Heidelberg 2014.

156 F.A. Kipp, *Die Evolution des Menschen im Hinblick auf seine lange Jugendzeit*, Stuttgart 1991; W. Schad, *Säugetiere und Mensch*, Stuttgart 2012.

157 Siehe auch W. Riethmüller, »Wie kommt das Kind zur Sprache?«, in: *Erziehungskunst*, Sonderheft *Sprachgestaltung*, Stuttgart 2007. Kostenloser Download unter www.erziehungskunst.de/fileadmin/archiv_alt/2007/sonderheft-sprache-2007-01.pdf.

158 R. Steiner Rudolf, I. Wegman, *Grundlegendes für eine Erweiterung der Heilkunst nach geisteswissenschaftlichen Erkenntnissen* (GA 27), Dornach [8]2014, S. 12.

159 S. Pinker, *Der Stoff, aus dem das Denken ist. Was die Sprache über unsere Natur verrät*, Frankfurt a.M. 2014.

160 Siehe z.B. R. Steiner, *Kosmogonie* (GA 94), Dornach [2]2001, S. 137.

161 Vgl. auch die entsprechenden Schilderungen bei E. Kübler-Ross, J.C. Hampe, R.A. Moody, G.G. Ritchie, R.Steiner; siehe das Literaturverzeichnis, S. 692 ff.).

162 M. Glöckler (Hrsg.): *Die Würde des kleinen Kindes. Pflege und Erziehung in den ersten drei Lebensjahren*, Dornach [4]2015.

163 M. Glöckler, C. Grah-Wittich (Hrsg.), *Die Würde des kleinen Kindes. Was erhält das kleine Kind gesund?*, Dornach [5]2018.

164 M. Glöckler (Hrsg.), *Die Würde des kleinen Kindes. Pflege und Erziehung in den ersten drei Lebensjahren*, Dornach [4]2015.

165 Aktuelle Informationen zu Elternzeit und Elterngeld siehe unter www.bmfsfj.de/BMFSFJ/Service/themen-lotse.html?thema=thema-elternzeit-elterngeld.

166 J. Lusseyran, *Das wiedergefundene Licht. Die Lebensgeschichte eines Blinden im französischen Widerstand*, Stuttgart [13]2012.

167 R. Steiner, *Wie erlangt man Erkenntnisse der höheren Welten?* (GA 10), Dornach [24]1993, und ders., *Die Offenbarungen des Karma* (GA 120), Dornach [8]1992.

168 Der Bundesverband behinderter Pflegekinder e.V. berät und vermittelt interessierten Eltern Kinder mit Behinderung oder chronischer Erkrankung, die nicht in ihren Ursprungsfamilien aufwachsen können. Geschäftsstelle: Kirchstraße 29, D-26871 Papenburg, Tel. (04961) 665241, Webseite: http://bbpflegekinder.de/.

169 M. Glöckler, *Begabung und Behinderung. Praktische Hinweise für Erziehungs- und Schicksalsfragen*, Stuttgart [3]2004.

170 Nach R. Steiner, *Ritualtexte für die Feiern des freien christlichen Religionsunterrichtes und das Sprachgut für Lehrer und Schüler der Waldorfschule*, Dornach 1997, S. 179.

171 M. Glöckler, *Macht in der zwischenmenschlichen Beziehung. Grundlagen einer Erziehung zur Konfliktbewältigung*, Stuttgart [4]2010.

172 R. Steiner, *Die Philosophie der Freiheit. Grundzüge einer modernen Weltanschauung* (GA 4), Dornach [16]1995.

173 J. Dunn, R. Plomin, *Warum Geschwister so verschieden sind*, Stuttgart 1996.

174 P. Spork, *Der zweite Code: Epigenetik oder: Wie wir unser Erbgut steuern können*, Reinbek [4]2010.

175 Auskunft über Wohnprojekte und entsprechende Informationen gibt der Wohnbund e.V., Aberlestraße 16, D-81371 München, Tel. (089) 74 68 96 11, www.wohnbund.de.

176 Siehe z.B. www.inpp.de.

177 Die regionale Suche eines waldorfpädagogisch geführten Kindergartens ist möglich unter: www.waldorfkindergarten.de/kindergarten/suche/national.html oder durch den Kontakt zur Vereinigung der Waldorfkindergärten: Telefon (0 63 21) 95 96 86, Email: info@waldorfkindergarten.de.

178 Siehe auch Gerald Hüther: www.win-future.de/downloads/neurobiologischeargumentefuerdieverwandlungvon.pdf.

179 Die Ergebnisse der Evaluation 2010–2012 *Schnecke – Bildung braucht Gesundheit II* sind zu finden unter www.bildung-kommt-ins-gleichgewicht.de/snail_erg2.htm.

180 Vgl. Karl König, *Die ersten drei Jahre des Kindes. Erwerb des aufrechten Ganges, Erlernen der Muttersprache, Erwachen des Denkens*, Stuttgart 2013.

181 M. Glöckler, C. Grah-Wittich (Hrsg.), *Die Würde des kleinen Kindes. Was erhält das kleine Kind gesund?*, hrsg. v. d. Vereinigung der Waldorfkindergärten e.V., Neustadt a. d. Weinstraße 2012; H. Heckmann, *Nokken. Ein Garten für Kinder im Alter von ein bis sieben Jahren*, hrsg. v. d. Vereinigung der Waldorfkindergärten, Neustadt a. d. Weinstraße. Siehe auch Anm. 177.

182 S.P. Suggate, E.A. Schaughency, E. Reese, »Children learning to read later catch up to children reading earlier«, in: *Early Childhood Research Quarterly*, 2013, 28:33–48.

183 P. Loebell (Hrsg.), *Waldorfschule heute. Eine Einführung*, Stuttgart 2011; H. Kullak-Ublick, *Jedes Kind ein Könner. Fragen und Antworten zur Waldorfpädagogik*, Stuttgart 2014.

184 M. Bauer, *Menschentum und Freiheit*, Stuttgart 1971.

185 R. Steiner, I. Wegman, *Grundlegendes für eine Erweiterung der Heilkunst nach geisteswissenschaftlichen Erkenntnissen* (GA 27), Dornach [7]1991, S. 12 f.

186 Vgl. M. Glöckler, *Begabung und Behinderung. Praktische Hinweise für Erziehungs- und Schicksalsfragen*, Stuttgart [3]2004. Eine vollständige Auflistung findet sich bei K. Rittersbacher, *Wirkungen der Schule im Lebenslauf. Ein Quellenbuch der Pädagogik Rudolf Steiners*, Basel 1975.

187 Man kann feststellen, dass die Kinder in solchen Augenblicken die Pupille des Betrachters fixieren, d.h. das »schwarze Loch«, wo es im Grunde gar nichts zu sehen gibt. Es ist dies jedoch die Stelle, wo der Mensch dem Ich des anderen am unmittelbarsten begegnen kann.

188 Vgl. hierzu R. Steiner, *Wie erlangt man Erkenntnisse der höheren Welten?* (GA 10), Dornach [24]1993.

189 Vgl. R. Steiner, *Die Geheimwissenschaft im Umriss* (GA 13), Kapitel »Die Weltentwickelung und der Mensch«, Dornach [30]1989.

190 R. Steiner, *Wahrspruchworte* (GA 40), Dornach [8]1998, S. 319.

191 H.-W. Schroeder, *Mensch und Engel. Die Wirklichkeit der Hierarchien*, Stuttgart [6]2002.

192 C. Morgenstern, »Wir fanden einen Pfad«, in: ders., *Werke und Briefe*, Band II: *Lyrik 1906–1914*, hrsg. v. Martin Kießig, Stuttgart 1992, S. 210.

193 Vgl. hierzu auch R. Steiner, *Wege und Ziele des geistigen Menschen. Lebensfragen im Lichte der Geisteswissenschaft* (GA 125), Vortrag vom 26. November 1910, Dornach [2]1992.

194 M. Glöckler, *Macht in der zwischenmenschlichen Beziehung. Grundlagen einer Erziehung zur Konfliktbewältigung*, Stuttgart [4]2010.

195 H. Herklotz, *Die Erdenreise des kleinen Engels*, Stuttgart [15]2014.

196 Siehe auch M. Glöckler, »Zur Homosexualität - ein Interview«, in: B. Maris, M. Zech (Hrsg.), *Sexualkunde in der Waldorfpädagogik*, Stuttgart 2006, S. 292–308.

197 Siehe die aktuelle MIKADO-Studie der Universität Regensburg: www.mikado-studie.de/index.php/sexueller-missbrauch.htm.

198 Gesetz zum Schutz der Jugend in der Öffentlichkeit (JÖSchG). Im Internet unter: www.bmfsfj.de/gesetze,did=5350.

199 Vgl. R. Steiner, I. Wegman, *Grundlegendes für eine Erweiterung der Heilkunst nach geisteswissenschaftlichen Erkenntnissen* (GA 27), Dornach [7]1991, S. 12 f.

200 Clifford Stoll, *LogOut. Warum Computer nichts im Klassenzimmer zu suchen haben und andere High-Tech-Ketzereien*, Frankfurt a.M. 2002 sowie *Die Wüste Internet. Geisterfahrten auf der Datenautobahn*, Frankfurt a.M. 2002.

201 M. Nunez-Smith, E. Wolf, H.M. Huang, P.G. Chen, L. Lee, E.J. Emanuel et al., »Media and child and adolescent health. A systematic review«, 2009. Zitiert nach: Paula Bleckmann, *Medienmündig*, Stuttgart [4]2014, S. 245.

202 A.S. Lillard, J. Peterson, »The Immediate Impact of Different Types of Television on Young Children's Executive Function«, in: *Pediatrics*, 2011, 4:644–649.

203 »Die Hirnforschung hat nun zeigen können, dass im Schlaf nicht nur eine körperliche Regenerierung, sondern auch eine geistige Konsolidierung erfolgt: Beide Prozesse sind an eine gesunde Schlafarchitektur gebunden. Eine überraschende Erkenntnis dieser Forschungen besteht nämlich darin, dass sowohl im Tief- als auch im Traumschlaf in einem elementaren Sinn auch gelernt wird. Vor allem die Koordination am Tag aufgenommener, verschiedenartiger Informationen und ihre Verankerung in bestimmten Hirnregionen als Langzeitgedächtnis scheinen im Schlaf geleistet zu werden. Der für das kurzzeitige Speichern wichtiger Tageserlebnisse zuständige Hippokampus kommuniziert in der Nacht mit dem für das Langzeitgedächtnis wichtigen Kortex, dem er die Tagesinhalte offenbar nochmals zur tiefergehenden Bearbeitung darbietet. In den Worten Manfred Spitzers: ›Der Hippokampus fungiert im Schlaf als Lehrmeister des Kortex.‹ Dabei kommt es zu einer Verfestigung und Ordnung von Gedächtnisinhalten. Diese Prozesse sind an eine

Schlafhygiene substanziell gebunden. Die im Schlaf ablaufenden Hirnprozesse sind daher für das Lernen nicht minder wichtig als jene des Wachbewusstseins. Die Neigung mancher Menschen zum nächtlichen ›Weiterarbeiten‹ im Hinblick auf ein bestimmtes Lernthema wird deshalb auch von manchen Hirnforschern eher skeptisch gesehen, da mit solchen Arbeitsstrategien kein wirkliches langfristiges Einprägen der Informationen ermöglicht wird. Weitaus schlimmer, weil bildungsfeindlich, sind aber dauerhafte Störungen der Schlafarchitektur z.B. durch exzessives Fernsehen und Bildschirm-Spiele.« In: Christian Rittelmeyer, *Kindheit in Bedrängnis. Zwischen Kulturindustrie und technokratischer Bildungsreform*, Stuttgart 2007.

204 M. Nunez-Smith, E. Wolf, H.M. Huang, P.G. Chen, L. Lee, E.J. Emanuel et al., »Media and child and adolescent health. A systematic review«, 2009. Zitiert nach: Paula Bleckmann, *Medienmündig*, Stuttgart [4]2014, S. 245.

205 T. Mößle, M. Kleimann, F. Rehbein, C. Pfeiffer, »Media Use and School Achievement – Boys at Risk?«, in: *British Journal of Developmental Psychology*, 2010, 28, 699–725.

206 Aus: Paula Bleckmann, *Medienmündig*, Stuttgart [4]2014, S. 180.

207 Clifford Stoll, *LogOut. Warum Computer nichts im Klassenzimmer zu suchen haben und andere High-Tech-Ketzereien*, Frankfurt a.M. 2002.

208 Eine besonders berühmte Darstellung dieses Doppelgängerproblems findet sich in dem Roman *Das Bildnis des Dorian Gray* von Oscar Wilde.

209 Strickanleitung bei: J.V. Picht, *Zwerge. Wie man sie sieht, wie man sie macht, wie man mit ihnen umgeht*, Arbeitsmaterial aus den Waldorfkindergärten 9, Stuttgart [5]2003.

210 Siehe hierzu auch www.babyfreundliche-apotheke.de/schnuller.html.

211 Internationaler Berufsverband für Bothmergymnastik e.V., Monika Jäck, Am Eichenhain 25, 70619 Stuttgart, VorstandBV@bothmer-movement.com, www.bothmer-gymnastik.com.

212 Auskunft: Dr. med. Karl-Heinz Ruckgaber, Kinder- und Jugendpsychiatrie, Filderklinik, D-70794 Filderstadt, e-mail: ruckgaber@filderklinik.de. Siehe auch Monica Bissegger u.a., *Die Behandlung von Magersucht. Ein integrativer Therapieansatz*, Stuttgart 1998.

213 Siehe auch www.versorgungsatlas.de/fileadmin/ziva_docs/61/VA-61-ADHS-Teil2-final.pdf.

214 Sehr hilfreiche Beiträge zum Verständnis der Sachlage finden sich auch in dem Rundbrief der *Medizinisch-Pädagogischen Konferenz*, Heft 71, November 2014 und Heft 73, Mai 2015.

215 Vgl. dazu das sehr lesenswerte Buch von E.M. Hallowell und J. Ratey, *Zwanghaft zerstreut oder Die Unfähigkeit, aufmerksam zu sein*, Reinbek [8]2005.

216 A. Seither-Preisler, R. Parncutt, P. Schneider, »Size and Synchronization of Auditory Cortex Promotes Musical, Literacy, and Attentional Skills in Children«, in: *Journal of Neuroscience*, 2014, 34 :10937–10949.

217 A. v. Bothmer, *Die Bothmer-Gymnastik. Pädagogische und therapeutische Anwendungsmöglichkeiten*, Stuttgart [2]2012. Internationaler Berufsverband für Bothmergymnastik e.V., Monika Jäck, Am Eichenhain 25, 70619 Stuttgart, VorstandBV@bothmer-movement.com, www.bothmer-gymnastik.com.

218 D. McCann, A. Barrett, A. Cooper et al., »Food additives and hyperactive behaviour in 3-year-old and 8/9-year-old children in the community: a randomised, double-blinded, placebo-controlled trial«, in: *The Lancet*, 2007, 370:1560–1567.

219 Im Jahr 2014 wurde eine Pilotstudie veröffentlicht, die eine individuelle homöopathische Behandlung von Kindern und

Jugendlichen mit ADHS einer statistischen Bewertung unterzog: Die Ergebnisse waren signifikant positiv. D. Brule, L. Sule, B. Landau-Halpern et al., »An open-Label pilot study of homeopathic treatment of attention deficit hyperactivity disorder in children and youth«, in: *Forschende Komplementärmedizin*, 2014, 21:302–309.

220 Siehe www.inpp.de.

221 Siehe www.waldorfpaedagogik-ruhrgebiet.de/seminar-embodiment.html.

222 E. Schuberth, »Rechenschwächen«, in: Michaela Glöckler (Hrsg.), *Das Schulkind. Gemeinsame Aufgaben von Arzt und Lehrer. Konstitutionsfragen, Unterrichtsschwierigkeiten, therapeutische Lehrplanprinzipien*, Dornach [3]1998.

223 Siehe www.linkshaender-beratung.de.

224 R. Steiner, *Die Erneuerung der pädagogisch-didaktischen Kunst durch Geisteswissenschaft* (GA 301), Dornach [4]1991, S. 199–200.

225 S. Gutwinski, A. Löscher, L. Mahler et al., »Besonderheit der Linkshändigkeit«, in: *Deutsches Ärzteblatt*, 2011, 50:849–853.

226 Zitiert nach J.F. Ullmann, *Psychologie der Lateralität. Humanspezifische Seitigkeitsausprägungen und ihre determinierende Funktion*, Bern 1974, S. 511.

227 Lao Tse, *Das Tao te king*, Köln 2014, Buch 1, Kapitel 31.

228 Siehe auch G. Hüther, »Neurobiologische Erkenntnisse – neue Ansätze und Chancen für die Pädagogik«, in: *Hirsauer Blätter*, Heft 16/2010: *Gehirnforschung und Pädagogik – Spannungsfeld oder korrespondierende Systeme.*

229 R. Steiner, *Konferenzen mit den Lehrern der Freien Waldorfschule in Stuttgart* (GA 300c), Dornach [4]1975, S. 58.

230 Mathias Wais, *Suchtprävention beginnt im Kindesalter. Erziehung als Begleitung zur Eigenständigkeit*, Stuttgart 2002, S. 22.

231 Siehe auch den *Drogen- und Suchtbericht 2014* von der Drogenbeauftragen der Bundesregierung unter www.drogenbeauftragte.de/fileadmin/dateien-dba/Presse/Downloads/Drogen-_und_Suchtbericht_2014_Gesamt_WEB_07.pdf.

232 Unter »Flashback« versteht man einen »Echorausch« ohne Drogeneinnahme; er tritt Wochen bis Monate nach dem letzten Drogengebrauch auf.

233 Ron Dunselman, *An Stelle des Ich. Rauschdrogen und ihre Wirkung*, Stuttgart 2004.

234 S.K. Müller, Chemical Sensitivity Network, »WHO: Umweltbedingte Krankheiten nehmen zu«: www.csn-deutschland.de/blog/2012/02/27/who-umweltbedingte-krankheiten-nehmen-zu.

235 Siehe die Informationen des Deutschen Krebs-Forschungszentrums zum Passivrauchen: www.dkfz.de/de/rauchertelefon/Passivrauchen.html.

236 Siehe www.umweltinstitut.org/themen/radioaktivitaet/radioaktivitaet-und-gesundheit/natuerliche-radioaktivitaet.html.

237 Siehe www.greenpeace.de/themen/energiewende/atomkraft/radioaktivitat-der-umwelt.

238 Für weitere Informationen siehe die entsprechende Internetseite der WHO: www.who.int/mediacentre/factsheets/fs193/en/.

239 Ebd.

240 Siehe z.B. *Wohnung + Gesundheit*, Heft 115/2005.

241 »Gesundheitsrisiko Elektrosmog. Eine Dokumentation«, in: *Raum & Zeit Spezial*, 6/2007.

242 Edwin Hübner, *Mobilfunk – die riskante Kommunikation*, Bad Liebenzell 2001, S. 10–11.

243 Ebd.

244 Novalis, *Die Christenheit oder Europa und andere philosophische Schriften*, Köln 1996, S. 103.

245 Siehe Birgit Emde, Heide Tetzner, »Selbstmedikation«, in: Michaela Glöckler (Hrsg.), *Anthroposophische Arzneitherapie für Ärzte und Apotheker*, Stuttgart 2012.

Literatur

Ader, Robert/Felten, David L. (Hrsg.), *Psychoneuroimmunology*, New York ²1997

Aeppli, Willi, *Sinnesorganismus, Sinnesverlust, Sinnespflege. Die Sinneslehre Rudolf Steiners in ihrer Bedeutung für die Erziehung*, Stuttgart ⁵1996

Alm, J.S., Swartz, J. u.a., »Atopy in children of families with an anthroposophic lifestyle«, in: *The Lancet*, Mai 1999, 353:1485–88

Altmann, Horst, *Giftpflanzen, Gifttiere. Merkmale, Giftwirkung, Erste Hilfe*, München ⁸2011

Altmeier, Marianne, *Der kunsttherapeutische Prozess. Das Krankheitstypische und die individuelle Intention des Patienten am Beispiel von Rheuma und AIDS*, Stuttgart 1995

Amelung, Walther (Hrsg.), *Balneologie und medizinische Klimatologie*, Berlin ²2012

Anthroposophische Kunsttherapie. Wissenschaftliche Grundlagen – Arbeitsansätze – Therapeutische Möglichkeiten, Stuttgart ²2003, Bd. I: Golombek, Evelyne, *Plastisch-Therapeutisches Gestalten*, Bd. II: Mees-Christeller, Eva u.a., *Therapeutisches Zeichnen und Malen*, Bd. III: Felber, Rosemarie u.a., *Musiktherapie und Gesangstherapie*, Bd. IV: Denjean-van Stryk, Barbara u.a., *Therapeutische Sprachgestaltung*

Arbeitsmaterial aus den Waldorfkindergärten, hrsg. von der Internationalen Vereinigung der Waldorfkindergärten, Verlag Freies Geistesleben, Stuttgart (Auswahl):

- Haller, Ingeborg, *Das spielende Kind. Beobachtungen und Erfahrungen einer Kindergärtnerin*, ³1991
- Jaffke, Freya, *Feste im Kindergarten und Elternhaus*, Teil 1: Advent – Weihnachten – Fasching, ⁴2007, Teil 2: Ostern – Pfingsten – Johanni – Michaeli – Laternenfest, ⁵2015
- Jaffke, Freya, *Getreidegerichte – einfach und schmackhaft*. ¹⁰1986
- Jaffke, Freya, *Handarbeit. Nähen, Sticken, Schneidern für Erwachsene und Kinder*, 1996
- Jaffke, Freya, *Holzspielzeug selbst gestalten*, ⁴2012
- Jaffke, Freya, *Kleine Märchen und Geschichten zum Erzählen und für Puppenspiele*, ¹³2015
- Jaffke, Freya, *Puppenspiel für und mit Kindern*, 2009
- Jaffke, Freya, *Spielen und arbeiten im Waldorfkindergarten*, ⁴2012
- Jaffke, Freya, *Spiel mit uns! Gesellige Spiele für Kinder von 3 bis 6 Jahren*, ⁴2007
- Jaffke, Freya, *Spielzeug von Eltern selbst gemacht*, ²³2014
- Jaffke, Freya, *Tanzt und singt! Rhythmische Spiele im Jahreslauf*, ⁴2003
- König, Suse, *Singspiele und Reigen für altersgemischte Gruppen*, ⁹2012
- Kronshage, Michaela, *Laternenzeit. Anregungen zur Festgestaltung und zum Basteln von Laternen*, ⁴2016
- Picht, Johanna-Veronika u.a., *Rhythmen und Reime*, ¹²2014
- Picht, Johanna-Veronika, *Zwerge. Wie man sie sieht, wie man sie macht, wie man mit ihnen umgeht*, ⁵2003
- Zahlingen, Bronja, *Hänschen Apfelkern. Kleine Märchen und Geschichten zum Erzählen und Spielen*, ¹²2017

Arndt, Marga/Singer, Waltraud (Hrsg.), *Das ist der Daumen Knudeldick. Fingerspiele und Rätsel*, Ravensburg ⁶2015

Ayres, Anna J., *Bausteine der kindlichen Entwicklung. Sensorische Integration verstehen und anwenden*, Berlin ⁶2016

Bachmann/Ewerbeck u.a. (Hrsg.), *Pädiatrie in Praxis und Klinik*, Band III, Stuttgart ²1990

Bardt, Sylvia, *Eurythmie als menschenbildende Kraft. Erfahrungen aus der pädagogischen Praxis*, Stuttgart ²2010

Bartsch, Hans H./Bengel, Jürgen (Hrsg.), *Salutogenese in der Onkologie. Tumortherapie und Rehabilitation,* Freiburg i.Br. 1997

Barz, Brigitte, *Feiern der Jahresfeste mit Kindern. Für Eltern dargestellt,* Stuttgart [7]2004

Bass, Ellen/Davis, Laura, *Trotz allem. Wege zur Selbstheilung für Frauen, die sexuelle Gewalt erfahren haben,* Berlin [15]2009

Bauer, Michael, *Menschentum und Freiheit,* Stuttgart 1971

Bauer, Dietrich/Hoffmeister, Max/Görg, Hartmut, *Gespräche mit Ungeborenen. Kinder kündigen sich an,* Stuttgart [6]2006

Baur, Alfred/Schaller, Erwin, *Das Fingertheater. Spiele für Kinder von 3 bis 9 Jahren,* Schaffhausen [3]1997

Bavastro, Paolo (Hrsg.), *Individualität und Ethik,* Stuttgart 1997

Benkert, Brigitte, *Einfach stillen,* Stuttgart 2005

Bergmann, Wolfgang/Hüther, Gerald, *Computersüchtig. Kinder im Sog der modernen Medien,* Weinheim 2013

Biddulph, Steve, *Jungen! Wie sie glücklich heranwachsen,* München 2002

– *Mädchen! Wie sie selbstbewusst und glücklich werden,* München 2013

Bishop, Dorothy V.M., *Handedness and Developmental Disorders,* Oxford 1990

Bissegger, Monika u.a., *Die Behandlung von Magersucht,* Stuttgart 1998

Bleckmann, Paula, *Medienmündig,* Stuttgart [5]2016

Bleckmann, Paula / Leipner, Ingo, *Heute mal bildschirmfrei. Das Alternativprogramm für ein entspanntes Familienleben,* München 2018

Bock, Emil, *Wiederholte Erdenleben. Die Wiederverkörperungsidee in der deutschen Geistesgeschichte,* Stuttgart [7]1996

Bockemühl, Jochen (Hrsg.), *Erscheinungsformen des Ätherischen. Wege zum Erfahren des Lebendigen in Natur und Mensch,* Stuttgart [2]1985

Bockemühl, Johannes, *Anorexie und Bulimie. Krankhafte Störungen der Essgewohnheiten,* Gesundheit Aktiv, Berlin 2000

– *Umwege ins Leben. Impulse für die Kinder- und Jugendpsychiatrie,* Stuttgart 2004

– *Das unruhige Kind. Hilfen für Eltern und Erzieher,* hrsg. v. gesundheit aktiv, Heft 143, Bad Liebenzell-Unterlengenhardt [3]1994

Bönsch, Manfred, *Die beste Schule für mein Kind. Was Eltern wissen sollten, wenn sie sich auf dem »Schulmarkt« umsehen,* Freiburg i.Br. 1994

Boogert, Arie, *Beim Sterben von Kindern. Erfahrungen, Gedanken und Texte zum Rätsel des frühen Todes,* Stuttgart [2]1998

Bräuner-Gülow, Gisela/Gülow, Helge, *Magersucht und Bewegungstherapie. Darstellung aus 30 Jahren Heileurythmie an der Filderklinik,* Borchen 2005

Brand, Ingelid/Breitenbach, Erwin/Maisel, Vera, *Integrationsstörungen. Diagnose und Therapie im Erstunterricht,* Würzburg [6]1997

Bresser, Harald, *Umweltkrank? Vorbeugen, entgiften, heilen,* Weinheim 1997

Broder von Laue, Hans/von Laue, Elke E., *Zur Physiologie der Heileurythmie. Lautgesetze und Therapieordnungen*, Dornach [2]2016

Buber, Martin, *Ich und Du,* Gütersloh [17]2017

Bub-Jachens, Christa Johanna, *Das Geheimnis der Zeit. Kosmische Rhythmen und ihre Bedeutung für die Gesundheit des Menschen,* Bonn 2002

Buchheim, F.L. van u.a., »Therapy of acute Otitis media: Myringotomy, Antibiotics or neither?«, in: *The Lancet,* 1981, S. 883

Buddemeier, Heinz, *Illusion und Manipulation. Die Wirkung von Film und Fernsehen auf Individuum und Gesellschaft,* Stuttgart [2]1996

Bühler, Walter, *Meditation als Heilkraft der Seele,* Gesundheit Aktiv, Berlin [8]2000

Buermann, Uwe, *Techno, Internet, Cyberspace. Jugend und Medien heute. Zum Verhältnis von Mensch und Maschine,* Stuttgart 1998

Carlgren, Frans, *Erziehung zur Freiheit. Die Pädagogik Rudolf Steiners,* Stuttgart [11]2016

Carreiro, Jane E., *Osteopathie bei Kindern und Jugendlichen. Grundlagen, Krankheitsbilder und Behandlungstechniken,* München [2]2014

Christie, Celia u.a., »The 1993 Epidemic of Pertussis in Cincinnati: Resurgence of Desease in a Highly immunized Population of Children«, in: *New England Journal of Medicine*, 331, 1994, S. 16–21

Compani, Marie-Luise/Lang, Peter (Hrsg.), *Waldorfkindergarten heute. Eine Einführung*, Stuttgart [2]2015.

Covey, Stephen R., *Die sieben Wege zur Effektivität. Prinzipien für persönlichen und beruflichen Erfolg*, München [44]2017

Crone, E.N./Reder, A.T., »Severe tetanus in immunized patients with high anti-tetanus titer«, in: *Neurology*, 42, 1992, S. 761–764

Daub, Eveline, *Vorzeitige Wehentätigkeit. Ihre Behandlung mit pflanzlichen Substanzen*, Stuttgart 1989

Defersdorf, Roswitha, *Ach, so geht das! Wie Eltern Lernstörungen begegnen können*, Freiburg i.Br. [11]2006

Denjean-van Stryk, Barbara, *Sprich, dass ich dich sehe. Die Sprache als Schulungsweg des Menschen*, Stuttgart [2]2010

Devold, Simon Flem, *Morten, 11 Jahre. Gespräche mit einem sterbenden Kind*, Stuttgart 2002

Dhom, Christel, *Zauberhafte Märchenwolle. Anleitungen zum künstlerischen Gestalten von Mobiles und Spielfiguren*, Stuttgart [4]2005

Die Drei. Sonderheft zur Kernenergie und der radioaktiven Schädigung von Mensch und Umwelt, Stuttgart, Juli 1986

Dietz, Karl-Martin/Messmer, Barbara (Hrsg.), *Grenzen erweitern, Wirklichkeit entdecken. Perspektiven anthroposophischer Forschung*, Stuttgart 1998

Dittmann, Sieghart, *Atypische Impfverläufe nach Schutzimpfungen*, Leipzig 1981

Dobe, Michael/Zernikow, Boris, *Rote Karte für den Schmerz. Wie Kinder und ihre Eltern aus dem Teufelskreis chronischer Schmerzen ausbrechen*, Heidelberg [4]2016

Döpfner, Manfred u.a., *Wackelpeter und Trotzkopf. Hilfen für Eltern bei ADHS-Symptomen, hyperkinetischem und oppositionellem Verhalten*, Weinheim [5]2017

Dörfling, Sabina/Elsäßer, Inge (Hrsg.), *Internationale Adoptionen*, Idstein [5]2005

Drewes, Detlef, »Strategien der Täter und sexuelle Gewalt gegen Kinder«, in: *Kinder- und Jugendarzt*, 31. Jg. 2000, Nr. 5

DuBois, Reinmar, *Jugendkrisen. Erkennen, verstehen, helfen*, München 2000

Dunn, Judy/Plomin, Robert, *Warum Geschwister so verschieden sind*, Stuttgart 2004

Dunselman, Ron, *An Stelle des Ich. Rauschdrogen und ihre Wirkung*, Stuttgart 2004

Eller, Helmut, *Die vier Temperamente. Anregungen für die Pädagogik*, Stuttgart [4]2017

Ellersiek, Wilma, *Die tanzende, spielende Hand. Rhythmisch-musikalische Hand- und Fingerspiele*, hrsg. v. Jacqueline Walter und Ingrid Weidenfeld, Stuttgart [2]2014

Enders, Erich, *»Chemie« in der Kindernahrung? Gefahren, Klinik, Prävention*, Landsberg/Lech 1995

Enders, Ursula (Hrsg.), *Zart war ich, bitter war's. Handbuch gegen sexuellen Missbrauch*, Köln 2011

Endres, Klaus Peter/Schad, Wolfgang, *Biologie des Mondes. Mondperiodik und Lebensrhythmen*, Stuttgart 1997

Enzensberger, Hans Magnus, *Allerleirauh. Viele schöne Kinderreime*, Frankfurt a.M. 2012

Exportinteressen gegen Muttermilch, Dokumentation der Arbeitsgruppe Dritte Welt, Bern, Reinbek 1976

Fels, Nicola/Knabe, Angelika/Maris, Bartholomeus, *Ins Leben begleiten. Schwangerschaft und erste Lebensjahre*, Stuttgart 2003

Fink, Dagmar (Hrsg.), *Das Häschen Schnuppernäschen und der böse Bock. Märchen und Gedichte*, Stuttgart [6]2012

Firnhaber, Mechthild, *Legasthenie und andere Wahrnehmungsstörungen. Wie Eltern und Lehrer Risiken frühzeitig erkennen und helfen können*, Frankfurt 2015

Friese, K.H. u.a. in: *HNO*, 44, 1996, S. 462

Fuchs, Nicolai, *Was ist biologisch-dynamische Landwirtschaft?*, Dornach [2]2013

Garff, Marianne, *Es plaudert der Bach. Gedichte für Kinder*, Dornach [11]2002

Gelitz, Philipp/Strehlow, Almuth, *Die sieben Lebensprozesse: Grundlagen und pädagogi-*

sche Bedeutung in Elternhaus, Kindergarten und Schule, Stuttgart 2013

Glöckler, Michaela, *Begabung und Behinderung. Praktische Hinweise für Erziehungs- und Schicksalsfragen,* Stuttgart ³2004

- *Elternfragen heute. Erziehung aus Verantwortung,* Stuttgart ²1995
- *Elternsprechstunde. Erziehung aus Verantwortung,* Stuttgart ⁸2008
- »Fragen zur Organtransplantation«, in: *Medizin an der Schwelle,* hrsg. von der Medizinischen Sektion am Goetheanum in Dornach/ Michaela Glöckler, Dornach 1993
- (Hrsg.), *Gesundheit und Schule. Schulärztliche Tätigkeit an Waldorfschulen und Rudolf-Steiner-Schulen. Erziehung als präventiv-medizinische Aufgabenstellung,* Dornach 1998
- *Die Heilkraft der Religion. Erziehungsfragen, spirituelle Gemeinschaftsbildung, Kultus,* Stuttgart 1997
- *Kindsein heute. Schicksalslandschaft aktiv gestalten. Umgang mit Widerständen – ein salutogenetischer Ansatz,* Stuttgart 2003
- *Leben nach dem Tod,* Esslingen 1998
- *Leben vor der Geburt,* Esslingen 1998
- *Macht in der zwischenmenschlichen Beziehung. Grundlagen einer Erziehung zur Konfliktbewältigung,* Stuttgart ⁴2010
- *Die männliche und weibliche Konstitution. Medizinisch-menschenkundliche Aspekte zur Ehe,* Stuttgart ³1993
- (Hrsg.) *Meditation in der Anthroposophischen Medizin. Ein Praxisbuch für Ärzte, Therapeuten, Pflegende und Patienten*, Berlin 2016
- (Hrsg.), *Das Schulkind. Gemeinsame Aufgaben von Arzt und Lehrer. Konstitutionsfragen, Unterrichtschwierigkeiten, therapeutische Lehrplanprinzipien,* Dornach ³1998
- (Hrsg.), *Spirituelle Ethik. Situationsgerechtes, selbstverantwortetes Handeln,* Dornach 2002
- »Urteilskompetenz und Entscheidungsfindung im Kontext von Hirntod und Organtransplantation«, in: *Der Merkurstab,* 2014, 5:391–399
- *Vom Umgang mit der Angst. Eine biografisch-menschenkundliche Studie,* Stuttgart ²1993
- *Was ist Anthroposophische Medizin?,* Dornach 2017
- *Wie Kinder lernen,* hrsg. v. gesundheit aktiv, Bad Liebenzell-Unterlengenhardt 2003
- *Die Würde des kleinen Kindes. Was erhält das kleine Kind gesund?,* Dornach ⁵2018

Glöckler, Michaela/Denger, Johannes/Schmidt-Brabant, Manfred, *Sind wir überfordert? Schulungswege in Heilpädagogik und Sozialtherapie zwischen Selbstfindung und Dienst am anderen,* Dornach 1993

Glöckler, Michaela/Heine, Rolf, *Ethik des Sterbens – Würde des Lebens. Geistige, rechtliche und wirtschaftliche Fragen zum Altwerden, Sterben und nachtodlichen Leben,* Persephone, Dornach ²2006

Glöckler, Michaela/Heine, Rolf, *Handeln im Umkreis des Todes. Praktische Hinweise für die Pflege des Körpers, die Aufbahrung, die spirituelle Begleitung des Verstorbenen,* Persephone, Dornach ²2003

Glöckler, Michaela/Schily, Otto/Debus, Michael, *Lebensschutz und Gewissensentscheidung. Diskussion über den § 218,* Stuttgart 1992

Glöckler, Michaela/Langhammer, Stefan/ Wiechert, Christof, *Gesundheit durch Erziehung,* Persephone, Dornach 2006

Glogauer, Werner, *Die neuen Medien machen uns krank. Gesundheitliche Schäden durch die Medien-Nutzung bei Kindern, Jugendlichen und Erwachsenen,* Weinheim 1999

Goebel, Wolfgang, *Schutzimpfungen selbst verantwortet. Grundlagen für eigene Entscheidungen,* Stuttgart ⁴2009

Grasberger, Thomas/Kotteder, Franz, *Mobilfunk – Ein Freilandversuch am Menschen,* München 2003

Grimm, Hans-Ulrich, *Die Suppe lügt. Die schöne neue Welt des Essens,* München 2014

Hallowell, Edward M./Ratey, John J., *Zwanghaft zerstreut oder Die Unfähigkeit, aufmerksam zu sein,* Reinbek ⁸2005

Hampe, Johann Christoph, *Sterben ist doch*

ganz anders. Erfahrungen mit dem eigenen Tod, Gütersloh [4]1995
Das Handbuch für die stillende Mutter, hrsg. von La Leche League International, Zürich [4]2016
Handbuch Infektionen bei Kindern und Jugendlichen. DGPI, Stuttgart [6]2013
Hartung, Kurt, »Studie zur Epidemiologie der Pertussis-Erkrankungen in der Bundesrepublik 1976–1980«, in: *Kinderarzt*, 13/12, 1982, S. 1847–9
Hassauer, Werner, *Die Geburt der Individualität. Menschwerdung und moderne Geburtshilfe*, Stuttgart [3]1995
Haug-Schnabel, Gabriele, *Wie Kinder sauber werden können*, München 2008
Heckmann, Helle, *Nokken. Ein Garten für Kinder im Alter von ein bis sieben Jahren*, Internat. Vereinigung der Waldorfkindergärten
Heide, Paul von der, *Therapie mit seelisch-geistigen Mitteln. Psychosomatik, Psychotherapie, Kunsttherapie*, Dornach [3]2002
Hemmerich, Fritz Helmut, *In den Tod geboren. Ein Weg für Eltern und Helfer bei Fehlgeburt, Abbruch, Totgeburt*, Westheim 2000
Hensel, H., »Die Funktion des Fiebers«, in: *Tempo Medical*, Nr. 5, März 1982
Heusser, Peter, »Das zentrale Dogma nach Watson und Crick und seine Widerlegung durch die moderne Genetik«, in: *Verhandlungen der Naturforschenden Gesellschaft Basel*, Bd. 99, 1989
Heydebrand, Caroline von, *Vom Seelenwesen des Kindes*, Stuttgart [13]2014
Hildebrandt, Günther/Moser, Maximilian/Lehofer, Michael, *Chronobiologie und Chronomedizin*, Weiz [2]2013
Hirte, Martin, *Impfen – Pro & Contra. Das Handbuch für die individuelle Impfentscheidung*, München [17]2012
– *Impfen kurz & praktisch. Orientierungshilfe für Eltern bei der Impfentscheidung*, München 2018
Hoffmeister, Max, *Die übersinnliche Vorbereitung der Inkarnation*, Basel [2]1991
Holtzapfel, Walter, *Seelenpflege-bedürftige Kinder*, Dornach, Band I [5]1995, Band II [4]2003
Horny, Ilse, *Der Weg ist das Ziel. Lebensstufen im Geiste der Eurythmie und deren gestaltende Kraft bei den Hochfesten des Jahreskreises*, Basel 1994
Hübner, Edwin, *Mobilfunk – die riskante Kommunikation*, Bad Liebenzell [3]2004
Hüther, Gerald, *Was wir sind und was wir sein könnten. Ein neurobiologischer Mutmacher*, Frankfurt a.M. 2017
Hüther, Gerald/Bonney, Helmut, *Neues vom Zappelphilipp. ADS verstehen, vorbeugen und behandeln*, Weinheim [5]2017
Hüther, Gerald/Nitsch, Cornelia, *Wie aus Kindern glückliche Erwachsene werden*, München 2013
Husemann, Armin J., *Der musikalische Bau des Menschen. Entwurf einer plastisch-musikalischen Menschenkunde*, Stuttgart [4]2003
Iyengar, G.V., *Elemental Composition of Human and Animal Milk. A Review*, Wien 1982
Jachens, Lüder, *Dermatologie. Grundlagen und therapeutische Konzepte der Anthroposophischen Medizin*, Berlin 2012
– *Hautkrankheiten ganzheitlich heilen. Ein Ratgeber aus anthroposophischer Sicht*, Stuttgart [4]2015
Jacobi, Mona (Hrsg.), *Ein Zeichen nur in dieser Nacht und Stille. Sternengedichte*, Stuttgart [2]2014
Jantzen, Cornelia, *Rätsel Legasthenie. Begabung oder Handicap? Denkanstöße für ein neues Verständnis*, Stuttgart [2]2004
Johanson, Irene, *Geschichten zu den Jahresfesten. Für Kinder erzählt*, Stuttgart [4]1995
Jonas, Hans, *Technik, Medizin und Ethik. Zur Praxis des Prinzips Verantwortung*, Frankfurt a.M. [5]2000
Jong, Vreni de/Schoorel, Edmond, *Kinderernährung – gesund und lecker. Sämtliche Grundlagen und 750 Rezepte für die Vollwertküche in der Familie*, Stuttgart 1993
Julien, Robert M., *Drogen und Psychopharmaka*, Heidelberg 1997
Juul, Jesper, *Aus Stiefeltern werden Bonuseltern. Chancen und Herausforderungen für Patchwork-Familien*, Weinheim [2]2017

- *Nein aus Liebe. Klare Eltern – starke Kinder,* Weinheim [4]2016
- *Pubertät. Wenn Erziehen nicht mehr geht,* München [9]2010

Keller, Liane, *Ammenmärchen europäischer Völker,* Stuttgart [7]2014

Kiel-Hinrichsen, Monika/Hinrichsen, Helmut, *Pubertäts-Sprechstunde. Jugendliche verstehen – Praxiserprobte Hilfen – Pubertät als Chance,* Stuttgart [2]2014

Kipp, Friedrich, *Die Evolution des Menschen im Hinblick auf seine lange Jugendzeit,* Stuttgart [2]1991

Kischnik, Rudolf/Haren, Wil van, *Dreh dich nicht um ... 300 Kreis- und Bewegungsspiele für Kinder und Jugendliche,* Stuttgart 2008

Klink, Joanne, *Früher, als ich groß war. Reinkarnationserinnerungen von Kindern,* Grafing [7]2011

Kniebe, Georg, *Die vier Elemente – Moderne Erfahrungen mit einer alten Wirklichkeit,* Stuttgart 1993

Köhler, Henning, *Die stille Sehnsucht nach Heimkehr. Zum menschenkundlichen Verständnis der Pubertätsmagersucht,* Stuttgart [3]2008

- *Von ängstlichen, traurigen und unruhigen Kindern. Grundlagen einer spirituellen Erziehungspraxis,* Stuttgart [8]2014

König, Karl, *Sinnesentwicklung und Leiberfahrung. Heilpädagogische Gesichtspunkte zur Sinneslehre Rudolf Steiners,* Stuttgart [6]2018

- *Die ersten drei Jahre des Kindes. Erwerb des aufrechten Ganges – Erlernen der Muttersprache – Erwachen des Denkens,* Stuttgart 2017

König, Klaus, »Richtlinien zur Verwendung von Fluor-Präparaten«, in: *Der Freie Zahnarzt,* Frankfurt a.M. 1984, Heft 5

Koepf, Herbert H., *Was ist biologisch-dynamischer Landbau?,* Dornach [4]1985

- *Biologisch-dynamische Forschung. Methoden und Ergebnisse,* Stuttgart [2]2001

Koepke, Hermann, *Das neunte Lebensjahr,* Dornach [12]2015

Kohnstamm, Dolph, *Und plötzlich wurde mir klar: Ich bin ich! Die Entdeckung des Selbst im Kindesalter,* Bern 2004

Koob, Olaf, *Drogensprechstunde,* Stuttgart [2]1992

Korselt, Trude, *Matthias – unser mongoloides Kind,* Stuttgart 1987

Koster, Margje (Hrsg.), *Warum ich. Aidskranke über sich selbst,* Stuttgart 1993

Kranich, Ernst M./Jünemann, Margrit u.a., *Formenzeichnen,* Stuttgart [3]2000

Kübler-Ross, Elisabeth, *Interviews mit Sterbenden,* Freiburg i.Br. 2014

Kügelgen, Helmut von (Hrsg.), *Plan und Praxis des Waldorfkindergartens,* Stuttgart [11]1991

Kühne, Petra, *Säuglingsernährung,* Bad Vilbel [12]2016

Kullak-Ublick, Henning, *Jedes Kind ein Könner. Fragen und Antworten zur Waldorfpädagogik,* Stuttgart 2014

Lang, Peter, *Lasst den Kindern Zeit. Erziehung und Bildung für Kinder bis zur Schulfähigkeit,* Neustadt an der Weinstraße 2000

Lange, Petra, *Hausmittel für Kinder. Natürlich vorbeugen und heilen,* Reinbek 2012

Largo, Remo H., *Babyjahre. Entwicklung und Erziehung in den ersten vier Jahren,* München 2017

- *Das passende Leben. Was unsere Individualität ausmacht und wie wir sie leben können,* Frankfurt a. M. [3]2017
- *Kinderjahre. Die Individualität des Kindes als erzieherische Herausforderung,* München [18]2009

Largo, Remo H./Beglinger, Martin, *Schülerjahre. Wie Kinder besser lernen,* München 2010

Lautmann, Rüdiger (Hrsg.), *Homosexualität,* Frankfurt a.M. 1993

Leber, Stefan/Schad, Wolfgang/Suchantke, Andreas, *Die Geschlechtlichkeit des Menschen,* Stuttgart [2]1989

Leboyer, Frédérik, *Geburt ohne Gewalt,* München [15]2011

Leeuwen, Christa van/Maris, Bartholomeus, *Schwangerschaftssprechstunde. Ein umfassender Ratgeber für alle Fragen zu Schwangerschaft und Geburt und die erste Zeit mit Ihrem Baby,* Stuttgart [2]2014

Lenz, Friedel, *Mahle, mahle Grützchen. Koseworte, Erzählchen und Fingerspiele für das Kleinkind,* Freiburg i.Br. [8]2000

Linden, Wilhelm zur, *Geburt und Kindheit. Pflege, Ernährung, Erziehung*, Frankfurt a.M. [14]1998

Lindenberg, Christoph, *Waldorfschulen – Angstfrei lernen, selbstbewusst handeln. Praxis eines verkannten Schulmodells*, Reinbek [25]2000

Lipps, Peter, *Temperamente und Pädagogik. Eine Darstellung für den Unterricht an der Waldorfschule*, Stuttgart 1998

Loebell, Peter (Hrsg.), *Waldorfschule heute. Eine Einführung*, Stuttgart 2011

Lothrop, Hannah, *Das Stillbuch. Das Standardbuch für die Stillzeit*, München [39]2016

Lusseyran, Jacques, *Das wiedergefundene Licht. Die Lebensgeschichte eines Blinden im französischen Widerstand*, Stuttgart [15]2017

Maris, Bartholomeus (Hrsg.), *Die Schöpfung verbessern? Möglichkeiten und Abgründe der Gentechnik*, Stuttgart 1997

– *Sexualität, Verhütung, Familienplanung. Methoden, Entscheidungshilfen, Vor- und Nachteile*, Stuttgart 1999

– *In Liebe empfangen und dennoch gegangen. Bewältigung und Sinnfindung bei Fehlgeburten*, Stuttgart 2007

Maris, Bartholomeus/Zech, Michael, *Sexualkunde in der Waldorfpädagogik*, Stuttgart 2006

Meijs, Jeanne, *Liebe und Sexualität im Kindes- und Jugendalter. Das große Aufklärungsbuch*, Stuttgart 2008

Mensink, Annette/de Rijke, Hans/Terlouw, Moniek, *Kinder mit Rätseln. Hilfestellungen bei Entwicklungsproblemen*, Stuttgart 2002

Miller, M.A. u.a., »Safety and Immunogenicity of PRP-T combined with DPT …«, in: *Pediatrics*, Vol. 95, no. 4, April 1995

Mitchell, Ingrid, *Stillen*, Reinbek 1993

Mohr, Christian, *Neurodermitis-Kinder. Den Alltag meistern*, Reinbek 1996

Moody, Raymond A., *Leben nach dem Tod. Die Erforschung einer unerklärten Erfahrung*, Reinbek [18]2016

Morgenstern, Christian, »Wir fanden einen Pfad«, in: ders., *Werke und Briefe*, Band II: *Lyrik 1906–1914*, Stuttgart 1992

Needleman, Herbert L./Landrigan, Philip J., *Umweltgifte. So schützen Sie Ihr Kind. Belastungen erkennen, verringern, vermeiden*, Stuttgart 1996

Neider, Andreas, *Medienbalance. Erziehen im Gleichgewicht mit der Medienwelt. Ein Elternratgeber*, Stuttgart 2008

Neue Wege in der Allergieprävention bei Kindern, hrsg. vom Arbeitskreis für Ernährungsforschung, Bad Vilbel, Info Nr. 4/2009

Neuhaus, Cordula, *Das hyperaktive Kind und seine Probleme*, Stuttgart 2010

Nickel, Gisela, *Wenn mein Kind allergisch ist. Symptome, Auslöser, Therapien*, Freiburg i.Br. 1996

Opp, Günther/Fingerle, Michael/Freytag, Andreas, *Was Kinder stärkt. Erziehung zwischen Risiko und Resilienz*, München [3]2008

Ott, Andreas, *Risiko plötzlicher Säuglingstod. Empfehlungen zur Vorbeugung*, Reinbek 1995

Pals, Lea van der, *Was ist Eurythmie?*, Dornach [6]2003

Patzlaff, Rainer, *Der gefrorene Blick. Bildschirmmedien und die Entwicklung des Kindes*, Stuttgart [7]2013

– *Medienmagie oder die Herrschaft über die Sinne*, Stuttgart [3]1999

Pausenwang, Elfriede, *Die Unzertrennlichen. Neue Fingerspiele*, Band 1–3, München [14]1997

Pflug, Christine (Hrsg.), *Allein oder gemeinsam. Lebensformen heute*, Stuttgart 1999

Piaget, Jean, *Das Erwachen der Intelligenz beim Kinde*, Stuttgart [5]2003

Pikler, Emmi, *Friedliche Babys, zufriedene Mütter. Pädagogische Ratschläge einer Kinderärztin*, Freiburg i.Br. [3]2011

– *Lasst mir Zeit. Die selbstständige Bewegungsentwicklung des Kindes bis zum freien Gehen*, München [4]2001

– *Miteinander vertraut werden. Erfahrungen und Gedanken zur Pflege von Säuglingen und Kleinkindern*, Freiburg i.Br. 2014

Pokorny, Ada, *Backen von Brot und Gebäck aus allen sieben Getreidearten mit dem Spezial-Backferment*, hrsg. vom Arbeitskreis für Ernährungsforschung, Bad Vilbel [8]2016

Popper, Karl R./Eccles, John C., *Das Ich und sein Gehirn,* München [7]2005

Postman, Neil, *Das Verschwinden der Kindheit,* Frankfurt a.M. [17]2009

Quast, Ute/Thilo, Waltraud/Fescharek, Reinhard, *Impfreaktionen. Bewertung und Differentialdiagnose,* Stuttgart [2]1997

Rapp, Doris J.M.D., *Is this your child's world? Is your child allergic to schools? How the school environment may be making your child: hyperactive, asthmatic, disruptive? Prone the colds and learning disabilities and what you can do to help,* New York 1996

Renwick, J.H. u.a., »Neural-Tube Defects Produced in Syrian Hamsters by Potatoe Glycalcaloids«, in: *Teratology,* 30, 1984

Renzenbrink, Udo, *Ernährung unserer Kinder. Gesundes Wachstum, Konzentration, soziales Verhalten, Willensbildung,* Stuttgart [10]2004

– *Die sieben Getreide. Nahrung für den Menschen,* Dornach [5]2014

Riedle, Herbert/Gillig-Riedle, Barbara, *Ratgeber Auslandsadoption. Wege – Verfahren – Chancen,* Würzburg [4]2013

Riewenherm, Sabine, *Die Wunschgeneration. Basiswissen zur Fortpflanzungsmedizin,* Berlin 2001

Ritchie, George G., *Mein Leben nach dem Sterben. Zum Leben zurückgekehrt zu umfassender Liebe,* Stuttgart 1995

Ritchie, George G./Sherrill, Elizabeth, *Rückkehr von morgen,* Marburg [37]2007

Rittelmeyer, Christian, *Kindheit in Bedrängnis. Zwischen Kulturindustrie und technokratischer Bildungsreform,* Stuttgart 2007

Rittersbacher, Karl, *Wirkungen der Schule im Lebenslauf. Ein Quellenbuch der Pädagogik Rudolf Steiners,* Basel 1975

Schad, Wolfgang, *Erziehung ist Kunst. Pädagogik aus Anthroposophie,* Stuttgart [5]2015

– »Die Scham als Entwicklungsraum des Menschen«, in: *Erziehung ist Kunst,* siehe oben

– »Zur Hygiene des Unterrichts«, in: *Erziehung ist Kunst,* siehe oben

Schilling, Karin von, *Der Tod meines Kindes. Leben lernen mit dem Schicksal,* Stuttgart [2]1992

Schmidt, Kurt W., *Therapieziel und Menschenbild. Zur ethischen Problematik therapeutischer Eingriffe und deren Zielsetzungen. Eine Auseinandersetzung aus evangelischer Sicht,* Münster 1996

Schroeder, Hans-Werner, *Mensch und Engel. Die Wirklichkeit der Hierarchien,* Stuttgart [6]2002

Schuberth, Ernst, »Rechenschwächen«, in: Glöckler, Michaela (Hrsg.), *Das Schulkind. Gemeinsame Aufgaben von Arzt und Lehrer,* Dornach [3]1998

Schuh, Ursula, *Die Sinne trügen nicht. Goethes Kritik der Wahrnehmung als Antwort auf virtuelle Welten,* Stuttgart 2000

Schultz, Joachim, *Rhythmen der Sterne. Erscheinungen und Bewegungen von Sonne, Mond und Planeten,* Dornach [3]1985

Schulz, Dieter, *Besondere Wege. Welche Bedeutung haben Kinder mit Behinderung für die Biografie ihrer Eltern?,* Stuttgart 2012

Schulz, Karl H./Kugler, Joachim/Schedlowski, Manfred, *Psychoneuroimmunologie. Ein interdisziplinäres Forschungsfeld,* Bern 1997

Selg, Peter, *Ungeborenheit. Die Präexistenz des Menschen und der Weg zur Geburt,* Arlesheim 2009

– *Vom Logos menschlicher Physis. Die Entfaltung einer anthroposophischen Humanphysiologie im Werk Rudolf Steiners.* Bd. 1 und 2, Dornach [2]2000

Shaheen, S.O./Aaby, P. u.a., »Measles and Atopy in Guinea-Bissau«, in: *The Lancet,* 347, 1996, S. 1792–1796

Sichtermann, Barbara, *Leben mit einem Neugeborenen. Ein Buch über das erste halbe Jahr,* Frankfurt a.M. 2010

Siebert, Wolfgang u.a. (Hrsg.), *Stillen – einst und heute,* München 1997

Sixel, Detlef, *Rudolf Steiner über die Temperamente,* Dornach 1990

Soldner, Georg/Stellmann, Hermann M., *Individuelle Pädiatrie. Leibliche, seelische und geistige Aspekte in Diagnostik und Beratung. Anthroposophisch-homöopathische Therapie,* Stuttgart [4]2011

Soldner, Georg/Stellmann, Michael, *Kinderkrankheiten natürlich behandeln,* München 2014

Spitzer, Manfred, *Digitale Demenz. Wie wir uns und unsere Kinder um den Verstand bringen,* München 2014

- *Lernen. Gehirnforschung und die Schule des Lebens,* Heidelberg 2007
- *Vorsicht Bildschirm! Elektronische Medien, Gehirnentwicklung, Gesundheit und Gesellschaft,* München [6]2009

Steiner, Rudolf (das Werk erscheint als Gesamtausgabe = GA im Rudolf Steiner Verlag, Dornach/Schweiz)

- *Allgemeine Menschenkunde als Grundlage der Pädagogik* (GA 293), [9]1992
- *Anweisungen für eine esoterische Schulung,* Sonderausgabe [5]2010
- *Die Erziehung des Kindes vom Gesichtspunkte der Geisteswissenschaft,* Einzelausgabe, Dornach [7]2014
- *Gebete für Mütter und Kinder,* mit einem Vortrag »Das Leben zwischen Geburt und dem Tode als Spiegelung des Lebens zwischen Tod und neuer Geburt«, Dornach [7]1994
- *Das Geheimnis der menschlichen Temperamente,* Basel [3]2012
- *Die Geheimwissenschaft im Umriss* (GA 13), [31]2013
- »Geisteswissenschaft und soziale Frage«, in: *Lucifer-Gnosis* (GA 34), [2]1987, Einzelausgabe 1989
- *Geistige Zusammenhänge in der Gestaltung des menschlichen Organismus* (GA 218), [6]2017
- *Die gesunde Entwickelung des Menschenwesens. Eine Einführung in die anthroposophische Pädagogik und Didaktik* (GA 303), [4]1987
- *Die Kernpunkte der sozialen Frage in den Lebensnotwendigkeiten der Gegenwart und Zukunft* (GA 23), [5]2014
- *Die menschliche Seele in ihrem Zusammenhang mit göttlich-geistigen Individualitäten* (GA 224), [4]2015
- »Nervosität und Ichheit«, in: *Erfahrungen des Übersinnlichen. Die drei Wege der Seele zu Christus* (GA 143), [4]1994, Einzelausgabe [3]2012
- *Die Offenbarungen des Karma* (GA 120), [8]1992
- *Okkulte Untersuchungen über das Leben zwischen Tod und neuer Geburt* (GA 140), [5]2003
- *Die Philosophie der Freiheit* (GA 4), [16]1995
- *Die praktische Ausbildung des Denkens,* Drei Vorträge, Stuttgart [5]2013
- *Theosophie. Einführung in übersinnliche Welterkenntnis und Menschenbestimmung* (GA 9), [33]2013
- *Der Tod als Lebenswandlung* (GA 182), [4]1996
- *Wahrspruchworte* (GA 40), 2011
- *Wege und Ziele des geistigen Menschen. Lebensfragen im Lichte der Geisteswissenschaft* (GA 125), [2]1992
- *Wie erlangt man Erkenntnisse der höheren Welten?* (GA 10), [24]1993
- *Zur Sinneslehre,* Acht Vorträge, ausgewählt und herausgegeben von Christoph Lindenberg, Stuttgart [6]2014

Stoll, Clifford, *Kuckucksei. Die Jagd auf die deutschen Hacker, die das Pentagon knackten,* Frankfurt a.M. 2015

- *LogOut. Warum Computer nichts im Klassenzimmer zu suchen haben und andere High-Tech-Ketzereien,* Frankfurt a.M. 2002
- *Die Wüste Internet. Geisterfahrten auf der Datenautobahn,* Frankfurt a.M. 2012

Straube, Martin, *AIDS-Sprechstunde. Ein medizinisch-therapeutischer Ratgeber,* Stuttgart 1996

Strobel, Kornelia, *Frühgeborene brauchen Liebe. Was Eltern für ihr »Frühchen« tun können,* München [7]2006

Suchantke, Andreas, *Lesen im Buch der Natur. Wege zum Erfahren des Ätherischen,* Dornach 2012

»Sucht & Drogen. Wie Rauschmittel wirken und was Süchtigen hilft«, Themenheft *Gehirn und Geist,* 1/2015

Szczepanski, Rüdiger/Schon, Marion/Lob-Corzilius, Thomas, *Neurodermitis. Das juckt uns nicht!,* Oberhaching-München 2009

Tautz, Christoph/Grüttgen, Manfred (Hrsg.), *»Die Gegenwart eures Todes könnte die*

Zukunft des Lebens retten.« Eltern berichten über die Krebskrankheit ihrer Kinder, Stuttgart 1990

Totzeck, Helga, *Wer ist dieser Mensch? Sozialarbeit mit Schwerstbehinderten,* Borchen 2015

Treichler, Markus, *Mensch – Kunst – Therapie. Anthropologische, medizinische und therapeutische Grundlagen der Kunsttherapien,* Stuttgart 1996

Ullmann, Johannes F., *Psychologie der Lateralität. Humanspezifische Seitigkeitsausprägungen und ihre determinierende Funktion,* Bern 1974

Veit, Wolfgang, *Eurythmie. Else Klink – ihr Wirken in einer neuen Bühnenkunst,* Stuttgart 1985

Vianin, Béatrice, *Tore zu Welt und Seele: Die zwölf Sinne des Menschen,* Arlesheim 2012

Vogel, Christina, *Es ist wunderbar, leben zu dürfen. Der Lebensweg einer jungen AIDS-kranken Mutter,* Basel [4]1991

Vogt, Felicitas, *Drogensucht – Weckruf unserer Zeit. Merkblatt des Vereins für Anthroposophisches Heilwesen,* Bad Liebenzell 1998

– *Sucht hat viele Gesichter. Warum der Griff nach Drogen? Verstehen – vorbeugen – behandeln,* Stuttgart 2000

Wais, Mathias, *Suchtprävention beginnt im Kindesalter. Erziehung als Begleitung zur Eigenständigkeit,* Stuttgart 2002

Waldorfpädagogik in öffentlichen Schulen. Versuche und Erfahrungen mit der Pädagogik Rudolf Steiners, hrsg. v. der Freien Pädagogischen Vereinigung Bern, Freiburg i.Br. [5]1981

Weber, Gunthard/Stierlin, Helm, *In Liebe entzweit. Ein systemischer Ansatz zum Verständnis und zur Behandlung der Magersuchtsfamilie,* Heidelberg [2]2003

Wedde, Horst F. (Hrsg.), *Cyberspace – Virtual Reality. Fortschritt und Gefahr einer innovativen Technologie,* Stuttgart 1996

Werkbücher für Kinder, Eltern und Erzieher, Verlag Freies Geistesleben, Stuttgart (Auswahl):

- Jaffke, Freya, *Advent. Anregungen für die Vorweihnachtszeit,* [9]2017
- Kraul, Walter, *Spielen mit Feuer und Erde,* [5]2006
- Kraul, Walter, *Spielen mit Wasser und Luft,* [7]2006
- Müller, Brunhild, *Bilderbücher mit beweglichen Figuren. Anregungen und Anleitungen zum Selbermachen,* [5]1994
- Müller, Brunhild, *Malen mit Wasserfarben,* [5]2005
- Schmidt, Dagmar/Jaffke, Freya, *Gestalten mit farbiger Wolle,* [7]2007
- Weissenberg-Seebohm, A., *Wir spielen Kasperletheater,* [6]2010
- Weissenberg-Seebohm, A., *Mit Kasperle durch das Jahr. Vier große Kasperle-Stücke,* [4]2005
- Zimmermann, Erika, *Wir spielen Schattentheater,* [6]2011

Wiemann, Irmela, *Adoptiv- und Pflegekindern ein Zuhause geben,* Köln [4]2014

Wiersbitzky, Siegfried/Bruns, Roswitha, *Atypische Impfverläufe und aktuelle Impffragen. Die pädiatrische Impfberatungsstelle,* Mainz 1995

Windorfer A./Kruse, M., »Zentralnervöse Infektionen im Kindesalter«, in: *Sozialpädiatrie,* 15, 1993

Witzenburg, B.C., »Masernsterblichkeit und Therapie«, in: *Beiträge zu einer Erweiterung der Heilkunst,* Jg. 28, Heft 3, 1975, S. 116

Wolk-Gerche, Angelika, *Mach was aus Papier,* Stuttgart 2000

– *Zwergenreiche. Vom Wesen der Zwerge und wie man sie gestaltet,* Stuttgart [2]2001

Zimmermann, Klaus R., *Jedes Kind kann rechnen lernen. Rechenschwäche und Dyskalkulie. Wie Eltern helfen können,* Weinheim [3]2015

Zimmermann, Ursula, *Eurythmie. Skizze einer neuen Kunst,* Dornach 2013

Zur Linkshändigkeit, Schriftenreihe zur Heileurythmie-Ausbildung, Heft 5, Heileurythmie-Ausbildung, Heubergstraße 15, 70188 Stuttgart

Verzeichnis der Arznei- und Pflegemittel

A

Acetylsalicylsäure 173
Aconit Ohrentropfen 664
Aconit Schmerzöl 29, 39
Aconitum/China comp. Kinderzäpfchen 74
Aconitum D6 Globuli 164
Aconitum e tubere D6 Globuli velati 33, 662
Aesculo® Gel L 140
Agropyron Globuli velati 47
Akut Lippenpflege Labimint 136
Allium/Cuprum sulfuricum comp. Mischung 44
Ammi visnaga Urtinktur 143, 151
Anapen® Fertigspritze 61
Angocin® Anti-Infekt Filmtabletten 89
Apatit/Phosphorus comp. S Mischung 289
Apis/Belladonna cum Mercurio Globuli velati 37, 164, 170, 182, 663
Apis/Belladonna Globuli velati 26, 75, 103, 174, 184, 662
Apis/Levisticum I Globuli velati 33, 164, 664
Apis mellifica D30 Streukügelchen 132, 138, 661
Aquilinum comp. Globuli velati 114, 665
Archangelica 10 % Salbe 167, 178, 184, 297
Archangelica comp. Globuli velati 39, 91, 184, 663
Archangelica comp. Salbe 39, 184, 297
Argan-Tonerde-Lotion 66, 132, 180
Argentum metallicum praeparatum 0,4 % Salbe 53, 306 f.
Argentum metallicum praeparatum D6 Trituration 53
Argentum metallicum praeparatum D12 Trituration 184, 592
Argentum nitricum (Höllensteinstift) 127
Argentum nitricum comp. Globuli velati 45, 592
Argentum-nitricum-Lösung 34
Argentum/Quarz Globuli velati 193
Arnica/Aurum II Globuli velati 587
Arnica e planta tota D3 Globuli velati 51, 664
Arnica e planta tota D6 Globuli velati 65
Arnica, Planta tota Rh D3 Tropfen 50
Arnika 51, 660
Arnika-Brennessel-Extrakt *siehe* Combudoron® Essenz
Arnika-Essenz 29, 65, 74, 307, 310
Arnika-Gelee 65, 660, 664
Arnika-Salbe 10 % 50, 65
Arnika Wundtuch (Wala) 664
Arsenicum album D12 Globuli velati 151, 587, 665
Atropa belladonna e radice D6 Globuli velati 664
Atropa belladonna e radice D30 Globuli velati 664
Augentrost 660
Aurum/Lavandula comp. Creme 304
Aurum/Stibium/Hyoscyamus Globuli velati 588, 599
Avena sativa comp. Globuli *siehe* Calmedoron®

B

Babix® Inhalat 88
Baby-Bäuchleinöl (Weleda) 662
Barium comp. Pulver 33, 91
Basishautpflegecreme (Pekur) 149 f.
Bellandonna/Chamomilla Globuli velati 662
Belladonna comp. Kinderzäpfchen 31, 79
Belladonna Rh D6 Dilution 78 f., 663
Berberis/Hypericum comp. Globuli velati 592
Berberis/Quarz Globuli velati 45, 86, 91, 592, 665
Betablocker 119
Bienenwachs 302
Birkenkohle comp. Kapseln 111
Bismutum/Stibium Creme 137
Bolus alba comp. Pulver 111, 164, 660, 662
Bolus Eucalypti comp. Pulver 37, 170, 178, 663
Brandessenz 123
Brombeerblätter 110
Bronchialbalsam 102

Bronchicum® 663
Bronchi Plantago Globuli velati 98, 663
Bryonia D4 Tropfen 98, 164
Bryonia comp. Globuli velati 99, 663
Bryonia/Spongia comp. Dilution 96, 177, 663
Bryophyllum 50 % Trituration 151, 588, 658, 660, 664
Bryophyllum D5/Conchae D7 Ampullen 151
Bryophyllum Argento cultum Rh D3 Dilution 588

C

Calcea Wund- und Heilcreme 66, 133, 135, 137, 665
Calcium Quercus Globuli velati 91, 93, 123, 142, 150, 661
Calendula 133, 180, 339
Calendula D4 Augentropfen 35, 661
Calendula D4 Globuli 127, 132, 134 f.
Calendula Babycreme 128, 337
Calendula-Echinacea-Salbe *siehe* Calcea Wund- und Heilcreme
Calendula-Essenz 132, 136, 139, 310, 665
Calendulaöl 130, 184, 311
Calendula-Salbe 313
Calendula Wundsalbe 665
Calendula-Zahncreme 284
Calmedoron® Streukügelchen 588
Candio-Hermal®-Softpaste 131
Canesten® extra Creme 131
Cantharis Blasen Globuli velati 45
Cardiodoron® Dilution 62, 172, 236, 664
Carpellum Mali comp. Pulver 114
Carum carvi Supplement 662
Cephalosporine 170
Chamomilla Cupro culta, Radix Rh D3 Tropfen 42, 108 f.
Chamomilla e floribus W 10 %, Oleum 41
Chamomilla e radice D6 Globuli velati 661
Chelidonium/Colocynthis Globuli velati 112
Cichorium e planta tota 5 % Globuli velati 47, 150, 346
Cichorium/Pancreas comp. Globuli velati 153, 184
Cichorium Stanno cultum Rh D3 Tropfen 120, 150
Citrus e fructibus/Cydonia e fructibus 10 % Lösung 91
Citrus e fructibus/Cydonia e fructibus D2/2 Ampullen 92
Cochlearia armoracia 10 % Salbe 88
Colocynthis D4 Dilution 661
Combudoron® Essenz 139, 310
Combudoron® Gel 64, 123, 138 f., 143, 180, 660 f., 663, 665
Combudoron® Salbe 665
Combudoron® Spray 123
Conchae D6 Trituration 93, 236
Conchae/Quercus comp. S Trituration 289
Cortison 172 f.
Credé'sche Tropfen 34
Cupro Stibium D6 Trituration 96
Cuprum aceticum D4 Globuli 99, 663
Cuprum metallicum praep. 0,1 % Salbe 101, 185
Cuprum metallicum praep. 0,4 % Salbe 173, 305 f.

D

Diazepam Rectiole 79
Drosera D6 Streukügelchen 186
Dyskrasit D6 Trituration 588

E

Echinacea/Argentum Globuli velati 164, 167, 170, 174 f., 177, 180, 182, 184, 193
Echinacea/Mercurius comp. Zäpfchen 660, 662
Echinacea Mund- und Rachenspray 37, 170, 663
Echinacea Quarz comp. Augentropfen 35, 92, 164, 661
Echinacin Saft 89, 134, 137
Eichenblätter 151
Eichenrinde 101, 131
Engelwurz Nasenbalsam 85 f., 665
Epinephrin-Pumpspray 96
Epiphysis/Plumbum Globuli velati 53
Equisetum arvense Silicea cultum Rh D3 Tropfen 150
Equisetum cum Sulfure tostum D6 Trituration 172
Erysidoron® 1 Dilution 33, 136

EtoPril® Lösung 140
Eucalyptus comp. Paste 39, 296, 378
Eucalyptus, Oleum aeth. 10 % (Eukalyptusöl) 40, 45, 88, 302 f., 306, 330
Euphorbium comp. Nasentropfen 664
Euphrasia Augentropfen 35, 661

F

Fenchel 42, 108, 110, 112
Fenchelhonig 663
Fenchelöl 662
Ferrum phosphoricum comp. Globuli *siehe* Infludoron®
Ferrum-Quarz-Kapseln 30
Ferrum/Sulfur comp. Globuli velati 30
Fettsalbe 121
Fieber- und Zahnungszäpfchen (Weleda) 31, 75, 662, 665
Flechtenhonig Sirup 89, 663

G

Gelsemium comp. Globuli velati 26, 88, 193, 662, 664
Gencydo® 0,1 % Ampullen 92 f., 236
Gencydo® 0,1 % Augentropfen 35, 92
Gentiana Magen Globuli velati 30, 48, 93, 112, 661
Geum urbanum Rh D3 Tropfen 111, 658, 662

H

Halicar® Creme 149
Heidelbeere, getrocknet 110
Heilsalbe (Weleda) 665
Helleborus niger e planta tota D 12 Globuli velati 599
Hepar sulfuris D3 bis D30 Trituration 237
Hepar sulfuris D6 Globuli 134
Hepatodoron® Tabletten 114, 150, 189, 205, 236, 586, 595, 658 f., 665
Heuschnupfenspray (Weleda) 93, 661
Honig 36, 40, 89, 92, 96, 98, 113, 121, 182, 302, 397
Hornhaut-Intensiv-Gel (Pekur) 124, 145
Hustenelixier (Weleda) 89, 663
Hustentee 40
Hypericum ex herba 5 %, Oleum 378, 592
Hypophysis/Stannum Globuli velati 53

I

Ibuprofen 75
Imlan® Creme 150
Imlan® Lotion 150
Imlan® pur 180
Infludoron® Streukügelchen 74, 88, 658, 662
Ingwer 33, 91, 98 f., 101, 103, 301 f., 309, 663
Intensivpflegecreme (Pekur) 150
Intensivpflegelotion (Pekur) 149
Interferon 190
Ipecacuanha D4 Globuli 186

J

Jacutin® N Spray 139
Jacutin® Pedicul Spray 139
Johanniskrautöl *siehe* Hypericum ex herba 5 %, Oleum

K

Kamille 33, 108, 110, 112 f., 180, 184, 295, 305, 312, 314, 340
Kamillenöl 10 % *siehe* Chamomilla e floribus W 10 %, Oleum
Kaufmanns Haut- und Kindercreme 128, 337
Kephalodoron® 0,1 % oder 5 % Tabletten 30, 236
Killgerid Gold 139
Kochsalzlösung 0,9 % (NaCl 0,9 %) 34, 40, 65, 86, 92, 98 f.
Kochsalz-Nasentropfen (NaCl 0,9 %) 33, 42, 107, 664
Korianderöl 1 % 125
Kühlsalbe 145, 150
Kümmel 40
Kümmelöl 10 % 41, 305, 662
Kupfersalbe 0,4 % *siehe* Cuprum metallicum praep. 0,4 % Salbe
Kupfersalbe rot 101, 108, 592

L

Lachesis comp. Globuli velati 132, 662
Laktose *siehe* Milchzucker
Latschenkiefernöl 10 % 302 f.
Lavendelbademilch 588
Lavendelöl 10 % 39 f., 88, 98 f., 101 f., 130, 185, 302 f., 309, 330, 663
Lemongras 192

Levico comp. Globuli velati 193, 236
Levisticum 33
Levisticum Rh D3 Tropfen 33
Lindenblüten 312, 397
Lipidro-Creme 151
LomaHerpan® Creme 136
Lycopodium e planta tota D12 Gobuli velati 150

M
Majoranbutter 86
Malvenöl 88, 309, 322
Mandelöl 127, 130, 144, 339
Mandelölcreme 126
Meersalz 91, 153, 309, 314
Meersalz-Nasenspray oder -Nasentropfen 33
Melisse 26, 45, 74, 108, 110, 305
Melissenöl 10 % 41, 305
Mercurialis Augentropfen 35, 661
Mercurialis Salbe 313, 665
Mercurius vivus nat. D6 Tabletten 178, 184
Meteoreisen Globuli velati 76, 164, 205
Mikro-Klistier 315, 665
Milchzucker 114, 659 f.
Mistel 210, 236
Monapax® 663
Mosquito® Läuseshampoo 140
Mundbalsam flüssig (Wala) 108, 130, 180, 182
Myristica sebifera comp. Globuli velati 132, 135 f.

N
Narben-Gel (Wala) 665
Nasenbalsam (Wala) 86, 661, 665
Nasentropfen, abschwellende 86 f.
Neem-Extrakt 140, 192
Neudo® Antifloh AF 139
Neurodoron® 664
Nicotiana comp. Globuli velati 31, 42, 99, 109, 111, 346, 661 f.
Nieren-Blasentee 45
Nontronit (Ferrum silicicum) D6 Trituration 150
Nux vomica e semine D6 oder D12 Globuli velati 111 f., 662
Nyda® Pumplösung 140

O
Octenisept® Wund-Desinfektion 132
Olbas® Tropfen 88
Olivenöl 127, 130, 144 f., 309, 339
Oralpädon 240 neutral Pulver 110
Otobar® 91
Oxalis-Essenz 108, 112, 305, 661
Oxalis, Folium 10 % Salbe 661

P
Paracetamol 75, 80, 156, 161
Passiflora Kinderzäpfchen 588, 665
Penicillin 170, 177
Permethrin 5 % Creme 139
Pertudoron® 1 und 2 Tropfen 186
Pfefferminze 113
Pfefferminzöl 29
Phosphorpräparate 205
Phosphorus D8 Globuli velati 164
Phosphorus D8 Tropfen 204
Plantago Bronchialbalsam 102, 663
Pneumodoron® 1 und 2 Tropfen 103, 164
Prospan® 663
Prunuseisen Globuli 164
Pulmonium Hustensaft 89
Pulsatilla D12 Globuli 103, 164, 236
Pulsatilla e floribus D6 Globuli velati 164
Pyrethrum-Extrakt 140
Pyrit/Zinnober Tabletten 659, 663

Q
Quark 36, 39, 103, 123, 299, 304, 310, 378, 663
Quarz 50 % Trituration 44
Quarz D6 Trituration 150
Quarz D12 Trituration 142
Quarz D20 Trituration 150
Quercus 101
Quercus, ethanol. Decoctum D1 Urtinktur 93

R
Rectodelt® Zäpfchen 96
Rhinodoron® Nasenspray 665
Rhus toxicodendron comp. Globuli velati 51, 175
Rosatum Heilsalbe 52, 121, 180, 665

Roseneisen Globuli velati 76, 103
Roseneisen/Graphit Globuli velati 103, 164
Rosmarin 62, 247
Rosmarin-Aktivierungsbad 664
Rosmarin-Bademilch 204, 311
Rosmarin-Bad-Konzentrat 311
Rosmarinus, Oleum aethereum 10 % 205, 664
Rubellit D10 Tropfen 204

S

Salbei 36 f., 76, 98, 101, 125, 131, 142, 151, 397
Salbeiöl 91, 144, 309
Salbei-Tinktur 127
Salbutamol Inhalationslösung 99
Salvia officinalis D1 Tropfen 101
Sambucus comp. Globuli velati 86, 665
Schachtelhalm 45, 91, 101, 103, 142, 144, 149, 304, 311, 313 f.
Schafgarbe 184, 189, 305 f.
Schafgarbenöl 302
Schöllkraut 137
Schuppenshampoo (Pekur) 145
Schwarztee 144, 149
Scleron® Tabletten 237
Secale/Quarz Globuli velati 30
Senfmehl 33, 37, 91, 99, 101, 103, 299 ff., 308 f.
Shampoo bei juckender oder schuppiger Kopfhaut (Pekur) 124
Silbernitrat *siehe* Argentum nitricum
Silicea comp. Globuli velati 86, 664 f.
Skorodit Kreislauf Globuli velati 664
Sole-Zahncreme 284
Solum Öl 39, 45, 74, 322, 588, 592, 595, 619
Sonnenblumenöl 130, 339
Spezialpflegecreme (Pekur) 149
Spitzwegerich 138, 397
Stannum metallicum 0,4 % Salbe 51, 132, 175, 178, 189, 587
Stibium arsenicosum D8 Dilution 662
Symphytum comp. Globuli velati 50

T

Tabacum Cupro cultum Rh D3 Tropfen 99, 186, 662
Tannolact® Lotio 132, 180
Taraxacum Urtinktur 189
Taraxacum Stanno cultum Rh D3 Tropfen 189
Tartarus stibiatus D4 Trituration 164
Tartarus stibiatus comp. Trituration 98, 663
Teebaumöl 137
Thuja Essenz 137
Thuja e summitatibus D4 Globuli velati 137
Thymian 89, 98, 124, 127, 132 f., 144, 149, 164, 180, 192, 312, 397
Thymian/Myrte Balsam 663
Thymianöl 98 f., 102, 185

U

Urtica comp. Globuli velati 123, 142, 151, 661

V

Veilchenwurzel 31
Veratrum comp. Globuli velati 661 f.
Veratrum e radice D6 Globuli velati 111
Veronica 101
Veronica officinalis, ethanol. Decoctum (D1) 93, 101
Viburcol®-Zäpfchen 75, 660, 662
Viola tricolor 149 f.

W

Wecesin® Pulver 66, 127, 180
Weidenteershampoo 124
Weizenkeimspülung 124
Wund- und Brandgel (Wala) 64, 180, 660, 665

Z

Zanzarin® 138
Zedan 138
Zeder 192
Zinkpaste 127 f., 136
Zinnober comp. Trituration 37, 170, 177, 182, 663
Zitrone 36, 192, 297 f., 307 f., 312, 397, 662
Zwiebel 33, 138, 296 f., 664
Zwiebelsalbe 297

Register

A

Abendgebet 521 f.
Abendritual 520
Abflachung des Hinterkopfes 286
Abgeschlagenheit 26, 74, 176, 202
Abgrenzungsvermögen 154
Abhärtung *246*, 364
Abszess 37, 134, 180, 263
Abwaschungen 308, 311 f.
Abwehrbewegungen 417, 429
Abwehrschwäche 286
Abwehrsteigerung 311
Achtsamkeit 242, 368 ff.
Adenoide Facies 90
ADHS/ADS 206, *611 ff.*
Adipositas 206 ff., 569, 604 f.
Adoptivkinder 465 ff.
Advent 520
Affektkrämpfe 62
Aggressivität 538 f., 572
AIDS 199 f., *211 ff.*
Alkohol 378, 572, 569, 638 f., 641
Allergie 80, 85 f., 92 f., 99, 141 ff., 154 f., 161, 187, 207, 236, 239, 256 f., 375, 377, 383, 385, 406, 645, 648, 661
Alzheimer 652
Amphetamine 640
Analfissur 113
Andacht 514
Angina 37, 297 f., 663
Angst 48, 100, 102, 341, 579, *606 ff.*, 638
Angstzustände, nächtliche *584 ff.*, 588
Anorexia nervosa 605 f.
Antibiotika 37 f., 80, 83, 88, 103, 122, 129, 133, 142, 156, 161, 239
Antikörper 155
Antimykotikum 130
Antipathie 492, 495, 537
Anwendungen, äußere 237, *294 ff.*
Apathie 110, 263
Aphthen 181 f.
Appetitlosigkeit 26, 43 f., 172 f., 188, 589
Arteriosklerose 246
Aspirationspneumonie 59
Asthma 80, 82, 84, 88 f., 97 ff., *100 ff.*, 104, 145, 161, 185, 187, 197, 263, 299, 340 f., 375, 645, 648
Astralleib 220, *222*, 234, 243, 409, 508
Atemabstriche 101
Atemaussetzer 90
Atemgeräusche 59, *93 ff.*
Atemnot 44, 59, 61, 85, 96, 98, 100, 176
Atemregulationsstörung 57
Atemspende 55
Atemstillstand 59, 263
Atemstörung 325
Atemwegserkrankung *84 ff.*, 312, 645
Ätherleib 157, 213 f., 220, *222 ff.*, 234 f., 243, 248, 327, 409 f., 445 f., 508, 519, 649
Atmung 104 f., 248
- erschwerte 76
- pfeifende 100
- schnelle 121
- vertiefte 61
Aufklärung 548 ff.
Aufmerksamkeit 537
Aufmerksamkeitsstörung 569, *611 ff.*, 652
Aufräumen 352, 532 f.
Aufstoßen 335 f.
Aufwachen, nächtliches 587
Augen, entzündete 661
- gereizte 661
- gerötete 162
- müde 29
Augenerkrankung 645
Augenschmerzen 34 f.
Augentropfen 660
Ausfluss aus dem Gehörgang 31
Ausschlag 124, 161 f., 167 f., 173 f., 177, 179, 645
Austrocknung 72, *110 f.*
Auswurf, blutiger 44
Autofahren 343, 426
Autoimmunerkrankung 161, 207, 256 f.

B

Babysprache 436, 445
Baden 339
Bäder 313 f.
Bauch, akuter 43, *46*
– aufgetriebener 387
– brettharter 46
– praller 41
Bauchkoliken 661
Bauchkompressen 305 f.
Bauchlage 56 f., 333 f.
Bauchschmerzen 26, *41 ff.*, 67, 74, 109, 173, 188, 305, 661
– bei grippalen Infekten 46
– kolikartige 44, 46, 48, 182 f.
– nächtliche 44
Bauchspeicheldrüsenentzündung 46
Bäuerchen 335 f.
Baumwolle 332
Begleitstoffe 155
Behinderung 194, *196 ff.*, 214 f., 218, 227, 230, 466
Beikost 380 ff.
Belohnung 539, 540 ff., 544 ff.
Benommenheit 76, 123, 169, 184
Berufstätigkeit der Mutter 462 ff.
Beschwerden, asthmatische 44, 61
Besonnenheit 538
Betätigung, künstlerische 492, 497
Bettnässen 591 ff.
Beugehaltung 415, 425, 430
Bewegungsarmut 604
Bewegungselemente, unwillkürliche 600
Bewegungsentwicklung 334 f., 424 ff.
Bewegungssinn 370
Bewegungsstörungen 600
Bewegungsunruhe 572, *599 ff.*, *611 ff.*
Bewusstlosigkeit 61
Bewusstsein 372
Bewusstseinsstörung 165
Bewusstseinstrübung 27
Bezugsperson 469, 484
Bienenstich 138
Bindegewebsschwäche 510
Bindehautentzündung *34 f.*, *92 f.*, 184, 191, 661
Bisswunde 66
Blähungen *41 ff.*, 47, 113, 346, 391 f.
Bläschen 126, 136, 151, 179 ff.
Blasenbildung 123
Blaseneinreibung 306
Blasenentzündung *siehe* Harnwegsinfekt
Blasenkompresse 306 f.
Blässe 44, 46, 61, 74, 76, 102, 109, 122, 172 f.
Blauverfärbung 59, 85, 95 f., 102, *120 f.*
Blinddarmentzündung *43*, 46
Blinzeln 599
Blutarmut 122, 388, 398
Bluterguss 209
Bluthochdruck 172, 206
Blutschwämme 119
Blutung 61
Blutvergiftung 80, *135 f.*
Bonding 321
Boosterimpfung 260
Borken 176
Borreliose 191 ff.
Bothmergymnastik 605, 618
Brechreiz 26, 67
Brennen beim Wasserlassen 44
Bronchiolitis 98 f.
Bronchitis 84, 91, *97 ff.*, 102, 167, 286, 302 f., 663
– asthmatische 663
– obstruktive 95 ff.
– spastische 299, 301 f., 658
Bronchospasmolytica 101
Brückner-Test 325
Brusteinreibung 303
Brustentzündung 310, 378
Brustkompresse mit Bienenwachs 302
Brustschmerzen 39 ff.
Brustwickel mit ätherischen Ölen 302 f.
– mit Ingwer 301 f.
– mit Magerquark 304
– mit Schachtelhalmtee 304
– mit Senfmehl 299 ff.
Buchweizen 382
Bulimia nervosa 606
Burn-out 249
Butter 399

C

Café-au-lait-Flecken 119 f.
Cannabis 639
Chlor 340 f.
Choleriker 507 ff., 511 ff.
Chronobiologie 248 f.
Colon, irritables 346
Comics 578 ff.
Computer 482, 567, 569, 575 f., 654
Computerspiele 484, 566, 571, 577 f.

D

Dampf-Inhalation 312
Dankbarkeit 514, 519
Darmentzündung 375
Darmflora 106
Darminvagination 273
Daumenlutschen 553, *595 ff.*, 602
Denken 157, 501, 518 f., 564
Denkenlernen 418, *440 ff.*, 446 ff.
Denkfähigkeit, abstrakte 327, 453
Denkkräfte 222
Denktätigkeit 371, 408 ff., 454, 500 ff., 649
Depression 206, 492, 568
Dermatitis, atopische 145 ff., *siehe auch* Neurodermitis
– seborrhoische 125
Desensibilisierung 93
Designer-Drogen 640
Desinfektionsmittel 126, 133, 389
Diabetes 48, 197, 199, *201 ff.*, 236, 257, 405
Diagnostik, vorgeburtliche 229 ff.
Diät 115
Dilution 659
Dinkel 382, 387
Diphtherie 37, *175 ff.*, 253, 255
Diphtherie-Impfung 265 f.
Doktorspiele 550 f.
Down-Syndrom 229
Drehbewegung 416, 430
Dreifuß-Zeichen 26 f.
Dreimonatskoliken *41 ff.*, 662
Dreitagefieber *173 f.*, 222
Drei-Wort-Sätze 436
Drogen 357, 548, 569, 572, 636 ff.
Drohungen 537
Durchfall 72, 76, *106 ff.*, 109, 163, 169, 188, 189, 645 f., 662
– blutiger 110
Durchschlafstörungen 583 ff., 665
Dyskalkulie 624
Dyspepsie 336, 346

E

Ecstasy (XTC) 640
Eier 406 ff.
Eierstockentzündung 183
Eifersucht 532
Eigenaktivität 357, 479
Eigenbewegungssinn 360
Einblutungen in der Haut 209
Einkoten 595
Einlauf 315
Einmalwindeln 338, 346
Einnässen 44, 591 ff.
Einschlafstörungen 304, *587 f.*, 664
Eisenmangel 122, 384
Eiterpusteln 126, 133
Eiweißausscheidung, erhöhte 172
Eiweißmangel 384
Ekzem 47, 313 f., 404
– am After 44
– atopisches 99
– chronisch atopisches 144
– chronisches endogenes 145 ff., *siehe auch* Neurodermitis
– dyshidrotisches 151
– herpetisiertes 181
– nässendes 311
– seborrhoisches 144
Elektrosmog 645, 650 ff.
Elterngeld 460
Elternzeit 460 f.
Empfängnisverhütung 232 f., 552 f.
Empfindlichkeit auf Sinnesreize 29
Entfieberung 76
Entscheidungen 535 f.
Entwicklung, kindliche 414 ff.
Entwicklungsförderung 477 ff.
Entwicklungsstörung 324, 476
Entzündung 237
– der Bauchspeicheldrüse 184

Entzündung
- der Finger 134 f.
- der Gelenke 173
- der Harnwege 646
- der Haut 665
- der Zehen 134 f.
Enuresis diurna und nocturna 591 ff.
Enzephalitis 165, 183, 263
Epigenetik 156 f., 471
Epiglottitis 94 f., 97
Epilepsie 78 f.
Epstein-Perlen 125
Erbrechen 26 ff., 36, 43 f., 46 f., 61, 67, 72, 74, 76, *106 ff.*, 123, 168 f., 172, 183 f., 188 f., 305, 662
- acetonämisches 46, 48, *111 f.*
- morgendliches 209
Erdenleben, wiederholte 214 ff.
Erektion 52
Erfrierung 121
Ergotherapie 357, 618
Erkältung *87 ff.*, 302, 662
- beginnende 312
- Neigung zu 314
Ermüdung, chronische 645
- rasche 100
Ernährung 116, 237, 239, *372 ff.*, 649
- kalziumarme 187
Erregershift 276
Erregung 63
Erschöpfungssyndrome 192
Erste Hilfe 54 ff.
Ersticken 58 ff.
Erst-Trimester-Diagnostik 229
Ertrinkungsunfall 60
Erysipel 131 f.
Erziehung, nonverbale 485, 541 f.
- religiöse 514 ff.
- verbale 542 ff.
Erziehungsstile 527 ff.
Erziehungszeit 460 f.
Essprobleme 589 ff.
Eurythmie 244, 503, 625, 649
Existenzvertrauen 359, 516

F

Facebook 569
Facialisparese 191
Familie 458 ff.
Familienleben, harmonisches 467 f.
Familienplanung 233
Farbgebung der Kleidung 349
Faustschluss 416, 428
Fehlbildungsdiagnostik 229
Fehlempfindung 29
Fehlverdauung 336
Feiung, stille 155
Ferien 352 f.
Fernsehen 482, 569, 570 ff., 575 f.
Fertigmilch 384
Fette 399
Fettstoffwechselstörung 206
Fettsucht *siehe* Übergewicht
Fettzusätze 387
Feuermal 119
Fieber *70 ff.*, 161, 314, 662
- rheumatisches 169, 172 f.
Fieberanstieg 26, 73 f.
Fieberbläschen 136
Fieberkrampf *76 ff.*, 83, 165, 174, 663
Fiebermessen 72 f.
Fiebersenkung 75, 79 f., 83, 161, 166, 307
Figurenzeichnen 418
Fingerknibbeln 598
Fingernagel, eingeklemmter 65
Fisch 406 ff.
Flaschennahrung 385, 389 ff.
Flaschenpflege 389
Fleisch 384, 393, 406 ff.
Fließschnupfen 665
Flohbisse 139
Fluorid 280 ff.
Flüssigkeitsersatz 110 f.
Flüssigkeitsverlust 76
Follikulitis 133
Folsäuremangel 398
Formenzeichnen 243, 623 f.
Frechheit 602 f.
Freiheit 226, 370, 427, 518, 539, 561 f.
Fremdeln 416, 422 f.
Fremdkörper, verschluckter 66

Fremdkörper-Einatmung 94
Fremdkörpergefühl 34
Freude 157, 241, 492, 504, 539
Frösteln 26, 46
Fruchtwasserpunktion 230
Früheinschulung 581
Früherkennung 324
Frühförderung 451
Frühgeborene 320 ff., 323
Frühgeburt 56, 319
Frühtraining, intellektuelles 581
Furunkel 133 f.
Fußpilz 130 f.

G

Galaktoseintoleranz 660
Gallengangsfehlbildung 120
Gallenstauung 120
Gallensteine 46
Gebete 521 f.
Geborgenheit 241, 359, 460, 559
Geburt 319 ff.
Gedächtnisprobleme 652
Gedankenleben 410
Gedankensinn *367*, 370
Gedankentätigkeit 157, 444 f., 455
Gedeihstörung 43, 47, 376, 387
Gefühlsleben 492, 495, 503, 537, 565
Gehänseltwerden 67
Gehenlernen 424 ff., 446 ff.
Gehorsam 537
Gelbsucht *120*, 177, *188 ff.*, 325, 337
Gelee 660
Gelenkbeschwerden 167, 170, 175, 191
Gelenkentzündungen 175, 192 f.
Gelenkrheuma 37
Gelenkveränderungen 286
Gemüse 382, 392, 402 f.
Gentechnik 411 ff.
Genussmittelkonsum 237
Geräusche 328 f.
Gerinnungsstörungen 290 ff.
Gerste 382, 387
Gerüche 329 f.
Geruchssinn *361 f.*, 370
Geschlechtsunterschiede 565
Geschmackssinn *362 f.*, 370
Gesprächskultur 497
Gestaltwandel 453
Gesundheit 225, 476 ff.
Gesundheitsförderung 238 ff.
Getränke 393 f., 397 f.
Getreide 387, 400
Getreidebrei 382
Getreideunverträglichkeit 387 f.
Gewalt 544, 548, 552
Gewichtstabelle 666
Gewichtsverlust 108, 202
Gewohnheit 248, 251, 345, 485, 642, 649
Gicht 206
Gitterbett 349 ff.
Gleichgewichtssinn *361*, 370
Gliederschmerzen 26, 46, 74, 87, 651, 662
Globuli 659
Glukose-Galaktose-Malabsorption 660
Gluten 47, 387 f.
Gneis 124, *144*
Gonorrhoe-Prophylaxe 34
Gregg-Syndrom 168
Greifen 428
Greifreflex 415, 426
Grenzen 485, 642
Grimassieren 572, 599 f.
Grippe 83
Grippe-Impfung 278 f.
Grippe-Otitis 32
Guillain-Barré-Syndrom 178, 258, 263
Gürtelrose 179 ff.

H

Haarbalgentzündung 133
Hafer 382, 387
Halbseitenlähmung 165
Halsdrüsenentzündung 38 f.
Halsentzündung 298, 663
Halslymphknotenentzündung 27, *38 f.*
Halsschmerzen *35 ff.*, 87, 162, 168, 659, 663
Halswickel mit Eukalyptuspaste 296 f.
– mit Magerquark 299
– mit Salben 297
– mit Zitronensaft 297 f.
– mit Zitronenscheiben 298

Hämangiom 119
HA-Nahrung 384
Hand- und Fußekzem 151
Handy 566, 650, 652 ff.
Harnträufeln 594
Harnwegsinfekt *44 f.*, 306, 337
Haschisch 639
Hauptmetalle 237
Hausgeburt 319
Hausstaubmilbenallergie 85 f., 100, 145
Haus- und Reiseapotheke 658 ff.
Haut 118
- marmorierte 120 f.
- Rötungen der 121, 123, 128
- trockene 340
Hautabschilferung 130
Hautausschlag *siehe* Ausschlag
Hauterscheinungen 118 ff.
Hautkrankheiten 118 ff.
Hautreaktionenen, allergische 141
- toxische 141
Hautreizung in den Leistenbeugen 128
Hautschutzfilm 339
Hautvereiterung 132 f.
Hefebesiedelung 336
Heileurythmie 156, 208, 244, 618, 625 f.
Heilpädagogik 613 ff.
Heiserkeit 87, 95, 162, 176, 298, 659, 663
Hepatitis A 188 f.
Hepatitis-A-Impfung 275
Hepatitis B *189 f.*, 253, 255
Hepatitis-B-Impfung 276
Hepatitis C 190
Heroin 639
Herpes 136, 146, 181 f.
Herzentzündung 37 f., 173
Herzerkrankung 121
Herzfehler 197, 324 f.
Herzinnenhautentzündung 177
Herzmassage 55
Herzmuskelentzündung 167, 177 f., 191, 193, 258
Herzrhythmusstörungen 503
Herzsalbenlappen 304 f.
Heuschnupfen *92 f.*, 99, 145, 661
HIB 253, 255
HIB-Impfung 266
Himbeerzunge 168
Hinken 50
Hirnentzündung 163, 167, 177 f., 180 f., 183 f.
Hirnhautentzündung *26 ff.*, 169, 183, 191, 263, 276, 375
Hirnhautreizung 26 f.
Hirntumor 209
Hirse 382, 387
Histamin 142
Hitzegefühl 123
Hitzestau 72
HIV-Infektion 377
Hodendrehung 45
Hodenentzündung 45, 182, 184
Hodenhochstand 51 ff.
Hodensack, flüssigkeitsgefüllter 52
Homöopathie 234
Homosexualität 552, 554
Honig 404 ff.
Hörscreening 325
Hörsinn *365*, 370
Hörstörung 90, 184
HPV 255, 277 f.
HPV-Impfung 277 f.
Hüftdysplasie 324 f.
Hüftschnupfen 51
Hüftultraschall 325 f.
Hüftunreife 338
Husten 44, 87 f., *93 ff.*, 102, 174, 185, 274, 302, 312, 663
- bellender 176
- festsitzender 297, 301
- plötzlicher starker 59
- rasselnder 97
- trockener 162
Hustenanfall 94, 185
Hygiene 155, 239, 242, 245
Hyperinsulinismus 206
Hyposensibilisierung 93
Hysterie 237

I

Ich 81 f., 203, 220, *222*, 225, 234, 244, 323, 409, 508, 565, 636, 649

Ich-Bewusstsein 447
Ich-Entwicklung 448
Ich-Sagen 444 f., 447
Ich-Sinn *367 f.*, 370
Immunisierung 256
Immunität 155, 161
Immunsystem 82, 89, 155 ff., 161, 245, 256 f., 539, 652
Impetigo contagiosa 37, *132 f.*
Impfenzephalitis 257
Impfkomplikation 263
Impfkrankheit 263
Impfreaktion 263
Impfstoffe 260 ff.
Impfung 161, 178, 228, 239, *252 ff.*, 325 f.
Individualität 471 ff., 499
Infarkt 652
Infektanfälligkeit *89 f.*, 286, 388
Infektionskrankheiten 160 ff.
Influenza 87, 255
Influenza-Impfung 278 ff.
Ingwer-Salz-Fußbad 309
Initiation 213
Insektenstich 66, 310, 661, 663
Insulinresistenz 206
Insulintherapie 203
Integrationstherapie, sensorische 357, 617
Intelligenz, motorische 441
Internet 566, 568 f., 576, 604
Invagination 46
In-vitro-Fertilisation 232, 552

J

Jahresfeste 520 f.
Jahresrhythmus 252
Johanni 520
Juckreiz 123, 138, 142, 144 ff., 151, 153, 179, 188 f., 661
- am After 44
- am behaarten Kopf 139
- an den Augen 34
Jugendalter 497 ff., 537, 543 f.

K

Kalkseifenstühle 398
Kälte 121, 153, *331 ff.*
Kalzium 381, 384 f.
Kalziummangel 94, 285
Kamillensäckchen 295
Känguru-Pflege 321
Karbunkel 133 f.
Karies 280 f., 286, 405
Karies-Prophylaxe 239, *280 ff.*, 324
Karotten 392, 402
Kartoffeln 401 f.
Käseschmiere 320
Kauen 382
Kawasaki-Syndrom 172, 277
Kehldeckelentzündung (Epiglottitis) 94 f., 97
Kehlkopfentzündung 95 ff.
Keuchhusten 57, 94, *184 ff.*, 222, 253, 255, 302 f.
Keuchhusten-Impfung 253, *266 f.*
Kieferklemme 38
Kinderbett 342
Kindergarten 451 f., 479 ff.
Kindergartenreife 452
Kindergartenunfall 67
Kinderkrankheiten 89, 156, *160 ff.*, *219 ff.*
Kinderlähmungs-Impfung 267 f.
Kindertagesstätte 451 f.
Kinderwagen 342 f., 423
Kinderwunsch 232, 459
Kinderzimmer 351 f.
Kindspech 336
Kindstod, plötzlicher *56 ff.*, 78, 334, 378
Kissenklopfen 599
Kleidung 347 ff.
Kleinhirnentzündung 180
Klimawechsel 246 f.
Klinikaufenthalt 194 ff.
Klinikgeburt 319
Kniekuss-Zeichen 26 ff.
Knochenbildung 331
Knochenmarksentzündung 50
Knochenschmerzen 209
Knötchen 125, 129, 145
Kohärenzgefühl 157, 240
Kokain 640
Kokosfett 399
Kolik mit Blähungen 662
- mit Spuckneigung 662
Kollaps *61 f.*, 96

Kommunikationsstörung 324
Kompresse, kühle 309 f.
– mit Magerquark 310
– mit Schachtelhalmtee 311
Konstitutionsbehandlung *234 ff.*, 251
Kontaktekzem 141
Konzentration 242, 533, 537, 601
Konzentrationsschwäche 202, 652
Konzentrationsstörungen 645, 648
Koordinationsschwierigkeiten 209
Kopfgeschwulst 333 f.
Kopfkissen 342
Kopfkontrolle 428
Kopfläuse 139 ff.
Kopfschmerzen *26 ff.*, 31, 46, 74, 76, 87, 112, 123, 165, 172, 182, 191, 209, 263, 307, 645, 648, 652, 662
Kopfschütteln 599
Kopfverformung 50
Koplik-Flecken 162
Krabbeln 335, 417, 431
Krampfanfall 27, 76, 166, 185, 263
Krämpfe 286, 346
Krankengymnastik 617
Krankheitsdisposition 225, 476, 502, 504
Krankheitsvorbeugung 238 ff.
Krätze 138 f.
Krebs 197, *208 ff.*, 402, 648, 650, 652
Krebsrisiko 80
Kreislaufbeschwerden 664
Kreislaufkollaps 123
Kreislaufschwäche 169
Kreislaufstillstand 61
Kriminalität 548
Kritzelschrift 418
Krupp 176
Krusten 144
Kuhmilch 147, 380, 383 ff., 398 f.
Kuhmilchallergie 145, 299, 310, 376, 385 f.
Kunst 243 f.
Kuraufenthalt 251, 353
Kurzatmigkeit 102, 274

L

Labyrinth-Stellreaktion 425
Lächeln, bewusstes 416, 421
Lähmung 209
Laktose 659 f.
Laktoseintoleranz 392, 399, 659 ff.
Landau-Reflex 415, 425
Landwirtschaft 372, 396
– biologisch-dynamische 396 f., 411 ff.
Langzeitgedächtnis 417
Latexsauger 389
Laufenlernen 345, 347, 417, *431 ff.*
Laufstall 349 ff.
Leben, nachtodliches 223 ff.
– vorgeburtliches 232 f.
Lebendimpfstoffe 256
Lebensrückblick 224
Lebenssinn *359 f.*, 370
Lebenszuversicht 514
Lebererkrankung 120
Leberflecken 120
Leberkompresse 306
Leberschwäche 584, 586
Leberzellkrebs 189
Leberzirrhose 189
Leblosigkeit, plötzliche 56 ff.
Legasthenie 357, 611, *620 ff.*
Leib, physischer 220, *222 f.*, 234 f., 504
Leistenbruch *45 f.*, 52
Leistenbrucheinklemmung 46
Leitungswasser 646
Lernschwäche 610, 645
Lesefähigkeit 495
Lese- und Rechtschreibschwierigkeit 620 ff.
Leukämie 122, 208 f.
Lichtscheu 34
Lider, verklebte 34
Liebe 225 f., 241, 475, 504, 537, 552
Linkshändigkeit 626 ff.
Lippen, blasse 122
Lispeln 438
Lob 544
Lokalgedächtnis 418, 444, 453
LSD 640
Luftfeuchtigkeit 329 f.
Luftnot *58 ff.*, 94
Luftschlucken 42
Lügen 443, 542
Lumbalpunktion 28

Lungenentzündung 71, 83, 95, *102 f.*, 163, 165 f., 180 f., 185, 286, 299, 302 ff., 646, 648
Lungenerkrankung 121
Lustlosigkeit 122, 492
Lutschkiefer 597
Lyme-Borreliose 191 ff.
Lymphgefäßentzündung 135 f.
Lymphknotenabszess 39
Lymphknotenentzündung 296 f.
Lymphknotenschwellung 161, 167 f., 174, 176 f., 191, 209, 222 f., 297, 662 f.
Lymphozytom 191

M

Madenwürmer 43 f.
Magen-Darm-Infekt 109, 174
Magenpförtnerkrampf 108
Magenschmerzen 661
Magersucht 605 f.
Mais 382
Maltherapie 243
Mandelabszess 38
Mandelentzündung *36 ff.*, 177, 298 f., 663
Mandeln, gerötete 36
- große *90 ff.*, 308
- mit Belägen 176 f.
Märchen *448 f.*, 481, 503, 643
Marihuana 639
Masern 28, 80, 83, 94, 161, *162 ff.*, 222, 228, 239, 252 f., 255, 258
Masernenzephalitis 163, 165
Masern-Impfung 165, 257 f., *271 f.*
Masern-Mumps-Röteln-Impfstoff 258
Massage, rhythmische 618
Matratze 342
Mattigkeit 26
Medien 482, 497, *567 ff.*
- soziale 566
Medienkompetenz 499
Medienkonsum 368, 569
Medienmündigkeit 569
Medikamentenabhängigkeit 572
Meditation 205, 241 f.
Mehrfachimpfstoff 257
Mehrfachimpfung 155
Mehrsprachigkeit 439 f.
Meilensteine 335, *414 ff.*
Mekonium 336
Melancholiker 507, 510 ff.
Meningitis *siehe* Hirnhautentzündung
Meningokokken 253, 255
Meningokokken-Impfung 276 f.
Menschenbiss 66
Menstruation, erste 551
Methylphenidat-Derivat 612, 619
Michael-Fest 520 f.
Migräne *29 f.*, 308
Mikrobiom 245
Mikropigmente 123
Milch 389, 398 f.
Milchbildung 375
Milchbrei-Zubereitung 393
Milchmangel 376
Milchmenge 398
Milchqualität 386
Milchschorf 124, *144 f.*
Milchstau 310, 378
Milchzubereitungen 389 ff.
Milchzucker 659
Milien 125
Milieu 471 ff.
Milieuwechsel 484
Mineralwasser 408
Missbrauch, sexueller 548, 554, *555 ff.*, 602
Misslaunigkeit 388
Misteltherapie 210
Mittelohrentzündung *31 ff.*, 37, 91, 163, 165, 167, 169, 185, 295, 597, 664
Mobbing 67
Mobilfunk 650 ff.
Monatsrhythmus 251
Mongolenfleck 120
Morphium 639
Motivation 241 f., 526 ff.
Mückenstich 138
Müdigkeit 123, 173, 209, 263, 645, 651 f.
Mukoviszidose 229, 285
Multimedia 566 ff.
Multiple Sklerose 263
Mumps 27, 121, *182 f.*, 253, 255, 311
Mumps-Hodenentzündung 270
Mumps-Impfung 269 ff.

Mumpsmeningitis 182
Mundfäule 181 f.
Mundgeruch 176, 181
Mundschleimhautreizung 108
Mund-zu-Mund-Beatmung 55
Musiktherapie 244, 617
Musizieren 617
Muskelhartspann 27, *39*
Muskelkater 48, 51
Muskelschmerzen 191
Muskelspannung, erniedrigte 286
Mut 533
Muttermal 120
Muttermilch 331, 373, 375, 377, 380, 386, 399
Muttermilchstühle 336
Myokarditis *siehe* Herzmuskelentzündung

N

Nabelbruch 46
Nabelentzündung 127
Nabelgranulom 127
Nachahmung 345, 354, 356, 417, 434, 436 f., 442, 453, 482 f., 504, 541, 551, 553
Nachtschreck 584 ff.
Nachtwandeln 588
Nackenmuskulatur, verhärtete 29
Nackenreflex, tonischer 415, 425
Nackensteife 26, 76
Nagelbettentzündung 135
Nagelgrübchen 153
Nägelkauen 598
Nägelknibbeln 598
Nagelpilz 131
Nagelverdickung 153
Nahrung, hypoallergene 384
– semi-elementare 385, 387
Nahrungsaufbau 110 f.
Nahrungsmenge 388
Nahrungsmittelallergie 47, 148, 384
Nahrungsmittelindustrie 372
Nahrungsmittelintoleranz 47
Nahrungsmittelqualität 372, 394 ff.
Nahrungsmittelunverträglichkeit *47 f.*, 115, 148
Nahtodeserlebnisse 446
Narben 665
Nasenatmung, behinderte 85, 90, 92
Nasenbluten 65
Nasenflügeln 95, 98, 102, 163, 165
Nasennebenhöhlenentzündung 87 f., 91, 308
Nasenschleimhäute, gereizte 665
Nebenwirkungen 658
Neid 531 f.
Nervenentzündung 263
Nerven-Sinnes-Funktion 237
Nerven-Sinnes-Prozess 234, 395
Nerven-Sinnes-System 395, 502 f., 653
Nervensystem 256, 477
Nervosität 651 f.
Nesselsucht 61, *142 f.*, 313, 661
Neugeborene 322 f., 329
Neugeborenen-Akne 124
Neugeborenen-Ausschlag 125
Neugeborenengelbsucht 120
Neurasthenie 237
Neuroborreliose 191, 193
Neurodermitis *145 ff.*, 152, 180 f., 313, 648
Nierenbeckenentzündung 45
Nierenentzündung 37, 169, 172, 178
Nierenkompresse 306
Nierensteine 46
Nikotin 378, 639
Nitratgehalt 402

O

Obst 380, 403 f.
Obstmahlzeit 393
Ödem 123, 170
– der Augenlider 172
– der Sprunggelenke 172
Ohnmacht 61
Ohrenreinigen 33
Ohrensausen 123
Ohrenschmalz 32 f.
Ohrenschmerzen *31 ff.*, 165, 295 f., 664
Ohrgeräusche 652
Öl 399
Öldispersionsbäder 314
Ölkompresse, warme 311
Omega-3-Fettsäuren 30
Onanieren 553, *601 f.*
Online-Spiele 569

Opium 639
Optimismus 49
Ordnung 352, 533
Organtransplantation 228 f.
Organuhr 249
Osteoporose 286
Ostern 520
Overall für Ekzemkinder 667

P

Palmkernfett 399
PANDAS 169, 172, 600
Panencephalitis SSPE *165 f.*, 272
Paracetamol 80, 156, 161
Parkinson 652
Passivrauchen 648
Paukenerguss 90 ff.
Pavor nocturnus *584 ff.*, 587
Pendelhoden 53
Penicillin 38
Pertussis *siehe* Keuchhusten
Pfeiffer'sches Drüsenfieber 37, *177 f.*
Pfingsten 520
Pflegekind 465 ff.
Pflegemittel 339 f.
Phantasie 354, 356, 448 f., 484 f., 579, 643
Phantasieren 74
Phimose 51 f.
Phlegmatiker 507, 509 ff.
Phlegmone 134
Phototherapie 120
Phytin 287, 384
Pickel 125, 128, 665
Pigmentflecken 119 f.
Pille 551 f.
Pilzerkrankung 129 ff.
Pinzettengriff 326, 416, 428
Plastiziertherapie 243
Plattfüße 348
Pleuraerguss 302 f.
Pneumokokken 253, 255
Pneumokokken-Impfung 276
Pneumonie *siehe* Lungenentzündung
Poliomyelitis 252 f., 255
Poliomyelitis-Impfung 267 f.
Polio-Schluckimpfung 258
Pollenallergie 145
Polypen *90 ff.*, 308, 314
Positivität 49
Poststreptokokken-Glomerulonephritis 172
Prader-Willi-Syndrom 229
PraenaTest 229
Präventivmedizin *238 ff.*, 476, 502
Prellung 51, 310, 664
Provokation 530, 543
Pseudokrupp 94, *95 ff.*, 302 f., 663
Psoriasis 124, *152 f.*,
siehe auch Schuppenflechte
Psychostimulantien 612
Pubertät 445, 501, 537, 551 f., 574, 587, 619
Pucken 338
Puder 340
Puls, schneller 121
- schwacher 121
Pulsanstieg 96
Pulsrasen 40
Pulswickel, heiße 307
Pulvermilch 384
Puppe 354
Puppenaugen-Phänomen 415, 420
Pusteln 132
- eitrige 124

Q

Quaddeln 142
Quark 398 f.
Quarkwickel 295
Quengeln 530
Quincke-Ödem 142
Quinoa 382

R

Rachenentzündung 177, 308, 663
Rachitis 94, 337, 406
Rachitis-Vorbeugung 239, *284 ff.*, 324 f., 331
Radioaktivität 648
Rauchen 56, 378, 569, 648
Räuspern 599
Reaktionen, statokinetische 426
Reanimation 54 ff.
Rechenschwäche 611
Reflexablauf, konnataler 357

Reflux 108
Reis 382
Reise 353
Reizbarkeit 263
Reizhusten 59, 89, 94, 98, 100, 658, 663
Reizklima 247
Reizüberflutung 154, 322, 343, 580 f.
Rekonvaleszenz *76*, 122
Religiosität 516
Replacement 276
Resilienzforschung 240, 499
Rheuma 50, 197, 246, 263
Rhythmus 49, 156, *247 ff.*, 587, 649
Richtungssehen 416, 419 f.
Ringelröteln 174 f.
Rippenfellentzündung *40 f.*, 95, 304
Risse am After 113
Ritalin 612, 619
Rituale 519
Robben 335, 417, 431
Roggen 382, 387
Rohkost 403
Rollenspiele 418
Rollentausch 461 f.
Rollenverständnis 459 f.
Rota-Therapie 357
Rotaviren 253, 255
Rotavirus-Impfung 272 f.
Röteln 80, *167 f.*, 253, 255, 328
Rötelnembryopathie 167, 269
Röteln-Impfung 269
RSV-»Impfung« 274
Rubellit 237
Rubikon 327 f., 496 f., 574
Rückenlage 57, 334
Rückenschmerzen 44
Rückschau, abendliche 530, 591
Ruhe 538

S

Salat 402 f.
Salben 660
Salutogenese 157, 238 ff.
Salz 408
Sanguiniker 507, 509, 511 f.
Sauberkeitserziehung 327, *346 f.*
Saugerpflege 389
Säuglingsekzem 82
Säuglingsmassage 341
Säuglingsschwimmen 340
Saugreflex 415
Saugverwirrung 596
Sauna 246 f.
Schädelprellung 64 f., 664
Schadstoffe 377, 644
Schafwolle 332, 348
Schämen 417, 423 f.
Scharlach *168 ff.*, 222
Schaukeln 599, 602
Schicksal 228, 232
Schicksalsbildung 224
Schicksalsvertrauen 69, 522
Schiefhals *50*, 333 f.
Schlaf 237, 241, 345, 571
– unruhiger 286
Schläfrigkeit 63
Schlafsack 348
Schlafstörungen 305, 351, 582 ff., 651 f., 664
Schleier 342
Schleimhautkribbeln 61
Schleimhautschwellung 61
Schleimhauttrockenheit 61
Schleimlösung 86
Schluckauf 336
Schluckbeschwerden 67, 168, 176, 181
Schlüsselbeinbruch *50*, 333
Schmerzen 24 ff.
– bei Bewegungen 49 ff.
– bei Husten 39 f.
– beim Atmen 39 f.
– beim Wasserlassen 337
– in der Brustwand 40
– in der Leistengegend 45
– seelische 67 ff.
– vom Herzen ausgehend 40
Schnarchen 90, 95
Schnuller 595 ff.
Schnupfen 31, *85 f.*, 87, 162, 184, 274, 312, 662, 665
– allergischer 92 f.
– beim Säugling 42, 85

- blutig-wässriger 176
Schock 60, *61*, 257, 263
Schreck 112, 585, 587, 664
Schreckhaftigkeit 286
Schreck-Reflex 426
Schreistunde 42
Schreitreaktion 415, 426
Schuhe 347 f.
Schulalter 492 ff., 542 ff., 588
Schulängste 610
Schuldgefühl 418
Schulprobleme 610 ff.
Schulreife 327, 453 ff.
Schulterhochheben 599
Schulunfall 67
Schulversagen 569
Schuppen 124, 144
Schuppenflechte 124, *152 f.*, 197
Schuppung 123, 152, 168
Schürfung 66, 310, 665
Schüttelfrost 74, 123, 307
Schutzengel 522
Schutzfaktoren 241
Schwäche 44, 74, 121 ff., 170, 202, 209, 388, 651
Schwangerschaftsabbruch 227 f., *229 ff.*, 551
Schweißausbruch 61
Schwellung der Augenlider 174
- der Ohrspeicheldrüse 183
Schwerhörigkeit 33
Schwindel 123
Schwitzen 76, 286, 337
Schwitzpackung 312
Seelenleben 104
Sehen 323, 356
Sehenlernen 419 ff.
Sehsinn *363 f.*, 370
Sehstörung 29
Seitenlage 56, 334
Seitenstechen 41
Seitlagereaktion 425
Sekten 548
Selbstbewusstsein 352 f., 357, 368, 370, 529, 532
Selbsterleben 323, 353, 357, 421 f., 534
Selbsterziehung 316, 448, 476, 504, 513, 543 f.
Selbstgefühl 352, 495
Selbstheilungskräfte 157
Selbstwertgefühl 495
Senfmehl-Fußbad 308 f.
Senfmehl-Kompressen 309
Senkfüße 347
Sepsis 80, 121, 375
Sexualität 548, 551 f., 562 f.
Sexualkunde 552, 565
Silikonsauger 389
Sinneseindrücke 649
Sinnespflege 156, *357 ff.*, 485, 642
Sinneswahrnehmung 328 ff., 441
Sinnfindung 213 ff.
Sitzen 335
Sklerose 237, 289, 406, 505
Smartphone 567, 569
Sommersprossen 120
Somnambulismus 588
Sonnenbrand *122 f.*, 124, 310, 665
Sonnenbrille 353
Sonnencreme 123, 285, 287, 289
Sonnenlicht 284 ff., *330 f.*
Sonnenstich 72, *122 ff.*, 664
Sonografie 239
Soor 129
Spannungskopfschmerz *29 f.*, 664
Speed 640
Speicheldrüsenentzündung 121
Speichelfluss 67, 94, 181
Spiegelneurone 345, 442
Spiel 354
- selbstständiges 418
Spielgruppe 450
Spielkonsole 482
Spielzeug *354 ff.*, 484
Spinat 402
Spiritualität 516, 518
Splitter 66
Sprachentwicklung 572, 596
Sprachentwicklungsverzögerung 90
Sprachgestaltung 244
Sprachstörung 357, 438, 600
Sprachzentrum 627 f.

Sprechenlernen 417, *435 ff.*, 446 ff.
Sprechstörungen 438
Spucken 41, 107, 391
Spulwürmer 44
Stacheln 66
Stehen 335, 417
Stehlen 541, 544
Steifwerden 78
Sterbehilfe 228
Steroide 101
Stichwunde 66
Stillen 155, 321, 325, *373 ff.*, 642
Stinknase 87
Stippchen 36 f., 168
Stoffwechselfunktion 234, 395, 477
Stoffwechsel-Gliedmaßen-Funktion 237
Stoffwechsel-Gliedmaßen-System 447, 502, 653
Stoffwechselstörung 325
Stoffwindeln 338, 346
Stottern 438
Strafe 539, 540 ff., 543, 546
Strampelfreiheit 338 f.
Streiten 530 f.
Streptokokken 37 f.
Stress 48, 145, 153, 154, 241 f.
Streukügelchen 659
Stridor 94, 96
Strophulus infantum 143
Stuhl, Blutspuren im 337
- entfärbter 188 f., 337
- grauweißer 120
- massiger, schlecht verdauter 387
- weiße Fädchen auf dem 44
- zu dünner 391
Stuhlgang 336, 377
Stuhlschmieren 595
Stuhlverhalt 45
Sturz *64 f.*, 112
Stutenmilch 379, 385 ff., 398
Suchreflex 415, 425
Sucht 544, 636 ff.
Suppositorium 660
Süßungsmittel 404 ff.
Sympathie 492, 495, 537
Syndrom, hyperkinetisches 600, *611 ff.*
- Metabolisches 206 ff.
- Psycho-Organisches 611
System, rhythmisches 234, 395, 477, 502 f., 653

T

Tagesrhythmus 249 f.
Tag-und-Nacht-Einnässen 593 f.
Taschenrechner 576
Tastsinn 322, *358 f.*, 370
Technik 567 f.
Tee 397
Temperament 506 ff.
Tetanie 286
Tetanus 253, 255
Tetanus-Immunprophylaxe 264
Tetanus-Impfung 263 f.
Therapie, künstlerische 237, 503
Thrombose 652
Tic 170, 172, 599 ff., 611
Tierbiss 66
Tinnitus 652
Tod 523 ff.
Todesaugenblick 446
Torffasern 650
Totimpfstoffe 256
Tourette-Syndrom 170, 172, 600
Tragetuch 338, 342
Tragus-Schmerz 31
Tränenfluss 34
Transportmittel 342 f.
Trinkmenge 376, 398
Trinkprobleme 85
Trinkschwäche 274, 325
Trituration 660
Trommelfelldurchstechung 34
Tropfen 659
Trostlosigkeit 492
Tuberkulose 254, 377
Tuberkulose-Impfung 274 f.

U

Übelkeit 26 f., 29, 43 f., 46 f., 61, 123, 188, 209, 307, 648, 662
Überanstrengung 48
Übererregbarkeit 263

Überforderung 48
– der Sinne 580 f.
Übergewicht 206 ff., 569, 604 f.
Überstreckungstendenz 26
Überwärmung 56, 72
Überzuckerung 203
Ultraschalluntersuchung 239
Umgebungswechsel 352, 469 f.
Umkreis-Schauen 416
Umweltbelastung, radioaktive 648 ff.
Umwelteinflüsse 473, 499
Umweltkrankheiten 644 ff.
Umweltschadstoffe 644 ff.
Umweltschutz 644 ff.
Unfallverhütung 54 ff.
Ungeborene 232 f.
Unleidlichkeit 30 f.
Unlust 43
Unruhe 30, 74, 96, 100, 145, 286, 588, 597, 600, 651
Unterkühlung 56
Unterzuckerung 203
Unwohlsein 26, 43, 46, 74, 109
Urin, blutiger 110, 172
– dunkler 120, 188 f.
Urinausscheidung 337, 346
– verminderte 172
Urtikaria *siehe* Nesselsucht
Urvertrauen 321, 458, 515 f., 555
UVB-Licht 285

V

Varizellen 255
Varizellenembryopathie 180
Vegetationen, adenoide 90 ff.
Verantwortung 537, 552
– soziale 561 f.
Verätzung 62 f.
Verbrennung *64*, 310, 665
Verdauung 114, 116, 372, 409
Verdauungsprobleme 346, 375
Verdauungsschwäche 661
Verdauungssystem 106
Vererbung 471 ff.
Vergiftung 62 f.
Verhaltensauffälligkeiten 166, 572, 645
Verkehrsunfall 60 f.
Verletzung 64 ff.
Verreibung 660
Verschleimung 304
Verstauchung *51*, 310
Verstopfung 106 ff., *113 f.*, 286, 391, 587, 658, 665
Vertrauen 519
Video 575
Virusexanthem 137
Vitaminbedarf 383
Vitamin C 390
Vitamin D 123, 284 f., 287, 289, 331, 390
Vitamin-D-Mangel 187, 284 ff.
Vitamin K *290 ff.*, 325
Vitamin-K-Prophylaxe *290 ff.*, 320
Vollkorn 400
Vollmilch 382
Vorbild 344, 427, 434, 436 f., 440, 443, 450, 457, 482 f., 484 f., 498, 503, 528, 532, 534 f., 536 ff., 551, 553, 573, 632, 642
Vorhautenge 51 f.
Vorhautentzündung 51
Vorlesen 418, 573
Vormilch 320 f., 375, 386
Vorschulalter 484 ff., 541 f., 536, 544
Vorsorgeuntersuchung 239, *324 ff.*
Vorzugshaltung 586

W

Wadenwickel 307 f.
Wahrhaftigkeit 367, 422
Waldorfkindergarten 479 ff.
Waldorfschule 492 ff.
Wanderröte 191, 193
Wangenpickel 125
Wangenrötungen 121
Wärme 80 f., 241, *331 ff.*, 508
Wärmeorganismus 246, 364
Wärmesinn *364*, 370
Warum-Fragen 418, 444
Warzen 137
Waschen 339 f.
Waschmittel 128
Wasserbruch 51 ff.
Wegschreien 62

Weichmacher 648
Weichspülmittel 128
Weihnachten 520, 537
Weizen 382, 387
Weizenkleber 387 f.
Weizenstärke 659
Welt, geistige 233, 516 ff., 519
Wesensglieder *220 ff.*, 234, 244, 409, 508
Wespenstich 138
Wickeltechnik 338
Wickeltuch 295
Widerstandskraft 241
Wiederbelebung 54 ff.
Wiederverkörperung *214 ff.*, 473
Wiege 342
Wiesendermatitis 122, 143
Wille 216 f., 248, 505, 521, 526, 533 f., 536, 629, 637
Willensentwicklung 335, 483, 533 f., 536 ff., 572
Willenserziehung 345, 482 f., 526 ff., 629
Willensstärke 533
Windpocken 80, 146, 161, *178 ff.*, 223, 253
Windpocken-Impfung 146, *268*
Wochenrhythmus 250 f.
Wohnprojekte 470
Wolle 332
Wortsinn *366*, 370
Wunde 66, 665
– klaffende 66
– nässende 310
– schlecht heilende 314
Wundrose 131 f.
Wundsein 127
Wundstarrkrampf-Impfung 263 f.
Wundstarrkrampfprophylaxe 65 f.
Würgen 59, 67
Würmer 43 f.

Z

Zahnbeschwerden 121
Zähne, herausgebrochene 65
Zahnen 25, *30 f.*, 72, 107, 127, 665
Zahnentwicklung 326, 596
Zahnkaries-Vorbeugung *siehe* Karies-Prophylaxe
Zahnpflege 283 f.
Zahnschmelz 281, 454
Zahnwechsel 445, 453, 501
Zangengriff 326
Zäpfchen 660
Zecken 66
Zecken-Enzephalitis-Impfung 279
Zehnagel, gequetschter 65
Zeichentrickfilm 579
Zeitverständnis 418
Zerrung *51*, 310
Ziegenmilch 386 f., 398
Zirkumzision 52
Zitrusfrüchte 147, 377, 404
Zöliakie 47, 285, 382, *387 f.*
Zucken 78
Zucker 404 ff.
Zuckerkrankheit 48, 134, 405, *siehe auch* Diabetes
Zunge, belegte 36, 43, 110, 129, 168
Zwänge 170, 172, 598 f.
Zwei-Wort-Sätze 417
Zwiebelsäckchen 296
Zwiebelsalbe 297
Zwiebelwatte 296
Zwischenmahlzeiten 642
Zyanose *siehe* Blauverfärbung

Alimdi: Seite 163 links (Ulrich Niehoff), 179 links (Phil Degginger).

Lou Bertalan, Stuttgart: Seite 356, 367 unten, 430 rechts, 434, 436, 486 unten links, 489 oben, 494 oben rechts, 535.

Eckard Jonalik, Berlin: Seite 27 oben, 27 unten, 28, 36.

Helmut Moll, *Pädiatrische Krankheitsbilder. Farbatlas*, Stuttgart: Georg Thieme Verlag [2]1983: Seite 45, 169 links, 181, 183.

Dr. Helmut Moll (Privatbesitz): Seite 128, 130.

Photocase: Seite 364 oben (Johanna Wittig), 369 (Pip), 427 (topfoto), 487 unten links, 487 unten rechts (Antje Egbert), 493 unten links (Alexander Hauck).

Plainpicture: Seite 343 oben (James Hardy), 350 (Elliot Elliot), 361 unten (Louis Held), 364 unten (Sam Edwards), 367 oben (Jennie Pettersson), 425 (Andrea Schoenrock), 428 Mitte (whatapicture), 428 unten (Yo Oura), 486 unten rechts (Sandro Di Carlo Darsa), 494 unten links (Berit Roald), 494 unten rechts (Heinz Angermayr), 596 (Adam Gault).

Privat: Seite 32, 73, 360 rechts, 642.

Shutterstock: Titelbild (Minnikova Mariia), Buchrücken (Vanessa Nel), Seite 5 (Kokosha Yuliya), 12 (Zurijeta), 15 (KonstantinChristian), 22/23 (Kokosha Yuliya), 24 (Svitlana-ua), 68 (luxorphoto), 70 (Anna.Kraynova), 81 (kryzhov), 84 (Sergii Pryshchepa), 106 (JPC-PROD), 115 (ISchmidt), 118 (Eugene Sergeev), 152 (wavebreakmedia), 154 (Sergey Nivens), 158 (Warren Goldswain), 160 (NatUlrich), 194 (Eleonora_os), 235 (Azrudin), 238 (picturepartners), 265 (altafulla), 288 (Guas), 294 (In Green), 313 (Roman Peregontsev), 316/317 (Zurijeta), 318 (AnikaNes), 320 (nata-lunata), 323 (Vanessa Nel), 333 (pavla), 340 (tratong), 342 (Maria Sbytova), 343 unten (Syda Productions), 344 (antoniodiaz), 349 (Ulza), 355 oben rechts (WathanyuSowong), 355 unten links (Tatevosian Yana), 355 unten rechts (Photobort), 358 (Morten-Heiselberg), 361 oben (Anna Grigorjeva), 362 (Nadiia Gerbish), 372 (Lyubov Kobyakova), 374 (Evgeny Atamanenko), 403 (Maryna Pleshkun), 412 (Val Thoermer), 414 (MNStudio), 419 (Odua Images), 426 (Alena Mozhjer), 429 oben (Romrodphoto), 456 (file404), 458 (Rock and Wasp), 461 (Olga Phoenix), 464 (S. Borisov), 472 (Goodluz), 474/475 (KonstantinChristian), 476 (ambrozinio), 486 oben rechts (Elena Yakusheva), 487 oben links (In Tune), 488 oben rechts (Iakov Filimonov), 488 unten links (Elena Nasledova), 488 unten rechts (vgm), 489 unten (vesna cvorovic), 490 (Osokina Liudmila), 491 oben links (ISchmidt), 491 oben rechts (MNStudio), 491 unten (Christin Lola), 494 oben links (Firma V), 506 (FamVeld), 514 (Nadezhda1906), 517 (Halfpoint), 526 (Kzenon), 538 (wavebreakmedia), 545 (gorillaimages), 548 (Syda Productions), 553 (Olesia Bilkei), 566 (BestPhotoPlus), 570 (MNStudio), 582 (VanHart), 603 (bokan), 607 (Claudia Paulussen), 610 (Pressmaster), 615 (Monkey Business Images), 631 (Len44ik), 634 (Catalin Petolea), 636 (Halfpoint), 644 (MNStudio), 647 (Sergiy Bykhunenko).

Madeleine Titeux, Stuttgart: Seite 332 rechts, 339, 363 unten, 366 unten, 433 oben links.

Heidi Velten, Leukirch-Ausnang: Seite 332 links, 355 oben links, 359, 360 links, 363 oben, 365, 366 oben, 428 oben, 429 Mitte, 429 unten, 430 links, 431 links, 431 rechts, 432 oben links, 432 oben rechts, 432 unten links, 432 unten rechts, 433 oben rechts, 433 unten links, 433 unten rechts, 437, 480, 485 links, 485 rechts, 486 oben links, 487 oben rechts, 488 oben links, 493 oben, 493 unten rechts, 534, 578.

your photo today: Seite 163 rechts, 168.

Die folgenden Fotos sind der freien Enzyklopädie Wikipedia entnommen (http://www.wikipedia.de bzw. http://www.commons.wikimedia.org) (siehe auch http.//www.creativecommons.org): Seite 169 rechts (Alicia Williams), 179 rechts (Zeimusu), 191 (James Gathany).